Decision Making in Emergency Critical Care
An Evidence-Based Handbook

救命救急の
ディシジョン・メイキング
実践のための EBM ハンドブック

監訳 今 明秀
八戸市立市民病院 救命救急センター 所長

EDITOR
John E. Arbo, MD
Assistant Professor of Emergency Medicine and Critical Care Medicine
New York-Presbyterian Hospital/Weill Cornell Medical Center
New York, New York

ASSOCIATE EDITORS
Stephen J. Ruoss, MD
Professor of Pulmonary and Critical Care Medicine
Co-Chief, Division of Pulmonary and Critical Care Medicine
Stanford University Medical Center
Stanford, California

Geoffrey K. Lighthall, MD
Associate Professor of Anesthesia and Critical Care Medicine
Stanford University Medical Center
Stanford, California

Michael P. Jones, MD
Assistant Professor of Emergency Medicine
Associate Program Director – Jacobi/Montefiore Emergency Medicine Residency Program
Albert Einstein College of Medicine
New York, New York

SPECIAL EDITOR:
NEUROLOGY SECTION
Joshua Stillman, MD, MPH
Assistant Professor of Medicine
Emergency Medicine Director of the Stroke Center at New York-Presbyterian Hospital/Columbia
University Medical Center
New York, New York

メディカル・サイエンス・インターナショナル

Authorized translation of the original English edition,
"Decision Making in Emergency Critical Care: An Evidence-Based Handbook",
First Edition
by John E. Arbo, Stephen J. Ruoss, Geoffrey K. Lighthall, Michael P. Jones

Copyright © 2015 by Wolters Kluwer
All rights reserved.

This translation is CoPublished by arrangement with Wolters Kluwer Health Inc., USA

© First Japanese Edition 2016 by Medical Sciences International, Ltd., Tokyo

Printed and Bound in Japan

生涯にわたって支援してくれている
John と *Marlene* へ
編集のすばらしい才能をもつ *Rani* へ
そして，より大きな目標を
私に忘れさせなかった *Morgan* へ

監訳者

今　　明秀　　八戸市立市民病院 救命救急センター 所長

Section 監訳者/訳者一覧（翻訳章順）
＊：Section 監訳者

今　　明秀＊	八戸市立市民病院 救命救急センター 所長(Section 1　1章, エピローグ)	
吉岡　勇気	徳島赤十字病院 救急部 副部長(2章, 3章)	
勝田　　賢	藤田保健衛生大学医学部 麻酔・侵襲制御医学講座 助教(4章)	
新美　太祐	公立西知多総合病院 集中治療部・麻酔科 医長(5章)	
昆　　祐理＊	八戸市立市民病院 救命救急センター 放射線科(Section 3　6章, 7章)	
貫和　亮太＊	八戸市立市民病院 救命救急センター(Section 4　8章, 26章)	
髙田　忠明	仁愛会 浦添総合病院 救急集中治療部 医長(9章, 29章)	
近藤　英史＊	八戸市立市民病院 救命救急センター 医長(Section 8　10章, 30章)	
角田　洋平	京都大学大学院 医学研究科 初期診療・救急医学分野 医員(11章)	
丸橋　孝昭	北里大学医学部 救命救急医学 助教(12章, 13章)	
光銭　大裕	都立多摩総合医療センター 救命救急科(14章, 15章)	
明石　　卓	済生会 横浜市東部病院 救急部 医員(16章, 17章)	
藤田　健亮	八戸市立市民病院 救命救急センター(18章, 42章)	
東　　晶子	八戸市立市民病院 救命救急センター(19章)	
和田浩太郎＊	八戸市立市民病院 救命救急センター(Section 9　20章, 39章)	
今野　慎吾＊	八戸市立市民病院 救命救急センター(Section 6　21章, 22章)	
軽米　寿之	鉄蕉会 亀田総合病院 集中治療科(23章, 58章)	
吉岡　隆文	船橋市立医療センター 医長(24章)	
村田　信也	八戸市立市民病院 救命救急センター(25章, 43章)	
長谷川将嗣＊	八戸市立市民病院 救命救急センター(Section 7　27章, 28章)	
栗原祐太朗	八戸市立市民病院 救命救急センター(31章)	
大野　彰子	倉敷中央病院 救急科(32章)	
河野　慶一＊	八戸市立市民病院 救命救急センター/まちだ内科クリニック(Section 13　33章, 57章)	
安部　智大	宮崎大学医学部附属病院 救命救急センター(34章, 40章)	
山内　洋介	八戸市立市民病院 救命救急センター(35章)	
木村　健介＊	八戸市立市民病院 救命救急センター 医長(Section 12　36章, 45〜47章, 53章)	
梅谷　一公	八戸市立市民病院 救命救急センター(37章)	
小野寺隆太	八戸市立市民病院 救命救急センター(38章)	
吉村　有矢＊	八戸市立市民病院 救命救急センター 医長(Section 2, 10　41章, 44章, 54章)	
野田頭達也	八戸市立市民病院 救命救急センター 副所長(48章, 51章)	
濱舘　香葉＊	八戸市立市民病院 救命救急センター 救急科 医長(Section 5, 11　49章, 50章, 55章)	
橋本　修嗣	名張市立病院 総合診療科 医員(52章)	
安藤　美穂	岡山大学医学部救急医学講座 助教/岡山大学病院 高度救命救急センター(56章)	
千葉　　大＊	八戸市立市民病院 総合診療科(Section 14)	
齋藤　祥子	八戸市立市民病院 総合診療科(59章)	
坂本　拓矢	八戸市立市民病院 総合診療科(60章)	
原　　　純＊	鹿児島県立大島病院 救命救急センター 医長(Section 15　61〜63章)	

監訳者の序
「ディシジョン・メイキングここにあり」

● 君はできるか

救急外来に押し寄せるおびただしい患者。さまざまな傷病，緊急度の救急患者に適切な初期診療を行う。複数患者の初期診療へ同時に対応し，その中から優先順位を判断する。ディシジョン・メイキングをする。救急外来で起こる突発的な急変対応でも焦らない，おびえない，自信をもつ。重症患者へは初期診療だけではもちろんすまされない。初期診療から集中治療まで一貫して診る。ICUで待ち受ける合併症，予想された危機的状況でも，多職種と連携・協力し良好なコミュニケーションのもとでリーダーシップをとる。

　私は君に問う。自分の少ない経験則で診療していないか。最新のエビデンスにもとづいた急性期の医療を心がけているか。仕事は忙しく充実しているが，何か大事なことを犠牲にしていないか。on/offはあるか。分厚い『ICUブック』は本棚にあるけど飾りになっていないか。

　そう，君たちはいつまでたっても不安を感じているはずだ。

● 不安解消

その答えは，本書にある。

　本書は適度なボリュームで一項目を簡単に通読できる。目次をみて選んで読める。翻訳本にありがちな時代遅れの本ではない。研修医が病態から学びたいときに役立つ。後期研修医のときに読んだ，あるいは読めなかった『ICUブック』の代わりになる。指導医が診療で迷ったとき，カンファレンスでコメントするときに役立つ。

● 内容充実

目指すのは「これからの救命救急医療 Emergency Critical Care」だ。内容は次のとおり。動脈圧モニタリングでどこまでわかるのか。集中治療で指針となる超音波検査のプロトコルは何か。肺の超音波を知っているか。肺の集中治療は人工呼吸器と体外式膜型人工肺（ECMO）。慢性閉塞性肺疾患（COPD）から肺塞栓までの治療を教える。心不全と心原性ショックの治療，さらに心停止後の管理まで。中枢神経系は話題の脳梗塞治療，てんかん重積をしっかりと。敗血症の昇圧薬と抗菌薬の使い方を根本から。急性腎傷害（AKI）の治療法は？　副腎不全，甲状腺機能低下，血糖異常の救命救急治療。よくあるアルコール離脱とは。低体温症と溺水を救う。毎日

使えるせん妄対策と鎮静薬の選択。救急での緩和医療を知っているか。そして重症度予後判定まで教える。

- **定価 9,000 円**

この内容とボリュームで 1 万円を切る。

　値段が安いので，自宅と病院と 2 カ所に買っておける（度忘れしても大丈夫）。

　値段が安いので，後輩の国試合格祝いにプレゼントできる（すべて知っているようにみられて尊敬される）。

　値段が安いので，ICU ナースステーションにプレゼントできる（そしてこっそり自分で利用します）。

- **推薦**

洋書ランキングでベスト 10（執筆時）！

2016 年 4 月

八戸市立市民病院
救命救急センター 所長
今　明秀

編者の序

　救急医は，増え続ける重症患者の治療に追われている。この救急集中治療の増加は，患者の救急外来での滞在時間の延長をもたらし，救急医の新たな負担となっている。今や救急医は，緊急の蘇生治療だけではなく，複雑な心臓・肺・神経系などの領域でも，緊急時の長期的管理に従事しなければならなくなってきている。

　救急医療現場のリーダーはこれまで，時宜を得た巧みなやり方で救急医療と集中治療の間で広がりつつある重複業務をうまくまとめてきた。研修プログラムの指導医らは，研修医教育や臨床実習において集中治療に新たな重点をおくようになっている。米国内では，救急科が，重症疾患の早期目標指向療法（EGDT）における臨床研究の焦点となってきている。そして最終的に，American Board of Emergency Medicine（ABEM）と American Board of Internal Medicine（ABIM）による誰もが待ち望んでいた協力のもと，救急科の研修を終えた医師であれば，フェローシップでの研修後に集中治療専門医の認定試験が受験できることで合意された。

　本書は，研修医や救急指導医に向けた，救急集中医療の診断や処置のためのポータブルガイドである。共著者には，救急医療，呼吸器・心臓・消化器・神経系の集中治療などの分野で活躍されている中堅医師や指導医を含んでいる。しかし，それは，すでに救急医がベストを尽くし，緊急で致死的な状況を認識し是正するための指針を意図してのものではない。むしろ，重症患者によくある混沌とした状態で資源の限られた環境の中で，随時入ってくるデータにもとづいて決断を下さなければならない救急医のために，集中治療の基礎について詳述したものである。

　各章では，集中治療の普遍的問題を簡潔にまとめたレビュー，根拠にもとづいた治療管理のためのガイドライン，関連文献を一覧で紹介している。われわれの望む結果は，変化し続ける救命救急医療の世界において，合理的で冷静な意思決定（decision making）ができることである。本書は，その課題を乗り越えるための価値ある指針となるであろう。

John E. Arbo, MD

執筆者一覧

Darryl Abrams, MD
Assistant Professor of Medicine
Division of Pulmonary, Allergy, and
 Critical Care
Department of Medicine
Columbia University Medical Center
Assistant Attending Physician
Division of Pulmonary, Allergy, and
 Critical Care
Department of Medicine
New York-Presbyterian Hospital
New York, New York

Cara Agerstrand, MD
Assistant Professor of Medicine
Department of Medicine
Columbia College of Physicians and Surgeons
 and the New York-Presbyterian Hospital
New York, New York

John E. Arbo, MD
Assistant Professor of Clinical
 Medicine
Department of Medicine
Weill Cornell Medical College
Attending Physician
Division of Emergency Medicine and Pulmonary
 Critical Care Medicine
New York-Presbyterian Hospital/Weill Cornell
 Medical College
New York, New York

Anne-Sophie Beraud, MD, MS
Consulting Instructor
Division Cardiovascular Medicine
Stanford University School of
 Medicine
Stanford, California
Staff Cardiologist
Cardiovascular Medicine
Clinique Pasteur
Toulouse, France

Rana Biary, MD
Assistant Professor
Department of Emergency Medicine
Division of Medical Toxicology
New York University Medical Center
New York, New York

Nicole Bouchard, MD, BSc
Assistant Clinical Professor
Director of Medical Toxicology
Division of Emergency Medicine
New York-Presbyterian Hospital/Columbia
 University Medical Center
New York, New York

Daniel Brodie, MD
Associate Professor of Medicine
Department of Medicine
Columbia College of Physicians and Surgeons
 and the New York-Presbyterian Hospital
New York, New York

Carlos Brun, MD
Clinical Instructor
Department of Anesthesiology, Perioperative,
 and Pain Medicine
Stanford University School of Medicine
Stanford, California
Attending and Intensivist
Anesthesiology and Perioperative Care Service
VA Palo Alto Health Care System
Palo Alto, California

Carla M. Carvalho, MD
Surgical Critical Care Fellow
Stanford University Medical Center
Stanford, California

Betty C. Chen, MD
Acting Instructor
Division of Emergency Medicine
Department of Medicine
University of Washington School of Medicine
Attending Physician
Division of Emergency Medicine
Department of Medicine
Harborview Medical Center
Seattle, Washington

Glenn Chertow, MD, MPH
Norman S. Coplon/Satellite Healthcare
Professor of Medicine
Chief, Division of Nephrology
Stanford University School of Medicine
Palo Alto, California

Jey K. Chung, MD
Fellow
Division of Pulmonary and
  Critical Care Medicine
Stanford University Medical Center
Stanford, California

Nicholas J. Connors, MD
Medical Toxicology Fellow
Division of Medical Toxicology
Department of Emergency Medicine
New York University School of Medicine
New York, New York

J. Randall Curtis, MD, MPH
A. Bruce Montgomery–American Lung
  Association Endowed Chair in
  Pulmonary and Critical Care Medicine
Division of Pulmonary & Critical
  Care Medicine
University of Washington
Professor of Medicine, Section Head
Division of Pulmonary & Critical Care
Harborview Medical Center
Seattle, Washington

Christopher Davis, MD, DTMH
Assistant Professor
Department of Emergency Medicine
Altitude Research Center
University of Colorado School of Medicine
Aurora, Colorado

Katy M. Deljoui
Critical Care Medicine Fellow
Department of Pulmonary and Critical Care
  Medicine
University of Maryland Medical Center
Baltimore, Maryland

Rachel H. Dotson, MD
Attending Physician
Division of Pulmonary and Critical
  Care Medicine
Department of Medicine
California Pacific Medical Center
San Francisco, California

E. Wesley Ely, MD, MPH
Professor
Division of Allergy, Pulmonary, and
  Critical Care
Department of Internal Medicine
Vanderbilt University Medical Center
Nashville, Tennessee

Morgan Eutermoser, MD, DTMH
Wilderness Medicine Fellow
Department of Emergency Medicine
University of Colorado
Aurora, Colorado

Jose Evangelista III, MD
Assistant Professor
Department of Emergency Medicine
Division of Undersea and Hyperbaric
  Medicine
University of California San Diego
San Diego, California

Brandon Foreman, MD
Clinical Fellow in Neurocritical Care/EEG
Division of Neurocritical Care
Department of Neurology
Columbia University College of Physicians
  and Surgeons
New York-Presbyterian Hospital
New York, New York

Shai Friedland, MD
Assistant Professor
Stanford University School of Medicine
Staff Physician
Gastroenterology
Stanford University Hospital and Veteran
  Affairs Hospital Palo Alto
Palo Alto, California

Samuel Gerson, MD
Assistant Clinical Professor
School of Medicine
University of California San Diego
La Jolla, California
Attending Physician
Emergency Medicine
University of California San Diego Medical
  Center
San Diego, California

Laleh Gharahbaghian, MD
Clinical Assistant Professor
Division of Emergency Medicine
Department of Surgery
Stanford University School of Medicine
Director, Emergency Ultrasound Program and
  Fellowship
Division of Emergency Medicine
Department of Surgery
Stanford University Medical Center
Stanford, California

Alberto Goffi, MD
Clinical Fellow
Interdepartmental Division of Critical Care
University of Toronto
Intensivist, Medical-Surgical and Neuro-Intensive
  Care Unit
University Health Network–Toronto Western
  Hospital
Toronto, Ontario, Canada

M. Cristina Vazquez-Guillamet, MD
Infectious Disease Fellow
University of New Mexico Hospital
Albuquerque, New Mexico

Francois Haddad, MD, FAHA
Director Biomarker and Phenotypic Core
  Laboratory
Stanford Cardiovascular Institute
Stanford University Medical Center
Stanford, California

Alexis Halpern, BA, MD
Assistant Professor of Clinical Medicine
Assistant Director, Geriatric Emergency Medicine
  Fellowship
Department of Medicine
Weill Cornell Medical College
Attending Physician
Division of Emergency Medicine
New York-Presbyterian Hospital/Weill Cornell
  Medical College
New York, New York

Jin H. Han, MD, MSc
Assistant Professor
Department of Emergency Medicine
Vanderbilt University School of Medicine
Nashville, Tennessee

Lawrence A. Ho, BS, MD
Clinical Assistant Professor
Center for Interstitial Lung Disease, Pulmonary
  and Critical Care
University of Washington
Seattle, Washington

Joe L. Hsu, MD, MPH
Instructor of Medicine
Department of Medicine
Stanford University School of Medicine
Attending
Department of Medicine
Stanford University Medical Center
Stanford, California

Catherine T. Jamin, MD
Assistant Professor, Chief of Emergency
  Medicine Critical Care
Division of Pulmonary and Critical Care
Department of Emergency Medicine
NYU Langone Medical Center
Assistant Professor, Chief of Emergency
  Medicine Critical Care
Division of Pulmonary and
  Critical Care
Department of Emergency Medicine
Bellevue Hospital Center
New York, New York

Michael P. Jones, MD
Assistant Professor
Department of Emergency Medicine
Albert Einstein College of Medicine
Associate Residency Director
Department of Emergency Medicine
Jacobi Medical Center
Bronx, New York

Shawn K. Kaku, MD
Fellow
Division of Pulmonary and Critical
  Care Medicine
Stanford University Medical Center
Stanford, California

Jon-Emile S. Kenny, MD
Fellow
Division of Pulmonary and Critical Care
  Medicine
Stanford University Medical Center
Stanford, California

Feras Khan, MD
Clinical Assistant Professor
Department of Emergency Medicine
University of Maryland School of
  Medicine
Baltimore, Maryland

Hong K. Kim, MD, MPH
Assistant Professor
Department of Emergency Medicine
University of Maryland School of
  Medicine
Attending Physician
Department of Emergency
  Medicine
Mercy Medical Center
Baltimore, Maryland

Michael Klompas, MD, MPH, FRCPC, FIDSA
Associate Professor
Department of Population Medicine
Harvard Medical School and Harvard Pilgrim Health Care Institute
Associate Hospital Epidemiologist
Brigham and Women's Hospital
Boston, Massachusetts

James Lantry III, MD
Critical Care Fellow
Department of Medicine
University of Maryland
Baltimore, Maryland

Cappi Lay, MD
Assistant Clinical Professor
Department of Emergency Medicine/ Neurocritical Care
University of Washington
Assistant Clinical Professor
Department of Emergency Medicine/ Neurocritical Care
Harborview Medical Center
Seattle, Washington

Jarone Lee, MD, MPH
Instructor in Surgery
Department of Surgery
Harvard Medical School
Quality Director, Surgical Critical Care
Trauma, Emergency Surgery, Surgical Critical Care
Massachusetts General Hospital
Boston, Massachusetts

Jay Lemery, MD
Associate Professor
Department of Emergency Medicine
University of Colorado School of Medicine
Attending Physician
Department o Emergency Medicine
University of Colorado Hospital
Aurora, Colorado

Geoffrey K. Lighthall, MD, PhD
Associate Professor, Anesthesia and Critical Care
Department of Anesthesia
Stanford University School of Medicine
Stanford, California
Staff Physician Anesthesia and Critical Care
Department of Anesthesia
Veteran Affairs Hospital
Palo Alto, California

Glen A. Lutchman, MD, MHSc
Clinical Assistant Professor of Medicine
Division of Gastroenterology and Hepatology
Stanford University Medical Center
Stanford, California

Chad M. Meyers, MD
Associate Chief, Emergency Critical Care
Assistant Director, Emergency ICU
Department of Emergency Medicine
NYU School of Medicine
New York, New York

Paul Maggio, MD, MBA, FACS
Assistant Professor of Surgery
Co-Director Critical Care Medicine
Stanford University Medical Center
Stanford, California

Thomas "Tom" Mailhot, MD
Clinical Assistant Professor
Department of Emergency Medicine
Keck School of Medicine of the University of Southern California
Director Emergency Ultrasound Fellowship
LAC + USC Medical Center
Los Angeles, California

Diku P. Mandavia, MD, FACEP, FRCPC
Attending Staff Physician
Department of Emergency Medicine
University of Southern California
Department of Emergency Medicine
LAC+USC Medical Center
Los Angeles, California

Jeffrey Manko, MD
Program Director, Emergency Medicine Residency
Department of Emergency Medicine
NYU/Bellevue Medical Center
New York, New York

A.L.O. Manoel, MD
Clinical Fellow
Interdepartmental Division of Critical Care
University of Toronto
Clinical and Research Fellow
Department of Critical Care
Department of Medical Imaging
St. Michael's Hospital
Toronto, Ontario, Canada

David M. Maslove, MD, MS, FRCPC
Assistant Professor
Department of Medicine and Critical
 Care Program
Queen's University
Kingston General Hospital
Internal Medicine and Critical Care
Kingston General Hospital
Kingston, Ontario, Canada

Michael T. McCurdy, MD
Assistant Professor
Departments of Medicine and Emergency
 Medicine
University of Maryland School of Medicine
Program Director
Critical Care Medicine Fellowship
University of Maryland Medical Center
Baltimore, Maryland

Anil Mendiratta, MD
Associate Professor
Comprehensive Epilepsy Center
Department of Neurology
Columbia University College of Physicians and
 Surgeons
Attending Physician
Department of Neurology
New York-Presbyterian Hospital/Columbia
 University Medical Center
New York, New York

Venu Menon, MD
Staff Physician
Department of Cardiovascular Medicine
Cleveland Clinic
Cleveland, Ohio

Tsuyoshi Mitarai, MD, FACEP
Clinical Assistant Professor
Division of Emergency Medicine
Department of Surgery
Stanford University School of Medicine
Attending Physician
Medical Intensive Care Unit
Emergency Department
Stanford University Medical Center
Stanford, California

Paul K. Mohabir, MD
Clinical Associate Professor of Medicine
Division of Pulmonary and Critical
 Care Medicine
Stanford University School of Medicine
Stanford, California

Joshua J. Mooney, MD
Fellow
Division of Pulmonary and
 Critical Care
Department of Medicine
Stanford University Medical Center
Stanford, California

Mary R. Mulcare, MD
Assistant Professor of Clinical Medicine
Department of Medicine
Weill Cornell Medical College
Attending Physician
Division of Emergency Medicine
New York-Presbyterian/Weill Cornell
 Medical College
New York, New York

Parvathi A. Myer, MD, MHS
Attending Physician
Department of Gastroenterology
Kaiser Permanente
Irvine, California

Margaret J. Neff, MD, MSc
Clinical Associate Professor
 of Medicine
Division of Pulmonary & Critical
 Care Medicine
Department of Medicine
Stanford University School of Medicine
Stanford, California
Medical Director, Medical-Surgical ICU
Critical Care Service
VA Palo Alto Health Care System
Palo Alto, California

Lewis S. Nelson, MD
Professor and Medical Toxicology Fellowship
 Director
Department of Emergency Medicine
New York University School of Medicine
Attending Physician
Department of Emergency Medicine
NYU Langone Medical Center and Bellevue
 Hospital Center
New York, New York

Pratik Pandharipande, MD, MSCI
Professor of Anesthesiology
 and Surgery
Department of Anesthesiology
Vanderbilt University Medical Center
Nashville, Tennessee

Walter G. Park, MD, MS
Assistant Professor of Medicine
Department of Medicine
Stanford University School of Medicine
Medical Director, Pancreas Clinic
Department of Medicine
Stanford University Medical Center
Stanford, California

Phillips Perera, MD, RDMS
Clinical Associate Professor, Emergency
 Medicine
Department of Surgery
Stanford University Medical Center
Stanford, California

Thomas B. Perera, MD
Associate Professor
Department of Emergency Medicine
Albert Einstein College of Medicine
Residency Director
Department of Emergency Medicine
Jacobi/Montefiore Medical Centers
Bronx, New York

Jane Marie Prosser, MD
Assistant Professor of Clinical Medicine
Consult, Medical Toxicology
Department of Medicine
Weill Cornell Medical College
Attending Physician
Division of Emergency Medicine
New York-Presbyterian Hospital/Weill Cornell
 Medical College
New York, New York

Susan Y. Quan, MD
Fellow
Division of Gastroenterology
Stanford University Medical Center
Stanford, California

Rama B. Rao, MD
Assistant Professor of Clinical Medicine
Director, Medical Toxicology
Department of Medicine
Weill Cornell Medical College
Attending Physician
Division of Emergency Medicine
New York-Presbyterian Hospital/Weill Cornell
 Medical College
New York, New York

Vidya K. Rao, MD, MBA
Clinical Instructor
Department of Anesthesiology, Perioperative
 and Pain Medicine
Divisions of Cardiac Anesthesia and Critical
 Care Medicine
Stanford University School of Medicine
Stanford, California

Catherine S. Reid
Clinical Instructor
Department of Anesthesia
Stanford University School of Medicine
Stanford, California

Chanu Rhee, MD
Research Fellow
Department of Population Medicine
Harvard Medical School/Harvard Pilgrim Health
 Care Institute
Associate Physician
Division of Infectious Diseases
Department of Medicine
Brigham and Women's Hospital
Boston, Massachusetts

Robert M. Rodriguez, MD
Professor of Emergency Medicine
Department of Emergency Medicine
School of Medicine
University of California San Francisco
San Francisco, California

Daniel Runde, MD
Assistant Residency Director
Department of Emergency Medicine
University of Iowa Hospitals and Clinics
Assistant Professor
Department of Emergency Medicine
University of Iowa Hospitals and Clinics
Iowa City, Iowa

Stephen Ruoss, MD
Professor of Medicine
Department of Medicine, Division of Pulmonary
 and Critical Care Medicine
Stanford University School of Medicine
Professor of Medicine
Department of Medicine, Division of Pulmonary
 and Critical Care Medicine
Stanford University Medical Center
Stanford, California

Tara Scherer, MD
Assistant Professor
Department of Emergency Medicine
Vanderbilt University
Nashville, Tennessee

Michael C. Scott, MD
Fellow, Combined Emergency Medicine/Internal Medicine/Critical Care Program
Departments of Internal Medicine, Emergency Medicine and Critical Care
University of Maryland Medical Center
Baltimore, Maryland

Daniel Sedehi, MD
Cardiology Fellow
Department of Cardiovascular Medicine
Cleveland Clinic
Cleveland, Ohio

Zina Semenovskaya, MD
Wilderness Medicine Fellow
Division of Emergency Medicine
Stanford University
Stanford, California
Associate Clinical Instructor
Department of Emergency Medicine
San Francisco General Hospital
San Francisco, California

Sam Senturia, MD
Assistant Professor of Clinical Medicine
Department of Medicine
Weill Cornell Medical College
Attending Physician
Division of Emergency Medicine
New York-Presbyterian Hospital/Weill Cornell Medical College
New York, New York

Nina Patel Shah, DO
Fellow
Division of Pulmonary and Critical Care Medicine
Stanford University Medical Center
Stanford, California

Lauren K. Shawn, MD
Attending Physician
Emergency Medicine
Mt Sinai St Luke's Roosevelt
New York, New York

Paul Singh, MD, MPH
Neuroendovascular Surgery Fellow
Department of Neurosurgery
New York Presbyterian Hospital/Weill Cornell Medical Center
New York, New York

Corey Slovis, MD
Professor of Emergency Medicine and Medicine
Chairman Department of Emergency Medicine
Vanderbilt University School of Medicine
Chief of Emergency Services
Vanderbilt University Hospital
Nashville, Tennessee

Silas W. Smith, MD
Assistant Professor
Department of Emergency Medicine
Division of Medical Toxicology
NYU School of Medicine
Bellevue Hospital Center
New York, New York

Deborah M. Stein, MD, MPH
Associate Professor of Surgery
Department of Surgery
Chief of Trauma and Medical Director, Neurotrauma Critical Care
Program in Trauma
University of Maryland School of Medicine
Associate Professor of Surgery
Department of Surgery
Chief of Trauma and Medical Director, Neurotrauma Critical Care
R Adams Cowley Shock Trauma Center
University of Maryland Medical Center
Baltimore, Maryland

Michael E. Stern, MD
Assistant Professor of Clinical Medicine
Director, Geriatric Emergency Medicine Fellowship
Department of Medicine
Weill Cornell Medical College
Attending Physician
Division of Emergency Medicine
New York-Presbyterian Hospital/Weill Cornell Medical College
New York, New York

Joshua Sternbach, MD
Fellow
Division of Pulmonary and Critical Care Medicine
Stanford University Medical Center
Stanford, California

Joshua Stillman, MD, MPH
Assistant Professor of Medicine
Division of Emergency Medicine
Emergency Medicine Director of the Stroke Center at New York-Presbyterian Hospital/Columbia University Medical Center
New York, New York

Matthew C. Strehlow, MD
Clinical Associate Professor of Emergency Medicine
Department of Surgery
Stanford University School of Medicine
Clinical Associate Professor of Emergency Medicine
Department of Surgery
Stanford University Medical Center
Stanford, California

Mark Su, MD, MPH
Clinical Associate Professor
Department of Emergency Medicine
New York University School of Medicine
Attending Physician
Department of Emergency Medicine
Bellevue Hospital Center
New York, New York

Payal Sud, MD
Assistant Professor of Emergency Medicine
Hofstra North Shore-LIJ School of Medicine at Hofstra University
Hempstead, New York
Medical Toxicologist, Emergency Physician
Department of Emergency Medicine
North Shore University Hospital and
Long Island Jewish Medical Center
Manhasset, New York and
New Hyde Park, New York

Anand Swaminathan, MD, MPH, FACEP, FAAEM
Assistant Residency Director
Department of Emergency Medicine
New York University Hospital
Assistant Professor
Department of Emergency Medicine
New York University/Bellevue Emergency Department
New York, New York

Mai Takematsu, MD
Physician
Division of Medical Toxicology
Department of Emergency Medicine
New York University School of Medicine
Physician
Department of Emergency Medicine
Bellevue Hospital Center
New York, New York

Mohamed Teleb, MD
Clinical Instructor
Department of Neurology
Medical College of Wisconsin
Clinical Instructor
Department of Neurology
Froedtert Hospital and Medical College of Wisconsin
Milwaukee, Wisconsin

Martina Trinkaus, MD, BSc, BPHE
Assistant Professor
Divisions of Hematology and Medical Oncology
Department of Medicine
University of Toronto
Staff Hematologist
Divisions of Hematology and Medical Oncology
St. Michael's Hospital
Toronto, Ontario, Canada

D. Turkel-Parrella, MD
Clinical Fellow
Department of Neurology
University of Toronto
Clinical Fellow, Vascular and Interventional Neurology
Division of Neurology
Department of Medical Imaging
St. Michael's Hospital
Toronto, Ontario, Canada

Christina Ulane, MD, PhD
Assistant Professor of Neurology
Department of Neurology
The Neurological Institute, Columbia University Medical Center
Attending Physician
Department of Neurology
New York Presbyterian Hospital, Columbia University Medical Center
New York, New York

Eduard E. Vasilevskis, MD, MPH
Assistant Professor
Division of General Internal Medicine and Public Health
Department of Internal Medicine
Vanderbilt University Medical Center
Nashville, Tennessee

Audrey K. Wagner
Critical Care Medicine Fellow
Department of Pulmonary and Critical Care Medicine
University of Baltimore Maryland Medical Center
Baltimore, Maryland

Richard Ward, MBBS
Assistant Professor
Division of Hematology
Department of Medicine
University of Toronto
Staff Physician
Division of Medical Oncology and Hematology
Department of Medicine
University Health Network
Toronto, Ontario, Canada

Scott Weingart, MD, FCCM
Associate Clinical Professor
Director of Emergency Department Critical Care
Emergency Medicine
Mount Sinai School of Medicine
Elmhurst Hospital Center
New York, New York

Emilee Willhem-Leen, MD, MS
Fellow
Division of Nephrology
Stanford University Medical Center
Stanford, California

Sarah R. Williams, MD
Associate Program Director
Stanford/Kaiser Emergency Medicine Residency
Co-Director
Stanford EM Ultrasound Fellowship
Clinical Associate Professor of Surgery/Emergency Medicine
Department of Surgery, Division of Emergency Medicine
Stanford University School of Medicine
Stanford, California

Michael E. Winters, MD
Associate Professor of Emergency Medicine and Medicine
Departments of Emergency Medicine and Medicine
University of Maryland School of Medicine
Medical Director, Adult Emergency Department
Co-Director, Combined Emergency Medicine/Internal Medicine/Critical Care Program
University of Maryland Medical Center
Baltimore, Maryland

Robert J. Wong, MD, MS
Gastroenterology and Hepatology Fellow
Division of Gastroenterology and Hepatology
Stanford University School of Medicine
Stanford, California

Randall Wood, MD
Attending Physician
Unity Point Health-Saint Lukes Hospital
Sioux City, Iowa

目次

Section 1　イントロダクション ─────────── 1
 1　これからの救命救急医療 ─────────── 3

Section 2　血行動態モニタリング ─────────── 9
 2　組織酸素化と心拍出量 ─────────── 11
 3　非侵襲的血行動態モニタリング ─────────── 25
 4　動脈圧モニタリング ─────────── 51
 5　中心静脈と肺動脈でのカテーテル ─────────── 63

Section 3　集中治療での超音波検査 ─────────── 79
 6　集中治療で指針となる超音波検査のプロトコル ─────────── 81
 7　肺の超音波検査 ─────────── 117

Section 4　肺の集中治療 ─────────── 135
 8　呼吸不全と人工呼吸 ─────────── 137
 9　COPD，喘息，肺高血圧症での人工呼吸器を用いた治療計画 ─────────── 153
 10　急性肺水腫 ─────────── 165
 11　高リスクの肺塞栓症 ─────────── 173
 12　急性呼吸促迫症候群 ─────────── 197
 13　体外式膜型人工肺 ─────────── 213

Section 5　心血管系の集中治療 ─────────── 227
 14　心不全と心原性ショック ─────────── 229
 15　右室不全 ─────────── 245
 16　高血圧緊急症 ─────────── 263
 17　不整脈管理をめぐる議論 ─────────── 277
 18　左心補助装置 ─────────── 297
 19　心停止後の管理 ─────────── 317

Section 6　神経系の集中治療 ─────────── 331
 20　虚血性脳卒中（脳梗塞） ─────────── 333
 21　脳内出血とくも膜下出血 ─────────── 351
 22　痙攣発作とてんかん重積状態 ─────────── 383
 23　筋無力症クリーゼと末梢性神経筋障害 ─────────── 399

Section 7　消化器系と血液疾患の集中治療 ——— 411
- 24　消化管出血 ——— 413
- 25　急性肝不全と肝性脳症 ——— 425
- 26　膵炎 ——— 443
- 27　急性白血病 ——— 453
- 28　鎌状赤血球症 ——— 467
- 29　血小板障害と止血異常 ——— 477
- 30　輸血療法 ——— 493

Section 8　敗血症と敗血症性ショック ——— 501
- 31　敗血症 ——— 503
- 32　昇圧薬と強心薬 ——— 517
- 33　抗菌薬治療の原則 ——— 529
- 34　免疫不全患者での感染症 ——— 559
- 35　熱傷・軟部組織感染症 ——— 609
- 36　敗血症のバイオマーカー ——— 621

Section 9　酸塩基障害と電解質・水バランスの異常 ——— 635
- 37　酸塩基障害 ——— 637
- 38　電解質異常 ——— 655
- 39　横紋筋融解症 ——— 681
- 40　急性腎傷害と腎代替療法 ——— 695

Section 10　内分泌系の集中治療 ——— 707
- 41　重症患者の血糖管理 ——— 709
- 42　糖尿病性ケトアシドーシスと高浸透圧性高血糖状態 ——— 719
- 43　副腎不全 ——— 731
- 44　甲状腺クリーゼと粘液水腫性昏睡 ——— 741

Section 11　毒物に対する集中治療 ——— 763
- 45　心毒性 ——— 765
- 46　肺毒性 ——— 781
- 47　薬物性高体温症 ——— 791
- 48　代謝抑制物質 ——— 805
- 49　腐食剤 ——— 823
- 50　抗凝固薬 ——— 837
- 51　薬物の乱用 ——— 851
- 52　アルコール離脱 ——— 863

Section 12　環境に起因する疾患の集中治療 ——— 887
- 53　低体温症 ——— 889
- 54　高地での救急医療 ——— 903
- 55　溺水 ——— 913

Section 13　鎮静とせん妄 ─ 919
56　せん妄 ─ 921
57　興奮状態にある患者の鎮静 ─ 939
58　挿管の導入と人工呼吸患者の鎮静 ─ 951

Section 14　老年医学と緩和ケア ─ 969
59　高齢患者 ─ 971
60　救急での緩和医療 ─ 989

Section 15　救急-ICU：情報の共有 ─ 1001
61　救急での重症患者の評価 ─ 1003
62　疾患重症度スコアリングシステムと予後判定 ─ 1011
63　接触感染隔離と気道感染隔離の適応 ─ 1027

エピローグ ─ 1037

索引 ─ 1039

注　意

　本書に記載した情報に関しては，正確を期し，一般臨床で広く受け入れられている方法を記載するよう注意を払った．しかしながら，著者（監訳者，訳者）ならびに出版社は，本書の情報を用いた結果生じたいかなる不都合に対しても責任を負うものではない．本書の内容の特定な状況への適用に関しての責任は，医師各自のうちにある．
　著者（監訳者，訳者）ならびに出版社は，本書に記載した薬物の選択・用量については，出版時の最新の推奨，および臨床状況に基づいていることを確認するよう努力を払っている．しかし，医学は日進月歩で進んでおり，政府の規制は変わり，薬物療法や薬物反応に関する情報は常に変化している．読者は，薬物の使用にあたっては個々の薬物の添付文書を参照し，適応，用量，付加された注意・警告に関する変化を常に確認することを怠ってはならない．これは，推奨された薬物が新しいものであったり，汎用されるものではない場合に，特に重要である．
　薬物の表記は，わが国で発売されているものは一般名・商品名ともにカタカナに，発売されていないものは英語で記すよう努力した．

Section 1
イントロダクション

1　これからの救命救急医療

1

これからの救命救急医療
emergency critical care

Robert M. Rodriguez

救急での集中治療の台頭

救急医たちは重症患者の治療は今後も増え続けるとみている。そして、次に挙げる患者たちにとって、救急は病院の玄関口といっても過言ではない。それは、外傷での全入院患者、敗血症で入院する成人患者の70%以上、急性心筋梗塞や急性脳卒中の大部分の患者、多くの消化管出血患者などである[1]。

ある研究が発表された当時、救急から病棟への入院となった全患者の1/4以上は重症疾患であったとされている[2,3]。一部の患者はICUに入院する一方で、大部分は救急で蘇生、安定化を得る。しかし、救急での処置範囲の拡大とICUへの移動の遅れのために、救急医はさらにICUレベルの治療を求められている[4]。救急を主体とした、この新しい集中治療領域は、救急医の集中医療における基礎のさらなる充実を求めているだけではなく、"emergency intensivist（救急集中治療専門医）"という新しい専門医を生み出した。重症疾患が現在迎えている局面に対処する専門医として、これらの医師は集中治療チームの重要メンバーであり、患者を救急からICUへ支障なく移動させるのに適した唯一の存在である。

米国で正式な救急/集中医療に関する認定医制度ができたのはほんのここ数年であるが、救急医療と集中医療の両方の研修を受けてきた医師は数十年間、救急とICUでのキャリアをうまく組み合わせてきた。これまでは、集中治療専門医認定を望む救急医はフェローシップでの研修に加えて2度目のレジデンシー期間を完了しなければならなかった（通常は救急医療/内科/集中治療を組み合わせた研修）。数年間の根強い運動の末、ついに救急医のためのより実践的な認定医制度が設立された。救急でのレジデンシー期間と集中治療医として公認2年間のフェローシップ期間を終了した時点で、救急医はAmerican Board of Internal Medicine（ABIM）から集中治療専門医として認定されている。3度の研修を受けた一握りの救急集中治療

の医師たちによって創設されたこの団体は，今では米国で集中治療専門医の認定を受けた200人以上の救急医が会員になっている[6]。

この"emergency intensivist"の気運の高まりは，救急を主体とした診断や治療の劇的な革新と並行している。受診してから最初の2～3時間で患者の生理機能が最も速く変化することを考慮すると，これらの新しい取り組みが重症疾患の罹患率や死亡率に大きな影響を与えていることは驚くに値しない[3]。救急を主体とした象徴的な取り組みは，蘇生，敗血症，外傷へのアプローチに革命を起こし，多くの集中治療現場に影響を与えてきた。

重症疾患の早期の発見と蘇生

救急を中心とした最も重要な概念のひとつは，Riverによる画期的な研究により導入された早期目標指向療法 early goal-directed therapy（EGDT）である。これは，重症疾患を早期に認識し，積極的な蘇生を率先して行うことにより転帰が改善されるというものである[7]。時宜を得て体系化された救急集中治療でEGDTの好例として挙げられるのは，現在進められている救急での敗血症「バンドル」治療（敗血症患者の早期発見，迅速な抗菌薬の投与，積極的な血行動態的蘇生）である。これはSociety of Critical Care Medicine（SCCM）やその他の国際機関でも推奨されている[8]。敗血症バンドルに取り入れられている救急のプロトコルにより，救命の結果が著しく向上しているだけでなく，ICU入室率が約11％低下していることも示されている[2,8]。

救急における敗血症プロトコルの第1段階は，迅速な敗血症の発見とリスクの層別化である。これは，バイタルサインによるトリアージと，乳酸測定などベッドサイドでの検査機器を取り入れたアルゴリズムを使用することにより可能になる[9,10]。重症敗血症の確定後は，コンピュータ処理やその他の自動信号システムにより敗血症バンドル治療の速度が向上し，確実な稼働が保証される。この行程をより加速させるために，救急医学の研究者は，中心静脈血酸素飽和度（$Scvo_2$）と中心静脈圧の測定や，EGDT実行の促進のために，より低侵襲な代替法を最近になって報告している。最近の研究によれば，静脈血中の乳酸値を10％超低下させることは$Scvo_2$ 70％超の達成と同等の蘇生エンドポイントであり，中心静脈カテーテル留置の必要性を下げることがわかっている[11]。循環血液量の判定と輸液反応性を評価する新しい低侵襲の技術として，収縮期血圧と脈圧変動による動脈波形の解析，下肢挙動への生理的反応，ベッドサイドでの超音波検査によって測定される下大静脈径の呼吸性変動などが導入されている[12~16]。Protocolized Care for Early Septic Shock

(ProCESS) trial のように，救急を基盤とした調査ネットワークや研究は，敗血症の最適な緊急管理をこれからも改良し続けていくであろう[17]。

体系的な早期発見とリスク層別化のプロトコルは，その他の多くの重症疾患の救急治療過程もまた改善してきた。ベッドサイドで即座に検査する心電図の分析により，ST上昇型心筋梗塞(STEMI)の迅速な発見ができ，その結果，再灌流(病院到着からのバルーン拡張まで)の時間が短縮される。この方法は現在の基本となっている。多くの救急医療システムは，STEMI患者の早期発見のために病院前での12誘導心電図の無線転送と，心疾患専門医療センターへのスムーズな搬送を実行してきた[18]。

同様に急性脳卒中治療では，初期脳卒中スケール検査を取り入れた救急プロトコルにより，診断や治療管理が改善している。多くの救急医は，危険な状態にある患者を再灌流療法の適応の可能性を考え，脳卒中集中治療センターへ誘導する目的で，簡易の脳卒中発見の手技を現場で施行できるように救急救命士を訓練してきた[19]。

救急を舞台として改善されてきたアルゴリズムは，肺炎，慢性閉塞性肺疾患(COPD)，その他の呼吸器疾患が原因の，差し迫った呼吸不全のある患者の確定にも役立っている[10,20]。これらのツールは，適切な抗菌薬の早期投与，補助換気の適時開始，ICU病床での的確なトリアージを促進する。ショック患者への血行動態に合わせた早期の輸液蘇生と同様に，救急で非侵襲的陽圧換気(NPPV)を用いたタイミングのよい積極的な呼吸補助は転帰を改善し，また多くの症例において気管挿管やICU入室を回避させている[21]。以前は，COPD患者への使用が制限されていたNPPVは，現在では呼吸困難を減らし，広範囲の肺疾患の転帰を改善することが示されている[21,22]。

救急-ICUチームの取り組み

チーム主体の取り組みを重視するプロトコルは，救急における集中治療のあり方を一変させた。外傷蘇生の「ゴールデンアワー」[訳注：受傷してから最初の1時間]モデルにもとづき，救急医と集中治療医は，急性冠症候群，脳卒中，敗血症の治療のために救急を基盤とした集中治療を協力して発展させてきた。コミュニケーションの強化と体系的で自動化されたプロトコルの活性化は，これらの試みを成功させる鍵である。プロトコルの第1段階は，重症疾患の早期認識であり，それは病院前の現場で始めることが理想的である。急性疾患の確認後，迅速に専門医(STEMIチーム，脳卒中チーム，または敗血症チーム)に知らせることは，適時に組織化された蘇生体制と，心臓カテーテル室，血管内治療室，その他の救命治療室へのスムーズ

な搬送を実現する。それは，人的資源を結集し，救命医療スタッフを救急へ集めることに結びつく。

救急由来の集中治療のコンセプトがICUでの治療に利益をもたらすことができるように，ICU中心に培ったコンセプトもまた救急において，特にICUへの移送の待ち時間が延長している状況では転帰の改善につながっている。例えば，救急での滞在が1時間経過するごとに人工呼吸器関連肺炎（VAP）のリスクが20％上昇するという報告を踏まえると，ICUのシンプルなVAP削減対策（ベッドの頭部挙上，口腔内のクロルヘキシジン塗布，胃管の減圧）は救急でも標準的な治療とすべきである[26〜28]。同様に，ARDS Networkのような，ICUにおいて実践されてきた標準的な人工呼吸管理の救急での適応は，絶対に取り入れるべきである。ARDS Networkの治療法に準拠した肺保護戦略にもとづく人工呼吸管理は，近年，急性呼吸促迫症候群（ARDS）を起こすことなく，幅広い層の患者に効果を示している。これらのプロトコルを多くの救急スタッフに早期に認識させることによって，ICU治療を救急にも展開することが論理的に可能となってくる[29]。

これからの救急医療

救急で集中治療レベルの処置が増えることは，治療管理に関し多くの未解決問題をかかえる救急医と集中治療医の共同研究にとって，実りある領域を切り開いていくことになる。例えば敗血症に関しては，敗血症性ショック患者への昇圧薬の第1選択薬の最善の選択は（もし最善の選択があるとすれば），まだはっきりとは決められていない。同様に，etomidateの副腎抑制効果は，敗血症患者に気管挿管の導入薬として使用され続けるべきか否かの議論を巻き起こしている[30, 31]。

多くの未解決問題は，救急で蘇生後の治療を受けている心停止患者に対しても未解決のままである。例えば，低体温療法（または高体温の回避）の最適なタイミングと体温の目標は曖昧である。それは，心室細動を乗り越えて蘇生した患者に神経保護が奏効するかどうかの問題があるからである。同様に，蘇生後の高酸素または高血糖が起こしうる有害な影響も明らかにはなっていない[32]。また，外傷性脳損傷患者の最適な血圧設定とブドウ糖の制御についても未確定のままである。救急医と集中治療医の協力は，これらの問題に取り組むためにも必要である。

重症患者に対する最善の治療は，疾患の早期発見と救急での積極的蘇生をもってはじまり，救急からICUへのスムーズな移送を促すために，診療科を越えた努力や綿密な調整により遂行されている。救急とICUの協力はこれまでにないほど強くなっており，集中治療のフェローシップに従事する熟練の救急医が増えるにつれ

て，この関係はさらに深まっていくであろう。本書は，われわれが遭遇する重篤な患者に迅速で継続的な治療を行うために，救急医に必要とされる基本を提供するものである。

文献

1. Wunsch H, Angus DC, Harrison DA, et al. Comparison of medical admissions to intensive care units in the United States and United Kingdom. *Am J Respir Crit Care Med*. 2011;183: 1666–1673.
2. Nguyen HB, Rivers EP, Havstad S, et al. Critical care in the emergency department: a physiologic assessment and outcome evaluation. *Acad Emerg Med*. 2000;7:1354–1361.
3. Rivers EP, Nguyen HB, Huang DT, et al. Critical care and emergency medicine. *Curr Opin Crit Care*. 2002;8:600–606.
4. Chalfin DB, Trzeciak S, Likourezos A, et al. Impact of delayed transfer of critically ill patients from the emergency department to the intensive care unit. *Crit Care Med*. 2007;35:1477–1483.
5. Wang HE, Shapiro NI, Angus DC, et al. National estimates of severe sepsis in United States emergency departments. *Crit Care Med*. 2007;35:1928–1936.
6. SAEM
7. Rivers E, Nguyen B, Havstad S, et al. Early goal-directed therapy in the treatment of severe sepsis and septic shock. *N Engl J Med*. 2001;345:1368–1377.
8. Levy MM, Dellinger RP, Townsend SR, et al. The Surviving Sepsis Campaign: results of an international guideline-based performance improvement program targeting severe sepsis. *Crit Care Med*. 2010;38:367–374.
9. Goyal M, Pines JM, Drumheller BC, et al. Point-of-care testing at triage decreases time to lactate level in septic patients. *J Emerg Med*. 2010;38:578–581.
10. Howell MD, Donnino MW, Talmor D, et al. Performance of severity of illness scoring systems in emergency department patients with infection. *Acad Emerg Med*. 2007;14:709–714.
11. Jones AE, Shapiro NI, Trzeciak S, et al. Lactate clearance vs central venous oxygen saturation as goals of early sepsis therapy: a randomized clinical trial. *JAMA*. 2010;303:739–746.
12. Nagdev AD, Merchant RC, Tirado-Gonzalez A, et al. Emergency department bedside ultrasonographic measurement of the caval index for noninvasive determination of low central venous pressure. *Ann Emerg Med*. 2010;55:290–295.
13. Feissel M, Michard F, Faller JP, et al. The respiratory variation in inferior vena cava diameter as a guide to fluid therapy. *Intensive Care Med*. 2004;30:1834–1837.
14. Barbier C, Loubieres Y, Schmit C, et al. Respiratory changes in inferior vena cava diameter are helpful in predicting fluid responsiveness in ventilated septic patients. *Intensive Care Med*. 2004;30:1740–1746.
15. Marik PE, Baram M, Vahid B. Does central venous pressure predict fluid responsiveness? A systematic review of the literature and the tale of seven mares. *Chest*. 2008;134:172–178.
16. Marik PE, Cavallazzi R, Vasu T, et al. Dynamic changes in arterial waveform derived variables and fluid responsiveness in mechanically ventilated patients: a systematic review of the literature. *Crit Care Med*. 2009;37:2642–2647.
17. The ProCESS Investigators. A Randomized trial of protocol-based care for early septic shock. *NEJM* 2014. Epub ahead of print.
18. Moyer P, Ornato JP, Brady WJ Jr, et al. Development of systems of care for ST-elevation myocardial infarction patients: the emergency medical services and emergency department per-

spective. *Circulation*. 2007;116:e43–e48.
19. Acker JE III, Pancioli AM, Crocco TJ, et al. Implementation strategies for emergency medical services within stroke systems of care: a policy statement from the American Heart Association/American Stroke Association Expert Panel on Emergency Medical Services Systems and the Stroke Council. *Stroke*. 2007;38:3097–3115.
20. Charles PG, Wolfe R, Whitby M, et al. SMART-COP: a tool for predicting the need for intensive respiratory or vasopressor support in community-acquired pneumonia. *Clin Infect Dis*. 2008;47:375–384.
21. Hill NS, Brennan J, Garpestad E, et al. Noninvasive ventilation in acute respiratory failure. *Crit Care Med*. 2007;35:2402–2407.
22. Antro C, Merico F, Urbino R, et al. Non-invasive ventilation as a first-line treatment for acute respiratory failure: "real life" experience in the emergency department. *Emerg Med J*. 2005; 22:772–777.
23. Leifer D, Bravata DM, Connors JJ III, et al. Metrics for measuring quality of care in comprehensive stroke centers: detailed follow-up to Brain Attack Coalition comprehensive stroke center recommendations: a statement for healthcare professionals from the American Heart Association/American Stroke Association. *Stroke*. 2011;42:849–877.
24. Sattin JA, Olson SE, Liu L, et al. An expedited code stroke protocol is feasible and safe. *Stroke*. 2006;37:2935–2939.
25. Nolan JP, Soar J. Postresuscitation care: entering a new era. *Curr Opin Crit Care*. 2010;16: 216–222.
26. Carr BG, Kaye AJ, Wiebe DJ, et al. Emergency department length of stay: a major risk factor for pneumonia in intubated blunt trauma patients. *J Trauma*. 2007;63:9–12.
27. Grap MJ, Munro CL, Unoki T, et al. Ventilator-associated Pneumonia: the Potential Critical Role of Emergency Medicine in Prevention. *J Emerg Med*. 2012;42:353–362.
28. Wood S, Winters ME. Care of the intubated emergency department patient. *J Emerg Med*. 2011;40:419–427.
29. Serpo Neto A, Cardoso SO, Manetta JA, et al. Association between use of lung-protective ventilation with lower tidal volumes and clinical outcomes among patients without acute respiratory distress syndrome. *JAMA*. 2012;308:1651–1659.
30. Chan CM, Mitchell AL, Shorr AF. Etomidate is associated with mortality and adrenal insufficiency in sepsis: a meta-analysis*. *Crit Care Med*. 2012;40(11):2945–2953.
31. Cuthbertson BH, Sprung CL, Annane D, et al. The effects of etomidate on adrenal responsiveness and mortality in patients with septic shock. *Intensive Care Med*. 2009;35:1868–1876.
32. Kilgannon JH, Jones AE, Shapiro NI, et al. Association between arterial hyperoxia following resuscitation from cardiac arrest and in-hospital mortality. *JAMA*. 2010;303:2165–2171.
33. Duchesne JC, Kimonis K, Marr AB, et al. Damage control resuscitation in combination with damage control laparotomy: a survival advantage. *J Trauma*. 2010;69(1):46–52.
34. Goldstein RS. Management of the critically ill patient in the emergency department: focus on safety issues. *Crit Care Clin*. 2005;21:81–89.

Section 2
血行動態モニタリング

2 組織酸素化と心拍出量
3 非侵襲的血行動態モニタリング
4 動脈圧モニタリング
5 中心静脈と肺動脈でのカテーテル

2

組織酸素化と心拍出量
tissue oxygenation and cardiac output

Geoffrey K. Lighthall and Catherine S. Reid

背景

組織灌流の決定因子では，(1)重要臓器内の一定の血流を維持する(すなわち，自己制御の範囲内にとどめる)のに十分な平均動脈圧 mean arterial pressure(MAP)と，(2)代謝需要以上の組織への酸素供給，の２つが重要である。こうした生理学的な関係を慎重に評価することで，個々の臓器不全やショックのリスクを明らかにし，蘇生の目標を設定することができる。

酸素消費量 oxygen consumption(V_{O_2})と酸素供給量 oxygen delivery(D_{O_2})のバランスから臓器不全に至る過程が理解でき，蘇生戦略を決定するために必要な概念の枠組みが可能となる。D_{O_2} は，心拍出量 cardiac output(CO)と動脈血酸素含量の積であり，表2-1 の計算式を用いて算出できる。平常状態では，包括的な V_{O_2} は供給量の約25％程度で，混合静脈血酸素飽和度が70〜75％であればその証拠となる。それゆえ，一方的に V_{O_2} を増加させたり，D_{O_2} を減少させたりする因子があると，酸素摂取率 oxygen extraction ratio〔$O_2ER(V_{O_2}/D_{O_2})$〕が上昇し，体内の酸素貯蔵量は減少することになる。極端な例では，D_{O_2} が危機的な値に減少した場合(図2-1A)，V_{O_2} は制限される。つまり，V_{O_2} は供給依存的となり，ミトコンドリア呼吸は阻害され，乳酸アシドーシスがしばしば起こる[1〜3]。図2-1A のグラフ線は，感染や酸素需要を高めるストレスといった動的な状態の現れであり，一方で，出血や循環血液量減少，心機能障害は，D_{O_2} を危機的状況に落とす。

多くの臨床医が，ショックや臓器不全，臓器灌流を V_{O_2}/D_{O_2} 比という観点ではなく，血圧の変化または MAP の見地から考えがちである。細胞機能の場合は，これら２つの生理学的パラメータが強く関連している。ある臓器の自動制御能の閾値よりも MAP が低下した場合(図2-1B)，V_{O_2} と D_{O_2} の局所的なバランスが崩れるが，それが検知されることはないであろう。D_{O_2} 不足は MAP が明らかに正常な状態で

表 2-1 組織酸素化の決定要因

決定要因	計算式
MAP	$CO \times SVR$
Do_2	$CO \times Cao_2$
Vo_2	$CO \times (Cao_2 - C\bar{v}o_2)$
Cao_2	$(1.34 \times Hb \times Sao_2) + 0.0031 \times Pao_2$
O_2ER	$Vo_2/Do_2 = (Cao_2 - C\bar{v}o_2/Cao_2)$

MAP：平均動脈圧，CO：心拍出量，SVR：体血管抵抗，Do_2：酸素供給量，Cao_2：動脈血酸素含量，Vo_2：酸素消費量，$C\bar{v}o_2$：混合静脈血酸素含量，Hb：ヘモグロビン，Sao_2：動脈血酸素飽和度，Pao_2：動脈血酸素分圧，O_2ER：酸素摂取率

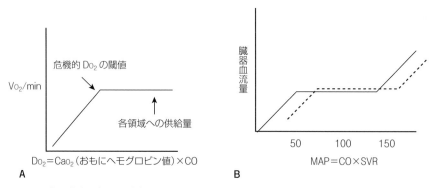

図 2-1 臓器灌流の主要な決定因子

A：酸素消費量(Vo_2)と酸素供給量(Do_2)との関係。患者は通常，このグラフ線の右側に位置しており，需要に比してはるかに多くの酸素が供給されている。供給が消費に比して減少してくると，患者の状態はグラフ線の左側へと移動していく。中心静脈血酸素飽和度($Scvo_2$)の減少も，グラフ線の左方向への移動を伴う。供給が代謝需要に見合わない重症例では，患者の Do_2 は危機的な閾値を下回るようになり，Vo_2 は Do_2 により制限される。臓器不全や乳酸アシドーシスは，酸素供給量が減少した証拠とみなされる。
B：広範囲にわたる平均動脈圧(MAP)が臓器血流を一定に保つことを示す自動制御曲線。慢性高血圧患者には，点線で示したように，正常に比べてグラフ線の右側に移動している患者もいる。これらの関係は，水平部は安全域を示していて，臓器血流量が適切で恒常性維持機構が正常であることを暗示している。左側の下り部位に変化することは，非代償性を示しており，患者は臓器不全のリスクにさらされる。
Cao_2：動脈血酸素含量，CO：心拍出量，Do_2：酸素供給量，SVR：体血管抵抗，Vo_2：酸素消費量

も起こりうる〔これを cryptic shock（神秘的なショック）[4]と呼ぶ〕ことや，MAPが不十分でも望ましい Do_2 を示すことがあるので注意を要する。

　ショック状態からの蘇生とは，患者を図 2-1 のグラフ線の正常範囲内へと向かわせることである(図 2-1A・B)。Do_2 や MAP を構成する決定因子を注意深く精査すると(表 2-1，図 2-1A)，心拍出量との共通の因子が明らかになる。すなわち，心拍

出量の最適化は MAP の上昇と D_{O_2} の増加に寄与する唯一の因子であり，一般的に心拍出量の最適化は，患者の検査やモニタリング，輸液や他の蘇生手段の目標となる。心拍出量以外の蘇生目標を探すメリットは見あたらない。悪例ではあるが，例えば，α作動薬を用いて MAP を上昇させることは，心拍出量を悪化させ，さらには D_{O_2} や組織灌流にとって悲惨な結果をもたらすであろう。それと似た状況として，積極的に輸血を行ってヘモグロビン濃度を上昇させることが，必ずしも D_{O_2} を改善させることにつながらず，循環血液量が過剰になり，急性肺傷害を起こすこともありうる。これらの理由から，急性期医療に従事するスタッフは，心拍出量の調節介入や，これらの変化をみるモニタリングシステムに細心の注意を払っている。本章では，これらの概念に関するわれわれの知見とその進歩について概説する。それぞれの主題の研究から得られたエビデンスの詳細については，第3～5章の「関連文献」に提示する。

歴史的過程

現在の血行動態モニタリングと蘇生は，数十年前に「心拍出量と D_{O_2} を基準値以上に上手く維持することで患者生存率は向上する」と信じられていた頃に比べると，めざましい発展を遂げている。1970年代の初期は，心室機能を高め，D_{O_2} と V_{O_2} を増加させることが，外傷患者の生存率を改善させると考えられていた[5]。その後の術後患者における研究では，心拍出量や D_{O_2} の増加を促進するために，肺動脈カテーテルを用いることが，生存率向上に有効であることが示された[6～10]。内科系，外科系 ICU 患者において，計画的に D_{O_2} を増加させることが，次のステップとして自然であったが，D_{O_2} を基準値以上に保つために立てられた治療法は，これらの患者群において転帰を改善することに何度も失敗した[11～14]。この結果の相違は，術後患者の研究に比べて厳格でない蘇生の目標値を用いたこと，そして，肺動脈カテーテルと中心静脈圧カテーテルとを比較した，より大規模で，より緻密なはずの研究で用いられた蘇生の目標値が，いくつかの研究では，臨床医が独自に定めたものであったことが原因であるとされた。高リスクな外科系患者[15]や，ショックや敗血症の患者[16]，急性呼吸促迫症候群 acute respiratory distress syndrome (ARDS) の成人患者[17]などを対象とした研究でも，パラメータを基準値以上に保つことの優位性は示せなかった。

基準値以上を目標とするこのような治療の批評家たちは，経験的なプロトコルにより施行された場合より目標とする心拍出量が少なくても(例えば，$3.3\,L/min/m^2$ vs. $4.5\,L/min/m^2$)，最適な血圧や D_{O_2} を達成し，むしろ過剰な輸液や昇圧薬によ

り害を受ける患者の存在に言及した。加えて，これらの基準値以上の心拍出量は，高齢者や心疾患をもつ患者では到達不可能であることが多かったであろう。これらの研究での重要な知見のひとつは，治療群かそうでないかにかかわらず，かなり高い値まで心拍出量や D_{O_2} を高めることができ，結果として患者によっては生存率も上昇している，というものである。これらの研究から得られたことをまとめると，心拍出量を最適化し D_{O_2} を増加させるという質的目標は支持されるが，臓器灌流を回復させるためにある数値を目標とすることは間違っている，というものである。これらの研究から示されるアプローチは，集中治療での蘇生に関する見解を更新し続けている。

心拍出量の最適化

心拍出量は，心拍数と1回拍出量の積である。健常人では通常，1回拍出量は前負荷に応じて変化する。しかし，何らかの急性疾患もしくは慢性疾患があると，1回拍出量は心室機能（心収縮性）と後負荷からも影響を受ける。組織灌流の最適化には，次の4つの疑問に対する答えが必要になってくる。

1. 患者は輸液に反応するか（すなわち，輸液負荷試験により1回拍出量は増えるか）
2. 心収縮性は適切か（すなわち，患者は強心薬を必要としているか）
3. 昇圧薬は必要か
4. 輸血は必要か

患者が適切な MAP（必要ならば昇圧薬を用いて達成される）を維持し，ヘモグロビン濃度が正常範囲内で連続的測定値が一定しており，酸素消費量（V_{O_2}）が比較的落ち着いている場合，医療従事者は，最適な心拍出量を得るために，輸液反応性と心収縮性だけに対処すればよいことになる。これらのパラメータを管理する方法は，臨床的状況や利用可能な医療資源により異なる。つまり，ある手法は救急外来での初期評価に適しているであろうし，より大がかりで多機能な方法は ICU での使用が好まれるであろう。

輸液反応性

輸液反応性とは，輸液に反応して心臓が1回拍出量を増加させる能力のことであり，その結果として心拍出量が増加する。患者管理の観点からは，輸液だけで循環のホ

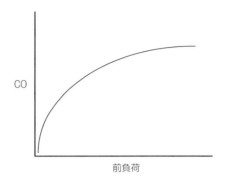

図 2-2　心拍出量と前負荷との関係を表す Frank-Starling 曲線
容量反応性は曲線の上昇部位に表れており，わずかな前負荷の変化が心拍出量 (CO) の顕著な増加をもたらし，結果として MAP の上昇ももたらす。曲線の上部では，同じような前負荷の変化による CO の変化はわずかなものになる。

メオスターシスが維持でき，強心薬や昇圧薬を加えなくてもよい範囲が，輸液反応性により決定される。患者にさらに輸液を負荷しようとするならば，Frank-Starling 曲線により示される概念を理解しておく必要がある。Frank-Starling 曲線は，1 回拍出量が前負荷の変化にどのように反応するかを示している(**図 2-2**)。Frank-Starling 曲線の上昇部分は，蘇生における輸液への反応段階に一致し，そこでは，かなり直線的な心拍出量の増加がみられる。心拍出量がいったん曲線の平衡部分に達すると，もはや輸液を追加しても心拍出量は増加しなくなり，肺水腫などの合併症をもたらす可能性がある。

　循環血液量を評価する方法は，臨床的評価法(例えば，静脈の視診や下肢挙上試験)から，より侵襲的な方法(例えば，中心静脈カテーテルや肺動脈カテーテル)，そして，より技術的に洗練された新しい方法(超音波検査や流量パラメータの分析)にまで及ぶ。どの方法で実施するかは，正確で意味のある情報を得るためにも，正常血液量に対する輸液反応性の状態を予測できるか，それぞれの特性がさまざまな臨床的状況とどのように組み合わせられるかを考慮するとよい。

受動的下肢挙上

受動的下肢挙上 passive leg-raising test(PLR)は，仰臥位の患者の下肢を 45 度まで挙上するもので，静脈還流を増加させることで，可逆的かつ内因的な輸液負荷試験を行うことができる。そして，血圧と脈拍数に対する影響をその後に評価する。PLR が動脈圧ラインが留置されている状況で行われた場合，心拍出量の増加や血圧上昇につながるような前負荷の変化は即座に現れる。PLR は輸液のボーラス投

与のおもな代替法なので，PLR を行うことで，どの患者にとって輸液負荷が利益とならず，潜在的に害となりうるかを迅速に判断できる．PLR は，敗血症患者や膵炎患者では輸液反応性に関する他の予測値と同等の予測精度を示し[18]，人工呼吸器装着患者では経胸壁心エコー[19]や食道 Doppler[20]と遜色がないことが報告されている．PLR は，専門的な技術がほとんど不要で，前負荷の評価のために中心静脈カテーテルや肺動脈カテーテルを必要としないので，初期評価での有用な手技である．

中心静脈圧モニタリング

中心静脈圧 central venous pressure(CVP)は，胸腔内の上大静脈における圧の測定値であり，右房圧の適切な代替値である．歴史的には，CVP は重症患者における循環血液量を評価するのに用いられてきた[21]．つまり，CVP は左室前負荷の代替値として適切であり，測定された CVP 値と心拍出量との間に何らかの相関があると考えられていたのである．

　輸液反応性をみる標準的な試験では，CVP を 2 mmHg ずつ上昇させる輸液負荷試験を行い，それにより心拍出量が増えるかどうかを測定するものであった[22]．ICU 患者 83 人を対象とした研究では，約 500 mL の細胞外液を 10〜30 分かけて急速投与し，CVP が 2 mmHg 上昇した患者は，心係数 cardiac index が 300 mL/min/m^2 増加していた．加えて，この研究ではさらに 2 つの重要な知見が示された．

1. CVP が 10 mmHg を超える患者のうち，4.5%しか輸液負荷試験に反応しなかった．
2. 心拍出量が増加した患者のうち，42%のみが血圧上昇も同時に示した．

　この研究では，CVP が 10 mmHg を超える患者は輸液反応性が乏しく，多くの患者で CVP＝10 mmHg は正常な循環血液量であることを表していると結論づけた．さらに，輸液負荷試験に対する心臓の反応をみるうえで，血圧の上昇は適切な指標とはいえないとしている[23]．CVP で 8〜12 mmHg という範囲が，十分な容量を示しているという考えを支持するこれらのデータは，早期目標指向療法 early goal-directed therapy(EGDT)に組み入れられ，続いて Surviving Sepsis Guideline の初期の版でも採用されている[24,25]．

　CVP に関するより最近の研究では，CVP は循環血液量をそれほど反映するものではないことが示されてきた．健常人は，立位では CVP が 0 未満になりうるが(自発呼吸では胸腔内圧が陰圧となる影響のため)，適切な心拍出量が維持され，循環血液量も正常である．逆に，心室機能が悪く心拍出量が少ない患者や，あるいは心

室機能がよくて循環血液量が過多となっている患者でもCVPは高い値となりうる[26]。このようなよくある出来事が示すように，圧の測定値は，臨床的な動的反応（血圧や尿量など）と関連づけて解釈することで最も役立つ。もしくは，他の心拍出量のパラメータと関連づけてもよい。メタ分析では，輸液への反応者と非反応者の間には，CVPの値に有意差を認めなかった。また，輸液負荷試験後のCVPの変化と心機能の変化では関連が乏しく，循環血液量とCVPの関連も乏しい[27, 28]。蘇生の際にCVPを用いることは現在も続いているが，最新のSurviving Sepsis Guideline[29]では，その適用に関する推奨度は低くなっており，多くの医師がCVPを治療の目標値とするのは完全にやめるべきだと考えている[28]。CVPは輸液反応性の動的範囲を示すことができないにもかかわらず，重症患者でCVPが低値（5 mmHg未満）であった場合，循環血液量減少と当然相関すると一般的には考えられている[29]。この場合，明らかな循環血液量減少を臨床的に疑うのが理想的であり，侵襲的な圧モニターを用いずに経験的に対処すべきである。

肺動脈カテーテル

心臓と肺の病理学的見地からみると，右心のコンプライアンスと肺血管抵抗の異常は，CVPと左房圧との関係を大幅に変えてしまう可能性がある。このような病態の重症患者では，肺動脈カテーテルが，右心圧，左心圧，肺動脈圧を測定する合理的な手段であることに変わりはない。しかし，CVPと同じように，肺動脈閉塞圧pulmonary artery occlusion pressure〔PAOP（肺動脈楔入圧 pulmonary artery wedge pressureともいう）〕の測定は心筋のコンプライアンスに依存している。急病のICU患者を対象とした複数の研究で，PAOPと左室拡張終期容積left ventricular end-diastolic volume（LVEDV）との相関が乏しいか，または一致しないことが示されている[30〜33]。呼気終末陽圧 positive end-expiratory pressure（PEEP）をかけられた人工呼吸器装着患者を対象とした研究では，PEEPがPAOPと心拍出量との関係を大幅に変化させ，さらに驚くことに，右心系のパラメータ〔右室拡張終期容積 right ventricular end-diastolic volume（RVEDV）〕のほうがより確実に心係数の変化と相関することが示された[34, 35]。

　すでに述べたように，重症患者では生理学的パラメータを正常以上に改善させることが望ましいという考えによって，肺動脈カテーテルの使用は歴史的に正当化されてきた。しかし，この目的で肺動脈カテーテルを使用することは，ここ10年の間に少なくなってきている。これは前述の理由に加え，敗血症性ショックの蘇生の際にCVPを用いた方法が比較的成功したこと[36]や，心室性不整脈や右脚ブロック，血栓塞栓症，肺動脈破裂などの独特な肺動脈カテーテルの合併症[37〜39]，そして肺

動脈カテーテルから得られた測定値を誤って解釈することが多かったこと[40,41)]による。これらの問題にもかかわらず，重度の心疾患や肺疾患の患者において，肺動脈カテーテルが輸液管理や血行動態の管理に役立つかどうかに関する議論はまだ続いている。多くの無作為化試験で，輸液や昇圧薬による管理のプロトコルが評価されている。大手術を受ける患者[15)]，うっ血性心不全患者[42)]，ショック患者やARDS患者[16,39)]，一般的なICU患者[43〜45)]について，肺動脈カテーテルの有無で比較した試験である。これらの研究では，肺動脈カテーテルが医療費の削減にも，生存率の改善にも寄与しないことが示された。なお，心拍出量を維持するために肺動脈圧を注意深く管理しなければならない一部の重症患者(例えば，重度の肺高血圧症患者)の管理に肺動脈カテーテルが有効かは，新たな研究を待たねばならない。

心収縮性

中心静脈血酸素飽和度と乳酸クリアランス

中心静脈カテーテルは，輸液反応性を評価するのに限定的な価値しかなく，心拍出量を直接測定するのには役に立たないが，CVPから得られる中心静脈血酸素飽和度 central venous oxygen saturation($Scvo_2$)の分析は，心収縮性と心拍出量が適度であるかを洞察するのに有用である。$Scvo_2$はVo_2/Do_2比の動的な測定を行うものである。$Scvo_2$値が70％より高いことは，心拍出量が適切で灌流の状態が保たれていることを示す。Fickの式から求めたVo_2が一定であるとき(すなわち，ある一定の活動度と一定の体温を想定して計算した場合，$Scvo_2$の増減はVo_2/Do_2のグラフ線に沿って変化する(図2-1A)。そして，$Scvo_2$の増減は，心拍出量あるいはヘモグロビンの変化，もしくは両者の変化を示す。$Scvo_2$を測定している際にヘモグロビンが一定である場合，$Scvo_2$の変化(再度，グラフ線に沿って水平の動きを示す)は心拍出量の変化を示す。著明な徐脈がなく心拍出量に問題がある場合は，前負荷が少ないか，心収縮性が低いか，どちらによって1回拍出量が適切でないことが原因であることが多い。Vo_2とヘモグロビン値が一定の状態が続いて，もし患者がFrank-Starling曲線の上側に位置しており，それゆえ循環血液量が正常ならば，$Scvo_2$の異常は心収縮が適切でないことを示しており，強心薬によるサポートが必要であることを示している。$Scvo_2$の目標値70％というのは，Surviving Sepsis Guidelineの重症敗血症蘇生のバンドル[36)]に必要不可欠な項目である。注意深くそのアルゴリズムをみると，前述のような論理的背景が明らかとなる。つまり，$Scvo_2$は心収縮性が適切であるかの判断に用いられているのである。CVPや透析，また末梢から挿入された中心静脈カテーテルから間欠的に採血したり，オキシメト

リックセンサー付きのカテーテルを用いることは，$Scvo_2$ の分析法として同様に有効である。

　中心静脈オキシメトリは，酸素取り込みと利用にかかわる細胞構造が正常に機能し，測定された値の変化は酸素の供給と需要を反映する，という考えにもとづいている。しかし，これはすべての症例にあてはまるとは限らない。敗血症では，ミトコンドリア機能は炎症反応の亢進により高エネルギー基質が枯渇する結果，阻害される。このような場合，酸素需要は高い状態でも酸素消費が中断しており，細胞変性低酸素 cytopathic hypoxia といわれる状態になる[46,47]。このような状況では，$Scvo_2$ は一見正常である。というのは，末梢組織が供給された酸素を十分に利用できないからである。したがって，臓器機能と血液循環が適切かどうかは同時に評価する必要がある。このため，蘇生中の細胞機能の評価法として，乳酸クリアランスの研究が行われている。近年に報告された2つの多施設研究では，蘇生中の患者が乳酸値を正常化できないことは，死亡の独立した予測因子であることがわかっている[48,49]。最近の画期的なある研究では，蘇生の目標や死亡率の予測因子として，乳酸クリアランス 10％ が $Scvo_2$ と同等の指標になることがわかっている[50]。重要なことだが，それでもなお $Scvo_2 > 70％$ への蘇生は，前述の理由から，乳酸クリアランス不良と関係がある。このような例では，臓器機能と乳酸クリアランスを臨床的に評価し，蘇生の指標とすべきである[49]。

超音波検査

経胸壁心エコー法 transthoracic echocardiography（TTE）は，持ち運びしやすく，費用的気軽さから，すべての急性期医療の現場で用いられている。現代の集中治療医や救急医は，超音波機器を使いこなすことが求められる。肺動脈カテーテルは，容量を評価するのに圧を指標として用いたが，超音波検査では心臓の構造を直接観察したり，流量を計測する。重複する原因により循環不全をきたしている患者では，超音波検査の施行により，解剖学的な異常，心収縮性，血管内容量を一度に評価できる。

　ここ10年の間に，ポータブル超音波機器の画質は改良され，血管内容量を評価するのに TTE がよく用いられるようになってきた。右心前負荷の測定は，呼吸に伴う下大静脈径の変化を直接的に測定したり，右室や左室の拡張終期容積の測定によって確実に行うことができる。ある研究では，自発呼吸下の傍胸骨像で観察された下大静脈径が 50％ 減少することは，CVP により計測された右室圧が 10 mmHg 未満〔平均値 6 ± 5 標準偏差（SD）〕であることと一致していた[51]。救急で行われた最近の研究では，下大静脈径の測定は，CVP の初期評価，さらにはより重要で

ある輸液反応性の初期評価において有用な非侵襲的なツールであることがわかった[52]。人工呼吸器管理下の患者では，呼吸に伴う12%の下大静脈径の変化（ΔIVC）が，輸液反応性の有無を区別する指標であった[53]。人工呼吸管理下の敗血症患者での別の研究では，吸気時のCVPの上昇と下大静脈径の拡大〔IVCの伸展性（dIVC）〕が，7 mL/kgのゼラチンによる輸液負荷試験の前後で認められた。輸液への反応は，心係数が15%以上増加したときに認められた。dIVCが18%を超える場合，輸液反応性の予測は感度，特異度ともに90%であった。しかし，CVPの変化は心係数やdIVCの変化とあまり一致しなかった[54]。肥満患者や腹部術後の患者では下大静脈を視認することは難しいが，循環血液量と輸液反応性を評価するのに，TTEは多くの患者にとって迅速かつ非侵襲的で信頼できる方法である。

また，TTEは包括的な心収縮性と左室機能の非侵襲的な評価方法でもある。目的のはっきりした検査を行えば，心収縮性が適切かを迅速に評価でき，蘇生の際の方針決定の参考となる[55, 56]。この手技（詳細は第6章）の習得には，医療従事者のトレーニングへの参加がまず必要であるが，習得後は成功率が高く，また実施に時間がかからない。ある研究によれば，初期のトレーニング（心臓超音波検査の基礎，超音波画像の評価，画像描出の実演，技術の理解など）のあと，集中治療医は平均時間11分ほどで限定的なTTEの実施と評価（正答率84%）が可能であった[56]。目標が定められたTTEは，患者の血行動態を不安定にする特定の病態の診断にも役立つ。TTEは安全で，非侵襲的であり，それゆえに治療や疾患それ自体によって変化する血行動態を繰り返し評価するのに，理想的な方法である。

すでに述べたように，輸液反応性と心収縮性は心拍出量に影響を及ぼす鍵となる因子であり，TTEを経験済みの救急医は，CVPに頼ることなく，これらを評価できる。中心静脈カテーテルが留置されている多くの患者では，昇圧薬の安全な投与や，$Scvo_2$の連続評価を容易にするために，超音波検査による容量測定画像は，波形やカテーテルから得られた値の解釈に役立つはずである。

心拍出量に対する心肺相互作用の影響

心拍出量とMAPは，予測可能な機序で呼吸器系と相互作用している。陽圧換気下では，左室への流入量は当初増加し，初期の吸気中は心拍出量とMAPが上昇する。これに続いて，胸腔内陽圧によって右室の前負荷が減少し，その結果として左室の前負荷も減少する。前負荷と心拍出量に対する陽圧換気の影響は，患者自身の血管内容量の状態によって変化する。例えば，循環血液量が減少している場合，心筋はFrank-Starling曲線の急勾配部に位置し，吸気や呼気におけるわずかな左室前負荷

表 2-2 血行動態モニタリング

検査項目/検査法	評価や測定の対象となる指標								
	侵襲性	前負荷	心収縮性	循環血液量	輸液反応性	CO	Vo_2/Do_2	トレーニングの必要性	限界/アーチファクト
CVP	中心静脈カテーテル	右房圧	$Scvo_2$ から間接的に	正常	値が低ければ一般的にあり	$Scvo_2$ から間接的に	$Scvo_2$	+	呼吸のアーチファクトが生じやすい
肺動脈	中心静脈カテーテル	左房圧	熱希釈法から得られる Frank-Starling 曲線	Frank-Starling 曲線の水平部	肺動脈楔入圧に対する CO の変化	直接的に測定	Svo_2	+++	呼吸アーチファクト、血管アーチファクトが生じやすい
動脈圧	動脈ライン	不可	不可	脈圧変動, 収縮期血圧変動の消失	収縮期血圧変動の消失	不可	不可	+	収縮期血圧変動は人工呼吸器に依存
TTE	なし	視認	視認	正常	視認で評価	不可	不可	+++	画質, 間欠的測定法であること
食道 Doppler	経鼻食道プローブ	流量分析	波形分析	正常	人工呼吸器下の波形分析	仮定から	不可	++	プローブの焦点と当てる位置, 人工呼吸器を要する点

一般的な血行動態のモニタリング項目を示した。それぞれの循環血液量や心収縮性, CO を評価する能力を比較した。
$Scvo_2$：中心静脈血酸素飽和度, Svo_2：静脈血酸素飽和度

の変化が，心拍出量や MAP に著明な変化を生じさせる可能性がある．

　人工呼吸管理下の患者では，動脈波形の変化と呼吸サイクルの間の大動脈内血流を Doppler 分析することで，循環血液量や輸液反応性を判断できる．人工呼吸器装着患者において，CVP やほかの圧にもとづく輸液反応性の測定値が疑わしい場合は，Doppler を用いた流量にもとづく確認方法が最も正確な方法である．陽圧換気と動脈圧波形との相互作用（例えば，収縮期血圧と脈圧の変化）から導かれた輸液反応性について，いくつかの数値が同様に正確であるとわかっている．これらの値の計測については**表 2-2** に示し，第 3 章でさらに詳しく述べていく．なお，自発呼吸患者の輸液反応性を予測する信頼できるパラメータは，まだ開発されていない．

結論

心拍出量の最適化は，循環のホメオスターシス維持の中核をなす．救急医療，そして集中治療関係者は，心拍出量の目標値に基づいた蘇生から離れ，心拍出量が適切かを基準とした蘇生に移行してきている．心拍出量が適切かを評価するためには，輸液反応性と心収縮性の評価が必要である．数多くの侵襲的・非侵襲的ツールを柔軟に用いることで，これらの根本的な問題に迅速な解答が得られるであろう．

文献

1. Astiz ME, et al. Oxygen delivery and consumption in patients with hyperdynamic septic shock. *Crit Care Med*. 1987;15(1):26–28.
2. Astiz ME, et al. Relationship of oxygen delivery and mixed venous oxygenation to lactic acidosis in patients with sepsis and acute myocardial infarction. *Crit Care Med*. 1988;16(7):655–658.
3. Shibutani K, et al. Critical level of oxygen delivery in anesthetized man. *Crit Care Med*. 1983;11(8):640–643.
4. Puskarich MA, et al. Outcomes of patients undergoing early sepsis resuscitation for cryptic shock compared with overt shock. *Resuscitation*. 2011;82(10):1289–1293.
5. Shoemaker WC, Montgomery ES, Kaplan E, et al. Physiologic patterns in surviving and non-surviving shock patients. Use of sequential cardiorespiratory variables in defining criteria for therapeutic goals and early warning of death. *Arch Surg*. 1973(106):630–636.
6. Rady MY, Edwards JD, Nightingale P. Early cardiorespiratory findings after severe blunt thoracic trauma and their relation to outcome. *Br J Surg*. 1992;79(1):65–68.
7. Tuchschmidt J, et al. Early hemodynamic correlates of survival in patients with septic shock. *Crit Care Med*. 1989;17(8):719–723.
8. Shoemaker WC, et al. Prospective trial of supranormal values of survivors as therapeutic goals in high-risk surgical patients. *Chest*. 1988;94(6):1176–1186.
9. Boyd O, Grounds RM, Bennett ED. A randomized clinical trial of the effect of deliberate perioperative increase of oxygen delivery on mortality in high-risk surgical patients. *JAMA*. 1993;270(22):2699–2707.
10. Bishop MH, et al. Prospective, randomized trial of survivor values of cardiac index, oxygen

delivery, and oxygen consumption as resuscitation endpoints in severe trauma. *J Trauma.* 1995;38(5):780-787.
11. Gattinoni L, et al. A trial of goal-oriented hemodynamic therapy in critically ill patients. SvO_2 Collaborative Group. *N Engl J Med.* 1995;333(16):1025-1032.
12. Tuchschmidt J, et al. Elevation of cardiac output and oxygen delivery improves outcome in septic shock. *Chest.* 1992;102(1):216-220.
13. Yu M, et al. Effect of maximizing oxygen delivery on morbidity and mortality rates in critically ill patients: a prospective, randomized, controlled study. *Crit Care Med.* 1993;21(6):830-838.
14. Hayes MA, et al. Elevation of systemic oxygen delivery in the treatment of critically ill patients. *N Engl J Med.* 1994;330(24):1717-1722.
15. Sandham JD, et al. A randomized, controlled trial of the use of pulmonary-artery catheters in high-risk surgical patients. *N Engl J Med.* 2003;348(1):5-14.
16. Richard C, et al. Early use of the pulmonary artery catheter and outcomes in patients with shock and acute respiratory distress syndrome: a randomized controlled trial. *JAMA.* 2003;290(20):2713-2720.
17. Wheeler AP, et al. Pulmonary-artery versus central venous catheter to guide treatment of acute lung injury. *N Engl J Med.* 2006;354(21):2213-2224.
18. Preau S, et al. Passive leg raising is predictive of fluid responsiveness in spontaneously breathing patients with severe sepsis or acute pancreatitis. *Crit Care Med.* 2010;38(3):819-825.
19. Lamia B, et al. Echocardiographic prediction of volume responsiveness in critically ill patients with spontaneously breathing activity. *Intensive Care Med.* 2007;33(7):1125-1132.
20. Monnet X, et al. Passive leg raising predicts fluid responsiveness in the critically ill. *Crit Care Med.* 2006;34(5):1402-1407.
21. Boldt J, et al. Volume replacement strategies on intensive care units: results from a postal survey. *Intensive Care Med.* 1998;24(2):147-151.
22. Magder SA, Georgiadis GS, Cheong T. Respiratory variations in right atrial pressure predict response to fluid challenge. *J Crit Care.* 1992;7:76-85.
23. Magder S, Bafaqeeh F. The clinical role of central venous pressure measurements. *J Intensive Care Med.* 2007;22(1):44-51.
24. Dellinger RP, et al. Surviving sepsis campaign guidelines for management of severe sepsis and septic shock. *Crit Care Med.* 2004;32(3):858-873.
25. Dellinger RP, et al. Surviving sepsis campaign: international guidelines for management of severe sepsis and septic shock: 2008. *Crit Care Med.* 2008;36(1):296-327.
26. Magder S. How to use central venous pressure measurements. *Curr Opin Crit Care.* 2005;11(3):264-270.
27. Marik PE, Baram M, Vahid B. Does central venous pressure predict fluid responsiveness? A systematic review of the literature and the tale of seven mares. *Chest.* 2008;134(1):172-178.
28. Marik PE, Cavallazzi R. Does the central venous pressure predict fluid responsiveness? An updated meta-analysis and a plea for some common sense. *Crit Care Med.* 2013;41(7):1774-1781.
29. Dellinger RP, et al. Surviving sepsis campaign: international guidelines for management of severe sepsis and septic shock: 2012. *Crit Care Med.* 2013;41(2):580-637.
30. Fontes ML, et al. Assessment of ventricular function in critically ill patients: limitations of pulmonary artery catheterization. Institutions of the McSPI Research Group. *J Cardiothorac Vasc Anesth.* 1999;13(5):521-527.
31. Spinelli L, et al. Losartan treatment and left ventricular filling during volume loading in patients with dilated cardiomyopathy. *Am Heart J.* 2002;143(3):433-440.
32. Tousignant CP, Walsh F, Mazer CD. The use of transesophageal echocardiography for preload assessment in critically ill patients. *Anesth Analg.* 2000;90(2):351-355.
33. Hansen RM, et al. Poor correlation between pulmonary arterial wedge pressure and left ven-

tricular end-diastolic volume after coronary artery bypass graft surgery. *Anesthesiology.* 1986;64(6):764–770.
34. Cheatham ML, et al. Right ventricular end-diastolic volume index as a predictor of preload status in patients on positive end-expiratory pressure. *Crit Care Med.* 1998;26(11):1801–1806.
35. Diebel L, et al. End-diastolic volume versus pulmonary artery wedge pressure in evaluating cardiac preload in trauma patients. *J Trauma.* 1994;37(6):950–955.
36. Rivers E, et al. Early goal-directed therapy in the treatment of severe sepsis and septic shock. *N Engl J Med.* 2001;345(19):1368–1377.
37. Coulter TD, Wiedemann HP. Complications of hemodynamic monitoring. *Clin Chest Med.* 1999;20(2):249–267. vii.
38. Hadian M, Pinsky MR. Evidence-based review of the use of the pulmonary artery catheter: impact data and complications. *Crit Care.* 2006;10(suppl 3):S8.
39. Wheeler AP, Bernard GR, Thompson BT, et al. Pulmonary-artery versus central venous catheter to guide treatment of acute lung injury. *N Engl J Med.* 2006;354(21):2213–2224.
40. Jacka MJ, et al. Pulmonary artery occlusion pressure estimation: how confident are anesthesiologists? *Crit Care Med.* 2002;30(6):1197–1203.
41. Summerhill EM, Baram M. Principles of pulmonary artery catheterization in the critically ill. *Lung.* 2005;183(3):209–219.
42. Binanay C, et al. Evaluation study of congestive heart failure and pulmonary artery catheterization effectiveness: the ESCAPE trial. *JAMA.* 2005;294(13):1625–1633.
43. Guyatt G. A randomized control trial of right-heart catheterization in critically ill patients. Ontario Intensive Care Study Group. *J Intensive Care Med.* 1991;6(2):91–95.
44. Harvey S, et al. Assessment of the clinical effectiveness of pulmonary artery catheters in management of patients in intensive care (PAC-Man): a randomised controlled trial. *Lancet.* 2005;366(9484):472–477.
45. Rhodes A, et al. A randomised, controlled trial of the pulmonary artery catheter in critically ill patients. *Intensive Care Med.* 2002;28(3):256–264.
46. Fink MP. Bench-to-bedside review: cytopathic hypoxia. *Crit Care.* 2002;6(6):491–499.
47. Fink M. Cytopathic hypoxia in sepsis. *Acta Anaesthesiol Scand Suppl.* 1997;110:87–95.
48. Puskarich MA, et al. Whole blood lactate kinetics in patients undergoing quantitative resuscitation for severe sepsis and septic shock. *Chest.* 2013;143(6):1548–1553.
49. Arnold RC, et al. Multicenter study of early lactate clearance as a determinant of survival in patients with presumed sepsis. *Shock.* 2009;32(1):35–39.
50. Jones AE, et al. Lactate clearance vs central venous oxygen saturation as goals of early sepsis therapy: a randomized clinical trial. *JAMA.* 2010;303(8):739–746.
51. Kircher BJ, Himelman RB, Schiller NB. Noninvasive estimation of right atrial pressure from the inspiratory collapse of the inferior vena cava. *Am J Cardiol.* 1990;66(4):493–496.
52. Nagdev AD, et al. Emergency department bedside ultrasonographic measurement of the caval index for noninvasive determination of low central venous pressure. *Ann Emerg Med.* 2010;55(3):290–295.
53. Feissel M, et al. The respiratory variation in inferior vena cava diameter as a guide to fluid therapy. *Intensive Care Med.* 2004;30(9):1834–1837.
54. Barbier C, Loubières Y, Schmit C. Respiratory changes in inferior vena cava diameter are helpful in predicting fluid responsiveness in ventilated septic patients. *Intensive Care Med.* 2004;30:1740–1746.
55. Jensen MB, et al. Transthoracic echocardiography for cardiopulmonary monitoring in intensive care. *Eur J Anaesthesiol.* 2004;21(9):700–707.
56. Manasia AR, et al. Feasibility and potential clinical utility of goal-directed transthoracic echocardiography performed by noncardiologist intensivists using a small hand-carried device (SonoHeart) in critically ill patients. *J Cardiothorac Vasc Anesth.* 2005;19(2):155–159.

3

非侵襲的血行動態モニタリング
noninvasive hemodynamic monitoring

Chad M. Meyers

背景

救急医療において最適な治療を提供しようとすると,板ばさみに苦しむことがある。早期蘇生の重要性は強調され続けており,救急医の役割と責任は拡大し続けている[1,2]。しかし残念ながら,救急が混雑しており,スタッフが多忙をきわめていては,救急医が最重症患者に高レベルの治療を提供することは難しい[3~5]。この懸念すべき傾向は,重症敗血症患者管理の早期に典型的である。その管理では,侵襲的なモニタリングが必要であることから,積極的な目標指向療法の利益を十分に認識する必要がある[6,7]。非侵襲的な血行動態モニタリング法の知識があれば,救急医は診断の効率を上げ,より効果的に重症患者を治療することができる[8]。本章では,救急医が利用可能な非侵襲的血行動態モニタリングのデバイスを紹介し,臨床での適応について述べる。

心拍出量のモニタリング

第2章で詳述したように,組織の酸素化は,代謝需要が増加している状態でも,心拍出量 cardiac output と組織における酸素抽出が最適化されることで維持される。心拍出量または動脈血酸素含有量が最適でない場合,酸素供給量,もしくは組織灌流が危機的な閾値を下回る可能性があり,体内の酸素消費量は供給量に依存することになる。もし,この供給依存的な状態がすぐに是正されなければ,組織は無酸素状態になり,その結果,ショックが起こる(図 3-1)。

臨床医が,心拍出量を臨床的に的確に評価できる手段は限られている。救急医,集中治療医,外科医は,心拍出量や体血管抵抗などの非侵襲的測定や侵襲的測定と比較して,血行動態を臨床的に正確に評価することは一貫して不得意であった[9~13]。

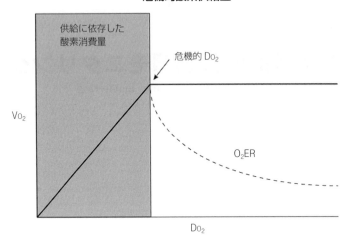

図 3-1　酸素供給量(D_{O_2})と酸素消費量(V_{O_2})，酸素摂取率(O_2ER)の関係

D_{O_2} が減少するにつれ，一定の V_{O_2} を維持するために組織の O_2ER は上昇する。しかし，O_2ER が一定の危機的 D_{O_2} を超えると，V_{O_2} は供給量依存的となり酸素欠乏状態となる。その結果，ショックが起こる。図は Chad M. Meyers, MD の厚意による。

これは，血圧や心拍数のような数値に過度に依存していることによる限界のようである。血圧と心拍数は，心拍出量や重症度に対し信頼できる指標ではないのである[14, 15]。乳酸値の上昇や中心静脈血酸素飽和度(Scv_{O_2})の異常で判断できる組織の包括的な低酸素状態があっても，重症患者の多くは正常なバイタルサインを呈している[16]。非侵襲的な心拍出量モニター機器があれば，血行動態が明らかに不安定になる前に，救急医は重症患者の心機能の推移を知ることができる。このような情報は管理の指標としてだけでなく，予後を予測するのにも役立つ[17〜19]。

　心拍出量が乱れている場合の管理には，心機能の決定因子に関する基礎知識が必要である。心拍出量は，1回拍出量と脈拍数の積である。そして，1回拍出量は，前負荷，後負荷，心収縮性に依存するものである[20]。これらの変数は，以後の心拍出量を最適化するために評価され，調整される。例えば，超音波検査で心収縮が低下している所見があれば，強心薬の投与が試みられる。しかし，最も一般的な初期の治療戦略は，ホメオスターシスの復旧，すなわち，前負荷の評価と輸液反応性の判別から始めることが多い。

輸液反応性の重要性

重症患者の管理において，輸液反応性の重要性はどんなに強調しても，しすぎるということはない。客観的な目標を用いた輸液蘇生は，さまざまな臨床的状況で転帰を改善することがわかってきている。一方で，過剰な輸液蘇生は死亡率を上昇させる場合がある[7, 21〜30]。ショック状態の患者に輸液を投与するかの決断は，適切な組織灌流を回復させる手段としての心拍出量の改善がどれほど達成されるかによって決まる。この考えは輸液反応性と呼ばれ，Frank-Starling曲線の上昇部分を示している。輸液反応性があるかどうかの判断は，中心静脈圧や肺動脈楔入圧のような前負荷の静的な数値にもとづいて昔から行われてきた。しかし，第2章で述べたように，静的な圧にもとづく指標では，輸液反応性の予測能が乏しいことが繰り返し示されてきた[31〜36]。前負荷の適切性が主として輸液負荷への反応を決定づける一方で，静脈還流と心拍出量との相互作用は，心収縮性と後負荷に依存している。それらは重症患者では予測不能であり絶えず変化する。このように，通常であれば心拍出量が改善するはずの右心系での充満圧上昇は，心収縮性に変化をきたす病態の重症患者では心機能曲線の水平部に該当してしまい，心拍出量は増加しないかもしれない（図3-2）[37〜40]。このような状況下では，さらなる輸液負荷は心拍出量を改善することはほぼなく，過剰輸液のリスクとなる。

輸液負荷が心拍出量を増加させる可能性について，限られた情報しか与えてくれない中心静脈圧のような前負荷の静的な指標とは対照的に，非侵襲的モニター機器は，直接的もしくは間接的に，心拍出量の動的な変化を充満圧として測定しようとする。これらの数値を算出するために，心臓と肺の相互作用にもとづいた計算式が使用されている。この相互作用とは，静脈還流，心臓の充満圧，心拍出量が，呼吸サイクルによる胸腔内圧の増減で変化するというものである。しかし，これらの数値の再現性は，鎮静された人工呼吸管理下の患者に限定され，1回換気量と胸腔内圧が比較的一定に保たれている必要がある。自発呼吸患者でも輸液反応性についての有用な指標は確かに存在するが，信頼に足る輸液反応性の予測値を示した最近の研究のほとんどが，自発呼吸ではない陽圧換気で管理されており，1回換気量が8 mL/kgを超える患者を対象に示したものである。

デバイス評価の科学的方法

新しい非侵襲的な心拍出量モニター機器を評価するために，その測定の信頼性と臨床的な適用の妥当性をともに評価しなければならない。肺動脈カテーテルの出現以

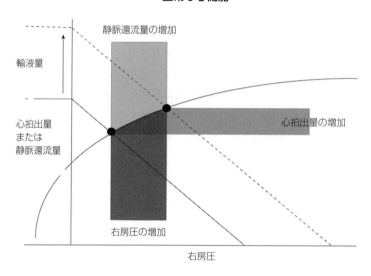

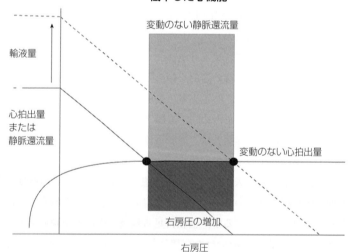

図 3-2 Guyton の心機能に関する記述で，循環中の心拍出量と右房圧を表す 2 つの曲線の交点（静脈還流量と心機能の組み合わせはさまざま）

輸液反応性が認められる Frank-Starling 曲線の上昇部に位置する心機能が正常な患者では，輸液負荷によって静脈還流量の曲線が右方向にシフトすることになり，結果として，静脈還流量と前負荷の増加，右房圧の上昇をきたし，最終的には心拍出量が増加する．対照的に，心機能が低下し，静脈還流量と心拍出量の交点が，Frank-Starling 曲線の輸液負荷に反応しない平坦部に位置する患者では，さらなる輸液負荷は心拍出量を増やさず，代わりに抵抗性の右房充満圧が増加し，循環血液量過多となる．図は Chad M. Meyers, MD の厚意による．

降,熱希釈にもとづいた心拍出量の測定が標準となり,新しいデバイスはこの熱希釈法との比較で信頼性を評価される。心拍出量モニター機器を比較した初期の研究では,線形回帰と相関分析を用いていた。しかし,この手法には誤りがあった。測定値が一致するかではなく,測定法の関係に焦点を絞っていたのである。すなわち,2つのモニター機器がよい相関関係にあったとしても,その測定値は著しく異なっているのである。Bland と Altman はこのような方法論の限界を痛感し,標準的な測定法と新しい臨床的な測定法とを比べる際に,バイアスと精度という概念を導入した[41,42]。これによって,2つの測定デバイスの互換性について,より有用な情報を得ることが可能になった。

　しかし,測定結果の誤差をどこまで許容できるかについては,議論の余地がある[43〜45]。1999年に行われた非侵襲的な心拍出量モニター機器を対象としたメタ分析では,新しい心拍出量モニター機器とボーラス熱希釈法とのパーセント誤差の限界を±30%として提案している[44]。しかし,熱希釈法の信頼性それ自体が未解決なのである[46]。ある手術中に行われた磁気大動脈フローメトリー(本来,これが心拍出量測定のゴールドスタンダード)を用いた研究では,肺動脈カテーテルでの熱希釈法による心拍出量測定とのパーセント誤差は46%にも及んだ[47]。極端にいえば,許容できる信頼性の閾値を30%としてしまうと,ほとんどの心拍出量モニター機器がその閾値を達成できないことになる。これは,比較対象である肺動脈カテーテルによる熱希釈法自体にも限界があるためである。この変動に対応するためには,新しい心拍出量モニター機器の誤差の許容レベルを±45%まで増加させることが提案されている[45]。しかし,そのような広い範囲を許容することの是非は検討していかなければならないし,完璧ではない信頼性を維持していくことについても議論が残る。現在,新しい心拍出量モニターの目標値は,肺動脈カテーテルを用いた熱希釈法の値との誤差を30%以内におさめることに変わりはない[48]。

　デバイスの信頼性は重要であるが,その臨床への適応が妥当かも間違いなく重要である。適切な蘇生において最も重要な指標は,心拍出量の特異的な量的測定値ではなく,本来は,心拍出量の質が適切であるかである。このため,モニターの性能評価は,次第に循環血液量や輸液反応性などの心拍出量の生理学的決定因子の予測能力に結びつけられるようになってきた。この性能評価には,受信者動作特性 receiver operating characteristic(ROC)曲線が用いられることが多い。その曲線下面積 area under the curve(AUC)は,陽性とされる閾値の範囲における真陽性と偽陽性の関係を表し,デバイスの能力の全体的な評価を下すものである。AUCの値は0.5(試験の結果と予測とが無秩序な関係にあるとき)から1(完璧な予測ができるとき)の間である。加えて,ROC曲線のいずれかの2点を結んだ直線の傾きは,

その特定の尤度比を表しており，臨床医はイエスかノーで二分する臨床的決断の限界を避けられるようになり，状況に応じたデバイスの運用が可能となる[49〜51]。

最低限の侵襲を伴う輸液反応性の評価法

動脈波形分析

低侵襲なものや完全に非侵襲的なものなど，さまざまな動的な動脈波形分析法が，人工呼吸患者での輸液反応性に関する判断の一助となってきた。陽圧換気では静脈還流が減少するため，Frank-Starling 曲線の上昇部分に位置する患者では，一過性の心拍出量の減少が付随してみられる。洞調律で動脈圧が連続的に変化している場合，心拍出量の減少は動脈波形では数拍遅れて出現する[52]。この関係を捕捉するいくつかの計算式について述べていく。

デルタダウン

デルタダウンとは，呼吸サイクルでの収縮期血圧の最低値と呼気終末ホールド時に計測される基準となる収縮期血圧の差のことで，単位は mmHg である。ある研究では，デルタダウン＞5 mmHg での輸液反応性の有無について，陽性適中率 95％と陰性適中率 93％を示した。デルタダウンの大きさは，輸液追加に対応する心拍出量の増加と直線的な相関関係にある[53]。

脈圧変動

脈圧変動 pulse pressure variation（PPV）は，呼吸サイクルの間にみられる最大脈圧と最小脈圧の差のことである（図 3-3）。診断に役立つ PPV の閾値についてはさまざまな報告があるが，ある 2 つの研究では，PPV＞13％または PPV＞11％を示すとき，陽性適中率はそれぞれ 94％と 100％であり，陰性適中率も同様に 96％と 93％であった[54,55]。動脈モダリティに関するメタ分析では，収縮期血圧変動などを含むさまざまな測定法や 1 回拍出量変動を評価する動脈圧波形解析法と PPV を比較したところ，PPV は輸液反応性について最も正確な診断精度を示した[53]。

パルスオキシメータの波形解析

パルスオキシメータに表示される光電式指尖容積脈波，もしくは波形は，指先や耳たぶを通して伝わる光度の変化を表している。この透過光線の輝度は，血管内血流量と関連している。動脈圧波形と同様に，パルスオキシメータの波形は，生理的な波形とノイズ波形とを区別するために従来から臨床医によって用いられてきており，その結果，動脈血酸素飽和度測定としての信頼性が確定した[56]。

また，光電式指尖容積脈波を用いることで，完全に非侵襲的な複数の測定値が推

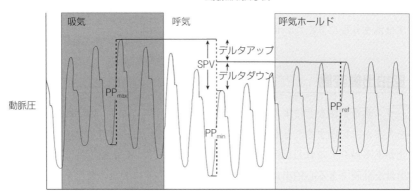

図3-3 自発呼吸のない人工呼吸患者で，輸液反応性の評価がしやすくなるさまざまな動脈波形分析

脈圧変動(PPV)は，呼吸サイクルでの最大脈圧(PP_{max})と最小脈圧(PP_{min})の差である。デルタダウンは，呼気ホールドの間に測定された基準脈圧(PP_{ref})の収縮期血圧と呼吸サイクルの最小の収縮期血圧との差と定義される。収縮期血圧変動(SPV)は呼吸サイクルにおける収縮期血圧の総変化量と定義され，デルタダウンとデルタアップの合計である。図はChad M. Meyers, MDの厚意による。

測可能となる。この測定値は，自発呼吸をしていない人工呼吸患者の輸液反応性と関連することが示されている。パルスオキシメータ波形の振幅(もしくは，ΔPOPともいう)での呼吸性変動が13％より大きいとき，血管内で生理学的相関があるPPVと比較して，感度80％，特異度90％で輸液反応性の予測が可能となることがわかっている[57]。ほかの光電式指尖容積脈波を用いた手法としては，灌流指標 perfusion index (PI)があり，これは拍動する脈波と拍動しない脈波のプレチスモグラフィ・シグナルとの関係を表している。特殊なパルスオキシメータ(Masimo社, Irvine, CA)を用いて呼吸サイクルでのPIの変化がモニターできる。これは脈波変動指標 plethysmographic variability index (PVI)として表示され，輸液反応性を連続して評価することができる。全身麻酔導入後の患者25人を対象とした研究では，PVIが14％を超える場合，感度81％，特異度100％で輸液反応性のある患者を識別した[58]。

呼吸性変動と脈波変動指標についての10の研究のメタ分析によると，結果として起こる心拍出量の変化を予測するとき，両者は相関していなかった。しかし，PPVと比較したところ，輸液反応性の判断においては似たような予測能を示した[59]。単純で非侵襲的な輸液反応性の判断方法は魅力的ではあるが，呼吸性変動と脈波変動指標の正確性は光電式指尖容積脈波の波形の質に依存している。ノルアドレナリンを投与されているICU患者で，血管作動性の薬物投与によって起こる末

梢血管抵抗の変化を観察した2つの研究では，呼吸性変動/脈波変動指標とPPVはほとんど相関しなくなっていた。血行動態の不安定な重症患者では，これらの測定方法はあまり役に立たない可能性がある[60,61]。

1回拍出量変動

ボーラス熱希釈法などによる心拍出量の間欠的な計測により，臨床医は心機能の推移を大まかに把握することができる。しかし，重症疾患における急速な血行動態の変化がある場合，これらは限定的な役割しか果たせない。1拍ごとに連続的に1回拍出量を計測できる心拍出量モニターは，心血管機能の突然の変化を救急医に知らせるだけでなく，輸液反応性についても独特かつ動的な指標を与えてくれる。さまざまな装置(PiCCO®, LiDCO™, FloTrac™, USCOMなど)を用いて，輸液反応性と1回拍出量変動stroke volume variation(SVV)との関係を調査した23のメタ分析によると，感度，特異度はそれぞれ81%，80%であり，ROC曲線のAUCは0.84であった[62]。同様に他のメタ分析もこの知見を支持しているが，そこではSVVに対する脈圧変動と収縮期血圧変動の比較を行っており，SVVの適中率はわずかに低く，脈圧変動，収縮期血圧変動のAUCはそれぞれ0.94，0.86であったと報告している[53]。これらの研究の多くは全身麻酔下で，手術室内で行われているが，このうち8つの研究は，自発呼吸がない人工呼吸管理下で，さまざまな疾患をもつICU患者を対象として行われている。他の研究では，自発呼吸を残して人工呼吸管理を行う敗血症性ショック患者を対象にしたところ，AUCは0.52まで低下した。そのためこの研究では，SVVは自発呼吸のある患者では役に立たないと結論づけている[63]。さらに，人工呼吸患者において，動脈波形(脈圧変動，収縮期血圧変動，SVV)の有用性を示したほとんどすべての研究が，1回換気量>8 mL/kgの管理を行っていた[53,62]。8 mL/kg未満の1回換気量で管理された患者〔典型的には，低1回換気量のプロトコルが適用される急性呼吸促迫症候群(ARDS)の患者〕を対象とした研究では，この結果は異なるものであった[64,65]。

超音波検査での指標

下大静脈

剣状突起下(肋骨弓下)像での下大静脈inferior vena cava(IVC)の評価では，人工呼吸患者の右心系充満圧と輸液反応性について，臨床医は非侵襲的に情報を得ることができる。陽圧換気下で，胸腔内圧が増減すると，静脈還流が少なくなったり，

表 3-1　輸液反応性を判別するための式と閾値

検査項目	計算式	輸液反応性の閾値
脈圧変動（PPV）	$PPV(\%) = 100 \times \dfrac{(PPV_{max} - PPV_{min})}{(PPV_{max} + PPV_{min}/2)}$	＞13％または＞11％
パルスオキシメトリ パルスオキシメータ 波形の振幅（ΔPOP）	$\Delta POP(\%) = 100 \times \dfrac{(POP_{max} - POP_{min})}{(POP_{max} + POP_{min}/2)}$	＞13％
下大静脈の拡張指標 （dIVC）	$dIVC = \dfrac{吸気時径 - 呼気時径}{吸気時径}$	＞12％または＞18％
上腕動脈の最大流速 の変化（ΔVpeak$_{brach}$）	$\Delta Vpeak_{brach}(\%) = 100 \times \dfrac{(Vpeak_{max} - Vpeak_{min})}{(Vpeak_{max} + Vpeak_{min}/2)}$	＞10％または＞16％

　右心系充満圧が低下したりして（つまり，循環血液量の低下），右房と下大静脈のコンプライアンスがともに増加し，下大静脈の呼吸性変動が大きくなる[38]。膠質液を負荷して循環血液量を増加させる前後で，敗血症患者の心拍出量の変化をみた研究では，下大静脈の拡張指標（dIVC）が18％より大きいとき，感度90％，特異度90％で，輸液反応性を予測できた（表3-1）。輸液反応性を評価したその後の研究では，dIVCが12％より大きいとき，陽性適中率93％，陰性適中率92％を示した[66,67]。下大静脈の超音波検査による評価は，肥満患者や腹部手術後の患者では行いにくいので注意が必要である。

上腕動脈の最大流速の変化

　動脈圧波形の分析と同様に，非侵襲的なDoppler超音波では，呼吸サイクルにおける上腕動脈の流量を評価することで，患者の輸液反応性を判断できる。この手法は，患者に自発呼吸がなく，人工呼吸器が装着され，洞調律であることが条件となる。標準的な人工呼吸中に，ポータブル超音波装置で上腕動脈の最大・最低流速を測定した結果，上腕動脈の最大流速の変化（ΔVpeak$_{brach}$）が16％より大きいと，脈圧変動に相関することがわかっている[68]。連続登録の症例検討によると，ΔVpeak$_{brach}$が10％より大きいとき，感度74％，特異度95％で輸液反応性を予測するとされている[69]。

自発呼吸患者における輸液反応性の測定

　自発呼吸患者における胸腔内圧の陽圧変化による動的数値の信頼性は低く，適応は制限される。自発呼吸患者において，吸気の際に右房圧（中心静脈圧として計測さ

れている)の低下が1 mmHgより大きい場合，輸液反応性があることを予測すると報告した研究もあるが，ほかのほとんどの研究においてこの知見が再現されることはなかった[31]。ある研究では，プレッシャーサポート下で自発呼吸をしている人工呼吸患者において，1回拍出量変動から輸液反応性を予測することはできず，そのAUCは0.52であった[63]。だが，著しい脱水状態の自発呼吸患者では，これらの数値はまだある程度の価値があるかもしれない。血行動態が不安定で臨床的に循環血液量が低下している患者を対象とした研究では，脈圧変動が12%より大きいとき，輸液反応性を判別する特異度は92%であった。ただし，脈圧変動が欠乏していることで血液量減少を除外するには感度(63%)が乏しかった[70]。また，下大静脈径の著明な変化も輸液反応性を予測するのに役立つことがある。血行動態が不安定な患者40人を対象としたある研究では，下大静脈の虚脱率が40%を超える場合，輸液反応性に対する感度が70%，特異度が80%であった[71]。

受動的下肢挙上

輸液反応性の誘発試験で最も単純な試験は，輸液負荷を行って心拍出量が適切に増加するかを測定するものである。この輸液負荷試験は，晶質液や膠質液を負荷することで外因的に行われるが，同様のことを，受動的下肢挙上 passive leg-raising test (PLR)を行い下肢の血液を集めることで内因的にも行える。PLRは下肢を仰臥位の上半身に対して30〜45度挙上し，1〜5分間維持する。そして，侵襲的あるいは非侵襲的に心拍出量が増加するかどうか測定する。PLRを行い，心拍出量が10〜15%増加すれば，輸液反応性があると判断できる[72〜81]。

このPLRにより心拍出量を増加させる手技(PLR-cCO)は，人工呼吸患者でも自発呼吸患者でも輸液反応性を正確に判断することが可能で，不整脈による影響も受けない。ICUにおける，自発呼吸もしくは人工呼吸の患者に対するPLR-cCOの適応についてまとめたメタ分析によると，輸液反応性の感度と特異度は，それぞれ89.4%と91.4%であり，AUCは0.95であった[77]。

PLRによる動脈圧の変化(PLR-cPP)も，正常な洞調律で自発呼吸下の患者において，輸液反応性を判断する能力があると評価されてきた。非挿管患者34人を対象とした連続症例検討では，PLRによる橈骨動脈圧の変化が9%より大きいと，感度79%，特異度85%で輸液反応性を示すことが明らかになった[76]。しかし，自発呼吸患者と人工呼吸患者の双方を含んだメタ分析では，PLR-cPPの感度と特異度はそれぞれ59.5%と86.2%で，AUCは0.76であり，PLR-cPPはPLR-cCOと比較して有意に輸液反応性の予測能力が低いことが示されている[77]。

呼気終末二酸化炭素

分時換気量と組織の二酸化炭素産生量が安定している人工呼吸患者では，カプノメトリの連続モニタリングで輸液反応性を簡単に判断できる。ある2つの研究においては，受動的下肢挙上によって呼気終末二酸化炭素が5％増加した場合，輸液反応性の感度はそれぞれ71％と90.5％で，特異度は100％と93.7％であった[82,83]。

心拍出量評価での特異的デバイスと手技

動脈圧波形分析

心周期での動脈圧波形の変化から，心拍出量を間接的に測定するデバイスがいくつか存在する。1899年，Otto Frankにより公表されたウィンドケッセルモデルによると，動脈圧波形解析では，血圧，1回拍出量，動脈コンプライアンス，血管抵抗との関係にもとづいて1拍ごとに心拍出量を評価する[84,85]。各デバイスは，ウィンドケッセルモデルに関連する各変数を計算するために異なった方法を用いているが，それらはおもに2つのカテゴリーに分けられる。すなわち，較正（キャリブレーション）を行うか否かである[86]。

　較正を行う2つのデバイス，Pulse Contour Cardiac Output〔すなわち，PiCCO®（PULSION Medical Systems SE 社，Munich, Germany）〕と Lithium Detected Cardiac Output〔すなわち，LiDCO™（LiDCO社，London, UK）〕は，指示薬希釈法を用いて心拍出量を間欠的に直接測定することにより血管インピーダンスを補正する。1拍ごとの心拍出量は，動脈圧波の収縮部位の下の面積を連続的に測定することにより計算する[87]。PiCCO®は，経肺的に熱希釈を用いることで心拍出量を測定する。この方法には，中心静脈カテーテルと中心動脈カテーテルの留置が必要である[88]。LiDCO™の場合は，リチウムのボーラス投与を行い，動脈カテーテルと末梢静脈カテーテルもしくは中心静脈カテーテルと一緒に用いる[89,90]。これらのデバイスはともに，4〜6時間ごとに指示薬希釈法によって再較正するか，患者の状態が変化するたびに再較正する必要がある[91,92]。

　較正を行わないデバイスの場合，大動脈インピーダンスと血管抵抗は数式を用いて計算し，それから心拍出量を算出する。1拍ごとの心拍出量は較正を行うデバイスと同じようにして計算される。較正が不要な FloTrac™（Edwards Lifesciences 社，Irvine, CA）は最も頻用されており，大血管コンプライアンスと心拍出量の測定には，末梢動脈カテーテルのみを留置すればよく，患者には標準的な体型が必要とされる[93,94]。そのほかの較正を行わないデバイスに，Nexfin®（Edwards Lifesciences 社，Irvine, CA）がある。これはボリュームクランプ法を用いて膨張可能

な指先のカフから動脈圧を測定し，最新のModelflowアルゴリズムによって心拍出量を計算するもので，完全に非侵襲的なモニタリング法といえるものである[95,96]。

肺動脈カテーテルを用いた熱希釈法と比較すると，動脈圧波形解析による心拍出量測定の信頼性は大きく変化する。PiCCO®の心拍出量測定値は，熱希釈法と許容できる範囲で一致することがわかっている。しかし，それらの研究では，血行動態が不安定なときには矛盾する結果が示されている[91,97,98]。また，ある研究では，循環不全の敗血症患者においては，PiCCO®の信頼性が高いことが示された[99]。しかし，続いて行われた2つの研究によれば，血行動態が不安定なときや輸液負荷のような治療処置の後に定期的な較正が施されないデバイスでは，パーセント誤差は30％超になると報告している[100,101]。

LiDCO™システムの測定値は，術中・術後ともに熱希釈法の数値とよく一致するとされてきたが，血行動態が不安定な場合についてはあまり研究されてこなかった[89,90,102]。FloTrac™は，単純で，非侵襲的，使いやすいという理由から広く研究されてきた。しかし，その結果は矛盾が多く，その多くが期待外れのものであった[86]。ソフトウェアとハードウェアの改良が何世代にもわたって行われたにもかかわらず，FloTrac™による心拍出量の測定値と肺動脈カテーテルを用いた熱希釈法による測定値が合致する範囲は，許容できる値を示していないことが多い[45,86,103~108]。16の後ろ向き研究のメタ分析では，最近のFloTrac™は以前のものに比べて信頼性，正確性が改善していることが示されているが，この報告は，血行動態が不安定な患者を対象とした研究を除外していると批判された[45,109]。新しい世代のFloTrac™のサブグループ解析では，敗血症や重症患者を含む場合，肺動脈カテーテルを用いた熱希釈法と比較して44.7％のパーセント誤差を示している[45]。

さまざまな疾患の患者を対象とし，PiCCO®，LiDCO™，FloTrac™と肺動脈カテーテルを用いた熱希釈法とを比較した24の研究のメタ分析では，3つのモニターをすべて合わせたパーセント誤差は41.3％であった[45]。LiDCO™，PiCCO®，FloTrac™を比較した他の研究では，LiDCO™は肺動脈カテーテルを用いた熱希釈法と最も一致していることがわかっており，そのパーセント誤差は29％であった。PiCCO®，FloTrac™（のパーセント誤差）は，それぞれ41％，59％であった[106,110]。Nexfin®はあまり研究されてこなかったが，術中そして心臓疾患集中治療室（CICU）で熱希釈法と比較した予備試験の結果によれば期待できそうではある[111~113]。

FloTrac™のように較正が不要で単純なデバイスは，救急での適応性を考えれば魅力的ではあるが，現行モデルの性能は乏しく，最終的にその適応は制限されてしまう。PiCCO®やLiDCO™のように較正が必要なデバイスは，熱希釈法と比較したときの信頼性は向上するが，血行動態が不安定な時期や，何らかの治療介入後に

その結果をみている時期には，頻繁な再較正が必要となり使いにくい。加えて，PiCCO®は，経肺的な熱希釈法による較正を行うために，中心静脈カテーテルおよび中心動脈カテーテルの留置が必要であり，その適応性は制限されてしまう。

超音波検査
経食道 Doppler
経食道 Doppler は，柔軟な超音波プローブ（だいたい経鼻胃管くらいの大きさ）を人工呼吸患者に経鼻的もしくは経口的に挿入して，下行大動脈の血流速度を測定することにより1回拍出量を連続的に評価する。経食道的な1回拍出量測定の正確性は，以下の2つの要因に依存している。

1. 頭側から尾側への血流比が安定していること。これはある患者群ではみられないことがある。
2. 大動脈の断面が均一であること。大動脈の測定は，身長，体重，年齢にもとづいた計算式で計算するか，もしくは経時的な M モード Doppler が可能な機種で直接的に測定する[114]。

経食道 Doppler は施行者の技量にかなり依存するが，迅速な施行が可能であり，ある研究では，熟練には12回の実習も要しないことが示されている[114]。救急での後ろ向き研究では，適切な Doppler 信号が得られるまでの平均時間は5.7分であった[115]。

しかし，肺動脈カテーテルを用いた熱希釈法と比べてみると，経食道 Doppler 法による心拍出量測定の信頼性が支持されているわけではない。2つの異なるメタ分析では，食道 Doppler 法と熱希釈法の一致率は，それぞれ±65％と±42.1％と限界を示している[44,45]。11の確認試験に対するメタ分析でも，熱希釈法と比べた心拍出量測定値に対して一致率の限界が判明したが，数値の推移を追跡した結果は改善している。この総説に含まれる程度の研究数だけでは，この結果が正確かを結論づけることは困難である[116]。M モードが使える経食道 Doppler 装置と肺動脈カテーテルを用いた熱希釈法を比較した別の研究の解析結果では，両者の一致率はよりよいものであり，臨床医にとって経食道 Doppler は，人工呼吸患者で心拍出量を連続的に測定するための有用な方法かもしれない[117〜119]。

USCOM による心臓のモニタリング
超音波心拍出量モニター ultrasonic cardiac output monitor〔すなわち，USCOM（Uscom 社，Sydney，Australia）〕は，完全に非侵襲的な心拍出量モニタリングシステムで，経胸壁 Doppler を用いて，経大動脈血流量または肺内外血流量を測定するものである。1回拍出量は，速度時間積分と駆出路の断層面積の測定値から計

算される[86,120]。臨床試験でUSCOMと熱希釈法を比較した結果は，相反するものであった[121〜124]。あるメタ分析では，10の研究でのパーセント誤差の範囲は14〜56％の間であり，合算したパーセント誤差は42.7％であった[120]。さらに，経食道Dopplerと同様に，USCOMは施行者の技量に依存しており，各研究での測定の失敗率は5〜24％であった[120,122,124〜126]。

経胸壁心エコー

経胸壁心エコー transthoracic echocardiography(TTE)は，左心・右心機能や心室の拡張能，心膜液，弁膜閉鎖不全など，必要不可欠な臨床的情報を救急医に与えてくれる[86,127,128]。USCOMと同じように，TTEはDopplerによる左室駆出路の評価と速度時間積分を用いることで，心拍出量を間欠的に定量化することが可能である。また，心充満圧と全心機能の適切性に関する量的な評価も容易に得られる。心拍出量についての数値的なデータは得られないが，簡潔かつ的を絞った質的な検査をすることで，輸液負荷が必要な患者と循環血液量が正常である患者，強心薬の投与が必要な患者と心機能が正常である患者の鑑別にも役立つ。重症患者の超音波検査に関する詳細については，第6章で述べる。

心拍出量の変化を捕捉するために，経胸壁心エコーで左室流出路を評価する方法は，繰り返し検査を行う必要があり，研究にも手間がかかるため，有用性に限界はあるが，ほかに特殊なデバイスがない状況では一定の役割があるのかもしれない。

経胸壁生体電気インピーダンス法

経胸壁生体電気インピーダンス法 transthoracic electrical bioimpedance(TEB)は，心周期における胸腔内液体の総量の変化を測定する目的で，高周波低振幅の電流に対する胸腔内の抵抗を計測することで，心拍出量を評価する。1970年代，最初に登場した心臓での生体インピーダンスモニター機器は，頸部，胸部に付ける皮膚電極を用いて，迅速かつ完全に非侵襲的な心拍出量のモニタリングを可能にした[129,130]。しかし，TEBの心拍出量の評価能は不整脈や肺水腫のある患者では限界がある[87,129,131]。救急で重症患者を評価した2つの研究では，TEBを用いて心拍出量を測定したところ，肺動脈カテーテルを用いた熱希釈法による測定値とよく一致したが，肺水腫や胸水貯留，胸壁の浮腫，胸腔チューブがあると，その正確性は低下した[18,132]。また，TEBと肺動脈カテーテルでの熱希釈法を比較したシステマティックレビューでは，その結果はさらに悪かった。1999年のメタ分析では，肺動脈カテーテルを用いた熱希釈法に対するTEBのパーセント誤差は±38％と見積もっている[44]。より最近のメタ分析でも，TEBの限界が繰り返し指摘されており，全体の平均パーセント誤差は±42.9％であった[45]。関連する生体リアクタンスの原

理を用いた新しい非侵襲的な心拍出量モニター機器であるNICOM®(NICOM, Cheetah Medical社, Wilmington, DE)は, これまでのところほとんど研究されていない. 現在のところ, NICOM®がTEBと同様の限界を有するかは不明である[133〜136]。

二酸化炭素とFick原理

Fickの公式は質量保存の法則にもとづいており, 酸素消費量と動静脈酸素較差を測定することで心拍出量(または肺胞血流量)の計算が可能になる. Fick原理は, 二酸化炭素などの肺内に拡散するいかなる気体にも適用可能である[8]。これらの概念については, 第2章で詳しく述べた。

非侵襲的心拍出量デバイスnoninvasive cardiac output device〔すなわち, NICO®(Novametrix Medical Systems社, Wallingford, CT)〕は, 部分的二酸化炭素再呼吸法を使って二酸化炭素排出量を評価する. そして, 動静脈内の二酸化炭素量や呼気終末二酸化炭素量の変化を用いて, 動静脈の二酸化炭素濃度の差を計測する. しかし, 呼気二酸化炭素量を用いて正確に心拍出量を測定するためには, 肺毛細管の血流量がわからなければならない. これを確定するために, 肺シャント量をSpO_2とFiO_2から計算する. このようにしてNICO®は, 主流のカプノメトリ, 差圧式の呼吸流量計, パルスオキシメータを用いて心拍出量を非侵襲的に計測する[137]。この手法の欠点は, 重症患者では換気血流比(V/Q)不均等がさまざまな程度で認められるため, 呼気終末二酸化炭素量が動脈血二酸化炭素量を正確には反映しないことがある点である. ただし, 肺毛細管血流量を評価することでこの欠点を補うことができる. だが, いくつかの研究で, NICO®により計測された肺シャント量は, 血液ガス分析の結果から求められる従来の計算法によるシャント量とかなり異なることが示されている[138,139]。この観点から, NICO®によって計測された心拍出量は, 肺機能が正常で安定した患者のみか, もしくはモニタリングによってそれが示されているときに正確であると一般的には考えられている[87]。このことは, さまざまな患者群を対象とした8つの研究で, 167の計測項目を統合分析した結果からも確認されている. この分析では, 再呼吸法による二酸化炭素分圧に対する平均パーセント誤差は±44.5％であった[45]。現時点でのNICO®は, 救急で重症患者の安定化に用いるよりも, 手術室で全身麻酔患者に用いるほうが適切かもしれない。

重症敗血症患者に対する実際の輸液戦略

早期目標指向療法early goal-directed therapy(EGDT)を重症敗血症や敗血症性

ショックの患者に対して治療指針として用いれば死亡率が低下するというエビデンスがあるにもかかわらず，この治療法は広がりをみせていない[6,140~142]。その実施の障壁のひとつは，中心静脈ラインや特殊なモニター装置が必要なことである[6,140]。例えば，乳酸値だけが上昇しており，昇圧薬投与を目的とした中心静脈ラインは必要なく，重症敗血症の基準に該当するが血行動態が安定している患者の場合では，当然のことだが，中心静脈ラインが必要というEGDTアルゴリズムを遵守することはない[143,144]。中心静脈カテーテル留置は，害のない手技ではない。そして，中心静脈圧や$Scvo_2$を認識することで得られる臨床的な情報は，侵襲的モニター機器によるリスクと釣り合うものでなければならない[145~147]。なお，最近の画期的な研究では，乳酸値のクリアランスは，$Scvo_2$と比較して重症敗血症患者の最終的な蘇生目標として優位であることが示されている[148]。

　しかし，積極的な輸液療法が敗血症治療の基本であることに変わりはない。また，中心静脈圧は輸液反応性の予測において限界があることが立証されているにもかかわらず，中心静脈圧を用いることで，治療の最初の6時間に投与される輸液量が著明に増加することが報告されている[7]。この研究では，EGDT群において死亡率の改善が観察されたが，これには輸液の追加が中心的役割を果たしたと考えられる。そして，経験的蘇生を受けた対照群は平均3.5±2.4Lの晶質液を投与されたのに対し，中心静脈圧8～12mmHgを目標とした試験群では，4.9±2.9Lの輸液が負荷された[7]。ほかの研究でも，重症敗血症における経験的輸液蘇生群と目標設定輸液蘇生群との間に同じような差が認められる[143]。ここで重要なのは，EGDT群では，著しくより大量の輸液が負荷されたにもかかわらず，人工呼吸管理を要する呼吸不全の頻度は高くなかったということである。以上のことから考えられるのは，中心静脈圧は適切に輸液反応性を予測しないが，輸液負荷への耐性を反映しているのかもしれない，ということである。循環血液量が過多ではない重症敗血症の患者は，積極的な輸液療法によりきっと恩恵を受けるであろう。

　敗血症の治療指標として輸液反応性を評価するのが理想である。しかし，輸液反応性についての各種の数値は扱いにくく，判断に時間がかかり，自発呼吸のない人工呼吸患者にしか使えなかったりする。対照的に，輸液耐性は下大静脈や心臓，肺を超音波検査することで迅速に評価でき，初期評価ツールとしての価値がある。自発呼吸患者では，下大静脈径の変化による輸液反応性の予測能には限界があるが，50%を超える虚脱がある場合，中心静脈圧は8mmHg未満であることが多いとされてきた[149,150]。下大静脈がきちんと描出できない患者では，両側肺尖部から3カ所の肋間にかけて超音波を照射することで代替的に心充満圧を評価することができる。ICUでの輸液耐性に関する研究によると，超音波画像で1つの肋間からみえ

るBライン〔胸膜下の間質性浮腫を示すコメットサイン(彗星の尾サイン)〕が3つ未満である場合，肺動脈開存圧が18 mmHg未満であることを示した(陽性適中率は97％)[151]。ただし，肺の超音波画像でBラインがみえない場合は充満圧が低いことを示すが，Bラインがある場合は非常に微妙で，高い充満圧を正確に反映しているわけではないことに注意する[151]。したがって，Bラインの発生には注意が必要だが，それがFrank-Starling曲線上部の変曲点の通過を正確に反映しているわけではない。

輸液耐性の指標は，輸液反応性の指標に取って代わるものではなく，さしあたっての臨床的評価を補い，初期の輸液蘇生を行うにあたり臨床医の根拠を補強するものである。輸液負荷の間に，もし患者が容量過多の臨床的特徴を呈した場合，もしくは，輸液耐性を表す指標がなくなり，続いて繰り返し血漿乳酸値が正常化しなければ，さらに時間を要する輸液反応性の測定法が輸液療法の指針となる。

最後になるが，早期に標準的な心エコー検査を実施して駆出率の量的評価を行うことは，臨床医による心機能の総体的な評価を可能にする。そして，これをICUで行った場合，生存率の改善と人工呼吸器が不要な期間が長くなることが示されており，常に推奨されるものである[152]。

結論

救急での重症患者の蘇生において，血行動態に関する知識が果たす役割は重要であるが，心機能の評価は長い間，集中治療医だけが行ってきた。しかし，非侵襲的な血行動態モニター機器の出現により，目標指向療法が必須となる重症患者の診療シーンで，今や救急医は迅速かつ効率的に心拍出量や輸液反応性を評価できるようになっている。それらの新しい技術，その適切な適応，そしてその限界に精通することで，救急医は蘇生目標を達成することが可能となるであろう。

関連文献

文献	研究デザイン	結果
輸液反応性		
動脈波形分析		
Michard et al., *Am Respir Crit Care Med.* 2000[52]	敗血症がある洞調律の人工呼吸患者(自発呼吸なし)40人を対象とした前向き観察研究	PPVが13％より大きいとき，輸液反応性を感度94％，特異度96％で予測した

(つづく)

文献	研究デザイン	結果
Marik et al., *Crit Care Med.* 2009[53]	手術室やICUで，患者685人のPPV，SPV，SVV，CVPについて検討した29の研究のシステマティックレビュー。洞調律の人工呼吸患者（自発呼吸なし）が対象	PPVのAUC 0.94〔信頼区間（CI）：0.93〜0.95〕 SPVのAUC 0.86（CI：0.86〜0.90） SVVのAUC 0.72（CI：0.78〜0.88） CVPのAUC 0.55（CI：0.48〜0.62）
Kramer et al., *Chest.* 2004[54]	冠動脈バイパス術を受けた洞調律の人工呼吸患者（自発呼吸なし）21人を対象とした前向き観察研究	PPVが11％より大きいとき，輸液反応性を感度100％，特異度93％で予測した
Sandroni et al., *Intensive Care Med.* 2012[59]	手術室やICUで，患者233人の呼吸性変動とPVIについて検討した10の研究のシステマティックレビュー。洞調律の人工呼吸患者（自発呼吸なし）が対象	呼吸性変動とPVIの統合AUCは0.85（CI：0.79〜0.92） 統合感度は80％（CI：0.74〜0.85） 統合特異度は76％（CI：0.68〜0.82）

1回拍出量変動（SVV）

文献	研究デザイン	結果
Zhang et al., *J Anesth.* 2011[62]	手術室やICUで，患者568人を対象とした23の研究についてのシステマティックレビュー。洞調律の人工呼吸患者（自発呼吸なし）が対象	SVVのAUCは0.84（CI：0.81〜0.87） 統合感度は81％ 統合特異度は80％
Perner et al., *Acta Anaesthesiol Scand.* 2006[63]	敗血症性ショック患者30人を対象とした前向き観察研究。人工呼吸患者（自発呼吸あり）が対象	自発呼吸患者におけるSVVのAUCは0.52（CI：0.30〜0.73）

下大静脈（IVC）径

文献	研究デザイン	結果
Feissel et al., *Intensive Care Med.* 2004[66]	内科ICUでの敗血症性ショック患者39人を対象とした前向き観察研究。人工呼吸患者（自発呼吸なし）が対象	下大静脈の拡張指標（dIVC）が12％より大きいとき，輸液反応性は陽性適中率93％，陰性適中率92％で予測された
Barbier et al., *Intensive Care Med.* 2004[67]	ICUで敗血症患者23人を対象とした前向き観察研究。人工呼吸患者（自発呼吸なし）が対象	dIVCが18％より大きいとき，輸液反応性は感度90％，特異度90％で予測された

上腕動脈の最大流速の変化

文献	研究デザイン	結果
Brennan et al., *Chest.* 2007[68]	1回換気量が8 mL/kgより大きく，洞調律の人工呼吸器患者（自発呼吸なし）30人を対象とした前向き観察研究	$\Delta Vpeak_{brach}$が16％より大きいとき，輸液反応性は感度91％，特異度95％で予測された
Monge et al., *Crit Care.* 2009[69]	ICUで患者38人を対象とした前向き観察研究。洞調律の人工呼吸患者（自発呼吸なし）が対象	$\Delta Vpeak_{brach}$が10％より大きいとき，輸液反応性は感度74％，特異度95％と予測された

受動的下肢挙上（PLR）

文献	研究デザイン	結果
Cavallaro et al., *Intensive Care Med.* 2010[77]	ICUで患者353人のPLRによる心拍出量の変化をみた，9つの研究のシステマティックレビュー。人工呼吸患者（自発呼吸なし）または人工呼吸器なしで自発呼吸の患者が対象	PLRのAUCは0.95（CI：0.92〜0.97） 統合感度は89.4％（CI：0.84〜0.93） 統合特異度は91.4％（CI：0.85〜0.95）

文献	研究デザイン	結果
心拍出量のモニタリング		
Critchley and Critchley, *J Clin Monit Comput*. 1999[44)]	手術室やICUで、小児もしくは動物を対象とした経胸壁生体電気インピーダンス法または経食道Dopplerとボーラス熱希釈法を比較した25の研究のメタ分析	生体インピーダンス法のパーセント誤差±37% 経食道Dopplerのパーセント誤差±65%
Peyton et al., *Anesthesiology*. 2010[45)]	手術室やICUで、動脈圧波形分析、経食道Doppler、部分的二酸化炭素再呼吸法、経胸壁生体電気インピーダンス法をボーラス熱希釈法と比較した47の研究のメタ分析	統合された動脈圧波形分析のパーセント誤差±41.3% FloTrac^{TM}のパーセント誤差±44.7% 経胸壁生体電気インピーダンス法のパーセント誤差±42.9% 経食道Dopplerのパーセント誤差±42.1% 部分的二酸化炭素再呼吸法のパーセント誤差±44.5%
Marik et al., *J Cardiothorac Vasc Anesth*. 2013[86)]	心臓手術中やICUで、FloTrac^{TM}についての45の研究のレビュー記事とメタ分析	心臓手術中のFloTrac^{TM}のパーセント誤差±37% ICUでのFloTrac^{TM}のパーセント誤差±47%
Hadian et al., *Crit Care*. 2010[106)]	心臓手術後患者17人を対象に、LiDCO^{TM}、PiCCO®、FloTrac^{TM}、肺動脈カテーテルを用いた熱希釈法を比較した前向き観察研究	LiDCO^{TM}のパーセント誤差±29% PiCCO®のパーセント誤差±41% FloTrac^{TM}のパーセント誤差±59%
Mayer et al., *Cardiothorac Vasc Anesth*. 2009[109)]	手術中またはICUの血行動態が安定している患者を対象に、FloTrac^{TM}と熱希釈法を比較した3,372のデータを示した16の研究のメタ分析	第1世代のFloTrac^{TM}のパーセント誤差±44% 第2世代のFloTrac^{TM}のパーセント誤差±30%

AUC:受信者動作特性曲線での曲線下面積,CVP:中心静脈圧,PPV:脈圧変動,PVI:脈波変動指標,SPV:収縮期血圧変動

文献

1. Dellinger RP, Levy MM, Rhodes A, et al. Surviving sepsis campaign: international guidelines for management of severe sepsis and septic shock: 2012. *Crit Care Med*. 2013;41:580–637.
2. Nelson M, Waldrop RD, Jones J, et al. Critical care provided in an urban emergency department. *Am J Emerg Med*. 1998;16:56–59.
3. Magid DJ, Sullivan AF, Cleary PD, et al. The safety of emergency care systems: results of a survey of clinicians in 65 US emergency departments. *Ann Emerg Med*. 2009;53:715–723.e1.
4. Warden G. *Hospital-Based Emergency Care: At the Breaking Point*. Washington, DC: The National Academies Press; 2006.
5. Richardson DB. Increase in patient mortality at 10 days associated with emergency department overcrowding. *Med J Aust*. 2006;184:213–216.
6. Jones AE, Kline JA. Use of goal-directed therapy for severe sepsis and septic shock in aca-

demic emergency departments. *Crit Care Med.* 2005;33:1888–1889; author reply 1889–1890.
7. Rivers E, Nguyen B, Havstad S, et al. Early goal-directed therapy in the treatment of severe sepsis and septic shock. *N Engl J Med.* 2001;345:1368–1377.
8. Meyers C, Weingart S. Critical care monitoring in the emergency department. *Emerg Med Pract.* 2007;9:1–29.
9. Nowak RM, Sen A, Garcia AJ, et al. The inability of emergency physicians to adequately clinically estimate the underlying hemodynamic profiles of acutely ill patients. *Am J Emerg Med.* 2012;30:954–960.
10. Stevenson LW, Perloff JK. The limited reliability of physical signs for estimating hemodynamics in chronic heart failure. *JAMA.* 1989;261:884–888.
11. Eisenberg PR, Jaffe AS, Schuster DP. Clinical evaluation compared to pulmonary artery catheterization in the hemodynamic assessment of critically ill patients. *Crit Care Med.* 1984;12:549–553.
12. Veale WN Jr, Morgan JH, Beatty JS, et al. Hemodynamic and pulmonary fluid status in the trauma patient: are we slipping? *Am Surg.* 2005;71:621–625; discussion 625–626.
13. Neath SX, Lazio L, Guss DA. Utility of impedance cardiography to improve physician estimation of hemodynamic parameters in the emergency department. *Congest Heart Fail.* 2005;11:17–20.
14. Wo CC, Shoemaker WC, Appel PL, et al. Unreliability of blood pressure and heart rate to evaluate cardiac output in emergency resuscitation and critical illness. *Crit Care Med.* 1993;21:218–223.
15. Rady MY, Smithline HA, Blake H, et al. A comparison of the shock index and conventional vital signs to identify acute, critical illness in the emergency department. *Ann Emerg Med.* 1994;24:685–690.
16. Rady MY, Rivers EP, Nowak RM. Resuscitation of the critically ill in the ED: responses of blood pressure, heart rate, shock index, central venous oxygen saturation, and lactate. *Am J Emerg Med.* 1996;14:218–225.
17. Dunham CM, Chirichella TJ, Gruber BS, et al. Emergency department noninvasive (NICOM) cardiac outputs are associated with trauma activation, patient injury severity and host conditions and mortality. *J Trauma Acute Care Surg.* 2012;73:479–485.
18. Shoemaker WC, Wo CC, Chien LC, et al. Evaluation of invasive and noninvasive hemodynamic monitoring in trauma patients. *J Trauma.* 2006;61:844–853; discussion 853–844.
19. Lu KJ, Chien LC, Wo CC, et al. Hemodynamic patterns of bluntand penetrating injuries. *J Am Coll Surg.* 2006;203:899–907.
20. Marino PM. Circulatory blood flow. In: Zinner S, ed. *The ICU Book.* 1998:3–18.
21. Kern JW, Shoemaker WC. Meta-analysis of hemodynamic optimization in high-risk patients. *Crit Care Med.* 2002;30:1686–1692.
22. Polonen P, Ruokonen E, Hippelainen M, et al. A prospective, randomized study of goal-oriented hemodynamic therapy in cardiac surgical patients. *Anesth Analg.* 2000;90:1052–1059.
23. Lopes MR, Oliveira MA, Pereira VO, et al. Goal-directed fluid management based on pulse pressure variation monitoring during high-risk surgery: a pilot randomized controlled trial. *Crit Care.* 2007;11:R100.
24. Gan TJ, Soppitt A, Maroof M, et al. Goal-directed intraoperative fluid administration reduces length of hospital stay after major surgery. *Anesthesiology.* 2002;97:820–826.
25. Wakeling HG, McFall MR, Jenkins CS, et al. Intraoperative oesophageal Doppler guided fluid management shortens postoperative hospital stay after major bowel surgery. *Br J Anaesth.* 2005;95:634–642.
26. Noblett SE, Snowden CP, Shenton BK, et al. Randomized clinical trial assessing the effect of Doppler-optimized fluid management on outcome after elective colorectal resection. *Br J Surg.* 2006;93: 1069–1076.
27. Hamilton MA, Cecconi M, Rhodes A. A systematic review and meta-analysis on the use of preemptive hemodynamic intervention to improve postoperative outcomes in moderate and

high-risk surgical patients. *Anesth Analg.* 2011;112:1392–1402.
28. Boyd JH, Forbes J, Nakada TA, et al. Fluid resuscitation in septic shock: a positive fluid balance and elevated central venous pressure are associated with increased mortality. *Crit Care Med.* 2011;39:259–265.
29. de-Madaria E, Soler-Sala G, Sanchez-Paya J, et al. Influence of fluid therapy on the prognosis of acute pancreatitis: a prospective cohort study. *Am J Gastroenterol.* 2011;106:1843–1850.
30. Rosenberg AL, Dechert RE, Park PK, et al. Review of a large clinical series: association of cumulative fluid balance on outcome in acute lung injury: a retrospective review of the ARDSnet tidal volume study cohort. *J Intensive Care Med.* 2009;24:35–46.
31. Magder S. Respiratory variations in right atrial pressure predict response to fluid challenge. *J Crit Care.* 1992;7:76–85.
32. Tavernier B, Makhotine O, Lebuffe G, et al. Systolic pressure variation as a guide to fluid therapy in patients with sepsis-induced hypotension. *Anesthesiology.* 1998;89:1313–1321.
33. Wiesenack C, Fiegl C, Keyser A, et al. Continuously assessed right ventricular end-diastolic volume as a marker of cardiac preload and fluid responsiveness in mechanically ventilated cardiac surgical patients. *Crit Care.* 2005;9:R226-R233.
34. Wiesenack C, Fiegl C, Keyser A, et al. Assessment of fluid responsiveness in mechanically ventilated cardiac surgical patients. *Eur J Anaesthesiol.* 2005;22:658–665.
35. Rex S, Brose S, Metzelder S, et al. Prediction of fluid responsiveness in patients during cardiac surgery. *Br J Anaesth.* 2004;93:782–788.
36. Marik PE, Baram M, Vahid B. Does central venous pressure predict fluid responsiveness? A systematic review of the literature and the tale of seven mares. *Chest* 2008;134:172–178.
37. Feihl F, Broccard AF. Interactions between respiration and systemic hemodynamics. Part I: basic concepts. *Intensive Care Med.* 2009;35:45–54.
38. Feihl F, Broccard AF. Interactions between respiration and systemic hemodynamics. Part II: practical implications in critical care. *Intensive Care Med.* 2009;35:198–205.
39. Henderson WR, Griesdale DE, Walley KR, et al. Clinical review: Guyton--the role of mean circulatory filling pressure and right atrial pressure in controlling cardiac output. *Crit Care.* 2010;14:243.
40. Magder S. Point: the classical Guyton view that mean systemic pressure, right atrial pressure, and venous resistance govern venous return is/is not correct. *J Appl Physiol.* 2006;101:1523–1525.
41. Bland JM, Altman DG. Statistical methods for assessing agreement between two methods of clinical measurement. *Lancet.* 1986;1:307–310.
42. Bland JM, Altman DG. Agreed statistics: measurement method comparison. *Anesthesiology.* 2012;116:182–185.
43. Cecconi M, Rhodes A, Poloniecki J, et al. Bench-to-bedside review: the importance of the precision of the reference technique in method comparison studies—with specific reference to the measurement of cardiac output. *Crit Care.* 2009;13:201.
44. Critchley LA, Critchley JA. A meta-analysis of studies using bias and precision statistics to compare cardiac output measurement techniques. *J Clin Monit Comput.* 1999;15:85–91.
45. Peyton PJ, Chong SW. Minimally invasive measurement of cardiac output during surgery and critical care: a meta-analysis of accuracy and precision. *Anesthesiology.* 2010;113:1220–1235.
46. Stetz CW, Miller RG, Kelly GE, et al. Reliability of the thermodilution method in the determination of cardiac output in clinical practice. *Am Rev Respir Dis.* 1982;126:1001–1004.
47. Botero M, Kirby D, Lobato EB, et al. Measurement of cardiac output before and after cardiopulmonary bypass: comparison among aortic transit-time ultrasound, thermodilution, and noninvasive partial CO_2 rebreathing. *J Cardiothorac Vasc Anesth.* 2004;18:563–572.
48. Critchley LA. Bias and precision statistics: should we still adhere to the 30% benchmark for cardiac output monitor validation studies? *Anesthesiology.* 2011;114:1245; author reply 1245–1246.

49. Brown MD, Reeves MJ. Evidence-based emergency medicine/skills for evidence-based emergency care. Interval likelihood ratios: another advantage for the evidence-based diagnostician. *Ann Emerg Med.* 2003;42:292-297.
50. Feldman JM. Is it a bird? Is it a plane? The role of patient monitors in medical decision making. *Anesth Analg.* 2009;108:707-710.
51. Gallagher EJ. Evidence-based emergency medicine/editorial. The problem with sensitivity and specificity. *Ann Emerg Med.* 2003;42:298-303.
52. Michard F, Teboul JL. Using heart-lung interactions to assess fluid responsiveness during mechanical ventilation. *Crit Care.* 2000;4:282-289.
53. Marik PE, Cavallazzi R, Vasu T, et al. Dynamic changes in arterial waveform derived variables and fluid responsiveness in mechanically ventilated patients: a systematic review of the literature. *Crit Care Med.* 2009;37:2642-2647.
54. Kramer A, Zygun D, Hawes H, et al. Pulse pressure variation predicts fluid responsiveness following coronary artery bypass surgery. *Chest.* 2004;126:1563-1568.
55. Michard F, Boussat S, Chemla D, et al. Relation between respiratory changes in arterial pulse pressure and fluid responsiveness in septic patients with acute circulatory failure. *Am J Respir Crit Care Med.* 2000;162:134-138.
56. Reisner A, Shaltis PA, McCombie D, et al. Utility of the photoplethysmogram in circulatory monitoring. *Anesthesiology.* 2008;108:950-958.
57. Cannesson M, Attof Y, Rosamel P, et al. Respiratory variations in pulse oximetry plethysmographic waveform amplitude to predict fluid responsiveness in the operating room. *Anesthesiology.* 2007;106:1105-1111.
58. Cannesson M, Desebbe O, Rosamel P, et al. Plethvariability index to monitor the respiratory variations in the pulse oximeter plethysmographic waveform amplitude and predict fluid responsiveness in the operating theatre. *Br J Anaesth.* 2008;101:200-206.
59. Sandroni C, Cavallaro F, Marano C, et al. Accuracy of plethysmographic indices as predictors of fluid responsiveness in mechanically ventilated adults: a systematic review and meta-analysis. *Intensive Care Med.* 2012;38:1429-1437.
60. Biais M, Cottenceau V, Petit L, et al. Impact of norepinephrine on the relationship between pleth variability index and pulse pressure variations in ICU adult patients. *Crit Care.* 2011;15:R168.
61. Landsverk SA, Hoiseth LO, Kvandal P, et al. Poor agreement between respiratory variations in pulse oximetry photoplethysmographic waveform amplitude and pulse pressure in intensive care unit patients. *Anesthesiology.* 2008;109:849-855.
62. Zhang Z, Lu B, Sheng X, et al. Accuracy of stroke volume variation in predicting fluid responsiveness: a systematic review and meta-analysis. *J Anesth.* 2011;25:904-916.
63. Perner A, Faber T. Stroke volume variation does not predict fluid responsiveness in patients with septic shock on pressure support ventilation. *Acta Anaesthesiol Scand.* 2006;50:1068-1073.
64. Reuter DA, Bayerlein J, Goepfert MS, et al. Influence of tidal volume on left ventricular stroke volume variation measured by pulse contour analysis in mechanically ventilated patients. *Intensive Care Med.* 2003;29:476-480.
65. De Backer D, Heenen S, Piagnerelli M, et al. Pulse pressure variations to predict fluid responsiveness: influence of tidal volume. *Intensive Care Med.* 2005;31:517-523.
66. Feissel M, Michard F, Faller JP, et al. The respiratory variation in inferior vena cava diameter as a guide to fluid therapy. *Intensive Care Med.* 2004;30:1834-1837.
67. Barbier C, Loubieres Y, Schmit C, et al. Respiratory changes in inferior vena cava diameter are helpful in predicting fluid responsiveness in ventilated septic patients. *Intensive Care Med.* 2004;30:1740-1746.
68. Brennan JM, Blair JE, Hampole C, et al. Radial artery pulse pressure variation correlates with brachial artery peak velocity variation in ventilated subjects when measured by internal medicine residents using hand-carried ultrasound devices. *Chest.* 2007;131:1301-1307.

69. Monge Garcia MI, Gil Cano A, Diaz Monrove JC. Brachial artery peak velocity variation to predict fluid responsiveness in mechanically ventilated patients. *Crit Care*. 2009;13:R142.
70. Soubrier S, Saulnier F, Hubert H, et al. Can dynamic indicators help the prediction of fluid responsiveness in spontaneously breathing critically ill patients? *Intensive Care Med*. 2007;33:1117–1124.
71. Muller L, Bobbia X, Toumi M, et al. Respiratory variations of inferior vena cava diameter to predict fluid responsiveness in spontaneously breathing patients with acute circulatory failure: need for a cautious use. *Crit Care*. 2012;16:R188.
72. Monnet X, Teboul JL. Passive leg raising. *Intensive Care Med*. 2008;34:659–663.
73. Monnet X, Bleibtreu A, Ferre A, et al. Passive leg-raising and end-expiratory occlusion tests perform better than pulse pressure variation in patients with low respiratory system compliance. *Crit Care Med*. 2012;40:152–157.
74. Monnet X, Dres M, Ferre A, et al. Prediction of fluid responsiveness by a continuous non-invasive assessment of arterial pressure in critically ill patients: comparison with four other dynamic indices. *Br J Anaesth*. 2012;109:330–338.
75. Monnet X, Rienzo M, Osman D, et al. Passive leg raising predicts fluid responsiveness in the critically ill. *Crit Care Med*. 2006;34:1402–1407.
76. Preau S, Saulnier F, Dewavrin F, et al. Passive leg raising is predictive of fluid responsiveness in spontaneously breathing patients with severe sepsis or acute pancreatitis. *Crit Care Med*. 2010;38:819–825.
77. Cavallaro F, Sandroni C, Marano C, et al. Diagnostic accuracy of passive leg raising for prediction of fluid responsiveness in adults: systematic review and meta-analysis of clinical studies. *Intensive Care Med*. 2010;36:1475–1483.
78. Lamia B, Ochagavia A, Monnet X, et al. Echocardiographic prediction of volume responsiveness in critically ill patients with spontaneously breathing activity. *Intensive Care Med*. 2007;33:1125–1132.
79. Thiel SW, Kollef MH, Isakow W. Non-invasive stroke volume measurement and passive leg raising predict volume responsiveness in medical ICU patients: an observational cohort study. *Crit Care*. 2009;13:R111.
80. Biais M, Vidil L, Sarrabay P, et al. Changes in stroke volume induced by passive leg raising in spontaneously breathing patients: comparison between echocardiography and Vigileo/FloTrac device. *Crit Care*. 2009;13:R195.
81. Maizel J, Airapetian N, Lorne E, et al. Diagnosis of central hypovolemia by using passive leg raising. *Intensive Care Med*. 2007;33:1133–1138.
82. Chalak LF, Barber CA, Hynan L, et al. End-tidal CO_2 detection of an audible heart rate during neonatal cardiopulmonary resuscitation after asystole in asphyxiated piglets. *Pediatr Res*. 2011;69:401–405.
83. Monnet X, Bataille A, Magalhaes E, et al. End-tidal carbon dioxide is better than arterial pressure for predicting volume responsiveness by the passive leg raising test. *Intensive Care Med*. 2013;39:93–100.
84. Frank O. The basic shape of the arterial pulse. First treatise: mathematical analysis. 1899. *J Mol Cell Cardiol*. 1990;22:255–277.
85. Montenij LJ, de Waal EE, Buhre WF. Arterial waveform analysis in anesthesia and critical care. *Curr Opin Anaesthesiol*. 2011;24:651–656.
86. Marik PE. Noninvasive cardiac output monitors: a state-of the-art review. *J Cardiothorac Vasc Anesth*. 2013;27:121–134.
87. Chaney JC, Derdak S. Minimally invasive hemodynamic monitoring for the intensivist: current and emerging technology. *Crit Care Med*. 2002;30:2338–2345.
88. Sakka SG, Reinhart K, Wegscheider K, et al. Is the placement of a pulmonary artery catheter still justified solely for the measurement of cardiac output? *J Cardiothorac Vasc Anesth*. 2000;14:119–124.
89. Linton R, Band D, O'Brien T, et al. Lithium dilution cardiac output measurement: a compari-

son with thermodilution. *Crit Care Med.* 1997;25:1796–1800.
90. Sundar S, Panzica P. LiDCO systems. *Int Anesthesiol Clin.* 2010;48:87–100.
91. Goedje O, Hoeke K, Lichtwarck-Aschoff M, et al. Continuous cardiac output by femoral arterial thermodilution calibrated pulse contour analysis: comparison with pulmonary arterial thermodilution. *Crit Care Med.* 1999;27:2407–2412.
92. Pearse RM, Ikram K, Barry J. Equipment review: an appraisal of the LiDCO plus method of measuring cardiac output. *Crit Care.* 2004;8:190–195.
93. Langewouters GJ, Wesseling KH, Goedhard WJ. The static elastic properties of 45 human thoracic and 20 abdominal aortas in vitro and the parameters of a new model. *J Biomech.* 1984;17:425–435.
94. Geerts BF, Aarts LP, Jansen JR. Methods in pharmacology: measurement of cardiac output. *Br J Clin Pharmacol.* 2011;71:316–330.
95. Truijen J, van Lieshout JJ, Wesselink WA, et al. Noninvasive continuous hemodynamic monitoring. *J Clin Monit Comput.* 2012;26:267–278.
96. Wesseling KH, Jansen JR, Settels JJ, et al. Computation of aortic flow from pressure in humans using a nonlinear, three-element model. *J Appl Physiol.* 1993;74:2566–2573.
97. Zollner C, Haller M, Weis M, et al. Beat-to-beat measurement of cardiac output by intravascular pulse contour analysis: a prospective criterion standard study in patients after cardiac surgery. *J Cardiothorac Vasc Anesth.* 2000;14:125–129.
98. Rodig G, Prasser C, Keyl C, et al. Continuous cardiac output measurement: pulse contour analysis vs thermodilution technique in cardiac surgical patients. *Br J Anaesth.* 1999;82:525–530.
99. Monnet X, Anguel N, Naudin B, et al. Arterial pressure-based cardiac output in septic patients: different accuracy of pulse contour and uncalibrated pressure waveform devices. *Crit Care.* 2010;14:R109.
100. Hamzaoui O, Monnet X, Richard C, et al. Effects of changes in vascular tone on the agreement between pulse contour and transpulmonary thermodilution cardiac output measurements within an up to 6-hour calibration-free period. *Crit Care Med.* 2008;36:434–440.
101. Muller L, Candela D, Nyonzyma L, et al. Disagreement between pulse contour analysis and transpulmonary thermodilution for cardiac output monitoring after routine therapeutic interventions in ICU patients with acute circulatory failure. *Eur J Anaesthesiol.* 2011;28:664–669.
102. Costa MG, Della Rocca G, Chiarandini P, et al. Continuous and intermittent cardiac output measurement in hyperdynamic conditions: pulmonary artery catheter vs. lithium dilution technique. *Intensive Care Med.* 2008;34:257–263.
103. Staier K, Wiesenack C, Gunkel L, et al. Cardiac output determination by thermodilution and arterial pulse waveform analysis in patients undergoing aortic valve replacement. *Can J Anaesth.* 2008;55: 22–28.
104. De Backer D, Marx G, Tan A, et al. Arterial pressure-based cardiac output monitoring: a multicenter validation of the third-generation software in septic patients. *Intensive Care Med.* 2011;37:233–240.
105. Cannesson M, Attof Y, Rosamel P, et al. Comparison of FloTrac cardiac output monitoring system in patients undergoing coronary artery bypass grafting with pulmonary artery cardiac output measurements. *Eur J Anaesthesiol.* 2007;24:832–839.
106. Hadian M, Kim HK, Severyn DA, et al. Cross-comparison of cardiac output trending accuracy of LiDCO, PiCCO, FloTrac and pulmonary artery catheters. *Crit Care.* 2010;14:R212.
107. Hamm JB, Nguyen BV, Kiss G, et al. Assessment of a cardiac output device using arterial pulse waveform analysis, Vigileo, in cardiac surgery compared to pulmonary arterial thermodilution. *Anaesth Intensive Care.* 2010;38:295–301.
108. Tsai YF, Su BC, Lin CC, et al. Cardiac output derived from arterial pressure waveform analysis: validation of the third-generation software in patients undergoing orthotopic liver transplantation. *Transplant Proc.* 2012;44:433–437.
109. Mayer J, Boldt J, Poland R, et al. Continuous arterial pressure waveform-based cardiac out-

put using the FloTrac/Vigileo: a review and meta-analysis. *J Cardiothorac Vasc Anesth.* 2009;23:401–406.
110. Critchley LA. Pulse contour analysis: is it able to reliably detect changes in cardiac output in the hemodynamically unstable patient? *Crit Care.* 2011;15:106.
111. Bogert LW, Wesseling KH, Schraa O, et al. Pulse contour cardiac output derived from non-invasive arterial pressure in cardiovascular disease. *Anaesthesia.* 2010;65:1119–1125.
112. Sokolski M, Rydlewska A, Krakowiak B, et al. Comparison of invasive and non-invasive measurements of haemodynamic parameters in patients with advanced heart failure. *J Cardiovasc Med (Hagerstown).* 2011;12:773–778.
113. Broch O, Renner J, Gruenewald M, et al. A comparison of the Nexfin(R) and transcardiopulmonary thermodilution to estimate cardiac output during coronary artery surgery. *Anaesthesia.* 2012;67:377–383.
114. Laupland KB, Bands CJ. Utility of esophageal Doppler as a minimally invasive hemodynamic monitor: a review. *Can J Anaesth.* 2002;49:393–401.
115. Rodriguez RM, Berumen KA. Cardiac output measurement with an esophageal Doppler in critically ill Emergency Department patients. *J Emerg Med.* 2000;18:159–164.
116. Dark PM, Singer M. The validity of trans-esophageal Doppler ultrasonography as a measure of cardiac output in critically ill adults. *Intensive Care Med.* 2004;30:2060–2066.
117. Bein B, Worthmann F, Tonner PH, et al. Comparison of esophageal Doppler, pulse contour analysis, and real-time pulmonary artery thermodilution for the continuous measurement of cardiac output. *J Cardiothorac Vasc Anesth.* 2004;18:185–189.
118. Lafanechere A, Albaladejo P, Raux M, et al. Cardiac output measurement during infrarenal aortic surgery: echo-esophageal Doppler versus thermodilution catheter. *J Cardiothorac Vasc Anesth.* 2006;20:26–30.
119. Moxon D, Pinder M, van Heerden PV, et al. Clinical evaluation of the HemoSonic monitor in cardiac surgical patients in the ICU. *Anaesth Intensive Care.* 2003;31:408–411.
120. Chong SW, Peyton PJ. A meta-analysis of the accuracy and precision of the ultrasonic cardiac output monitor (USCOM). *Anaesthesia.* 2012;67:1266–1271.
121. Horster S, Stemmler HJ, Strecker N, et al. Cardiac output measurements in septic patients: comparing the accuracy of USCOM to PiCCO. *Crit Care Res Pract.* 2012;2012:270631.
122. Boyle M, Steel L, Flynn GM, et al. Assessment of the clinical utility of an ultrasonic monitor of cardiac output (the USCOM) and agreement with thermodilution measurement. *Crit Care Resusc.* 2009;11:198–203.
123. Tan HL, Pinder M, Parsons R, et al. Clinical evaluation of USCOM ultrasonic cardiac output monitor in cardiac surgical patients in intensive care unit. *Br J Anaesth.* 2005;94:287–291.
124. Thom O, Taylor DM, Wolfe RE, et al. Comparison of a suprasternal cardiac out put monitor (USCOM) with the pulmonary artery catheter. *Br J Anaesth.* 2009;103:800–804.
125. Chand R, Mehta Y, Trehan N. Cardiac output estimation with a new Doppler device after off-pump coronary artery bypass surgery. *J Cardiothorac Vasc Anesth.* 2006;20:315–319.
126. Corley A, Barnett AG, Mullany D, et al. Nurse-determined assessment of cardiac output. Comparing a non-invasive cardiac output device and pulmonary artery catheter: a prospective observational study. *Int J Nurs Stud.* 2009;46:1291–1297.
127. Vincent JL, Rhodes A, Perel A, et al. Clinical review: update on hemodynamic monitoring—a consensus of 16. *Crit Care.* 2011;15:229.
128. Salem R, Vallee F, Rusca M, et al. Hemodynamic monitoring by echocardiography in the ICU: the role of the new echo techniques. *Curr Opin Crit Care.* 2008;14:561–568.
129. Raaijmakers E, Faes TJ, Scholten RJ, et al. A meta-analysis of three decades of validating thoracic impedance cardiography. *Crit Care Med.* 1999;27:1203–1213.
130. Critchley LA, Lee A, Ho AM. A critical review of the ability of continuous cardiac output monitors to measure trends in cardiac output. *Anesth Analg.* 2010;111:1180–1192.
131. Critchley LA, Calcroft RM, Tan PY, et al. The effect of lung injury and excessive lung fluid,

on impedance cardiac output measurements, in the critically ill. *Intensive Care Med.* 2000;26:679–685.
132. Shoemaker WC, Belzberg H, Wo CC, et al. Multicenter study of noninvasive monitoring systems as alternatives to invasive monitoring of acutely ill emergency patients. *Chest.* 1998;114:1643–1652.
133. Raval NY, Squara P, Cleman M, et al. Multicenter evaluation of noninvasive cardiac output measurement by bioreactance technique. *J Clin Monit Comput.* 2008;22:113–119.
134. Marque S, Cariou A, Chiche JD, et al. Comparison between Flotrac-Vigileo and Bioreactance, a totally noninvasive method for cardiac output monitoring. *Crit Care.* 2009;13:R73.
135. Fagnoul D, Vincent JL, Backer DD. Cardiac output measurements using the bioreactance technique in critically ill patients. *Crit Care.* 2012;16:460.
136. Squara P, Denjean D, Estagnasie P, et al. Noninvasive cardiac output monitoring (NICOM): a clinical validation. *Intensive Care Med.* 2007;33:1191–1194.
137. Jaffe MB. Partial CO_2 rebreathing cardiac output—operating principles of the NICO system. *J Clin Monit Comput.* 1999;15:387–401.
138. Nilsson LB, Eldrup N, Berthelsen PG. Lack of agreement between thermodilution and carbon dioxide-rebreathing cardiac output. *Acta Anaesthesiol Scand.* 2001;45:680–685.
139. Odenstedt H, Stenqvist O, Lundin S. Clinical evaluation of a partial CO_2 rebreathing technique for cardiac output monitoring in critically ill patients. *Acta Anaesthesiol Scand.* 2002;46:152–159.
140. Stoneking L, Denninghoff K, Deluca L, et al. Sepsis bundles and compliance with clinical guidelines. *J Intensive Care Med.* 2011;26:172–182.
141. Kuo YW, Chang HT, Wu PC, et al. Compliance and barriers to implementing the sepsis resuscitation bundle for patients developing septic shock in the general medical wards. *J Formos Med Assoc.* 2012;111:77–82.
142. Zhu Y, Tao RJ, Shi W, et al. A study of rate of compliance with sepsis bundle in patients with severe sepsis and septic shock in emergency department. *Zhongguo Wei Zhong Bing Ji Jiu Yi Xue.* 2011;23:138–141.
143. Mikkelsen ME, Gaieski DF, Goyal M, et al. Factors associated with nonadherence to early goal-directed therapy in the ED. *Chest.* 2010;138:551–558.
144. Kang MJ, Shin TG, Jo IJ, et al. Factors influencing compliance with early resuscitation bundle in the management of severe sepsis and septic shock. *Shock.* 2012;38:474–479.
145. Parienti JJ, du Cheyron D, Timsit JF, et al. Meta-analysis of subclavian insertion and nontunneled central venous catheter-associated infection risk reduction in critically ill adults. *Crit Care Med.* 2012;40:1627–1634.
146. Ruesch S, Walder B, Tramer MR. Complications of central venous catheters: internal jugular versus subclavian access — a systematic review. *Crit Care Med.* 2002;30:454–460.
147. Eisen LA, Narasimhan M, Berger JS, et al. Mechanical complications of central venous catheters. *J Intensive Care Med.* 2006;21:40–46.
148. Jones AE, Shapiro NI, Trzeciak S, et al. Lactate clearance vs central venous oxygen saturation as goals of early sepsis therapy: a randomized clinical trial. *JAMA.* 2010;303:739–746.
149. Kircher BJ, Himelman RB, Schiller NB. Noninvasive estimation of right atrial pressure from the inspiratory collapse of the inferior vena cava. *Am J Cardiol.* 1990;66:493–496.
150. Nagdev AD, Merchant RC, Tirado-Gonzalez A, et al. Emergency department bedside ultrasonographic measurement of the caval index for noninvasive determination of low central venous pressure. *Ann Emerg Med.* 2010;55:290–295.
151. Lichtenstein DA, Meziere GA, Lagoueyte JF, et al. A-lines and B-lines: lung ultrasound as a bedside tool for predicting pulmonary artery occlusion pressure in the critically ill. *Chest.* 2009;136:1014–1020.
152. Kanji H. Early standardized echocardiography improves survival in patients with shock. abstract. *Crit Care Med.* 2012;40:18.

4

動脈圧モニタリング
arterial blood pressure monitoring

Vidya K. Rao and John E. Arbo

背景

動脈圧 arterial blood pressure は，あらゆる重症患者において欠かすことのできない，心血管系のバイタルサインおよびモニタリングの指標である。動脈圧はマンシェットを用いて間接的に，または末梢動脈に挿入したカテーテルを用いて直接的に測定することができる。

非観血的動脈圧測定法は水銀柱血圧計でおなじみの方法であり，マンシェットと圧力計を用いて非侵襲的に計測する方法である。動脈を包むように四肢（上腕など）に巻いたマンシェットを膨らませることにより，動脈血流を一時的に遮断する。マンシェットを徐々に脱気していくとKorotkoff音が聴取され，血圧が測定できる。自動血圧計では血流が再開した際の振動により血圧が測定される。

非観血的動脈圧測定法は安価で簡易であるが，重症患者に用いるには不都合ないくつかの欠点がある。まず，騒々しい環境での聴診は困難であり，周囲の騒音による影響を受ける。次に，患者の体型はもちろんのこと，不適切なマンシェットの大きさや位置，外部からの圧迫により，正確な測定が障害されることもある[1~3]。そして，重症患者における最大の欠点は，血行動態が悪化した場合や昇圧薬を投与する際に有用となる，持続的な血圧測定ができない点である。また，血圧が瞬時に変化する場合や血行動態が不安定な場合に，非観血的測定法は観血的測定法での測定値と乖離してしまうことが頻繁にある[4,5]。さらには，度重なるマンシェットでの測定により，腕の疼痛や四肢の浮腫，虚血，神経障害，まれにコンパートメント症候群に至る可能性がある[6~8]。

観血的動脈圧測定法は末梢の動脈にカテーテルを挿入し，持続的に測定する方法である。これは動脈圧測定法の代表格となっており，多くの重症患者では標準的な方法となっている。動脈圧カテーテルにより動的なモニタリングが可能となり，ま

た，繰り返し血液を採取したい場合の採血ルートとしての役割もある。本章の後半でも述べるが，動脈圧波形は病態を把握するための有用な情報源となる。

一般的定義

収縮期血圧は，心室の収縮により生じる血圧の最高値である。拡張期血圧は，心室の充満期にみられる血圧の最低値である。収縮期血圧と拡張期血圧の差が脈圧である。平均動脈圧 mean arterial pressure(MAP)は，1回の心周期における動脈圧の時間加重平均と定義されている。平均動脈圧は以下の式で算出できる。

$$平均動脈圧＝(1/3)×収縮期血圧＋(2/3)×拡張期血圧$$

非観血的血圧測定法では，マンシェットの圧と振動特性を比較することで収縮期血圧，拡張期血圧，平均動脈圧を求めている。平均動脈圧はマンシェットをゆるめる際の振動数が最大になる点として求められる[9]。観血的動脈圧測定法では，収縮期を山の頂点とし，拡張期を谷とする動脈圧波形が得られる。平均動脈圧は動脈圧波形による曲線下面積を積分することで求められる[10]。

観血的血圧モニタリング

適応

観血的血圧モニタリングでは，持続的に1心拍ごとの動脈圧を得ることができる。これは血行動態の不安定な患者や，進行した心血管系病変あるいは著明な不整脈のある患者，昇圧薬を要する状態や，目標血圧を規定した管理を行いたい場合に必要不可欠となる(表 4-1)。動脈圧波形の分析により，循環血液量や輸液反応性，心臓弁の異常など患者の生理学的な状態をよく把握することができる。先述のように，観血的血圧モニタリングは採血ルートとして用いることも可能で，呼吸状態が悪化している場合や酸塩基平衡が大きく崩れている場合など，頻回に採血が必要な場合にも適応となる。末梢動脈カテーテルは臨床検査データ収集を容易にするために，血栓溶解療法を行う前に留置されることもある。

穿刺部位の選択

患者が不快とならず，適切な側副血行路が得られる部位を選択する。また，拡張期血圧と平均動脈圧は部位による差はみられないが，収縮期血圧は中枢側よりも末梢側で高くなる，末梢動脈圧増幅という現象があるので，それも考慮に入れておく。

表 4-1 重症患者での血圧モニタリング(観血的と非観血的)の比較

	長所	短所
観血的モニタリング	持続測定が可能	カテーテル挿入に技術が必要
	血管作動薬の用量設定に有用	動脈穿刺による合併症
	何度も血液採取が必要な場合に，採血ルートとして持続使用が可能	正確な測定には穿刺部位ごとの配慮が必要
	動脈圧波形から病態生理学的および血行動態的な付加情報の取得が可能	モニタリングシステムや機器が原因で生じる不正確な測定結果
非観血的モニタリング	合併症が少なく，測定のための処置が不要	持続的な測定は不可能
	簡便	サイズが合わないマンシェット，体型，体位，四肢の圧迫などによる測定への障害
		血行動態が不安定な患者で生じる観血的測定法との不一致
		何度もマンシェットで圧迫することによる合併症

　橈骨動脈は観血的動脈圧測定の際に最も使用されることが多い。表層を走行しているため穿刺が容易であり，側副血行路もあり，また合併症のリスクも少ない[11]。しかし，内径が小さいために一時的な動脈閉塞を引き起こす可能性が最も高く，25％以上の頻度で生じるとの報告もある[11〜13]。このような高い発生率にもかかわらず，大半の症例では一時的な動脈閉塞による重大な後遺症が発生することはない[11]。ただし，末梢に存在するがゆえに橈骨動脈では末梢動脈圧増幅が生じ，より中枢側の動脈よりも大動脈圧を正確に反映しにくい。

　大腿動脈は観血的動脈圧測定の際，2番目に多く用いられている。中枢側に位置するため，特に高用量の昇圧薬を使用している患者では，より正確な大動脈圧が測定できる。また，内径が大きいため，橈骨動脈で生じやすい一時的な動脈閉塞のリスクが低い[11]。しかし，穿刺に伴い後腹膜出血が生じる可能性を意識し，監視する必要がある。従来は，会陰部に近接していることや感染のリスクが高まることへの懸念から，大腿動脈の使用は避けられてきた。しかし，既存の文献ではこれらのリスクについて証明はされていない[14,15]。

　腋窩動脈は中枢側の動脈圧を測定でき，かつ汚染が少ない穿刺部位として近年広く用いられるようになっている。腋窩動脈は上記の部位に比べて，穿刺に技術を要するうえ，頸動脈に近接しているため脳塞栓症のリスクがあるとして避けられがちである。主要な合併症の発生率は橈骨動脈や大腿動脈と同程度である[11]。

表 4-2　観血的動脈圧測定ライン留置に伴う問題

- 血腫/出血
- 局所感染
- 神経損傷
- 一時的な動脈閉塞
- 動脈閉塞/四肢虚血
- 仮性動脈瘤
- 動静脈瘻形成
- 敗血症
- コンパートメント症候群
- 機器の不具合

合併症

一般的に動脈カテーテル挿入は安全な手技とされているが、合併症が生じる可能性はゼロではなく、穿刺部位の選択にあたっては注意を要する（表 4-2）。合併症の例として、一時的な動脈閉塞、虚血、仮性動脈瘤、動静脈瘻、感染、出血、空気塞栓、血腫などがある[11,16]。また、有害事象の発生率を上昇させる要因として、血管病変や動脈損傷の既往歴、昇圧薬の大量投与、長期間のカテーテル留置などがある[10]。幸いにも、重大な合併症が生じる可能性は1％未満である[11]。なお、Allenテストを施行しても動脈カテーテル挿入に伴う合併症が減るわけではないので、現在は行われていない。

禁忌

動脈穿刺の禁忌は、相対禁忌、穿刺部位に特異的な禁忌、リスクと効果を考慮したうえでの禁忌がある。相対禁忌は、著明な末梢動脈病変やRaynaud症候群が存在する場合である。これは、四肢虚血や重度の凝固障害、または血栓溶解薬の使用により出血のリスクが高いためである。動脈カテーテル挿入を避ける部位としては、明らかな感染巣や熱傷、血管損傷がある箇所、あるいは血管の手術をした箇所やグラフトが存在する箇所がある[17,18]。透析用動静脈シャントと同側の上肢に挿入すると、誤った値が出るので避けるべきである。

モニタリングシステム

モニタリングシステムの構成

モニタリングシステムから得られたデータは波形に変換され、患者用モニターに表示される。モニタリングシステムは、動脈カテーテルのほか、液体充填システム、トランスデューサ、フラッシュ用装置、マイクロプロセッサー、増幅器、ディスプレイからなる。

- 液体充填システムは、カテーテルとトランスデューサの間に液柱（通常はヘパリ

ン加生理食塩液)を形成するシステムであり，この仕組みは流体継手として知られている。波形のゆがみを最小限にするため，測定に用いるチューブには弾性がなく，可能な限り短く，空気の混入や血栓がなく，外部と接続する三方活栓をつけないことが条件である。またこのラインには，うっかり動脈内に薬物を注入しないようにラベルを貼っておくことが必要である。

- フラッシュ用装置には 300 mmHg に加圧されたヘパリン加生理食塩液が入っていて，チューブに接続され，カテーテル内を常に開通させておく役割がある。また，高圧で液体をフラッシュすることにより血栓やデブリなどを取り除き，チューブ内を清潔に保つことができる。
- トランスデューサは圧を電気信号へと変換する。動脈圧の変化はチューブ内の液体を通じて，トランスデューサの中にある膜へ伝わる。膜が動くことにより Wheatstone ブリッジ回路の中に組み込まれた 4 線式ストレインゲージが伸展または圧迫されて不均衡が生じる。この不均衡により電位が生じる。
- 圧がトランスデューサ内で電気信号に変換されると，電気ケーブルを通じてマイクロプロセッサーへと伝わって処理され，増幅器を経てディスプレイ上に圧波形として表示される。

動脈圧波形の物理学的特性

動脈圧波形は基礎波と一連の調波から構成される。基礎波の周波数は脈拍数に相当し，調波の周波数は基礎波の倍数である。これらの構成成分となる波形が複合する過程はマイクロプロセッサー内での Fourier 解析によって行われ，その結果がディスプレイ上に波形として表示される(図 4-1)[19]。

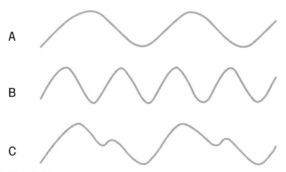

図 4-1 動脈圧波形の構成
動脈圧波形(C)は基礎波(A)と 6〜8 つの調波(B)の総和で表される。この総和は Fourier 解析によって行われる。
Pittman JA, Ping JS, Mark JB. Arterial and central venous pressure monitoring. *Int Anesthesiol Clin*. 2004;42:13-30. より引用。

動脈圧モニタリングシステムの動的特性は，共鳴周波数と減衰（ダンピング）により決定される[10,20]。共鳴周波数（または自然周波数）とは，衝撃を加えられたときに物体が振動する周波数と定義されている。システムにその共鳴周波数に近い周波数が加えられると，システムは振動して入力信号を増幅する[9,21]。したがって，動脈圧波形の基礎波または調波の周波数が動脈圧モニタリングシステムの共鳴周波数に近似または合致，あるいは重複すると増幅が起こり，上昇した収縮期血圧と脈圧が測定される。共鳴周波数は基礎周波数よりも最低5～8倍高くなるように設計されており，システムの部品の物理学的特性によって決定される。チューブ径を太くする一方でチューブを短くし，チューブの弾性を下げ，システム内の液体密度を低下させることで，モニタリングシステムの自然周波数を上げることができる。

高い共鳴周波数に加え，動脈圧モニタリングシステムには適切な減衰がなくてはならない。減衰は振動システム内のエネルギーが減弱した際に生じる[21]。ある程度の減衰は臨界減衰としてモニタリングシステムにはつきものであるが，オーバーダンピングやアンダーダンピングが生じると正確な動脈圧測定ができない。オーバーダンピングは過剰なチューブや活栓，閉塞，空気が存在する場合に生じる可能性があり，動脈圧波形の不明瞭な立ち上がり，重複切痕の消失，詳細部分の欠落などが生じる[9]。オーバーダンピングした動脈圧波形では収縮期血圧が実際よりも低く，また拡張期血圧は高く表示される結果，脈圧は狭くなるが，平均動脈圧は正確に求められる。一方，アンダーダンピングでは振動数の増幅がみられるため，収縮期血圧と脈圧は実際よりも高くなる。患者の状態によってもアンダーダンピングが生じる。例えば，頻脈では脈拍数の増加により基礎周波数が増加する。基礎周波数が共鳴周波数に近づくにつれて，振動は増幅され，測定システムはアンダーダンピングとなる傾向にある。

矩形波テストあるいはファストフラッシュテストにより，モニタリングシステムの動的特性を評価することができ，自然周波数や減衰の程度を測定することで，信号のひずみを推定することができる。このテストは，フラッシュバルブを開き，チューブ内の流速を 30 mL/h まで高めることにより，モニター上に矩形波を作り出すものである。フラッシュバルブを閉じたときに，波形に振動がみられるので，これを評価する。システムの自然周波数は，振動周期に反比例する。すなわち，振動周期が短くなるほど，そのシステムの自然周波数は高くなる。ダンピングの程度は近接した周波数のピークの増幅率によって決定される。増幅率は対応するダンピング係数を含むグラフによって示される。アンダーダンピングしているシステムでは，振動周期の増幅率はより高くなり，システムのダンピング係数はより低下する。逆に，オーバーダンピングしているシステムは増幅率がより低くなり，ダンピング

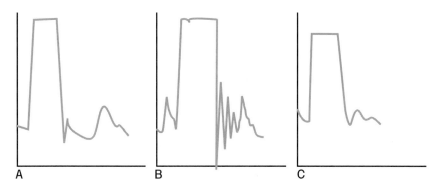

図4-2 矩形波テスト(ファストフラッシュテスト)
A：最適な波形。圧波形が出るまでに1〜2個の振動がみられる。B：アンダーダンピング。過剰な振動がみられ，収縮期血圧を過大評価する可能性がある。C：オーバーダンピング。振動がほとんどみられず，収縮期血圧を過小評価する可能性がある。

係数は上昇する(図4-2)。

基準合わせとゼロ点較正

一貫した，正確な動脈圧測定のためには，カテーテル挿入と圧トランスデューサチューブへの接続に続いて，動脈圧モニタリングシステムの基準合わせとゼロ点較正が必要である。

　基準合わせは，測定された血圧から静水圧の影響を除去する作業である。トランスデューサを第4肋間と中腋窩線の交点(phlebostatic axis)に基準を合わせる。この位置は解剖学的に右房の位置と一致しており，中心静脈圧を反映する。もし基準が低すぎる場合は血圧が高くなっているようにみえ，基準が高すぎる場合には血圧は低く表示されてしまう。脳灌流圧が問題となる場合には，基準を耳珠に合わせることもある。

　ゼロ点較正は，測定された血圧から大気圧の影響を除去する作業である。測定システムを大気圧へ開放し圧をゼロに設定することでゼロ点較正される。この作業により，大気圧が初期値として確定される。

動脈圧波形の解析

動脈圧波形

動脈圧波形は次の5つの要素から構成される。上行脚，収縮期のピーク，下行脚，重複切痕，拡張末期点である(図4-3)。

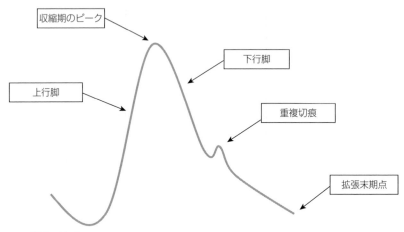

図 4-3　動脈圧波形

- 収縮期にみられる急速な立ち上がり部分は上行脚とも呼ばれ，大動脈弁の開放とともにはじまる。上行脚の勾配や高さの程度から左室の収縮性と1回拍出量に関する情報が得られる。
- 収縮期のピークは圧波形において最も高い地点を指し，これは左室の収縮中にみられる最も高い圧力を示しており，収縮期血圧値として示される。
- 下行脚は，収縮期のピーク直後の，圧波形が下行する部分である。これは左室から拍出される血流の減少を表す。
- 重複切痕は下行脚の途中でみられ，大動脈弁の閉鎖と拡張期の開始と一致する。
- 拡張末期点は圧波形における最低地点であり，拡張期血圧値を示す。

異常波形

動脈圧波形を注意深く観察することにより，心臓の病態(例えば，心タンポナーデ，大動脈弁膜症，左心不全，肥大型心筋症など)を診断する手がかりを得ることができる(図 4-4A 〜 D)。

- **遅脈**や**小脈**は大動脈弁狭窄症でみられ，狭窄した弁により，左室からの駆出が障害され，左室に負荷がかかるために生じる。この病態では圧波形のゆっくりとした立ち上がり(遅脈)に続き，ピークが遅れて生じ，振幅が減弱(小脈)する。オーバーダンピングした波形と似ていることもある(図 4-4B)。
- **二峰性脈**は大動脈弁閉鎖不全症でみられ，収縮期に左室から健常時より多くの血

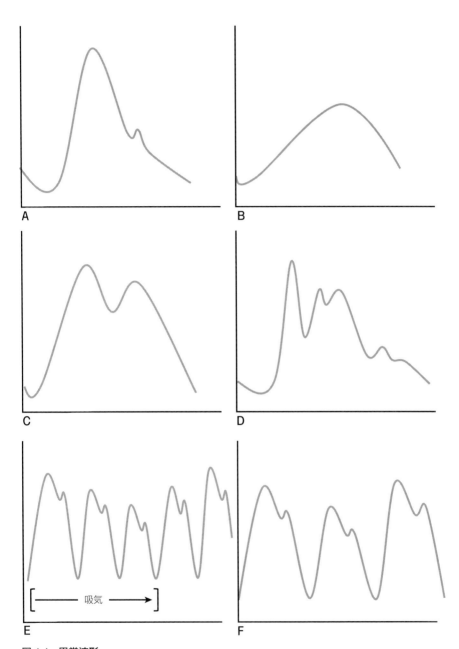

図4-4 異常波形
A：正常な動脈圧波形。B：遅脈と小脈。C：二峰性脈。D：スパイクアンドドーム型の二峰性脈。E：奇脈。F：交互脈。

液が駆出された後に2つのピークが形成される点が特徴的である。1番目のピークは衝撃波(パーカッションウェイブ)と呼ばれ,左室の駆出により形成される。2番目のピークは退潮波と呼ばれ,大動脈の弾性と末梢循環による反動で形成される。二峰性脈は鋭い上行脚を描くが,拡張期血圧は低下し脈圧は広がる。これは,拡張期に血流が左室に逆流してくることに由来する(図 4-4C)。

- **スパイクアンドドーム** spike-and-dome 型の二峰性脈は肥大型心筋症でみられ,これは3つの相から構成されている。収縮早期に左室の力強い収縮により,動脈圧波形の素早い立ち上がりがみられる。収縮中期には左室流出路の閉塞が起こるため,収縮期血圧は急峻に低下する。収縮後期には反射波により2つのピークが形成される(図 4-4D)[22]。
- **奇脈**は,吸気時に収縮期血圧が 10〜12 mmHg 以上低下するような場合をいう。心タンポナーデなど心膜の圧迫が生じる病態でみられる(図 4-4E)。
- **交互脈**は重度の左心不全でみられ,大小の脈圧が規則正しく交互に生じる(図 4-4F)。

結論

観血的動脈圧モニタリングは多くの重症患者に必要不可欠である。このモニタリングでは,これらの患者で必要とされる動的な血圧モニタリングの実施が可能なうえに,動脈圧波形に出現する微妙な変化が,隠れている生理学的情報を引き出すのに大きな力を発揮する。

関連文献

文献	研究デザイン	結果
Lehman et al., *Crit Care Med.* 2013[23]	三次施設のICUに入室し観血的動脈圧測定を要した患者を対象とした単一施設での後ろ向き研究。27,022例に観血的動脈圧測定および非観血的血圧測定が施行された	血圧が低値の患者では,非観血的測定は観血的動脈圧測定と比較し,収縮期血圧を過大評価する傾向にあった。収縮期血圧<70 mmHgの患者を非観血的血圧測定群と観血的動脈圧測定群で比較したところ,非観血的血圧測定群のほうが急性腎傷害発生率($p=0.008$)とICU死亡率($p<0.001$)が高かった。しかし,平均血圧値は両群に差はなく,平均血圧<60 mmHgの患者における急性腎傷害発生率($p=0.28$)とICU死亡率($p=0.76$)にも有意差はなかった

文献

1. Bur A, et al. Accuracy of oscillometric blood pressure measurement according to the relation between cuff size and upper-arm circumference in critically ill patients. *Crit Care Med.* 2000; 28:371–376.
2. Hager H, et al. A comparison of noninvasive blood pressure measurement on the wrist with invasive arterial blood pressure monitoring in patients undergoing bariatric surgery. *Obes Surg.* 2009;19:717–724.
3. Bur A, et al. Factors influencing the accuracy of oscillometric blood pressure measurement in critically ill patients. *Crit Care Med.* 2003;31:793–799.
4. Horowitz D, Amoateng-Adjepong Y, Zarich S, et al. Arterial line or cuff BP? *Chest.* 2013;143: 270–271.
5. Araghi A, Bander JJ, Guzman JA. Arterial blood pressure monitoring in overweight critically ill patients: invasive or noninvasive? *Crit Care.* 2006;10:R64.
6. Jeon YS, Kim YS, Lee JA, et al. Rumpel-Leede phenomenon associated with noninvasive blood pressure monitoring—a case report. *Korean J Anesthesiol.* 2010;59:203–205.
7. Lin CC, Jawan B, de Villa MV, et al. Blood pressure cuff compression injury of the radial nerve. *J Clin Anesth.* 2001;13:306–308.
8. Alford JW, Palumbo MA, Barnum MJ. Compartment syndrome of the arm: a complication of noninvasive blood pressure monitoring during thrombolytic therapy for myocardial infarction. *J Clin Monit Comput.* 2002;17:163–166.
9. Ward M, Langton J. Blood pressure measurement. *Contin Educ Anaesth Crit Care Pain.* 2007; 7(4).
10. Schroeder R, Barbeito A, Bar-Yosef S, et al. *Miller's Anesthesia.* USA: Churchill Livingstone; 2009.
11. Scheer B, Perel A, Pfeiffer UJ. Clinical review: complications and risk factors of peripheral arterial catheters used for haemodynamic monitoring in anaesthesia and intensive care medicine. *Crit Care.* 2002;6:199–204.
12. Soderstrom CA, Wasserman DH, Dunham CM, et al. Superiority of the femoral artery of monitoring. A prospective study. *Am J Surg.* 1982;144, 309–312.
13. Bedford RF. Wrist circumference predicts the risk of radial-arterial occlusion after cannulation. *Anesthesiology.* 1978;48:377–378.
14. Frezza EE, Mezghebe H. Indications and complications of arterial catheter use in surgical or medical intensive care units: analysis of 4932 patients. *Am Surg.* 1988;64:127–131.
15. Lorente L, Santacreu R, Martin MM, et al. Arterial catheter-related infection of 2,949 catheters. *Crit Care.* 2006;10:R83.
16. Salmon AA, et al. Analysis of major complications associated with arterial catheterisation. *Qual Saf Health Care.* 2010;19:208–212.
17. Milzma D, Janchar T. Arterial puncture and cannulation. In: Roberts J, Hedges J, eds. *Clinical Procedures in Emergency Medicine.* Philadelphia, PA: WB Saunders; 2004:384–400.
18. Stroud S, Rodriguez R. Arterial puncture and cannulation. In: Reichman E, Simon R, eds. *Emergency Medicine Procedures.* New York, NY: McGraw Hill; 2003:298–410.
19. Pittman JA, Ping JS, Mark JB. Arterial and central venous pressure monitoring. *Int Anesthesiol Clin.* 2004;42:13–30.
20. Gilbert M. Principles of pressure transducers, resonance, damping and frequency response. *Anaest Intens Care Med.* 2012;13:1.
21. Boutros A, Albert S. Effect of the dynamic response of transducer-tubing system on accuracy of direct blood pressure measurement in patients. *Crit Care Med.* 1983;11:124–127.
22. Roth JV. The spike-and-dome arterial waveform pattern. *J Cardiothorac Vasc Anesth.* 1994;8: 484.
23. Lehman L, Saeed M, Talmor D, et al. Methods of blood pressure measurement in the ICU. *Crit Care Med.* 2013;41:33–40.

5

中心静脈と肺動脈でのカテーテル
central venous and pulmonary artery catheter

Carlos Brun and Geoffrey K. Lighthall

背景

その登場以来，中心静脈カテーテル(CVC)および肺動脈カテーテル(PAC)は重症患者の管理に大きな影響を与えてきた。中心静脈カテーテルの臨床使用は1962年のWilsonによる報告[1]が最初である。この報告の中で，ベッドサイドでの体液量評価の重要性，中心静脈カテーテルの適応と留置手順が述べられている。またWilsonは，健常人だけでなく，循環不全の状態においても中心静脈圧(CVP)と体液量との間に関連性があることを報告している。さらに，任意のある時点での中心静脈圧が心臓のポンプ機能と関連のある循環血液量を表していたとしても，その中心静脈圧の値を「あらかじめ決められた値」として維持するような管理は，臨床的に誤った方向に導いてしまう可能性を示唆した。

右心系の圧を測定するために，血流に乗せるバルーンを先端に付けたカテーテルのベッドサイドでの使用は，1970年にSwanとGanzにより報告されている[2]。初期の研究によれば，肺動脈カテーテルは正常以上の心拍出量や酸素供給量を目標に使用することで，重症患者の予後を改善することが示されている。しかし，その後の詳細な研究により，この治療戦略には効果がないことが証明されている[3~5]。高齢者の高リスク手術や肺傷害を対象とした最近の研究でも，肺動脈カテーテルの測定値にもとづいた輸液管理には効果がないと示されている[6,7]。

肺動脈カテーテルを使用しても予後が改善しない原因としては，圧波形の誤った解釈や前負荷との間違った相関関係，適正な循環指標の値ではなく，あらかじめ決められた数値目標を達成するための輸液蘇生，などが考えられる[8~10]。この侵襲的なモニターの使用が減少してしまったため，肺動脈カテーテルの波形解析になじみが薄くなり，肺動脈カテーテルから得られる情報の十分な理解ができなくなっている。本章の目的は，中心静脈カテーテルと肺動脈カテーテルによる波形や数値デー

タの正確な解釈をとおして得られる情報を根本的に理解し，それぞれのカテーテルの適正な臨床使用を明確にすることである．

中心静脈カテーテル

適応

中心静脈カテーテル central venous catheter (CVC) は，循環血液量を評価したり，昇圧薬の投与経路として，あるいは同時に複数の薬物を投与するために留置される．また，CVC は中心静脈血酸素飽和度（$Scvo_2$）の測定ができるため，酸素摂取率〔O_2ER（Vo_2/Do_2）〕の評価に使用できる．CVP 波形からは患者の心機能の情報だけでなく，豊富な血行動態のデータが得られるので，正確に解釈できれば，重症患者でよくみられるさまざまな病態を知るうえで役立つ．患者が CVC による最大限の効果を得るには，カテーテルから得られる定性的，定量的な情報のすべてを臨床医が熟知していることが必要である．

定性的：波形解析

中心静脈圧 central venous pressure (CVP) 波形の定性的解析は，頸静脈拍動 (JVP) の診察から得られる情報と同様であるが，より簡便で，目で見ることができる．心周期における圧波形の特徴を解析することで，心臓の構造的および電気的機能を理解することができる．

　CVP 波形は a，c，v 波と x，y 谷からなる．これらの起伏は，心周期における右房圧の変化をとらえたものである．a 波は心電図上の P 波の後，拡張末期の右房収縮を反映している．右房収縮に続いて，右房の弛緩と収縮期の右室の動きに引っ張られて右房圧は低下し始める．この右房圧の低下が x 谷として出現するが，その途中に右室収縮早期の等容性収縮による三尖弁閉鎖を反映した小さな c 波がみられる．a 波と c 波の頂上間の時間は，心電図の PR 間隔と一致するが，心電図より 80〜100 ms 遅れる．

　x 谷の後に現れる v 波は，右房の受動的な血液充満を反映しており，収縮末期に開始し拡張早期に最大となる．y 谷は右房の拡張期の駆出と右室の受動的充満を示している[12]．この内容は CVP について述べたものであるが，肺動脈カテーテルを肺動脈に楔入するまで進めても同様の圧波形が得られる．しかし，この波形は左房の動きを反映したものである（下記参照）．疾患ごとの CVP 波形の違いと着目点を図 5-1 に示す．

　CVP の波形解析で検知できる疾患は次のとおり．

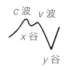
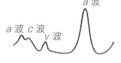

図5-1 疾患ごとの中心静脈圧の波形
中央：正常心電図と中心静脈圧(CVP)波形との関係。A～F：CVP波形の疾患ごとの違い。

A. 心房細動：同調した右房収縮の欠如による a 波の消失。
B. 心房粗動：右房収縮による高頻度の a 波。
C. 完全房室ブロック：三尖弁の閉鎖後に起こる間欠的な右房収縮による大きな a 波（大砲波）。
D. 三尖弁機能不全：三尖弁閉鎖不全症では，x 谷がなく，c 波と v 波が融合した巨大 v 波が生じる。三尖弁狭窄症では，巨大 a 波を伴う平均 CVP 上昇と，右房拡張期圧の持続的な上昇による小さな y 谷が生じる。
E. 心タンポナーデ：CVP 値は心膜腔内圧を反映し，心周期の間に心臓の大きさが変化するのに従って変化する。拡張期には心臓が大きくなり，心膜腔内圧が上昇して受動的な右室充填を制限する。それゆえ，y 谷は小さくなる。一方，収縮期に血液が駆出されると心臓は小さくなり，心膜腔内圧の影響は小さくなる。そして CVP は下がり，結果として孤立した x 谷となる。
F. 拘束性・収縮性疾患：収縮性心膜炎，心筋炎，浸潤性疾患，肥大型心筋症，虚血性心疾患などは，高い平均充満圧（高い a 波と v 波）と短く急な x 谷および y 谷が特徴であり，「M 型」または「W 型」パターンとなる。この平方根記号のような形（square root sign）は，拡張期圧上限に達しプラトーになることで y 谷が急に終了してしまうことによる。

定量的：中心静脈圧解析

圧にもとづく前負荷の評価から心室容積を予測するため，カテーテル先端と心室との間で連続した液柱状態になるときにCVPを測定する．心周期の中で，この連続性は三尖弁が開いている間に存在することとなり，c波の前のa波末期の圧に相当する．c波がみられない場合，CVPは呼気終末におけるa波の最高圧と最低圧の平均値から推測する．a波もc波もみられない場合はz点が役立つかもしれない．z点は，QRS波形の終わりの部分から，同時に記録したCVP波形へ垂直に線を引いた，その交点を指す．呼吸はCVP値に影響を与える．そのためCVP波形やCVP値の定量的解析は，胸壁や肺実質による中枢循環への影響がなくなるタイミングである呼気終末に行うべきである．

頸静脈拍動 jugular venous pulsation（JVP）の単位は一般的に cmH_2O であるが，CVPの単位はmmHgである．正確に単位変換するには，JVP 13.6 cmH_2O＝CVP 10 mmHg を使用する．CVPの基準値は0～4 mmHgである．CVPが上昇するのは，下記のような原因でカテーテル先端周囲の圧が上昇した結果である．例えば，心機能低下，心膜腔内圧上昇，胸腔内圧上昇〔外因性または内因性PEEP（呼気終末陽圧）の上昇を含む〕，深呼気，腹腔内圧上昇，血管収縮薬，肺動脈圧上昇，静脈還流増加（循環血液量増加），などである．CVP低下は循環血液量減少，血管拡張薬，深吸気による胸腔内圧低下（これによりCVPは0 mmHg以下になりうる）などが原因となる．多くのアーチファクトによる影響を受けやすいため，CVPを測定する際には数サイクルの呼吸を解析すべきであり，理想としてはモニターからプリントアウトして行いたい．ここで述べたCVPの原理原則ならびに図5-1は，そのまま肺動脈カテーテル使用時の肺動脈閉塞圧〔PAOP（肺動脈楔入圧）〕にもあてはまる．

集中治療医の多くは，敗血症患者の輸液療法の指標にCVPを使用している[11,13,14]．従来，CVPは左室の輸液反応性の信頼できる指標としてとらえられてきた[1,15]．これはCVPが右室前負荷を反映し，それが右室の1回拍出量となるため，究極的には左室前負荷と左室の1回拍出量を予測しうる，というものであった．CVPが左室のStarling曲線を正確に反映しないという事実は，静脈還流が心拍出量に関連して複雑な特性をもつことに由来する．右心系への静脈還流は，平均動脈圧と右房圧との圧較差によって規定される．左心系が充満するまでの圧勾配は，肺内外圧差や肺静脈圧，心室中隔の機能に影響される．CVPが上昇するほどの十分な輸液負荷をしても心拍出量が増大するとは限らないため，前負荷の指標としてのCVPの役割には疑問が残る．CVPの変化が血液量や左室前負荷や輸液反応性の変化と確実に連動するという証明はされていない[8,10,16]．ICUにおける24の研究のメタ分析により，輸液負荷に対するCVP（またはCVPの変化）と心係数の変化との間

には,ほとんど相関がないことが示された(CVPと心係数の変化との間の統合相関係数は 0.18 であった)[8]。さらに,CVPの「基準値」が,必ずしも正常血液量を示すとは限らない。なぜなら内臓血流によって,CVPを変化させずに循環血液量が約10％増加または減少するからである。重症患者ではCVP＞12 mmHgであっても,実質上は心拍出量が増加しておらず,このくらいの圧ならStarling曲線の上の方の輸液に反応しない部分に含まれてしまう可能性が報告されている[17,18]。輸液反応性の指標としてCVPは参考にならないという根拠があるにもかかわらず,CVPにもとづいた輸液蘇生は行われ続けている。Surviving Sepsis Campaign Guidelines(SSCG)2012においても,輸液負荷中の適切な循環血液量の評価に用いる指標として,CVPを推奨している。SSCG 2012では,「循環血液量や輸液反応性の指標としてのCVPには限界がある」ということは認める一方で,「CVPが低値の場合は,一般的に輸液負荷に良好な反応を示す可能性が高い」と結論づけている[14]。

　最近のエビデンスにもとづき,血行動態が不安定な患者の管理においてはCVPやPAOPのような静的な血管内圧測定ではなく,より正確に輸液反応性を示す指標を使用することが求められている(第3章参照)。脈圧や1回拍出量変動 stroke volume variation(SVV),Dopplerから導き出される数値といった,心臓と肺の相互作用を動的にとらえたモニタリング技術が輸液反応性のよい指標となっており,集中治療領域での使用が増えている[10]。

中心静脈血酸素飽和度の測定

CVCから上大静脈の酸素飽和度〔中心静脈血酸素飽和度 central venous oxygen saturation(Scvo$_2$)〕を測定することができる。したがって,酸素摂取率〔$O_2ER(V_{O_2}/D_{O_2})$〕の関係も評価することができる。この酸素摂取率を評価するゴールドスタンダードは,肺動脈で測定する混合静脈血酸素飽和度($S\bar{v}_{O_2}$)であるが,Scvo$_2$は敗血症患者において信頼できる代用指標であることが示されている[18]。Scvo$_2$の変化は至適な心拍出量の予測につながる。さらに組織灌流低下の原因を把握するのにも役立つ。Scvo$_2$の低下は酸素運搬に関する項目についてチェックするきっかけとなる(第2章参照)。もし体液量やヘマトクリット値が適正ならば,心収縮能について評価し,必要なら酸素摂取率の適正化のために強心薬を開始する[14]。また,Scvo$_2$は心肺機能の予備力のマーカーともなりうる。例えば,抜管が困難な症例において,自発呼吸トライアル中の4.5％を超えるScvo$_2$低下は,再挿管の予測因子として感度・特異度ともに優れていると報告されている[19]。

合併症

CVC 留置による重大な合併症は，感染，動脈・静脈損傷，動静脈瘻，静脈血栓症，深部静脈血栓症・肺塞栓症，血腫，血胸，気胸，乳糜胸，神経損傷，先に留置されていた他のカテーテル類とのからまりや位置のずれ，空気塞栓，不整脈，などである[20,21]。カテーテル留置には正当な生理学的理由があるべきで，その理由が解決すればなるべく早く抜去すべきである[22]。

禁忌

CVC 留置の相対禁忌は，凝固障害，留置部位の感染，右室補助人工心臓，ペースメーカの最近の留置，である。これらの中には，他部位から留置することで解決できるものもある(例えば，凝固障害時の内頸静脈と鎖骨下静脈)。絶対禁忌は血管閉塞と患者の拒否である。

臨床上の注意点

CVC 留置は可能な限り超音波ガイド下で施行すべきである。超音波ガイド下でのCVC 留置は，初回穿刺での成功率を上げ，手技にかかる時間を減らし，穿刺回数を最小限にする[20,21]。CVC 留置とともに治療が開始され，循環血液量や血圧の極端な異常に対して経験的治療が遅れてはならない。

肺動脈カテーテル

肺動脈カテーテル pulmonary artery catheter(PAC)は通常，救急科での初期蘇生や病態把握のツールとして使用されることはなく，ICU や手術室，心カテーテル室などで使用されることが一般的である。PAC により，心拍出量，Svo_2，肺動脈楔入圧(左心系充満圧)，連続的な右心系圧を同時に知ることができる。PAC は，熱希釈法，ペーシング，心拍出量の連続測定/Svo_2 モニタリングに用いられる。Svo_2 を測定することで，心拍出量に見合った至適な酸素供給量(Do_2)を評価するのに役立つ。PAC 留置のために初期蘇生や ICU 入室が遅れるようなことがあってはならない。

　CVP と同様に，輸液反応性を予測できる絶対的な肺動脈閉塞圧(PAOP)はないといえるだろう。これは，正常血液量での圧が患者個々の左室機能やコンプライアンスに依存するからである[10,23]。それゆえ，多くの無作為化試験で PAC の効果が否定されているように，PAC の有用性は特定の状況に限定される。日本で 53 の施設が参加して行われた ATTEND レジストリでは，PAC を使って管理されていた

非虚血性の急性心不全患者の院内死亡率が低いことが示された（PAC群1.4% vs. 非PAC群4.4%）[24]。このレジストリにおけるPAC留置の適応は，心原性ショック，ショックのある心原性肺水腫，ショックの診断目的であり，患者は統一された治療プロトコルではなく個々に管理されていた。National Trauma Data Bankの後ろ向き分析では，ショック状態〔塩基欠乏（BE）≦ − 11 mmol/L〕の重度外傷患者のうち41～60歳を除く患者において，PAC留置による死亡率低下の効果がみられた[25]。興味深いことに，60歳超の重度外傷患者では，BE −6～−10 mmol/Lであっても死亡率が低下していた。これは，重度外傷患者の入院時にPACを留置することが，より早い初期蘇生につながるということかもしれない。

　PACの他に類をみない特性としては，肺動脈圧を持続的に測定できることである。肺血管拡張薬を微調整できたり，心拍出量の変化をモニタリングできたりすることもPACの有利な点であるが，これまでの実績にもとづくものではない。心原性ショック患者において，PACは再灌流療法の治療効果を評価するのに役立つ[26]。左室補助装置に関する最近のレビューでは，適切な前負荷がある場合の低血圧の原因検索の際に，右心不全か左心不全かを判断するためにPACの使用が推奨されている[13]。PACに関する最近の研究の多くは，医師の好みでPACを留置した患者を除外しているが，その中には重症心不全や肺血管疾患の患者が含まれている。それゆえ，PACが潜在的に有効であることに対する選択バイアスがかかっている可能性はある[24,27～29,31]。

適応
PAC留置に関して，救急科やICUにおける明確な適応はない。臨床的エビデンスの代わりに，医師個人や施設の慣習，好みなどが使用するかどうかの判断に影響を与えている。心臓外科手術の術後患者管理にPACを使用する施設は少なくない。臨床医はさまざまな生理学的パラメータを駆使して，循環血液量減少，血管拡張，心収縮能低下などを判断していく。

留置およびデータの解釈
PACは，どの大静脈でも留置が可能である。ただ，カテーテルの弯曲を維持するには右内頸静脈か左鎖骨下静脈が最適であり，先端のバルーンも血流に乗りやすい。波形変化は，カテーテル留置の際に肺動脈本幹における先端位置を把握するのに有用である（図5-2）。この方法で留置できない場合は，X線透視や心臓超音波検査を行うこともある。胸部単純X線検査は，最終的な位置確認のために行うべきであり，右室内でのたわみや位置異常，気胸や血胸のような手技的合併症の否定にもなる。

PAC留置中に特有の問題点としては、トランスデューサのゼロ点較正のミス、CVPと肺動脈圧の圧ラインの接続ミス（波形が間違って表示される）、バルーン拡張の失敗、進めるスピードが不適切、波形の誤解釈、などがある。太いシースは出

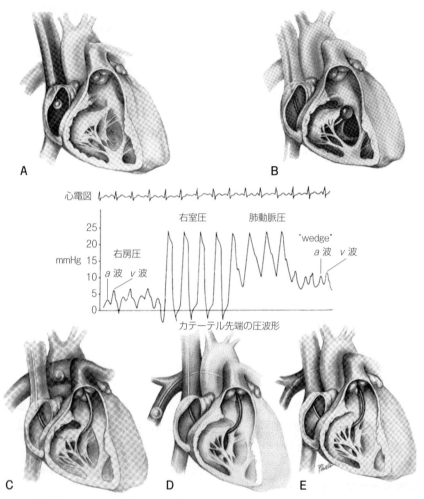

図 5-2 肺動脈カテーテル留置と波形の変化
A：バルーンを膨らませた肺動脈カテーテル先端が右房内にある状態。B：さらに先端を進めて右室内にある状態であり、右室圧が記録される。C：先端が肺動脈弁を通過し、肺動脈内にある状態。D：先端が「楔入」した状態、つまりその圧が肺動脈閉塞圧（PAOP）で、典型的なPAOP圧波形はa波およびv波として記録される。E：先端のバルーンをしぼませた状態で、そのときどきの肺動脈圧がモニターに表示される。中央：カテーテル先端の圧波形は右心系から肺動脈へ進むに従って変化する。
wedge：肺動脈閉塞圧（肺動脈楔入圧）
Wiedmann HP, Matthay MA, Matthey RA. Cardiovascular pulmonary monitoring in the intensive care unit (Part 1). *Chest*. 1984;85:537. より引用。

血や頸静脈損傷のリスクが高くなる。

肺動脈圧の正常波形は，収縮期圧が15〜25 mmHgの間で変動する動脈圧波形のようにみえる。肺動脈閉塞圧 pulmonary artery occlusion pressure〔PAOP（肺動脈楔入圧）〕または「楔型」の波形は左房充満圧を反映しており，カテーテルを進めるに従って肺動脈圧波形の消失とCVP様波形の出現で認識される。三峰性のCVP波形と比較すると，PAOP波形は通常二峰性（a波とv波）である。PAOPは呼気終末におけるa波の最高値と最低値の平均を測定すべきである。

肺血管抵抗 pulmonary vascular resistance（PVR）が正常な患者では，肺動脈拡張期圧 pulmonary artery diastolic pressure（PAD）は8〜15 mmHgで，PAOPより少し（1〜4 mmHg）だけ高くなる。この正常のPAD-PAOP較差をみることで，PADの傾向から左室充満圧を予測できることになり，バルーンを拡張させて何度もカテーテルを「割り込ませる」必要がなくなる。通常よりも高いPAD（>20 mmHg）は，左心系圧上昇かPVR上昇を示唆する。例えば，PAD 22 mmHgでPAOPが同じくらい（約18 mmHg）の場合は肺静脈の圧上昇による左心系充満圧の上昇を示す。PAD 22 mmHgでPAOPが10 mmHgの場合，左心系とそれに関連する構造は肺動脈圧上昇が原因ではなく，PVR上昇が原因であることを示唆する。PAOP上昇は，左房粘液腫，僧帽弁弁膜症，高PEEPなどでもみられる。

CVCと同様に，左室のポンプ機能や電気生理学的機能に関する定性的情報は，波形とその間隔の分析から知ることができる。CVPの項で述べた内容はここでもあてはまるが，PAOPのa波とc波は融合することが多く，僧帽弁閉鎖不全症や左室コンプライアンス低下では異常な巨大v波がみられることがある。

PACは，その血行動態的な特徴がどのタイプのショック状態と関連しているのかを決定するのに昔から使用されている（表5-1）。循環血液量減少性ショックは，右心系および左心系充満圧の低下と心拍出量の減少，体血管抵抗の上昇ですぐに認識できる。心原性ショックは一般的に左心不全であるが，これは右心系および左心系の圧の上昇と心拍出量の減少，体管抵抗の上昇によって判断できる。純粋な右心不全は，CVP上昇，PAOPと心拍出量の減少，体血管抵抗（SVR）の上昇がみられる。右心不全のおもな原因は左心不全であるが，他の病因としては，右室梗塞や肺塞栓症，肺高血圧などが含まれる。敗血症による血液分布異常性ショックは，臨床的に初期の"warm shock"から晩期の"cold shock"の状態に変化することが特徴的である。PACによる心拍出量の測定では，warm shock時の心拍出量の増加がcold shock時には減少へと変化していく。これは，前者では不要であった強心薬が後者では必要となることと関連する。

表5-1 肺動脈カテーテルで得られる血行動態パラメータによるショック状態の分類

ショックの分類	CVP(0〜4 mmHg)	PAP(15〜25/ 8〜15) PAOP(8〜12 mmHg)	CI(2.2〜4.2 L/min/m^2)	SVR(700〜 1,200 dynes・s・cm^{-5})
循環血液量減少性	↓	↓	↓	↑
心原性/左心不全	↑	↑	↓	↑
右心不全	↑	↓	↓	↑
血液分布異常性(初期)	↓	↓	↑	↓
血液分布異常性(晩期)	↓	↓	↓	↓

CI：心係数，CVP：中心静脈圧，PAOP：肺動脈閉塞圧(肺動脈楔入圧)，PAP：肺動脈圧，SVR：体血管抵抗
カッコ内は基準値。

合併症

PAC留置の合併症としては，CVC留置と同じものから，PAC特有のものまである。例えば，データ解釈の誤り，不整脈(高頻度)，肺動脈損傷，肺梗塞，弁損傷，カテーテル自体もしくは他のデバイスとの絡み合い，などがある。重要なのは，呼吸性変動に伴う肺動脈楔入圧の誤った解釈により，前負荷を正しく評価できないことである。CVCと同様に，感染のリスクは常にあり，PACやシースの留置期間に依存する。留置の際には無菌操作とする。

　PAC留置は，三尖弁閉鎖不全症や右室拡張があると，先端バルーンが右心系を通過しづらくなるため，肺高血圧患者では困難となることが多い。右室内でカテーテルが巻かれてしまうと，不整脈を誘発したり，留置にかかる時間が長くなったりする。肺動脈損傷は，自然にwedge(割り込み)した("over wedging"ともいう)(**図5-3**)結果として起こりうる。カテーテルを意図的に進めたり，バルーンを拡張させたりしていないにもかかわらず，肺動脈圧波形がwedgeしたような波形に変化したとき，自然に"wedge"したとわかる。overwedgingは，カテーテル先端の迷入や血管壁への先あたりが原因で起こる。

禁忌

PAC留置の禁忌には，左脚ブロック(右脚ブロックの誘発リスクが5％ほどある)，右心系の腫瘍，右心系の感染性心内膜炎などがある。CVCの禁忌事項がPACにもあてはまる。PAC留置時には毎回注意が必要であるが，ヘパリンやラテックスを含む型のPACがあるため，ヘパリン起因性血小板減少症やラテックスアレルギーの既往のある患者には禁忌となる。留置や操作，データ解釈の誤りによる合併症の

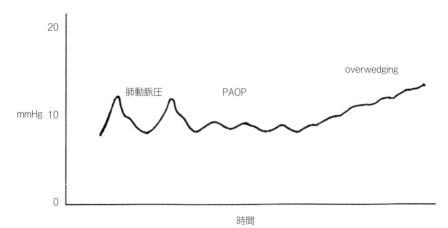

図 5-3　overwedging
これは，測定していた肺動脈閉塞圧〔PAOP（肺動脈楔入圧）〕より高い肺動脈圧によって疑われる。この位置でバルーンを拡張させると肺動脈破裂のリスクがある。バルーンが収縮したのを確認し，カテーテルを肺動脈本幹まで引き抜き，必要なら再度進める。まれに肺動脈カテーテル先端の血栓が"overwedging"波形の原因となる。
Civetta GA. *Taylor & Kirby's Critical Care*. W.W. Philadelphia, PA: Norton & Company; 2009:175. より引用。

リスクは，経験の浅い術者で高くなる。

結論

侵襲的な圧モニターは，血行動態の変化をより明確化し，適切な循環を評価する際に最も有用となる。CVC により安全に血管収縮薬を投与でき，$Scvo_2$ 測定も可能となる。また，CVP 波形をきちんと解釈すれば血行動態について豊富なデータを得ることもできる。PAC は，肺動脈圧，心拍出量，Svo_2 を持続的に測定することが可能で，複雑な病態の患者を管理するのに有用であるが，明確な適応基準や臨床効果も含まれるプロトコルが望まれるところである。しかし，このような"upstream"な循環の指標には特異性や制限がある。ここ30年にわたる詳細な研究によって，蘇生の評価項目として臓器機能や酸素代謝（例えば乳酸値）といった"downstream"な指標が示されてきた。いまだに侵襲的な圧モニターは広く使用されているが，CVC や PAC から得られる多くの数値や波形のデータを十分に理解し，カテーテル留置のリスクを上回る効果をもたらすことが重要である。デバイスではなく，ベッドサイドの臨床医が患者の予後を決めるのである。

関連文献

文献	研究デザイン	結果
中心静脈圧（CVP）		
Marik et al., *Chest.* 2008[8]	ICU で実施した 24 の研究のメタ分析。輸液反応性の予測指標として CVP や CVP 変化を調べた	輸液負荷による CVP と心係数（CI）変化に伴う CVP 変化との間に相関はなかった。CVP と CI 変化との間の統合相関係数は 0.18 であった〔95％信頼区間（CI）：0.08〜0.28〕。受信者動作特性（ROC）曲線の曲線下面積（AUC）は 0.56 であった（95％ CI：0.51〜0.61）
Michard and Teboul, *Chest.* 2002[10]	ICU 患者 334 人を対象としたメタ分析。輸液負荷による CVP 変化から，1 回拍出量や CI の変化を予測できるかを評価した	輸液反応性を予測できる CVP 閾値はなかった。唯一，CVP の吸気時の低下は，輸液負荷時の CI の変化を予測できる他の動的パラメータ（収縮期動脈圧，脈圧変化率，大動脈血流速度のそれぞれの「較差の減少」）と同等であった。自発呼吸患者を対象にした 2 つの試験結果では，吸気時の CVP≧1 mmHg の低下と，輸液負荷後の心拍出量増加が相関していた。この 2 つの試験では，陽性適中率はそれぞれ 77％と 84％，陰性適中率はそれぞれ 81％と 93％であった
Kumar et al., *Crit Care Med.* 2004[28]	心臓カテーテルと超音波検査を受けた患者 44 人を対象とした前向き非無作為化非盲検介入試験。CVP 変化にもとづき輸液負荷に伴う CI 変化を予測した	輸液負荷時の CVP 変化と CI 変化に相関はなかった。Pearson の相関係数は 0.32（$p=0.31$）
肺動脈カテーテル（PAC）		
Sandham et al., *N Engl J Med.* 2003[7]	高リスク（ASA PS 3 か 4）高齢者 1,994 人を対象とした前向き多施設非盲検無作為化比較試験。周術期管理の最適化のために，PAC を用いた目標指向療法（GDT）群と PAC を使用しない標準治療群とで比較した。最適化の定義は，CI 3.5〜4.5，平均動脈圧（MAP）＞70，肺動脈閉塞圧（PAOP）18，心拍数＜120，ヘマトクリット＞27 と平均以上の血行動態パラメータ値を目標にした	PAC GDT 群と標準治療群で 6 カ月後の死亡率に有意差なし（12％ vs. 13％，$p=0.93$）。本試験の問題点は，GDT が標準的でないこと（血行動態の目標値が平均以上）と全体の死亡率が低いことである

文献	研究デザイン	結果
Shah et al., *JAMA*. 2005[9]	急性呼吸促迫症候群（ARDS），重症心不全，敗血症，高リスク術後患者5,051人を含む13の無作為化比較試験のメタ分析。予後に対するPACの効果を検証した	PAC使用の有無で死亡率に有意差なし〔統合オッズ比（OR）：1.04，CI：0.90〜1.2〕。PAC使用で血管収縮薬（OR：1.58，CI：1.19〜2.12）と血管拡張薬（OR：2.35，CI：1.75〜3.15）の使用が増加した。本試験の問題点は，GDTのストラテジーがないこと，PAC留置の基準がないことである
Sotomi et al., *Int J Cardiol*. 2014[24]	急性心不全患者1,004人を対象にPAC使用と死亡率の関連を報告した前向き観察多施設コホート研究	PAC群で死亡率は低下（1.4% vs. 4.4%，*p*=0.006）。本研究の問題点は，特定の患者（急性冠症候群，クレアチニン>3.5 mg/dL，ドパミン/ドブタミンの使用歴あり）を除外していることである
Wheeler et al., *N Engl J Med*. 2006[29]	急性肺損傷（ALI）患者1,000人を対象に循環管理でPACとCVPで60日死亡率を比較した前向き多施設非盲検無作為化比較試験	PAC群とCVP群で死亡率に有意差なし（27% vs. 26%，*p*=0.69）。人工呼吸期間にも有意差なし。本試験の問題点は，除外基準が広いこと，入院40時間後にPAC管理を開始していることである
Harvey et al., *Lancet*. 2005[30]	重症患者1,041人を対象にPAC使用で死亡率が低下するかどうかを通常治療と比較した前向き多施設非盲検無作為化比較試験	PAC使用群と通常治療群とで死亡率に有意差なし（68% vs. 66%，*p*=0.39）。ICU在室日数にも有意差なし（PAC群12日 vs. 非PAC群11日，*p*=0.26）。本試験の問題点は，割りつけが遅かったこと（16時間），GDTがないこと，全体の死亡率が高いことである
Richard et al., *JAMA*. 2003[31]	ショックやARDSの患者676人を対象に早期PAC使用群と通常治療群を比較した前向き多施設非盲検無作為化比較試験。ショックやARDSと診断して12時間以内のPAC留置を早期と定義した	PAC群と非PAC群とで14日死亡率に有意差なし（50% vs. 51%，*p*=0.7）。本試験の問題点は，治療方針の決定に心臓超音波検査を頻回に使用したこと（PAC群の64%，非PAC群の78%で心臓超音波検査を実施）である

文献

1. Wilson JN, et al. Central venous pressure in optimal blood volume maintenance. *Arch Surg*. 1962;85:563–578.
2. Swan HJ, et al. Catheterization of the heart in man with use of a flow-directed balloon-tipped catheter. *N Engl J Med*. 1970;283(9):447–451.
3. Hayes MA, et al. Elevation of systemic oxygen delivery in the treatment of critically ill patients. *N Engl J Med*. 1994;330(24):1717–1722.
4. Gattinoni L, et al. A trial of goal-oriented hemodynamic therapy in critically ill patients. SvO2

Collaborative Group. *N Engl J Med.* 1995;333(16):1025–1032.
5. Boyd O, Hayes M. The oxygen trail: the goal. *Br Med Bull.* 1999;55(1):125–139.
6. Wiedemann HP, et al. Comparison of two fluid-management strategies in acute lung injury. *N Engl J Med.* 2006;354(24):2564–2575.
7. Sandham JD, et al. A randomized, controlled trial of the use of pulmonary-artery catheters in high-risk surgical patients. *N Engl J Med.* 2003;348(1):5–14.
8. Marik PE, Baram M, Vahid B. Does central venous pressure predict fluid responsiveness? A systematic review of the literature and the tale of seven mares. *Chest.* 2008;134(1):172–178.
9. Shah MR, et al. Impact of the pulmonary artery catheter in critically ill patients: meta-analysis of randomized clinical trials. *JAMA.* 2005;294(13):1664–1670.
10. Michard F, Teboul JL. Predicting fluid responsiveness in ICU patients: a critical analysis of the evidence. *Chest.* 2002;121(6):2000–2008.
11. Rivers E, et al. Early goal-directed therapy in the treatment of severe sepsis and septic shock. *N Engl J Med.* 2001;345(19):1368–1377.
12. Pittman JA, Ping JS, Mark JB. Arterial and central venous pressure monitoring. *Int Anesthesiol Clin.* 2004;42(1):13–30.
13. McIntyre LA, et al. A survey of Canadian intensivists' resuscitation practices in early septic shock. *Crit Care.* 2007;11(4):R74.
14. Dellinger RP, et al. Surviving sepsis campaign: international guidelines for management of severe sepsis and septic shock: 2012. *Crit Care Med.* 2013;41(2):580–637.
15. Hughes RE, Magovern GJ. The relationship between right atrial pressure and blood volume. *AMA Arch Surg.* 1959;79(2):238–243.
16. Magder S. Bench-to-bedside review: an approach to hemodynamic monitoring—Guyton at the bedside. *Crit Care.* 2012;16(5):236.
17. Magder S. More respect for the CVP. *Intensive Care Med.* 1998;24(7):651–653.
18. Walley KR. Use of central venous oxygen saturation to guide therapy. *Am J Respir Crit Care Med.* 2011;184(5):514–520.
19. Teixeira C, et al. Central venous saturation is a predictor of reintubation in difficult-to-wean patients. *Crit Care Med.* 2010;38(2):491–496.
20. Troianos CA, et al. Guidelines for performing ultrasound guided vascular cannulation: recommendations of the American Society of Echocardiography and the Society of Cardiovascular Anesthesiologists. *J Am Soc Echocardiogr.* 2011;24(12):1291–1318.
21. Wigmore TJ, et al. Effect of the implementation of NICE guidelines for ultrasound guidance on the complication rates associated with central venous catheter placement in patients presenting for routine surgery in a tertiary referral centre. *Br J Anaesth.* 2007;99(5):662–665.
22. Pronovost P, et al. An intervention to decrease catheter-related bloodstream infections in the ICU. *N Engl J Med.* 2006;355(26):2725–2732.
23. Tousignant CP, Walsh F, Mazer CD. The use of transesophageal echocardiography for preload assessment in critically ill patients. *Anesth Analg.* 2000;90(2):351–355.
24. Sotomi Y, et al. Impact of pulmonary artery catheter on outcome in patients with acute heart failure syndromes with hypotension or receiving inotropes: from the ATTEND Registry. *Int J Cardiol.* 2014;171(2):165–172.
25. Friese RS, Shafi S, Gentilello LM. Pulmonary artery catheter use is associated with reduced mortality in severely injured patients: a National Trauma Data Bank analysis of 53,312 patients. *Crit Care Med.* 2006;34(6):1597–1601.
26. Chatterjee K. The Swan-Ganz catheters: past, present, and future. A viewpoint. *Circulation.* 2009;119(1):147–152.
27. Hamilton MA, Cecconi M, Rhodes A. A systematic review and meta-analysis on the use of preemptive hemodynamic intervention to improve postoperative outcomes in moderate and high-risk surgical patients. *Anesth Analg.* 2011;112(6):1392–1402.
28. Kumar A, et al. Pulmonary artery occlusion pressure and central venous pressure fail to pre-

dict ventricular filling volume, cardiac performance, or the response to volume infusion in normal subjects. *Crit Care Med*. 2004;32(3):691–699.
29. Wheeler AP, et al. Pulmonary-artery versus central venous catheter to guide treatment of acute lung injury. *N Engl J Med*. 2006;354(21):2213–2224.
30. Harvey S, et al. Assessment of the clinical effectiveness of pulmonary artery catheters in management of patients in intensive care (PAC-Man): a randomised controlled trial. *Lancet*. 2005;366(9484):472–477.
31. Richard C, et al. Early use of the pulmonary artery catheter and outcomes in patients with shock and acute respiratory distress syndrome: a randomized controlled trial. *JAMA*. 2003;290(20):2713–2720.

Section 3
集中治療での超音波検査

6 集中治療で指針となる超音波検査のプロトコル
7 肺の超音波検査

6

集中治療で指針となる超音波検査のプロトコル

principles of critical care ultrasonography

Phillips Perera, Laleh Gharahbaghian, Thomas "Tom" Mailhot,
Sarah R. Williams, and Diku P. Mandavia

背景

ショックは4つのカテゴリーに分けられ，**表 6-1** に示すようにカテゴリーごとにいくつかの病態がある。

　重症ショック患者のショックの原因を迅速に判断し，適切な蘇生手段をとることで，患者の死亡率を低下させることができる[1,2]。ショックの評価に用いる侵襲的なモニター機器の使用を減らし，ベッドサイドで超音波検査を行うことが評価のための主要な手段になってきている。超音波検査は解剖学的にも生理学的にも迅速に評価することができる手段であり，さまざまな蘇生プロトコルが確立されてきている。

　重症の外傷や疾患から蘇生させるおもな超音波検査のプロトコルは，ACES[3]，BEAT[4]，BLEEP[5]，Boyd ECHO[6]，EGLS[7]，Elmer/Noble Protocol[8]，FALLS[9]，FATE[10]，FAST[11]，Extended FAST[12]，FEEL resuscitation[13]，FEER[14]，FREE[15]，POCUS(FAST and RELIABLE)[16]，RUSH-HIMAP[17]，RUSH〔ポンプ(心機能)，タンク(循環血液量)，パイプ(血管抵抗)〕[18〜20]，Trinity[21]，UHP[22] などがある。これらは似たような部分も多いが，検査の順序などは異なる(**表 6-2**)。

　RUSH(Rapid Ultrasound in Shock)検査は覚えやすく，ショックの状態をみきわめ，的確な治療の指標となる包括的な蘇生プロトコルである。

表 6-1　ショック状態の分類

1. 血液分布異常性ショック：敗血症，アナフィラキシー，神経原性ショック
2. 循環血液量減少性ショック：出血，重度の体液消失
3. 閉塞性ショック：肺塞栓，心タンポナーデ，緊張性気胸
4. 心原性ショック：心ポンプの機能不全(機械や変時性によるもの)，弁疾患

表 6-2 超音波検査での蘇生プロトコルと検査内容

プロトコル	ACES	BEAT	BLEEP	Boyd:ECHO	EGLS	Elmer/Noble	FATE	FAST	FALLS	eFAST	FEEL:RESUS	FEER	FREE	POCUS	RUSH:HIMAP	RUSH:PTP	Trinity	UHP
心機能	1	1	1	1	2	1	1	2	3	2	1	1	1	3	1	1	1	3
下大静脈	2	2	2	2	3	2			4					4	2	2		
FASTの前後	4					3		1		1				1	3	3	3	1
大動脈	3													5	4	7	2	2
肺機能(気胸)					1	4			2	4				2	5	6		
胸水	5						2			3						4		
肺水腫					4	5			1					6		5		
DVT														7		8		
子宮外妊娠														8				

数字は、各プロトコルでの検査の順序を示す。
DVT:深部静脈血栓症、PTP:ポンプ・タンク・パイプ

重症患者での超音波検査に関する学会の支持

RUSHのように各検索項目を含む超音波を中心とした検査は，American College of Emergency Physicians(ACEP)，Society for Academic Emergency Medicine，Council of Emergency Medicine Residency Directors(CORD)[23~26]といった救急医学関連の団体から支持されている。集中治療関連の学会は，これらのトレーニングとベッドサイドでの超音波の臨床使用を推奨している。このように，超音波はこの

表6-3 ACEP/ASEの超音波検査に関する合同ガイドライン：臨床での適応

American College of Emergency Physicians(ACEP) と American Society of Echocardiography (ASE)による超音波検査に特化した合同ガイドライン
超音波検査を推奨する適応例
1. 心外傷：FAST 2. 心停止 3. 低血圧/ショック 4. 呼吸困難/息切れ 5. 胸痛

表6-4 ACEP/ASEの超音波検査を中心にした合同ガイドライン：臨床での目標

American College of Emergency Physicians(ACEP) と American Society of Echocardiography (ASE)による超音波検査に特化した合同ガイドライン
心臓超音波検査(心エコー)が中心となる評価項目
1. 心嚢液と心タンポナーデの評価 2. 心収縮能の評価 3. 右室と左室が著しく拡大しているかの確認 4. 循環血液量の評価 5. 心嚢穿刺のガイド 6. 経静脈的ペースメーカーリード留置の確認

表6-5 ACEP/ASEの超音波検査を進展させた合同ガイドライン：検査での最終目標

American College of Emergency Physicians(ACEP) と American Society of Echocardiography (ASE)による超音波検査に特化した合同ガイドライン
集中的な心エコーで下記の症状が疑われる可能性がある (可能であれば画像の追加をする)
1. 心腔内での腫瘍 2. 心室内での血栓 3. 壁運動の局所的な異常 4. 心内膜炎 5. 大動脈解離

分野において重要な画像診断法となってきている[27~30]。2010 年には，American Society of Echocardiography（ASE）と ACEP が合同で重要な論文を発表しており，それは緊急時の状態を明確にする心臓超音波検査（心エコー）の特化を推奨している[31]。これらの検査の適応と目標には，RUSH の主要項目が含まれている（表 6-3 ～ 5）。

加えて，FAST，肺，大動脈，深部静脈血栓症などで，超音波検査や他の RUSH 検査項目が救急医必須の手技として ACEP に支持されている[23]。

RUSH の施行：基本事項

プローブの選択
2 ～ 3 MHz のセクタ型プローブは心臓や胸部の検査に用いる。2 ～ 3 MHz のコンベックス型プローブは FAST や大動脈などの腹部をみるときに用いる。8 ～ 12 MHz のリニア型プローブは体表の血管（深部静脈血栓症の検査や内頸静脈など）に用いる。

超音波の調整
体の構造上，心臓の動きは早いため，超音波のフレームレートを高くすると描出が良好になる。この設定は最近の超音波機器には前もって組み込まれていることが多い。腹部用に調整すると FAST や大動脈の検査に最適となり，血管用に合わせると深部静脈血栓症や内頸静脈の検索に最適となる。

B モード
RUSH の超音波検査では，解剖学的にも生理学的にも重症評価ができる撮像法を利用する[32]。まず，二次元の B モードを用いる。B モードはエコー輝度と呼ばれるグレー色のグラデーションで描出される。超音波プローブは体内に音波を送信するトランスデューサとして作用し，エコー輝度が表される。音波は，体を通りプローブに跳ね返ってくる。組織が異なれば，音波の動きの抵抗も異なる。そのため，高輝度（高エコー域）の構造は，超音波プローブに戻ってくる音波の量が多いことを反映しており，明るくみえる（心臓弁や横隔膜の石灰化など）。液体が充満している構造（低エコー域あるいは無エコー域）は，体を通る音波の伝播が増えるため，暗くみえる（血液や体液など）。図 6-10 も参照。

M モード

M モード，または"motion"モードでは，ある決められた解剖学的軸（長軸）を通過する画像が時系列に描出される（「アイスピック」で刺したある一点の動きを見るイメージ）。動きをグレースケールで時系列に表示し，動的なものを静的画像として容易に描出することができる（図 6-11，図 6-12 も参照）。

Doppler 超音波

Doppler 超音波は体内の動きを評価することを可能にする。Doppler は，超音波プローブに対する体内の構造物の動きを反映する。陽性 Doppler はプローブに向かってくる動きを示し（血液細胞など），陰性 Doppler はプローブから離れる動きを示している。Doppler にはいくつかの撮像法があり，そのなかの 2 つのモードを次に示す。

カラー Doppler

このモードでは，プローブに対して向かってくる動きと離れていく動きの両方を直接的に表すため，よく用いられ，血管などの評価に用いられる。プローブに向かってくる動きは短い音の周波数となり，画像では赤色に描出される。離れていく動きは長い音の周波数となり，画像では青色に描出される。カラースケールは，心臓内の早い血液の動きも良好にとらえるために高く（>70 cm/s）設定しておく。ただし，大動脈やほかの血管を評価するときにはスケールの設定は低くしておく（深部静脈血栓症や内頸静脈など）。

パルス Doppler

パルス Doppler は流速を波形として表すことができるため，時系列で特定の血流速度をみることができる。このモードは，心臓弁を通過する血流速度の評価に応用されることも多い。

機械とプローブの表示の向き

昔から，スクリーンマーカーとプローブマーカーの向きに関しては，超音波検査の実施のたびにばらつきがみられていた。その理由として，最初に普及していた FAST や婦人科系などの救急医療現場での超音波検査は，従来の画像検査に倣い，プローブマーカー側が画面の左側になるように描出していたため，救急領域における超音波機器も同じように設定されていたが，心臓超音波検査（心エコー）では異なり，プローブマーカーのあるほうが画面上右側にくるように描出されることが挙げられる。このような違いはあるが，画面の方向に応じてプローブを 180 度回転させて対応するなど，プローブの向きを合わせるのが通常の実施法となっているため，

心エコーでも同じ設定でプローブマーカーの方向を変更させて検査することが実際は可能である。本章では，心エコー像を含むすべての RUSH 検査でのプローブの方向はマーカーが画面左側にくるように描出してある。このことで，画像上のマーカーを反転させずに別の検査を行うことが可能となる。

RUSH：プロトコルの内容

RUSH では，3 つの生理学的評価をベッドサイドで行い，「ポンプ（心機能）」「タンク（循環血液量）」「パイプ（血管抵抗）」に簡略化されている。

RUSH STEP 1：ポンプ（心機能）

ショック患者の評価を行う場合，まず「ポンプ機能」を評価しなければならない。超音波検査で描出すべきものを次に示す。

1. 左室収縮の程度
2. 心囊液と心タンポナーデの同定
3. 右室拡大の有無

このほか，心臓の状態についてもベッドサイドでの超音波検査で確認することができる。ベッドサイドの超音波検査でほかの疾患がみつかった場合は，ACEP/ASE の共同ガイドラインに従い，確認のための追加検査を実施するのが一般的である。この検査で得られた情報から，心臓に対する緊急処置の必要性が評価できるようになる。超音波で描出できれば，心囊穿刺術や経静脈的ペースメーカワイヤーの留置時のガイドとして用いることも可能となる。

心臓超音波検査（心エコー）の施行

心エコーを行う際には，昔から 3 つのウインドウが用いられている。それらは，**図 6-1** に示す，傍胸骨（長軸と短軸像），剣状突起下，心尖部からの描出である。
傍胸骨長軸像
患者の体位　仰臥位で行う。患者を左側臥位にすることで，心臓を胸骨から離し，胸壁に近づけることで，より描出しやすくなり，肺をエコーからはずすこともできる。
プローブの位置　まず，第 3 肋間あたりの傍胸骨にプローブをおいて描出する。そして，最適な描出のために，肋間から上下方向にプローブを振って調整する。こ

STEP 1：ポンプ（心機能）の評価

- A：傍胸骨長軸像/短軸像
- B：剣状突起下像
- C：心尖像

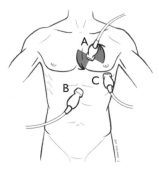

図6-1　RUSH STEP 1：心エコーの標準的なウインドウ

- プローブは胸骨左縁に置く
- 第3・4肋間腔に置く
- プローブマーカーを左肘方向に向ける
- スクリーンマーカーは画像左側に位置させる
- 左側臥位にすると描出しやすい

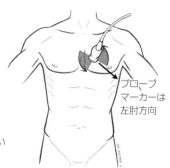

図6-2　傍胸骨長軸像でのプローブの位置

のとき，プローブマーカーは患者の左肘方向に向ける（図6-2）。

超音波検査と解剖の相関　傍胸骨長軸像では3つの心腔と大動脈をみることができる。右房はこの画像ではみえない。最適な画像描出では，同じ画面上に大動脈弁と僧帽弁の両者をみることができる。大動脈弁と大動脈基部は左室流出路として描出される（図6-3）。

傍胸骨短軸像

プローブの位置　最初に傍胸骨長軸像で心臓を描出し，そこからプローブを時計まわりに90度回転させる。プローブマーカーは右臀部方向に向ける（図6-4）。

超音波検査と解剖の相関　短軸像では左室と右室の断面像がみられ，図6-5に示すようにリング状やドーナツ状にもみえる。僧帽弁がみえる部位での典型像は，僧

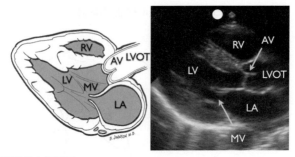

図 6-3 傍胸骨長軸像と解剖図
AV：大動脈弁，LA：左房，LV：左室，LVOT：左室流出路，MV：僧帽弁，RV：右室

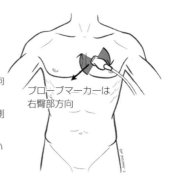

- プローブは胸骨左縁に置く
- 第3・4肋間腔に置く
- プローブマーカーを右臀部方向に向ける
- スクリーンマーカーは画像左側に位置させる
- 左側臥位にすると描出しやすい

プローブマーカーは右臀部方向

図 6-4 傍胸骨短軸像でのプローブの位置

帽弁が心周期の間に開いたり閉じたりしてあたかも「魚の口」のようにみえる像である．別の各部位でも，接線方向に超音波ビームをあてることで心臓は円柱状に描出され，下は心尖部から上は大動脈弁のレベルまでみることができる．

　左室収縮能をよりよく評価するために，プローブを乳頭筋のほうに下へ動かし，傍胸骨長軸像から得られた所見も評価する．さらに心臓専門医は，この画像から部分的な壁運動の異常もルーチンに評価することができる．上記の部位からプローブを上内方に向き（角度）を変えると，大動脈弁や右室流出路を描出することができる．大動脈弁は，三尖構造に異常がなければ「メルセデス・ベンツのエンブレム」のようにみえる．狭窄しがちな二尖弁の石灰化や病変はここで描出することができる[33]．

剣状突起下像
患者の体位　仰臥位で行う．膝を曲げ，腹筋をリラックスさせて行うとよい．

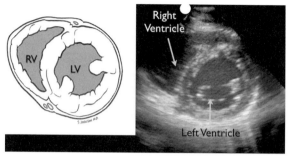

図 6-5　傍胸骨短軸像と解剖図
Left Ventricle：左室，LV：左室，Right Ventricle：右室，RV：右室

プローブ位置　プローブは剣状突起の下に置く。このときプローブマーカーが患者の右側にくるようにする（図6-6）。プローブを胸骨の下に密着させて押し下げ（潜り込ませ），超音波ビームを上（頭）方向に通し，心臓がよくみえるように描出する。胃ガスが充満していたり，腸が邪魔になる場合には，プローブを右に動かすと同時に患者の左肩を向くようにし，血流豊富な肝臓の音響窓［訳注：超音波が通過しやすいものを目的の手前に描出させるようにして，目的の部分の描出を鮮明にさせる方法］を利用してみる。

超音波検査と解剖の相関　剣状突起下から心臓を描出するときには，手前の肝臓が音響窓の役割を果たし，すべての心腔を描出することができる。剣状突起下から心臓の右側を描出することができるため，心腔の詳しい評価を行うときには，この手法がよく用いられる（図6-7）。

- プローブは剣状突起の下に置く
- プローブを押しあて，やや上向きで右肩方向へ向ける
- プローブマーカーは右側（患者）に向ける
- スクリーンマーカーは画像左側に位置させる

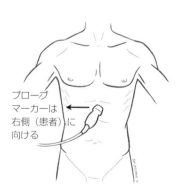

図 6-6　剣状突起下像でのプローブの位置

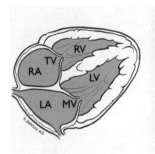 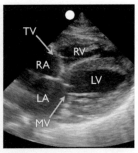

図 6-7　剣状突起下像と解剖図
LA：左房，LV：左室，MV：僧帽弁，RA：右房，RV：右室，TV：三尖弁

心尖像

患者の体位　体の向きを左側臥位にし，心臓を側胸壁に近づけることで，最適な画像描出を得る。

プローブ位置　側胸壁上での最大拍動点（心尖拍動）を触診して，その部位にプローブをあてる。だいたい，男性だと乳頭の下，女性だと乳房の下あたりになる。このとき，プローブマーカーは患者の右肘を向くようにする（図 6-8）。

超音波検査と解剖の相関　心尖像では，相互に関連している四腔すべての動きやサイズを詳細に評価することができる（図 6-9）。心尖部四腔像はこのウインドウからまず得られる典型像である。ここから最適な画像が得られれば，三尖弁と僧帽弁の両者を確認できる。この位置からさらに頭側にプローブの向き（角度）を変えると，画像中央にみられる大動脈弁と左室流出路を含めた「心尖部五腔像」が確認できる。

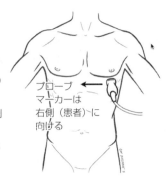

- プローブは左乳頭の下に置く
- 最大拍動点に置く
- プローブマーカーは右側（患者）に向ける
- スクリーンマーカーは画像左側に位置させる
- 左側臥位にすると描出しやすい

図 6-8　心尖像でのプローブの位置

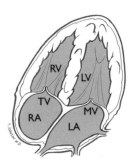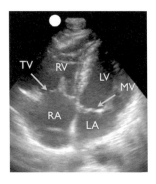

図6-9　心尖像と解剖図
LA：左房，LV：左室，MV：僧帽弁，RA：右房，RV：右室，TV：三尖弁

RUSH STEP 1a：心収縮の評価

背景
重症患者でのショックの原因が心機能の低下である可能性は比較的高い。心機能は，ベッドサイドでの超音波検査で診断が可能である[34]。集中的なトレーニングを受けた救急医は，左室機能の正確な評価が可能である，との報告もある[35]。

左室機能の質的評価
収縮期と拡張期での心臓の容量変化から左室壁の動きを評価することで，心収縮の質的評価が可能となる[34~36]。収縮能が良好な場合は，2つの周期の間で多くの容量変化が生じる（図6-10）。一方，収縮能が悪い場合は，その変化の割合は小さくなる。低心機能の場合は心臓のサイズは拡張することが多い。これらの評価にもとづき，

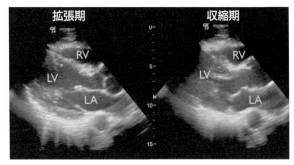

図6-10　良好な左室収縮能（傍胸骨長軸像）
LA：左房，LV：左室，RV：右室

収縮能は,正常〜重度低下まで分類することができる。過収縮で知られるカテゴリーは,高度な脱水や血液分布異常性ショックのときにみられる。このときの心臓は,心腔が小さく,動きが活発になり,収縮期には心内膜同士の接触を伴う過収縮がみられる。

収縮性の評価のための半定量的方法
短縮率
Mモードでは,収縮の間の左室壁の動きを時系列で描出することができる。傍胸骨長軸像では,Mモードのカーソルを心臓中腹の僧帽弁尖を越えて心臓を横切るように配置する。それにより得られたトレース図では,心臓の直径を経時的に二次元で測定することができる。そこから次の式を用いて短縮率を計算する。

$$(EDD - ESD)/EDD \times 100$$

ESDは収縮終末期の直径で,心室壁の間が最も狭い部分の測定値。EDDは拡張終末期の直径で,最も広がっている部分の測定値である(図6-11)。

一般的に正常の心駆出率では,短縮率は35〜40%を超える[37]。駆出率を計算することで得られた総合的な容量評価と比べて,短縮率は比較的早く簡単に収縮能を決定する半定量的な方法である[38]。

E点・心室中隔間距離
傍胸骨長軸像での僧帽弁前尖の動きも左室収縮能の評価に用いることができる。通常の拡張早期相では,僧帽弁前尖は完全に開き,中隔に近づくことが観察される。

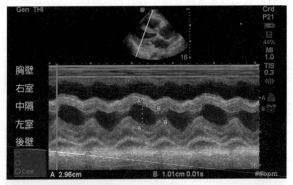

図6-11 Mモードでの良好な左室収縮能
画像中のAは,拡張終末期での左室の直径を示す(ここでは2.96 cm)。Bは収縮終末期での同直径(1.10 cm*)。その差は1.86 cmで,短縮率は62%。
*訳注:画像中に表示されている収縮終末期の直径(B)は1.01 cmなので,ここでの短縮率は65%と思われる。

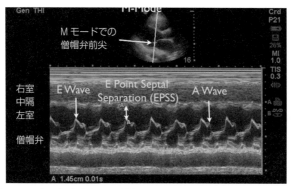

図 6-12　僧帽弁での E 点・心室中隔間距離（M モード）
E 点・心室中隔間距離 E Point Septal Separation（EPSS）は左室収縮能を定量化したもので，EPSS＞1 cm であれば駆出率は乏しくなる．図では 1.45 cm．
A Wave（A 波）：心房収縮，E Wave（E 波）：左室での受動的充満

　このことは，僧帽弁の異常（狭窄や閉鎖不全），大動脈弁閉鎖不全，左室壁肥厚などがないということを意味している．拡張早期相における僧帽弁の開きは M モード上で E 点として表される．僧帽弁が完全に開いていることを示す E 点と中隔との距離が E 点・心室中隔間距離 E-point septal separation（EPSS）である[39]．EPSS を測定するときは M モードのカーソルを僧帽弁前尖に置く．通常，拡張早期では僧帽弁は中隔に接近するので EPSS は＜7 mm となる[39〜41]．左室収縮能が低下しているときには，弁を通る拡張期のフローが減少する．そのため，中隔から比較的離れた位置にある僧帽弁の開きも小さくなり，それに応じて EPSS は大きくなる（図6-12）．EPSS と短縮率との相関の精度を上げるための研究が現在進行中である[42]．

RUSH STEP 1b：心囊液貯留と心タンポナーデの診断

病態生理

　心囊液貯留は，急性の息切れや呼吸不全，ショックや心停止の重症患者でみられることが比較的多いと報告されている[43,44]．幸い，超音波の集中的なトレーニングを受けた救急医であれば，心囊液を正確に描出することができると示している報告もある[45]．心囊液貯留では心囊内圧が急激に上昇し，心臓内に十分に血液を充満できなくなるため，血行動態が不安定になる[46]．このような急激な貯留の場合（外傷患者など），貯留量が 50 mL 程度でも心タンポナーデの原因となる．反対に，慢性的に貯留する場合，心膜は徐々に増える大量の心囊液に順応するようにゆっくりと伸

表 6-6　心囊液の評価

A. 少量：厚さ＜1 cm，心臓全周性の貯留はみられない
B. 中等量：厚さ＜1 cm，心臓全周性に貯留
C. 大量：厚さ＞1 cm，心臓全周性に貯留

展するため，心タンポナーデになることはない[47]。

心嚢液貯留の超音波画像所見

心嚢液貯留は，一般的に低〜無エコーで描出される。しかし，炎症性あるいは感染性の心嚢液貯留の場合は明るくみえる（高輝度）ことがある。外傷性の貯留の場合も，凝血塊が高輝度にみえることがある。

心嚢液貯留量の評価

心嚢液貯留の評価に関するスケールを表 6-6 に示す[48]。

心嚢液貯留の評価に用いるエコーウインドウ

傍胸骨長軸像

心嚢液の量と位置　少量の心嚢液は，心臓の後方で最初に確認される。心嚢液が増加してくると，心臓前面にも広がり心臓を円周性に囲むように貯留する[47]。心嚢液は心膜腔を自由に移動することが多い。しかし，心臓術後や炎症性の貯留の場合は，部分的な貯留も起こる[49]。

心嚢液と胸水の鑑別　心嚢液を見分けるのに重要な目印となるのが，下行大動脈と後方の心膜である。下行大動脈は，左房，僧帽弁後尖の裏に円形に描出される（図6-13）。後方の心膜は下行大動脈のすぐ前に高輝度な構造として描出される。まず，下行大動脈や後方の心膜がきちんと画面で確認できるように，適切なエコー深度を選択する。心嚢液は下行大動脈の前側，心膜の後方に貯留する（図6-13）。一方，胸水は心膜を越え下行大動脈の後方にみえる（図6-14）。さらに左胸水貯留を確認するためには，FASTで横隔膜上部の胸腔を確認するように左胸壁にプローブを動かしてみる（図6-17も参照）。

心膜の脂肪　心膜や心外膜の脂肪は，心嚢液と混同されることがある。この構造は典型的には心膜の深い部分や心臓の前側にみられる。心膜脂肪は，散在する斑状の高輝度といった古典的な外観をしばしば呈する。傍胸骨像では，心臓の前側にある「エコー高輝度」構造が心膜脂肪を示唆し，心嚢液ではないことが示唆される。心嚢液が傍胸骨像で真っ正面に確認されるためには，たいてい心嚢液は全周性に貯

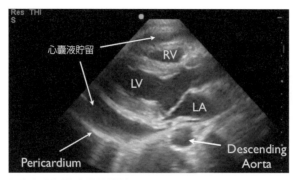

図6-13 大量の心嚢液貯留(傍胸骨長軸像)
Descending Aorta：下行大動脈，LA：左房，LV：左室，Pericardium：心膜，RV：右室

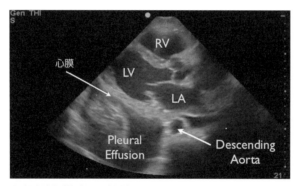

図6-14 大量の心嚢液貯留(傍胸骨長軸像)
Descending Aorta：下行大動脈，LA：左房，LV：左室，Pleural Effusion：心嚢液貯留，RV：右室

留していることになる（限局的な心嚢液貯留といったまれな状況を除外する）。剣状突起下像では，心膜脂肪は心膜の近くで心臓の前面に位置し，プローブのより近くにみられる。

剣状突起下像
心嚢液の量と位置　剣状突起下像は心臓の下側から確認するため，少量の心嚢液貯留であっても，重力に沿って貯留し，心膜近傍の最外層にみられる。特に患者を半座位にした状態で確認できる。大量の心嚢液は心臓の外周に沿って広がる。
心嚢液と腹水の鑑別　腹水もまた心嚢液と迷うことがある。この2つの違いを確認するのに役立つポイントとして，腹水はよりプローブの近くに確認され，心膜より前側や心膜の外側でみられ，腹腔内の肝周囲などに貯留することなどが挙げられ

る。一方，心嚢液は，心外膜の後ろ側にみられ，心臓と近接しており，心膜嚢内に位置することなどで鑑別する。

心タンポナーデの超音波画像診断
超音波画像所見
心嚢液の貯留や心膜嚢内の圧が上昇することで，最初に低圧系の右心機能が損なわれる。このことは，超音波検査でこれらの心腔が拡張期に十分に広がることができないことで確認できる。それゆえ，心タンポナーデの超音波所見は，従来から拡張期の右房・右室の虚脱と定義されている。右心系の腔を描出し，右室の拡張期虚脱を確認することが最も特異的な所見となる。そして，心タンポナーデが進行すると，右房は過収縮のときに「極端に収縮した心腔」として描出される。そのため，収縮期における心房の収縮と拡張期での虚脱の違いを判断することが難しい場合がある。

　心タンポナーデの拡張期での右室の虚脱はよく知られた超音波所見であり，圧排された心腔により壁にわずかな蛇行が確認される(図6-15)[50]。一般的な診断戦略における重要なピットホールのひとつとして挙げられるのは，肺高血圧の患者では，拡張期における右心系の虚脱は病状が進行してから確認されることである。

心タンポナーデ確認の応用編
心タンポナーデにおいて，拡張期での右心系の圧排を証明するための応用手段がいくつかある[51]。まず心電図を準備し，それと超音波画像を同期させて超音波装置に表示する。収縮期はQRS幅の直後までで，拡張期はその後に続き次のQRS幅までの間(P-QRS幅)となる。超音波画像の映像をスローで再生し，スクロールしなが

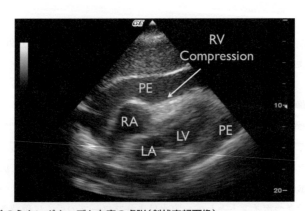

図 6-15　急性の心タンポナーデと右室の虚脱(剣状突起下像)
LA：左房，LV：左室，PE：心嚢液貯留，RA：右房，RV：右室，RV Compression：圧排されたRV

ら心電図と同時に注視することで，右房・右室の拡張期・収縮期それぞれの動きを分けて観察することができる。心タンポナーデでは，拡張期での右房虚脱がまず観察され，心房収縮とQRS幅の後の早期に生じる。拡張期での右室の虚脱は心タンポナーデが進行してから遅れて確認される。これはP-QRS幅の直前の収縮サイクルの後期にみられる。

下大静脈の評価も心タンポナーデの生理学的な確認のために行われる。拡張し，呼吸性の虚脱なく膨らんだ下大静脈も，心タンポナーデの存在を暗に示している[52]。Doppler超音波を用いる精密な検査も，心タンポナーデの評価では高感度検査のひとつになる。まず，カラーDopplerは，心尖部四腔像から三尖弁と僧帽弁を通る血流量の描出が可能である。パルスDopplerでは，これらの弁を通る血流速度から呼吸性変動の増加を確認し，心タンポナーデを指摘することができる。吸気時の血流量は，三尖弁では増加し，僧帽弁では減少することが観察される。血流量の変化が三尖弁と僧帽弁でそれぞれ25％，15％を超えた場合には異常とみなされる[53]。

超音波ガイド下心囊穿刺

心タンポナーデでショックの場合，緊急の心囊穿刺が適応となる。救急医は剣状突起下アプローチを行うよう昔から指導されている。しかし，Mayo Clinicで1,127件の心囊穿刺施行例を対象とした大規模な再調査では，患者の80％で最適な穿刺部位は心尖部だったことがわかっている[54]。剣状突起下アプローチは，肝臓が介在するため穿刺実施例の20％にしか選択されていない。超音波検査では，心膜囊内の心囊穿刺針やガイドワイヤーの誘導を正確に行うことが可能である。加えて，生理食塩液を入れて心囊液を撹拌すると一種の造影像となり，心膜腔内での針の位置の確認にも有効である[55,56]。

RUSH STEP 1c：肺塞栓での心エコーと右室拡大の評価

背景

CT検査が肺塞栓の標準的な診断法と一般的に考えられているが，心エコーではこの疾患の合併症のひとつである重篤な右室負荷の確認が可能である。この所見が確認されたら予後不良であり迅速な治療が求められる[57,58]。ショック患者の心エコーでの右室拡大所見は，肺塞栓の病態を示唆し，迅速な診断や治療が必要となる可能性を示唆している。

肺塞栓での心エコーに関する文献

過去の研究では,急性心負荷による右室拡大所見の描出に特化して,肺塞栓での心エコー使用に関する評価を行っていた。肺塞栓のすべての患者を対象としたこの研究で示されている感度は,あまり高くはない。それゆえ,特に血行動態が安定している患者では,肺塞栓の除外に心エコーが用いられることはなかった。しかし,右室の拡大を確認することで,高い特異度と陽性適中率をもって,血栓塞栓症が疑われる低血圧患者での診断的有用性が上がっている[59~64]。

肺塞栓の治療は抗凝固療法が昔からよく行われている。しかし,最近のガイドラインでは重度の肺塞栓の場合,抗凝固療法と線溶療法の併用が推奨されている[65~68]。急性右室負荷や低血圧の症候,重度の息切れや意識変容などの所見は,重度の肺塞栓症を確定づけるものである。

血行動態に影響を与えるような重度の肺塞栓のエコー所見
傍胸骨像

左室と右室の大きさをこの画像から評価することができる。通常の割合は右室:左室は0.6:1程度で,1:1以上になった場合は右室の拡大と判断される[69,70]。中隔が左方に偏位するほど右室の比率が高くなっている場合,重度の肺塞栓の際にみられる右室負荷と考えられる。急性の右室負荷では,代償性肥大の時間がないため壁の厚さは薄くなる傾向がある。逆に慢性肺負荷の場合は,肺動脈で長期の高血圧状態がみられ,右室で代償性肥大が生じる。5mm超の壁の厚さがある場合は,壁肥厚とみなされる[48,71]。壁の厚さをみることで,右室の拡大が慢性に経過したものか急性のものかを心エコーで判断することができる。傍胸骨短軸像では,右室圧が高くなると,心室中隔が右から左へ張り出し,図6-16のようにD字型カップ状やD

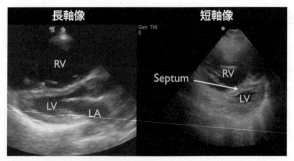

図6-16 傍胸骨像での右室負荷(急性の右室拡大)
長軸像では右室の拡大がみられる。短軸像では,左室が圧迫され,D字型カップ状の陰影がみられる。
LA:左房,LV:左室,RV:右室,Septum:中隔

字サインといった中隔が右室から押し出されてみえる所見が確認できる[72]。

剣状突起下像と心尖像
剣状突起下像も右室負荷の評価に用いられるが，軸からはずれるとサイズを過小評価してしまうことがある。これを避けるために，最も心室が拡張しているところを描出できるようにプローブの向きを気をつけなければならない。心尖部像は，右室の拡大と中隔の張り出しを確認できるもうひとつの最良の撮像法である。右室拡大の所見に加えて，しばしば心内血栓も確認することもできる[73]。

RUSH STEP 1──その他の使用：
房室ブロックによるショック，超音波ガイド下経静脈ペースメーカ留置

徐脈によりポンプ機能失調をきたした心原性ショックにおいて，薬物に反応しない場合は迅速に経静脈ペースメーカを留置することが必要となる。超音波ガイド下での経静脈ペースメーカ留置は剣状突起下か心尖部から行い，ペーシングリードが右房から三尖弁を通過して右室へ向かうのを観察する。できれば，電気刺激により活発となっている右室中隔壁に沿って上がるような画像を心エコーでとらえながら観察するのが望ましい。

RUSH STEP 2：タンク（循環血液量）

RUSHプロトコルのSTEP 2では，「タンク」と呼ばれる有効循環血液量の評価に焦点をあてていく（図6-17）。心機能の評価とともに，循環血液量に関する情報は，重症患者の輸液管理に重要な指標を与えてくれる。「タンク」の評価には，(1)"Tank Fullness（充満）"，(2)"Tank Leakiness（漏出）"，(3)"Tank Compromise（危機的状況）"の3つがある。

Tank Fullness（充満）：下大静脈と内頸静脈
心機能の評価と収縮能の定量化に続き，中心静脈圧や「タンク充満」の評価を行う。下大静脈は，この情報を得るために最初に評価される器官である（図6-17A）。しかし，下大静脈がみえにくい患者の場合は，内頸静脈も指標となる。
下大静脈の評価
患者の体位　　仰臥位で評価する。
プローブの位置　　剣状突起下像では，下大静脈のみえ方はさまざまである。まず，

STEP 2：タンク（循環血液量）の評価

- A：下大静脈の描出
- B：FAST での右上腹部と胸膜の描出
- C：FAST での左上腹部と胸膜の描出
- D：FAST での骨盤の描出
- E：肺の描出

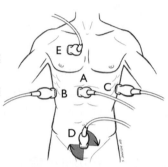

図 6-17　RUSH STEP 2：プローブの位置

剣状突起下四腔像を描出し，右房を同定する。そこからプローブを尾側へと角度を変えていくと，右房と連続する下大静脈が描出される。下大静脈は右房から肝臓を通過して尾側へと向かい，途中で 3 本の肝静脈が合流する。次に，プローブマーカーを上方の天井方向に向くようにプローブを回転させ，剣状突起下四腔像から二腔像を描出する。この結果，左室の上に右室が描出され，大動脈の長軸像が心臓の下方にみられるようになる。そして，そこからプローブを患者の右側に動かすと下大静脈を描出することができる。

超音波検査と解剖の相関　下大静脈径の計測部位は肝静脈合流部のやや下側がよいとされており，その場所はちょうど右房と下大静脈の接合部から約 2 cm のところにあたる[74]。計測にあたっては，まず短軸像で下大静脈を描出するとよい。こうすることにより，超音波ビームが下大静脈の端をとらえて測定値を誤ってしまうことを避ける。このときプローブを回転させて長軸像を描出し，正確な下大静脈径を確定する。

下大静脈と大動脈の鑑別　下大静脈と大動脈はしばしば混同されがちである。大動脈は，壁が厚く，拍動する構造としてとらえられ，複数の分枝がみられることや患者の左側に位置していることなどが特徴である。一方，下大静脈は大動脈より壁は薄く，プローブの圧迫で虚脱し，患者の右側に位置し肝臓を通り抜けているのが特徴である。下大静脈は近位にある大動脈の影響で拍動しているようにみえることもあるため，Doppler 超音波により大動脈の拍動と呼吸に伴う下大静脈の血流変動を鑑別することも有用である。

下大静脈の循環血液量の評価　超音波検査で下大静脈の相対的な径と呼吸性変動

をみることで，患者の循環血液量を非侵襲的に評価することができる．施行者は心収縮能と下大静脈の両方を評価し，正確な循環血液量を評価するときには，下大静脈の評価は心収縮能の評価に引き続き行う．患者が呼吸をするとき，吸気時には下大静脈が虚脱するのが正常なパターンである．この呼吸性変動は，鼻で吸ったり，大量に空気を吸い込んだときに，より顕著となる．Mモードを用いると，下大静脈の短軸像や長軸像でも血管径の動的な呼吸性変動の様子を経時的に観察することができる．以前に行われたソノ・スパイロメトリーを用いた研究では，下大静脈の径や呼吸性変動と同時に測定される中心静脈圧には，正の相関があると報告されている（**図 6-18，図 6-19**）[75〜83]．ショック患者では，輸液前後での下大静脈や内頸静脈の径の変化と呼吸性変動を観察することで，治療に反応したかどうかを判断することができる．すなわち，まだ輸液が必要なのか，昇圧薬を開始すべきなのかの臨床決断には，「タンク充満」の評価が役に立つ．

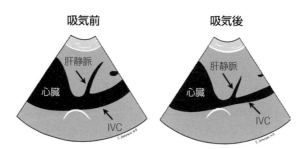

吸気に伴い虚脱＞50％で IVC の径＜2 cm（細い）＝CVP＜10 cmH₂O

図 6-18 下大静脈と低下する中心静脈圧（傍胸骨長軸像）
CVP：中心静脈圧，IVC：下大静脈

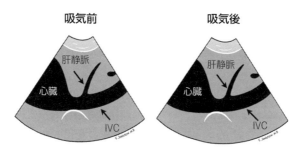

吸気に伴い虚脱＜50％で IVC の径＞2 cm（太い）＝CVP＞10 cmH₂O

図 6-19 下大静脈と上昇する中心静脈圧（傍胸骨長軸像）
CVP：中心静脈圧，IVC：下大静脈

表 6-7 下大静脈と中心静脈圧の相関：ASE ガイドライン

下大静脈径と虚脱率（呼吸性変動）に中心静脈圧を加えた関係（ASE ガイドライン）
A．下大静脈径＜21 mm，鼻で息を吸ったときの虚脱率＞50%の場合：中心静脈圧は通常，3 mmHg（範囲は 0 〜 5 mmHg）。これは健常人で測定した数値であり，重症例ではさらに低くなる可能性がある
B．下大静脈径＞21 mm，鼻で息を吸ったときの虚脱率＜50%の場合：中心静脈圧は 15 mmHg と高くなる（範囲は 10 〜 20 mmHg）
C．上記に該当しない場合：中心静脈圧は中間の 8 mmHg 程度が用いられる（範囲は 5 〜 10 mmHg）

　ASE より公表された最近のガイドラインによれば，中心静脈圧をみたいときは，下大静脈径の測定と呼吸性変動の評価を一般的に行うことを支持している．中心静脈圧の測定に関しては，特定の部位で行うことを提示している（表 6-7）[84]．
　気管挿管されている患者では，呼吸による下大静脈の動態は逆になる．人工呼吸管理下では，吸気相と呼気相における下大静脈の変動は乏しく，より拡張する．しかし，そういった場合でも，輸液反応は下大静脈径の経時的な拡張と相関するので，重要な生理学的データを得ることは可能である[85]．これは，治療反応の評価をよりよいものにするために，ショック患者での下大静脈の検査を連続して行うことの重要性を強調している．非気管挿管患者では，輸液負荷に伴う中心静脈圧の変化を評価するのに，下大静脈の径と呼吸性変動率がよく用いられてきた．挿管患者では，下大静脈径の絶対値が中心静脈圧のよい指標となり，心エコーによる連続検査で下大静脈が徐々に太くなっているのがみられれば，輸液負荷は成功である．

内頸静脈の評価
　内頸静脈も循環血液量の評価に用いることができ，特に胃腸内に充満したガスで下大静脈がみえにくい場合に有用である．このような患者では，ベッドの頭部を 30 度挙上し，高周波のリニア型プローブで検査することが推奨される．長軸像と短軸像の両方を用いて，血管の相対的な充満度や血管径の大きさなどをみて循環血液量を評価する（図 6-20，図 6-21）．内頸静脈を超音波検査で計測するときは，胸骨角の上方で呼気終末時血管径の絶対値を測定する．この測定値に，右房と胸骨切痕との距離 5 cm を加える．
　それが＞8 cm に拡張しているときに中心静脈圧が上昇していることが予測される[86,87]．また，Valsalva 法を行っている間に内頸静脈の呼吸性変動をみることが，右房圧を推測するのに役立つ．内頸静脈の断面積の変化率を観察した研究では，Valsalva 法を行っているときに断面積の変化が小さければ，右房圧の上昇の可能性が考えられ，頸静脈が怒張していればよりそのことが疑われるという報告がある[86〜88]．また，呼気と吸気での虚脱率（呼吸性変動）を測定し，最大内頸静脈径を

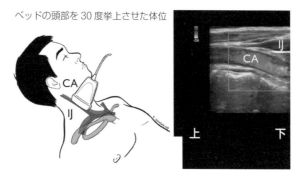

図 6-20　内頸静脈と低下する中心静脈圧（内頸静脈の長軸像）
プローブは内頸静脈に沿って縦方向に置く。中心静脈圧低下：頸部下部につれ内頸静脈径が細くなっている。
CA：頸動脈，IJ：内頸静脈

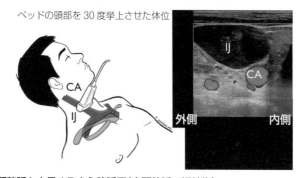

図 6-21　内頸静脈と上昇する中心静脈圧（内頸静脈の短軸像）
プローブは内頸静脈に対し横方向に置く。中心静脈圧高値：内頸静脈径が太くなっている。
CA：頸動脈，IJ：内頸静脈

観察した別の研究もある[89]。その虚脱率は次の式で求められる。

$$IJVmax（呼気）-IJVmax（吸気）/IJVmax（呼気）$$

（IJVmax：最大内頸静脈径）

虚脱率＞39％で循環血液量減少となる（感度 87.5％，特異度 100％）。

Tank Leakiness（漏出）：FAST と胸部の超音波検査

循環血液量の評価が確定されれば，次のステップは循環血液の「タンク漏出」の評価に進む。ここでは，血行動態が破綻するような重要な循環経路からの漏出がない

かを評価していく。その際には，外傷診療に用いる Extended Focused Assessment with Sonography for Trauma (eFAST)から行っていく[11,12]。FAST は，腹腔内や骨盤腔内の液体貯留をみる検査だが〔図6-17(B, C, D の部位)〕，eFAST はそれに加えて胸腔内の液体貯留と気胸も確認する。

胸腔内の液体貯留(病歴により胸水か血胸)は，左右の上腹部から横隔膜頭側にプローブを向けることで確認できる(図6-22)。血胸と腹腔内血腫を引き起こすような外傷の場合，出血，すなわち「タンクに空いた穴」により，循環血液量減少性ショックが引き起こされる。このようなショックの場合は，高心拍出状態の心臓や下大静脈の平坦化も同時にみられる。出産可能年齢の女性がショック状態の場合には，子宮外妊娠の破裂などにより，生理学的に外傷と同様の病態を呈することもある。逆

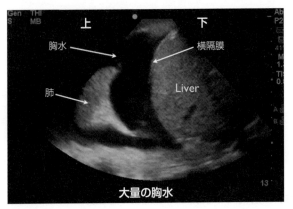

図 6-22　胸水(右胸部像)
Liver：肝臓

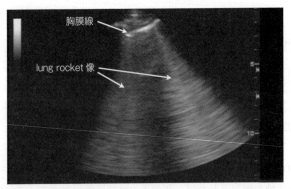

図 6-23　超音波画像での B ライン(lung rocket 像)
肺水腫。3 MHz のプローブを使用。いくつかの B ライン(lung rocket 像)がみられる。

に，内因性の胸水や腹水は，心不全，腎不全，肝不全などによる「タンク過剰」を反映した所見のこともある．そして，肺実質の液体貯留などの肺の浮腫性変化を超音波検査で確認することで，「タンク過剰」かそれとも「タンク漏出」かを鑑別することができる[90〜92]．この検査では，セクタ型プローブを胸腔にあてて行い，Bラインや"lung rocket(図6-23)"を検索する．仰臥位の患者で肺の浮腫をみるときには，側胸部のほうに所見が出やすく次第に鮮明になることがあるので，検査の感度を向上させるためにも，前胸部〔図6-17(Eの部位)〕と側胸部の両方から検査を行うのが望ましい[93]．

Tank Compromise(危機的状況)：緊張性気胸

3つ目のタンクの評価は「危機的状況＝緊張性気胸」を検索することである．緊張性気胸では，胸腔内圧が上昇し下大静脈や上大静脈を圧排することで静脈還流が著明に減少し，低血圧となる．検査では，高周波のリニア型プローブを用いて検索するとよい．仰臥位の場合，気胸の空気はまず前胸部に貯留するため，その場所である第2肋間鎖骨中線上にプローブをおいて確認する(図6-24)．正常肺では，患者の呼吸によって水平(前後)にスライドしているようにみえ，小さな垂直の「コメットサイン(彗星の尾サイン)」が胸腔から肺内に伸びていくようにみえる．これらは，臓側胸膜と壁側胸膜との間に位置する胸膜線をみている結果，確認できる超音波画像所見である(図6-25)．

気胸では，胸腔内に空気が貯留し，臓側胸膜と壁側胸膜に接する．超音波検査で

超音波検査での気胸の診断

- 10 MHzのプローブを用いる
- 部位1：前胸部を描出
- 部位2：側胸部を描出
- 長軸像で確認したのちに，プローブを90度回転させて短軸像を描出する

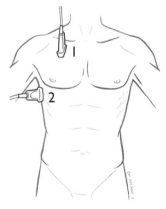

図6-24　気胸検査時のプローブの位置

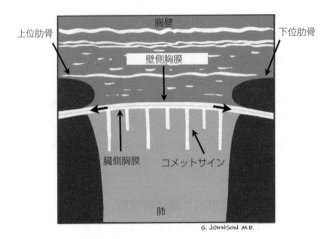

図 6-25　正常肺の超音波像（長軸像の模式図）

は，壁側胸膜のみがひとつの線として描出され臓側胸膜は貯留した空気によりみえなくなる．壁側胸膜のみだと肺のスライディングは観察できず，肺内のコメットサインも確認できなくなる[94〜97]．

　不完全な気胸では，肺は部分的に膨らみ壁側胸膜に軽く触れている状態である．その肺が壁側胸膜と軽く触れている部分は，リードポイントもしくは移行点と呼ばれ，画像では肺のスライディングがみえる部分とみえない領域が同時にみられるポイントである．肺のスライディングの移行点は，患者が呼吸をするときに超音波ビームを横断させることで観察できる．この移行点をみつけるためには，胸壁上でプローブを鎖骨中線から腋下中線まで側面に沿って徐々に動かして観察する必要がある．

　Bモードで気胸の所見をみつけたらMモードでも確認する．正常な肺のスライディングは"waves on the beach"や"seashore"サインと呼ばれる形状がみられるが，気胸ではスライディングが消失し"stratosphere"や"bar-code"サインが確認される．

　超音波検査で気胸が確認されたショック患者には緊急脱気が必要であり，胸部X線所見を得てからでは遅い場合には特にそうである．

RUSH STEP 3：パイプ（血管抵抗）

RUSHの最終ステップでは「パイプ」，つまり主要な動脈や静脈をみていく（図

STEP 3：パイプ（血管抵抗）の評価

- A：胸骨上部からの大動脈の描出
- B：傍胸骨からの大動脈の描出
- C：心窩部からの大動脈の描出
- D：臍上部からの大動脈の描出
- E：大腿部からの深部静脈血栓の描出
- F：膝窩部からの深部静脈血栓の描出

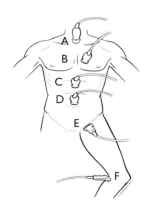

図 6-26　RUSH STEP 3：プローブの位置

6-26）。

　最初に評価する器官は，循環器系の動脈側である。腹部大動脈瘤 abdominal aortic aneurysm（AAA）の破裂や大動脈解離などの血管の破綻状態は致死的な低血圧となるため，ベッドサイドの超音波検査では正確に診断する必要がある[98]。

　腹部大動脈瘤は，大動脈径＞3 cm の検出により診断される。腹部大動脈瘤破裂の大半は後腹膜腔に生じるため，画像では後腹膜腔がみづらく，実際の破裂部位を超音波検査で確認するのは困難である。しかし，腹部大動脈瘤が診断されていて，臨床的に破裂が疑われるショック患者では，緊急手術のコンサルテーションや迅速な治療が必要と考えられる。胸部では，大動脈弁よりやや遠位の部分で測定した[99]大動脈基部や中枢側の径が＞3.8 cm であれば，Stanford 分類 A 型の大動脈解離が疑われる。もしそこに内膜フラップがみられたら，さらに診断が確実となる[100,101]。

　右室拡大が確認されていたり，ショックの原因として血栓症が疑われている場合には，おもに静脈の評価を行う。ここでは，下肢の深部静脈血栓症をみる方法について述べる。血栓の好発部位である，膝窩静脈と近位大腿静脈を限局的に圧迫することで，迅速に深部静脈血栓症を評価することができる[102,103]。

　最初に鼠径靱帯直下で上行する大腿静脈の圧迫を行うが，その前に総大腿静脈と大腿動脈を描出し，Doppler 超音波で動脈と静脈を鑑別する。静脈は動脈の内側に位置しておりプローブで完全に圧迫することができる。圧迫評価は短軸像で行い，左右の静脈で実施することもある。プローブは大腿伏在静脈の合流部を通過させて，深・浅大腿静脈の分岐部まで尾側に移動させながら数センチごとに圧迫して評

価していく．浅大腿静脈(かつての表在性大腿静脈)は，下肢の下方へと伸びていき膝のところから始まる膝窩静脈につながっている．プローブを膝の後ろ(裏側)からあてると，膝窩静脈はプローブの直上に，膝窩動脈よりプローブに近い位置で観察される．膝窩静脈もまた，下腿三分枝まで，圧迫を繰り返しながらプローブを尾側へ動かして評価していく．大腿静脈や膝窩静脈をプローブで直接圧迫しても血管が潰れないのが，血栓に特徴的な所見である．

RUSHの実用

RUSHプロトコル〔ポンプ(心機能)，タンク(循環血液量)，パイプ(血管抵抗)〕は，重症患者の蘇生に用いる覚えやすい生理学的指標として作成されたものである．RUSHプロトコルは，患者の臨床的な状態に対し最も適切な検査内容を選び出し，目的に応じて実施できるよう設計されている．すべてのプロトコルを実行しようとすると，範囲が広くて多様な超音波検査の要素が組み込まれてしまうが，一般的には，心臓，下大静脈，内頸静脈を評価することから開始すればよい．RUSHは臨床的に疑われる病態に合わせて検査することができ，多くの患者は簡易検査での評価が可能となる．FAST，肺・大動脈・深部静脈血栓症での超音波検査などのほかに別の検査を組み込むかは，臨床像によって決定される．重症患者のショックのタイプを診断するのに，ベッドサイドでRUSHをどのように用いれば評価が可能かを表6-8にまとめた．

低血圧患者で繰り返しRUSHを行うことにより，治療に対する反応を評価する

表6-8 RUSHプロトコルを用いたショックの分類

RUSHプロトコル	循環血液量減少性ショック	心原性ショック	閉塞性ショック	血液分布異常性ショック
ポンプ (心機能)	過剰な心収縮 心臓の萎縮	心収縮の減弱 心臓の肥大	心嚢液貯留 右室負荷 過剰な心収縮	過剰な心収縮(敗血症の早期) 心収縮の減弱(敗血症の後期)
タンク (循環血液量)	下大静脈の平坦化 内径静脈の平坦化 腹膜液貯留 心嚢液貯留	下大静脈の拡張 内径静脈の拡張 Bライン 胸水 腹水	下大静脈の拡張 内径静脈の拡張 肺のスライディングの欠如(気胸)	下大静脈径が正常/細い 内径静脈径が正常/細い 心嚢液貯留(膿胸) 腹膜液貯留(腹膜炎)
パイプ (血管抵抗)	腹部大動脈瘤 大動脈解離	正常	深部静脈血栓症	正常

こともできる。つまり，繰り返しになるが，ショック患者に対する輸液反応や昇圧薬投与開始の必要性を判断するために，心機能，血管径，下大静脈と内頸静脈の呼吸性変動を経時的にモニターすることが可能になるのである。

結論

集約されたベッドサイドでの超音波検査は，ショック状態の重症患者に対する評価法の鍵となってきている。以前は，臨床情報を得るためには，中心静脈カテーテルや Swan-Ganz カテーテルの留置のように侵襲的な方法に頼らざるをえなかったが，今では超音波検査で測定が可能である。RUSH は，重症患者に対し，超音波検査を用いた蘇生アルゴリズムのうちのひとつである。「ポンプ（心機能），タンク（循環血液量），パイプ（血管抵抗）」にプロトコルが簡略化されているので，生理学的な基本情報があれば，ショックの評価の際に，覚えやすく，迅速に行える方法となっている。RUSH は，ショックの評価に対し，幅広いプロトコルを与えてくれる。この評価法では，臨床所見にぴったりと合った適切な検査を行うべきであり，必ずしもすべての患者にすべての検査を行う必要はない。救急医や集中治療医が重症患者を診療するときには，超音波検査に加え，RUSH プロトコルを含めていくことを考慮する必要がある。

利益相互

資金交付について：すべての執筆者は，資金の交付を受けていない。
利益相反について：Phillips Perera は，SonoSite 社（Bothell, WA）の超音波機器に関する教育コンサルタントである。Diku Mandavia は，SonoSite 社の超音波機器に関する医務部長である。他のすべての執筆者には，利益相反の事実はない。

関連文献

文献	研究デザイン	結果
Jones et al., *Shock*. 2005[34]	非外傷性ショック患者 103 人を対象とした単一施設での前向き無作為化試験。目的は，敗血症性ショックの予測因子となる左室収縮性の評価	高心拍出の左室収縮の所見は，敗血症の診断に対する陽性適中率は 5.3％であった

（つづく）

文献	研究デザイン	結果
Moore et al., *Acad Emerg Med*. 2002[35]	症候性低血圧の成人患者51人を含めた単一施設での前向き観察研究。救急医が心臓超音波検査(心エコー)を行って評価し,その結果を知らされていない心臓専門医が後から評価。目的は,救急医と心臓専門医による最終読影の結果の一致率の評価	左室収縮性の評価に関する救急医と心臓専門医の比較。得られたPearson相関係数は$r=0.86$。心臓専門医群($r=0.84$)の読影については,観察者間の相互関係により都合のよい比較となっている。結果は,心エコーの集中訓練を受けた救急医は,低血圧患者での左室収縮性について正確に判断できた
Joseph et al., *Chest*. 2004[36]	ショックのICU患者100人を含めた単一施設での前向き研究	心臓専門医が経胸壁心エコーを実施。患者の63%は心原性ショックであり,心嚢液貯留,左/右室不全,弁機能障害が原因とされた
Tayal et al., *Resuscitation*. 2003[44]	非外傷性で血行動態虚脱状態の患者20人を対象とした単一施設での観察研究。すべての患者は,蘇生中に救急医によるベッドサイドでの心エコーが実施されている	患者20人のうち12人は超音波画像上で心臓の運動活動性が認められた。その12人のうち8人は心嚢液貯留が顕著であり,3人は心タンポナーデのため心嚢穿刺がすぐに必要であった
Mandavia et al., *Ann Emerg Med*. 2001[45]	心嚢液貯留の高リスク登録患者515人を対象とした単一施設での前向き研究。最初に救急医が心エコーを実施し評価。後から心臓専門医が心嚢液貯留に対しすべての症例を再評価した	515人のうち103人に心嚢液貯留がみられた。救急医によって実施された検査の感度は96%〔95%信頼区間(CI):90.4〜98.9〕,特異度98%(95% CI:95.8〜99.1),全体の精度は97.5%(95% CI:95.7〜98.7)であった

文献

1. Rivers E, Nguyen B, Havstad S, et al. Early goal-directed therapy in the treatment of severe sepsis and septic shock. *N Engl J Med*. 2001;345(19):1368–1377.
2. Sebat F, Musthafa AA, Johnson D, et al. Effect of a rapid response system for patients in shock on time to treatment and mortality during 5 years. *Crit Care Med*. 2007;35(11):2568–2575.
3. Atkinson PRT, McAuley DJ, Kendall RJ, et al. Abdominal and cardiac evaluation with sonography in shock (ACES): an approach by emergency physicians for use of ultrasound in patients with undifferentiated hypotension. *Emerg Med J*. 2009;26:87–91.
4. Gunst M, Gaemmaghami V, Sperry J. Accuracy of cardiac function and volume status estimates using the bedside echocardiographic assessment in trauma/critical care (BEAT). *J Trauma*. 2008;65: 509–516.
5. Pershad J, Myers S, Plouman C, et al. Bedside limited echocardiography by the emergency physician is accurate during evaluation of the critically ill patient (BLEEP). *Pediatrics*. 2004; 114:e667–e671.
6. Boyd JH, Walley KR. The role of echocardiography in hemodynamic monitoring. *Curr Opin Crit Care*. 2009;15:239–243.

7. Lanctot YF, Valois M, Bealieu Y. EGLS: echo guided life support. An algorithmic approach to undifferentiated shock. *Crit Ultrasound J*. 2011;3:123–129.
8. Elmer J, Noble VA. An evidence based approach for integrating bedside ultrasound into routine practice in the assessment of undifferentiated shock. *ICU Director*. 2010;1(3):163–174.
9. Lichtenstein DA, Karakitsos D. Integrating ultrasound in the hemodynamic evaluation of acute circulatory failure (FALLS-the fluid administration limited by lung sonography protocol). *J Crit Care*. 2012;27:533e1–533e9.
10. Jensen MB, Sloth E, Larsen M, et al. Transthoracic echocardiography for cardiopulmonary monitoring in intensive care (FATE). *Eur J Anaesthesiol*. 2004;21:700–707.
11. Rozycki G, Oschner MG, Schmidt JA, et al. A prospective use of surgeon's performed ultrasound as the primary adjunct modality for injured patient assessment. *J Trauma*. 1995;39:879–885.
12. Kirkpatrick AW, Sirois M, Laupland KB, et al. Hand-held sonography for detecting post-traumatic pneumothoraces: the extended focused assessment of sonography for trauma (E-FAST). *J Trauma*. 2004;57:288–295.
13. Breitkreutz R, Price S, Steiger HV, et al. Focused echocardiographic examination in life support and peri-resuscitation of emergency patients (FEEL-Resus): a prospective trial. *Resuscitation*. 2010;81:1527–1533.
14. Breitkreutz R, Walcher F, Seeger F. Focused echocardiographic evaluation in resuscitation management (FEER): concept of an advanced life support-conformed algorithm. *Crit Care Med*. 2007;35(5):S150–S161.
15. Ferrada P, Murthi S, Anand RJ, et al. Transthoracic focused rapid echocardiography examination: real-time evaluation of fluid status in critically ill trauma patients (FREE). *J Trauma*. 2010;70(1):56–64.
16. Liteplo A, Noble V, Atkinson P. My patient has no blood pressure: point of care ultrasound in the hypotensive patient-FAST and RELIABLE. *Ultrasound*. 2012;20:64–68.
17. Weingart SD, Duque D, Nelson B. *Rapid Ultrasound for Shock and Hypotension (RUSH-HI-MAPP)*. EMedHome.com article; April, 2009.
18. Perera P, Mailhot T, Riley D, et al. The RUSH exam: Rapid Ultrasound in SHock in the evaluation of the critically ill. *Emerg Med Clin North Am*. 2010;28:29–56.
19. Perera P, Mailhot T, Riley D, et al. The RUSH exam: Rapid Ultrasound in SHock in the evaluation of the critically ill (2012 update). *Ultrasound Clin*. 2012;7(2):255–278.
20. Seif D, Perera P, Mailhot T, et al. Bedside ultrasound in resuscitation and the Rapid Ultrasound in SHock protocol. *Crit Care Res Pract*. 2012;2012:Article ID 503254.
21. Bahner DP. Trinity, a hypotensive ultrasound protocol. *J Diagn Med Sonography*. 2002;18:193–198.
22. Rose JS, Bair AE, Mandavia DP. The UHP ultrasound protocol: a novel ultrasound approach to the empiric evaluation of the undifferentiated hypotensive patient. *Am J Emerg Med*. 2001;19:299–302.
23. American College of Emergency Physicians. Emergency ultrasound guidelines. *Ann Emerg Med*. 2009;53:550–570.
24. Akhtar S, Theodoro D, Gaspari R, et al. Resident training in emergency ultrasound: consensus recommendations from the 2008 council of emergency medicine residency directors conference. *Acad Emerg Med*. 2009;16:S32–S36.
25. Society for Academic Emergency Medicine. *Ultrasound Position Statement*. Available at: http//www.saem. org. Accessed January 20, 2013.
26. Jang TB, Coates WC, Jiu YT. The competency based mandate for emergency bedside sonography and a tale of two residency programs. *J Ultrasound Med*. 2012;31:515–521.
27. Neri L, Storti E, Lichtenstein D. Toward an ultrasound curriculum for critical care. *Crit Care Med*. 2007;35(5 suppl):S290–S304.
28. Bealieu Y. Specific skill set and goals of focused echocardiography for critical care physicians. *Crit Care Med*. 2007;35:S144–S149.

29. Mayo PH, Beaulieu Y, Doelken P, et al. American College of Chest Physicians/La Societe de Reanimation de Langue Francaise statement on competence in critical care ultrasonography. *Chest*. 2009;135:1050–1060.
30. International expert statement on training standards for critical care ultrasonography. *Intensive Care Med*. 2011;37(7):1077–1083.
31. Labovitz AJ, Noble VE, Bierig M, et al. Focused cardiac ultrasound in the emergent setting: a consensus statement of the American Society of Echocardiography and the American College of Emergency Physicians. *J Am Soc Echocardiogr*. 2010;23:1225–1230.
32. Weekes AJ, Quirke DP. Emergency echocardiography. *Emerg Med Clin North Am*. 2011;29:759–787.
33. Chen RS, Bivens MJ, Grossman SA. Diagnosis and management of valvular heart disease in emergency medicine. *Emerg Med Clin Nort Am*. 2011;29:801–810.
34. Jones AE, Craddock PA, Tayal VS, et al. Diagnostic accuracy of identification of left ventricular function among emergency department patients with nontraumatic symptomatic undifferentiated hypotension. *Shock*. 2005;24:513–517.
35. Moore CL, Rose GA, Tayal VS, et al. Determination of left ventricular function by emergency physician echocardiography of hypotensive patients. *Acad Emerg Med*. 2002;9:186–193.
36. Joseph M, Disney P. Transthoracic echocardiography to identify or exclude cardiac cause of shock. *Chest*. 2004;126:1592–1597.
37. Lang RM, Bierig M, Devereux RB, et al. Recommendations for chamber quantification. *Eur J Echocardiogr*. 2006;7(2):79–108.
38. Weekes AJ, Tassone HM, Babcock A, et al. Comparison of serial qualitative and quantitative assessments of caval index and left ventricular systolic function during early fluid resuscitation of hypotensive emergency department patients. *Acad Emerg Med*. 2011;18:912–921.
39. Secko MA, Lazar JM, Salciccioli, L, et al. Can junior emergency physicians use E-point septal separation to accurately estimate left ventricular function in acutely dyspneic patients? *Acad Emerg Med*. 2011;18:1223–1226.
40. Ahmadpour H, Shah AA, Allen JW. Mitral E point septal separation: a reliable index of left ventricular performance in coronary artery disease. *Am Heart J*. 1983;106(1):21–28.
41. Silverstein JR, Laffely NH, Rifkin RD. Quantitative estimation of left ventricular ejection fraction from mitral valve E-point to septal separation and comparison to magnetic resonance imaging. *Am J Cardiol*. 2006;97(1):137–140.
42. Weekes AJ, Reddy A, Lewis MR, et al. E-point septal separation compared to fractional shortening measurements of systolic function in emergency department patients. *J Ultrasound Med*. 2012;31:1891–1897.
43. Blaivas M. Incidence of pericardial effusion in patients presenting to the emergency department with unexplained dyspnea. *Acad Emerg Med*. 2001;8(12):1143–1146.
44. Tayal VS, Kline JA. Emergency echocardiography to determine pericardial effusions in patients with PEA and near PEA states. *Resuscitation*. 2003;59:315–318.
45. Mandavia DP, Hoffner RJ, Mahaney K, et al. Bedside echocardiography by emergency physicians. *Ann Emerg Med*. 2001;38:377–382.
46. Grecu L. Cardiac tamponade. *Int Anesthesiol Clin*. 2012;50(2):59–77.
47. Shabetai R. Pericardial effusions: haemodynamic spectrum. *Heart*. 2004;90:255–256.
48. Ma OJ, Mateer JR, Blaivas M. *Emergency Ultrasound*. New York: McGraw-Hill Publishers; 2008.
49. Russo AM, O'Connor WH, Waxman HL. Atypical presentations and echocardiographic findings in patients with cardiac tamponade occurring early and late after cardiac surgery. *Chest*. 1993;104:71–78.
50. Trojanos CA, Porembka DT. Assessment of left ventricular function and hemodynamics with transesophageal echocardiography. *Crit Care Clin*. 1996;12:253–272.
51. Goodman A, Perera P, Mailhot T, et al. The role of bedside ultrasound in the diagnosis of

pericardial effusions and cardiac tamponade. *J Emerg Trauma Shock*. 2012;5:72–75.
52. Nabazivadeh SA, Meskshar A. Ultrasonic diagnosis of cardiac tamponade in trauma patients using the collapsibility index of the inferior vena cava. *Acad Radiol*. 2007;14:505–506.
53. Armstrong WF, Ryan T. *Feigenbaum's Echocardiography*. 7th ed. Philadelphia, PA: Lippincott, Williams and Wilkins; 2010.
54. Tsang T, Enriquez-Sarano M, Freeman WK. Consecutive 1127 therapeutic echocardiographically guided pericardiocenteses: clinical profile, practice patterns and outcomes spanning 21 years. *Mayo Clin Proc*. 2002;77:429–436.
55. Salazar M, Mohar D, Bhardwaj R, et al. Use of contrast echocardiography to detect displacement of the needle during pericardiocentesis. *Echocardiography*. 2012;29:E60–E61.
56. Ainsworth CD, Salehian O. Echo-guided pericardiocentesis: let the bubbles show the way. *Circulation*. 2011;123:e210–e211.
57. Gifroni S, Olivotto I, Cecchini P, et al. Short term clinical outcome of patients with acute pulmonary embolism, normal blood pressure and echocardiographic right ventricular dysfunction. *Circulation*. 2000;101:2817–2822.
58. Becattini C, Agnelli G. Acute pulmonary embolism: risk stratification in the emergency department. *Intern Emerg Med*. 2007;2:119–129.
59. Nazeyrollas D, Metz D, Jolly D, et al. Use of transthoracic Doppler echocardiography combined with clinical and electrographic data to predict acute pulmonary embolism. *Eur Heart J*. 1996;17:779–786.
60. Jardin F, Duborg O, Bourdarias JP. Echocardiographic pattern of acute cor pulmonale. *Chest*. 1997;111:209–217.
61. Jardin F, Dubourg O, Gueret P, et al. Quantitative two dimensional echocardiography in massive pulmonary embolism: emphasis on ventricular interdependence and leftward septal displacement. *J Am Coll Cardiol*. 1987;10:1201–1206.
62. Rudoni R, Jackson R. Use of two-dimensional echocardiography for the diagnosis of pulmonary embolus. *J Emerg Med*. 1998;16:5–8.
63. Jackson RE, Rudoni RR, Hauser AM, et al. Prospective evaluation of two-dimensional transthoracic echocardiography in emergency department patients with suspected pulmonary embolism. *Acad Emerg Med*. 2000;7:994–998.
64. Miniati M, Monti S, Pratali L, et al. Value of transthoracic echocardiography in the diagnosis of pulmonary embolism: results of a prospective study in unselected patients. *Am J Med*. 2001;110(7):528–535.
65. Stein J. Opinions regarding the diagnosis and management of venous thromboembolic disease. ACCP Consensus Committee on pulmonary embolism. *Chest*. 1996;109:233–237.
66. Konstantinides S, Geibel A, Heusel G, et al. Heparin plus alteplase compared with heparin alone in patients with submassive pulmonary embolus. *N Engl J Med*. 2002;347:1143–1150.
67. Kucher N, Goldhaber SZ. Management of massive pulmonary embolism. *Circulation*. 2005;112:e28–e32.
68. Jaff MR, McMurtry S, Archer S, et al. Management of massive and submassive pulmonary embolism, iliofemoral deep venous thrombosis and chronic thromboembolic pulmonary embolism: a scientific statement from the American Heart Association. *Circulation*. 2011;123:1788–1830.
69. Vieillard-Baron A, Page B, Augarde R, et al. Acute cor pulmonale in massive pulmonary embolism: incidence, echocardiographic pattern, clinical implications and recovery rate. *Intensive Care Med*. 2001;27(9):1481–1486.
70. Mookadam F, Jiamsripong P, Goel R, et al. Critical appraisal on the utility of echocardiography in the management of acute pulmonary embolism. *Cardiol Rev*. 2010;18(1):29–37.
71. Cosby KS, Kendall JL. *Practical Guide to Emergency Ultrasound*. Philadelphia, PA: Lippincott Williams and Wilkins; 2006.
72. Riley D, Hultgren A, Merino D, et al. Emergency department bedside echocardiographic diagnosis of massive pulmonary embolism with direct visualization of thrombus in the pulmo-

nary artery. *Crit Ultrasound J*. 2011;3(3):155–160.
73. Madan A, Schwartz C. Echocardiographic visualization of acute pulmonary embolus and thrombolysis in the ED. *Am J Emerg Med*. 2004;22:294–300.
74. Wallace DJ, Allison M, Stone MB. Inferior vena cava percentage collapse during respiration is affected by the sampling location: an ultrasound study in healthy volunteers. *Acad Emerg Med*. 2010;17(1):96–99.
75. Kircher BJ, Himelman RB, Schiller NB. Noninvasive estimation of right atrial pressure from the inspiratory collapse of the inferior vena cava. *Am J Cardiol*. 1990;66(4):493–496.
76. Simonson JS, Schiller NB. Sonospirometry: a new method for noninvasive estimation of mean right atrial pressure based on two-dimensional echographic measurements of the inferior vena cava during measured inspiration. *J Am Coll Cardiol*. 1988;11(3):557–564.
77. Randazzo MR, Snoey ER, Levitt, MA, et al. Accuracy of emergency physician assessment of left ventricular ejection fraction and central venous pressure using echocardiography. *Acad Emerg Med*. 2003;10(9):973–977.
78. Jardin F, Vieillard-Baron A. Ultrasonographic examination of the venae cavae. *Intensive Care Med*. 2006;32(2):203–206.
79. Marik PA. Techniques for assessment of intravascular volume in critically ill patients. *J Intensive Care Med*. 2009;24(5):329–337.
80. Blehar DJ, Dickman E, Gaspari R. Identification of congestive heart failure via respiratory variation of inferior vena cava diameter. *Am J Emerg Med*. 2009;27(1):71–75.
81. Nagdev AD, Merchant RC, Tirado-Gonzalez A, et al. Emergency department bedside ultrasonographic measurement of the caval index for noninvasive determination of low central venous pressure. *Ann Emerg Med*. 2010;55(3):290–295.
82. Schefold JC, Storm C, Bercker S, et al. Inferior vena cava diameter correlates with invasive hemodynamic measures in mechanically ventilated intensive care unit patients with sepsis. *J Emerg Med*. 2010;38(5):632–637.
83. Seif D, Mailhot T, Perera P, et al. Caval sonography in shock: a noninvasive method for evaluating intravascular volume in critically ill patients. *J Ultrasound Med*. 2012;31:1885–1890.
84. Rudski LG, Lai WW, Afilalo J, et al. Guidelines for the echocardiographic assessment of the right heart in adults: a report from the American Society of Echocardiography. *J Am Soc Echocardiogr*. 2010;23(7):685–713.
85. Barbier C, Loubieres Y, Schmit C, et al. Respiratory changes in the inferior vena cava diameter are helpful in predicting fluid responsiveness in ventilated septic patients. *Intensive Care Med*. 2004;30(9):1740–1746.
86. Simon MA, Kliner DE, Girod JP, et al. Jugular venous distention on ultrasound: sensitivity and specificity for heart failure in patients with dyspnea. *Am Heart J*. 2010;159:421–427.
87. Jang T, Aubin C, Naunheim R, et al. Ultrasonography of the internal jugular vein in patients with dyspnea without jugular venous distention on physical examination. *Ann Emerg Med*. 2004;44(2):160–168.
88. Jang T, Aubin C, Naunheim R, et al. Jugular venous distention on ultrasound: sensitivity and specificity for heart failure in patients with dyspnea. *Ann Emerg Med*. 2011;29:1198–1202.
89. Killu K, Coba V, Huang Y, et al. Internal jugular vein collapsibility index associated with hypovolemia in intensive care unit patients. *Crit Ultrasound J*. 2010;1:13–17.
90. Volpicelli G, Caramello V, Cardinale L, et al. Bedside ultrasound of the lung for the monitoring of acute decompensated heart failure. *Am J Emerg Med*. 2008;26:585–591.
91. Soldati G, Copetti R, Sher S. Sonographic interstitial syndrome: the sound of lung water. *J Ultrasound Med*. 2009;28:163–174.
92. Liteplo AS, Marrill KA, Villen T, et al. Emergency thoracic ultrasound in the differentiation of the etiology of shortness of breath (ETUDES): sonographic B-lines and N-terminal pro-brain-type natriuretic peptide in diagnosing heart failure. *Acad Emerg Med*. 2009;16:201–210.
93. Volpicelli G, Noble VE, Liteplo A, et al. Decreased sensitivity of lung ultrasound limited to the anterior chest in emergency department diagnosis of cardiogenic pulmonary edema: a retro-

spective analysis. *Crit Ultrasound J*. 2010;2:47–52.
94. Lichtenstein DA, Menu Y. A bedside ultrasound sign ruling out pneumothorax in the critically ill. Lung sliding. *Chest*. 1995;108:1345–1348.
95. Lichtenstein D, Meziere G, Biderman P, et al. The comet-tail artifact: an ultrasound sign ruling out pneumothorax. *Intensive Care Med*. 1999;25:383–388.
96. Lichtenstein DA, Meziere GA. Relevance of lung ultrasound in the diagnosis of acute respiratory failure: the BLUE protocol. *Chest*. 2008;134:117–125.
97. Manson W, Hafez NM. The rapid assessment of dyspnea with ultrasound: RADIUS. *Ultrasound Clin*. 2011;6:261–276.
98. Rubano E, Mehta N, Caputo W, et al. Systematic review: emergency department bedside ultrasonography for diagnosing suspected abdominal aortic aneurysm. *Acad Emerg Med*. 2013;20:128–138.
99. Taylor RA, Oliva I, Van Tonder R, et al. Point of care focused cardiac ultrasound for the assessment of thoracic aortic dimensions, dilation and aneurysmal disease. *Acad Emerg Med*. 2012;19:244–247.
100. Fojtik JP, Costantino TG, Dean AJ. The diagnosis of aortic dissection by emergency medicine ultrasound. *J Emerg Med*. 2007;32:191–196.
101. Budhram G, Reardon R. Diagnosis of ascending aortic dissection using emergency department bedside echocardiogram. *Acad Emerg Med*. 2008;15(6):584.
102. Bernardi E, Camporese G, Buller H, et al. Serial 2 point ultrasonography plus d-dimer vs. whole leg color ceded Doppler ultrasonography for diagnosing suspected symptomatic deep vein thrombosis. *JAMA*. 2008;300:1653–1659.
103. Farahmand S, Farnia M, Shahriaran S, et al. The accuracy of limited B-mode compression technique in diagnosing deep venous thrombosis in lower extremities. *Am J Emerg Med*. 2011;29(6):687–690.

7

肺の超音波検査
pulmonary ultrasonography

Feras Khan and Anne-Sophie Beraud

背景

この10年間で,ベッドサイドでの診断・治療に用いる超音波機器は,集中治療や救急診療で必要不可欠な機器となってきている。無数にある疾患を効率よく有効に診断するうえでも役立ち,救急やICUでの処置の安全性の改善にも寄与している[1]。American College of Emergency Physicians(ACEP)では,救急の研修医であれば緊急時の超音波検査を習熟するよう推奨している[2]。本章の主題である肺の超音波検査は,現在,集中治療専門医と救急医の双方にとって,必要不可欠なスキルとなっている。欧州のICUで最初に開発された肺の超音波機器は,疾患過程における検査で高い有用性が証明されており,肺炎,気胸,胸水,肺水腫などで用いられている[3]。最近の技術開発により,超音波機器はベッドサイドで使用可能なまでに小型化されている。これにより医師は,モニターの設置場所から患者を移動させることなく,迅速かつ安全な診断が可能となっている。また,CTの使用頻度と,それに伴う患者の電離放射線への曝露が軽減されている。2012年に,ベッドサイドでの肺の超音波検査のエビデンスにもとづく最初のガイドラインが公表され,さまざまな肺疾患に対する定義が標準化されている[4]。

プローブの選択,装置,スキャン方法

プローブの選択

肺の超音波検査では,3タイプのプローブが利用できる。リニア型(通常,血管アクセスまたは神経ブロックに用いる),セクタ型(「心臓用」),コンベックス型(「腹部用」)である。リニア型プローブは周波数が高いため(7.5〜10 MHz),胸膜および個々の肋骨の間隙などの表面的構造の分析に好まれる。だがリニア型は,肺など

深部構造の可視化には不向きで，これに適するのはセクタ型(2〜8 MHz)とコンベックス型(3.5 MHz)である。

撮像様式(モード)

トランスデューサで超音波が生成され，組織に達したその超音波が反射してトランスデューサに戻ってくる。この超音波から，音響インピーダンスの違いにより信号が生成される[5]。通常，肺撮像には，2種類のモードが使用されている。ひとつは二次元画像を生成するBモード(輝度モード)である。もうひとつはMモード(動きモード)で，経過した時間と関連させて画像を表示する(縦軸に深度，横軸に時間を示す)(図7-1)。Mモードは，超音波が到達した組織表面の動きを記録することが可能である。各モードについては，以降の項で詳述する。なお，肺の超音波検査をベッドサイドで行う場合は，全フィルターの設定をオフにしてアーチファクトが現れるようにしておくとよい。検査中は，プローブマーカーを常に頭側に向けておく。

描出のための手技

使用前に機器とプローブを消毒薬で清潔な状態にして，汚染や院内感染の低減につとめる[6]。検査時の患者体位は仰臥位が多い。重症患者の場合，正確な後面像を描

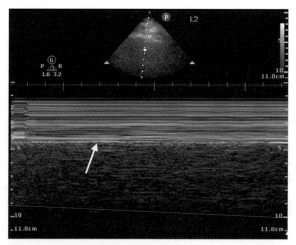

図7-1 seashore サイン*

コンベックス型プローブを用いて鎖骨中線第3肋間からMモードで描出。肺表面の「粒状」のざらざらした部分が「海岸線」のようにみえる。矢印は胸膜線を示す。

*訳注：健常肺でみられる「海岸線様」の画像所見。

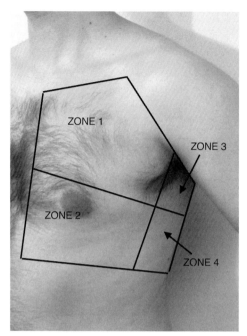

図 7-2　肺区域
写真に表示されている 4 つの肺区域(ZONE)は，超音波検査を行うときに評価すべき区域。

出するのは困難な場合がある．この場合は，胸壁の前部および側部を用いて，鎖骨中線と中腋窩線に沿って 2 つの間隙(第 2 と第 5)を描出する方法がよいとされている(図 7-2)[7]．これにより医師は，迅速に 8 つの肺区域を評価できる．安定している患者の精査では，第 2，3，4，5 の肋間の間隙に沿って，プローブを縦横(長軸・短軸)に動かすとよい．

実技研修の必要性

肺の超音波検査で，医師がその手技を習得するのに必要な指導回数を示すコンセンサスはない．ACEP は，有資格の超音波検査技師が再評価を行った 25 ～ 50 の研究を提示することで，特定部位(肺，心臓など)での検査能力を明らかにしている．

超音波での正常な胸部構造

通常，肺実質は空気で満たされていて音響インピーダンスが非常に低いため，超音波検査では描出されない．肺疾患の過程では，肺内部で空気と水分の境界に変化が

生じる。この変化により、特異な超音波画像パターンまたはアーチファクトが生成され、胸水、気胸、肺炎、肺胞-間質症候群（AIS）など、さまざまな疾患の診断を可能にしている。

肺のスライディング

肺は肋間腔からの画像化が可能で、ここが描出できる超音波ウインドウとなる。胸壁内側を覆っている壁側胸膜は横隔膜上面と接し、胸腔を縦隔から隔てている。臓側胸膜は肺表面を覆っている。胸膜腔は、壁側胸膜と臓側胸膜の間の空間である。

肋間腔では、皮下組織から約0.5〜2cm下部（胸壁厚に依存する）に胸膜が存在する。水平かつ薄い構造で、超音波画像上では強度の高エコー性を示す（図7-3）。正常で健康な肺では、呼吸時に臓側胸膜に対する壁側胸膜の「肺のスライディング」が画像で観察される。

Aライン

「Aライン」とは、健康肺にみられる高エコー性で水平なアーチファクトであり、胸膜によって作り出される反復性のアーチファクトである（図7-3）。以降で説明するように、Aラインは気胸患者においても観察される重要所見である。Mモードでの健康肺は、"seashore"サインを示す（図7-1）。ここでは、正常な胸膜の動きによる「波様」のパターンと、肺実質による粒状で「砂浜」のようなパターンが同

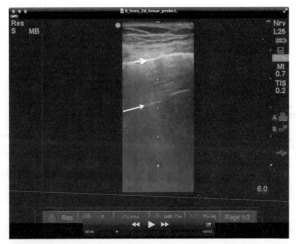

図7-3　Aラインと胸膜線
この画像は血管用プローブで描出され、長い矢印は典型的なAラインを、短い矢印は胸膜線を示している。

時にみられる。

Bライン

「Bライン」とは，次の特徴をもつ多重反射（残響）である[8]。

1. 縦方向のコメットサイン〔彗星の尾サイン（図6-23も参照）〕
2. 胸膜線を起点とする
3. 識別が容易

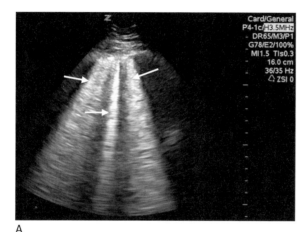

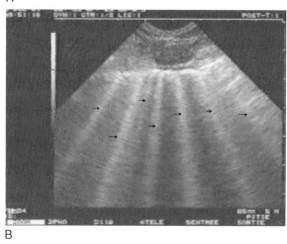

図7-4 Bライン
A：肺胞-間質症候群（AIS）。AISに特徴的な3本のBライン（矢印）が確認できる。Bラインの太さはそれぞれ異なる（画像はDr. Darrell Sutijonoの厚意による）。B：7本のBライン（矢印）が確認できる（画像はDr. Liz Turnerの厚意による）。

4. 高エコー
5. 長い(減衰がない)
6. Aラインが消える
7. 肺のスライディングとともに動く

正常肺でも，下側肺区域に1，2個のBラインがみられることがある[9]。多数のBラインは病的状態で(図7-4AとB)であり，その詳細は肺胞-間質症候群の項で述べる。このアーチファクトも「コメットサイン」と呼ばれている。

臨床症状

気胸

気胸は外傷の有無にかかわらず生じる。含気量が多く，特に血行動態の障害が生じている場合は，緊急治療を要することがある。気胸の診断には，胸部X線が最も一般的な撮像手段であるが，この疾患に対する感度の低さ(36〜48％)が何度も報告されている[10〜13]。CTは依然，診断のゴールドスタンダードであるが，時間がかかり，救急医療の現場から患者を移動させる必要がある。

近年の研究により，気胸の診断にベッドサイドでの肺の超音波検査がCTと同程度の感度を有することが示され[10]，不安定な血行動態，または肺虚脱が懸念される人工呼吸患者において，最適な診断手段となっている。そして，気胸の確定または除外に役立つ，多数の肺の超音波画像所見が存在する。肺のスライディングの存在は，気胸に対し約99％の陰性適中率をもつ[14]。肺のスライディングの検査は，吸気で前胸部全体が隆起するように仰臥位で行い，胸壁の前部および側部のいくつかの位置で調べる必要がある。Bラインの存在もまた，98〜100％の陰性適中率で気胸を除外できる[15〜17]。気胸がある場合は，Mモードでよくみられる"seashore(海岸線)"様の模様に代わって，"stratosphere(成層圏)"つまり"bar-code"様の模様が画像上でみられる。"stratosphere"の所見は，正常な胸膜からの反射を空気が一時的に遮断することで生じる(図7-5)。正常肺と気胸部位との境界線(図7-6A，図7-6B)を示す"lung point"が観察される場合もあり，そうしたlung pointはこの状態の最も特異な画像所見となる[18]。肺を横断する間隙の中央にMモードでプローブをあてることで，lung pointの描出が最適となる。このポイントでは，肺のスライディングが正常肺の胸膜側でみられ，次に気胸領域でそれが消失していく。最後に「肺拍動」の欠如もまた，気胸の徴候として挙げられている[18]。肺拍動とは，心拍と一致する臓側胸膜と壁側胸膜のリズミカルな動きを指し，正常な健康肺で認

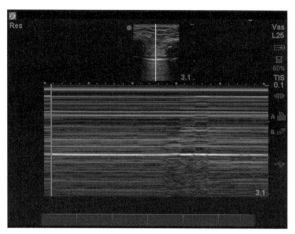

図 7-5　stratosphere サイン
リニア型プローブを用いて M モードで描出した画像。気胸を示す「成層圏様」のサインで，別名「bar-code サイン」としても知られている所見である。

められる。肺のスライディングの欠如と A ラインの存在という組み合わせは，気胸に対し，感度 95％，特異度 94％という結果を示している[16]。ガイドラインでは，各肺野に対し少なくとも 4 つの区域を画像描出し，これらの所見を識別することが推奨されている。

　外傷での肺の超音波検査は，FAST の一部である eFAST（extended-FAST）のプロトコルに取り入れられるようになってきている[19]。これに関連し，外傷患者 225 人を対象に，研修済みの 1 人の担当外傷外科医がリニア型プローブ（5 〜 10 MHz）ですべての超音波検査を行った研究がある。eFAST のプロトコルでは，鎖骨中線上の第 2 肋間腔の前中央胸部と，中腋窩線上の第 4 または第 5 肋間腔付近の前外側胸部を画像描出することを要件としている。肺のスライディングと B ライン（コメットサイン）の欠如により，超音波画像上では気胸と診断できる。肺の超音波検査は胸部 X 線単独よりも感度が高く（48.8％ vs. 20.9％），特異度は同等である（それぞれ 99.6％ vs. 98.7％）。標準的な併用診断（胸部 X 線，胸部・腹部 CT，臨床経過，臨床的介入）と比べ，eFAST の感度は 58.9％，特異度は 99.1％であった。この研究での感度の低さは，不顕性気胸や部分的気胸の割合が多かったためと考えられている。しかし，この研究は，外傷評価の不可欠な要素としての肺の超音波検査の重要性と，FAST プロトコル（eFAST）への同検査の導入の必要性を明確にした。2012 年の患者総数 1,048 人を含む，8 件の一次的外傷でのシステマティックレビューにおいて，肺の超音波検査は胸部 X 線より気胸診断の感度に優れ（90.9％ vs. 50.2％），特異度は同等（98.2％ vs. 99.4％）であることが明らかとなった。

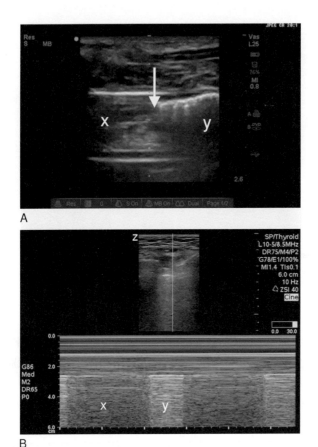

図 7-6　lung point
A：リニア型プローブを用いて第 4 肋間胸骨右縁より描出した lung point で，矢印の部分は気胸の始まりを示している。y の部分では正常な肺のスライディングがあり，x の部分では気胸により肺のスライディングが消失している（画像は Dr. Liz Turner の厚意による）。B：M モードで描出した lung point。y の部分は seashore サインで，x の部分は気胸により stratosphere サインとなっており，その境が"lung point"として示されている（画像は Dr. Darrell Sutijono の厚意による）。

肺胞-間質症候群

肺胞-間質症候群 alveolar-interstitial syndrome（AIS）は，肺水腫，間質性肺炎，肺線維症などを含む一連の疾患の総称であり，これらは肺の超音波検査において類似の所見を示す[9]。具体的に述べると，超音波画像上のアーチファクトの原因となる空気と液体の境界が，正常位置から液体側に移行することでこれらの所見がみられる。最もこの変化を引き起こすのは心原性肺水腫で，超音波画像上では多数の B

ラインとして現れるのが特徴である(図 7-4A, 図 7-4B)。B ラインは,CT 画像での小葉間隔壁の肥厚に対応しており,肺血管のうっ血を意味する[9]。B ラインは,超音波がこれらのうっ血部位にあたり多重反射(残響)して生じたアーチファクトと考えられる。

 これらの所見の特定には,超音波を B モードで使用し,少なくとも肺の 8 区域を画像描出する必要がある。そして,3 つ以上の B ラインが現れた区域を陽性とみなす[4]。2 つ以上の陽性区域が両側にみられる場合,超音波検査での AIS の定義を満たす必要がある(健常人でも,下側肺区域に 1 ~ 2 個の B ラインがみられることは多い)[4]。拡散性 B ラインが両側にみられる場合は,肺水腫の診断に対し,特異度 95%,感度 97% であることを示す研究もある[9]。この研究では,拡散性 B ラインが全肺領域で確認された患者 92 人のうち,胸部 X 線で AIS が確定したのは 86 人であった。また,救急での息切れ患者 300 人を対象とした別の研究では,77 人で,超音波検査(感度 85.7%,特異度 97.7%)により検出された広範性 AIS に放射線学的エビデンスを有していた[21]。

 肺の超音波検査における肺水腫の予測能を,PiCCO®(PULSION Medical Systems SE 社,Munich, Germany)による肺血管外水分量(EVLW)計測と,肺動脈カテーテル(PAC)誘導楔入圧で比較した研究がある[22]。この研究の登録被験者は 20 人のみであったが,B ラインスコア合計と EVLW($r=0.42$),および B ラインスコア合計と PAC 楔入圧($r=0.48$)との間に,正の線形相関が認められた。注意を要する点は,肺疾患患者はこの試験から除外されていたこと,肺線維症や急性呼吸促迫症候群(ARDS)といった病状でも B ラインが出現することである。

 さらに,超音波機器はさまざまな程度の肺うっ血や肺水腫の改善状況のモニタリングにも使用されている。定期的に透析を受けている患者 40 人を対象とした研究では,透析前および透析後に B ラインが検出されている[23]。そのうち 34 人の患者で,透析前と比べて透析後に,B ラインの数が統計学的に有意に減少している。この研究は,肺うっ血や肺水腫の患者に対するモニタリングにおいて,B ラインの数値化が,日々の体重計測を補完する手段となりうることを示唆している。また,急性非代償性心不全における B ライン測定も,その有用性が証明されている[22]。

肺炎/肺硬化症

肺炎 pneumonia は,救急と ICU の両方で頻繁に診断されている。超音波を用いると,肺硬化症 lung consolidation は胸膜下における低エコーの組織様所見として描出され[8](図 7-7A, 図 7-7B),超音波画像上で「肝変」と呼ばれる肝臓のようにみえる所見が確認される。肺炎患者のその他の超音波所見は,気管支含気像,局所的

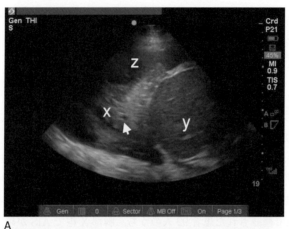

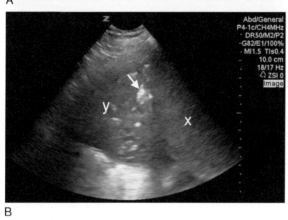

図 7-7　肺炎
A：画像では，肺炎(x)による気管支含気像が高エコー(矢印)に描出されている。肺は，画像上では肝臓(y)のようにみえる。これは「肝変」とも呼ばれる。胸水(z)もみられる(画像は Dr. Liz Turner の厚意による)。B：肺炎と気管支含気像は高エコー(矢印)となっている。肝臓(x)と肺(y)も描出されている(画像は Dr. Darrell Sutijono の厚意による)。

なコメットサイン(多重反射)，硬化内の血管所見などである。また，等エコー領域内でみられる高エコー性の線形/管状のアーチファクトは，無気肺を示唆する。

ICU 患者 65 人を対象とした前向き研究において，CT の肺胞硬化所見と比較したところ，超音波検査による肺炎の診断は感度 90％，特異度 98％であった[24]。ここでの注意点としては，この研究の超音波検査の施行者は経験豊富で，各患者に対し肺の精密検査を実施していることである。また，別の研究では，肺炎の症候を有する救急受診患者 49 人を対象に超音波検査を行っている[25]。そして，全患者が超

音波検査と胸部X線の両方を受けている。もし胸部X線が陰性で，超音波検査が陽性の場合は，CTで改めて確認した。その結果，49人中32人で肺炎が確認され，診断精度は超音波検査が96.9%，胸部X線が75%で，前者のほうが優れていた。この研究の限界点として，非盲検化，少ない被験者数，超音波検査施行者の熟練度にばらつきがあったことなどが挙げられる。この研究デザインでは，超音波検査のほうで偽陰性があった可能性もある。

胸水

胸水の検出

肺の超音波検査は，胸膜液検出に対し，かなりの有効性が証明されている。その検査では，Bモードを用いて，胸壁外側で中〜後腋窩線に沿ってプローブをあてていく。そうすることで，横隔膜および肝臓が識別される(図7-8)。胸水 pleural effusion は，横隔膜の上部に無エコー部位として現れる。また，呼吸サイクルに伴い，胸膜間の間隔の変化を示す「正弦曲線」も胸水の指標として用いられている[26]。胸部CTがゴールドスタンダードである4件の肺の超音波検査に関する研究のシステマティックレビューでは，超音波検査による胸水検出は，平均感度93%，特異度96%であることを示した[27]。

また肺の超音波検査は，外傷患者における血胸の即時検出に用いられている。ある研究では，標準的なFAST検査に2画像を追加して，外傷患者61人の胸腔を両側から検査した。その結果，超音波検査の血胸に対する感度と特異度は，それぞれ

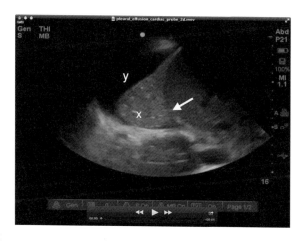

図7-8 胸水
コンベックス型プローブで腋窩中線から描出した胸水(y)を示す。虚脱した肺(x)が胸水の下に確認でき，矢印に示す部分が横隔膜でその尾側に肝臓が確認される。

92%と100%であった[28]。

胸水の定量化

胸水の総量もまた超音波検査で測定可能である。従来の胸部X線の前後像では、175 mL 程度の胸水が特定可能である[29]。一方、超音波検査では20 mLの胸水が検出可能である[30]。ある研究では、胸水が判明している患者に対し、胸水量の定量化を目的に81例で超音波検査を行った[31]。患者は仰臥位で少し(15度)上体を起こし、プローブを後腋窩線で体軸と垂直にあてた。臓側胸膜と壁側胸膜との間の最大距離(Sep)を呼気終末において測定し、予測胸水量(V)の算出に適用した。超音波検査から予測された液量を、胸腔穿刺の後でその液量と比較した。

$$V(mL) = 20 \times Sep(mm)$$

その結果、正の相関がSepとVの両方でみられた(それぞれ、$r=0.72$, $r^2=0.52$)。V値の平均予測誤差は 158.4 ± 160.5 mLであった。この研究での超音波ガイド下胸腔穿刺における合併症は報告されていない。

胸水の特徴

超音波検査は、胸水のサブタイプ(浸出性または滲出性)も識別可能な場合がある。胸膜液の所見は、無エコー、隔壁のない複合型、隔壁がある複合型、といった特徴を有する[32]。胸腔穿刺と肺の超音波検査を施行した患者320人を対象とした研究では、浸出液が無エコーとして描出された〔胸水タイプは、胸膜液の化学的分析および臨床的評価(腹水、末梢浮腫など)で決定〕[33]。隔壁のない複合型と隔壁がある複合型は、常に滲出性であった。だがこの時点で、超音波検査を胸腔穿刺や胸膜液の化学的な最終評価の代替とすべきではない。

超音波ガイド下胸腔穿刺

超音波ガイド下胸腔穿刺は安全で効果的である。胸水患者67人を対象とした研究では、超音波ガイドがある場合とない場合での胸腔穿刺を比較している。その結果、超音波の使用で臓器穿刺が症例の10%で回避され、正確な穿刺部位の特定が26%向上した[34]。超音波ガイド下胸腔穿刺を施行する場合は、患者を仰臥位にし、コンベックス型プローブを中腋窩線にあてて胸水を検出する。針を挿入する前に、肋間腔、横隔膜、胸水領域などの解剖学的指標を確認する。穿刺針は、神経血管束を避けて肋骨上縁で進める。

急性肺傷害/急性呼吸促迫症候群

胸部X線を用いた場合、急性呼吸促迫症候群(ARDS)の画像所見は、AIS、心原性肺水腫、肺線維症と類似している。そこで近年では、ARDSに固有の超音波画像

所見を特定する試みがなされている。ある研究では，58人の肺の超音波画像を比較し，そのうち18人が急性肺障害（ALI）/ARDSの基準（American European Consensus Conferenceの診断基準にもとづく）に合致し，残りの40人が急性肺水腫であった[35]。ALIまたはARDSの肺所見ではBラインが関与する領域がみられ，一方，心原性肺水腫ではBラインの分布がより拡散していた。ALI/ARDS患者は，典型的な気管支含気像とともに，肺の後部に硬化がみられ，胸膜は「スライディング」が減少し，肥厚化して粗野な所見を示す。最近公表された，ARDSでの肺の超音波検査に関するガイドラインでは，関連所見として次の特徴を挙げている[4]。

1. 前部胸膜下の硬化
2. 肺のスライディングの消失または減少
3. 正常な実質領域の減少
4. 胸膜の異常
5. Bラインの非相似的な配置

現時点では，これらの所見は前向き研究による検証がなされておらず，従来の急性肺水腫やALI/ARDSの診断方法の代替とすべきではない。

緊急（BLUE）プロトコルにおけるベッドサイドでの肺の超音波検査

肺の超音波検査での診断アルゴリズム（図7-9）を用いて，ICU患者の息切れを分類し，最終の診断結果と比較した大規模研究が最近行われた[7]。この研究では，まれな原因（頻度＜2％）と不確定診断は除外されており，肺の6区域で，AまたはBライン，肺のスライディング，肺胞の硬化について分析を行っている。両下肢の超音波検査も，深部静脈血栓症の検出のために実施された。その結果を次に示す。

慢性閉塞性肺疾患患者では，明らかなAラインの所見がみられた（感度89％，特異度97％）。肺水腫患者では，肺のスライディングとともにBラインの前方拡散がみられた（感度97％，特異度95％）。正常な肺検査値，および下肢超音波検査での深部静脈血栓の所見から，肺塞栓症が推定された（感度81％，特異度99％）。肺のスライディング欠如，およびAラインとlung pointから，気胸が推定された（感度81％，特異度100％）。前部および後部の硬化，前部の非対称性間質所見，または前部の拡散Bラインとそれに伴う肺のスライディング消失から，肺炎が推定された（感度89％，特異度94％）。超音波検査で認められる後側部肺胞/胸膜症候群postero-lateral alveolar and/or pleural syndrome（PLAP）は，肺炎を示唆する超音波画像でみられることが多く，この診断法はBLUEプロトコルのアルゴリズムで

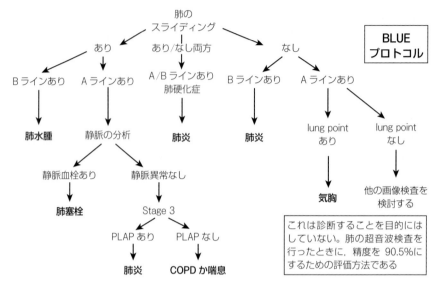

図 7-9　BLUE プロトコル
PLAP：後側部肺胞/胸膜症候群
Lichtenstein D, Meziere G. Relevance of lung US in the diagnosis of acute respiratory failure: the BLUE protocol. *Chest*. 2008;134:117-125. より引用。

用いられている。後側部位は胸壁の下方外側部に位置し，そこで滲出と硬化部位が認められれば陽性である。症例の 90.5％が，これらの画像所見により正確に最終診断がなされた。注意すべき点は，診断が複数ある場合，最終診断がない場合，間質性肺疾患や重度の胸膜滲出のような「まれ」な症例の場合，この研究から除外されていたことである。

超音波検査が制限される状況

ベッドサイドでの超音波検査はほとんどの患者に対し容易に行えるが，特別な状況では問題が生じる。胸壁が厚い肥満患者では最適な画像が得られず，アーチファクト生成が限定される。皮下気腫または胸腔チューブの患者と外傷または術後のため大量の包帯で覆われている患者でも，適切な画像が得られない場合が多い。さらに，超音波検査の施行者が自信をもって読影できるよう，十分な訓練が必要不可欠である[37]。

結論

肺における超音波機器の使用は，1980年代の導入を機に飛躍的に増加している。携帯型の超音波機器は，さまざまな肺病変がベッドサイドで安全・迅速に検出されることを可能にし，費用効率の高い手段となっている。また，集中治療現場からの移送の最少化にも役立っている。超音波機器を用いることで，胸部X線やCTによる有害な電離放射線への曝露の繰り返しが軽減されている[36]。超音波機器は，呼吸器からの抜管成功率の予測，人工呼吸器患者の供給管理の評価，ARDSと典型的な肺胞-間質症候群(AIS)所見との鑑別などにも，今後は用いられていく可能性がある。

関連文献

文献	研究デザイン	結果
Volpicelli et al., *Intensive Care Med.* 2012[4]	コンセンサスによる推奨度	肺の超音波画像所見を定義
Lichtenstein et al., *Chest.* 2008[7]	ICUでの急性呼吸不全患者260人を対象とした前向き観察研究。肺の超音波検査の結果とICUでの最終診断の比較	超音波検査を行った90.5%の症例で呼吸器不全の正確な診断がなされた
Lichtenstein et al., *Am J Respir Crit Care Med.* 1997[9]	ICU患者250人を対象とした肺の超音波検査に関する前向き観察研究。X線検査で121人に肺胞-間質症候群(AIS)の所見があり，129人にはなかった	AISを示唆するコメットサインの感度は93.4%
Kirkpatrick et al., *J Trauma.* 2004[19]	外傷患者225人を対象としたeFASTに関する前向きコホート観察研究	外傷後の気胸検出で，eFASTは胸部X線より感度が高く(48.8% vs. 20.9%)，両検査とも特異度が高かった(99.6% vs. 98.7%)
Alrajhi et al., *Chest.* 2012[20]	気胸患者1,048人を対象にした8研究のメタ分析。864人が胸部X線と肺の超音波検査の両方を受けた	超音波検査は胸部X線より感度が高かった(90.9% vs. 50.2%)。特異度は同等に高かった(98.2% vs. 99.4%)
Agricola et al., *Chest.* 2005[22]	心臓術後患者20人を対象にした肺の超音波検査に関する前向き観察研究	コメットサインが，肺血管外水分量($r=0.42$, $p=0.001$)と楔入圧($r=0.60$, $p=0.0001$)に相関した
Noble et al., *Chest.* 2009[23]	血液透析患者40人を対象にした肺の超音波検査に関する前向き観察研究	透析で体液が排出されるにつれ，有意なBラインの減少がみられた($p<0.001$)

(つづく)

文献	研究デザイン	結果
Mayo et al., Chest. 2009[37]	コンセンサスについての記述	集中治療での超音波検査に関する定義

文献

1. National Institute of Clinical Excellence. *Final Appraisal Determination: Ultrasound Locating Devices for Placing Central Venous Catheters*. National Institute of Clinical Excellence; 2002.
2. American College of Emergency Physicians. Policy statement. Emergency ultrasound guidelines. *Ann Emerg Med*. 2009;53:550–570.
3. Lichtenstein D, Axler O. Intensive use of general ultrasound in the intensive care unit. Prospective study of 150 consecutive patients. *Intensive Care Med*. 1993;19(6):353–355.
4. Volpicelli G, Elbarbary M, Blaivas M, et al. International evidence-based recommendations for point-of-care lung ultrasound. *Intensive Care Med* 2012;38:577–591.
5. Chan VWS. *Ultrasound Imaging for Regional Anesthesia*. 2nd ed. Toronto, ON: Toronto Printing Company; 2009.
6. Fowler C, McCracken D. US Probes: risk of cross infection and ways to reduce it-comparison of cleaning methods. *Radiology*. 1999;213:299–300.
7. Lichtenstein D, Meziere G. Relevance of lung ultrasound in the diagnosis of acute respiratory failure: the BLUE protocol. *Chest*. 2008;134:117–125.
8. Lichtenstein DA. *Whole Body Ultrasonography in the Critically Ill*. Berlin, Germany: Springer-Verlag; 2010.
9. Lichtenstein D, Meziere G, Biderman P, et al. The comet-tail artifact. An ultrasound sign of alveolar-interstitial syndrome. *Am J Respir Crit Care Med*. 1997;156:1640–1646.
10. Rowan KR, Kirkpatrick AW, Liu D, et al. Traumatic pneumothorax detection with thoracic US: correlation with chest radiography and CT- initial experience. *Radiology*. 2002;225:210–214.
11. Neff MA, Monk JS, Peters K, et al. Detection of occult pneumothoraces on abdominal computed tomographic scans in trauma patients. *J Trauma*. 2000;49:281–285.
12. Tocino IM, Miller MH, Frederick PR, et al. CT detection of occult pneumothoraces in head trauma. *Am J Roentgenol*. 1984;143:987–990.
13. Rhea JT, Novelline RA, Lawrason J, et al. The frequency and significance of thoracic injuries detected on abdominal CT scans of multiple trauma patients. *J Trauma*. 1989;29:502–505.
14. Blaivas M, Lyon M, Duggal S. A prospective comparison of supine chest radiography and bedside ultrasound for the diagnosis of traumatic pneumothorax. *Acad Emerg Med*. 2005;12:844–849.
15. De Luca C, Valentino M, Rimondi M, et al. Use of chest sonography in acute-care radiology. *J Ultrasound*. 2008;11:125–134.
16. Lichtenstein DA, Meziere G, Lascols N, et al. Ultrasound diagnosis of occult pneumothorax. *Crit Care Med*. 2005;33:1231–1238.
17. Soldati G, Testa A, Pgnataro G, et al. The ultrasonographic deep sulcus sign in traumatic pneumothorax. *Ultrasound Med Biol*. 2006;32:1157–1163.
18. Lichtenstein D, Meziere G, Biderman P, et al. The "Lung Point": an ultrasound sign specific to pneumothorax. *Intensive Care Med*. 2000;26:1434–1440.
19. Kirkpatrick AW, Sirois M, Laupland KB, et al. Hand-held thoracic sonography for detecting posttraumatic pneumothoraces: the extended focused assessment with sonography for trauma (EFAST). *J Trauma*. 2004;57:288–295.
20. Alrajhi K, Woo MY, Vaillancourt C. Test characteristics of ultrasonography for the detection

of pneumothorax: a systematic review and meta-analysis. *Chest.* 2012;141(3):703–708.
21. Volpicelli G, Caramello V, Cardinale L, et al. Bedside ultrasound of the lung for the monitoring of acute decompensated heart failure. *Am J Emerg Med.* 2008;26(5):585–591.
22. Agricola E, Bove T, Oppizzi M, et al. "Ultrasound comet-tail images": a marker of pulmonary edema: a comparative study with wedge pressure and extravascular lung water. *Chest.* 2005; 127(5): 1690–1695.
23. Noble V, Murray A, Capp R, et al. Ultrasound assessment for extravascular lung water in patients undergoing hemodialysis. *Chest.* 2009;135:1433–1439.
24. Lichtenstein DA, Lascols N, Meziere G, et al. Ultrasound diagnosis of alveolar consolidation in the critically ill. *Intensive Care Med.* 2004;30(2):276–281.
25. Parlamento S, Copetti R, Di Bartolomeo S. Evaluation of lung ultrasound for the diagnosis of pneumonia in the ED. *Am J Emerg Med.* 2009;27(4):379–384.
26. Lichtenstein D, Hulot JS, Rabiller A, et al. Feasibility and safety of ultrasound-aided thoracentesis in mechanically ventilated patients. *Intensive Care Med.* 1999;25:955–958.
27. Grimberg A, Shigueoka DC, Atallah AN, et al. Diagnostic accuracy of sonography for pleural effusion: systematic review. *Sao Paulo Med J.* 2010;128(2):90–95.
28. Brooks A, Davies B, Smethhurst M, et al. Emergency ultrasound in the acute assessment of haemothorax. *Emerg Med J.* 2004;21(1):44–46.
29. Webb WR, Higgins CB. *Thoracic Imaging: Pulmonary and Cardiovascular Radiology.* Philadelphia, PA: Lippincott Williams & Wilkins; 2004.
30. Rothlin MA, Nat R, Amgwerd M, et al. Ultrasound in blunt abdominal and thoracic trauma. *J Trauma.* 1993;34:488–495.
31. Balik M, Plasil P, Waldauf P, et al. Usefulness of ultrasonography in predicting pleural fluid in mechanically ventilated patients. *Intensive Care Med.* 2006;32:318–321.
32. Marks WM, Filly RA, Callen PW. Real-time evaluation of pleural lesions: new observations regarding the probability of obtaining free fluid. *Radiology.* 1982;142:163–164.
33. Yang PC, Luh KT, Chang DB, et al. Value of sonography in determining the nature of pleural effusion: analysis of 320 cases. *AJR Am J Roentgenol.* 1992;159(1):29–33.
34. Diacon A, Brutsche M, Soler M. Accuracy of pleural puncture sites: a prospective comparison of clinical examination with ultrasound. *Chest.* 2003;123:436–441.
35. Copetti R, Soldati G, Copetti P. Chest sonography: a useful tool to differentiate acute cardiogenic pulmonary edema from acute respiratory distress syndrome. *Cardiovasc Ultrasound.* 2008;6:16.
36. Brenner D, Hall E. Computed tomography—an increasing source of radiation exposure. *N Engl J Med.* 2007;357:2277–2284.
37. Mayo PH, Beaulieu Y, Doelken P, et al. ACCP/La Societe de Reanimation de Langue Francaise statement on competence in critical care ultrasonography. *Chest.* 2009;135:1050–1060.

Section 4
肺の集中治療

- 8 呼吸不全と人工呼吸
- 9 COPD，喘息，肺高血圧症での人工呼吸器を用いた治療計画
- 10 急性肺水腫
- 11 高リスクの肺塞栓症
- 12 急性呼吸促迫症候群
- 13 体外式膜型人工肺

8

呼吸不全と人工呼吸
respiratory failure and mechanical ventilation

Jon-Emile S. Kenny and Stephen Ruoss

背景

急性呼吸不全 acute respiratory failure は致命的な経過をたどるため,救急医はすぐに認識し治療介入しなければならない[1]。急性呼吸不全の原因は無数にあり,臨床像としては徐呼吸で傾眠を呈するものから,頻呼吸,頻脈,興奮状態のものまでさまざまである。急性呼吸不全の適切な診断と治療には,肺の病態生理を正しく理解しておく必要がある。

正常な呼吸運動は,中枢神経系で始まり,胸郭,呼吸筋,肺実質,肺血管系に至る機能的連鎖である[3,4]。この連鎖がどこで途絶えても急性呼吸不全に陥る。急性呼吸不全は組織の代謝需要に呼吸器系が応えられない場合に生じ[2],従来から低酸素性と高二酸化炭素性に分類されている。

低酸素性呼吸不全

低酸素性呼吸不全 hypoxemic respiratory failure の一般的な原因は,広範囲の肺胞低換気,拡散障害,換気血流比不均等,シャントなどである[2~4]。加えて,低圧環境(高地),吸入酸素濃度(F_{IO_2})と混合静脈血酸素飽和度(S_{VO_2})の低値も原因として挙げられる。

低換気

肺胞換気は,肺が酸素を肺毛細血管に送り,二酸化炭素を取り除く過程である。肺胞気式は,大気圧と F_{IO_2} がある状態で,肺胞内での酸素と二酸化炭素の関係を表す。

$$P_{AO_2} = (P_{bar} - P_{H_2O}) \times F_{IO_2} - (P_{aCO_2}/0.8) \qquad 式8\text{-}1$$

(P_{AO_2}:肺胞酸素分圧,P_{bar}:大気圧,P_{H_2O}:水蒸気圧,P_{aCO_2}:動脈血二酸化炭素分圧)

この式は単に肺胞内での酸素分圧と二酸化炭素分圧の関係を示しているにすぎず，何が原因でそうなるかは示していない。例えば，中毒や器質的障害により中枢神経系障害をきたした場合，正常な肺胞換気は損なわれることがある。このとき，肺胞内の二酸化炭素分圧は上昇し，酸素分圧は低下する。この2つの機序はそれぞれ独立しているが，それらを結びつけるのは肺胞低換気である。
　肺胞気-動脈血酸素分圧較差（A-aDo₂）は計算で求められ，酸素がどれだけ肺胞から動脈血に移動しているかの指標となる。

$$A-aD_{O_2} = P_{AO_2} - P_{aO_2}$$
$$A-aD_{O_2} = [(P_{bar} - P_{H_2O}) \times F_{IO_2} - (P_{aCO_2}/0.8)] - P_{aO_2}$$ 式8-2
（P_{aO_2}：動脈血酸素分圧）

　A-aDo₂の開大（>10 mmHg）は拡散障害，換気血流比不均等，シャントのある患者でみられる。低換気の場合，肺胞酸素分圧（P_{AO_2}：前述の肺胞気式により計算されたもの）と動脈血酸素分圧（P_{aO_2}）の差は小さいので，A-aDo₂は正常になる。
　しかし実際には，広範囲の肺胞低換気では，肺実質に影響する病態（例えば，誤嚥や圧迫性無気肺）を合併していることが多い。これらの患者に対して一般的に行われる酸素投与は，換気血流比不均等（後述）や窒素無気肺を起こす場合がある[2,3]。これら2つの病態はA-aDo₂を開大させ，この計算式の有用性を低下させる。

拡散障害

肺胞から赤血球まで，酸素分子は肺胞上皮細胞，間質腔，肺毛細血管内皮を通過し，ようやく赤血球内に入る。この受動拡散の過程を障害する，すべての疾患や障害は，拡散障害として知られている。拡散障害は低酸素血症に関与（増悪因子となることは滅多にないが）することがある。通常，肺胞と赤血球の酸素濃度は赤血球が肺毛細血管を1/3ほど進んだところで平衡に達する（二酸化炭素はそれよりずっと速い）[2,3]。平衡に達するのが速いため，毛細血管通過時間が大幅に短縮するとき（例えば，運動中）でも，ガス交換能が低下することはない。しかし，肺血流増加とともに肺胞-毛細血管表面積の大幅な減少がある場合（例えば，重症肺気腫や肺線維症などの重症間質性肺疾患），低酸素血症は増悪する。この場合，赤血球が肺毛細血管を通過する間に，赤血球の酸素分圧は肺胞の酸素分圧と平衡に達することができなくなる。

換気血流比不均等

換気血流比〔V/Q（V_A/Q）〕不均等は救急医が直面する，最も一般的で重要な低酸

素血症の原因である[1]。肺胞換気量(V_A)は,(1)呼吸数(RR),(2)1回換気量(Vt),(3)死腔率(Vd/Vt)の3つの変数により規定され次の式で表される。

$$V_A=(RR\times Vt)\times[1-(Vd/Vt)] \qquad 式8\text{-}3$$

RRとVtの積は分時換気量(Mve)として知られる。ある肺領域における肺胞換気量(V_A)がその血流量(Q)を上回る場合,V/Qは1を超える。このようなV/Q不均等が起こると,肺胞と肺毛細血管のガス分圧は大気のガス分圧に近づく(すなわち,高い酸素分圧と低い二酸化炭素分圧)。そのような肺領域はガス交換に効率的であると思われるかもしれないが,実際は非効率的である。V/Qが1を超える領域での肺毛細血管内の酸素分圧は高いが,これらの領域からの動脈血酸素含量はそれほど増加しない。この理由は,血液の酸素含量はおもにヘモグロビン濃度と酸素飽和度により決定され,溶解酸素はほとんど寄与しないこと,さらに酸素解離曲線(図8-1)はPa_{O_2}が60 mmHgを超すとほぼ平坦となるため,Pa_{O_2}が大幅に上昇しても酸素飽和度はあまり上昇しないからである。

酸素解離曲線とは異なり,二酸化炭素解離曲線は直線である。それにより,V/Qが高い肺領域では二酸化炭素分圧が低下し,それにより溶解二酸化炭素も低下,結果として肺胞毛細血管における二酸化炭素含量が減少する。これが,低酸素血症において,正常もしくは低い二酸化炭素濃度がよくみられる理由である。二酸化炭素貯留によるpHの軽度の低下は,肺胞換気を強力に刺激し増加させ,Pa_{CO_2}を低下させるのである。

死腔とは,換気はあるが,血流のない肺の領域である。すべての肺にはガス交換

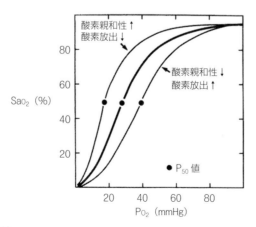

図8-1 酸素解離曲線
Sa_{O_2}:ヘモグロビン酸素飽和度,P_{O_2}:酸素分圧

には関与しない伝導気管支として一定量の生理的な死腔が存在する。しかし，血流のない肺胞は，病的な死腔と考えられる。これらの2種類の死腔は，それぞれ解剖学的死腔，生理学的死腔と呼ばれる。死腔（解剖学的死腔，生理学的死腔どちらも）は数値的にはV/Qが高い領域である。しかし，死腔は，換気の増加ではなく，肺血流がなくなることにより生じる（V/Q無限大）。これらの肺領域はV/Qが1：1を超える肺領域（V/Q高値）とは異なる振るまいをする。式8-3（前述）から死腔と肺胞換気量は反比例することがわかる。そのため，死腔の増加は機能的に低V/Qのような生理機能を示すこととなる。後述するが，低V/Qでは，低酸素血症と高二酸化炭素血症のいずれをも引き起こす。

　血流に比して肺胞換気量が減少すると（低V/Q），肺胞のガス組成は混合静脈血の組成に近づき，酸素分圧は低くなり，二酸化炭素分圧が高くなる。結果，これらの肺領域では酸素濃度が低く，二酸化炭素濃度が高い血液となる。当然，V/Qが低い肺領域からの血流は，V/Qが正常もしくは高い肺領域からの血流に比べて多いため，これらの肺領域は特に混合動脈血のガスの数値に影響する。

シャント

シャントは低V/Qの状態が最も重度のものである（V/Qが0）。シャントは混合静脈血がガス交換に関与することなく左心に向かって還流するときに生じる。心臓の疾患（例えば，卵円孔開存）や肺疾患〔例えば，重度の肺炎や急性呼吸促迫症候群（ARDS）〕がシャントの原因となる。シャントにより混合静脈血が肺胞ガスに触れることなく左心に戻る。シャントがあればあるほど，混合静脈血の酸素含量が動脈血の酸素含量に寄与することになる。シャント状態は酸素投与に反応しないと教えられているが，これは部分的には正しい。シャントによる酸素不応性の低酸素は，シャント率が40～50％に近づくと起こり始める[3]。特に，急性肺傷害やARDSは，概してシャント率が20～30％に近づくと発症する。

　動脈血酸素飽和度は，混合静脈血（右室から肺に入る血液）酸素飽和度と，肺がどれだけ血流に合った換気ができるかにより決定される。もし，組織酸素消費量の増加，低心拍出量，ヘモグロビン低値などにより肺に戻ってくる血液の酸素飽和度が低い場合，V/Q不均等（特にシャント状態）の低酸素血症に対する影響は大きくなる。

高二酸化炭素性呼吸不全

高二酸化炭素性呼吸不全 hypercapnic respiratory failure は肺胞換気量（V_A）の減少

で生じる.**式8-3**で示したように,肺胞換気量は(1)呼吸数,(2)1回換気量,(3)死腔率の3つの変数により決定される.そのため,高二酸化炭素血症は,呼吸中枢の障害や神経筋障害,胸郭変形,肺の負荷抵抗や弾性抵抗が上昇する疾患で,死腔の増加により生じる.これらの疾患のほとんどがV/Q不均等に関係している.

中枢神経系障害や神経筋障害で低換気と高二酸化炭素血症が生じることは直感的に理解できるが,慢性閉塞性肺疾患(COPD)や喘息,慢性心不全といった肺の負荷抵抗や弾性抵抗が上昇する疾患で高二酸化炭素血症に至ることは,やや理解しがたい.それは,このような疾患の典型的な症状は,著しい頻呼吸を呈するからである.これらの疾患における重要な生理学的異常は速く浅い呼吸である.浅い1回換気量(Vt)は,頻呼吸にもかかわらず,分時換気量(Mve)を減少させ,死腔率を上昇させる.解剖学的死腔(Vd)が相対的に一定であるため,急激な1回換気量の減少は,死腔率(Vd/Vt)の上昇を引き起こす.前述したように,真の死腔換気は二酸化炭素を除去するのを妨げる.また,死腔は理論的には高V/Qであるが,その生理機能は低V/Q領域のものと似ており,結果として低酸素血症と高二酸化炭素血症を引き起こす.

高二酸化炭素血症の鑑別診断として,二酸化炭素産生の増加も考慮する必要がある.動脈血の二酸化炭素含量は組織での二酸化炭素産生量に正比例し,肺胞換気量(V_A)に反比例する.

$$Pa_{CO_2} = V_{CO_2}/V_A$$
もしくは　　　　　　　　　　　　式8-4
$$Pa_{CO_2} = V_{CO_2}/(RR \times Vt) \times [1-(Vd/Vt)]$$
(V_{CO_2} = 二酸化炭素産生量)

産生の増加が唯一の高二酸化炭素血症の原因であることは滅多にないが,重要な原因となる可能性はある.それは特に呼吸運動が亢進した場合である.四肢筋とともに,呼吸筋は体の二酸化炭素産生量を4倍増加させることがある[5].発熱も,1℃あたりおよそ二酸化炭素産生を10%増加させる[6].

急性呼吸不全に対する別のアプローチ

低酸素性,高二酸化炭素性という古くからの呼吸不全の分類は,その背景にある病因の目安となるし,人工呼吸器の初期設定の一助となる.前述したこれらの病因が重複して存在すること,またV/Q不均等が急性呼吸不全の最も多い原因であることを前提として,呼吸反応連鎖に換気や血流の一般的な障害を併せて考えると,生

表 8-1 急性呼吸不全の原因

神経筋障害	肺実質障害	
低換気	高 V/Q と死腔	低 V/Q とシャント
典型的には低酸素性/高二酸化炭素性呼吸不全	典型的には低酸素性呼吸不全±死腔率が高い場合は高二酸化炭素性呼吸不全	典型的には低酸素性呼吸不全±死腔率が高い場合は高二酸化炭素性呼吸不全
呼吸中枢の障害：脳幹部，中毒，非痙攣性てんかん重積，粘液水腫，中枢神経系感染 **神経筋障害**：頸髄損傷，横断性脊髄炎，有機リン中毒，Guillain-Barré 症候群，横隔神経麻痺，電解質異常 **胸郭変形**：脊柱後側弯症，胸郭形成術後，肥満，大量腹水，動揺胸郭	**閉塞性肺疾患**：肺気腫，気管支拡張症 換気に比して肺血流を減少させるような急激な心拍出量の減少 肺塞栓 高い陽圧換気と PEEP による肺血流の減少 速く浅い呼吸	**両側びまん性肺病変**：肺水腫，ARDS，肺胞出血 **片側肺病変**：誤嚥，無気肺，肺水腫，気胸 **巣病変や多発巣病変**：肺炎，肺挫傷，区域性無気肺，肺梗塞，胸水 **拡散障害**：間質性肺疾患，原発性肺高血圧症

ARDS：急性呼吸促迫症候群，PEEP：呼気終末陽圧，V/Q：換気血流比

理学的な理解が可能となり，急性呼吸不全への有効なアプローチができるかもしれない。このようなアプローチを可能にするために，急性呼吸不全を神経筋異常と肺実質の障害(気道の損傷や異常，肺胞障害，肺血管障害)に簡潔に分類している(**表 8-1**)[2]。

人工呼吸器の基礎

人工呼吸器の基本的な用語を身につけるのは困難である。メーカーにより一貫性がないことに加え，新機種の新しい換気モードにより複雑になっているからである。ここでは人工呼吸器の基礎について概説する。特定の疾患に対する人工呼吸戦略は後の章で詳しく述べる。

人工呼吸器のモード

人工呼吸器では気管チューブを通し陽圧をかける。患者に送られる呼吸様式により，人工呼吸器のモードが規定される。呼吸様式は，トリガー(吸気の開始)，リミット(吸気の維持)，サイクル(吸気の終了)の3つの変数により規定され，どのように呼吸が終了する(サイクルする)かによりモードが決まる。容量サイクル換気は，設定した換気量に達すると吸気が終了する。圧サイクル換気は設定した時間に達すると吸気が終了する(**図 8-2**)。これは正確には時間サイクル(time-cycled)換気であるが，一般的な専門用語である「圧サイクル」をここでは使用する。

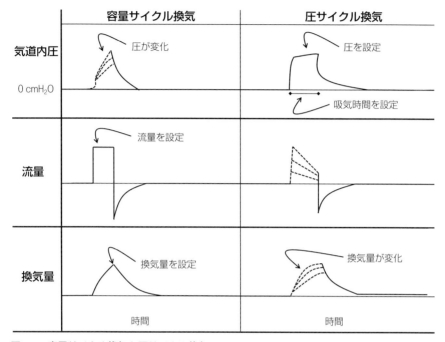

図 8-2　容量サイクル換気と圧サイクル換気

　容量サイクル換気と圧サイクル換気の使い分けは，何をコントロールしたいかによる。患者が保証された分時換気量（Mve）を必要とする場合（例えば，重度の酸塩基平衡障害がある患者），容量サイクル換気を選択することは，Mve を直接コントロールできるため理にかなっている。一方，気道内圧を厳格に調節したい場合（例えば，人工呼吸器関連肺傷害や高気道内圧のリスクがある患者），圧サイクル換気で開始する。

　重要なことであるが，容量サイクル換気で換気を開始する際，ピーク圧とプラトー圧はそれぞれ気道抵抗と胸郭コンプライアンスに依存して変化しうる。逆に，あらかじめ圧が設定されている場合には，1 回換気量（Vt）や Mve が変化しうる。胸郭コンプライアンスや気道内圧と Vt との関係の詳細は後述する。

容量サイクル換気

　容量サイクル換気 volume-cycled ventilation の最も一般的なモードは，補助-調節 assist-control（AC）換気と同期式間欠的強制換気 synchronized intermittent mandatory ventilation（SIMV）の 2 つである。AC 換気は呼吸が人工呼吸器により開始されるか患者により開始されるかにかかわらず，各換気で設定された Vt が送られる

モードである．AC 換気では，患者は人工呼吸器で設定した最低限の呼吸数（RR）と Vt を受ける．もし患者が，設定した換気回数よりも速い内因性の換気ドライブを有する場合でも，患者は各換気で人工呼吸器が送り出す Vt を受ける．そのため AC 換気では，呼吸を開始するのが患者であるか人工呼吸器であるかに関係なく，どんな RR であれ，定められた確実な Vt が保証される．

　AC 換気とは対照的に，SIMV では設定された Vt が，設定された回数のみ患者に送られるのが特徴である．患者が設定された換気回数より多く呼吸する場合は，設定された Vt で補助されず，自身の呼吸による Vt で換気される．設定された RR を超えて開始される呼吸に対して，患者が生理的な Vt を達成するのを補助するために，圧補助が設定できるのも特徴である．

　AC 換気と SIMV はいずれも RR と Vt の両方を設定するため，最低限の Mve が保証される．AC 換気と SIMV の重要な違いは，AC 換気では設定された RR 以上の患者の呼吸を完全な Vt で補助するのに対し，SIMV では設定された RR が患者の換気要求に対し十分でない場合，患者は適切な Mve を受けられないことである．これは人工呼吸を始める際，患者が生理学的に必要とする量が完全にはわからないため，特に重要である．そのため，救急外来などでの人工呼吸器の初期設定としては，AC 換気に利がある．鎮静されたり筋弛緩を受けた患者では，AC 換気でも SIMV でも達成される Mve は同じになる．

圧サイクル換気

SIMV や AC 換気と対照的に，圧サイクル換気 pressure-cycled ventilation では気道内圧を独立した変数（医師がコントロール）として用いる．したがって，このモードでの Vt（結果として Mve も）は，設定された圧，気道抵抗，胸郭コンプライアンスにより左右される依存性の変数となる．従圧式換気 pressure-controlled ventilation（PCV）は，補助換気（アシスト：患者がトリガー）と調節換気（コントロール：機械がトリガー）の両方が可能である点において AC 換気と似ているが，圧サイクルである（容量サイクルでない）点が異なる．すでに述べたように，PCV では補助換気も調節換気も時間サイクル換気である．そのためこれらのモードでは，直接調節できるのは吸気時間と呼気時間（つまり，I：E 比）のみとなる．PCV は保証された換気量を犠牲にして，気道内圧を直接管理したい場合に使用される．

プレッシャーサポート換気

このモードでは，人工呼吸器は患者の自発呼吸の間，設定された圧を供給する．吸気時間，呼気時間，Vt の設定はない．プレッシャーサポート換気 pressure support ventilation（PSV）は患者の協力や努力に依存しているため，この換気モードは，患者の状態（鎮静度，呼吸筋の弱さ，痛みや興奮）により大幅に変化しうる．PSV

は一般的に ICU で抜管前に使用され（つまり，ウィーニングモードとして使用），救急外来ではあまり使用されない。

非侵襲的陽圧換気

非侵襲的陽圧換気 noninvasive positive pressure ventilation(NPPV)では，鼻または口・鼻に密にフィットさせたマスクを通じて陽圧をかける。NPPV には，双圧式気道陽圧 bilevel positive airway pressure(BiPAP)と持続性気道内陽圧 continuous positive airway pressure(CPAP)の2つの基本的なモードがある。BiPAP はその名が示すとおり，2つの圧〔吸気気道陽圧 inspiratory positive airway pressure (IPAP)と呼気気道陽圧 expiratory positive airway pressure(EPAP)〕の設定が必要である。IPAP，EPAP ともに0気圧(大気圧)を基準とするため，BiPAP における圧変化("Δ"で表される)は IPAP－EPAP となる。吸気と呼気の圧差は肺胞換気や二酸化炭素除去を補助するための駆動圧となる。ここで留意すべき点は，EPAP は侵襲的人工呼吸器設定で用いられる呼気終末陽圧(PEEP)に相当し，大気圧よりも高い圧で呼気の間に送られるものと定義されている。また，BiPAP は非侵襲的な PSV とみなせる。PSV と BiPAP の重要な違いのひとつとして，圧のパラメータを定義する用語がある。PSV の場合，吸気圧は基準を PEEP としそれを上回る圧である。一方，BiPAP の場合では，IPAP は大気圧を基準としそれを上回る圧であり，EPAP を上回る圧ではない。

　対照的に CPAP は1つの圧設定のみである。単一の圧が呼吸周期を通じて送られる。言い換えれば，IPAP と EPAP が同じということである。CPAP は閉塞した気道を広げた状態に保ち，その結果，低 V/Q の肺領域の数を減らすことができ，酸素化に有利に働く。BiPAP では設定した IPAP と EPAP があることから，Vt を増やし，酸素化だけでなく換気(二酸化炭素除去)を補助することが可能となる。

人工呼吸器での気道内圧

人工呼吸器における2つの重要な生理学的特徴は，気道内圧と呼気終末陽圧(PEEP)である。人工呼吸器で計測される最高気道内圧〔最高吸気圧 peak inspiratory pressure(PIP)とも呼ばれる〕は，胸郭(肺と胸壁)コンプライアンスと気道抵抗に打ち勝つために必要な圧である(**式 8-5**)。コンプライアンスとは，可変性のある物体が圧変化に対して容量を変化させることである。例えば，コンプライアンスの低い胸郭では，圧変化が大きくても容量は少ししか変化しない。気道抵抗は血管の抵抗に似ており，気流を制限する機械的な要素と説明される。気管から肺胞までおよ

そ 23 の分岐があり，気道抵抗は各分岐における気道断面積の総和によって決まる。気管は1つの終末細気管支より大きな直径を有しているが，すべての終末細気管支の総横断径よりもずっと小さい。そのため，健全な肺の気管は終末細気管支よりも気道抵抗に影響する。

$$PIP = (Vt/Ct) + (Raw \times Q) \qquad 式8\text{-}5$$
（PIP：最高吸気圧，Vt：1回換気量，Ct：胸郭コンプライアンス，Raw：気道抵抗，Q：気流）

式8-5では PIP を2つの要素に分けている。Vt と胸郭コンプライアンスにより決定される静的要素と，気流と肺の合成気道抵抗により決定される動的要素である。結果として，気道抵抗の増大もしくは胸郭コンプライアンスの低下は最高気道内圧を上昇させる。この2つは吸気終末に気流を停止させること（吸気ホールド）により区別される。気流がなくなれば（つまり Q が0），上の式から抵抗の要素がなくなり，残った圧は胸郭コンプライアンスのみに関連するものとなる。この圧はプラトー圧と呼ばれる。

PIP が高い患者で，ピーク圧とプラトー圧の差が大きい場合，気道抵抗が大きいことが示唆される。逆に，ピーク圧とプラトー圧の差が小さい場合，胸郭のコンプライアンスが低いことが示唆される（図8-3）。通常のピーク圧とプラトー圧は，それぞれおよそ 20 cmH$_2$O，10 cmH$_2$O である。吸気を停止する手法は，圧サイクル換気ではなく容量サイクル換気で行うことができる。なぜなら，容量サイクル換気において，圧は依存性の変数となるからである。

呼気終末陽圧 positive end-expiratory pressure（PEEP）は侵襲的換気もしくは非侵襲的換気を受けている患者に適用される。気管チューブが声帯を分ける際に失われるとされる「生理学的 PEEP」を補完するためとして，しばしばいくらか少量の PEEP が適用されている[7]。生理学的 PEEP が生じるというエビデンスはほとんどないが，PEEP は酸素化補助のために治療的に適用される[8]。PEEP は一般的に 5〜15 cmH$_2$O 程度かけられ，呼気終末に肺胞や小さな気道が閉塞するのを防ぐことにより酸素化を促進する。前述のように，さまざまな機序で低 V/Q の肺領域が生じる。例えば，炎症や分泌物，気道の浮腫による気道抵抗の増大，体型からくる生理的圧迫，コンプライアンスが高すぎる気道はすべて，血流に比べて肺胞換気が減少する原因となる。適切な PEEP は気道を開通させ，肺コンプライアンス曲線上の肺にとって機能的に有利となる部分にとどまらせる。

PEEP は有益ではあるが，心臓と肺の双方に有害となる場合もある。PEEP による平均気道内圧の上昇は，右心系，肺血管系，左心系に影響を及ぼす。具体的には，

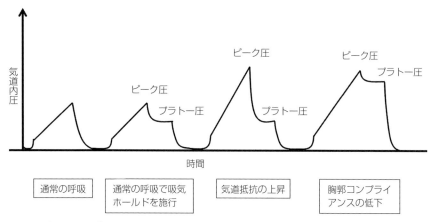

図 8-3　ピーク圧とプラトー圧

　過度の PEEP は静脈還流量を減らし，それにより心拍出量が減少し組織への酸素供給が減少する可能性がある[9]。また，過度の PEEP は肺胞破裂をきたす可能性もある[10]。

　時定数とは，肺の換気されている部分が膨らんだり縮んだりするのに必要な時間である。時定数は肺の気道抵抗とコンプライアンスに直接比例する。そのため，肺の気道抵抗とコンプライアンスが上昇した場合，縮むのに要する時間は延長する。これは，気道抵抗とコンプライアンスが著明に上昇する肺気腫で特に重要である。もし，肺が収縮する前に次の呼吸を開始する（もしくは人工呼吸器により送りこまれる）場合，そこには残存容量（結果として圧）が生まれる。この現象は auto-PEEP や内因性 PEEP と呼ばれる。auto-PEEP のリスクは気道閉塞や頻呼吸がある患者で高くなる。auto-PEEP をみつけるためには，まずその存在を疑わなければならない。人工呼吸器の使用時には，呼気カーブの波形が次の呼吸までにゼロに戻っていない場合に auto-PEEP の存在が示唆される（図 8-4）。呼気終末圧は外因性（人工呼吸器による）PEEP と内因性 PEEP の合計であることから，呼気終末で呼吸を停止させることは気道に圧が残存することを示すもうひとつの方法である。外因性 PEEP と同様に，過度の auto-PEEP は右心への静脈還流を減らし，心拍出量にマイナスの影響を与える。血行動態に影響を与える auto-PEEP の治療は，単純に患者を人工呼吸器からはずして肺が減圧できるようにすることである。内因性 PEEP を継続的に補正するには，患者を鎮静し，呼吸数を少なくし，吸気時間を減らすこと（それにより，どんな呼吸数でも呼気時間を延長できる）により内因性 PEEP を防いだり，ゼロにできる。

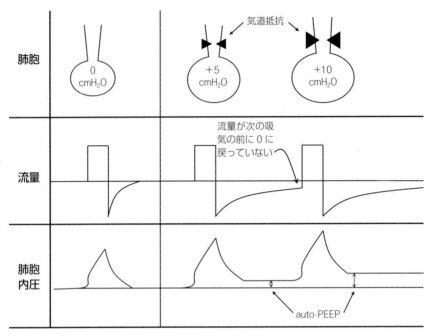

図 8-4 auto-PEEP

呼吸不全に対する基本的な人工呼吸戦略

どんな臨床状況であれ，人工呼吸器の適応を決めるのは難しい。通常，患者の臨床状況とパルスオキシメータや動脈血ガス結果などの客観的指標との組み合わせにより総合的に決定する（**表 8-2**）。神経学的障害が肺胞換気を低下させる場合，それによって起こる低酸素血症と高二酸化炭素血症は侵襲的人工呼吸により通常は簡単に管理できる。その際には，補助−調節（AC）換気や同期式間欠的強制換気（SIMV）といった容量サイクルモードが望ましい。なぜなら，気道内圧はモニターすることになるが，分時換気量（Mve）を直接調整できるからである。また，重度の肺実質障害がない場合，最低限の PEEP が通常は必要とされる。意識のない患者や清明でない患者では，確実な気道確保がなされていないと胃拡張や誤嚥が高リスクになるため，NPPV は避けるべきである。

重度の閉塞性肺疾患の患者に人工呼吸管理を行う場合，auto-PEEP と肺過膨張に注意しなければならない。これらの患者の高二酸化炭素血症の治療のために，Mve を増やす必要性と auto-PEEP が発生する可能性のバランスをとるのは難しい。通常，Mve を調整するために容量サイクルモード（AC か SIMV）が選択され，

表8-2 人工呼吸器の適応

1. 無呼吸
2. 心肺停止が切迫した状態
3. 急性呼吸性アシドーシスを伴う閉塞性肺疾患の急性増悪で，特に以下の状態が1つでもみられる場合：
   血行動態不安定，意識変容，分泌物過剰，NPPVへの忍容性がない，pH<7.2
4. 神経筋疾患における急性の換気不全
5. 高濃度酸素でも改善しない急性低酸素性呼吸不全で，特に以下の状態が1つでもみられる場合：
   血行動態不安定，意識変容，気道が保てない
6. 気道が保てない(GCS<9)
7. 気道損傷を伴う頭頸部の外傷や腫瘍

GCS：Glasgow Coma Scale，NPPV：非侵襲的陽圧換気

適切な呼気ができるように短い吸気時間と組み合わせられる。その際に，患者を人工呼吸器に同調させるために鎮静が必要になることが多い。permissive hypercapnia(高二酸化炭素許容)は少ない呼吸数で完全に呼出しきるために必要となることがある。また，外部から加えられるPEEPは肺気腫に有用である。なぜなら肺気腫では，気道コンプライアンスが上昇しており，虚脱しやすくなるからである(第9章参照)。さらに，auto-PEEP存在下において，外因性PEEPは人工呼吸器のトリガーとなる圧勾配を低下させる可能性がある。過度の内因性PEEPのある患者の治療に外因性PEEPを加えることは直感的に矛盾したものに思えるかもしれないが，その根拠は，人工呼吸器は気道内圧計のわずかなふれを利用し，次の呼吸を開始するきっかけとしているというところにある(圧トリガー)。人工呼吸器が呼吸をトリガーする変数として，他に気流の変化や時間がある。呼吸をトリガーするための圧の低下は，設定された(外因性)PEEPが基準となっている。内因性PEEPが存在する場合，患者は内因性PEEPに加え，トリガーされるレベルにまで胸腔内圧を低下させなければ，呼吸はトリガーされない。外因性PEEPを付加することにより，この圧の差は少なくなり呼吸のトリガーは容易になる[11]。

肺胞や間質の浮腫の治療，特に急性呼吸促迫症候群(ARDS)が急性呼吸不全の原因であるときには，低容量換気療法(肺保護換気)が推奨されている[2]。この治療法では，プラトー圧を30 cmH$_2$O未満にすることが望ましいとされる。もし，人工呼吸器設定を容量サイクルモードとした場合，ピーク圧とプラトー圧を注意して観察しなくてはならない。吸気圧を設定する圧サイクルモード〔例えば，プレッシャーサポート換気(PCV)〕を選択する場合には，これらに注意する必要はない。その代わり，圧サイクルモードを選択した場合，1回換気量(Vt)とMve(依存性の変数)の注意深い観察が必要となる。人工呼吸器はより高性能になり，設定した容量を得るのに安全なレベルの圧を送りこむ人工呼吸器モード〔例えば，圧調節型の量制御

換気 pressure-regulated volume control(PRVC)〕が利用可能になっている。しかし，ARDS の死亡率を改善したとして知られている呼吸器モードは，ARDS Network の研究で使用された従量式換気のみである[12]。

　COPD 急性増悪に対する NPPV の使用は死亡率と挿管率を低下させ，長期予後を改善させる[13]。だが，喘息発作に対する NPPV 使用に関する強力なエビデンスはない[14]。また，NPPV を心原性肺水腫に使用すると，呼吸困難，ガス交換を改善させ，挿管を回避させるかもしれないという研究報告はあるが[15,16]，ARDS に対しては明確なデータがあまりない[17,18]。

結論

急性呼吸不全は致死的な病態であり，すぐに認識し治療介入する必要がある。人工呼吸開始の決断は，救急医により臨床現場でいつも適切にくだされているが，呼吸不全の機序の細かな違いを理解し，本章で述べた病態に即した人工呼吸器モードの選択をすることで，患者の安全を保証し予後を改善させる一助となるであろう。

関連文献

文献	研究デザイン	結果
急性呼吸促迫症候群(ARDS)		
The ARDS Network, N Eng J Med. 2000[12]	861 人の急性肺損傷(ALI)患者と ARDS 患者を対象に，1 回換気量(Vt)12 mL/kg・プラトー圧(Pplat) 50 cmH$_2$O 以下で管理された群(A 群)と Vt 6 mL/kg・Pplat 30 cmH$_2$O 以下(B 群)で管理された群とで比較した多施設無作為化比較試験	人工呼吸管理された ALI もしくは ARDS 患者のうち，B 群は A 群と比べて，9%の死亡率低下がみられた(31% vs. 39.8%, $p=0.007$)
Agarwal et al., Respir Care. 2010[17]	540 人の ALI/ARDS 患者を対象に，挿管率と死亡率を用いて非侵襲的陽圧換気(NPPV)の有効性を検討した 13 の研究のメタ分析	NPPV で治療された患者の全挿管率は 48%で，全死亡率は 35%であった。NPPV と標準的な人工呼吸管理とを比較した試験はなかった
Zhan et al., Crit Care Med. 2012[18]	ALI 患者(Pa_{O_2}/F_{IO_2} 比<300, >200)40 人を対象に，高濃度酸素療法群と NPPV 群とで比較した前向き多施設無作為化比較試験	NPPV は挿管率を減らし(NPPV 群で 21 人中 1 人，対照群で 19 人中 1 人，$p=0.04$)，臓器不全の頻度を減らした(NPPV 群で 3 人，対照群で 14 人，$p<0.001$)。さらに，NPPV 群で院内死亡率を低下させる傾向がみられた

文献	研究デザイン	結果
閉塞性肺疾患の急性増悪		
Ram et al., *Cochrane Database Syst Rev*. 2004[13]	慢性閉塞性肺疾患(COPD)による呼吸不全で$Paco_2>45$ mmHgの患者をNPPV群と通常治療群とで比較した14の無作為化比較試験のメタ分析	NPPV群は通常治療群と比較して,死亡率〔相対リスク(RR):0.52, 95%信頼区間(CI):0.35〜0.76〕,挿管率(RR:0.41, 95%CI:0.33〜0.53),治療失敗率(RR:0.48, 95%CI:0.37〜0.63)を低下させ,入院日数(平均日数差:−3.24日, 95%CI:−4.42〜−2.06)を短縮し,pHやバイタルサインといった生理学的指標を改善させた
Soroksky et al., *Chest*. 2004[14]	救急で喘息急性増悪の患者30人を対象に,BiPAP群と偽BiPAP群とで比較した前向き無作為化比較試験	BiPAP群では偽BiPAP群より1秒量(FEV_1)が少なくとも50%改善し(80% vs. 20%, $p<0.004$),入院が必要となる確率が低かった(18% vs. 63%, $p=0.013$)
心原性肺水腫		
Gary et al., 3CPO Trial Group. *N Engl J Med*. 2008[15]	1,100人近い急性心原性肺水腫患者を対象に,標準酸素治療群,持続性気道内陽圧(CPAP)群(5〜15 cmH_2O),双圧式気道陽圧(BiPAP)群〔吸気気道陽圧(IPAP)8〜20 cmH_2O,呼気気道陽圧(EPAP)4〜10 cmH_2O〕に割りつけた,前向き多施設無作為化比較試験。NPPV群と標準酸素治療群間の主要評価項目は治療開始7日以内の死亡率とし,CPAP群とBiPAP群間の主要評価項目は7日以内の死亡率もしくは挿管率とした	標準治療群とNPPV群とで7日死亡率に有意差はみられなかった。NPPVの2つの治療群において死亡率と挿管率の複合評価項目に有意差はみられなかった(CPAP群11.7%, BiPAP群11.1%)。標準治療群と比較すると,NPPV群では1時間における患者の呼吸困難の訴え,心拍数,アシドーシス,高二酸化炭素血症は,より著明に改善した。治療による副作用はなかった
Weng et al., *Ann Intern Med*. 2010[16]	急性心原性肺水腫の患者を対象に,CPAP群/BiPAP群と標準治療群とを比較,もしくはCPAP群とBiPAP群とを比較した無作為化比較試験のメタ分析。評価項目は死亡率,挿管率,新規心筋梗塞の合併とした	標準治療群と比較し,CPAP群では死亡率(RR:0.64, 95%CI:0.44〜0.92),挿管率(RR:0.44, 95%CI:0.32〜0.60)が低下したが,新規心筋梗塞の合併は減らなかった。BiPAP群では挿管率(RR:0.54, 95%CI:0.33〜0.86)が低下したが,死亡率と新規心筋梗塞の合併は減らなかった。CPAP群とBiPAP群とではどの臨床評価項目で比較しても差はみられなかった

文献

1. Stefan MS, Shieh MS, Pekow PS, et al. Epidemiology and outcomes of acute respiratory failure in the United States, 2001 to 2009: a national survey. *J Hosp Med.* 2013;8:76–82.
2. Greene KE, Peters JI. Pathophysiology of acute respiratory failure. *Clin Chest Med.* 1994;15:1–12.
3. D'Alonzo GE, Dantzger DR. Mechanisms of abnormal gas exchange. *Med Clin North Am.* 1983;67:557–571.
4. MacSweeney RM, McAuley DF, Matthay MA. Acute lung failure. *Semin Respir Crit Care Med.* 2011;32:607–625.
5. Roussos C, Koutsoukou A. Respiratory failure. *Eur Respir J.* 2003;22:3S–14S.
6. Manthous CA, Hall JB, et al. Effect of cooling on oxygen consumption in febrile critically ill patients. *Am J Respir Crit Care Med.* 1995;151:10–14.
7. Fernández-Mondéjar E. Prophylactic positive end-expiratory pressure: are good intentions enough? *Crit Care.* 2003;7:191.
8. Rimensberger PC, Cox PN, et al. The open lung during small tidal volume ventilation: concepts of recruitment and "optimal" positive end-expiratory pressure. *Crit Care Med.* 1999; 27(9):1946–1952.
9. Lueke T, Pelosi P. Clinical review: positive end-expiratory pressure and cardiac output. *Crit Care.* 2005;9(6):607–621.
10. Dos Santos CC, Slutsky AS. Mechanisms of ventilator-induced lung injury: a perspective. *J Appl Physiol.* 2000;89:1645–1655.
11. MacIntyre NR, et al. Applied PEEP during pressure support reduces the inspiratory threshold load of intrinsic PEEP. *Chest.* 1997;111(1):188–193.
12. The Acute Respiratory Distress Network. Ventilation with lower tidal volumes as compared with traditional tidal volumes for acute lung injury and the acute respiratory distress syndrome. *N Engl J Med.* 2000;342(18):1301–1308.
13. Ram FS, Picot J, et al. Non-invasive positive pressure ventilation for treatment of respiratory failure due to exacerbations of chronic obstructive pulmonary disease. *Cochrane Database Syst Rev.* 2004;(3):CD004104.
14. Soroksky A, et al. A pilot prospective, randomized, placebo-controlled trial of bilevel positive airway pressure in acute asthmatic attack. *Chest.* 2003;123(4):1018.
15. Gray A, Goodacre S, et al. 3CPO Trialists. Noninvasive ventilation in acute cardiogenic pulmonary edema. *N Engl J Med.* 2008;359(2):142–151.
16. Weng CL, Zhao YT, et al. Meta-analysis: noninvasive ventilation in acute cardiogenic pulmonary edema. *Ann Intern Med.* 2010;152(9):590–600.
17. Agarwal R, Aggarwal AN, Gupta D. Role of noninvasive ventilation in acute lung injury/acute respiratory distress syndrome: a proportion meta-analysis. *Respir Care.* 2010;55(12):1653–1660.
18. Zhan Q, et al. Early use of noninvasive positive pressure ventilation for acute lung injury; a multicenter randomized controlled trial. *Crit Care Med.* 2012;40(2):455.

9

COPD，喘息，肺高血圧症での人工呼吸器を用いた治療計画
ventilation strategies in COPD, asthma, and pulmonary arterial hypertension

Jey K. Chung, Paul K. Mohabir, and Stephen Ruoss

背景

慢性閉塞性肺疾患(COPD)，喘息，肺高血圧症(PAH)は，救急で日常的に遭遇する疾患である。米国では年間150万人のCOPD急性増悪患者，175万人の喘息発作患者，そして20万人のPAH患者が，救急を受診していると推定されている[1〜3]。これらの患者に対する緊急の人工呼吸の適応と管理にあたっては，これらの疾患の病態生理の理解が必要となる。

疾患の病態生理

重度の末梢気道閉塞は通常，喘息とCOPDにおいて散見され，後者は慢性気管支炎と肺気腫を含む。喘息や慢性気管支炎の病態の根幹には，炎症，気管分泌物（分泌亢進と炎症の両者による）の増加と，これらによる気管内腔の狭小化がある。また，気道コンプライアンスの低下，あるいは自発呼吸の吸気時や陽圧換気時における気道内腔の拡張不良も影響している。結果として，吸気と呼気のいずれにおいても気流は制限されるため，これらの患者に対して人工呼吸管理を開始する際には，こうした病態への配慮が重要となる。

一方の肺気腫は，結果的に呼気の気流制限が生じるという点では酷似しているが，病態は異なる。肺気腫の特徴は，肺弾性実質組織の損傷と，より小さい気道の開通を維持するための正常な肺の弾性収縮力の喪失である。その結果，正常呼気時においても末梢気道が閉塞してしまう。喘息とは異なり，肺気腫の気道コンプライアンスは増大しており，自発呼吸下で強制呼気努力が増大したときには，末梢気道の閉塞がより顕著となる。この疾患の患者に対しても，人工呼吸管理をする際には，疾患に特徴的な病態を考慮しておくことがきわめて重要となる。

急性末梢気道閉塞のすべての患者にみられる特徴的な病態として，気道抵抗が増大した結果，呼吸仕事量が増大していることもまた重要である。治療がなされない場合，呼吸仕事量の増大からすぐに呼吸筋疲労，呼吸器不全をきたしうる。
　PAHはさまざまな病理学的原因によって生じるが，特徴の多くはこの疾患を起こすすべての病因に共通している。そのひとつが，肺動脈抵抗の上昇とそれに伴う右室後負荷の増加である。肺動脈抵抗の上昇は，低酸素血症，高二酸化炭素血症（この両者を伴うとさらに上昇する）で認められるほか，肺実質の圧迫や肺血管床の過膨張により肺容量が大幅に減少または増加したときに認められる。

COPDと喘息での人工呼吸器を用いた治療計画

閉塞性肺疾患の増悪を呈する患者において，気道抵抗は急性あるいは慢性的に増大しており，それに伴い呼吸仕事量も増大している。このプロセスが呼吸筋疲労や代償不全のリスクを高め，もともと存在している不十分な換気と相まって，呼吸不全のリスクを増加させる。非侵襲的あるいは侵襲的な人工呼吸管理を開始することで，患者の呼吸仕事量を減少させることができる。しかし，すでに気道抵抗が上昇しているため管理は容易ではない。したがって，呼吸メカニクスの補助（換気の補助と呼吸仕事量の減少）と気管支拡張薬や抗炎症薬の投与を併用した包括的な治療を行う。

非侵襲的人工呼吸管理
非侵襲的陽圧換気 noninvasive positive pressure ventilation（NPPV）は，閉塞性肺疾患の管理における薬物療法の補助として第1選択となることがある。NPPVを適切に導入できれば，侵襲的人工呼吸管理とそれによる傷害（直接的，機械的損傷あるいは圧損傷），感染，鎮静による副作用，入院の長期化，人工呼吸器からの離脱困難や失敗といった，さまざまなリスクを回避できる[4]。
　慢性閉塞性肺疾患 chronic obstructive pulmonary disease（COPD）による呼吸促迫に対するNPPVの利点は大きく，十分に実証されている。COPD患者85人を対象に，NPPV群と標準治療群を比較した多施設無作為化比較試験が1995年に行われ，気管挿管率低下（26% vs. 74%），合併症発症率低下（16% vs. 48%），入院期間の短縮（23日 vs. 35日），院内死亡率低下（9% vs. 29%）という結果であった[5]。MEDLINEとEMBASEで検索した1968年から2006年までの同様にデザインされた無作為化比較試験のシステマティックレビューとメタ分析では，COPDの急性増悪にNPPVを用いることで，挿管リスクは65%低下，院内死亡率は55%低下，

入院期間は 1.9 日短縮すると報告された[6]。2003 年の Cochrane からのシステマティックレビューとメタ分析では，COPD 急性増悪に対して通常の薬物療法だけでなく NPPV を使用した 8 つの無作為化研究を対象としており，死亡リスクの低下（相対リスク：0.41），入院期間の短縮（−3.24 日），1 時間後の pH 改善（＋0.03），$Paco_2$（−0.04 kPa）や呼吸数（−3.08 回/min）の改善が示された[7]。COPD における非侵襲的人工呼吸管理の利点は十分に確立されている一方で，喘息重積状態の患者においては，その有用性は十分に証明されておらず，導入については議論の余地がある[8]。

即座に挿管して人工呼吸管理を行う前に NPPV を試してみるかどうかの決定は，臨床経過からの判断によるところが大きい。たとえ高二酸化炭素血症を伴っていても，喘息患者の大部分が非侵襲的な呼吸管理で治療可能であったとの報告もある[9,10]。同様に，COPD 急性増悪患者で，救急科での初期治療に反応しなかった 49 人を対象とした無作為化比較試験では，レスキュー治療として NPPV を使用することで，48％が挿管管理を回避できたと報告されている。COPD や喘息患者に対して侵襲的人工呼吸管理を行うことを決定する因子として，不応性の低酸素血症，重度の高二酸化炭素血症（$Paco_2$＞60 mmHg），重度のアシドーシス（pH＜7.25），呼吸数増加による呼吸困難や意識変容により NPPV に耐えられないこと，が挙げられる。確かなことは，NPPV が有効でないときや心肺停止の場合は，即座に気管挿管を行うことである[11,12]。

侵襲的人工呼吸管理

侵襲的人工呼吸管理を行う場合，換気モードは補助−調節（AC）換気や同期式間欠的強制換気（SIMV）を選択し，容量サイクルか圧サイクルで換気するが，これらよりも優れているとされる換気モードはまだ存在しない。しかし，換気パラメータは数多く存在し，注意深く選択し，継続的な評価を行わなければならない。

侵襲的人工呼吸管理を開始すると換気に伴う生理学的反応が大きく変化し，すぐにさまざまな影響が現れる。医師が熟知しておくべきおもな生理学的変化には次のものがある。

- 陽圧換気（自発呼吸の有無にかかわらず）を用いて，肺を拡張させる
- 気道の炎症と狭窄，虚脱により気道抵抗が上昇しているため，陽圧換気下での吸気ピーク圧は必然的に上昇する
- 著明な気流障害により，完全な呼出に必要な時間が延長する。人工呼吸器の設定によって適切な呼気時間が確保できないと，肺内ガスが増加し（「エアトラッピ

ング」と「過膨張」），肺内や胸腔内の圧が上昇する〔内因性呼気終末陽圧（PEEP）〕．

　これらの生理学的変化の中で最も有害となりうるのは，胸腔内圧の上昇と内因性PEEPの上昇であり，これは肺と心臓の機能に悪影響を与える．肺への作用としては，圧損傷（気胸，縦隔気腫を伴った間質性肺気腫）や肺実質の人工呼吸器関連肺傷害がある．また，胸腔内圧の上昇は胸腔の体積を増加させ，結果的に胸壁の拡張をきたし（胸郭コンプライアンスの低下を引き起こし），人工呼吸管理中の患者にとっては，より多くの人工呼吸器のサポートが必要となる（人工呼吸器設定の呼吸数よりも多くの自発呼吸が出現する）．この呼吸仕事量の増加は，代謝亢進を誘発し，患者をより不安定な状態に導いてしまう．心臓への作用としては，両心室の前負荷の低下，肺動脈抵抗の上昇（右室後負荷が増大），心拍出量の減少をきたす．重度の末梢気道閉塞患者に対して人工呼吸管理を行うときは，これらのことを考慮しながら，肺や心臓に対する副作用を回避し，あるいは最小限になるように人工呼吸器の設定を行う．

　肺内エアトラッピングや内因性PEEPを最小限にするためには，吸気時間を短くするか（呼吸数を固定し吸気時間を短くすると，I：E比が長くなる），あるいは呼吸数を少なくする（吸気時間を固定し呼吸数を少なくすると，やはりI：E比は長くなる）．容量サイクル換気においては，吸気時間を短くすると吸気流速が必然的に上がるので（しばしば80〜100 L/min），目標1回換気量に到達することが可能となる．

　I：E比を長くし圧損傷のリスクを減らすためには，人工呼吸器設定の微調整が必要である．その際に考えられる容量サイクル換気での実例を次に示す．

A. 初期設定
   ○ 換気モード：容量サイクルの補助−調節（AC）換気
   ○ 換気回数：20回（すなわち，呼吸サイクル3秒）
   ○ 吸気時間：1秒（結果として，I：E比は1：2）
B. エアトラッピング回避のための調整
   ○ 換気モード：容量サイクルの補助−調節（AC）換気
   ○ 換気回数：20回
   ○ 吸気時間：0.5秒（結果として，I：E比は1：5と長くなる）

　人工呼吸器の機種が異なると，I：E比の調整方法が異なる（つまり，I：E比を直接調整できる機種もあれば，反対に吸気時間を調整してI：E比を変える機種も

ある)。そこでの重要事項は2点。(1)重度の閉塞性肺疾患に対して至適な人工呼吸管理を行うために，I：E比を長くする必要性を理解すること。(2)厳密なモニタリングを行い，I：E比を適切に調節することで，内因性PEEPの増加や心肺機能への影響を回避することである。吸気時間が短くなるにつれて最高気道内圧は必然的に上昇するが，患者に副作用が生じることはない。

　重度の末梢気道閉塞がある場合，最高気道内圧が上昇する病態を理解しておくことが重要である。最高気道内圧の上昇は圧損傷のリスクを増加させるものと昔から考えられていたが，これは誤っていることが証明されている[13]。これらの患者を人工呼吸管理するうえで，はるかに有害となるエアトラッピングと過膨張を防ぐためには，より高い最高気道内圧となる人工呼吸器の設定(例えば，より少ない呼吸数，かつ，より速い吸気流量とする設定)は妥当であり，許容されるべきである。加えて，これらの同様な生理学的な観点から，重度の急性末梢気道閉塞時には従圧式換気を使用しないよう強く勧められている。重度の末梢気道閉塞時に従圧式換気を用いても，得られる1回換気量はごくわずかで，かつ，とても不安定であり，結果的に分時換気量も一定しない。したがって，特に容量サイクル換気での最高気道内圧の上昇が許容されている現在では，従圧式換気の使用は避けるべきである。

　最高気道内圧とは対照的に，高いプラトー圧は有害であり圧損傷に関与することが知られている。COPDや喘息の患者における報告はほとんどないが，より低いプラトー圧($<30\,cmH_2O$)は人工呼吸管理患者における急性肺傷害(ALI)や急性呼吸促迫症候群(ARDS)の発生率を低下させることが示されている[14, 15]。ALIの場合と同様に，COPDや喘息の患者においても，より少ない1回換気量で換気することで目的とするプラトー圧を維持し，圧損傷を回避することが必要となる[16]。1回換気量を6〜8 mL/kg理想体重とし，必要に応じて調整して用いることは，理にかなった戦略である。しかし，より低い1回換気量は，より低い分時換気量をもたらし，すでに高二酸化炭素血症を呈している患者においては生理学的な交絡因子となりうる。換気回数設定を増やすことは，低1回換気量における分時換気量の増加につながるが，今度はエアトラッピングを増強させることになる。エアトラッピングを最小限にするためには，換気回数設定を10〜14回/minにするのが望ましい。エアトラッピングが重篤になれば内因性PEEPの増加を生み出すため，厳密に管理し，可能であれば最小限にすべきである[17]。これらの患者では人工呼吸器関連リスクと許容可能な換気とのバランスをとるために，生理学的徴候と利用可能な人工呼吸器設定を注意深く検討することが必要である。ある程度の"permissive hypercapnia"，すなわち，1回換気量と換気回数を最低限にした結果生じる動脈血二酸化炭素分圧上昇を許容することは，肺傷害の増悪や圧損傷を回避するためにしば

しば必要とされる。

閉塞性肺疾患患者においてPEEPを付加することは肺過膨張に寄与すると考えられている一方で，PEEPを付加することで末梢気道閉塞を軽減することができる特定の状況がある。これは，特に気道コンプライアンスの上昇（例えば肺気腫）を伴った閉塞性肺疾患や呼吸不全時にいえることであり，対照的に気道コンプライアンスの低下した状況（例えば急性喘息発作や気管支炎）ではあてはまらない。これらの患者で内因性PEEPが存在するときに，PEEPを付加することで，呼気時の末梢気道内径を維持するための「ステント」効果を生み出すことができる。これによって，末梢気道閉塞を改善させ，患者の吸気を効率よくトリガーし，高二酸化炭素血症や増加した呼吸仕事量，血行動態的影響を最小限にすることができる。人工呼吸器による外因性PEEPを付加する際は，内因性PEEPのおよそ75％程度となるように設定すべきである[18〜20]。

COPDや喘息の患者における人工呼吸管理では，至適吸入酸素濃度（F_{IO_2}）については明確になっていない。ARDSでは低酸素分圧（>60 mmHg）と低酸素飽和度（>90％）は許容されるが，これらの患者において低酸素血症による心肺機能異常を回避するためには，より高いF_{IO_2}が必要となる。

ヘリウムと酸素を混合させることで，空気や酸素を混合した空気よりも低密度のガスを合成することができる。「ヘリオックス」はヘリウムと酸素が80：20あるいは70：30の比率で混合されたものであり，乱流に対して層流の割合を増やすことで気道抵抗が減少する結果，気流が改善し呼吸仕事量を減少させることができる。ヘリオックスは非侵襲的陽圧換気でも侵襲的人工呼吸管理でも使用することができる。しかし，閉塞性肺疾患に対するヘリオックスのルーチンの使用を推奨するデータは限られていることに留意すべきである[21]。ヘリオックスの使用に関連した副作用は少ないが，この低密度ガスによる気流の変化を補正するために，人工呼吸器設定の調整が必要になる場合があることを知っておかなければならない。ヘリオックス混合ガスを用いると，いくつかの人工呼吸器は誤った量のガスを供給する可能性があるために，容量サイクル換気ではなく圧サイクル換気を使用する必要性が生じる。ヘリオックス混合ガスを使用する前に，使用する人工呼吸器の特性を判断し必要に応じて調整を行うことが重要である。

肺高血圧症での人工呼吸器を用いた治療計画

肺高血圧症 pulmonary arterial hypertension（PAH）は右室機能不全の重大な要因である[22〜24]。陽圧換気は，PAHのせいですでに負荷がかかっている右室に悪影

響を及ぼし血行動態を不安定にさせうるので，PAH患者の人工呼吸管理には大きな困難を伴う．陽圧換気は胸腔内圧や右房圧を上昇させ，結果的に右室への静脈還流を減少させてしまう．右室前負荷の減少によって右室心拍出量は減少し，心室機能不全をまねく．これらの機序により，陽圧換気と大きな1回換気量に伴って肺容量は増加し，拡張した肺胞が下大静脈を含め関連した血管の圧迫を起こす．その結果，肺血管抵抗は上昇し，右室後負荷を増加させ，すでにある肺高血圧症の悪化や三尖弁逆流，さらには右室機能不全を引き起こす[25〜27]．

　低酸素血症と高二酸化炭素血症/酸血症は，それぞれが肺血管抵抗を上昇させるが，両者が併存すると，単独よりも肺血管抵抗はさらに上昇する．そのため，換気パラメータの設定では，酸素化と換気を最適化するとともに，右室機能に大きな影響を与えない範囲で安全に達成できるものとする必要がある．

　PAH患者に対する人工呼吸の初期戦略は，胸腔内圧を制限することに焦点をあてるべきである．可能であれば，高い外因性PEEPや高容量換気は避けるべきである．低容量換気（4〜6 mL/kg 理想体重）は，十分な酸素化と換気を保ちつつプラトー圧を制限するのに有効である．同様に，低い外因性PEEP（特に15 cmH$_2$O未満）は，プラトー圧や胸腔内圧が高いことによる有害事象を抑制する．重度の末梢気道閉塞（例えば，喘息やCOPD）では機械換気により内因性PEEPが上昇するので，これを防ぐために注意深いモニタリングが必要となる．酸素飽和度は92%かそれ以上に保つべきである．低容量換気時に呼吸数を多く設定すれば，高二酸化炭素血症や酸血症を最小限に抑えることができる．重度の末梢気道閉塞がない限り，これらが生理学的問題を引き起こすことはない．PAHで末梢気道閉塞があるときには，本章で概説した人工呼吸管理指針が必要となることもあるであろう[28]．

結論

重度のCOPDや喘息で最適な呼吸をサポートするためには，これらの疾患がもたらす気道抵抗上昇による影響に関して理解を深めておくことが求められる．呼吸仕事量の減少や呼吸不全の軽減にNPPVは大きな助けとなる．呼吸筋疲労の進行，末梢気道閉塞により非代償性高二酸化炭素血症をきたしている場合には通常，気管挿管と人工呼吸が必要となる．これらの患者で最適な人工呼吸管理を達成するために考慮すべき重要事項を次に挙げておく．

- 吸気時間の短縮と呼気時間の延長により，I:E比をのばすこと
- 吸気時間を短縮させるために生じる最高気道内圧の上昇を許容すること

- 高プラトー圧を回避するために1回換気量を制限すること
- エアトラッピングと肺過膨張，内因性PEEPの上昇を回避すること
- 肺気腫のある患者に対して，呼気時に起こる動的な気道狭窄による末梢気道閉塞を防ぐためにPEEPをかけること

重度の肺高血圧症患者に対する人工呼吸管理では，肺動脈圧上昇を起こしうる生理学的ストレスを最小限にするために，次のことが求められる．

- 高二酸化炭素血症や低酸素血症を回避すること
- 肺血管抵抗の上昇要因となりうる高容量換気を回避すること

これらの疾患は複雑な臨床状態を伴い，最適な人工呼吸管理のためには病態生理に関して十分な理解が必要である．本章で述べた留意事項とアプローチ方法は，救急やICUでの患者の予後改善を目標とした，初期の人工呼吸管理の基礎である（表9-1）．

表9-1 COPD，喘息，肺高血圧症での人工呼吸器を用いた治療計画

COPDと喘息に対するNPPV	COPDと喘息での人工呼吸器を用いた治療計画	肺高血圧症での人工呼吸器を用いた治療計画
●初期の支持療法で適応あり ●挿管管理の適応は，不応性の低酸素血症，重度の高二酸化炭素血症（$Paco_2$>60 mmHg），著明なアシドーシス（pH<7.25），NPPVに不耐，心肺停止状態	●1回換気量の初期設定は6〜8 mL/kg 理想体重 ●プラトー圧の制限（<30 cmH_2O） ●呼気を完遂するためにⅠ：E比を短くする ●吸気時間短縮のために吸気流速を上げる（80〜100 mL/min） ●呼吸数増加によるエアトラッピングを厳重モニター管理 ●軽度の高二酸化炭素血症や酸血症の許容（pH>7.2を維持） ●Pao_2>60 mmHg（Sao_2>90%）を維持するためにFio_2調整 ●肺気腫患者に対しては，内因性PEEPの約75%をPEEPとして慎重に付加	●1回換気量の初期設定は4〜6 mL/kg 理想体重 ●高PEEPを避ける ●プラトー圧の制限 ●低酸素血症，高二酸化炭素血症，酸血症を回避

Fio_2：吸入酸素濃度，NPPV：非侵襲的陽圧換気，$Paco_2$：動脈血二酸化炭素分圧，Pao_2：動脈血酸素分圧，PEEP：呼気終末陽圧，Sao_2：ヘモグロビン酸素飽和度

関連文献

文献	研究デザイン	結果
Brochard et al., *N Engl J Med*. 1995[5]	慢性閉塞性肺疾患（COPD）の急性増悪患者85人を対象に，非侵襲的陽圧換気（NPPV）使用群と標準治療群を比較した多施設無作為化比較試験	NPPV群では，挿管率低下（26% vs. 74%, $p<0.001$），合併症発生率低下（16% vs. 48%, $p=0.001$），平均入院期間短縮（23日 vs. 35日, $p=0.005$），院内死亡率低下（9% vs. 29%, $p=0.02$）を認めた
Quon et al., *Chest*. 2008[6]	COPD急性増悪に対してNPPVを使用した治療と特異的薬物療法とを比較した無作為化比較試験について，1968〜2006年までのものをMEDLINEとEMBASEで検索し，メタ分析した	標準治療群と比較して，NPPV使用群では挿管リスクの65%低下〔95%信頼区間（CI）：0.32〜0.92〕，院内死亡率の55%低下（95% CI：0.08〜0.62），入院期間の1.9日短縮（95% CI：0.0〜3.9）を認めた
Lightowler et al., *BMJ*. 2003[7]	COPD急性増悪後に呼吸不全をきたした患者に対して，NPPVと薬物療法の併用群と，薬物療法のみの群とを比較した8つの無作為化比較試験についてのシステマティックレビュー	NPPV併用群では，死亡率低下〔相対リスク（RR）：0.41, 95% CI：0.26〜0.64〕，1時間後のpH改善（平均差：0.03），$Paco_2$改善（平均差：-0.04 kPa），呼吸数改善（平均差：-3.08回/min）を認めた。また入院期間の短縮（平均差：-3.24日）も認めた
Gupta et al., *Respir Care*. 2010[8]	喘息患者53人を対象に，NPPV使用群と標準治療群とを比較した無作為化比較試験	減量した気管支拡張薬による治療と同様に，NPPV使用群ではICU滞在時間（10時間 vs. 24時間, $p=0.01$）と入院期間（38時間 vs. 54時間, $p=0.01$）の短縮が認められた。しかし，1秒量（FEV_1），呼吸数，pH，Pao_2/Fio_2比，$Paco_2$，死亡率に有意差はみられなかった。有意差はないものの，NPPV使用群では，治療開始の1, 2, 4時間後のFEV_1が50%以上改善する傾向が認められた
Conti et al., *Intensive Care Med*. 2002[12]	救急での標準薬物療法に反応しなかったCOPD患者49人を対象に，NPPV使用群と気管挿管・人工呼吸管理した群とを比較した無作為化比較試験	NPPV使用群の48%が気管挿管を回避した。ICU滞在期間，人工呼吸管理期間，合併症発生について2群間は同程度であった。1年間の経過観察で，NPPV群は再入院率（65% vs. 100%），新たな酸素療法の必要性（0% vs. 36%）が低かった。またNPPV群では生存率が高い傾向も認められた（54% vs. 74%）

文献

1. Mannino DM, Homa DM, Akinbami LJ, et al. Chronic obstructive pulmonary disease surveillance—United States, 1971–2000. *MMWR Surveill Summ.* 2002;51:1–16.
2. Centers for Disease Control and Prevention. Hospital Ambulatory Medical Care Survey: 2010 Emergency Department Summary Table. http://www.cdc.gov/nchs/data/ahcd/nhamcs_emergency/2010_ed_web_tables.pdf
3. Hyduk A, Croft JB, Ayala C, et al. Pulmonary hypertension surveillance—United States, 1980–2002. *MMWR Surveill Summ.* 2005;54:1–28.
4. Esteban A, Anzueto A, Frutos F, et al. Characteristics and outcomes in adult patients receiving mechanical ventilation: a 28-day international study. *JAMA.* 2002;287(3):345–355.
5. Brochard L, Mancebo J, Wysocki M, et al. Noninvasive ventilation for acute exacerbations of chronic obstructive pulmonary disease. *N Engl J Med.* 1995;333(13):817–822.
6. Quon BS, Gan WQ, Sin DD. Contemporary management of acute exacerbations of COPD: a systematic review and metaanalysis. *Chest.* 2008;133(3):756–766.
7. Lightowler JV, Wedzicha JA, Elliott MW, et al. Non-invasive positive pressure ventilation to treat respiratory failure resulting from exacerbations of chronic obstructive pulmonary disease: Cochrane systematic review and meta-analysis. *BMJ.* 2003;326(7382):185.
8. Gupta D, Nath A, Agarwal R, et al. A prospective randomized controlled trial on the efficacy of noninvasive ventilation in severe acute asthma. *Respir Care.* 2010;55(5):536–543.
9. Braman SS, Kaemmerlen JT. Intensive care of status asthmaticus: a 10-year experience. *JAMA.* 1990;264:366–368.
10. Mountain RD, Sahn SA. Acid–base disturbances in acute asthma. *Chest.* 1990;98:651–655.
11. Rabe KF, Hurd S, Anzueto A, et al. Global strategy for the diagnosis, management, and prevention of chronic obstructive pulmonary disease: GOLD executive summary. *Am J Respir Crit Care Med.* 2007;176(6):532–555.
12. Conti G, Antonelli M, Navalesi P, et al. Noninvasive vs. conventional mechanical ventilation in patients with chronic obstructive pulmonary disease after failure of medical treatment in the ward: a randomized trial. *Intensive Care Med.* 2002;28(12):1701–1707.
13. Williams TJ, Tuxen DV, Scheinkestel CD, et al. Risk factors for morbidity in mechanically ventilated patients with acute severe asthma. *Am Rev Respir Dis.* 1992;607–615.
14. Jia X, Malhotra A, Saeed M, et al. Risk factors for ARDS in patients receiving mechanical ventilation for >48 h. *Chest.* 2008;133(4):853–861.
15. Yilmaz M, Keegan MT, Iscimen R, et al. Toward the prevention of acute lung injury: protocol-guided limitation of large tidal volume ventilation and inappropriate transfusion. *Crit Care Med.* 2007;35(7):1660–1666.
16. Brenner B, Corbridge T, Kazzi A. Intubation and mechanical ventilation of the asthmatic patient in respiratory failure. *J Emerg Med.* 2009;37(Suppl 2):S23–S34.
17. Reddy VG. Auto-PEEP: how to detect and how to prevent—a review. *Middle East J Anesthesiol.* 2005;18:293–312.
18. MacIntyre NR, Cheng KC, McConnell R. Applied PEEP during pressure support reduces the inspiratory threshold load of intrinsic PEEP. *Chest.* 1997;111(1):188–193.
19. Petrof BJ, Legaré M, Goldberg P, et al. Continuous positive airway pressure reduces work of breathing and dyspnea during weaning from mechanical ventilation in severe chronic obstructive pulmonary disease. *Am Rev Respir Dis.* 1990;141(2):281–289.
20. Smith TC, Marini JJ. Impact of PEEP on lung mechanics and work of breathing in severe airflow obstruction. *J Appl Physiol.* 1988;65(4):1488–1499.
21. Hurford WE, Cheifetz IM. Respiratory controversies in the critical care setting. Should heliox be used for mechanically ventilated patients? *Respir Care.* 2007;52(5):582–591.
22. Konstantinides S. Clinical practice. Acute pulmonary embolism. *N Engl J Med.* 2008;359(26):2804–2813.
23. Chan CM, Klinger JR. The right ventricle in sepsis. *Clin Chest Med.* 2008;29(4):661–676, ix.

24. Vieillard-Baron A, Jardin F. Why protect the right ventricle in patients with acute respiratory distress syndrome? *Curr Opin Crit Care*. 2003;9(1):15–21.
25. Jardin F, Vieillard-Baron A. Right ventricular function and positive pressure ventilation in clinical practice: from hemodynamic subsets to respirator settings. *Intensive Care Med*. 2003;29(9):1426–1434.
26. Zapol WM, Snider MT. Pulmonary hypertension in severe acute respiratory failure. *N Engl J Med*. 1977;296(9):476–480.
27. Zamanian RT, Haddad F, Doyle RL, et al. Management strategies for patients with pulmonary hypertension in the intensive care unit. *Crit Care Med*. 2007;35(9):2037–2050.
28. Bindslev L, Jolin-Carlsson A, Santesson J, et al. Hypoxic pulmonary vasoconstriction in man: effects of hyperventilation. *Acta Anaesthesiol Scand*. 1985;29(5):547–551.

10

急性肺水腫
acute pulmonary edema

Nina Patel Shah and Margaret J. Neff

背景

1つの検査で心原性肺水腫と非心原性肺水腫を区別することはできない。しかし，それぞれの病態生理を明確に理解しておくことによって，病歴，診察，検査をまとまりのある治療戦略に統合することが可能となる。本章は急性肺水腫のよくある病因を同定するための系統的アプローチの概略を示す。なお，治療の詳細については他章で述べる(第12，14章参照)。

肺水腫の病因

非心原性肺水腫 noncardiogenic pulmonary edema は透過性亢進型肺水腫と称されることも多く，蛋白が豊富に含まれる液体が肺間質へ二次的に移動し，肺(特に上皮バリア)の血管透過性が亢進することによって引き起こされる[1]。血管透過性亢進は，急性呼吸促迫症候群(ARDS)と関連しているのが一般的であり，肺炎，敗血症，毒物摂取，大量輸液を伴う外傷など無数の病因で引き起こされる。血管透過性亢進は，神経原性肺水腫や高地肺水腫とも関連している。

　心原性肺水腫 cardiogenic pulmonary edema は，肺毛細血管の静水圧以上に左室拡張終期圧と左房圧が上昇し，蛋白濃度の低い液体が肺内皮細胞を越え肺胞内に浸潤する結果生じる[2]。肺水腫は，拡散能を減少させ，低酸素症と呼吸困難を引き起こす。呼吸困難の生理的ストレスによりカテコールアミンの過剰分泌が引き起こされる。このようなカテコールアミンサージは頻脈と後負荷増大をきたし，肺静脈圧のさらなる増加に引き続き肺胞水腫を増悪させる。心原性肺水腫は，急性非代償性心不全，僧帽弁や大動脈弁機能不全，頻脈性不整脈，腎血管性高血圧を含むさまざまな病因によって引き起こされる[3]。

心原性肺水腫

 米国では1年間に65万人以上が急性非代償性心不全で救急科を受診する[4]。急性心不全それ自体で5%の死亡率があり，心不全が肺水腫を伴う場合は死亡率が12〜15%に上昇する[5]。急性非代償性心不全は収縮もしくは拡張機能障害によって引き起こされる。左室収縮機能障害は，冠動脈疾患，高血圧，弁膜症，ウイルス性心筋炎，拡張型心筋症のほか，毒物，甲状腺機能低下症や甲状腺機能亢進症のような代謝障害と関連がある。左室収縮機能障害は心拍出量を減少させる。心拍出量の減少は肺毛細血管圧を上昇させ，レニン-アンジオテンシン-アルドステロン系を活性化，それによりナトリウムや水の貯留が引き起こされる[6]。拡張型心不全では，左室のコンプライアンスは低下し，冠動脈の虚血（冠動脈は拡張期に血液が満たされているので），不整脈（特に心房細動）を引き起こし，心室の充満を減少させ，拡張終期圧を上昇させる。

 弁膜異常，特に僧帽弁や大動脈弁の狭窄症は，急性心原性肺水腫の一般的な原因である。リウマチ性心疾患の合併症として知られる僧帽弁狭窄症は，心房を閉塞させ肺毛細血管のうっ血を引き起こす。僧帽弁狭窄症は慢性的に進行していくことが多いが，頻脈や拡張期充満の減少は静水圧の急激な上昇をまねく。大動脈弁狭窄症は左室流出量を制限し，肺毛細血管の静水圧を上昇させる[7]。

 腎動脈狭窄は心原性肺水腫の一般的な病因ではない。腎動脈狭窄は長期間の高血圧を引き起こし，それにより拡張不全に陥るばかりでなく，レニン-アンジオテンシン-アルドステロン系の慢性的な生理的活性化を引き起こしてナトリウムと水の貯留が増加する[8]。

 急性肺水腫となる頻脈性不整脈のうち最も一般的なのが心房細動である。急性心原性肺水腫の高齢者200人以上を対象にした研究では，およそ36%に不整脈があり，24%が拡張終期圧を上昇させ二次性の心拍出量を減少させる頻脈性心房細動だった[9]。心室性不整脈もまた急性心原性肺水腫の原因となり，特に心筋虚血が関連する場合に顕著である。

非心原性肺水腫

 非心原性肺水腫の機能的な定義は，血管透過性亢進の存在である。血管透過性亢進により肺間質や肺胞に蛋白濃度の高い液体が漏れ出てくる[1]。血管透過性亢進は急性呼吸促迫症候群 acute respiratory distress syndrome（ARDS）と関連していることが最も多い。ARDSは，心不全や，他の静水圧性肺水腫を引き起こす原因疾患

がない急性両側性肺水腫と定義されている[10]。低容量換気という ARDS 治療戦略の登場に伴い，迅速な診断と治療が必須とされている[11]。原因となる危険因子の有無は ARDS の診断基準には含まれない。実際，ARDS と診断された患者のうち 20% は危険因子が同定できていない[12]。ARDS の一番の関連疾患は外傷と敗血症であり，その他に，大量輸血，誤嚥，気道熱傷，膵炎などがある。

　他に非心原性肺水腫の原因のうち救急医がよく遭遇するものとして，神経原性肺水腫，オピオイド中毒，高地肺水腫がある[13〜15]。神経原性肺水腫は，痙攣，鈍的または鋭的頭部損傷，脳出血（特にくも膜下出血）の結果生じる。カテコールアミン過剰が原因と考えられている神経原性肺水腫（非静水圧性肺水腫）の治療は，支持療法と根底にある脳損傷の管理である。ヘロインのようなストリートドラッグ，処方されたメサドン，フェンタニルのような静注麻酔などの麻薬や，麻薬拮抗薬のナロキソンでも引き起こされ，非心原性肺水腫の原因となる。しかし，オピオイド中毒による肺水腫のメカニズムは明らかになっていない。高地肺水腫は高地への急速な移動により発症する。この場合，重度の低酸素症により肺血管収縮が生じ，それにより肺毛細血管の透過性浮腫が起こる。第一の治療戦略は低地への移動と酸素の供給である（第 54 章参照）。

診断的評価

肺水腫の診断は，病歴，身体所見，胸部 X 線検査，超音波検査，生化学検査，バイオマーカー検査によってなされる。心原性肺水腫は，高血圧，心不全，大動脈弁膜症，僧帽弁膜症，冠動脈疾患やその危険因子（例えば，糖尿病，脂質異常症，肥満）などの既往から示唆される。このような既往のある患者は，III 音ギャロップ（駆出率低下について特異度が 90 〜 97% と高く，感度は 9 〜 51% と低い）を含む左室拡張終期圧上昇を疑わせる所見があるかもしれない[1,16]。さらに，このような患者では心拍出量が不十分であるために四肢の冷感や優先的血管収縮があるかもしれない。他の身体所見は，さまざまな非心原性の疾患でも認められるので，病因を鑑別する指標としての信頼性は乏しい。例えば，下肢の浮腫は慢性腎・肝疾患でも生じるし，聴診上の吸気性クラックルやラ音は肺水腫の証拠としても矛盾しないが，胃内容物の誤嚥，敗血症，外傷，あるいは最近の輸血が原因かもしれない。

　画像検査は急性肺水腫の存在証明に有用であるが，原因検索には有効でないこともある。呼吸困難の最初の精密検査として広く用いられている胸部 X 線写真は，肺水腫に特異度の高い所見，例えば cephalization（角出し像：上葉の血管はより多くの血液を流すために拡張するが，下葉の血管は静水圧上昇により圧迫される。そ

のため，上葉の血管が太くみえる），間質性肺水腫，肺胞水腫などをみつけることができる．しかし，これらの所見から原因の同定はできない[3]．重要なのは，重症心不全患者の約20％には，胸部X線写真で肺水腫所見がないということである．画像上，肺水腫の所見がはっきりするには，肺内の水分は30％増加する必要があるため，このようなことが起こりうる[3,17]．vascular pedicle width（VPW）も心原性肺水腫と非心原性肺水腫の区別に有用である．しかし，その感度は71％，特異度は66％であり，単独での使用は不十分である[18]．心電図も最初の精密検査として有用である．さまざまな原因による重症心不全患者では，心電図が正常であることはまれである．前述のように，心不全と関連する心電図所見には，頻脈（1回心拍出量が減少した状態で，心拍出量を保つための心臓の自然な反応），心房細動のような不整脈，心筋梗塞がある．最後に，肺動脈カテーテルで測定される肺動脈楔入圧が18 mmHg以下であることは，従来から非心原性肺水腫の診断基準のひとつとされてきた．しかし，現在では楔入圧を有用なマーカーとはならないことが証明され，肺動脈カテーテルよりも侵襲性の低い診断ツールが利用されるようになってきているので，楔入圧は使用されなくなっている[19]．

　この10年，肺水腫，気胸，胸水など，さまざまな肺の障害を評価するためにベッドサイドで超音波検査を行うことが増えてきている．両側肺野で少なくとも3～6本のBライン（胸膜表面から伸びる垂直な直線で，胸膜での多重反射によって水平に生じるAラインを消してしまうもの）がみられれば，最大95％の特異度で肺水腫と診断される．またこの所見は，心原性肺水腫と最も関連する肺胞-間質症候群のX線所見と対応している[20~22]（図10-1）．しかし，Bラインの解釈には注意が必

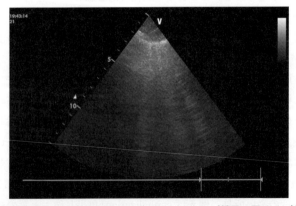

図10-1　心原性肺水腫での3本のBライン〔コメットサイン（彗星の尾サイン）〕
画像はDr. Anne-Sophie Beraud, Stanford University Medical Center.の厚意による．

要である。なぜなら，健常人でも最大28％に，下側肺区域にBラインが密集してみられることがあるし，軽い肺水腫の患者ではBラインが少なかったり，あるいは存在しないこともある[21~23]。集中治療領域では心機能評価や循環血液量の評価のためにベッドサイドで超音波検査を行うことも増えている[24]。左室と右室の評価を組み合わせ，そこに下大静脈径や呼吸性変動の評価を加えると，肺水腫を起こしやすい容量過負荷や心不全の評価の助けとなる（第6, 7章参照）。

　脳性（B型）ナトリウム利尿ペプチド brain(B-type)natriuretic peptide(BNP)のようなバイオマーカーも急性肺水腫の原因の同定に有用である。このマーカーは，心原性肺水腫患者への利尿薬や血管拡張薬の投与，非静水圧性ARDS患者への肺保護的換気戦略など，的を絞った治療的介入を迅速に行う助けとなる[25]。最近の研究では，心原性肺水腫と非心原性肺水腫の鑑別でBNPが有用であると評価されている。救急科を受診する患者でBNP値が100 pg/mL以下ならば非心原性肺水腫に高い特異度を示し，心原性肺水腫に対する陰性適中率は90％を超える[26]。同様に，BNP値が500 pg/mLを超えていれば，心不全を強く疑う（陽性適中率＞90％）[27]。

　忙しい救急科ではあまり行われないが，胸腔穿刺により胸水を採取し直接検査することは，心原性と非心原性の病因を区別する古典的な方法である[28]。胸水蛋白濃度÷血清蛋白濃度が0.65を超えている場合，ARDSを疑われている挿管患者では80％以上の感度と特異度で非心原性肺水腫であることを示している。

結論

1つの検査で急性肺水腫の原因や存在を検出することはできない。詳細な病歴と身体所見，それに続く胸部X線写真，BNP，（心臓と肺の）超音波検査が，急性肺水腫の原因を鑑別する助けになり適切な治療へと導くのである。

関連文献

文献	研究デザイン	結果
Ware and Matthay., N Engl J Med. 2005[1]	肺水腫の診断戦略のレビュー	心原性肺水腫と非心原性肺水腫の臨床的鑑別を改良したアルゴリズム
Knudsen et al., Am J Med. 2004[17]	脳性(B型)ナトリウム利尿ペプチド(BNP)と胸部X線読影のコホート研究	BNP〔BNP値≧100 pg/mL，オッズ比(OR)：12.3，95％信頼区間(CI)：7.4〜20.4〕と胸部X線所見〔心拡大(OR：2.3，95％ CI：1.4〜3.7)，cephalization(OR：6.4，95％ CI：3.3〜12.5)，間質性肺腫(OR：7.0，95％ CI：2.9〜17.0)〕は肺水腫の原因の鑑別において臨床検査に補足情報を提供する

（つづく）

文献	研究デザイン	結果
Rice et al., *Crit Care.* 2011[18]	vascular pedicle width (VPW) と血管内圧測定を比較した後ろ向きコホート研究	VPW は急性肺損傷 (ALI) 患者の体液状態を判定するうえで感度, 特異度ともに不十分 (肺動脈閉塞圧＜8 mmHg として感度 71％, 特異度 68％)
Volpicelli et al., *Am J Emerg Med.* 2006[22]	救急科受診患者 300 人を対象とした肺超音波検査の前向き評価	コメットサイン/B ラインは間質性肺水腫と強い関連がある (胸部 X 線において肺胞-間質症候群がある患者で感度 85.7％, 特異度 97.7％)
Levitt et al., *Crit Care.* 2008[26]	ICU での BNP についての前向き盲検コホート研究	BNP は救急で心不全の診断に有効である (BNP＜100 pg/mL ならば非心原性肺水腫として矛盾しない (心原性肺水腫である陰性適中率 90％)。BNP＞500 pg/mL ならば心不全として矛盾しない)。BNP は ICU では有用でない
Ware et al., *Eur Respir J.* 2010[28]	挿管患者の胸水と血清の蛋白濃度比の前向き研究	胸水蛋白濃度÷血清蛋白濃度＞0.65 ならば, ALI の診断として感度, 特異度ともに 80％を超えた

文献

1. Ware LB, Matthay MA. Acute pulmonary edema. *N Engl J Med.* 2005;353:2788–2796.
2. Staub NC. Pulmonary edema. *Physiol Rev.* 1974;54:678–811.
3. Collins S, Storrow AB, Kirk JD, et al. Beyond pulmonary edema: diagnostic, risk stratification, and treatment challenges of acute heart failure management in the emergency department. *Ann Emerg Med.* 2008;51(1):45–57.
4. Schappert S, Rechtsteiner E. Ambulatory medical care utilization estimates for 2006. *Natl Health Stat Report.* 2008;(8):1–29.
5. Mac Sweeney R, McAuley DF, Matthay MA. Acute lung failure. *Semin Respir Crit Care Med.* 2011;32:607–625.
6. Francis GS, Goldsmith SR, Levine TB, et al. The neurohumoral axis in congestive heart failure. *Ann Intern Med.* 1984;101(3):370–377.
7. Gandhi SK, Powers JC, Nomeir AM, et al. The pathogenesis of acute pulmonary edema associated with hypertension. *N Engl J Med.* 2001;344:17–22.
8. Pickering TG. Recurrent pulmonary oedema in hypertension due to bilateral renal artery stenosis. *Lancet.* 1988;2(8610):551.
9. Bentancur AG, Rieck J, Koldanov R, et al. Acute pulmonary edema in the emergency department: clinical and echocardiographic survey in an aged population. *Am J Med Sci.* 2002;323(5):238–243.
10. Ranieri VM, et al. Acute respiratory distress syndrome: the Berlin definition. *JAMA.* 2012;307(23):2526–2533.
11. The Acute Respiratory Distress Syndrome Network. Ventilation with lower tidal volumes as compared with traditional tidal volumes for acute lung injury and the acute respiratory distress syndrome. *N Engl J Med.* 2000;342:1301–1308.
12. Hudson LD, Milberg JA, Anardi D, et al. Clinical risks for development of the acute respirato-

ry distress syndrome. *Am J Respir Crit Care Med.* 1995;151:293–301.
13. Muroi C, Keller M, Pangalu A, et al. Neurogenic pulmonary edema in patients with subarachnoid hemorrhage. *J Neurosurg Anesthesiol.* 2008;20(3):188.
14. Sporer KA, Dorn E. Heroin-related noncardiogenic pulmonary edema: a case series. *Chest.* 2001;120(5):1628.
15. Stream JO, Grissom CK. Update on high-altitude pulmonary edema: pathogenesis, prevention, and treatment. *Wilderness Environ Med.* 2008;19(4):293–303.
16. Marcus GM, Gerber IL, McKeown BH, et al. Association between phonocardiographic third and fourth heart sounds and objective measures of left ventricular function. *JAMA.* 2005;293(18):2238–2244.
17. Knudsen CW, Omland T, Clopton P, et al. Diagnostic value of B-type natriuretic peptide and chest radiographic findings in patients with acute dyspnea. *Am J Med.* 2004;116:363–368.
18. Rice TW, Ware LB, Haponik EF, et al. Vascular pedicle width in acute lung injury: correlation with intravascular pressures and ability to discriminate fluid status. *Crit Care.* 2011;15(2):R86.
19. Bernard GR, Artigas A, Brigham KL, et al. The American-European Consensus Conference on ARDS. Definitions, mechanisms, relevant outcomes, and clinical trial coordination. *Am J Respir Crit Care Med.* 1994;149:818–824.
20. Turner JP, Dankoff J. Thoracic ultrasound. *Emerg Med Clin North Am.* 2012;30(2):451–473.
21. Lichtenstein D, Meziere G, Biderman P, et al. The comet-tail artifact. An ultrasound sign of alveolar-interstitial syndrome. *Am J Respir Crit Care Med.* 1997;156(5):1640–1646.
22. Volpicelli G, Mussa A, Garofalo G, et al. Bedside lung ultrasound in the assessment of alveolar-interstitial syndrome. *Am J Emerg Med.* 2006;24(6):689–696.
23. Volpicelli G, Caramello V, Cardinale L, et al. Detection of sonographic B-lines in patients with normal lung or radiographic alveolar consolidation. *Med Sci Monit.* 2008;14(3):CR122–CR128.
24. Duane PG, Colice GL. Impact of noninvasive studies to distinguish volume overload from ARDS in acutely ill patients with pulmonary edema: analysis of the medical literature from 1966 to 1998. *Chest.* 2000;118:1709–1717.
25. Noveanu M, Mebazaa A, Mueller C. Cardiovascular biomarkers in the ICU. *Curr Opin Crit Care.* 2009;15:377–383.
26. Levitt JE, Vinayak AG, Gehlbach BK, et al. Diagnostic utility of B-type natriuretic peptide in critically ill patients with pulmonary edema: a prospective cohort study. *Crit Care.* 2008;12:R3.
27. Silver MA, Maisel A, Yancy CW, et al. BNP consensus panel 2004: a clinical approach for the diagnostic, prognostic, screening, treatment monitoring, and therapeutic roles of natriuretic peptides in cardiovascular diseases. *Congest Heart Fail.* 2004;10(Suppl 3):1–30.
28. Ware LB, Fremont RD, Bastarache JA, et al. Determining the aetiology of pulmonary oedema by the oedema fluid-to-plasma protein ratio. *Eur Respir J.* 2010;35(2):331–337.

11

高リスクの肺塞栓症
high risk pulmonary embolism

Tsuyoshi Mitarai

背景

院内死亡の剖検例では，肺塞栓症 pulmonary embolism(PE)は約15%に認められる。剖検の際に偶発的に発見されたPEを除いても，剖検例の3.4〜8.9%でPEは直接死因あるいは死亡の一因となっている[1〜5]。存命中にPEの疑いがある，またはPEと診断されたのは30%のみで，統計からはPEは正しく診断されていないといえる[3〜6]。一方，1998年に多列検出器CT肺血管造影 multidetector row computed tomographic pulmonary angiography(MDCTPA)が導入された後に施行された別の研究では，PEが過剰に診断されている可能性が指摘されている[7]。1993〜1998年の間に報告されたPEの発生率に大きな変化はない(10万人あたり58.8〜62.3人となり，年次変化率は0.5%である)。MDCTPAの使用が7〜13倍に増加した[8〜11]1998〜2006年の間に報告されたPEの発症率は81%上昇した(10万人あたり62.1人から112.3人となり，年次変化率は7.1%である)[7]。このようにPEの診断能は改善してきているにもかかわらず，PEに関連した死亡率はあまり改善されていない[7]。このことから，PEのリスクが高い患者を正しく診断・治療できておらず，PEのリスクが低く本来死亡する可能性の低い患者を(ときには過剰に)診断・治療してしまっているのではないかと懸念される。この仮説は Emergency Medicine Pulmonary Embolism in the Real World Registry(EMPEROR)の知見によって支持されている[12]。救急でPEと確定診断された患者1,880人(88%はCTPAによって診断)を対象とした分析で，30日後の全死因死亡率は5.4%にすぎなかった[12]。診察時に収縮期血圧が90 mmHg未満であったのは登録症例の3%にすぎないが，この集団における30日後の死亡率は収縮期血圧が90 mmHg超の集団より高かった(14.0% vs. 1.8%)[13]。さらに，この高リスク集団の中で再灌流療法(全身性血栓溶解療法あるいは塞栓除去術)が施行されたのは15.5%(9/58人)にすぎな

い[13]。Nationwide Inpatient Sample のデータからは，ショックあるいは人工呼吸管理が必要な PE 患者に再灌流療法が活用されていないことが示されている（30%に全身性血栓溶解療法，1.2%に外科的塞栓除去術，0.3%にカテーテルによる塞栓除去術が施行されている）。また，全身性血栓溶解療法の非施行群では，施行群に対し，PE による死亡率が高いことも報告されている（42% vs. 8.4%）[14]。PE の死亡率を改善するためには，高リスク群に分類される PE 患者の診療を改善する必要がある。本章では，救急における PE 診断のためのアプローチ法と，PE が疑われるあるいは確定診断された状態不安定な患者の管理に焦点を合わせる。状態の安定した PE 患者の診断・管理については他書に譲る[15~18]。

急性肺塞栓症の分類

PE の特性のひとつは，多岐にわたる臨床所見を呈することである。PE の死亡率は低リスクの PE でおおよそ 1% であるが，広範型 PE で心停止した場合は 65% に及ぶ[19~22]。PE をリスクごとに分類することは，適切に予後予測を行い，治療を選択し，方針を決定するために重要である。PE の分類を単に血栓の程度にもとづいて行っても，血栓に対する患者の潜在的な心肺予備能あるいは生理学的反応を評価することはできない。実際，血管造影で 50% 以上の閉塞もしくは 2 つの葉動脈の閉塞で定義される解剖学的に広範型 PE は，まれにしかショックとはならず致死的 PE の 50% を占めるにすぎない[8]。また，サドル型肺塞栓の患者のうち，低血圧が持続するのは 8~14% のみである[23,24]。一方，右室不全とそれに関連した血行動態の悪化は，潜在的な心肺の状態だけでなく塞栓の大きさをも反映し，臨床転帰のよりよい指標となる[6,25~27]。2011 年に American Heart Association（AHA）は，患者の塞栓に対する生理学的反応にもとづいて PE を 3 群（広範型 massive，亜広範型 submassive，低リスク low-risk）に分類する方法を提案した[28]。European Society of Cardiology（ESC）のガイドラインでは，高リスク high-risk，中間リスク intermediate-risk，低リスク low-risk PE という用語が使用されている[15]。

広範型 PE は，急性の PE で次のうちのいずれかを伴うものと定義されている。

- 不整脈，循環血液量減少，敗血症，左室機能不全のような低血圧を引き起こす原因はないが，少なくとも 15 分以上，収縮期血圧＜90 mmHg が持続するか，強心薬を必要とする
- 脈拍の触知不能
- ショック徴候があり，心拍数＜40 回/min の徐脈が持続

ESCガイドラインでは，15分以上にわたって40 mmHg以上の収縮期血圧低下が持続する場合がこのカテゴリーに含まれる[15, 22]。

亜広範型PEは，血圧低下のない急性のPEで次のうちのいずれかを伴うものと定義されている。

- 心筋壊死
    - トロポニンI＞0.4 ng/mL，あるいはトロポニンT＞0.1 ng/mL
- 右心不全
    - 心臓超音波検査で右室の収縮不全，あるいは右室の拡張(心尖部四腔像で右室/左室径比＞0.9)
    - CT上での右室の拡張(心尖部四腔像で右室/左室径比＞0.9)
    - 脳性(B型)ナトリウム利尿ペプチド(BNP)＞90 pg/mL
    - N末端pro-BNP(NT-proBNP)＞500 pg/mL
    - 心電図変化(新たに出現した完全あるいは不完全右脚ブロック，前壁中隔領域でのST上昇や低下，あるいはT波の陰転化)

低リスクPEは，広範型と亜広範型のカテゴリーに含まれないすべてのPE患者が該当する。

大規模レジストリでは，広範型PEは急性PEの5％未満である[12, 29]が，広範型PEの死亡率は高い。International Cooperative Pulmonary Embolism Registry (ICOPER)によれば，90日死亡率が広範型PE以外では15.1％，広範型PEでは58.3％であると報告されている[29]。Management Strategy and Prognosis of Pulmonary Embolism Registry(MAPPET)では，院内死亡率について次のように報告している。亜広範型PEでは8.1％，低血圧の基準を満たしショック徴候がないか昇圧薬を使用していない広範型PEでは15％，ショック徴候があるか昇圧薬を必要とする広範型PEでは25％，心肺蘇生が必要となる患者では65％になる[22]。臨床的な重症度にもとづくPE患者のトリアージの一例を図11-1に示す。低リスクPE患者を外来で治療するかどうかの決定については本章では割愛する。

広範型肺塞栓症

病態生理

強心薬と昇圧薬を含む広範型肺塞栓症 massive PE に対するさまざまな治療の相対的な有用性は，厳密な臨床試験ではまだ評価されていない。しかし，これらの患者で循環不全を合併する病態生理を理解することで理にかなった治療戦略を導き出す

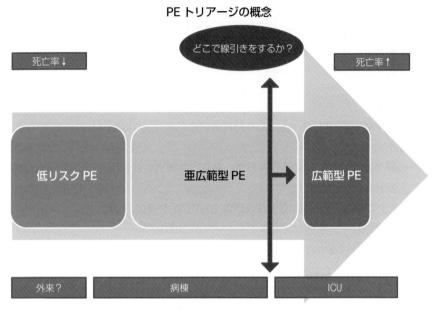

図 11-1　急性肺塞栓症でのトリアージ
肺塞栓症(PE)の 3 つのリスク群と考えられる処置先。

ことができる(**図 11-2**)。

　機械的な閉塞のみでなく，低酸素[30]や神経の反射[31]あるいは体液性因子[32]による肺動脈の血管攣縮により，急性 PE では肺血管抵抗が増大する。この突然の肺血管抵抗の上昇は右室にとって許容されるものではなく，右室は 40 mmHg 以上の平均肺動脈圧を維持させることができなくなる[33]。右室後負荷の増大に比例して右室が拡張するだけでなく右室の 1 回拍出量が減少する[34, 35]。右室の 1 回拍出量の減少は左室の前負荷の減少と，それに伴う左室の 1 回拍出量の減少を引き起こし，交感神経性の頻脈と体血管抵抗上昇による代償が間に合わなくなると，最終的に低血圧状態に陥る。

　右室後負荷増大に付随する右室の拡張と右室拡張末期容量の増加は以下に示すとおりに，この過程をさらに複雑なものとしている。(1)著しい三尖弁閉鎖不全症となり，右室の前負荷が上昇する[36]。過容量となった右室は Frank-Staring 曲線の下降部分に位置することとなり，さらに右室 1 回拍出量が減少する[34]。(2)心室中隔が左室側へ偏位するとともに，pericardial constraint ［訳注：心膜に覆われた限局スペースによる制限］を増大させ，その両者の影響により，左室前負荷が低下し，左室 1 回拍出量が減少する[36〜39]。(3)右室拡張末期圧が上昇し，それにより，右室

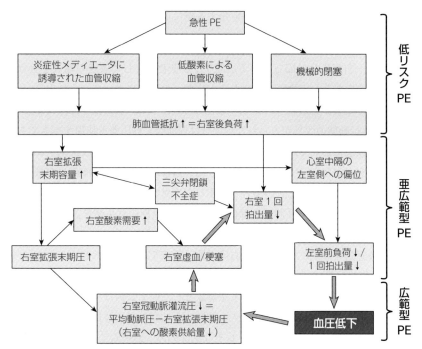

図 11-2 肺塞栓症(PE)の病態生理
太い矢印は広範型肺塞栓症の患者が PE の再発なしに増悪し続けるサイクルを示している。

の壁応力(＝右室半径×右室拡張末期圧)は増大，右室への冠動脈灌流圧(＝平均動脈圧−右室拡張末期圧)は低下する[6]。右室壁応力の増大と右室への冠動脈灌流圧低下はそれぞれ右室の酸素需要増大と酸素供給量の減少につながる。これらの変化は特に全身性低血圧の状況において容易に右室を虚血あるいは梗塞に陥れる[40〜43]。図 11-2 では，この悪循環により広範型 PE の患者が PE の再発なしに増悪し続けてしまうサイクルが示されている。

患者を安定化させる間の考察

広範型 PE の治療がなされなければ，生理学的代償の破綻，PE の再発，介入への反応などを通じて代償不全が進行する。致死的な PE 患者の 2/3 は発症 1 時間以内に死亡する[6]。それゆえ，広範型 PE が疑われる患者には慎重な安定化，迅速な診断，適切な治療を同時並行で行っていくことが必要である。ゴールデンアワーの概念は重度外傷，ST 上昇型心筋梗塞，急性脳卒中の患者の場合と同様に広範型 PE の患者に対しても適用される[6]。すでに述べた広範型 PE の病態生理を理解することに

より，救急で広範型 PE の患者を安定化する際に重要となるいくつかのキーポイントが明らかになってくる。

- 右室拡張，右室不全に陥っている広範型 PE 患者に対して過度の輸液を行うと，右室虚血の増悪と心室中隔のさらなる左室側への偏位によって，心拍出量がさらに減少することがある[44～46]。最初の輸液 500 mL のボーラス投与は理にかなっているが，血行動態の改善がみられない場合は遅滞なく昇圧薬を使用すべきである。これは，救急において，広範型 PE ではなく，敗血症，循環血液量減少により血行動態が不安定となっている患者のように，通常は積極的な輸液蘇生が必要とされる大部分の血圧低下患者の場合とはまったく異なる。それゆえ，臨床的所見と早期の経胸壁心エコー（「診断的評価」を参照）が早期の蘇生法を決定するのに重要となる
- 右室への冠動脈灌流圧を維持し，右室虚血・梗塞を最小限にとどめるために，広範型 PE では早期に昇圧薬による治療を考慮すべきである。広範型 PE で，どの昇圧薬が優れているかを示したヒトを対象とした臨床試験はない。イヌを用いた相対的低血圧の PE モデルでは，ノルアドレナリンとフェニレフリンはどちらも血行動態を改善したが，ノルアドレナリン群のみ，おそらくその $β_1$ 特性によると思われる右室機能の改善がみられた[47]。ドパミンはショック患者の治療においてノルアドレナリンよりも頻脈性不整脈のリスクが高いことが知られており[48]，頻脈性不整脈は急性右室不全を呈している患者の症状を悪化させる[35, 49]。アドレナリンは陽性変力作用と血管収縮作用により理論上有益とされているが，臨床使用上のエビデンスは限定的である[50]。それゆえ，ノルアドレナリンは広範型 PE に対する昇圧薬として理にかなったものであると思われ，アドレナリンも代替薬となりうる。末梢静脈ラインから昇圧薬投与するかどうかは，血圧改善が遅延するリスクと中心静脈ラインからの出血が増加するリスク（血栓溶解薬を使用している場合）とを比較検討して決めるべきである
- ICU の小規模研究によれば，強心薬のドブタミンは重度の低血圧がない心原性ショックの PE 患者では，心拍出量を改善することが示されている[51]。しかし，ドブタミンは全身性の血管拡張により低血圧が増悪する可能性があり，ノルアドレナリンを同時に使用する必要があるかもしれない[35]ので，血行動態が著しく不安定な広範型 PE においては慎重に使用すべきである
- 適切な酸素投与は肺動脈圧を低下させ，肺高血圧を伴う患者の心拍出量を改善する[35, 52]。しかし，経口気管挿管により代償性の交感神経緊張がなくなり全身性低血圧が増悪しうるため，広範型 PE の患者を危険にさらすこととなる[6]。挿管が

必要な場合は，適切な平均動脈圧（65 mmHg 以上）を維持するために昇圧薬を使用し，プロポフォールのような全身血管拡張を引き起こすことが知られている麻酔導入薬の使用を避けなければならない．肺血管抵抗を増加させるような低酸素血症，遷延する高二酸化炭素血症，アシドーシスの増悪を最小限にするように管理すべきである[53〜55]．不幸にもこれらの注意深い予防法にもかかわらず，挿管後も依然代償できないままの患者もいる．血圧正常かつ非挿管で緊急の肺塞栓除去術を要する患者 52 人を対象とした後ろ向きの診療録調査では，19％で挿管のため全身麻酔を導入した後に血行動態が破綻していた（輸液，強心薬，昇圧薬投与に対する反応が乏しく緊急の人工心肺導入を要した）[56]．救急科で広範型 PE のために緊急挿管した後に血行動態が破綻した患者の割合は，おそらく一様に高いであろう．広範型 PE における非侵襲的陽圧換気の使用データは存在しないが，慎重に患者を選択すれば血栓溶解薬の投与など決定的治療までの橋渡しとして短期間の非侵襲的陽圧換気の使用は有益であるかもしれない

- 挿管が成功した後でも，陽圧での人工呼吸により，静脈還流の減少や肺血管抵抗の上昇など，心血管系を高度に不安定化させる可能性がある[6]．結果として，さらなる右室代償不全と続発する低血圧をもたらす．過度の呼気終末陽圧（PEEP）に伴う肺の過膨張は，著しい右室収縮機能の低下と心拍出量の減少につながると考えられている[57]．広範型 PE では低 1 回換気量（6 mL/kg 理想体重）でプラトー圧を 30 cmH$_2$O 以下で管理すべきである[15]．なぜならこの戦略は，急性呼吸促迫症候群（ARDS）において急性肺性心の発症率を低く抑えながら[59]肺と右室両方を保護していると考えられるためである[58]．

診断的評価

広範型 PE は，救急医に対し他ではみられない難題を突きつける．それは，時間の制約，一般的な安定化の方法では反応が乏しい生理機能，臨床的に不安定であるために確定診断の検査が妨げられたり遅れたりすることによる診断の不確定さ，である．以降では，広範型 PE が疑われる患者への着実な診断的アプローチを提案する．

Step 1. 低血圧の患者では広範型 PE を疑う

広範型 PE はすべての低血圧患者，特に広範型 PE を示唆する症状がある患者で考慮すべきである．広範型 PE と亜広範型 PE の両方を含む MAPPET study では，急性発症（48 時間以内）が 70％，呼吸困難が 96％，失神が 35％の患者で報告されている[22]．ICOPER study で広範型 PE 患者を対象としたサブグループ分析では，呼吸困難が 81％，胸痛が 40％，失神が 39％であると報告されている[60]．

Step 2. 経胸壁心エコー

経胸壁心エコーは非侵襲的であり，安定化のための介入を妨げることなくベッドサイドで容易に繰り返し施行できる．広範型 PE の場合，経胸壁心エコーにより右室の拡張と運動低下，中隔の偏位と三尖弁閉鎖不全症が明らかになる．これらの心エコー所見を認めなくても PE は除外できないが(感度は 60 〜 70％)，PE が血行動態の不安定化の原因となっているかは効率的に除外でき，患者の血圧低下の他の原因を検索する端緒となる[15]．これらの心エコー所見が認められた場合は，PE の確定検査の緊急度を変更しなければならず，先に述べたような安定化の手段を開始することの正当な理由となる．最後に，経胸壁心エコーにより急性 PE 患者の 4 〜 18％に右心内血栓が証明され[61〜64]，また，心タンポナーデ，大動脈解離，循環血液量減少，左室機能不全，弁不全を含む他のショックの原因を特定するのにも役立つ(第 6 章参照)[15]．

Step 3. 広範型 PE の確定診断

確定診断の前に，PE を中程度以上疑うすべての患者に対しては経静脈的な未分画ヘパリン投与による抗凝固療法を開始すべきである(禁忌がない場合)[28]．PE の治療に対する未分画ヘパリンの標準的な投与量は 80 単位/kg を経静脈的にボーラス投与し，その後 18 単位/kg/min で投与する[65]．

広く普及し利用しやすいこと，診断の確かさ，短時間で検査できることなどを考慮すると，MDCTPA は広範型 PE を確定する検査として選択肢となる．広範型 PE では近位や中枢の肺循環で凝血塊が発見されることが多いため，たいていの場合は MDCTPA での確定診断が可能である[15,66]．腎不全がある患者でさえも，造影剤腎症になるリスクよりも PE の診断と治療が遅れるリスクのほうが高いと考えられる．

救急での利用には制限があるが，経食道心エコーは，造影剤アレルギーのある患者や血行動態が不安定なため CT 室へ移動できない患者で考慮すべきである．PE が疑われ経胸壁心エコーにより右室機能不全を認める患者において，経食道心エコーは広範型 PE に対して 80 〜 96.7％の感度と 84 〜 100％の特異度がある(近位の凝血塊を特定することによる)[67〜70]．

換気血流比(V/Q)検査は救急科から長時間離れる必要があり，広範型 PE の患者に対しての有用性も限られている．同様に下肢の超音波 Doppler 検査は，陽性であれば PE の可能性が高まるが，広範型 PE の確定あるいは除外診断はできない．

広範型 PE の確定診断は，抗凝固療法による治療が開始される以前には必要ではないが，全身の血栓溶解療法，外科的血栓除去術，カテーテル的治療(CDT)などの再灌流療法を開始する前にはすませたほうがよい．しかし，血行動態が非常に不

安定であったり，さらなる検査ができない場合は，臨床的な疑いと経胸壁心エコーの所見のみで侵襲的な検査を行ってもよい[15]。ある研究では，PE が疑われる救急患者に対し，再灌流療法を含む適切な治療を速やかに実行するという目標のもと施設特異的なアルゴリズムをテストした。204 人の患者のうちの 21 人はショック指数（SI＝心拍数/収縮期血圧，正常範囲：0.5 〜 0.7）が 1 以上であり，このうち 14 人は経胸壁心エコーで右室機能不全が確認された。右室機能不全のある 14 人すべてに確定診断を行わずに再灌流療法が施行され（全身の血栓溶解療法が 7 人，カテーテルによる血栓の破砕が 4 人，外科的血栓除去術が 3 人），救急科受診から再灌流療法が開始されるまでの時間は平均 32 ± 12 分であった。14 人すべてで再灌流療法開始後に PE が確定診断された[71]。

治療指針
全身の血栓溶解療法
米国食品医薬品局（FDA）は広範型 PE の治療薬として次の 3 つを認可している[15, 28]。

- streptokinase：25 万 IU を 30 分かけて経静脈的にボーラス投与し，その後 10 万 IU/hr を 12 〜 24 時間投与（あるいは 150 万 IU を 2 時間かけて投与[72]）
- ウロキナーゼ：4,400 IU/kg を 10 分かけて経静脈的にボーラス投与し，その後 4,400 IU/kg/hr で 12 〜 24 時間投与（あるいは 100 万 IU を 10 分かけて投与し，200 万 IU を 110 分かけて投与[73]）
- アルテプラーゼ：100 mg を 2 時間かけて経静脈的に投与（あるいは 0.6 mg/kg を 15 分かけて投与，最大 50 mg まで[74, 75]）

全身性の血栓溶解療法は，ヘパリン単独での治療より迅速に凝血塊を溶解する[76〜81]。アルテプラーゼ〔遺伝子組換え型組織プラスミノーゲン活性化因子 recombinant tissue plasminogen activator（r-tPA）〕100 mg の 2 時間での投与にヘパリンを組み合わせたものとヘパリン単独の場合を比較した研究では，アルテプラーゼ群において投与後 2 時間の段階で血管閉塞が 12％改善し，平均肺動脈圧が 30％低下し，心係数が 15％増加した。ヘパリン単独群では平均肺動脈圧が 11％上昇した以外は変化を認めなかった[79]。しかし，治療開始後 1 週間では血管閉塞の重症度[79, 82]と右室機能不全の改善[83]は両者で差を認めなかった[6, 15, 28]。全身の血栓溶解療法は症状が出現してから 48 時間以内に開始された場合に最も有益であることが示されているが[80]，14 日までは有益であると考えられている[15, 84]。

血栓溶解療法は広範型 PE 以外の患者で死亡率を低下させるとは証明されておら

ず，広範型 PE 患者においても死亡率が低下するかは不確定なままである。なぜなら，このサブグループで大規模な無作為化比較試験が行われていないからである。肺塞栓の再発あるいは死亡を複合評価項目としたメタ分析では，ヘパリン単独治療と比較して血栓溶解療法の優位性を証明できなかった。しかし，広範型 PE 患者を対象とした試験に限定して分析すると，複合評価項目は血栓溶解療法群では 9.4% であるのに対してヘパリン単独群では 19.0% であった（オッズ比：0.45，治療必要数（NNT）：10）[85]。PE と診断されショックあるいは人工呼吸管理を必要とした患者を分析した大規模後ろ向き研究では，PE による死亡率は血栓溶解療法が施行されなかった群で高値であった（42% vs. 8.4%）[14]。

先に挙げた 3 種の治療薬は，投与量が同等で同じ段階で投与された場合，治療効果と出血リスクは同等であると考えられる[72,73]。より短時間での注入療法（2 時間以内）は出血リスクが低くなり，凝血塊もより速く溶解できるので好まれる[86]。肺動脈カテーテルは挿入部位の出血リスクが高いにもかかわらず効果が上がらないので，末梢静脈からの投与が好ましい[86,87]。経静脈的な未分画ヘパリン投与は血栓溶解療法中は中断すべきである[15,28]。活性化部分トロンボプラスチン時間（aPTT）はアルテプラーゼ投与完了後に検査すべきであり，もし aPTT が 80 秒未満の場合は経静脈的なヘパリンの維持投与をボーラスなしで再開すべきである（もし 80 秒未満でなければ 4 時間以内に再度検査すべきである）[88]。

アルテプラーゼを 15 分かけてボーラス投与する方法（0.6 mg/kg，最大 50 mg）は，より一般的に使用されている 100 mg を 2 時間かけて投与する方法と比較して，効果と出血リスクの両面で同等と考えられている[74,75]。より速いボーラス投与については限られたデータしかない。2 分間のアルテプラーゼ投与のプロトコル（0.6 mg/kg 理想体重，最大量は指定されていない）とヘパリン単独の場合を比較した研究では，大出血を増加させることなく（小出血は 45% vs. 4%），投与 24 時間後の灌流が相対的に著しく改善したと報告された（肺スキャンによる測定で 37% vs. 18.8%）[81]。広範型 PE による心肺停止を含む瀕死の患者には，ボーラス投与を施行すべきである[86]。しかし，心肺停止であるからといって分け隔てなく血栓溶解療法を施行することは推奨されていない[28]。

すべての血栓溶解薬には出血のリスクがある。初期の臨床試験では，大出血あるいは頭蓋内/致死的な出血の累積率はそれぞれ 13%，1.8% であると示されている[73,74,79,81,82,87,89~92]。生命を脅かすような出血は最近の臨床試験ではあまりみられなくなってきている[78,91]。PE の診断に対して非侵襲的な画像検査が用いられるようになり，血栓溶解に関連した大出血もまた頻度は少なくなってきている[93]。留意しなければならないのは，血栓溶解薬に加えてヘパリンを使用したかあるいはヘパ

リン単独で使用したかにかかわらず，広範型 PE の患者では他の PE 患者よりも高率に出血する[85,88]。1996～2004 年の間に，PE に対してアルテプラーゼを 100 mg 静注された患者の診療録を対象に後ろ向き調査が行われた。その調査によれば，治療に先立って昇圧薬が必要となるくらい血行動態が不安定な患者では出血のリスクが著しく高いことが示されている（多変量解析ではオッズ比が 115）[94]。それでも，許容できるくらい出血リスクが低い広範型 PE の患者には，全身性の血栓溶解療法は推奨されている[15,28,86]。PE に対する全身性の血栓溶解療法の絶対禁忌（後述）は，ST 上昇型心筋梗塞のガイドラインから引用する[95]。しかし，臨床では，症例ごとに治療のメリットとデメリットを比較して判断することが求められる[28]。心筋梗塞に対する全身性の血栓溶解療法の絶対禁忌は，直ちに生命を脅かすような高リスク PE の患者においては相対禁忌となるであろう[15]。最近のガイドラインでの推奨や広範型 PE における全身性の血栓溶解療法を支持するエビデンスにもかかわらず，この治療法はあまりにも活用されていないままである[13,14]。

PE における全身性の血栓溶解療法の絶対禁忌は次のとおり[28]。

- 先行する頭蓋内出血
- 既知の構造的な頭蓋内悪性新生物あるいは脳血管疾患（例えば，動静脈奇形）
- 3 カ月以内の虚血性脳卒中
- 大動脈解離の疑い
- 活動性出血あるいは出血性素因
- 最近（この 3 週間以内[15]）あった脊柱管あるいは脳の外科的侵襲
- 最近（この 3 週間以内[15]）あった閉鎖性の頭部外傷あるいは顔面外傷（放射線画像上で確認される骨折あるい脳損傷を伴う）

外科的血栓除去術

歴史的に PE に対する血栓除去術は最後の手段として考慮され，心原性ショックあるいは心肺蘇生を要するような患者に対するものとされてきた[15,96,97]。しかし，1960 年代に 57％[98]であった致死率が 1980 年代後半から 1990 年代初期にかけて 26％（16～46％）[99]に改善したため，この手術は広範型 PE に対する実行可能な治療の選択肢として再度取り上げられることとなった。この変化は手術技術の変化ではなく，むしろ迅速な診断アプローチと周術期管理の進歩（特に瀕死の患者における周術期の人工心肺の運用）による結果と考えている者もいる[99]。より厳格で緻密な患者選択のプロセスもまた転帰の改善に寄与していると思われる。例えば，慢性の血栓塞栓症による肺高血圧に急性 PE が重なった患者は，現在は外科的塞栓除去術を施行する代わりに肺の血管内膜切除を専門としている施設に転送されてい

る[15,100]。さまざまな症例集積研究から報告される死亡率は幅広く，術後の転帰における術前の臨床状態の重要性を反映している。術前に心肺蘇生を必要としない場合の死亡率は10%，間欠的な心肺蘇生を必要とし，手術室に到着するまでに血行動態が安定した場合の死亡率は40%，手術室に入るまでに継続的な心肺蘇生が必要な場合の死亡率は80%であった[101]。

最近の研究では，巨大血栓と右室不全があるが血行動態は安定している患者に外科的血栓除去術まで含めると，死亡率はさらに6%まで低下することが示されている[96]。亜広範型PEまで適応を広げることについては反論もあるが，この研究あるいは他の研究（周術期死亡率が0%で，30日死亡率が8%）[97]では，適切な患者選択と技術面の検討により，外科的血栓除去術がかつて信じられていたような無駄なものではないことが示されている。

外科の専門的技術や資源が利用できるのであれば，次に挙げる状態での広範型PEに対する外科的血栓除去術は有効であろう[86]。それは，全身性の血栓溶解療法に対し禁忌があったり，失敗したり，あるいは血栓溶解療法が効果を現す前に致死的となるくらい血行動態が不安定な場合である。外科的アプローチは，切迫した奇異性塞栓症（卵円孔開存を介した血栓）においてもまた適切であるかもしれない[28]。全身性の血栓溶解療法に対する絶対禁忌は広範型PEの約1/3に存在する[88]（ただし，この数字は何を絶対的あるいは相対禁忌とするかによって変わる）。全身性の血栓溶解療法の失敗とは，持続する不安定な臨床状態と心エコー上の右室不全が36時間後も残存していることと定義され，割合としては8.2%と報告されている[102]。これらの症例では，全身性の血栓溶解療法を繰り返すよりもレスキューの塞栓除去術が推奨されている[102]。

カテーテル的血栓除去術

カテーテル的治療（CDT）の目標は，速やかに中枢の血栓を減量し，生命を脅かすような心負荷を取り除き，肺灌流を改善させることである[103]。広範型PEに対する現代のCDTは，低輪郭カテーテルと装置（10 Fr未満）を使用して血栓を直接機械的破砕あるいは吸引するほか，追加治療として血栓内へ血栓溶解薬を注入することと定義される[103]。穿孔のリスクを避けるために，CDTは肺動脈の主要な枝に対してのみ推奨されており，血管造影の結果にかかわらず，血行動態の改善後すぐに終了すべきである[15,104]。しかし，血栓破砕の成功により血栓の表面積が増加するため，特に右心負荷と肺動脈圧の上昇が続いている患者に対しては，低用量の血栓溶解薬の血栓内注入を追加するという主張もある[103,105,106]。

CDTに対する大規模な無作為化比較試験は，装置のバリエーション，確立したプロトコルの欠如，実施可能性などの問題により妨げられていた。1990年1月か

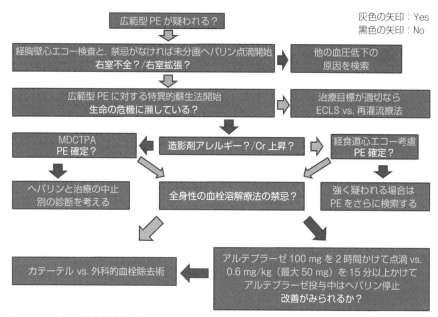

図 11-3 広範型肺塞栓症(PE)が疑われた場合の治療アルゴリズム
ECLS：体外心肺補助装置，MDCTPA：多列検出器 CT 肺血管造影，Cr：クレアチニン。

ら 2008 年 9 月までに行われた 35 の研究のメタ分析で，広範型 PE に対する CDT の安全性と効果が評価された[107]。血行動態の安定，低酸素血症の改善，生存退院と定義された臨床的成功は 86.5％ であった[103,107]。96％ の患者において全身性の血栓溶解療法は施行されず，CDT はヘパリンに対する最初の補助として使用された[107]。約 30％ の患者は血栓の機械的破砕あるいは吸引のみを施行され，60％ の患者はさらにカテーテルを通して血栓溶解薬を注入された[107]。手技上の主要な合併症 (例えば，輸血を必要とする鼠径部の血腫) の累積リスクは 2.4％ であった[107]。

CDT の適応は外科的血栓除去術の適応と同様で，比較的安全であり，熟練した施設においては広範型 PE に対してかなり有効な治療オプションとなっている。各施設の利用できる専門技術を知っていることで，救急医は外科的血栓除去術をするか CDT をするか決めることができ[28]，そのどちらも不可能な施設においては転送のプロトコルを確立することが求められる。救急科において広範型 PE が疑われる場合の治療アルゴリズムを図 11-3 に示す。

補助療法

下大静脈フィルター　ICOPER study における広範型 PE 患者のサブグループ分析では，下大静脈(IVC)フィルターを施行された患者の 90 日死亡率が低下したこ

とが示された(ハザード比：0.12)。しかし，このレジストリでは広範型PE患者108人中11人のみにIVCフィルターが施行された。外科的血栓除去術あるいはカテーテル的血栓除去術についての症例集積研究の報告者の中には，比較的手技のリスクが低いことや，PEが再発すれば致死的となる可能性があることから，広範型PEの患者に対してIVCフィルターを使用することを主張している研究者もいる[96,99,106,108]。大規模な無作為化比較試験によるデータがないため，AHAガイドラインではIVCフィルターは広範型PEを含む急性PEで心肺の予備能がきわめて乏しい患者で考慮すべきだとされている[28]。

体外心肺補助装置 体外心肺補助装置 extracorporeal life support (ECLS)は，きわめて状態が不安定で他のインターベンションに耐えられない，あるいは再灌流療法に失敗した広範型PE患者を救命できる可能性がある[109]。心肺停止状態でもベッドサイドでのECLSのカニュレーションと留置は可能であり，ECLSによる治療を受けながら，より高度な治療を受けられる施設へ転送することができる[109]。広範型PEでECLSを装着した患者21人(8人はECLS開始時に心肺停止であった)を対象とした研究では，死亡率が38％，平均のECLS装着期間は4.7日であった[109]。注目すべきことに，この研究における13人の生存者のうち10人は抗凝固療法以外の追加治療を必要としなかった。凝固亢進状態にある患者を除けば，これら10人の患者は5日以内に右室機能が回復するのに十分な程度まで塞栓が自己融解したという[109]。最近のECLSを必要とした広範型PEの症例集積研究(10人中9人が心肺停止)では，30日死亡率が30％であると報告されている[110]。ここでの注目点は，10人中8人の患者がECLS中にCDTを受け，血行動態の改善とECLSの早期離脱が可能となった(平均ECLS装着期間は48±44時間)[110]。この研究は小規模であり，比較対照となる集団が存在しないが，ECLS装着時間の延長による合併症を考えれば，早期のCDTはECLS装着時間を短縮し，臨床面と経済面の両方でメリットがあるとしている。しかし，心肺停止状態でCDTが成功した小規模の症例集積研究(7人中6人が生存)では，その施設においてCDTの専門的技術が即座に利用できるのであればECLSの必要性は少ないことが示唆されているということにも留意しておく必要がある[111]。広範型PEにおけるECLSの厳密な役割を定義したガイドラインはまだ存在していない。この治療が実施可能な施設では，各科合同チームによって精練された治療アルゴリズムを準備しておくべきである。

一酸化窒素の吸入 全身の血圧低下を引き起こすことなく肺動脈の血管を拡張させることができるので，広範型PEの管理において生理学的に好ましい補助療法といえる。一酸化窒素の吸入は，確定診断の検査やインターベンションが予定されており，さらに広範型PEが疑われる患者の安定化に有用であると考えられる。挿管

が必要な広範型 PE 患者を対象とした小規模の症例集積研究によれば，一酸化窒素 10 ～ 20 ppm の吸入により酸素化と血行動態が急速に改善されたことが示されている[112]。広範型 PE 患者に対して挿管や人工呼吸管理を実施すれば血行動態が増悪するリスクがあるのはわかっていることなので，この状況で一酸化窒素吸入を迅速に行えるようにすることは合理的な戦略である．

高リスクの亜広範型肺塞栓症

亜広範型肺塞栓症 submassive PE の多くの患者は，適切な抗凝固療法により良好な臨床経過をたどると考えられるが，そうでなければ生理学的代償の喪失あるいは塞栓症の再発により臨床的に増悪していく．PE と確定診断された患者 209 人を対象とした臨床評価項目の前向き研究では，65 人 (31％) は最初の経胸壁心エコーで右室不全があったが血圧は正常であった．その 10％はヘパリンによる治療が開始されたにもかかわらず最初の 24 時間以内にショックとなり，半数が死亡した[113]。今後取り組むべき重要な課題は，(1) 亜広範型 PE 患者のうち短期予後不良で ICU 入室が望ましい患者をどのように特定するか (図 11-1)，(2) 抗凝固療法以上のどのような治療を行えばこのサブグループの転帰を改善できるか，である．

　研究では正常血圧の PE 患者をリスク層別化するために，さまざまなツールを用いて評価している．現在のリスク層別化のツールには，臨床スコア〔pulmonary embolism severity index (PESI)[114]，simplified PESI[115] など〕，バイオマーカー (トロポニン[116,117]，高感度トロポニン T[118]，心臓型脂肪酸結合蛋白[119]，NT-proBNP[120] など)，心肺イメージング (CT や経胸壁心エコーでの右室不全など)[121]，あるいはこれらを組み合わせたものが含まれている[122~124]。残念ながら，短期の死亡率と増悪リスク (例えば，最初の 48 時間) に焦点をあてた研究が不足していることと，全世界的に受け入れられている右室不全の定義および診断のためのバイオマーカーの閾値が存在しないことなどにより，信頼できるリスク評価ツールの確立には至っていない．

　たとえそのような高リスクのサブグループを特定することができたとしても，増悪している患者に対し，オプションとして再灌流療法を追加する現在の抗凝固療法と比べどのような治療介入が安全で優れているのかが，明らかになっていない．亜広範型 PE に対してヘパリンにアルテプラーゼを併用した治療群とヘパリン単独の治療群を比較した研究では，治療の段階的拡大が必要になった割合は併用群で著しく低かった (10.2％ vs. 24.6％)．しかし，すべての原因による死亡率に差はみられなかった (3.4％ vs. 2.2％)[91]。この研究では，状態が悪化した亜広範型 PE 患者の大

部分で，再灌流療法を行うのに十分な時間が確保されていたことがわかっている。短期の死亡率を低下させることを目標に先手を打って再灌流療法を施行することは，現時点では正当性を欠いているように思われる。

　長期の右室不全を防ぐために先手を打って再灌流療法を施行することもまた疑問である。1週間の抗凝固療法のみで生存した亜広範型PE患者において，肺血管の閉塞の度合いと右室不全の回復の程度は全身性の血栓溶解療法を施行された患者と同程度であると思われる[6,15,28]。再灌流療法は，長期(例えば6カ月)にわたる右室収縮期圧の持続的上昇あるいは増悪を防ぐという効果があるかもしれない[125]。しかし，右室収縮期圧の変化(あるいは変化がないこと)の臨床的な重要性について大規模研究ではいまだ証明されていない。

　亜広範型PEの高リスクサブグループの治療で，4つの主要な介入が研究されている。全身性のr-tPAの使用は，現在進行中のPEITHO trial(tenecteplase vs. プラセボ)でまもなく実施される。外科的血栓除去術は，より最近の外科症例集積研究で報告されている[96]。CDTについては，カテーテルを用いたr-tPA投与[126]と半量のアルテプラーゼ投与に関してMOPETT trialで報告されている。このサブグループで抗凝固療法単独よりもこれらの治療戦略がルーチンに推奨されるようになるためには，安全性に加えて，臨床的に意義のある転帰上の効果が証明されなければならない。

結論

広範型PEはPEの小さな破片からなり，とりわけ現在においてはMDCTPAの登場により多数の低リスク患者が検出されている。しかし一方で，十分に治療されておらず，致死的で管理が困難な状態の患者も存在している。最適な治療に必要なのは，PE特有の病態生理をしっかりと理解し，効率的で系統的な診断と治療を行い，さらに利用可能な資源と専門技術にもとづいた施設内での治療アルゴリズムを作成しておくことである。特に禁忌がないのであれば，広範型PEが確定した患者に対し，全身性の血栓溶解療法を施行すべきであり，これは差し迫った死のリスクのために確定診断の時間がなく経胸壁心エコーでの所見から広範型PEが疑われる患者でも同様である。広範型PEにおいて，出血リスクにもとづいて血栓溶解療法を行わないと決めた場合，外科的あるいはカテーテルによる塞栓除去術を試みる必要がある。亜広範型PEに関しては，短期(例えば48時間以内)の増悪を予測する危険因子が何であるかを決定するために大規模試験を行う必要がある。亜広範型PEの患者においては，より侵襲的な治療でも効果があると考えられる高リスク群を特定

するという課題がまだ残っており，これらの患者群に対して特定の再灌流療法を先手を打って施行すべきかどうかはまだわかっていない。

関連文献

文献	研究デザイン	結果
Torbicki et al., *Eur Heart J*. 2008[15)]	European Society of Cardiology (ESC)による急性肺塞栓症(PE)の診断と治療のためのガイドラインと専門家による合意文書	高，中間，低リスクの層別化に重点をおいた急性PEの診断と治療戦略の広範なレビュー
Kasper et al., *J Am Coll Cardiol*. 1997[22)] MAPPET	(1)急性の過度の右室圧上昇あるいは低血圧を伴わない肺高血圧, (2)低血圧, (3)心原性ショック, (4)心肺蘇生を必要とする循環虚脱, を加えたPEの確定診断あるいは疑い例1,001例の前向き観察研究	院内死亡率は(1)8.1%, (2)15%, (3)25%, (4)65%。血行動態が不安定なほど確定診断のための画像検査を受ける率が低く，早期に血栓溶解療法が施行される率が高かった
Jaff et al., *Circulation*. 2011[28)]	PE, 近位の深部静脈血栓症, 慢性の肺血栓塞栓症による肺高血圧症の治療についてのAmerican Heart Association(AHA)の科学的声明	急性PEは広範型massive, 亜広範型submassive, 低リスクlow-riskに分類される。推奨とエビデンスレベルの分類を用いた治療が勧められる
Goldhaber et al., *Lancet*. 1999[29)] ICOPER	急性PE患者2,454人の前向き観察研究。主要評価項目は3カ月のすべての原因による死亡。生存におけるベースラインの要素の予後効果も多変量解析で評価された	広範型PEの死亡率は58.3%, 広範型PE以外の死亡率は15.1%。70歳以上〔ハザード比(HR)：1.6, 95%信頼区間(CI)：1.1〜2.3〕，癌(HR：2.3, 95%CI：1.5〜3.5)，うっ血性心不全(HR：2.4, 95%CI：1.5〜3.7), 慢性閉塞性肺疾患(HR：1.8, 95%CI：1.5〜3.7), 収縮期動脈圧上昇(HR：2.4, 95%CI：1.2〜2.7), 頻呼吸(HR：2.0, 95%CI：1.2〜3.2), 心エコーでの右室運動低下(HR：2.0, 95%CI：1.3〜2.9), などが有意な予後因子として特定された
Wan et al., *Circulation*. 2004[85)]	PE治療におけるヘパリンと血栓溶解療法を比較した11の無作為化比較試験のメタ分析。主要評価項目には入院中あるいは30日以内のPE再発率あるいは死亡率が含まれる	主要評価項目には差がなかった。しかし，広範型PEを含む5つの臨床試験のサブグループ分析では，血栓溶解療法がヘパリンよりも，再発率と死亡率がより低かった〔9.4% vs. 19.0%, オッズ比(OR)：0.45, 95%CI：0.22〜0.92, 治療必要数(NNT)：10〕

(つづく)

文献	研究デザイン	結果
Kuo et al., *J Vasc Interv Radiol*. 2009[107]	広範型 PE でのカテーテルによる血栓溶解療法のメタ分析。転帰改善の基準は血行動態の安定，低酸素血症の改善，生存退院	カテーテルによる血栓溶解療法の累積成功率は 86.5％(95％ CI：82.1％，90.2％)で，軽度と重度の手技の合併症の累積リスクはそれぞれ 7.9％(95％ CI：5.0％，11.3％)，2.4％(95％ CI：1.9％，4.3％)であった

文献

1. Stein PD, Henry JW. Prevalence of acute pulmonary embolism among patients in a general hospital and at autopsy. *Chest*. 1995;108(4):978–981.
2. Rubinstein I, Murray D, Hoffstein V. Fatal pulmonary emboli in hospitalized patients: an autopsy study. *Arch Intern Med*. 1988;148(6):1425–1426.
3. Goldhaber SZ, Hennekens CH, Evans DA, et al. Factors associated with correct antemortem diagnosis of major pulmonary embolism. *Am J Med*. 1982;73(6):822–826.
4. Clagett GP, Reisch JS. Prevention of venous thromboembolism in general surgical patients. Results of meta-analysis. *Ann Surg*. 1988;208(2):227–240.
5. Moser KM, Fedullo PF, LitteJohn JK, et al. Frequent asymptomatic pulmonary embolism in patients with deep venous thrombosis. *JAMA*. 1994;271(3):223–225.
6. Wood KE. Major pulmonary embolism: review of a pathophysiologic approach to the golden hour of hemodynamically significant pulmonary embolism. *Chest*. 2002;121(3):877–905.
7. Wiener RS, Schwartz LM, Woloshin S. Time trends in pulmonary embolism in the United States: evidence of overdiagnosis. *Arch Intern Med*. 2011;171(9):831–837.
8. Wittram C, Meehan MJ, Halpern EF, et al. Trends in thoracic radiology over a decade at a large academic medical center. *J Thorac Imaging*. 2004;19(3):164–170.
9. Donohoo JH, Mayo-Smith WW, Pezzullo JA, et al. Utilization patterns and diagnostic yield of 3421 consecutive multidetector row computed tomography pulmonary angiograms in a busy emergency department. *J Comput Assist Tomogr*. 2008;32(3):421–425.
10. Auer RC, Schulman AR, Tuorto S, et al. Use of helical CT is associated with an increased incidence of postoperative pulmonary emboli in cancer patients with no change in the number of fatal pulmonary emboli. *J Am Coll Surg*. 2009;208(5):871–878; discussion 878–880.
11. Weir ID, Drescher F, Cousin D, et al. Trends in use and yield of chest computed tomography with angiography for diagnosis of pulmonary embolism in a Connecticut hospital emergency department. *Conn Med*. 2010;74(1):5–9.
12. Pollack CV, Schreiber D, Goldhaber SZ, et al. Clinical characteristics, management, and outcomes of patients diagnosed with acute pulmonary embolism in the emergency department: initial report of EMPEROR (Multicenter Emergency Medicine Pulmonary Embolism in the Real World Registry). *J Am Coll Cardiol*. 2011;57(6):700–706.
13. Lin BW, Schreiber DH, Liu G, et al. Therapy and outcomes in massive pulmonary embolism from the emergency medicine pulmonary embolism in the real world registry. *Am J Emerg Med*. 2012;30(9):1774–1781.
14. Stein PD, Matta F. Thrombolytic therapy in unstable patients with acute pulmonary embolism: saves lives but underused. *Am J Med*. 2012;125(5):465–470.
15. Torbicki A, Perrier A, Konstantinides S, et al. Guidelines on the diagnosis and management of acute pulmonary embolism: the Task Force for the Diagnosis and Management of Acute Pulmonary Embolism of the European Society of Cardiology (ESC). *Eur Heart J*. 2008;29(18):2276–2315.

16. Fesmire FM, Brown MD, Espinosa JA, et al. Critical issues in the evaluation and management of adult patients presenting to the emergency department with suspected pulmonary embolism. *Ann Emerg Med.* 2011;57(6):628–652.e675.
17. Church A, Tichauer M. The emergency medicine approach to the evaluation and treatment of pulmonary embolism. *Emerg Med Pract.* 2012;14(12):1–22.
18. Aujesky D, Roy PM, Verschuren F, et al. Outpatient versus inpatient treatment for patients with acute pulmonary embolism: an international, open-label, randomised, non-inferiority trial. *Lancet.* 2011;378(9785):41–48.
19. Post F, Mertens D, Sinning C, et al. Decision for aggressive therapy in acute pulmonary embolism: implication of elevated troponin T. *Clin Res Cardiol.* 2009;98(6):401–408.
20. Palmieri V, Gallotta G, Rendina D, et al. Troponin I and right ventricular dysfunction for risk assessment in patients with nonmassive pulmonary embolism in the emergency department in combination with clinically based risk score. *Intern Emerg Med.* 2008;3(2):131–138.
21. Bova C, Pesavento R, Marchiori A, et al. Risk stratification and outcomes in hemodynamically stable patients with acute pulmonary embolism: a prospective, multicentre, cohort study with three months of follow-up. *J Thromb Haemost.* 2009;7(6):938–944.
22. Kasper W, Konstantinides S, Geibel A, et al. Management strategies and determinants of outcome in acute major pulmonary embolism: results of a multicenter registry. *J Am Coll Cardiol.* 1997;30(5):1165–1171.
23. Ryu JH, Pellikka PA, Froehling DA, et al. Saddle pulmonary embolism diagnosed by CT angiography: frequency, clinical features and outcome. *Respir Med.* 2007;101(7):1537–1542.
24. Sardi A, Gluskin J, Guttentag A, et al. Saddle pulmonary embolism: is it as bad as it looks? A community hospital experience. *Crit Care Med.* 2011;39(11):2413–2418.
25. McIntyre KM, Sasahara AA. Correlation of pulmonary photoscan and angiogram as measures of the severity of pulmonary embolic involvement. *J Nucl Med.* 1971;12(11):732–738.
26. McDonald IG, Hirsh J, Hale GS, et al. Major pulmonary embolism, a correlation of clinical findings, haemodynamics, pulmonary angiography, and pathological physiology. *Br Heart J.* 1972;34(4):356–364.
27. Alpert JS, Smith R, Carlson J, et al. Mortality in patients treated for pulmonary embolism. *JAMA.* 1976;236(13):1477–1480.
28. Jaff MR, McMurtry MS, Archer SL, et al. Management of massive and submassive pulmonary embolism, iliofemoral deep vein thrombosis, and chronic thromboembolic pulmonary hypertension: a scientific statement from the American Heart Association. *Circulation.* 2011;123(16):1788–1830.
29. Goldhaber SZ, Visani L, De Rosa M. Acute pulmonary embolism: clinical outcomes in the International Cooperative Pulmonary Embolism Registry (ICOPER). *Lancet.* 1999;353(9162):1386–1389.
30. Alpert JS, Godtfredsen J, Ockene IS, et al. Pulmonary hypertension secondary to minor pulmonary embolism. *Chest.* 1978;73(6):795–797.
31. Stein M, Levy SE. Reflex and humoral responses to pulmonary embolism. *Prog Cardiovasc Dis.* 1974;17(3):167–174.
32. Malik AB. Pulmonary microembolism. *Physiol Rev.* 1983;63(3):1114–1207.
33. McIntyre KM, Sasahara AA. The hemodynamic response to pulmonary embolism in patients without prior cardiopulmonary disease. *Am J Cardiol.* 1971;28(3):288–294.
34. Matthews JC, McLaughlin V. Acute right ventricular failure in the setting of acute pulmonary embolism or chronic pulmonary hypertension: a detailed review of the pathophysiology, diagnosis, and management. *Curr Cardiol Rev.* 2008;4(1):49–59.
35. Zamanian RT, Haddad F, Doyle RL, et al. Management strategies for patients with pulmonary hypertension in the intensive care unit. *Crit Care Med.* 2007;35(9):2037–2050.
36. Haddad F, Doyle R, Murphy DJ, et al. Right ventricular function in cardiovascular disease, part II: pathophysiology, clinical importance, and management of right ventricular failure. *Circulation.* 2008;117(13):1717–1731.

37. Taylor RR, Covell JW, Sonnenblick EH, et al. Dependence of ventricular distensibility on filling of the opposite ventricle. *Am J Physiol*. 1967;213(3):711–718.
38. Jardin F, Dubourg O, Gueret P, et al. Quantitative two-dimensional echocardiography in massive pulmonary embolism: emphasis on ventricular interdependence and leftward septal displacement. *J Am Coll Cardiol*. 1987;10(6):1201–1206.
39. Belenkie I, Dani R, Smith ER, et al. Ventricular interaction during experimental acute pulmonary embolism. *Circulation*. 1988;78(3):761–768.
40. Vlahakes GJ, Turley K, Hoffman JI. The pathophysiology of failure in acute right ventricular hypertension: hemodynamic and biochemical correlations. *Circulation*. 1981;63(1):87–95.
41. Coma-Canella I, Gamallo C, Martinez Onsurbe P, et al. Acute right ventricular infarction secondary to massive pulmonary embolism. *Eur Heart J*. 1988;9(5):534–540.
42. Adams JE III, Siegel BA, Goldstein JA, et al. Elevations of CK-MB following pulmonary embolism. A manifestation of occult right ventricular infarction. *Chest*. 1992;101(5):1203–1206.
43. Jerjes-Sanchez C, Ramirez-Rivera A, de Lourdes Garcia M, et al. Streptokinase and heparin versus heparin alone in massive pulmonary embolism: a randomized controlled trial. *J Thromb Thrombolysis*. 1995;2(3):227–229.
44. Ducas J, Prewitt RM. Pathophysiology and therapy of right ventricular dysfunction due to pulmonary embolism. *Cardiovasc Clin*. 1987;17(2):191–202.
45. Molloy WD, Lee KY, Girling L, et al. Treatment of shock in a canine model of pulmonary embolism. *Am Rev Respir Dis*. 1984;130(5):870–874.
46. Ghignone M, Girling L, Prewitt RM. Volume expansion versus norepinephrine in treatment of a low cardiac output complicating an acute increase in right ventricular afterload in dogs. *Anesthesiology*. 1984;60(2):132–135.
47. Hirsch LJ, Rooney MW, Wat SS, et al. Norepinephrine and phenylephrine effects on right ventricular function in experimental canine pulmonary embolism. *Chest*. 1991;100(3):796–801.
48. De Backer D, Biston P, Devriendt J, et al. Comparison of dopamine and norepinephrine in the treatment of shock. *N Engl J Med*. 2010;362(9):779–789.
49. Goldstein JA, Harada A, Yagi Y, et al. Hemodynamic importance of systolic ventricular interaction, augmented right atrial contractility and atrioventricular synchrony in acute right ventricular dysfunction. *J Am Coll Cardiol*. 1990;16(1):181–189.
50. Layish DT, Tapson VF. Pharmacologic hemodynamic support in massive pulmonary embolism. *Chest*. 1997;111(1):218–224.
51. Jardin F, Genevray B, Brun-Ney D, et al. Dobutamine: a hemodynamic evaluation in pulmonary embolism shock. *Crit Care Med*. 1985;13(12):1009–1012.
52. Roberts DH, Lepore JJ, Maroo A, et al. Oxygen therapy improves cardiac index and pulmonary vascular resistance in patients with pulmonary hypertension. *Chest*. 2001;120(5):1547–1555.
53. Moloney ED, Evans TW. Pathophysiology and pharmacological treatment of pulmonary hypertension in acute respiratory distress syndrome. *Eur Respir J*. 2003;21(4):720–727.
54. Viitanen A, Salmenpera M, Heinonen J. Right ventricular response to hypercarbia after cardiac surgery. *Anesthesiology*. 1990;73(3):393–400.
55. Balanos GM, Talbot NP, Dorrington KL, et al. Human pulmonary vascular response to 4 h of hypercapnia and hypocapnia measured using Doppler echocardiography. *J Appl Physiol (1985)*. 2003;94(4):1543–1551.
56. Rosenberger P, Shernan SK, Shekar PS, et al. Acute hemodynamic collapse after induction of general anesthesia for emergent pulmonary embolectomy. *Anesth Analg*. 2006;102(5):1311–1315.
57. Tsapenko MV, Tsapenko AV, Comfere TB, et al. Arterial pulmonary hypertension in noncardiac intensive care unit. *Vasc Health Risk Manag*. 2008;4(5):1043–1060.
58. Vieillard-Baron A, Loubieres Y, Schmitt JM, et al. Cyclic changes in right ventricular output impedance during mechanical ventilation. *J Appl Physiol*. 1999;87(5):1644–1650.

59. Jardin F, Vieillard-Baron A. Is there a safe plateau pressure in ARDS? The right heart only knows. *Intensive Care Med.* 2007;33(3):444–447.
60. Kucher N, Rossi E, De Rosa M, et al. Massive pulmonary embolism. *Circulation.* 2006;113(4): 577–582.
61. Casazza F, Bongarzoni A, Centonze F, et al. Prevalence and prognostic significance of right-sided cardiac mobile thrombi in acute massive pulmonary embolism. *Am J Cardiol.* 1997; 79(10):1433–1435.
62. Ferrari E, Benhamou M, Berthier F, et al. Mobile thrombi of the right heart in pulmonary embolism: delayed disappearance after thrombolytic treatment. *Chest.* 2005;127(3):1051–1053.
63. Pierre-Justin G, Pierard LA. Management of mobile right heart thrombi: a prospective series. *Int J Cardiol.* 2005;99(3):381–388.
64. Torbicki A, Galie N, Covezzoli A, et al. Right heart thrombi in pulmonary embolism: results from the International Cooperative Pulmonary Embolism Registry. *J Am Coll Cardiol.* 2003;41 (12):2245–2251.
65. Raschke RA, Gollihare B, Peirce JC. The effectiveness of implementing the weight-based heparin nomogram as a practice guideline. *Arch Intern Med.* 1996;156(15):1645–1649.
66. Agnelli G, Becattini C. Acute pulmonary embolism. *N Engl J Med.* 2010;363(3):266–274.
67. Pruszczyk P, Torbicki A, Pacho R, et al. Noninvasive diagnosis of suspected severe pulmonary embolism: transesophageal echocardiography vs spiral CT. *Chest.* 1997;112(3):722–728.
68. Steiner P, Lund GK, Debatin JF, et al. Acute pulmonary embolism: value of transthoracic and transesophageal echocardiography in comparison with helical CT. *AJR Am J Roentgenol.* 1996;167(4):931–936.
69. Wittlich N, Erbel R, Eichler A, et al. Detection of central pulmonary artery thromboemboli by transesophageal echocardiography in patients with severe pulmonary embolism. *J Am Soc Echocardiogr.* 1992;5(5):515–524.
70. Vieillard-Baron A, Qanadli SD, Antakly Y, et al. Transesophageal echocardiography for the diagnosis of pulmonary embolism with acute cor pulmonale: a comparison with radiological procedures. *Intensive Care Med.* 1998;24(5):429–433.
71. Kucher N, Luder CM, Dornhofer T, et al. Novel management strategy for patients with suspected pulmonary embolism. *Eur Heart J.* 2003;24(4):366–376.
72. Meneveau N, Schiele F, Metz D, et al. Comparative efficacy of a two-hour regimen of streptokinase versus alteplase in acute massive pulmonary embolism: immediate clinical and hemodynamic outcome and one-year follow-up. *J Am Coll Cardiol.* 1998;31(5):1057–1063.
73. Goldhaber SZ, Kessler CM, Heit JA, et al. Recombinant tissue-type plasminogen activator versus a novel dosing regimen of urokinase in acute pulmonary embolism: a randomized controlled multicenter trial. *J Am Coll Cardiol.* 1992;20(1):24–30.
74. Sors H, Pacouret G, Azarian R, et al. Hemodynamic effects of bolus vs 2-h infusion of alteplase in acute massive pulmonary embolism. A randomized controlled multicenter trial. *Chest.* 1994;106(3):712–717.
75. Goldhaber SZ, Agnelli G, Levine MN. Reduced dose bolus alteplase vs conventional alteplase infusion for pulmonary embolism thrombolysis. An international multicenter randomized trial. The Bolus Alteplase Pulmonary Embolism Group. *Chest.* 1994;106(3):718–724.
76. Tibbutt DA, Davies JA, Anderson JA, et al. Comparison by controlled clinical trial of streptokinase and heparin in treatment of life-threatening pulmonay embolism. *Br Med J.* 1974;1 (5904):343–347.
77. Urokinase pulmonary embolism trial. Phase 1 results: a cooperative study. *JAMA.* 1970;214 (12):2163–2172.
78. Goldhaber SZ, Haire WD, Feldstein ML, et al. Alteplase versus heparin in acute pulmonary embolism: randomised trial assessing right-ventricular function and pulmonary perfusion. *Lancet.* 1993;341(8844):507–511.
79. Dalla-Volta S, Palla A, Santolicandro A, et al. PAIMS 2: alteplase combined with heparin ver-

sus heparin in the treatment of acute pulmonary embolism. Plasminogen activator Italian multicenter study 2. *J Am Coll Cardiol*. 1992;20(3):520–526.
80. Ly B, Arnesen H, Eie H, et al. A controlled clinical trial of streptokinase and heparin in the treatment of major pulmonary embolism. *Acta Med Scand*. 1978;203(6):465–470.
81. Levine M, Hirsh J, Weitz J, et al. A randomized trial of a single bolus dosage regimen of recombinant tissue plasminogen activator in patients with acute pulmonary embolism. *Chest*. 1990;98(6):1473–1479.
82. The urokinase pulmonary embolism trial. A national cooperative study. *Circulation*. 1973;47(suppl 2): II1–II108.
83. Konstantinides S, Tiede N, Geibel A, et al. Comparison of alteplase versus heparin for resolution of major pulmonary embolism. *Am J Cardiol*. 1998;82(8):966–970.
84. Daniels LB, Parker JA, Patel SR, et al. Relation of duration of symptoms with response to thrombolytic therapy in pulmonary embolism. *Am J Cardiol*. 1997;80(2):184–188.
85. Wan S, Quinlan DJ, Agnelli G, et al. Thrombolysis compared with heparin for the initial treatment of pulmonary embolism: a meta-analysis of the randomized controlled trials. *Circulation*. 2004;110(6):744–749.
86. Kearon C, Akl EA, Comerota AJ, et al. Antithrombotic therapy for VTE disease: Antithrombotic Therapy and Prevention of Thrombosis, 9th ed: American College of Chest Physicians Evidence-Based Clinical Practice Guidelines. *Chest*. 2012;141(suppl 2):e419S–e494S.
87. Verstraete M, Miller GA, Bounameaux H, et al. Intravenous and intrapulmonary recombinant tissue-type plasminogen activator in the treatment of acute massive pulmonary embolism. *Circulation*. 1988;77(2):353–360.
88. Kucher N, Goldhaber SZ. Management of massive pulmonary embolism. *Circulation*. 2005; 112(2):e28–e32.
89. Meyer G, Sors H, Charbonnier B, et al. Effects of intravenous urokinase versus alteplase on total pulmonary resistance in acute massive pulmonary embolism: a European multicenter double-blind trial. The European Cooperative Study Group for Pulmonary Embolism. *J Am Coll Cardiol*. 1992;19(2):239–245.
90. Goldhaber SZ, Kessler CM, Heit J, et al. Randomised controlled trial of recombinant tissue plasminogen activator versus urokinase in the treatment of acute pulmonary embolism. *Lancet*. 1988;2(8606):293–298.
91. Konstantinides S, Geibel A, Heusel G, et al. Heparin plus alteplase compared with heparin alone in patients with submassive pulmonary embolism. *N Engl J Med*. 2002;347(15):1143–1150.
92. Kanter DS, Mikkola KM, Patel SR, et al. Thrombolytic therapy for pulmonary embolism. Frequency of intracranial hemorrhage and associated risk factors. *Chest*. 1997;111(5):1241–1245.
93. Stein PD, Hull RD, Raskob G. Risks for major bleeding from thrombolytic therapy in patients with acute pulmonary embolism. Consideration of noninvasive management. *Ann Intern Med*. 1994;121(5):313–317.
94. Fiumara K, Kucher N, Fanikos J, et al. Predictors of major hemorrhage following fibrinolysis for acute pulmonary embolism. *Am J Cardiol*. 2006;97(1):127–129.
95. Antman EM, Anbe DT, Armstrong PW, et al. ACC/AHA guidelines for the management of patients with ST-elevation myocardial infarction: a report of the American College of Cardiology/American Heart Association Task Force on Practice Guidelines (Committee to revise the 1999 Guidelines for the Management of Patients with Acute Myocardial Infarction). *Circulation*. 2004;110(9):e82–e292.
96. Leaccche M, Unic D, Goldhaber SZ, et al. Modern surgical treatment of massive pulmonary embolism: results in 47 consecutive patients after rapid diagnosis and aggressive surgical approach. *J Thorac Cardiovasc Surg*. 2005;129(5):1018–1023.
97. Kadner A, Schmidli J, Schonhoff F, et al. Excellent outcome after surgical treatment of massive pulmonary embolism in critically ill patients. *J Thorac Cardiovasc Surg*. 2008;136(2):448–451.

98. Cross FS, Mowlem A. A survey of the current status of pulmonary embolectomy for massive pulmonary embolism. *Circulation*. 1967;35(suppl 4):I86–I91.
99. Stulz P, Schlapfer R, Feer R, et al. Decision making in the surgical treatment of massive pulmonary embolism. *Eur J Cardiothorac Surg*. 1994;8(4):188–193.
100. Hoeper MM, Mayer E, Simonneau G, et al. Chronic thromboembolic pulmonary hypertension. *Circulation*. 2006;113(16):2011–2020.
101. Ullmann M, Hemmer W, Hannekum A. The urgent pulmonary embolectomy: mechanical resuscitation in the operating theatre determines the outcome. *Thorac Cardiovasc Surg*. 1999;47(1):5–8.
102. Meneveau N, Seronde MF, Blonde MC, et al. Management of unsuccessful thrombolysis in acute massive pulmonary embolism. *Chest*. 2006;129(4):1043–1050.
103. Kuo WT. Endovascular therapy for acute pulmonary embolism. *Journal of vascular and interventional radiology: JVIR*. 2012;23(2):167–179 e164; quiz 179.
104. Uflacker R. Interventional therapy for pulmonary embolism. *J Vasc Interv Radiol*. 2001;12(2):147–164.
105. Schmitz-Rode T, Kilbinger M, Gunther RW. Simulated flow pattern in massive pulmonary embolism: significance for selective intrapulmonary thrombolysis. *Cardiovasc Intervent Radiol*. 1998;21(3):199–204.
106. de Gregorio MA, Laborda A, de Blas I, et al. Endovascular treatment of a haemodynamically unstable massive pulmonary embolism using fibrinolysis and fragmentation. Experience with 111 patients in a single centre. Why don't we follow ACCP recommendations? *Arch Bronconeumol*. 2011;47(1):17–24.
107. Kuo WT, Gould MK, Louie JD, et al. Catheter-directed therapy for the treatment of massive pulmonary embolism: systematic review and meta-analysis of modern techniques. *J Vasc Interv Radiol*. 2009;20(11):1431–1440.
108. Dauphine C, Omari B. Pulmonary embolectomy for acute massive pulmonary embolism. *Ann Thorac Surg*. 2005;79(4):1240–1244.
109. Maggio P, Hemmila M, Haft J, et al. Extracorporeal life support for massive pulmonary embolism. *J Trauma*. 2007;62(3):570–576.
110. Munakata R, Yamamoto T, Hosokawa Y, et al. Massive pulmonary embolism requiring extracorporeal life support treated with catheter-based interventions. *Int Heart J*. 2012;53(6):370–374.
111. Fava M, Loyola S, Bertoni H, et al. Massive pulmonary embolism: percutaneous mechanical thrombectomy during cardiopulmonary resuscitation. *J Vasc Interv Radiol*. 2005;16(1):119–123.
112. Summerfield DT, Desai H, Levitov A, et al. Inhaled nitric oxide as salvage therapy in massive pulmonary embolism: a case series. *Respir Care*. 2012;57(3):444–448.
113. Grifoni S, Olivotto I, Cecchini P, et al. Short-term clinical outcome of patients with acute pulmonary embolism, normal blood pressure, and echocardiographic right ventricular dysfunction. *Circulation*. 2000;101(24):2817–2822.
114. Aujesky D, Obrosky DS, Stone RA, et al. A prediction rule to identify low-risk patients with pulmonary embolism. *Arch Intern Med*. 2006;166(2):169–175.
115. Jimenez D, Aujesky D, Moores L, et al. Simplification of the pulmonary embolism severity index for prognostication in patients with acute symptomatic pulmonary embolism. *Arch Intern Med*. 2010;170(15):1383–1389.
116. Jimenez D, Uresandi F, Otero R, et al. Troponin-based risk stratification of patients with acute nonmassive pulmonary embolism: systematic review and metaanalysis. *Chest*. 2009;136(4):974–982.
117. Pruszczyk P, Bochowicz A, Torbicki A, et al. Cardiac troponin T monitoring identifies high-risk group of normotensive patients with acute pulmonary embolism. *Chest*. 2003;123(6):1947–1952.
118. Lankeit M, Friesen D, Aschoff J, et al. Highly sensitive troponin T assay in normotensive pa-

tients with acute pulmonary embolism. *Eur Heart J.* 2010;31(15):1836–1844.
119. Dellas C, Puls M, Lankeit M, et al. Elevated heart-type fatty acid-binding protein levels on admission predict an adverse outcome in normotensive patients with acute pulmonary embolism. *J Am Coll Cardiol.* 2010;55(19):2150–2157.
120. Klok FA, Mos IC, Huisman MV. Brain-type natriuretic peptide levels in the prediction of adverse outcome in patients with pulmonary embolism: a systematic review and meta-analysis. *Am J Respir Crit Care Med.* 2008;178(4):425–430.
121. Sanchez O, Trinquart L, Colombet I, et al. Prognostic value of right ventricular dysfunction in patients with haemodynamically stable pulmonary embolism: a systematic review. *Eur Heart J.* 2008;29(12):1569–1577.
122. Lankeit M, Jimenez D, Kostrubiec M, et al. Predictive value of the high-sensitivity troponin T assay and the simplified Pulmonary Embolism Severity Index in hemodynamically stable patients with acute pulmonary embolism: a prospective validation study. *Circulation.* 2011;124(24):2716–2724.
123. Kang DK, Sun JS, Park KJ, et al. Usefulness of combined assessment with computed tomographic signs of right ventricular dysfunction and cardiac troponin T for risk stratification of acute pulmonary embolism. *Am J Cardiol.* 2011;108(1):133–140.
124. Lankeit M, Gomez V, Wagner C, et al. A strategy combining imaging and laboratory biomarkers in comparison with a simplified clinical score for risk stratification of patients with acute pulmonary embolism. *Chest.* 2012;141(4):916–922.
125. Kline JA, Steuerwald MT, Marchick MR, et al. Prospective evaluation of right ventricular function and functional status 6 months after acute submassive pulmonary embolism: frequency of persistent or subsequent elevation in estimated pulmonary artery pressure. *Chest.* 2009;136(5):1202–1210.
126. Kucher N, Boekstegers P, Muller OJ, et al. Randomized, controlled trial of ultrasound-assisted catheter-directed thrombolysis for acute intermediate-risk pulmonary embolism. *Circulation.* 2014;129(4):479–486.

12

急性呼吸促迫症候群
acute respiratory distress syndrome

Darryl Abrams and Daniel Brodie

背景

急性呼吸促迫症候群 acute respiratory distress syndrome（ARDS）は，急性発症の低酸素血症と，心不全や輸液過剰だけでは説明がつかない肺水腫を示す両側肺浸潤影によって特徴づけられる[1]。ARDS Definition Task Force は最近この定義を改訂し，動脈血酸素分圧と吸入酸素濃度の比〔$Pa_{O_2}/F_{I_{O_2}}(P/F)$〕を用いて，呼気終末陽圧（PEEP）が少なくとも 5 cmH$_2$O 以上かかった状態で，ARDS を軽度 mild（200＜P/F≦300），中等度 moderate（100＜P/F≦200），重度 severe（P/F≦100）に分類した[2]。この基準にもとづくと，米国の ARDS 症例は年間 19 万人以上と推定される[3]。ARDS 患者を対象とした臨床研究によると，死亡率はいまだに 22〜45％であり，P/F が低いほど生存率も低下する[2,4〜9]。ARDS 症例の多くは，細菌性またはウイルス性肺炎，肺外性敗血症，誤嚥，外傷が原因である。より少ない原因として，急性膵炎，輸血関連，薬物性がある[3,10,11]。病理学的には，びまん性肺胞障害は毛細血管内皮と肺胞上皮の損傷に起因し，透過性亢進が進み，蛋白豊富な肺胞浮腫が形成される。そして，サーファクタントの産生や機能が減弱し，肺胞虚脱を助長する[7,12]。結果として，肺コンプライアンスが低下するだけでなく，低酸素血症と二酸化炭素排出が障害された異常なガス交換となる[13]。ARDS の分布は肺内で不均一である。陽圧換気は，ARDS 患者の救命につながるかもしれないが，人工呼吸器関連肺傷害（VILI）の原因となり，影響が少なかった肺領域の過膨張や，小さな細気管支や肺胞における虚脱と再開放の繰り返しにより，炎症過程を増悪させる[13,14]。高濃度酸素吸入も肺損傷の一因となる[14,15]。ARDS 管理の基本理念は，原因となった疾患の管理と VILI を最小限に抑えることにある[4,12]。本章では，救急医に役立つ ARDS 治療とそれらの背景にある理論的根拠について述べる。

治療指針

肺保護換気

ARDSに対して明確な生存率改善を示した唯一の治療法は，容量-圧制限換気戦略である。2000年，ARDS Networkは，挿管されたARDS患者861人を対象に，(1)（身長をもとにした）予測体重で1回換気量6 mL/kgと吸気終末に0.5秒のポーズ後測定された気道内圧（プラトー圧）が30 cmH$_2$O以下を目標とする群と，(2)従来の1回換気量12 mL/kgとプラトー圧50 cmH$_2$O以下を目標とした群に割りつけた前向き無作為化試験（ARMA study）の結果を発表した[4]。各群における1回換気量は，目標とするプラトー圧を達成するために必要に応じて段階的に1 mL/kg（最低1回換気量4 mL/kg）ずつ下げられた。呼吸数は，適切な分時換気量を維持するため必要に応じて最大設定35回/minまで増加させた。容量-圧制限換気戦略で治療された群では，有意に死亡率の低下（31% vs. 39.8%），人工呼吸器不要日数の増加（12±11日 vs. 10±11日），肺以外の臓器障害のない日数の増加（15±11日 vs. 12±11日）がみられた。注目すべきことに，実際に達したプラトー圧は，低換気量群と従来換気量群でそれぞれ25±6 cmH$_2$O，33±8 cmH$_2$Oであった。加えて，第1，3病日において，低1回換気量群はよりP/Fが低値であったが，この群のほうがより生存率が高かったため，試験開始早期の酸素化は予後予測因子とはならなかった。この試験や，同様の介入を行った2つの他の無作為化試験の結果から，ARDSにおける標準的な人工呼吸管理として，低容量（予測体重で6 mL/kg以下），低プラトー圧（30 cmH$_2$O以下）を目標とした肺保護戦略が受け入れられるようになった[4,16,17]。

呼気終末陽圧(PEEP)戦略

ARDSにおいて，肺の通気していない部分（肺胞の浮腫や虚脱のため十分なガス交換をしていない部分）は生理学的シャントと低酸素血症の大きな原因となる。加えて，陽圧換気での肺胞の開放と閉鎖のサイクルによるずり応力は，炎症やVILIを助長する[13,18]。人工呼吸器で呼気終末陽圧 positive end-expiratory pressure (PEEP) をかけることにより，虚脱した肺胞の一部分が再開放し，リクルート（再膨張）される。この介入により，通気していない肺の割合が低下し，より低いF$_{IO_2}$で動脈血の酸素化が達成できる。しかしPEEPの上昇は，静脈還流を阻害することで循環不全の原因となり，局所の気道内圧や肺容量を増加させ，さらにVILIを増悪させることもある。

PEEP値の違いが臨床的な転帰に及ぼす影響については，ARDS Clinical Trials Networkによる前向き無作為化試験で調査されており，挿管されたARDS患者

549人を対象に,高PEEP群と低PEEP群に割りつけられた[5]。PEEPとF$_{IO_2}$は,それぞれの群で前もって設定されたPEEP-F$_{IO_2}$対応表にもとづいて,動脈血酸素ヘモグロビン飽和度(パルスオキシメータで測定されたSpO$_2$) 88~95%あるいはPaO$_2$ 55~80 mmHgを維持するよう調節された。高PEEP群でよりP/Fとコンプライアンスが高いにもかかわらず,死亡率,人工呼吸器不要日数,ICU非滞在日数,臓器障害がない日数に関して2群間に差はなかった。その後に行われた多施設研究では,ARDS患者767人を対象に,膨張を最小にする戦略(5~9 cmH$_2$Oの中等度PEEP群)とリクルートメントを強化した戦略(PEEP値をプラトー圧が28~30 cmH$_2$Oに達するよう設定する高PEEP群)に無作為に割りつけた[8]。両群とも低1回換気量(予測体重で6 mL/kg)で管理された。第1病日での平均PEEP値は,中等度PEEP群が8.4 cmH$_2$O,高PEEP群が15.8 cmH$_2$Oであった。高PEEP群は,人工呼吸器不要日数が多く(7日 vs. 3日),臓器障害のない日数が多い(6日 vs. 2日)が,28日および60日死亡率に差はなかった。高PEEPと低PEEPを比較した3つの無作為化試験(前述した2つの試験を含む)の2,299人を対象にしたメタ分析では,PEEP戦略間で全死亡率に有意差はなかった(補正相対リスク:0.94)。しかしサブセット分析では,高PEEP戦略を受けた中等度~重度のARDS症例で生存率の改善がみられた(34.1% vs. 39.1%,補正相対リスク:0.90)[5,8,19~21]。

この結果によれば,より高圧のPEEPは,ARDSにおける代用評価項目(人工呼吸器不要日数,ICU非滞在日数,臓器障害のない日数)を改善させる役割があるのかもしれない。そして高PEEP戦略で,より重度のARDSの生存率が改善する可能性も考えられる。しかし,高PEEPがもたらすであろう利益と血行動態が増悪するリスクとのバランスも考慮すべきである。急性期治療の現場では,PEEP戦略を適用するかどうかにかかわらず,1回換気量,プラトー圧,許容される範囲でのPEEPとF$_{IO_2}$の組み合わせに対して細心の注意を払い,人工呼吸器による標準的管理を早期かつ適切に開始することが必須である[22]。

輸液管理と血行動態モニタリング

ARDSにおける非心原性肺水腫は,毛細血管透過性亢進に起因し,血管内静水圧上昇と膠質浸透圧低下により悪化する。この場合に支持される戦略は輸液投与を最小限にすることである。しかし,ARDSでの死亡は,肺以外の臓器障害に原因があることが多いので,消極的な輸液戦略は臓器灌流や転帰を悪化させるかもしれない。そこで,ARDS Clinical Trials NetworkはARDSの輸液管理指針のためにFluid and Catheter Treatment Trial (FACTT)を行った。これは1,001人の患者を対象に,血管内圧のモニタリングを指標として,積極的輸液群と消極的輸液群に

割りつけた無作為化比較試験である[6]。7日間の累積水分バランスは，積極的輸液群は 6,992±502 mL，消極的輸液群は −136±491 mL であった。2 群間の院内死亡率に有意差はなかった（消極的輸液群 25.5±1.9% vs. 積極的輸液群 28.4±2.0%）。しかし，消極的輸液群は，肺以外の臓器障害率を上昇させることなく，人工呼吸器不要日数（14.6 日 vs. 12.1 日），ICU 非滞在日数（13.4 日 vs. 11.2 日）が有意に多かった。これらのデータにもとづいて，肺機能を改善させ人工呼吸管理や集中治療の期間を最小限にするために，消極的な輸液戦略を遵守することが一般的に推奨されている。この試験では，血管内圧を最小にすることを推奨しているが，血行動態管理の指標として中心静脈カテーテルに対する肺動脈カテーテル使用の利点は見出せていない。しかし，肺動脈カテーテルは心房性あるいは心室性不整脈の高い発生率と関連している。これらの結果にもとづき，ARDS において肺動脈カテーテルのルーチン使用は推奨されていない。

副腎皮質ステロイド

ARDS はびまん性の肺の炎症が特徴であり，さらに陽圧換気によって増悪し，結果として VILI となる。副腎皮質ステロイドは，その抗炎症作用から ARDS 治療薬としての役割が期待されてきたが，多数の無作為化試験では，発症早期・後期 ARDS のいずれにおいても副腎皮質ステロイドによる明確で確実な効果は示されていない[23〜26]。早期 ARDS（発症 48 時間以内）の患者 99 人を対象とした高用量副腎皮質ステロイド（メチルプレドニゾロン 30 mg/kg，6 時間ごと，24 時間）投与群とプラセボ群に割りつけた無作為化比較試験では，45 日死亡率，ARDS の改善，感染合併症に差はなかった[23]。ARDS 患者 24 人を対象とした別の無作為化試験では，発症 7 日以降に副腎皮質ステロイドを長期間投与した群で死亡率の改善が示された[24]。しかし，その後，ARDS Clinical Trials Network によって行われた，発症から 7〜28 日経過した ARDS 患者 180 人を対象としたメチルプレドニゾロン投与群とプラセボ群に無作為に割りつけた多施設試験（Late Steroid Rescue Study：LaSRS）では，60 日死亡率に差はなかった（28.6% vs. 29.2%）[25]。副腎皮質ステロイド群は，人工呼吸器不要日数の増加（11.2 日 vs. 6.8 日）やショック離脱日数の増加（20.7 日 vs. 17.9 日）に関連していたが，神経筋障害のエピソードが有意に多く（9 vs. 0），ARDS 発症から 14 日以降に投与を開始したときには高い死亡率を呈した（35% vs. 8%）。このように現在あるエビデンスにもとづき，ARDS に対する副腎皮質ステロイドのルーチン使用は一般的に推奨されていない。しかし，今後も議論が必要な領域ではある。また，急性の低酸素血症を伴う呼吸不全の原因が，膠原病性血管疾患，急性好酸球性肺炎のように副腎皮質ステロイドが適応となる疾患の場合には，そのような推奨は適応されない。

筋弛緩薬

筋弛緩薬（神経筋遮断薬）は，重度の ARDS 患者で用いられることが多く，それは患者と人工呼吸器の不調和の軽減や酸素化を改善させるのに，鎮静薬単独では不十分な場合である。しかし，その使用には筋力低下も伴う[27,28]。近年フランスで行われた多施設研究 ACURASYS では，発症早期で重度の ARDS 患者を対象に筋弛緩薬の効果が評価された[29]。発症 48 時間未満で，P/F＜150，Ramsey 鎮静スコア 6 点（眉間叩打にまったく反応なし）の ARDS 患者 340 人を，48 時間 cisatracurium を投与する群とプラセボを投与する群に無作為に割りつけた。cisatracurium 投与群は，低酸素血症の程度，重症度，気道のプラトー圧で事後調整後の 90 日死亡率が有意に低かった（ハザード比：0.68）。しかし，この違いは筋弛緩薬が中断されて十分に経過するまで明らかにならなかった。cisatracurium 投与群ではまた，ICU-acquired paresis（ICUAP）発症に有意差はないが，人工呼吸器不要日数や ICU 非滞在日数が多かった。筋弛緩薬は，深い鎮静にもかかわらず重度のガス交換不全が続く重度の発症早期 ARDS に対する選択肢とはなるが，いまだ標準治療として広く受け入れられてはいない。

体外式膜型人工肺

体外式膜型人工肺 extracorporeal membrane oxygenation（ECMO）は，血液から直接酸素化と二酸化炭素除去を行う体外循環をいう。ARDS に対する ECMO 症例の大多数は，カテーテルが中心静脈におかれる。血液は機械的ポンプによって体外循環に脱血され人工肺を通る。そこで血液はガスの拡散が可能な半透膜の一方側を通過する。その後酸素化された血液は中心静脈に戻される。この技術は，静脈系から脱血と送血がなされるため "V-V ECMO" と呼ばれている[1]。ECMO は，陽圧換気単独では適切なガス交換が維持できないくらい重度のガス交換不全がある患者のレスキュー治療として考慮されている。また ECMO は，非常に高い気道内圧による陽圧換気でしか維持できない患者や，許容できない程度の高二酸化炭素血症やアシドーシスのために肺保護戦略に耐えられない患者が適応となる。

　旧式の ECMO 技術を用いて行われた初期の 2 つの無作為化比較試験では，ARDS に対する ECMO の生存率改善効果を示すことができなかった[30,31]。しかし，これらの試験以降，ECMO 技術の著しい進歩があり，観察報告では高い生存率と低い合併症率を示している。最新の ECMO 技術を用いた唯一の臨床比較研究は，Conventional Ventilation or ECMO for Severe Adult Respiratory Failure（CESAR）試験である。これは，重症であるが可逆性の呼吸不全患者 180 人を，従来の人工呼吸管理群と ECMO を考慮し専門施設へ転送する群に無作為に割りつけた[32]。6 カ

月後の死亡率および重度機能障害残存率は，ECMO群で有意に低かった(37% vs. 53%，相対リスク：0.69)。この研究の主たる難点は，肺保護戦略が標準治療として広く受け入れられているという事実にもかかわらず指示されていなかったため，研究期間中，従来型の管理がなされた患者群の70％にしか適応されなかったことである。しかし，この試験や他の観察研究〔特にインフルエンザA型(H1N1)パンデミックのときに発表されたもの〕により，ガス交換に著しい障害があるときや気道内圧がきわめて高いときは，ARDSに対するECMOは有用であると強く信じられている。ARDS重症例でECMOと標準的な人工呼吸管理を比較する無作為化比較試験では，この治療法の適応条件をより明確にしておく必要がある。そしてECMOの導入は，多くの実績をもつ施設でなされるべきである。7日間を超えるプラトー圧>30 cmH$_2$Oや高F$_{IO_2}$曝露が続く人工呼吸管理を継続しているとECMOを使うメリットがなくなってしまうため，ECMOのある施設への早期転送が推奨されている[33〜37]。すべてではないが，いくつかの観察研究において，ECMOの早期導入が予後の改善と関連していると報告している[35, 38〜40]。

他のレスキュー治療

腹臥位療法

ARDSは肺を局所的に侵し，浸潤影(肺硬化像)や無気肺は下側肺(仰臥位では背側)に生じやすい。そして，肺胞の膨張と換気は浸潤されていない肺区域が選択的に担うことになる。低酸素血症は，換気血流比不均等や，血流が下側肺の無気肺領域に顕著に残存しているために生じる生理的シャントの増加により生じる。腹臥位療法は，換気血流比不均等を改善することで酸素化を改善するひとつの方法として提案されている。この療法では，血流の再分布，下側肺領域であった部分のリクルートメント(再膨張)，より均一な換気分布，胸壁コンプライアンスの変化をとおしてこれを達成する[41, 42]。

腹臥位と酸素化改善の間には論理的に関連が示されているにもかかわらず，はじめのうちは多施設無作為化試験やメタ分析ではまったく生存率の改善が示されなかった[43〜49]。むしろ，血行動態の不安定，静脈アクセスの制限，気管チューブのズレなどを含む，腹臥位と高い合併症発生率の関連のほうが目立って示された[42]。しかし，いくつかの試験や2つのメタ分析の事後解析では，重篤なARDS患者に対して死亡率の改善が示されており[50, 51]，それを受けて，P/F<150のARDS患者466人を対象に腹臥位と仰臥位を比較した多施設無作為化試験が行われることになった[52]。28日死亡率は腹臥位群のほうが仰臥位群より有意に低く(16.0% vs.

32.8％，ハザード比：0.42)，この違いは90日でも同様であった。有害事象発生率は，仰臥位群で心停止率が高かったことを除いて，2群間で同等であった。この試験の結果にもとづいて，腹臥位療法を開始して間もない施設ではARDSに対するルーチン使用を推奨しないが，十分に経験のある施設では重度の低酸素血症患者でその使用を考慮してもよい。

高頻度振動換気法

高頻度振動換気法 high frequency oscillatory ventilation(HFOV)の原則は，低い呼気終末圧と高いピーク圧を回避しつつ肺胞の開存を維持することである。一定の平均気道内圧のあたりに非常に高頻度(180～900/min)な圧サイクルを生み出す振動ピストンにより換気を行い，結果として低1回換気量(2.5 mL/kg未満)となる[53,54]。初期の無作為化試験では，従来の人工呼吸器と比較してHFOVで死亡率が低下する傾向を示していた[55]。最近になって，HFOVと標準治療の肺保護換気を比較した2つの多施設無作為化比較試験〔Oscillation for Acute Respiratory Distress Syndrome Treated Early Trial(OSCILLATE trial)とHigh-Frequency Oscillation in ARDS(OSCAR study)〕が行われた[56,57]。OSCAR studyでは，HFOVの30日死亡率における違いを示すことができず(41.7％ vs. 41.1％)，OSCILLATE trialはHFOV群で院内死亡率が上昇(47％ vs. 35％，相対リスク：1.33)したため，データ・モニタリング委員会により早期に中止された。これらの研究の知見により，HFOVのARDSにおけるルーチン使用は推奨されていない。

血管拡張薬吸入

血管拡張薬吸入療法では，エアロゾル化した血管拡張薬が人工呼吸器により肺胞へと運ばれる。血管拡張薬の効果は，浮腫や無気肺の多い肺区域では顕著でなく，運搬も妨げられる。しかし，換気良好な肺区域では，吸入された血管拡張薬は優先的に血流を増加させ，同時に高度なシャントのある領域から血流をそらすことで，ARDSでの酸素化を改善する。

　一般的に使用されている血管拡張薬には一酸化窒素(NO)吸入やエポプロステノール吸入がある。無作為化試験では酸素化の改善を実証しているものの生存率改善を示すことができず，シアン中毒やメトヘモグロビン血症，腎機能低下など，NOの長期投与による副作用に対する懸念が生じている[58～60]。エポプロステノールの副作用としては潮紅や，全身性の薬物吸収があった場合に生じる低血圧が挙げられる[61]。両剤とも，全身性の吸収により換気が少ない肺区域で肺血管拡張が起こった場合，換気血流比不均等を助長させ低酸素血症を悪化させる可能性がある。血管

拡張薬吸入は，ARDS においてルーチンに使用すべきではないが，難治性の重篤な低酸素血症患者では考慮される．

リクルートメント手技

リクルートメント手技は，高 PEEP と合わせて行われることが多く，虚脱したり水分で満たされた肺胞の通気を改善することを目的としている．そうすることで酸素化を改善し，肺胞におけるずり応力を最小限にし，肺コンプライアンスを増加させる[54,62]．リクルートメント手技は，短い間，気道内圧を通常の換気を超える水準にまで上昇させることが求められる．このような高い気道内圧にすることは，正常肺胞の過膨張，VILI の増加，肺胞水分クリアランスの低下，血行動態の悪化など，リスクを生じさせる[21,63~65]．ARDS 患者 983 人を対象とした前向き研究では，リクルートメント手技＋高 PEEP 群（PEEP 40 cmH$_2$O を 40 秒間保持した後，PEEP 20 cmH$_2$O を継続）と標準治療の肺保護換気群に無作為に割りつけた．介入群では，難治性の低酸素血症の発生率が低く（4.6％ vs. 10.2％），難治性の低酸素血症による死亡率も低かった（4.2％ vs. 8.9％）が，すべての原因による死亡率では差がなかった（36.4％ vs. 40.4％，相対リスク：0.90）[21]．リクルートメント手技では，低血圧，低酸素血症の増悪，不整脈，圧損傷などの合併症が介入群の 22％ に認められた．高 PEEP 戦略を評価する試験の結果は類似しており，リクルートメント手技は代用評価項目を改善するかもしれないが，明確な死亡率改善効果は示されていない[21,65,66]．リクルートメント手技は難治性の低酸素血症を伴う重度の ARDS で考慮されるかもしれないが，ショックの患者，気胸や局所性の肺病変のある患者では避けるべきである．リクルートメント手技は低血圧や酸素化増悪がみられた場合には中止すべきであり，最初の手技で改善がなければ繰り返すべきではない[54]．

他の治療法

非侵襲的陽圧換気 noninvasive positive pressure ventilation（NPPV）の有用性は，慢性閉塞性肺疾患（COPD）の急性増悪や心原性肺水腫で十分に確立されているが，ARDS においては限定的であり，通常治療として推奨されていない[67]．ARDS に対する NPPV のいくつかの研究では高い失敗率が報告されており，NPPV 失敗の独立した危険因子として重度の低酸素血症，ショック，代謝性アシドーシスが同定されている[68]．より重症度が低く軽度の低酸素血症のある ARDS 患者では，NPPV は慎重に適応を選べば有用かもしれない[67,69]．しかし，そのような患者では，NPPV 失敗の徴候や侵襲的人工呼吸器の速やかな開始の必要性について頻回に評価

表 12-1　ARDS に対する治療

標準的な治療法	候補となる治療法	検討を要する治療法
● 容量–圧制限換気 ● 消極的な輸液管理	● 高 PEEP 戦略 ● 筋弛緩薬(神経筋遮断薬) ● 体外式膜型人工肺(ECMO) ● 血管拡張薬吸入 ● リクルートメント手技 ● 腹臥位療法	● 副腎皮質ステロイド ● 高頻度振動換気法(HFOV)

PEEP：呼気終末陽圧

されなければならない．重度の ARDS に対するレスキュー治療として使用される人工呼吸器戦略は，気道圧開放換気 airway pressure release ventilation(APRV)，吸気/呼気時間比逆転換気 inverse ratio ventilation(IRV)，オープンラング換気が含まれる．これらの治療法は代用評価項目では有益かもしれないが，どれも主要臨床評価項目について有益であるとは示されていない[21,70～77]．

結論

ARDS の管理は，背景にある病因の治療と容量–圧制限換気戦略の遵守に焦点をあてるべきである．消極的な輸液管理を行う戦略が推奨され，筋弛緩薬は重度の ARDS では早期に使用することで死亡率の低下と関連するかもしれない．これらの治療をしても難治性のガス交換不全のある患者では，ECMO や高 PEEP，腹臥位療法，血管拡張薬吸入，リクルートメント手技を含めた他の治療法が考慮される(**表 12-1**)．HFOV や副腎皮質ステロイド，血行動態モニタリングのための肺動脈カテーテル使用は，一般的に推奨されていない．治療方針の決定へと導くエビデンスにもとづいたアルゴリズムは存在しないため，代替治療を行うかどうかは，担当医の好みや，その施設で利用できる資源，あるいは施設間の連携に依存することになる．

関連文献

文献	研究デザイン	結果
肺保護換気		
The Acute Respiratory Distress Syndrome Network. *N Engl J Med*. 2000[4)] ARMA	ARDS 患者 861 人を対象に従来型換気(高容量)と肺保護換気(低容量)に割りつけた多施設無作為化比較試験	1 回換気量 6 mL/kg かつプラトー圧≦30 cmH$_2$O 群は，1 回換気量 12 mL/kg かつプラトー圧≦50 cmH$_2$O 群より死亡率が低かった(31% vs. 39.8%，$p=0.007$)

(つづく)

文献	研究デザイン	結果
Amato et al., *N Engl J Med*. 1998[16]	2つのICUでのARDS患者53人を対象に従来型換気と肺保護換気に割りつけた無作為化比較試験	低1回換気量群(<6 mL/kg)は高1回換気量群(12 mL/kg)より28日死亡率が低かった(38% vs. 71%, $p<0.001$)
Villar et al., *Crit Care Med*. 2006[17]	混合ICUでのARDS患者103人を対象に従来型換気と肺保護換気に割りつけた多施設無作為化比較試験	低1回換気量群(6〜8 mL/kg)は高1回換気量群(9〜11 mL/kg)より院内死亡率が低かった(34% vs. 66%, $p=0.041$)

呼気終末陽圧(PEEP)とリクルートメント手技

Brower et al., *N Engl J Med*. 2004[5]	ARDS患者549人を対象に高PEEP群と低PEEP群に割りつけた多施設無作為化比較試験	高PEEP群と低PEEP群の死亡率に有意差はなかった(27.5% vs. 24.9%, $p=0.48$)
Mercat et al., *JAMA*. 2008[8]	ARDS患者767人を対象に高PEEP群と低PEEP群に割りつけた多施設無作為化比較試験	高PEEP群で人工呼吸器不要日数が多く(7日 vs. 3日, $p=0.04$)、臓器障害のない日数が多かった(6日 vs. 2日, $p=0.04$)が、死亡率に差はなかった
Briel et al., *JAMA*. 2010[19]	ARDSに対する高PEEPと低PEEPとを比較した3つの無作為化比較試験における2,299人のメタ分析	中等度〜重度のARDSでは高PEEP群で死亡率が低かった(34.1% vs. 39.1%, 補正相対リスク(RR):0.90, 95%信頼区間(CI):0.81〜1.00, $p=0.049$)
Putensen et al., *Ann Intern Med*. 2009[20]	ARDSに対する高PEEPと低PEEPとを比較した3つの無作為化比較試験における2,299人のメタ分析	2群間の死亡率に有意差なし
Meade et al., *JAMA*. 2008[21]	ARDS患者983人を対象にリクルートメント手技+高PEEP群と従来換気群に割りつけた多施設無作為化比較試験	介入群で低酸素血症が少なかったが死亡率に差はなかった(36.4% vs. 40.4%, RR:0.90, 95%CI:0.77〜1.05, $p=0.19$)。介入群で合併症発生率が高かった(22%)

輸液管理

Wiedemann et al., *N Engl J Med*. 2006[6] FACTT	ARDS患者1,001人を対象に、消極的輸液群と積極的輸液群に割りつけた多施設無作為化比較試験	消極的輸液群と積極的輸液群での死亡率に有意差はなかった(25.5% vs. 28.4%, $p=0.30$)が、消極的輸液群では人工呼吸器不要日数が有意に多く(14.6日 vs. 12.1日, $p<0.001$)、またICU非滞在日数も有意に多かった(13.4日 vs. 11.2日, $p<0.001$)

副腎皮質ステロイド

Bernard et al., *N Engl J Med*. 1987[23]	早期ARDS患者99人を対象に高用量ステロイドかプラセボを投与した多施設無作為化比較試験	高用量ステロイド群とプラセボ群の死亡率に有意差はなかった(60% vs. 63%, $p=0.74$)

文献	研究デザイン	結果
Meduri et al., *JAMA*. 1998[24]	4つのICUで発症7日以上のARDS患者24人を対象にステロイド群とプラセボ群に割りつけた無作為化比較試験	ステロイド群で院内死亡率が低下した(12% vs. 62%, $p=0.03$)。小規模研究
Steinberg et al., *N Engl J Med*. 2006[25] LaSRS	発症7日以上のARDS患者180人を対象にステロイド群とプラセボ群に割りつけた多施設無作為化比較試験	ステロイド群とプラセボ群の死亡率に有意差はなかった(28.6% vs. 29.2%, $p=1.0$)が, ARDS発症から14日以上後にステロイドを開始した場合は死亡率が高かった(35% vs. 8%, $p=0.02$)。ステロイド群で高率に神経筋障害が発症した
筋弛緩薬(神経筋遮断薬)		
Papazian et al., *N Engl J Med*. 2010[29] ACURASYS	ARDS患者340人を対象に筋弛緩薬群とプラセボ群に割りつけた多施設無作為化比較試験	筋弛緩薬群で死亡リスクが低下した〔ハザード比(HR):0.68, 95%CI:0.48〜0.98, $p=0.04$〕
体外式膜型人工肺(ECMO)		
Peek et al., *Lancet*. 2009[32] CESAR	ARDS患者180人を対象に従来の人工呼吸管理群とECMOを考慮し移送する群に割りつけた無作為化比較試験	ECMO群で死亡率あるいは重度機能障害発症率が低下した(37% vs. 53%, RR:0.69, 95%CI:0.05〜0.97, $p=0.03$)
腹臥位療法		
Taccone et al., *JAMA*. 2009[43]	中等度〜重度のARDS患者342人を対象に腹臥位と仰臥位に割りつけた多施設無作為化比較試験	28日および6カ月死亡率に有意差はなかった。腹臥位群で合併症発生率が高かった
Gattinoni et al., *N Engl J Med*. 2001[49]	ARDS患者304人を対象に腹臥位と仰臥位に割りつけた多施設無作為化比較試験	ICU退室時の死亡率(RR:1.05, 95%CI:0.84〜1.32)と6カ月死亡率(RR:1.06, 95%CI:0.88〜1.28)に有意差はなかった。事後解析で, 腹臥位が重篤なARDSに効果がある可能性が示唆された
Guerin et al., *N Engl J Med*. 2013[52]	Pa_{O_2}/F_{IO_2}(P/F)<150のARDS患者466人を対象に腹臥位と仰臥位に割りつけた多施設無作為化比較試験	腹臥位群で28日および90日死亡率が低下した(16.0% vs. 32.8%, HR:0.42, 95%CI:0.26〜0.66, $p<0.001$)
高頻度振動換気法(HFOV)		
Ferguson et al., *N Engl J Med*. 2013[56] OSCILLATE	HFOVと従来型肺保護換気とを比較した多施設無作為化比較試験	HFOV群で院内死亡率が上昇した(47% vs. 35%, RR:1.33, 95%CI:1.09〜1.64, $p=0.005$)
Young et al., *N Engl J Med*. 2013[57] OSCAR	HFOVと従来型肺保護換気とを比較した多施設無作為化比較試験	30日死亡率に有意差はなかった(41.7% vs. 41.1%, $p=0.85$)

文献

1. Brodie D, Bacchetta M. Extracorporeal membrane oxygenation for ARDS in adults. *N Engl J Med.* 2011;365(20):1905-1914.
2. Ranieri VM, Rubenfeld GD, Thompson BT, et al. Acute respiratory distress syndrome: the Berlin Definition. *JAMA.* 2012;307(23):2526-2533.
3. Rubenfeld GD, Caldwell E, Peabody E, et al. Incidence and outcomes of acute lung injury. *N Engl J Med.* 2005;353(16):1685-1693.
4. The Acute Respiratory Distress Syndrome Network. Ventilation with lower tidal volumes as compared with traditional tidal volumes for acute lung injury and the acute respiratory distress syndrome. *N Engl J Med.* 2000;342(18):1301-1308.
5. Brower RG, Lanken PN, MacIntyre N, et al. Higher versus lower positive end-expiratory pressures in patients with the acute respiratory distress syndrome. *N Engl J Med.* 2004;351(4):327-336.
6. Wiedemann HP, Wheeler AP, Bernard GR, et al. Comparison of two fluid-management strategies in acute lung injury. *N Engl J Med.* 2006;354(24):2564-2575.
7. Spragg RG, Lewis JF, Walmrath HD, et al. Effect of recombinant surfactant protein C-based surfactant on the acute respiratory distress syndrome. *N Engl J Med.* 2004;351(9):884-892.
8. Mercat A, Richard JC, Vielle B, et al. Positive end-expiratory pressure setting in adults with acute lung injury and acute respiratory distress syndrome: a randomized controlled trial. *JAMA.* 2008;299(6):646-655.
9. Matthay MA, Brower RG, Carson S, et al. Randomized, placebo-controlled clinical trial of an aerosolized beta(2)-agonist for treatment of acute lung injury. *Am J Respir Crit Care Med.* 2011;184(5):561-568.
10. Ware LB, Matthay MA. The acute respiratory distress syndrome. *N Engl J Med.* 2000;342(18):1334-1349.
11. Rubenfeld GD, Herridge MS. Epidemiology and outcomes of acute lung injury. *Chest.* 2007;131(2):554-562.
12. Matthay MA, Ware LB, Zimmerman GA. The acute respiratory distress syndrome. *J Clin Invest.* 2012;122(8):2731-2740.
13. Piantadosi CA, Schwartz DA. The acute respiratory distress syndrome. *Ann Intern Med.* 2004;141(6):460-470.
14. International consensus conferences in intensive care medicine: Ventilator-associated Lung Injury in ARDS. This official conference report was cosponsored by the American Thoracic Society, The European Society of Intensive Care Medicine, and The Societe de Reanimation de Langue Francaise, and was approved by the ATS Board of Directors, July 1999. *Am J Respir Crit Care Med.* 1999;160(6):2118-2124.
15. Lodato R. Oxygen toxicity. In: Tobin MJ, ed. *Principles and Practice of Mechanical Ventilation.* 2nd ed. New York, NY: McGraw-Hill; 2006:965-989.
16. Amato MB, Barbas CS, Medeiros DM, et al. Effect of a protective-ventilation strategy on mortality in the acute respiratory distress syndrome. *N Engl J Med.* 1998;338(6):347-354.
17. Villar J, Kacmarek RM, Pérez-Méndez L, et al. A high positive end-expiratory pressure, low tidal volume ventilatory strategy improves outcome in persistent acute respiratory distress syndrome: a randomized, controlled trial. *Crit Care Med.* 2006;34(5):1311-1318.
18. Muscedere JG, Mullen JB, Gan K, et al. Tidal ventilation at low airway pressures can augment lung injury. *Am J Respir Crit Care Med.* 1994;149(5):1327-1334.
19. Briel M, Meade M, Mercat A, et al. Higher vs lower positive end-expiratory pressure in patients with acute lung injury and acute respiratory distress syndrome: systematic review and meta-analysis. *JAMA.* 2010;303(9):865-873.
20. Putensen C, Theuerkauf N, Zinserling J, et al. Meta-analysis: ventilation strategies and outcomes of the acute respiratory distress syndrome and acute lung injury. *Ann Intern Med.* 2009;151(8):566-576.

21. Meade MO, Cook DJ, Guyatt GH, et al. Ventilation strategy using low tidal volumes, recruitment maneuvers, and high positive end-expiratory pressure for acute lung injury and acute respiratory distress syndrome: a randomized controlled trial. *JAMA*. 2008;299(6):637–645.
22. Checkley W, Brower R, Korpak A, et al. Effects of a clinical trial on mechanical ventilation practices in patients with acute lung injury. *Am J Respir Crit Care Med*. 2008;177(11):1215–1222.
23. Bernard GR, Luce JM, Sprung CL, et al. High-dose corticosteroids in patients with the adult respiratory distress syndrome. *N Engl J Med*. 1987;317(25):1565–1570.
24. Meduri GU, Headley AS, Golden E, et al. Effect of prolonged methylprednisolone therapy in unresolving acute respiratory distress syndrome: a randomized controlled trial. *JAMA*. 1998;280(2):159–165.
25. Steinberg KP, Hudson LD, Goodman RB, et al. Efficacy and safety of corticosteroids for persistent acute respiratory distress syndrome. *N Engl J Med*. 2006;354(16):1671–1684.
26. Meduri GU, Golden E, Freire AX, et al. Methylprednisolone infusion in early severe ARDS: results of a randomized controlled trial. *Chest*. 2007;131(4):954–963.
27. Segredo V, Caldwell JE, Matthay MA, et al. Persistent paralysis in critically ill patients after long-term administration of vecuronium. *N Engl J Med*. 1992;327(8):524–528.
28. Murray MJ, Coursin DB, Scuderi PE, et al. Double-blind, randomized, multicenter study of doxacurium vs. pancuronium in intensive care unit patients who require neuromuscular-blocking agents. *Crit Care Med*. 1995;23(3):450–458.
29. Papazian L, Forel JM, Gacouin A, et al. Neuromuscular blockers in early acute respiratory distress syndrome. *N Engl J Med*. 2010;363(12):1107–1116.
30. Zapol WM, Snider MT, Hill JD, et al. Extracorporeal membrane oxygenation in severe acute respiratory failure. A randomized prospective study. *JAMA*. 1979;242(20):2193–2196.
31. Morris AH, Wallace CJ, Menlove RL, et al. Randomized clinical trial of pressure-controlled inverse ratio ventilation and extracorporeal CO_2 removal for adult respiratory distress syndrome. *Am J Respir Crit Care Med*. 1994;149(2 Pt 1):295–305.
32. Peek GJ, Mugford M, Tiruvoipati R, et al. Efficacy and economic assessment of conventional ventilatory support versus extracorporeal membrane oxygenation for severe adult respiratory failure (CESAR): a multicentre randomised controlled trial. *Lancet*. 2009;374(9698):1351–1363.
33. Rouby JJ, Brochard L. Tidal recruitment and overinflation in acute respiratory distress syndrome: yin and yang. *Am J Respir Crit Care Med*. 2007;175(2):104–106.
34. Pugin J, Verghese G, Widmer MC, et al. The alveolar space is the site of intense inflammatory and profibrotic reactions in the early phase of acute respiratory distress syndrome. *Crit Care Med*. 1999;27(2):304–312.
35. Pranikoff T, Hirschl RB, Steimle CN, et al. Mortality is directly related to the duration of mechanical ventilation before the initiation of extracorporeal life support for severe respiratory failure. *Crit Care Med*. 1997;25(1):28–32.
36. Jackson RM. Pulmonary oxygen toxicity. *Chest*. 1985;88(6):900–905.
37. Davis WB, Rennard SI, Bitterman PB, et al. Pulmonary oxygen toxicity. Early reversible changes in human alveolar structures induced by hyperoxia. *N Engl J Med*. 1983;309(15):878–883.
38. Beiderlinden M, Eikermann M, Boes T, et al. Treatment of severe acute respiratory distress syndrome: role of extracorporeal gas exchange. *Intensive Care Med*. 2006;32(10):1627–1631.
39. Mols G, Loop T, Geiger K, et al. Extracorporeal membrane oxygenation: a ten-year experience. *Am J Surg*. 2000;180(2):144–154.
40. Lewandowski K, Rossaint R, Pappert D, et al. High survival rate in 122 ARDS patients managed according to a clinical algorithm including extracorporeal membrane oxygenation. *Intensive Care Med*. 1997;23(8):819–835.
41. Pelosi P, Brazzi L, Gattinoni L. Prone position in acute respiratory distress syndrome. *Eur Respir J*. 2002;20(4):1017–1028.

42. Gattinoni L, Caironi P. Prone positioning: beyond physiology. *Anesthesiology*. 2010;113(6):262–264.
43. Taccone P, Pesenti A, Latini R, et al. Prone positioning in patients with moderate and severe acute respiratory distress syndrome: a randomized controlled trial. *JAMA*. 2009;302(18):1977–1984.
44. Piehl MA, Brown RS. Use of extreme position changes in acute respiratory failure. *Crit Care Med*.1976;4(1):13–14.
45. Slutsky AS. The acute respiratory distress syndrome, mechanical ventilation, and the prone position. *N Engl J Med*. 2001;345(8):610–612.
46. Abroug F, Ouanes-Besbes L, Elatrous S, et al. The effect of prone positioning in acute respiratory distress syndrome or acute lung injury: a meta-analysis. Areas of uncertainty and recommendations for research. *Intensive Care Med*. 2008;34(6):1002–1011.
47. Alsaghir AH, Martin CM. Effect of prone positioning in patients with acute respiratory distress syndrome: a meta-analysis. *Crit Care Med*. 2008;36(2):603–609.
48. Sud S, Sud M, Friedrich JO, et al. Effect of mechanical ventilation in the prone position on clinical outcomes in patients with acute hypoxemic respiratory failure: a systematic review and meta-analysis. *CMAJ*. 2008;178(9):1153–1161.
49. Gattinoni L, Tognoni G, Pesenti A, et al. Effect of prone positioning on the survival of patients with acute respiratory failure. *N Engl J Med*. 2001;345(8):568–573.
50. Gattinoni L, Carlesso E, Taccone P, et al. Prone positioning improves survival in severe ARDS: a pathophysiologic review and individual patient meta-analysis. *Minerva Anestesiol*. 2010;76(6):448–454.
51. Sud S, Friedrich JO, Taccone P, et al. Prone ventilation reduces mortality in patients with acute respiratory failure and severe hypoxemia: systematic review and meta-analysis. *Intensive Care Med*. 2010;36(4):585–599.
52. Guerin C, et al. Prone Positioning in Severe Acute Respiratory Distress Syndrome. *N Engl J Med*. 2013;368(23):2159–2168.
53. Derdak S, Mehta S, Stewart TE, et al. High-frequency oscillatory ventilation for acute respiratory distress syndrome in adults: a randomized, controlled trial. *Am J Respir Crit Care Med*. 2002;166(6):801–808.
54. Diaz JV, Brower R, Calfee CS, et al. Therapeutic strategies for severe acute lung injury. *Crit Care Med*. 2010;38(8):1644–1650.
55. Ip T, Mehta S. The role of high-frequency oscillatory ventilation in the treatment of acute respiratory failure in adults. *Curr Opin Crit Care*. 2012;18(1):70–79.
56. Ferguson ND, Cook DJ, Guyatt GH, et al. High-Frequency Oscillation in Early Acute Respiratory Distress Syndrome. *N Engl J Med*. 2013;368(9):795–805.
57. Young D, Lamb SE, Shah S, et al. High-frequency oscillation for acute respiratory distress syndrome. *N Engl J Med*. 2013;368(9):806–813.
58. Taylor RW, Zimmerman JL, Dellinger RP, et al. Low-dose inhaled nitric oxide in patients with acute lung injury: a randomized controlled trial. *JAMA*. 2004;291(13):1603–1609.
59. Walmrath D, Schneider T, Schermuly R, et al. Direct comparison of inhaled nitric oxide and aerosolized prostacyclin in acute respiratory distress syndrome. *Am J Respir Crit Care Med*. 1996;153(3):991–996.
60. Adhikari NK, et al. Effect of nitric oxide on oxygenation and mortality in acute lung injury: systematic review and meta-analysis. *BMJ*. 2007;334(7597):779.
61. Barst RJ, et al. A comparison of continuous intravenous epoprostenol (prostacyclin) with conventional therapy for primary pulmonary hypertension. *N Engl J Med*. 1996;334(5):296–301.
62. Barbas CS, et al. Lung recruitment maneuvers in acute respiratory distress syndrome. *Respir Care Clin N Am*. 2003;9(4):401–418, vii.
63. Constantin JM, et al. Response to recruitment maneuver influences net alveolar fluid clearance in acute respiratory distress syndrome. *Anesthesiology*. 2007;106(5):944–951.

64. Kacmarek RM, Kallet RH. Respiratory controversies in the critical care setting. Should recruitment maneuvers be used in the management of ALI and ARDS? *Respir Care*. 2007;52(5): 622–631; discussion 631–635.
65. Grasso S, et al. Effects of recruiting maneuvers in patients with acute respiratory distress syndrome ventilated with protective ventilatory strategy. *Anesthesiology*. 2002;96(4):795–802.
66. Gattinoni L, et al. Lung recruitment in patients with the acute respiratory distress syndrome. *N Engl J Med*. 2006;354(17):1775–1786.
67. Hill NS, et al. Noninvasive ventilation in acute respiratory failure. *Crit Care Med*. 2007;35(10): 2402–2407.
68. Rana S, et al. Failure of non-invasive ventilation in patients with acute lung injury: observational cohort study. *Crit Care*. 2006;10(3):R79.
69. Antonelli M, et al. A multiple-center survey on the use in clinical practice of noninvasive ventilation as a first-line intervention for acute respiratory distress syndrome. *Crit Care Med*. 2007;35(1):18–25.
70. Burchardi H. New strategies in mechanical ventilation for acute lung injury. *Eur Respir J*. 1996;9(5):1063–1072.
71. Maung AA, Kaplan LJ. Airway pressure release ventilation in acute respiratory distress syndrome. *Crit Care Clin*. 2011;27(3):501–509.
72. Daoud EG, Farag HL, Chatburn RL. Airway pressure release ventilation: what do we know? *Respir Care*. 2012;57(2):282–292.
73. Stawicki SP, Goyal M, Sarani B. High-frequency oscillatory ventilation (HFOV) and airway pressure release ventilation (APRV): a practical guide. *J Intensive Care Med*. 2009;24(4):215–229.
74. Zavala E, et al. Effect of inverse I:E ratio ventilation on pulmonary gas exchange in acute respiratory distress syndrome. *Anesthesiology*. 1998;88(1):35–42.
75. Marcy T. In: Tobin MJ, ed. *Principles and Practice of Mechanical Ventilation*. 2nd ed. New York, NY: McGraw-Hill; 2006:319–332.
76. Rasanen J. In: Tobin MJ, ed. *Principles and Practice of Mechanical Ventilation*. 2nd ed. New York, NY: McGraw-Hill; 2006:341–348.
77. Hodgson CL, et al. A randomised controlled trial of an open lung strategy with staircase recruitment, titrated PEEP and targeted low airway pressures in patients with acute respiratory distress syndrome. *Crit Care*. 2011;15(3):R133.

13

体外式膜型人工肺
extracorporeal membrane oxygenation

Vidya K. Rao, Darryl Abrams, Cara Agerstrand, and Daniel Brodie

背景

体外式膜型人工肺 extracorporeal membrane oxygenation(ECMO)は，呼吸機能や心機能を短期的に補助する体外循環の説明によく用いられる用語である。本章では，この広義の意味で"ECMO"という略語を用いるが，厳密にいえば"ECMO"は，酸素化を主たる目的とした体外循環を説明するために用いられるものである。体外式人工肺二酸化炭素除去 extracorporeal carbon dioxide removal〔$ECCO_2R$: "ee-kor（エコール）"と読む〕は，回路の主たる目的が高二酸化炭素血症の補正であるときに，より適切な用語である。体外循環式心肺蘇生法 extracorporeal cardiopulmonary resuscitation(ECPR)は，従来の蘇生法で効果がないとき，心停止時に蘇生目的で導入するECMOの説明に用いられる。

救急科やICUでECMOを適切に使用するには，体外循環に関する原理を理解し，ECMO使用に伴うリスクを正当化できるだけの十分な効果が望めるかどうかを判断する能力が必要である。ECMOは，新生児，小児，成人に使用されているが，本章では成人に対するECMOの使用に焦点をあてる。

ECMOの概略史

1971年，Dr. J.D. Hill は，重度の外傷後低酸素血症を伴う呼吸不全に対し，ECMOの成功例をはじめて報告した[1]。その後，1979年に報告された多施設無作為化比較試験では，重度の低酸素血症を伴う呼吸不全に対し，従来の人工呼吸器に加えてV-A ECMOを使用した群と使用しなかった群とを評価した[2]。この研究では，ECMOによる生存率の改善を示すことができなかった(ECMO群9.5% vs. 対照群8.3%)。これらの知見にもかかわらず，重度の低酸素血症を伴う呼吸不全のある患

者では，呼吸数減少や気道内圧低下を目的に使用した他の $ECCO_2R$ 成功例の影響もあり[3~6]，1994 年に $ECCO_2R$ の無作為化試験が行われたが，またしても生存率の改善を示すことはできなかった（$ECCO_2R$ 群 33％ vs. 対照群 42％）[7]。しかし，どちらの試験でも，特に体外循環技術や人工呼吸器の適用に関しては大きな制約があったので，今日における ECMO や人工呼吸戦略の妥当性を疑問視するほどのものではない。

　当初，成人に対する ECMO への強い関心は，これら初期の研究で生存率の改善がみられなかったことから低くなっていた。だが，その後のいくつかの観察報告，特に 2009 年のインフルエンザ A 型（H1N1）パンデミックに関する報告では，急性呼吸促迫症候群（ARDS）に ECMO を実施した症例で高い生存率を示した[8~11]。ARDS に対し，今日の最新技術を使用した ECMO の効果を検討する試みとして，Conventional Ventilation or ECMO for Severe Adult Respiratory Failure（CESAR）trial が行われた[12]。この試験では，重症であるが可逆性の呼吸不全のある患者 180 人を対象に，従来の人工呼吸器群と ECMO を考慮し単一の ECMO センターへ転送する群に無作為に割りつけた。6 カ月での死亡率や重度機能障害は，対照群で 53％，ECMO 転送群で 37％に生じた（相対リスク：0.69）。しかし，対照群には標準化された換気戦略がなく，2 群間で低容量・低気道内圧戦略の遵守率に違いがあった。さらに，ECMO のために転送した患者のうち，実際に ECMO を受けた患者は 76％しかいなかったという事実が，この研究により導き出された結論に制限を与えている。それでもなお CESAR 試験は，大きな管理プロトコルの一部として，ECMO を行うことができる施設に重度の ARDS 患者を転送することは有益である可能性を示唆している。

適応と技術

ECMO は，従来の治療法では難治性で致死性の呼吸・循環不全の患者に対して，サルベージ（救済）療法として開始された。適応のいかんを問わず，体外補助は原因疾患を治療するものではないということに留意しておくことが重要である。むしろ，呼吸・循環不全の原因を治療している最中に行う支持療法である。末期呼吸不全の患者では，必要に応じて肺移植への橋渡しとして用いられることもある。末期循環不全の患者では，心臓移植か心室補助人工心臓（VAD）あるいは完全な人工心臓のいずれかへの橋渡しとしても用いられている（VAD 自体が長期在宅医療や心臓移植への橋渡しとして用いられている）。

　通常の管理治療法を行っているにもかかわらず，生命を脅かす呼吸・循環不全が

持続するのであれば，救急医は適応のある患者に対し，ECMO の実施について早急にコンサルテーションを考慮すべきである。ECMO の実績があまりない施設では，地域の ECMO センターへのコンサルテーションを早期に行うとよい。

呼吸不全

ECMO や $ECCO_2R$ は，重度の低酸素血症や高二酸化炭素血症がある呼吸不全の患者で考慮される。これらの治療法が導入される呼吸不全の原因には，ARDS，難治性喘息重積状態，急性肺塞栓症，肺高血圧緊急症，移植前の末期呼吸不全，移植術後の移植臓器機能障害が含まれるが，これらに限定はされない。ECMO はまれに，重度の空気漏出症候群（エアリーク症候群）で導入されることもある[13,14]。

重度の低酸素血症を伴う呼吸不全に対し，国際的に受け入れられている ECMO の開始基準はない。しかし，妥当な基準として，(1)高い呼気終末陽圧（PEEP）を数時間使用しているにもかかわらず動脈血酸素分圧と吸入酸素濃度の比（P/F）＜80，(2)代償不能な酸血症（pH＜7.15），(3)標準的な肺保護換気戦略にもかかわらずきわめて高い吸気終末プラトー圧，が挙げられている[15]。

ECMO はレスキュー治療の一環と考えられており，内科系 ICU の患者や救急からの患者であっても，酸素化や換気の最適化に通常の治療戦略が不十分であると判明するまでは開始すべきでない。

循環不全

ECMO は，強心薬の積極的な投与にも反応がない心原性ショックの血行動態の補助に用いることができる。また，今後も継続的な研究が必要とされる適応ではあるが，敗血症性心筋症や重度の敗血症性ショックを伴う血行動態が不安定な呼吸不全例にも用いられる場合がある[16]。

体外循環技術の進歩に伴い，迅速なカニュレーションが可能になり，院内心停止（典型的には，10 分以上にわたって蘇生行為を最大限行っても自己心拍再開が得られない症例）に対する ECPR の適用に関心が高まってきている[17,18]。これを適用するには ECMO チームが必要であり，施設によっては救急医がチームに含まれている。最近のデータでは，従来の心肺蘇生（CPR）に ECPR が加えられたり，または ECPR と心停止中に経皮的冠動脈インターベンション（PCI）を併用した患者では，従来の CPR 単独患者よりも生存率が高いことが示されている[19~21]。

禁忌

ECMO は一部の重症患者には有益な可能性がある一方で，体外補助があまりにも

利益に比してリスクが大きいことがある．相対禁忌としては，血管アクセスに制限がありカニュレーションが不可能である場合や，積極的な治療が意味のある利益をもたらさない臓器不全や併存症（例えば，転移のある進行癌や重症中枢神経系傷害）がある場合が挙げられる．抗凝固薬の全身投与は ECMO 回路の安定性を維持するために強く推奨されているので，抗凝固薬の使用が禁忌の場合も ECMO の相対禁忌である．

技術

ECMO の導入と管理にはトレーニングを積んだ集学的チームが必要で，典型的なメンバーは，外科医，集中治療医，ECMO 専門医，看護師で構成されている．ECMO 回路は，中心静脈への脱血カテーテルの挿入が必須である．脱酸素化された血液がポンプにより脱血され，ガス交換を行う人工肺を通過する．血液は，半透膜の一方側に沿って通過し，「スウィープガス（典型的には 100％酸素）」がもう一方側に運ばれる．酸素は血液に取り込まれ，二酸化炭素は除去される．酸素化された血液は，必要に応じて加温・冷却され，送血カテーテルから患者に戻される．送血カテーテルは中心静脈（V-V ECMO）か動脈（V-A ECMO）に挿入される（図 13-1）[15]．

V-V ECMO は，低酸素血症や高二酸化炭素血症を伴う呼吸不全はあるが心機能は保たれている患者に適応となる．1 カ所あるいは数カ所にカテーテルが挿入される．カテーテル挿入が 1 カ所の場合は，ダブルルーメンカテーテルを内頸静脈に挿入し，経胸壁心エコーや透視ガイド下に上大静脈，右房を通って下大静脈に進められる[22,23]．脱血カテーテルの脱血孔は上大静脈と下大静脈におかれ，送血カテーテルの送血孔は送血ジェットが三尖弁を通過するようにおかれる．通常，数カ所（典型的には 2 カ所）にカテーテルを挿入するときは内頸静脈と大腿静脈が用いられ，1 カ所の場合と比較して，高度な放射線ガイドやその専門的技術は必要としない．このカニュレーション戦略は，緊急時はより好都合である一方で，再循環が起こりやすい．これは，送血された酸素化血が，三尖弁を通過し全身の酸素化に貢献するのではなく，静脈脱血カテーテルによって体外循環に引き戻されるときに起こる．カテーテル挿入が 1 カ所の場合は，正しい位置におかれていれば，再循環は起こりにくい．V-V ECMO での血圧や脈拍は，体外循環補助を受けていない患者と同様の標準的な管理がなされる．ECMO における酸素化能は人工肺を通過する血液量に依存しているため，重度の低酸素血症例では，回路を流れる血流量を最大限にするために 2 本目の静脈脱血カテーテルが必要となる場合もある（図 13-1 参照）．

V-A ECMO は，通常の治療に反応しない重症心不全や，呼吸不全を伴う心不全，

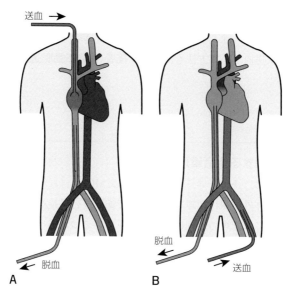

図 13-1　ECMO のカニュレーション
A：V-V ECMO のカニュレーション。脱酸素化された血液が大腿静脈から脱血され，酸素化された血液が右房に戻される。B：V-A ECMO のカニュレーション。脱酸素化された血液が大腿静脈から脱血され，酸素化された血液は大腿動脈より戻され，動脈に沿って逆行性に上行する血流となる。心機能が残っている場合，酸素化された体外心肺補助装置(ECLS)からの血液は，左室から駆出される脱酸素化された血液と混ざりあう。
Gaffney AM, Wildhirt SM, Griffin MJ, et al. Extracorporeal life support. BMJ. 2010;341:982-986. より引用。Copyright ©2010, British Medical Journal, with permission from BMJ publishing group.

ECPR で適応となる。カテーテルを挿入するのは大腿動静脈が最も一般的であり，迅速に行えて，ECPR 症例で施行中の蘇生行為への干渉も最小限ですむため，不安定な患者や救急科で選択されるアプローチである。血管アクセスは，典型的には Seldinger 法を用いて行われるが，ときどき外科的カットダウン法やそれらを合わせた方法が必要となるかもしれない。胸腔内へのカテーテル挿入は手術中に行われることがあるが，救急ではあまり用いられない。V-A ECMO での平均動脈圧や全身への灌流量は，回路を通した血流量と患者の心拍出量，全身の血管抵抗の組み合わせによって決まる。大腿動脈カテーテルから送血された血液は，下行大動脈に対して逆行性に流れるため，ECMO 血流は患者自身の心拍出量に妨害され，大動脈弓や大血管，冠動脈に必ずしも到達しない可能性もある。さらに，下肢で測定された酸素飽和度は，脳や心臓に運搬されている酸素化された血液量を正確には反映しないかもしれない。このため酸素に関しては，右上肢のような上半身の部位でモニタリングを行うのが望ましい。上半身へ十分に灌流させたいときは，2本目の送血

カテーテルを内頸静脈に挿入する(V-A-V ECMO)と，酸素化された血液の一部は患者自身の心機能から上行大動脈に駆出される．V-A ECMO では他に内頸静脈脱血・鎖骨下動脈送血という方法もあるが，後者(鎖骨下動脈送血)は手術室で留置する必要がある[24]．

治療指針

体外循環回路に関する留意事項

体外循環の管理には，トレーニングを積んだ ECMO チームがあたることになっている．ここでは，体外循環に関連して起こるであろう合併症や懸念事項を改めて銘記してもらうために，管理の原則に関して簡単にいくつか述べておく．

抗凝固療法

カテーテル挿入の準備として，未分画ヘパリンをボーラス投与し，続けてヘパリン持続静注を行う．抗凝固療法の適切性を評価するために，活性凝固時間(ACT)や活性化部分トロンボプラスチン時間(aPTT)を調べる．他の評価法として抗 Xa 因子定量やトロンボエラストグラフィも用いられる[25〜27]．ヘパリンが禁忌であれば，直接トロンビン阻害薬を使用する[28,29]．血小板数は ECMO で減少するのは典型的なことなので，常にモニタリングは行うべきである．施設によって血小板輸血の閾値は異なるが，出血のない場合，血小板数2万/cm^3 が合理的な輸血開始の目安である．ECMO 回路は定期的に血栓がないか点検すべきであり，血栓が存在すれば抗凝固薬増量や回路交換が必要である．

ガス交換

スウィープガスは回路の酸素源であり，血液外へ二酸化炭素を拡散させる勾配も与える．スウィープガスで運搬された酸素濃度(FDo_2)はブレンダー［訳注：酸素・空気混合装置］によって調節されるが，FDo_2 1.0 で維持されるのが典型的である．一般的に動脈血酸素飽和度(Pao_2)の目標は88％以上であるが，これは個々の患者や施設によって変わる．ECMO によって供給される酸素量は，酸素が効率よく膜を通して移動するため，おもに回路を通過する血流量によって決定される．血流量が多いということは，患者の心拍出量の大部分が人工肺を通過することを意味し，したがって全身の酸素化に大きく貢献することになる．回路を通過する心拍出量の割合は，回路の血流量だけでなく，患者の全心拍出量にも依存しているので，このことに留意しておくことは重要である．体外循環の血流量が一定である場合，患者の心拍出量が増加すると，回路を通過する血流量の割合が低くなり，全身の酸素化に対する ECMO の貢献度が減ってしまう．また，酸素運搬はヘモグロビン濃度にも

影響されるが，広く受け入れられている赤血球輸血の閾値は今のところない．ECMO施行中の輸血に関する現在の推奨は，すべての重症患者に対するものと同様である．

　人工肺を通した二酸化炭素の拡散はきわめて効率がよいため，二酸化炭素除去はおもにスウィープガス流量に依存している．スウィープガス流量は，適切なpHや動脈血二酸化炭素分圧（$Paco_2$）の目標を達成するために必要に応じて調節すべきである．

血流
ECMO回路を通過する血流量の決定要因は，ポンプの毎分回転数（新型のポンプでは血流量を設定することが可能で，それに伴い毎分回転数が変動する），脱血・送血カテーテルのサイズ，患者の循環血液量，送血流に対する抵抗である．ポンプの毎分回転数を上げると通常は血流も増加するが，静脈脱血カテーテル内圧には細心の注意を払うべきである．毎分回転数を上げると脱血側はより陰圧となり，過度の陰圧（典型的には−100〜−50 mmHg以上の陰圧）は赤血球破壊の原因となる．送血カテーテルの高い陽圧（典型的には＞300〜400 mmHg）も問題をはらんでいる可能性がある．適切な血流は酸素飽和度と末梢臓器灌流を指標にモニタリングを行う．

患者に関する留意事項
鎮静薬，鎮痛薬，筋弛緩薬
カテーテル留置中は，快適さを与え，患者の動きを最小限にするために，鎮静薬，鎮痛薬，筋弛緩薬が必要とされる．だが，ECMOが安定して実施できているときには，他の重症患者と同様に鎮静薬や鎮痛薬を調整すべきである．ICUでは滅多にないことだが，鎮静薬の減量に耐えられるようになる患者もまれにいる．そのような患者では，覚醒し身体リハビリテーションに参加することも可能になるよう鎮静薬を最小限にする．

　ときには，心肺機能を最適化するために筋弛緩薬の投与が必要になる場合がある．筋弛緩薬が投与されているときには，患者は十分に鎮静されていなければならず，筋弛緩の程度は末梢神経刺激（「四連刺激 train of four」）によるモニタリングが必要である．

　鎮静薬の適切な投与量については，ECMO回路内で薬物動態が変化するため判断が難しい．回路がより多くの流量を通すようになると，チューブや人工肺の表面上に（特に疎水性の）薬物が吸収され，生体利用率が低下する．これは現在研究中の領域であり，ECMO回路内での多くの薬物動態はまだよくわかっていない．投与された薬物から期待どおりの効果が確実に得られるよう，何度も再評価を行うこと

が推奨されている。

血行動態
V-V ECMO を受けている患者で，低血圧，頻脈，不整脈，灌流不足といった血行動態を不安定にさせる徴候がある場合，他の重症患者と同じように管理する。V-A ECMO では，平均動脈圧を上昇させたり灌流を増加させたりするために血流量を調整する。

人工呼吸管理
実際の人工呼吸管理は，ECMO 使用の原因となった基礎疾患によってさまざまである。ARDS の患者がいったん ECMO で安定したら，人工呼吸管理の目標は低容量・低気道内圧戦略を用いて陽圧換気による有害事象を最小限にすることである。ARDS Network の ARMA study では，1回換気量とプラトー圧の目標をそれぞれ ≦6 mL/kg 予測体重，≦30 cmH$_2$O としたときに生存率の改善を示している[30]。ARMA 試験で用いた基準よりも低い1回換気量とプラトー圧は，しばしば"lung rest"と呼ばれ，ARDS で ECMO を用いている患者ではさらなる利益があるかもしれないが，これは現在も研究が続いている領域である[31~33]。F$_{IO_2}$ は可能な限り最小にすべきであるが，肺胞の開存を維持し無気肺を最小限にするために中等度〜高 PEEP の継続は慎重に行う。重度の空気漏出症候群のある患者では体外循環補助により，リークの封鎖ができるよう完全に人工呼吸を中断することができるかもしれない[13]。心不全治療のため V-A ECMO を必要とする患者では，無気肺の悪化を防止するため lung rest の設定は避けるべきである。

水分量と電解質の管理
ECMO を開始するときには，重症疾患に関連した蘇生治療により，水分量が過剰になっていることが多い。ARDS 患者では輸液負荷の追加は最小限にすべきであり，可能であれば血管外肺水分量を最小限にするために積極的な利尿を開始する。腎機能障害があり利尿薬が制限される，あるいは利尿薬だけでは適切に水分量が正常化しないのであれば，限外濾過を考慮しなければならない。

　V-A ECMO を受けている ARDS のない患者では，最適な水分量は臨床的に決定すべきである。ECPR と低体温療法を受けている患者では，寒冷利尿をきたすかもしれず，循環血液量減少（脱水）を避けるために水分量を細かく評価しなければならない。また，電解質異常は蘇生後や利尿中に生じることがあり，その場合には他の重症患者の場合と同様に管理する。

感染
ECMO では，他の血管アクセスと同様，感染を最小限にするための予防策をとらなければならない。予防的抗菌薬は特に必要としないが，一般的な感染に対するモ

ニタリングと同時に，ECMO開始前に臨床的に必要とされる抗菌薬治療は継続すべきである。カテーテルのメンテナンスとドレッシング交換は厳格な無菌的操作が必要であり，回路内のアクセスする部位は最小限にすべきである。鎮静薬と同様に，抗菌薬の薬物動態もECMO回路内で変動するのを留意しておくことは重要である。そして，十分なレベルの抗菌薬濃度が確保されるようモニタリングを行うべきである。

体温調節

体温調節はECMO回路内で行える。V-VやV-A ECMOの多くの症例では，正常体温が目標である。人工肺内の血液加温により，体外循環による血液冷却作用が中和される。

ECPRや他の神経損傷症例では，ECMOを開始し患者が安定した後，低体温療法が行われることがある。悪寒戦慄，電解質異常，インスリン抵抗性，血小板機能異常，皮膚の血管収縮に関連した血行動態変化といった，拮抗的な機序を認識し，適切に管理すべきである。

外科的処置

患者がECMOを受けている間，外科的処置は最小限にすべきである。治療が必要な場合，抗凝固療法は一時的に中断するが，それが長時間に及ぶのは避けるべきである。処置のために体位変換が必要な場合，カテーテルの位置に厳重な注意を払わなければならない。理想的には，ECMOチームの援助や許可なしに患者を動かすべきではない。

合併症

厳重なモニタリングを行っていても致命的合併症が生じる可能性はあり，それは開始からウィーニングそしてカテーテル抜去まで，ECMO中であればどの段階でも起こる。したがって，リスクを上回る効果が確信できるときのみにECMOを開始すべきである。出血性の合併症は，抗凝固療法やカテーテル挿入時の血管損傷の結果として生じることがある。加えて，回路による細胞破壊や凝固因子の消費は，播種性血管内凝固と同じ臨床像を現す可能性がある。カテーテルは血栓形成の温床となり，不十分な抗凝固療法は血栓塞栓症につながる。他にカテーテル挿入時の空気塞栓も報告されている。また，血栓による人工肺不全など，回路や人工肺に関連した有害事象も報告されており，トレーニングを積んだECMOの専門技師による監視が必要である[34]。幸いにも，最近のECMO技術の改良により合併症はかなり少なくなっている。

結論

体外循環補助の利用により,以前では生存の可能性が低かった重度の呼吸・循環不全の患者に対して,救急では早期により一層の治療を開始することが可能となった。救急医には,ECMOによる補助が利益になると考えられる患者とそうではない患者を鑑別する機会がある。一部の施設では,救急医が担う責任として,早期のコンサルテーション開始や地域のECMOセンターへの転送の手続きのほかに,転送の待機中に必要不可欠となる患者管理などを含めている。

改めて強調しておくべきこととして,ECMOの導入と管理にはトレーニングを積んだチームが必要であること,実績がない施設ではECMOに精通した医師の関与なしに決して体外循環のカテーテル挿入や管理を試みるべきではないこと,がある。とはいえ,より効率的な治療を開始できるよう,ECMOチームに救急医を含める施設が増えていけば,体外循環を実施するうえで救急科の役割は今後も大きくなっていくと思われる。

関連文献

文献	研究デザイン	結果
呼吸不全に対するECMO		
Zapol et al., *JAMA*. 1979[2]	重度の低酸素血症を伴う呼吸不全患者90人を対象に,従来の人工呼吸器群と人工呼吸器に加えV-A ECMOを行う群に割りつけた多施設無作為化比較試験	生存率に差はなかった(従来の人工呼吸器群 8.3% vs. 人工呼吸器+V-A ECMO群 9.5%)
Gattinoni et al., *JAMA*. 1986[6]	体外式人工肺二酸化炭素除去(EC-CO_2R)のためにV-V ECMOを受けた患者43人の前向きコホート研究	二酸化炭素除去のためのV-V ECMOと低頻度呼吸数の肺保護換気を行った患者の生存退院率は49%であった
Morris et al., *Am J Respir Crit Care Med*. 1994[7]	ARDS患者43人を対象にECCO_2Rと圧制御の吸気/呼気時間比逆転換気(IRV)に割りつけた単一施設無作為化比較試験	生存率に差はなかった(ECCO_2R群 33% vs. 非ECCO_2R群 42%, $p=0.8$)
Peek et al., *Lancet*. 2009[12] CESAR	重度の呼吸不全患者180人を対象に,従来の治療群とECMOを考慮し地域のECMOセンターへ転院させる群に割りつけた多施設無作為化比較試験	ECMO転送群では,機能低下のない生存患者の割合が有意に高かった(63% vs. 47%, $p=0.03$)

文献	研究デザイン	結果
循環不全に対する ECMO		
Chen et al., *Lancet*. 2008[17]	院内心停止患者 172 人を対象とした前向き観察研究。患者は心肺蘇生(CPR)10 分後に体外循環式心肺蘇生法(ECPR)か，CPR 単独のいずれかを受けた	ECPR が行われた患者は退院時生存率が高く($p<0.001$)，1 年生存率も高かった($p=0.007$)
Thiagarajan et al., *Ann Thorac Surg*. 2009[18]	心停止後 ECPR を受けた患者 295 人を対象とした多施設後ろ向きコホート研究	心停止の初期蘇生で ECPR を使用したとき，生存率は 27％であった
Kagawa et al., *Circulation*. 2012[20]	急性冠症候群から心停止に至り迅速な ECMO を受けた患者 86 人を対象とした多施設コホート研究	緊急冠動脈造影は 81 人(94％)に行われ，心停止中の冠動脈形成術が 61 人(71％)に施行された。自己心拍再開率，30 日生存率，神経予後良好は，それぞれ 88％，29％，24％であった

文献

1. Hill JD, O'Brien TG, Murray JJ, et al. Prolonged extracorporeal oxygenation for acute post-traumatic respiratory failure (shock-lung syndrome). Use of the Bramson membrane lung. *N Engl J Med*. 1972;286:629–634.
2. Zapol WM, Snider MT, Hill JD, et al. Extracorporeal membrane oxygenation in severe acute respiratory failure. A randomized prospective study. *JAMA*. 1979;242:2193–2196.
3. Gattinoni L, Kolobow T, Damia G, et al. Extracorporeal carbon dioxide removal ($ECCO_2R$): a new form of respiratory assistance. *Int J Artif Organs*. 1979;2:183–185.
4. Gattinoni L, Kolobow T, Agostoni A, et al. Clinical application of low frequency positive pressure ventilation with extracorporeal CO_2 removal (LFPPV-ECCO2R) in treatment of adult respiratory distress syndrome (ARDS). *Int J Artif Organs*. 1979;2:282–283.
5. Gattinoni L, Pesenti A, Caspani ML, et al. The role of total static lung compliance in the management of severe ARDS unresponsive to conventional treatment. *Intensive Care Med*. 1984;10:121–126.
6. Gattinoni L, Pesenti A, Mascheroni D, et al. Low-frequency positive-pressure ventilation with extracorporeal CO_2 removal in severe acute respiratory failure. *JAMA*. 1986;256:881–886.
7. Morris AH, Wallace CJ, Menlove RL, et al. Randomized clinical trial of pressure-controlled inverse ratio ventilation and extracorporeal CO_2 removal for adult respiratory distress syndrome. *Am J Respir Crit Care Med*. 1994;149:295–305.
8. Davies A, Jones D, Bailey M, et al. Extracorporeal membrane oxygenation for 2009 influenza A(H1N1) acute respiratory distress syndrome. *JAMA*. 2009;302:1888–1895.
9. Roch A, Lepaul-Ercole R, Grisoli D, et al. Extracorporeal membrane oxygenation for severe influenza A (H1N1) acute respiratory distress syndrome: a prospective observational comparative study. *Intensive Care Med*. 2010;36:1899–1905.
10. Freed DH, Henzler D, White CW, et al. Extracorporeal lung support for patients who had severe respiratory failure secondary to influenza A (H1N1) 2009 infection in Canada. *Can J Anaesth*. 2010;57:240–247.
11. Noah MA, Peek GJ, Finney SJ, et al. Referral to an extracorporeal membrane oxygenation center and mortality among patients with severe 2009 influenza A(H1N1). *JAMA*. 2011;306:1659–1668.

12. Peek GJ, Mugford M, Tiruvoipati R, et al. Efficacy and economic assessment of conventional ventilatory support versus extracorporeal membrane oxygenation for severe adult respiratory failure (CESAR): a multicentre randomised controlled trial. *Lancet.* 2009;374:1351–1363.
13. Fica M, Suarez F, Aparicio R, et al. Single site venovenous extracorporeal membrane oxygenation as an alternative to invasive ventilation in post-pneumonectomy fistula with acute respiratory failure. *Eur J Cardiothorac Surg.* 2012;41:950–952.
14. Daoud O, Augustin P, Mordant P, et al. Extracorporeal membrane oxygenation in 5 patients with bronchial fistula with severe acute lung injury. *Ann Thorac Surg.* 2011;92:327–330.
15. Brodie D, Bacchetta M. Extracorporeal membrane oxygenation for ARDS in adults. *N Engl J Med.* 2011;365:1905–1914.
16. Brechot N, Luyt CE, Schmidt M, et al. Venoarterial extracorporeal membrane oxygenation support for refractory cardiovascular dysfunction during severe bacterial septic shock. *Crit Care Med.* 2013;41:1616–1626.
17. Chen YS, Lin JW, Yu HY, et al. Cardiopulmonary resuscitation with assisted extracorporeal life-support versus conventional cardiopulmonary resuscitation in adults with in-hospital cardiac arrest: an observational study and propensity analysis. *Lancet.* 2008;372:554–561.
18. Thiagarajan RR, Brogan TV, Scheurer MA, et al. Extracorporeal membrane oxygenation to support cardiopulmonary resuscitation in adults. *Ann Thorac Surg.* 2009;87:778–785.
19. Shin TG, Choi JH, Jo IJ, et al. Extracorporeal cardiopulmonary resuscitation in patients with inhospital cardiac arrest: a comparison with conventional cardiopulmonary resuscitation. *Crit Care Med.* 2011;39:1–7.
20. Kagawa E, Dote K, Kato M, et al. Should we emergently revascularize occluded coronaries for cardiac arrest?: rapid-response extracorporeal membrane oxygenation and intra-arrest percutaneous coronary intervention. *Circulation.* 2012;126:1605–1613.
21. Megarbane B, Leprince P, Deye N, et al. Emergency feasibility in medical intensive care unit of extracorporeal life support for refractory cardiac arrest. *Intensive Care Med.* 2007;33:758–764.
22. Wang D, Zhou X, Liu X, et al. Wang-Zwische double lumen cannula-toward a percutaneous and ambulatory paracorporeal artificial lung. *ASAIO J.* 2008;54:606–611.
23. Javidfar J, Brodie D, Wang D, et al. Use of bicaval dual-lumen catheter for adult venovenous extracorporeal membrane oxygenation. *Ann Thorac Surg.* 2011;91:1763–1768; discussion 9.
24. Javidfar J, Brodie D, Costa J, et al. Subclavian artery cannulation for venoarterial extracorporeal membrane oxygenation. *ASAIO J.* 2012;58:494–498.
25. Bembea MM, Schwartz JM, Shah N, et al. Anticoagulation monitoring during pediatric extracorporeal membrane oxygenation. *ASAIO J.* 2013;59:63–68.
26. Chen A, Teruya J. Global hemostasis testing thromboelastography: old technology, new applications. *Clin Lab Med.* 2009;29:391–407.
27. Bembea MM, Annich G, Rycus P, et al. Variability in anticoagulation management of patients on extracorporeal membrane oxygenation: an international survey. *Pediatr Crit Care Med.* 2013;14:e77–e84.
28. Young G, Yonekawa KE, Nakagawa P, et al. Argatroban as an alternative to heparin in extracorporeal membrane oxygenation circuits. *Perfusion.* 2004;19:283–288.
29. Ranucci M, Ballotta A, Kandil H, et al. Bivalirudin-based versus conventional heparin anticoagulation for postcardiotomy extracorporeal membrane oxygenation. *Crit Care.* 2011;15:R275.
30. The Acute Respiratory Distress Syndrome Network. Ventilation with lower tidal volumes as compared with traditional tidal volumes for acute lung injury and the acute respiratory distress syndrome. *N Engl J Med.* 2000;342:1301–1308.
31. Terragni PP, Del Sorbo L, Mascia L, et al. Tidal volume lower than 6 ml/kg enhances lung protection: role of extracorporeal carbon dioxide removal. *Anesthesiology.* 2009;111:826–835.
32. Frank JA, Gutierrez JA, Jones KD, et al. Low tidal volume reduces epithelial and endothelial injury in acid-injured rat lungs. *Am J Respir Crit Care Med.* 2002;165:242–249.
33. Hager DN, Krishnan JA, Hayden DL, et al. Tidal volume reduction in patients with acute lung

injury when plateau pressures are not high. *Am J Respir Crit Care Med*. 2005;172:1241–1245.
34. Wendel HP, Philipp A, Weber N, et al. Oxygenator thrombosis: worst case after development of an abnormal pressure gradient—incidence and pathway. *Perfusion*. 2001;16:271–278.

Section 5
心血管系の集中治療

14 心不全と心原性ショック
15 右室不全
16 高血圧緊急症
17 不整脈管理をめぐる議論
18 左心補助装置
19 心停止後の管理

14

心不全と心原性ショック
heart failure and cardiogenic shock

Daniel Sedehi and Venu Menon

急性心不全症候群

背景

急性心不全症候群 acute heart failure syndrome は，新規のもしくは既存の脆弱な心機能の病的変化をとらえるための用語である。心筋や弁，心膜，電気生理学的機能の病的変化は，頻繁に救急を受診する要因となる。悪化の早期認知，早期治療は治療成功の鍵となる[1,2]。急性心不全症候群で救急を受診する患者数は年間 300 万人を占める。その数はここ数十年で劇的に増加し，要因としては高齢化，急性の再灌流治療の著明な進歩，心不全に対する神経液性調節，心臓性突然死の予防戦略，心筋障害の重症度を制限し弱めるための一次予防がある[2~9]。急性心不全症候群患者のうち，80％近くはすでに診断された心不全，20％は新規の心不全である。合併する病態としては，冠動脈疾患，高血圧，糖尿病，心房細動，慢性腎不全がある。

2009 年の American College of Cardiology/American Heart Association（ACC/AHA）ガイドラインでは，急性心不全症候群を 3 つの Class に分類している。

Class I　循環血液量増加：肺うっ血，全身浮腫
Class II　駆出障害：低血圧，臓器不全，ショック
Class III　Class I と II の合併

　この急性心不全症候群の分類は，1999 年に発表された診断アプローチを反映している（図 14-1）[10]。図は横軸に容量ステータスを縦軸に組織灌流のステータスを表し，存在するうっ血と低灌流の所見にもとづいて 4 つの血行動態の特徴をわかりやすく表している。救急を受診する多くの急性心不全症候群の患者は，Class I もしくは図の B に該当する。本章では，この症候群の患者での診断，治療戦略について述べる。心原性ショックについては次項でふれる。

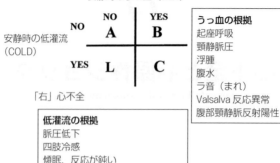

図 14-1　4 つの血行動態の区画

これら 4 つの区画は，安静時のうっ血所見と低灌流の所見をもとにした心機能を表している。A：正常心機能。B：WET & WARM。アンジオテンシン変換酵素（ACE）阻害薬とジゴキシンの定期内服薬に利尿薬のみ必要。C：COLD & WET。一般的に COLD から WARM へもち上げなければ効果的に除水することはできない。血管拡張薬は使用することもあるが，強心薬を使用することは少ない。L：COLD & DRY。安静時はいいが心機能予備能がなく，運動耐容能もない。L の患者は投薬計画の調整をしても直接的な改善はなく，多くは血管拡張薬を増やしたり，血管拡張薬や強心薬を静注したりする。
Stevenson LW. Tailored therapy to hemodynamic goals for advanced heart failure. *Eur J Heart Fail*. 1999;1:251-257. より引用。

病歴と身体所見

急性心不全症候群の患者の病歴で大事なのは，心代償不全のきっかけとなるような情報を見極めることである。例えば，不摂生な食生活，医師が処方した内服の量や種類，内服アドヒアランス，非ステロイド性抗炎症薬（NSAID）のような市販薬を含む新規経口薬の用量などがある。

　肺うっ血のある急性心不全症候群の患者は，呼吸困難や起座呼吸，体位性夜間呼吸困難を訴えるのが一般的である。患者は不眠を否定するが，リクライニングチェアーで寝ていたり，立位でも寝ているというかもしれない。これらの多くの患者は右心不全の症状である下肢の浮腫を訴えることもある。右心不全の症状として，悪心・嘔吐，食欲不振，腹囲の段階的な増加がみられる。

　急性心不全の患者は左室由来が最も多く，息切れ，運動耐容能低下を訴え，肺うっ血の臨床所見を示す。救急では，呼吸の状態，循環機能の適切性に的を絞って初期評価を行うべきである。

　患者がどのような体位（座位，臥位など）で現れるかを観察しておくことは，肺水腫の重症度に関する重要な情報となる。直立に座っている，または「三脚」体位の

ように立膝で座っている患者は，最も呼吸困難や肺うっ血が強い典型的な例である。患者の呼吸数や途中で途切れることなく話ができるかに注意する。どちらかができない場合は，早急に呼吸サポートや循環血液量増加に対する補正が必要となることがある。肺の診察では，左室圧の上昇を示唆する吸気ラ音（クラックル）などのうっ血の所見を評価する。胸部背面の打診で急性心不全症候群に続発する胸水が明らかになることもある。典型的には，特に右胸水が多い。

循環機能の評価は皮膚の触診から始める。皮膚が「温かく，湿っている」患者は末梢血管の緊張（トーヌス）が保たれており，利尿薬のみの治療に反応する。皮膚が「冷たく，湿った」所見は皮膚の血管が収縮し，中枢血管の緊張や血圧，主要臓器への血流を保とうとしていることを示しており，これらの場合には血管拡張作用と陽性変力作用の薬物が必要になる。

患者の脈拍の性状は，循環が適正かどうかの重要な情報をさらに与えてくれる。弱く，消え入りそうな脈拍は低い脈圧を表し，低心拍出状態を示唆する。不整な脈は心房細動を表し，頻回の異所性の脈は電解質異常に伴って起こることがある。交互脈はおもに重度の左室機能障害でみられ，一定の脈拍間隔で力強い脈と弱い脈が交互に入れ替わるのが特徴である。

頸静脈怒張は体液の状態を示すマーカーであり，急性心不全症候群の患者ではよくみられる[11]。頸部の静脈診察は，まず座位で行い，次にベッドに低い角度で寝かせて行うことで，患者の循環血液量に関する重要な情報を与えてくれる。右房圧のマーカーとして，また右室への前負荷のマーカーとして，頸静脈圧は測定すべきである（測定法については第15章を参照）。頸静脈圧は肝静脈反射（溢水や右室不全の患者は持続的に腹部圧迫を加えると，頸静脈圧の上昇が3秒以上みられる）でもみることができる。吸気時の頸静脈圧の変化も重要であり，これはKussmaul徴候（吸気時の平均頸静脈圧は低下しない，もしくは増加する）として知られ，右室梗塞の状態と同じような拡張が制限された状態でみられることがある[12,13]。

前胸壁の触診は心尖部の位置異常を同定するために行うべきであり，位置に異変があれば傍胸骨拍動という異常所見がみられる。心尖部の拍動部位異常は長期にわたる高血圧や拡張型心筋症における左室内腔の拡大を示唆する。傍胸骨拍動は右室の拡大や肥大に随伴することがある。拍動を感じるくらいの心雑音は異常であり，Levineの分類でスリルを伴う心雑音に分類され，これは6段階あるうちの4番目（IV度）にあたる。

聴診では過剰心音に注意する。例えば，循環血液量が増加している患者では，収縮後心音〔S_3（III音）〕は駆出率低下に特異的な所見である[14]。心雑音の存在とその性質も重要である。例えば，Levineの分類でIII度以上の腋窩に放散する全収縮

期雑音は，血行動態的に重要な僧帽弁閉鎖不全症（僧帽弁逆流症）を示唆する[15]。最後に，不整なリズムは不安定な新規の不整脈を示唆することがある。

両側の圧痕性下腿浮腫は，急性心不全症候群の患者や頸静脈圧が高い患者にみられることがある。この浮腫は，肝不全，ネフローゼ症候群で現れることがあり，心不全に特異的というわけではない。浮腫の場所は重力に依存し，寝たきりの患者では仙骨などの重さがかかる部位なども診察すべきである。

腹水も急性心不全症候群の患者ではみられることがあり，重度の右室不全の患者で多い。肝臓の触知は肝腫大を示唆し，圧痛がある場合もある。どちらの所見も肝うっ血からくる所見である。肝臓の拍動は重度の三尖弁閉鎖不全症（三尖弁逆流症）でみられることがある。

診断的評価
心電図
洞性頻脈は，急性心不全症候群で最も頻度が高い心電図所見である。これは1回拍出量の減少が落ちている状況での心拍出量を保つための代償反応である。心房細動のような不整脈は，救急を受診する急性心不全症候群患者の約20％に合併する。急性冠症候群〔ST上昇型心筋梗塞(STEMI)，非ST上昇型心筋梗塞(NSTEMI)，不安定狭心症〕は，もともと心臓に構造異常がある患者に急性の代償不全を起こすこともあるが，心機能が正常な患者にも重篤な機能不全を起こすことがある[27]。

血液検査
低ナトリウム血症は急性心不全症候群に一般的な所見であり，最大で25％の患者にナトリウムイオン(Na^+)濃度が135 mEq/L未満の低ナトリウム血症を認める。治療前で137 mEq/L未満の急性心不全症候群の患者はそうでない患者と比べて平均余命が明らかに短く，治療前に130 mEq/L未満であった患者の12カ月後の生存率は15％という報告もある[16]。カリウムイオン(K^+)濃度はほとんどの急性心不全症候群の患者で基準範囲内に保たれ，この症候群の典型的な治療薬〔アンジオテンシン変換酵素(ACE)阻害薬，アンジオテンシン受容体拮抗薬(ARB)，抗アルドステロン性利尿薬(スピロノラクトン)〕により，K^+が上昇する場合がある。合併する腎機能障害は，心拍出量が減少したことによる腎臓の低灌流，腎静脈のうっ滞の結果であり，高カリウム血症を危険域まで悪化させることもある[17,18]。重度の右心不全の患者では肝酵素の上昇が認められることもある[19]。

ナトリウム利尿ペプチド〔脳性(B型)ナトリウム利尿ペプチド(BNP)やBNP前駆体N末端(NT-proBNP)〕は，通常は心室の拡大，伸展に伴って分泌され，特に救急で測定される。BNPとNT-proBNPは，内因性の利尿作用，心筋細胞弛緩作用，

血管拡張作用がある。臨床現場では，慢性閉塞性肺疾患(COPD)と心不全を合併する患者の急性呼吸困難の原因を鑑別する目的で使用されてきた[20〜24]。ナトリウム利尿ペプチドは，急性心不全症候群の患者において，心不全による呼吸困難に対し高い陰性適中率を示す。患者1,586人を対象とした最近の前向きコホート研究では，BNPの診断精度はカットオフ値を100 pg/mmにすると83.4％であり，50 pg/mm未満にすると陰性適中率は96％であったという報告がある[21]。重要な事項として，著明な肥満患者では感度が低く，慢性腎不全患者や慢性心不全患者では高値を示す[22,23,25]。これらの患者では治療前のBNP〔透析患者ではドライウェイト（適正体重）〕を知っておくことが診断に寄与する。

胸部X線検査

胸部X線検査は呼吸困難の評価によく用いられ，急性心不全症候群患者の約80％において肺水腫の画像所見が認められる。このときには，心陰影に注目するとよい。心拡大は慢性的な左室機能不全を示し，球形の心陰影は心膜の液体貯留，心膜の石灰化，絞扼を示す[26]。優位な胸水貯留（一般的に左優位）はうっ血性心不全の患者によく認められる。

鑑別診断

急性心不全症候群の鑑別診断は広範囲に及ぶが，大きく分けると虚血性と非虚血性の2つに分けられる（表14-1）。

治療指針

急性心不全症候群の患者の初期評価では呼吸状態の評価を行い，早急に侵襲的もしくは非侵襲的陽圧換気(NPPV)などの呼吸サポートが必要かどうかを評価する。意識障害がなく重度の呼吸困難を示す患者はNPPVが換気を改善し，心臓への負担を軽減する。急性心原性肺水腫の患者2,096人を対象に，通常の酸素療法群とNPPV群で比較した最近の無作為化比較試験では，1時間後の息切れ，心拍数，アシドーシス，高二酸化炭素血症がNPPV群で改善したという報告がある[28]。気道を適切に保護できない意識障害の患者に対しては，急速挿管・迅速気道確保 rapid sequence intubation(RSI)が必要となる。低酸素血症のない患者に対しては，補助的な酸素療法が呼吸困難に対して有効であり，投与すべきである。

重度の高血圧患者では，ニトログリセリンの舌下投与が前負荷と後負荷を軽減し，血行動態的に有利に作用する。舌下投与は静脈投与と同じく血中濃度を速やかに上昇させることができ，投与後にはニトログリセリンの点滴投与が開始される。

モルヒネは患者の苦痛軽減によく使用されるが，使用後に人工呼吸器装着が必要

表14-1 急性心不全症候群の原因

虚血性	非虚血性
急性冠症候群 ● 広範囲の前壁梗塞 ● 右室梗塞 ● 急性の虚血性僧帽弁閉鎖不全症 構造的合併症 ● 心室中隔穿孔 ● 乳頭筋断裂 ● 自由壁穿孔/心タンポナーデ	心筋症末期 薬物や中毒による誘発 ● カルシウム拮抗薬 ● β遮断薬 ストレスによる心筋症 ● たこつぼ型心筋症 心筋炎 ● 感染性 ● 炎症性 致死性不整脈後と植込み型除細動器(ICD)作動後の気絶心筋 敗血症による心筋症 肥大型心筋症 急性の弁機能異常 ● 大動脈弁機能不全 ○ 感染性心内膜炎 ○ A型大動脈解離 ● 急性の僧帽弁閉鎖不全症 ○ 感染性心内膜炎 急性心タンポナーデ

になったり,ICUへの入室や入院日数を延長させたりと望ましくない事象を引き起こす可能性がある。モルヒネは,NSTEMIの患者への使用で死亡率を上昇させるという報告もある[28]。

　救急で投与される利尿薬は,多くの急性心不全症候群の患者に有効であるが,閉塞性肥大型心筋症のように心拍出量が十分な前負荷に依存している患者は例外であることに注意する。フロセミド静注は初期治療として最も安全で有効であり,速やかに利尿作用を示す。救急でのフロセミドのボーラス投与は投与の簡易性から好まれており,急性心不全症候群に対してのフロセミドのボーラス投与は,患者の呼吸困難の改善,腎機能の変化という点ではフロセミド持続投与とあまり変わらないことが最近の無作為化比較試験で示されている[29]。

　不整脈は急性心不全症候群を引き起こす疾患イベントである[30]。頻脈性不整脈(心室伝導が早い心房細動)がある急性心不全症候群の患者に対して,カルシウム拮抗薬,β遮断薬は避けるべきである。なぜなら,それらの薬物の陰性変力作用により血行動態がさらに悪化する可能性があるからである。COMMIT trialでは,STEMI患者へのルーチンのβ遮断薬静注は梗塞再発と心室細動発症リスクの予防を示したとされているが,この効果は心原性ショックの発生増加により相殺されている[31]。STEMIがない場合には,メトプロロールを合計で5〜15 mg静注のよう

に少量のβ遮断薬静注が考慮される．循環血液量増加状態では，利尿薬治療がレートコントロールにおいて有効である場合がある．血行動態が不安定な患者では迅速な電気的カルディオバージョンを行うべきである．

心原性ショック

背景

心原性ショック cardiogenic shock は，重度の心拍出量減少により生じる致死性の組織灌流障害と定義されている．心原性ショックの院内死亡率は約60％にも達し，ここ20年間，劇的な変化はない[32]．急性心不全症候群患者の約3～5％，STEMI患者の5～8％は心原性ショックを呈する．心原性ショックをきたすSTEMI患者において，左前下行枝閉塞が大半を占める[33,34]．心筋梗塞患者における心原性ショックの危険因子は，高年齢，糖尿病，末梢動脈疾患，脳卒中，一過性脳虚血発作（TIA），冠動脈バイパス術（CABG）の既往，STEMIの既往などがある[35,36]．本章の後半では，心筋梗塞による心原性ショックの治療管理について述べていく．

　左室機能不全は，心原性心不全の原因として最も多い．左室機能不全は，1回の重大な虚血イベントや，長い期間で小さな虚血による心筋損傷を繰り返すことにより生じる．再灌流されていない患者，時間が経過してから受診する心筋梗塞患者は特に不安定となる．血行動態における不安定の度合いが心筋虚血の場所と不釣り合いなとき（心電図で確認）には，血行動態を不安定にしている他の原因を検索すべきである．これらの原因には，心室中隔穿孔，乳頭筋断裂があり，早ければ心筋梗塞発症1日目で生じることもある．同様に，心タンポナーデ，急性大動脈解離，肺塞栓，薬物の効果や多部位の出血が原因となることもある（**表 14-2**）．

身体所見

心拍出量が不十分な患者において，四肢末梢が冷たく湿っていることはよくあることである．そして，この所見は内因性カテコールアミンが代償的に分泌され，末梢血管を収縮させ，重要臓器に血流を分配することにより起こる．1回拍出量の減少は，弱い脈，脈圧低下，代償的な頻脈として現れる[37,38]．代償作用としての頻脈は，β遮断薬の長期治療や伝導障害のある患者では認めないこともあるということは，重要である．

　循環血液量の評価は難しいことではあるが，心原性ショックの治療において重要な最初のステップとなる．心不全患者と同様に，頸静脈圧の測定，気管支・肺の聴診，四肢などの浮腫を評価する．心原性ショックは，依然として肺動脈カテーテ

表 14-2　心原性ショックの原因

心原性ショックの原因	診断に必要な検査	治療
急性心筋虚血	心電図，心臓超音波検査（心エコー）で心筋の壁運動を観察する	可能であれば経皮的冠動脈インターベンションを伴う左心カテーテル治療
乳頭筋断裂	心尖部最強点で左腋窩に放散する全収縮期雑音の聴診．心エコー	後負荷の軽減と血流改善のために大動脈内バルーンパンピング（IABP），血管拡張薬（ニトロプルシド）の使用．早期外科的介入
心室中隔穿孔	心電図で新規 Q 波を確認，全収縮期雑音聴取，心エコー，シャント率に対し右心カテーテル検査	IABP を使用して後負荷軽減，ニトロプルシド使用，ECMO などの機械的サポートを考慮（Tandem Heart®，Impella® 5.0），早期外科的介入
β 遮断薬またはカルシウム拮抗薬の過剰投与	服薬歴聴取，心電図で徐脈を確認	グルコン酸カルシウム製剤または塩素剤の投与
重度の心室頻拍	心電図で QT 延長を確認，Brugada 症候群や他の不整脈誘発に関する基礎疾患の確認，可能であれば植込み型除細動器（ICD）の検査	アミオダロン静注，持続投与．リドカイン静注，持続投与．可能であれば電気生理学的検査．マッピングとアブレーション
たこつぼ型心筋症	最近の心的ストレスの病歴聴取，心電図，心エコーで心尖部バルーニングとヒンジ部の確認，心カテーテルで正常な冠動脈も含め検査	血圧を保ち，カテコールアミンサージを抑えるよう β 遮断薬を使用
急性心筋炎	ウイルス感染の病歴聴取，可能であれば低電圧での心電図検査，心エコーで全体的な壁運動低下を確認	対症療法（必要であれば昇圧薬と強心薬），IABP などの補助循環機器，高用量のステロイド
心タンポナーデ	Beck の三徴（頸静脈圧上昇，低血圧，心音減弱），奇脈，心エコーなどを心嚢液貯留などに注意して身体検査	輸液を急速静注，心嚢穿刺，心膜開窓

が推奨されている数少ない疾患のうちのひとつである．肺動脈カテーテルは，循環血液量の評価に役立ち，臨床医が心原性ショックのみの病態と，心原性の要素に血管拡張の要素が合わさっている病態とを区別するのに役立つ．肺動脈カテーテルは内科系 ICU もしくは心臓疾患 ICU（CICU）において，経験のある臨床医による挿入が望ましい．

　心原性ショック患者の心臓検査では，心雑音の聴診に注意することが大事である．全収縮期雑音は，心室中隔穿孔，乳頭筋断裂に続く急性の僧帽弁閉鎖不全症を示唆する．心音が遠くに聴こえる場合，心膜への液体貯留や自由壁穿孔による心タンポナーデを示唆する．

診断的評価
心電図
急性の心筋虚血と一致するST上昇は，迅速な再灌流療法の適応になる[32]。観察で重要なのは，心房細動，心室頻拍，重度の徐脈になる心ブロックなどの不整脈に注意することである[39]。

検査所見
新たに生じた臓器機能不全は，ショックの決定的な特徴である。クレアチニンや肝酵素が新たに上昇した場合は，腎臓と肝臓への血流減少を示唆する。乳酸値の上昇は組織の低灌流を示唆し，ショックの重症度の定量的指標となる。心筋逸脱酵素は虚血イベントの重症度と発症時期を解明するのに役立つ[40]。

胸部X線検査
身体所見が難しい患者では，胸部X線検査は肺水腫や胸水貯留を評価するのに役立つ[27]。特異的ではないが，球形の心陰影は心膜の液体貯留や心自由壁穿孔からの心タンポナーデを示唆することがあり，左右差のある肺水腫は乳頭筋断裂による急性の僧帽弁閉鎖不全症を示唆することがある[41]。

心臓超音波検査
心臓超音波検査(心エコー)は心原性ショックにおける重要な診断ツールであり，悪化の原因を同定するのに役立つ。例えば，急性の僧帽弁異常，心タンポナーデ，右室梗塞，たこつぼ型心筋症，左室の壁運動異常，心室中隔穿孔などを心エコーにより診断したり除外したりすることが可能となる[42]。

治療指針
急性心筋虚血が原因で生じる心原性ショック患者に対する治療の主軸は，再灌流療法である。SHOCK trialの結果では，経皮的冠動脈インターベンションやCABGなどの早期再灌流療法は，薬物療法に比べて13％の死亡率低下(50.3％ vs. 63.1％)が示された[32]。禁忌がなければ，できるだけ早急に機械的な再灌流療法を施行すべきである。薬物的血栓溶解療法は，心原性ショックを呈する心筋梗塞患者において，心拍出量減少による血流不全により標的となる冠動脈部位で薬物の濃度を上昇させることができず，効果的ではない。

　心筋梗塞の機械的合併症として心室中隔穿孔や乳頭筋断裂がある。これらは外科的処置が必要な緊急事態であり，内科的治療は有効ではない。大動脈内バルーンパンピング(IABP)やImpella®，TandemHeart®などの補助循環機器は決定的治療とはならないが，外科的介入までのつなぎとして考慮されることがある。IABPやImpella®は補助循環機器として心原性ショックではよく使用されているが，臨床

的転帰の改善効果や死亡率の低下効果はまだ示されていない。心筋梗塞から心原性ショックを呈し，早期の侵襲的治療を計画された患者を IABP 使用群と内科的治療のみの群に分けて死亡率を調査した IABP SHOCK-2 trial において，死亡率という観点では両群に差は認められなかった（IABP 群の相対リスクは 0.96）[43]。同様の患者に対して 2.5 L/min の Impella® と IABP を比較した ISAR-Shock 2 trial において，30 日死亡率は両群で差はなかった（両群とも 46％）[44]。

昇圧薬と強心薬

救急現場では，昇圧薬や強心薬を一時的に使用して安定化をはかることが必要な場合がある。心原性ショックにおける昇圧薬の使用は，収縮期血圧 80 mmHg 未満もしくは平均動脈圧 65 mmHg 未満の低血圧患者に制限すべきである。後負荷の増大は，機能が落ちつつある心臓を一時的に改善させるかもしれないが，心臓の酸素需要を増やしてしまう。これらの薬物の適切な使用法を理解しておくことは重要である。

ノルアドレナリンは血管収縮作用のあるカテコールアミンで，同様に変時作用（心拍数）と変力作用（収縮能）をもっている。初期の作用は α 受容体刺激作用であり，体血管抵抗を上昇させることで血圧上昇をもたらし，作用は弱いが β 受容体を刺激し，心拍数や心収縮力の上昇を引き起こす。他の α 受容体作動薬や昇圧薬と同様に長く使用したり，高用量で使用し続けたりすると末梢組織で虚血が生じてしまう。

フェニレフリンは純粋な α 受容体作動薬であり，血管収縮作用を有し，ノルアドレナリンと同じように体血管抵抗を上昇させ，血圧上昇をもたらす。心臓に対し直接的な作用はないが，血圧上昇を示す。フェニレフリンの使用は閉塞性肥大型心筋症に限定して使用すべきである。

アドレナリンは強力な血管収縮作用と陽性変力作用があり，α と β の受容体両方に直接作用する。ノルアドレナリンよりも強力な血管収縮作用，陽性変力作用，陽性変時作用を有している。強力な陽性変時作用により，心房細動や心室細動などの不整脈を誘発することがあり，心原性ショックの患者に使用する場合は第 2 または第 3 の選択薬として考慮される。

バソプレシンは抗利尿ホルモンであり，バソプレシン受容体に作用する。強力な血管収縮作用で，ノルアドレナリンやフェニレフリンなどと合わせて一定の用量で使用するのがよい。心原性ショックにおける使用に関しては，臨床データに乏しく，第 3 または第 4 の選択薬として推奨されている。

ドパミンはアドレナリンの作用を弱くしたカテコールアミンであり，α と β の受容体とドパミン受容体への作用をもっている。古典的な教えでは，投与量を増やしていくとドパミンは異なる受容体に作用する。臨床では，血管収縮作用，陽性変力作用，陽性変時作用を期待してドパミンが使用されている。SOAP II trial の結果で

表14-3 心原性ショックでの昇圧薬と強心薬

薬物	作用	効果	毒性	備考
ノルアドレナリン	血管収縮作用で血圧上昇。弱い変時・変力作用がある	著明な心拍数の上昇や不整脈なしに血圧を上昇させる	後負荷を上昇	心原性ショックでは典型的な第1選択薬
アドレナリン	強力な変時・変力作用、血管収縮作用がある	心拍出量の増加、血管収縮作用	不整脈、頻脈	特に徐脈では第2選択薬となる
ドパミン	軽度～中等度の変時・変力作用と血管収縮作用がある	アドレナリンよりも作用は弱い	軽度～中等度の不整脈誘発作用がある	徐脈以外では第1選択薬とはならない
フェニレフリン	変時・変力作用はなく強力な血管収縮作用がある	純粋に後負荷を上昇させる。たこつぼ型心筋症や閉塞性肥大型心筋症では有用である	強力な後負荷上昇は心拍出量減少を引き起こすことがある	心原性ショックでは補助療法として使用される。第2～3選択薬
バソプレシン	変時・変力作用はなく強力な血管収縮作用がある	純粋に後負荷を上昇させる物質。補助療法として有用である	強力な後負荷上昇は心拍出量減少を引き起こすことがある	心原性ショックでは補助療法として使用される。第2～3選択薬 用量設定は不可能

は，心原性ショックにおいて，ドパミンはノルアドレナリンと同じような作用を示すが，不整脈のような副作用がより多く認められたことがわかっている（**表14-3**）[43]。

結論

心不全や心原性ショックの患者において，早期に正確な循環血液量と心機能の評価を行うことは予後を改善させる。綿密な血行動態のモニタリングは必須であり，動脈内圧モニタリングは強く推奨されている。循環器集中治療医による早期介入は，急性心不全症候群の不安定な患者のために推奨されている。

関連文献

文献	研究デザイン	結果
急性心不全症候群		
Maisel et al., *New Engl J Med*. 2002[21] BNP	心原性呼吸困難の診断精度を上げるために，脳性（B型）ナトリウム利尿ペプチド（BNP）をベッドサイドで測定した1,586人の前向きコホート研究	救急現場で，呼吸困難の原因検索にBNPを他の臨床所見に加えることで診断精度が上昇した。100 pg/mLをカットオフ値とすると診断精度は83.4%であった。陰性適中率はカットオフ値を50 pg/mL未満とすると96%であった

（つづく）

文献	研究デザイン	結果
Gray et al., *Health Technol Assess.* 2009[28] 3CPO	急性心原性肺水腫の患者 1,096 人を対象にした無作為化比較試験。標準的な酸素投与の持続性気道内陽圧(CPAP)または双圧式気道陽圧(BiPAP)群の 2 群に分けて死亡率を比較	死亡率,挿管率は 2 群で差はなかった(CPAP 群 11.7% vs. BiPAP 群 11.1%,$p=0.81$)。CPAP 群と BiPAP 群で治療開始 1 時間後の呼吸困難感〔ビジュアルアナログスケール(VAS):0.7,95%信頼区間(CI):0.2～1.3,$p=0.008$〕,心拍数低下(4 回/min,95% CI:1～6,$p=0.004$),アシドーシス改善(pH 0.03,95% CI:0.02～0.04,$p<0.001$),頻呼吸改善(0.7 kPa,95% CI:0.4～0.9,$p<0.001$)が認められた
Felker et al., *New Engl J Med.* 2011[29]	308 人を対象とした無作為化比較試験。12 時間ごとにフロセミド静注または持続静注,高用量と低用量を比較した	72 時間後の症状や腎機能は,静注と持続静注,高用量と低用量でも差はなかった
Chen et al., *Lancet.* 2005[31] COMMIT	急性心筋梗塞を疑い 24 時間以内に入院した 45,852 人を対象とした無作為化比較試験。メトプロロール投与群(最大 15 mg 静注,その後 200 mg/日経口)とプラセボ群に分けて比較	早期のβ遮断薬投与は再梗塞率を低下させ〔464(2.0%)メトプロロール群 vs. 568(2.5%)プラセボ群,オッズ比(OR):0.82,95% CI:0.72～0.92,$p=0.001$〕,心室細動発症率を低下させたが〔581(2.5%) vs. 698(3.0%),OR:0.83,95% CI:0.75～0.93,$p=0.001$〕,心原性ショックの発症率を上昇させた〔1,141(5.0%) vs. 885(3.9%),OR:1.30,95% CI:1.19～1.41,$p<0.00001$〕。特に入院初日からの投与で顕著であった。この研究では,β遮断薬投与は心筋梗塞患者の血行動態が安定した後に開始することを推奨している
心原性ショック		
Hochman et al., *New Engl J Med.* 1999[32] SHOCK	心筋梗塞に合併した心原性ショック患者 302 人を対象とした無作為化比較試験。内科的治療で安定化を施行した群と再灌流療法を施行した群の 2 群で比較	30 日死亡率に差はなかった。6 カ月死亡率は再灌流群で 50.3%,内科的治療で安定化を施行した群で 63.1%($p=0.027$)。再灌流療法は,心筋梗塞による心原性ショックに対する標準的治療である
Seyfarth et al., *J Am Coll Cardiol.* 2008[45] ISAR-SHOCK	心筋梗塞患者で左室機能不全の患者 26 人を大動脈内バルーンパンピング(IABP)群と経皮的左室補助装置〔LVAD(Impella®2.5)〕群に分けて比較検討	IABP と Impella®2.5 では死亡率に差はなかった

文献	研究デザイン	結果
Thiele et al., *New Engl J Med.* 2012[46)] IABP-SHOCK 2	心原性ショックを呈した急性心筋虚血に対して，経皮的冠動脈インターベンション下で再灌流療法を施行した患者598人を対象とした無作為化比較試験。IABP装着群と未装着群で比較検討した	急性心筋虚血に続発する左室機能障害のためにIABPを留置した患者で，30日死亡率に2群間で差はなかった(IABPの相対的死亡リスク：0.96，95% CI：0.79〜1.17，$p=0.69$)

文献

1. Gheorghiade M, Zannad F, Sopko G, et al. International Working Group on Acute Heart Failure Syndromes. Acute heart failure syndromes: current state and framework for future research. *Circulation.* 2005;112:3958-3968.
2. Hunt SA, Abraham WT, Chin MH, et al. 2009 Focused Update Incorporated into the ACC/AHA 2005 Guidelines for the diagnosis and management of heart failure in adults. *J Am Coll Cardiol.* 2009;53:e1-e90.
3. Tracy CM, Epstein AE, Darbar D, et al. 2012 ACCF/AHA/HRS focused update incorporated into the ACCF/AHA/HRS 2008 guidelines for device-based therapy of cardiac rhythm abnormalities. *J Am Coll Cardiol.* 2013;61:e6-e75.
4. Moss AJ, Hall WJ, Cannom DS, et al. Improved survival with an implanted defibrillator in patients with coronary disease at high risk for ventricular arrhythmia. Multicenter Automatic Defibrillator Implantation Trial Investigators. *N Engl J Med.* 1996;335:1933-1940.
5. The effects of tissue plasminogen activator, streptokinase, or both on coronary-artery patency, ventricular function, and survival after acute myocardial infarction. The GUSTO Angiographic Investigators. *N Engl J Med.* 1993;329:1615-1622.
6. A clinical trial comparing primary coronary angioplasty with tissue plasminogen activator for acute myocardial infarction. The Global Use of Strategies to Open Occluded Coronary Arteries in Acute Coronary Syndromes (GUSTO IIb) Angioplasty Substudy Investigators. *N Engl J Med.* 1997;336:1621-1628.
7. Van de Werf F, Ross A, Armstrong P, et al. Primary versus tenecteplase-facilitated percutaneous coronary intervention in patients with ST-segment elevation acute myocardial infarction (ASSENT-4 PCI): randomised trial. *Lancet.* 2006;367:569-578.
8. Bigger JT. Prophylactic use of implanted cardiac defibrillators in patients at high risk for ventricular arrhythmias after coronary-artery bypass graft surgery. Coronary Artery Bypass Graft (CABG) Patch Trial Investigators. *N Engl J Med.* 1997;337:1569-1575.
9. Buxton AE, Fisher JD, Josephson ME, et al. Prevention of sudden death in patients with coronary artery disease: the Multicenter Unsustained Tachycardia Trial (MUSTT). *Prog Cardiovasc Dis.* 1993;36:215-226.
10. Stevenson LW. Tailored therapy to hemodynamic goals for advanced heart failure. *Eur J Heart Fail.* 1999;1:251-257.
11. Drazner MH, Rame JE, Stevenson LW, et al. Prognostic importance of elevated jugular venous pressure and a third heart sound in patients with heart failure. *N Engl J Med.* 2001;345:574-581.
12. Cintron GB, Hernandez E, Linares E. Bedside recognition, incidence and clinical course of right ventricular infarction. *Am J Cardiol.* 1981;47:224-227.
13. Vaitkus PT, Kussmaul WG. Constrictive pericarditis versus restrictive cardiomyopathy: a reappraisal and update of diagnostic criteria. *Am Heart J.* 1991;122:1431-1441.
14. Johnston M, Collins SP, Storrow AB. The third heart sound for diagnosis of acute heart failure. *Curr Heart Fail Rep.* 2007; 4:164-168.
15. Bonow RO, Carabello BA, Chatterjee K, et al. 2008 focused update incorporated into the

ACC/ AHA 2006 guidelines for the management of patients with valvular heart disease. *J Am Coll Cardiol.* 2008;52:e1–e142.
16. Lee WH, Packer M. Prognostic importance of serum sodium concentration and its modification by converting-enzyme inhibition in patients with severe chronic heart failure. *Circulation.* 1986;73:257–267.
17. Juurlink DN, Mamdani MM, Lee DS, et al. Rates of hyperkalemia after publication of the randomized aldactone evaluation study. *N Engl J Med.* 2004;351:543–551.
18. Pitt B, Zannad F, Remme WJ, et al. The effect of spironolactone on morbidity and mortality in patients with severe heart failure. Randomized aldactone evaluation study investigators. *N Engl J Med.* 2000;341:709–717.
19. Matthews JC, Dardas TF, Dorsch MP. Right-sided heart failure: diagnosis and treatment strategies. *Curr Treat Options Cardiovasc Med.* 2008;10:329–341.
20. McCullough PA, Nowak RM, McCord J, et al. B-Type natriuretic peptide and clinical judgment in emergency diagnosis of heart failure. *Circulation.* 2002;106:416–422.
21. Maisel AS, Krishnaswamy P, Nowak RM, et al.; Breathing Not Properly Multinational Study Investigators. Rapid measurement of B-type natriuretic peptide in the emergency diagnosis of heart failure. *N Engl J Med.* 2002;347:161–167.
22. Daniels LB, Clopton P, Bhalla V, et al. How obesity affects the cut-points for B-type natriuretic peptide in the diagnosis of acute heart failure. *Am Heart J.* 2006;151:999–1005.
23. McCullough PA, Duc P, Omland T, et al. B-type natriuretic peptide and renal function in the diagnosis of heart failure: an analysis from the breathing not properly multinational study. *Am J Kidney Dis.* 2003;41:571–579.
24. Januzzi JL Jr, Camargo CA, Anwaruddin S, et al. The N-terminal Pro-BNP Investigation of Dyspnea in the Emergency department (PRIDE) study. *Am J Cardiol.* 2005;95:948–954.
25. Tsutamoto T, Wada A, Maeda K, et al. Attenuation of compensation of endogenous cardiac natriuretic peptide system in chronic heart failure: prognostic role of plasma brain natriuretic peptide concentration in patients with chronic symptomatic left ventricular dysfunction. *Circulation.* 1997;96:509–516.
26. Gimlette T. Constrictive pericarditis. *Br Heart J.* 1959;21:9–16.
27. Killip T III, Kimball JT. Treatment of myocardial infarction in a coronary care unit. *Am J Cardiol.* 1967;20:457–464.
28. Gray AJ, Goodacre S, Newby DE, et al.; 3CPO Study Investigators. A multicentre randomised controlled trial of the use of continuous positive airway pressure and non-invasive positive pressure ventilation in the early treatment of patients presenting to the emergency department with severe acute cardiogenic pulmonary oedema: the 3CPO trial. *Health Technol Assess.* 2009;13:1–106.
29. Felker GM, Lee KL, Bull DA, et al. Diuretic strategies in patients with acute decompensated heart failure. *N Engl J Med.* 2011;364:797–805.
30. Karasek J, Widimsky P, Ostadal P, et al. Acute heart failure registry from high-volume university hospital ED: comparing European and US data. *Am J Emerg Med.* 2012;30:695–705.
31. Chen ZM, Pan HC, Chen YP, et al; COMMIT (Clopidogrel and Metoprolol in Myocardial Infarction Trial) collaborative Group. Early intravenous then oral metoprolol in 45,852 patients with acute myocardial infarction: randomised placebo-controlled trial. *Lancet.* 2005;366:1622–1632.
32. Hochman JS, Sleeper LA, Webb JG, et al. Early revascularization in acute myocardial infarction complicated by cardiogenic shock. SHOCK Investigators. Should we emergently revascularize occluded coronaries for cardiogenic shock. *N Engl J Med.* 1999;341:625–634.
33. Bengtson JR, Kaplan AJ, Pieper KS, et al. Prognosis in cardiogenic shock after acute myocardial infarction in the interventional era. *J Am Coll Cardiol.* 1992;20:1482–1489.
34. Webb JG, Sleeper LA, Buller CE, et al. Implications of the timing of onset of cardiogenic shock after acute myocardial infarction: a report from the SHOCK Trial Registry. *J Am Coll Cardiol.* 2000;36:1084–1090.

35. Zeymer U. Predictors of in-hospital mortality in 1333 patients with acute myocardial infarction complicated by cardiogenic shock treated with primary percutaneous coronary intervention (PCI) Results of the primary PCI registry of the Arbeitsgemeinschaft Leitende Kardiologische Krankenhausärzte (ALKK). *Eur Heart J*. 2004;25:322–328.
36. Hasdai D, Holmes DR Jr, Califf RM, et al. Cardiogenic shock complicating acute myocardial infarction: predictors of death. *Am Heart J*. 1999;138:21–31.
37. Menon V, Hochman JS. Management of cardiogenic shock complicating acute myocardial infarction. *Heart*. 2002;88(5):531–537.
38. Reynolds HR, Hochman JS. Cardiogenic shock: current concepts and improving outcomes. *Circulation*. 2008;117:686–697.
39. Berger PB, Ryan TJ. Inferior myocardial infarction. High-risk subgroups. *Circulation*. 1990; 81:401–411.
40. Katus HA, Remppis A, Neumann FJ, et al. Diagnostic efficiency of troponin T measurements in acute myocardial infarction. *Circulation*. 1991;83:902–912.
41. Stout KK, Verrier ED. Acute valvular regurgitation. *Circulation*. 2009;119:3232–3241.
42. Gianni M. Apical ballooning syndrome or takotsubo cardiomyopathy: a systematic review. *Eur Heart J*. 2006;27:1523–1529.
43. De Backer D, Biston P, Devriendt J, et al. Comparison of dopamine and norepinephrine in the treatment of shock. *N Engl J Med*. 2010;362:779–789.
44. Pfeffer MA, Braunwald E, Moyé LA, et al. Effect of captopril on mortality and morbidity in patients with left ventricular dysfunction after myocardial infarction. Results of the survival and ventricular enlargement trial. The SAVE Investigators. *N Engl J Med*. 1992;327:669–677.
45. Seyfarth M, Sibbing D, Bauer I, et al. A randomized clinical trial to evaluate the safety and efficacy of a percutaneous left ventricular assist device versus intra-aortic balloon pumping for treatment of cardiogenic shock caused by myocardial infarction. *J Am Coll Cardiol*. 2008;52: 1584–1588.
46. Thiele H, Zeymer U, Neumann F-J, et al. Intraaortic balloon support for myocardial infarction with cardiogenic shock. *N Engl J Med*. 2012;367:1287–1296.

15

右室不全
right ventricular failure

Joshua Sternbach, Francois Haddad, John E. Arbo, and Anne-Sophie Beraud

背景

正確で迅速な右室不全 right ventricular failure の評価は難しい。薄い壁の右室は，高流量かつ低圧の肺循環の導管としての役割があり，後負荷や壁に対する圧力への耐性が弱い。右室の血行動態障害はさまざまな原因で生じるが，同じように多種多様の治療方法がある。本章では，機能不全に陥っている右室の臨床的評価方法について述べ，エビデンスにもとづいた効果的な治療的介入戦略についてもふれる。

分類と疫学

右室不全は臨床経過が複雑であり，正常な中心静脈圧を保ちながら，十分な血流を肺循環に提供することができない状態と定義されている[1,2]。心不全はよく右室か左室かのどちらかに起因するとみなされるが，これらの構造の相互作用により，この境界はいくぶん曖昧なものである。独立した左室不全はうまく機能している右室に悪影響を与え，機能不全に陥っている右室も同様に，正常な左室の機能を障害する。後者の場合，右室の拡大と収縮不全は心室中隔の奇異性運動を引き起こし，血液が左室充満するのを妨げ，心拍出量と酸素供給量の減少が生じる。

病態生理

右室の機能障害または機能不全は，3つの病態生理〔右室圧上昇，右室容量負荷，右室収縮不全(図15-1 参照)〕のうち1つ以上あれば発症する。右室圧上昇は，肺塞栓症，肺高血圧症(肺疾患の有無にかかわらず)，陽圧換気で生じる。右室容量負荷は，三尖弁または肺動脈弁の逆流で生じる可能性があり，左室の収縮能に有害な

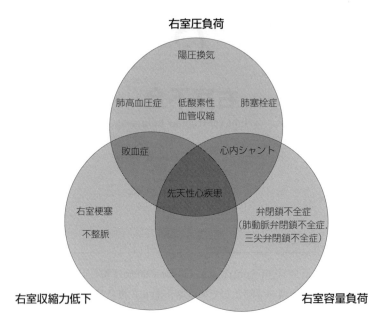

図 15-1　右心不全の病態生理学的な原因
Piazza G, Goldhaber SZ. The acutely decompensated right ventricle, pathways for diagnosis and management. Chest. 2005;128:1836-1852.[3] より引用。Stanford University School of Medicine. より許可を得て複製。

影響を与える。最後に，右室収縮不全は，心筋虚血，不整脈，敗血症の結果として表面化する。

　右室不全の特異的な原因として，内因性肺疾患や肺血管疾患（肺性心ともいう），心臓自体の疾患がある。右室不全のさまざまな原因による発症率，死亡率，合併症率に関するデータを**表 15-1** に示す。右室不全が原因で ICU に入室する患者の死亡率は高いことがわかっており，長期の集中治療を必要とする[31,32]。**表 15-1** で示されていない右室不全をきたしうる他の疾患としては，成人の先天性心疾患，睡眠時呼吸障害，肺高血圧症と関連のある疾患（慢性肺塞栓症），結合組織障害（強皮症）がある（**表 15-2**）。

病歴と身体所見

軽度～中等度の慢性右室疾患の患者では，呼吸困難，倦怠感，無気力，めまい，ふらつき，狭心症，労作性失神，失神前症状がよくみられる[3]。より重度の患者になると，下肢の浮腫や腹水が初期にみられることがあり，増悪してくるとうっ血肝に

表 15-1 右室機能不全の疫学・罹患率・死亡率

疾患名	疫学	罹患率・死亡率
肺塞栓症	40～70%の肺塞栓症は右室機能不全があり[a, 4]，8%の患者は循環虚脱がある[b, 5]。肺塞栓症の発生頻度は112.3人/10万人(成人)[6]。年間600,000症例，年間50,000人超が死亡する[2]	3カ月後の死亡率は肺塞栓症の15.3%入院時に超音波検査で右室壁運動低下がみられると3カ月後の死亡率は2倍になる[7]
右室梗塞	下壁梗塞の43%は右室梗塞を合併[c, 8]。6.9%の右室梗塞は心原性ショックとなる[9]。ショックとなる右室梗塞の85%は心電図で下壁梗塞の所見がある[10]	下壁梗塞と右室梗塞のある患者の院内死亡率は31%(右室梗塞を伴わなければ6%)ショックを伴う右室梗塞の院内死亡率は53%[10]
急性呼吸促迫症候群(ARDS)	経食道心エコーで25%のARDS患者に急性肺性心の所見がみられる[d, 11]	急性肺性心の患者は，より長期の人工呼吸管理となるが，急性肺性心の有無で死亡率に差はない[11]
肺高血圧症	人口100万人あたり26～52症例でまれな疾患である[12]。肺性心の原因の1%である[13]。肺高血圧症を発症するリスクが高い群は，HIV(0.5%[14])，全身性硬化症(7～12%[15, 16])，鎌状赤血球症(2～3.75%[17, 18])	右室不全は肺高血圧症患者のおもな入院理由(56%)。ICUに入室する右室不全のある肺高血圧症患者の死亡率は40～48%である[19, 20]。肺高血圧症と右室不全のある患者の29%は，入院90日以内で死亡したり移植が必要になる[21]
慢性閉塞性肺疾患(COPD)	北米での肺性心のおもな原因である[12]。肺性心の患者の40%は1秒量1.0 L未満。そのうちの70%は0.6 L未満まで低下する[22]	肺性心[e]がある場合の4年以内の死亡率は73%である[23]
間質性肺線維症	移植の適応とされる末期状態の右室機能不全[f]の65%[24]。肺高血圧症[g]の有病率は20～32%である[25~27]	超音波検査で収縮期肺動脈圧が50 mmHgを超える症例の1年生存率は45%。収縮期肺動脈圧が50 mmHg未満の場合は83%である[28]
敗血症	30～40%は単独ではないが右室機能不全[h]の証拠がある。単独の右室機能不全は10%未満である[29, 30]	全体的な心拍出量減少は血管作動薬の必要性を高める。トロポニン値と乳酸値は高い中央値を示す。30日または1年後の死亡率は，心機能が正常の患者と比べて有意差はない[30]

a 右室機能不全を評価する基準は存在しない。このメタ分析に含まれている主要な研究では，右室機能不全の定義は右室壁運動の定性的な評価によって，壁運動低下があるものとされている。
b 循環虚脱の定義は意識消失もしくは収縮期血圧≦80 mmHgと定義する。
c 右室が含まれるかを発見するために，テクネチウム99mシンチグラフィやダイナミックフローを施行。
d 右室拡大のある急性肺性心は，短軸像で中隔の壁運動障害が認められる右室拡大(拡張末期の右室面積/拡張末期の左室面積比>0.6)。
e COPD以外の原因がみつからない右心不全の存在。
f 右室機能不全は右室の駆出率<45%とされ，核医学的心室造影で確定診断される。
g 心臓カテーテル検査で平均肺動脈圧>25 mmHgと定義される。
h 集学的アプローチで評価された右室機能不全(三尖弁輪の最大収縮期血流速度は，右室と左室の面積比や右室壁運動と関係して使用される専門的な評価方法)。
Stanford University School of Medicine. より許可を得て複製。

表 15-2　WHO による肺高血圧症の分類

WHO による分類	疾患の特徴
I	肺動脈に影響する特有の疾患(左室疾患の徴候はない)。この群はいわゆる特発性もしくは原発性肺高血圧症を含み，同様に結合組織疾患(強皮症，リウマチなど)や薬物/中毒(メタンフェタミン，常用のサプリメントなど)から二次性に生じる肺高血圧症を含む
II	左室の疾患(左室の収縮・拡張の障害，弁疾患)から二次性に生じる肺高血圧症
III	肺疾患〔慢性閉塞性肺疾患(COPD)，間質性肺疾患，睡眠呼吸障害など〕から生じる肺高血圧症
IV	慢性血栓塞栓性肺高血圧症。初期の血栓塞栓と繰り返す塞栓が肺血管床での慢性炎症と血管収縮病変の原因となる
V	多種多様な原因による肺高血圧症(骨髄増殖性疾患，糖原病，鎌状赤血球貧血など)

Simonneau G, Robbins IM, Beghetti M, et al. Updated clinical classifications of pulmonary hypertension. *J Am Coll Cardiol*. 2009;54:S43.[33]より引用。

よる腹痛や腹部膨満感が出現してくる。

　右室不全と診断されている患者では，内服薬の詳細な問診が初診の病歴聴取では重要であり，間違った内服量や怠薬は臨床経過を劇的に悪化させる可能性がある。血管拡張薬で治療されている慢性肺高血圧症の患者，つまり吸入薬や免疫調節薬を毎日服用している慢性肺疾患の患者は，処方薬の小さな変更でも悪化する可能性がある。同じように，快楽のための薬物や違法ドラッグの使用が新たな右室不全の原因となったり，同障害の慢性経過の急性増悪の原因となったりする。特に，アンフェタミン，コカイン，fenfluramine を含有するサプリメントは，肺高血圧とその後の肺性心を引き起こす一般的な物質として知られている[34, 46]。

　はじめの身体所見では中心静脈圧の測定，低心拍出量の徴候，血行動態的合併症に重点をおく。明らかな三尖弁狭窄のない場合，中心静脈圧で右室充満圧を十分に推定できる。同様に，肺動脈楔入圧で左室拡張末期圧を予測することができる[1]。頸静脈圧は中心静脈圧の代用であるが，頸静脈圧は直接内頸静脈を観察することで測定が可能である。その所見をとるために，患者を45度［訳注：ベッドの角度］に起こし，垂直方向に胸骨角(Louis 角)からの内頸静脈の高さを測定する[36]。この長さに5 cm 加えた数値が頸静脈圧である(この5 cm は右房中央から胸骨角の距離)。中心静脈圧は超音波検査でも推定可能であり，下大静脈径の測定も可能である。頸静脈圧>8 cm は右室充満圧上昇を示す。

　さらに右室不全を示唆する身体所見として，聴診での肺性の S_2(II 音)増強，II 音分裂，胸骨左縁下部［訳注：第4 肋間胸骨左縁］での全収縮期雑音(通常，三尖弁閉鎖不全症を表す)，内頸静脈波の著明なA 波(心房の収縮に一致する)，左胸骨左

縁の胸壁拍動もしくは剣状突起下挙上がある。重度の非代償期になると，心原性ショックの全身症状として，四肢冷感，弱い脈，尿量減少がみられる[37]。

鑑別疾患

右室不全とまぎらわしい全身疾患を同定するには，中心静脈圧上昇が真に上昇しているか，そのようにみえる疾患なのか，病態生理を検討する必要がある。例えば，収縮性心膜炎は右室の充満圧上昇をきたし，急性心不全の症候と同じように中心静脈圧上昇を示す。上大静脈症候群は中心静脈カテーテルやデバイスを挿入していた既往がある患者，または担癌患者でみられ，真の右房圧上昇なしに内頸静脈が怒張する。

下肢の浮腫，腹水，肝うっ血でさえ右室不全が原因となって生じるので，全身浮腫，すなわち全身の容量過負荷となる他の疾患も除外しなければいけない。肝硬変，ネフローゼ症候群，肝循環を閉塞する疾患（Budd-Chiari症候群もしくは肝静脈閉塞性疾患）は，右室不全と同様の浮腫パターンを示す。

診断的評価

心電図

右室不全を疑う患者の初期評価は単純で非侵襲的な手段を用いて行う。心電図は右室負荷を示唆する所見を与えてくれる。明らかな心電図所見としては，$S_1Q_3T_3$パターン，右軸偏位，右室肥大を示唆するV_5，V_6の目立ったS波を伴うV_1，V_2の顕性R波が含まれる[38]。右側胸部誘導（さらにV_3R〜V_6Rを追加すること）の閾値を下げて検査することは，右室梗塞，下壁梗塞をみつけるのに役立つ[8]。右室を含む下壁梗塞の患者（右室胸部誘導のV_4RのST上昇をきたした患者）を対象とした前向き研究において，右室梗塞を伴わない下壁梗塞の患者よりも院内死亡率が著明に高かった（31％ vs. 6％）[39]。特に右冠動脈に支配されている患者での後壁梗塞では，右室灌流にみえにくい損傷を起こすことがある。これは，心電図所見として，V_1〜V_3の高いR波，ST低下という軽微な所見を示すことがある。典型的なST上昇は体の後ろ，いわゆる食道心電図（V_7〜V_9）ではっきりすることがある[40]。

胸部X線検査

胸部X線の1方向または2方向で右室拡大の症状を評価するには，微細な所見に特に注意する必要がある。肺高血圧症と右室肥大は，肺動脈中枢側拡大や胸骨後方

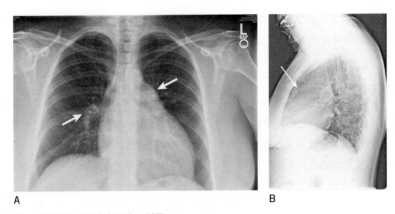

図 15-2　右室肥大と肺高血圧症の所見
慢性的な肺高血圧症における拡大した肺動脈(A)と胸骨後部のスペースの消失(B)。

スペース狭小化の所見がみられることがある(図 15-2)。典型的な肺塞栓症の X 線所見として、Westermark sign (局所の血流低下)や Hampton hump (肺梗塞を示唆する肺末梢領域の混濁)があるが、これらの所見の感度、特異度は低いことに注意する[41]。内頸静脈圧の上昇があり、肺水腫がないというのは、最も特異的な単独の右室不全を示唆する X 線所見である[1,2]。X 線検査のように古典的な画像検査や CT 検査は、右室の機能低下を表すが、所見が現れるようなときはすでに病状が進行している。

心臓超音波検査

ベッドサイドでのポータブルタイプの超音波装置は広く普及しており、心機能の直接評価が可能である。右室不全を示唆する所見としては、三尖弁閉鎖不全症、右室の壁運動低下、右室拡大(図 15-3)、右房拡大、心室中隔の異常運動がある[12,37]。中心静脈圧は、下大静脈における吸気時の虚脱の程度を測定することで評価することが可能である[42]。急性の肺塞栓症やときに心筋梗塞による右室不全では、右室の心尖部が保たれているが他の壁全体の運動低下をきたすことがある(McConnell sign)[3]。右室不全の超音波所見の詳細については、第 6 章で述べてある。

血液検査

悪化した右室不全が引き起こす臓器灌流障害は、血清乳酸値の上昇や臓器特異的マーカー〔クレアチニン(腎臓)上昇、肝酵素、ビリルビン(肝臓)上昇〕により示唆されることがある[37]。心筋障害のマーカーとなるトロポニンと脳性(B 型)ナトリウ

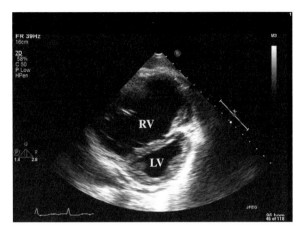

図15-3 ベッドサイドでの超音波検査（短軸像）
肺高血圧症患者で右室がかなり拡大している。
LV：左室，RV：右室

ム利尿ペプチド（BNP）は，急性肺塞栓症や肺高血圧症の悪化による右室不全の予後予測の指標として使用されている。急性肺塞栓症では，トロポニンTの高値は院内30日死亡率上昇と関係していて，長いショック状態や心原性ショック，蘇生が必要な状況となる可能性が高いとされる[43,44]。BNPも急性肺塞栓症の重要な予後予測因子である。急性肺塞栓症患者79人を対象とした研究では，入院期間中に合併症が発生しなかった患者（全体の16.5%）はすべてBNPが正常であったが，院内死亡や重大なイベントが発生した患者群ではBNPが高値であった。また，BNPは，右室負荷と超音波検査により測定されるRV/LV比や下大静脈径とよく相関するため，利用しやすいマーカーである[45]。急性右心不全の治療のためにICU入室が必要な肺高血圧症患者では，BNP，C反応性蛋白（CRP），クレアチニンの高値は生存率と負の相関であることがわかっている[20]。

モニタリングと支持療法

右室不全の初期治療はすべての集中治療と同じように，基本的に支持療法である。血圧，心拍数，パルスオキシメトリなどの非侵襲的または動脈内カテーテルを用いたモニタリングが必要となる。中心静脈カテーテル挿入は，複雑な薬物療法に加えて，中心静脈圧や中心静脈血酸素飽和度（$Scvo_2$）の持続的なモニタリングが可能であり，そこから得られるデータは血管作動薬や輸液療法に対する反応の評価に役立

つ．

　酸素投与し酸素飽和度(SpO_2）＞92％に維持することは，低酸素性血管収縮（後述）と呼ばれる右室後負荷の悪影響を改善することができる．血算，凝固検査，総合的な代謝状態を表す基本的な採血データから，腎機能や肝機能の異常と同様に，貧血，電解質や酸塩基の異常など，簡単に補正可能な異常をみつけることができる．

　いったん高度なモニター管理が開始され，初期の診断的検査が行われた後は，右室の負荷を取り除くような的を絞った介入をすべきである．しかし，内科的治療の開始前に以降で述べる右室不全ならではの特徴を評価することで，心肺機能の予期せぬ悪化を防ぐことができるかもしれない．

後負荷軽減

右室への後負荷を低下させる一酸化窒素（NO）などの吸入は，急性肺水腫の原因が左室不全から二次的に引き起こされている場合には，肺水腫を悪化させる（左室収縮不全，拡張不全，僧帽弁狭窄など）．これは，左室側の閉塞や欠損を補っている状態で肺血管抵抗を低下させた結果生じる[46]．

変力変時作用

全身の血圧低下を伴う右室不全では，血管作動薬による治療が必要になることがある．右室不全時の循環を維持するために，どの血管作動薬が他より優れているかを示すエビデンスは存在しない．しかし，効力が強いα_1受容体作動薬は肺血管抵抗を上昇させ，さらに右室不全を悪化させる可能性があるので，使用前によく検討することが必要である．

輸液蘇生

輸液負荷試験は，中心静脈圧が高くなく肺水腫がない低血圧の患者には適切であるが（同様に右室梗塞の場合にも），中心静脈圧が12～15 mmHgより高いなどの右室容量過負荷の徴候があればこの治療は控える．このような例では，血管作動薬，強心薬などの使用が好まれる．もし右室負荷所見がはっきりしなければ，積極的な輸液療法は避ける．代わりに，臨床経過を詳細にモニターしながらの晶質液500 mLボーラス試験を行う[3, 47]．

治療指針

酸素
低酸素性肺動脈収縮は，酸素分圧(P_{O_2})が50〜60 mmHg以下に低下したときに生じる換気血流比(V/Q)不均等に対する生理学的防御反応であるが，致死性の右室不全の場合には是正する必要がある．低酸素の程度に応じて，鼻カニューレ，ベンチュリーマスク，単純な酸素マスク，非再呼吸式マスクを使用しての補助的な酸素投与は，肺血管抵抗を低下させる[48]．また，全身性アシドーシスがある場合，低酸素性の血管収縮が悪化するので補正しておく[49]．

一酸化窒素
吸入フォームとして一酸化窒素(NO)が利用できれば，NOは肺胞の毛細血管壁を通じて，肺血管の血管平滑筋に速やかに拡散し，サイクリックグアノシン一リン酸(cGMP)の濃度を上昇させ，血管拡張を促す．急性右室不全において，吸入NOはよく換気されている肺領域への灌流を増加させるので魅力的な治療ではあるが，一方で望まない全身性の低血圧を引き起こすことがある（局所のヘモグロビンでNOが除去されることで防がれている）．はじめの吸入NO濃度は20 ppm以下に設定すべきであり，これ以上の濃度では血行動態的な利点はない[50]．吸入の欠点はメトヘモグロビン血症と，中断したときの肺高血圧症のリバウンドである[51,52]．

血管作動薬と強心薬
右室の収縮能を改善するには，心室の組織灌流や右室の駆出率上昇，最終的には1回拍出量の増加が必要である．この目的であらゆる薬物が使用されてきたが，機能障害をきたす根底にある要因によって，それぞれの薬物にはそれぞれのリスクや利点がある（表15-3）．急性右室不全患者において，血管作動薬や強心薬の使用を支える決定的なエビデンスはない．実験にもとづく研究では，ドブタミンはノルアドレナリンよりも有益かもしれないとされている[47,54]．最近の広範囲な文献レビューでは，（弱いエビデンスではあるが）ノルアドレナリンやバソプレシン，ドブタミン，levosimendanの使用が推奨されている．ミルリノンのようなホスホジエステラーゼ(PDE)3阻害薬の使用は，右室機能を改善し，肺血管抵抗を低下させるうえで強く推奨されている．頻脈性不整脈による心原性ショックでは，ドパミンの使用を控えるよう強く推奨されている[55]．

表15-3 右室不全でよく用いられる薬物

薬物	受容体	適応例	投与速度	備考
カテコールアミン				
アドレナリン	$\alpha_1 > \beta_1 > \beta_2$	不応性の低血圧	0.01〜0.1 µg/kg/min	不整脈がある場合は注意
ノルアドレナリン	$\alpha_1 > \beta_1 > \beta_2$	不応性の低血圧	0.01〜3 µg/kg/min	右室灌流圧上昇と心拍出量増加
				不整脈がある場合は注意
フェニレフリン	α_1	頻脈のときに使えるが,反射性に徐脈となる場合がある	0.4〜9.1 µg/kg/min	末梢の血管抵抗を上昇させることがある
ドブタミン	$\beta_1 > \beta_2 (3:1)$	血圧正常時に使用	2〜20 µg/kg/min	2〜5 µg/kg/min で肺血管抵抗を下げながら,心拍出量を増加させる
				末梢血管抵抗を上昇させることなく心収縮力を上げる
				心筋の酸素消費量を増加させる
ドパミン	$DA > \beta_1 > \alpha_1$(投与量が増えるに従い)	低血圧,頻脈なし	2〜20 µg/kg/min(最大50 µg/kg/min)	不整脈がある場合は注意
ホスホジエステラーゼ阻害薬(ミルリノンなど)	なし	血圧正常,慢性的にアドレナリン受容体の感度が下がっているβ遮断薬内服治療中の患者	0.375〜0.75 µg/kg/min	血管拡張薬が使用されている場合は低血圧に注意
バソプレシン	V_1, V_2	血圧低下,頻脈	決まった投与量。0.04 単位/min	冠動脈,脳血管,肺血管収縮を少なくする
カルシウム感受性増強薬(levosimendan)	なし	心拍出量の増加と末梢血管抵抗の低下が必要なとき	導入量12〜24 µg/kg を10分以上かけて投与。0.05〜0.2 µg/kg/min	欧州では認可されているが米国では認可されていない

DA:ドパミン作動性受容体
Overgaard CB, Dzavik V. Inotropes and vasopressors: review of physiology and clinical use in cardiovascular disease. *Circulation*. 2008;118(10):1047-1056.[53]より引用。

利尿薬

循環血液量増加状態での右室不全に対する鍵となる治療ではあるが,救急で有効な利尿を達成することは実用的ではなく,患者の血行動態によっては有害になること

もある。ICUでの治療として，塩分と輸液の制限，持続的または間欠的な腎代替療法のような厳格なアプローチとともに，ループ利尿薬の間欠的または持続的投与がある[56]。救急現場での妥当なアプローチとして，右室の収縮力や心拍出量を増加させ，ひいては腎灌流を増加させることで利尿を維持したり，ナトリウム利尿を促したりすることがある。

抗不整脈薬

洞調律に維持することと心拍数をコントロールすることは，急性右室不全の治療においてはあまりにも重要である。心房細動や心房粗動などの心房の頻脈性不整脈は，右室不全で最も頻度の高い異所性の心リズムであり，罹患率と死亡率を上昇させる[47]。無作為化比較試験はないが，不安定な心房細動の治療に関する管理されたデータは存在し，不安定な患者を持続的な胸痛や低灌流（収縮期圧＜90 mmHg，心不全，意識の低下）を伴う心室レート＞150/minの患者と定義づけることで総意が得られている[57,58]。頻脈による血行動態不良がある患者は，右室負荷の有無にかかわらず，洞調律へ戻すためにカルディオバージョンを施行すべきである。このように適切と考えられている心拍数の調整や薬物療法も，右室不全における特異的な治療としてのエビデンスは希薄である。ジゴキシンは，カルシウム拮抗薬やβ遮断薬の使用に忍容性がある患者では第1選択薬にはならないが，適度な陽性変力作用と伝導速度が遅い陰性変時作用がある非代償性心不全の患者では使用しやすい。洞調律の右室機能不全がある肺高血圧症患者では，この薬物を投与すると心拍出量増加を示す[59]。**図15-4**に右心不全のある患者への治療アプローチ方法をまとめた。

特に考慮しておくこと

敗血症

敗血症性心筋障害は，左室駆出率の低下はあるが心臓疾患がなく，敗血症の病態補正に伴い改善するというのが，最近受け入れられている定義である[30]。敗血症性心筋症は両側心室に影響し，心室拡大，駆出率低下，輸液蘇生とカテコールアミンへの反応低下を引き起こす。病態生理学的機序は多種多様であるが，細菌性毒素，サイトカイン，腫瘍壊死因子α（TNF-α），インターロイキン（IL）-1，NOのような心筋抑制物質の高濃度が関係している。治療戦略の鍵となるのは，平均動脈圧や組織灌流を維持するために，適切に輸液蘇生を行ったり血管作動薬投与で補助したりしながら，基礎疾患となっている感染症を治療することである[60]。

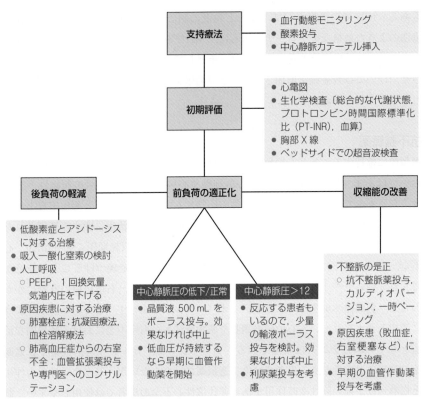

図15-4 右室不全に対する治療的アプローチ

重度の肺高血圧症

特発性でも既知の疾患が由来している場合でも，この疾患群は肺の血管抵抗が著明に上昇するため，プロスタサイクリン誘導体(エポプロステノール，イロプロストなど)，エンドセリン作動薬(ボセンタンなど)，PDE阻害薬(シルデナフィルなど)のような特別な治療を考慮する必要がある。しかし，そのように高度な薬物的治療介入は通常，臨床的に安定し，ICUに患者を入室させるまで延期することが可能である。臨床経過の早期に専門医コンサルトと協力することは，常に考慮しておく。

広範型肺塞栓症

広範型肺塞栓症の特徴は，動脈の低血圧(収縮期血圧＜90 mmHgまたは普段の収縮期血圧から40 mmHg下がる低血圧が少なくとも15分以上続く)と心原性ショックが含まれることである[61]。診断は，心電図での右室負荷所見と超音波検査での右室拡大所見で示唆される。診断後は抗凝固療法に加えて，血栓溶解療法や外科的も

しくはインターベンショナルラジオロジー(IVR)での血栓除去術などの積極的治療介入が必要となることもある。広範型肺塞栓症については，第11章で詳述してある。

人工呼吸器

挿管や人工呼吸器が必要な状況では，右室不全の身体的特徴を特に考慮しなければならない。1回換気量と呼気終末陽圧(PEEP)が高い場合は，肺動脈と右房圧を上昇させ，三尖弁閉鎖不全症の悪化，右室の後負荷上昇，右室の前負荷低下となる[55]。これは，左室に対する陽圧換気の作用とは逆効果であるが，右室にとっても前負荷と後負荷の低下は好ましい効果である[62]。そのように，適切な酸素化と換気を保つように，最も低い1回換気量とPEEPを考慮する。肺血管収縮の悪化から右室の後負荷上昇を避けるために，過度の高二酸化炭素血症を避けることは重要である。これは換気回数を増やすことで下げることができるが，この方法は胸腔や心臓への圧を上昇させ，心室への拡張期の血液充満を障害する「空気とらえこみ air trapping」を引き起こす可能性があり(特に閉塞性肺疾患のある患者では)，注意を要する[3]。

妊娠

母体と胎児の死亡率は，心疾患が存在すると上昇する傾向がある。例えば，肺高血圧症の合併した妊婦の死亡率は50％に達する[63]。一般に妊婦における治療目標は非妊娠患者と同じである。最もリスクが高い時期は妊娠第2三半期と分娩・出産期である[47]。可能であれば，循環器専門医や母体胎児医学の専門医へのコンサルテーションを臨床経過の早期に行うべきである。

高度な機械的補助

循環が破綻している重篤な患者には，心室補助装置または体外式膜型人工肺(ECMO)などの高度な補助循環デバイスが臨床で実用されている。これらによる治療的介入は，重度の肺高血圧症や広汎型肺塞栓症で成功裏に行われている大動脈内バルーンパンピング(IABP)や心房中隔欠損閉鎖術と同様に行われていて，肺移植までのつなぎの補助治療として行われている[64〜66]。それらの使用には信頼の低いエビデンスしかないが，そのようなサルベージ(救済)療法は特に心臓や胸郭部に対して高度な外科的介入が可能とされる施設では考慮されることもある治療法である。

結論

急性の右室不全に対する認識と治療の成功には，疾患特有の事項についての検討や

集中治療に関するリソースをよく考慮することが必要である。利用できる戦略や薬物療法は左室不全のときに使用するものとは違うものもあるが，根本的な治療原則はおおむね同じである。すべての臨床的労力は悪化の原因となった疾患や共存する全身疾患を是正することに集中しながら，心機能を維持，援助することに費やされる。歴史的に，右室機能障害は左室機能障害と比べて国際的臨床試験が少ない分野である。将来，適切な治療アプローチをするために，臨床的，基礎化学的な視点での調査研究が必要である。現時点では，急速に進行する右室機能不全に対峙する臨床医は，呼吸と循環動態を安定化させるために膨大な医療設備をこれからも利用していく必要がある。

関連文献

文献	研究デザイン	結果
Piazza et al., *Chest*. 2005[3]	総説	右室機能不全の病態生理，治療成功のためのメカニズムについての優れた総説
Simonneau et al., *J Am Coll Cardiol*. 2009[33]	肺高血圧症の国際学会で作成された肺高血圧症の分類。Dana Point, CA, in 2008	肺高血圧症の分類は1973年にWHO会議で最初に疾患分類が作成されてから，何度も改訂されている。ごく最近の会議では，住血吸虫症，溶血性貧血，慢性血栓塞栓性肺高血圧症，家族性肺高血圧症の定義を変更している
Zehender et al., *N Engl J Med*. 1993[39]	急性下壁梗塞の患者200人を対象とした5年間の前向き研究	V_4R でのST上昇は急性下壁梗塞に右室梗塞が合併していることを示す利用価値の高い心電図所見。V_4R でSTが上昇している患者の院内死亡率はSTが上昇していない患者と比べ高く（31% vs. 6%, $p<0.001$），主要な合併症もより高かった（64% vs. 28%, $p<0.001$）
Giannitsis et al., *Circulation*. 2000[43]	肺塞栓症と診断された患者56人を対象に行ったトロポニンT値に関する単一施設前向き研究	トロポニン値の上昇は32％に認めた。トロポニンT値が上昇している患者では，院内死亡率〔オッズ比（OR）：29.6，95％信頼区間（CI）：3.3〜265.3〕，低血圧の長期化と心原性ショック合併率（OR：11.4，95％CI：2.1〜63.4），入院中の蘇生行為の必要率（OR：18.0，95％CI：2.6〜124.3）が高い傾向にあった。急性の肺塞栓症において，冠動脈疾患のないトロポニンT値の上昇は右室への虚血性損傷が示唆される

文献	研究デザイン	結果
Pruszczyk et al., *Eur Respir J*. 2003[45]	急性肺塞栓症の患者79人を対象に行った単一施設前向き研究。右室負荷の重症度をBNP前駆体N末端(NT-proBNP)値と超音波検査で比較検討	16.5%はNT-proBNP値は正常であり，臨床経過で大きな合併症を認めなかった。一方，院内死亡と重大イベントはNT-proBNPが高い群で発生していた。右室と左室の比，下大静脈拡大は，NT-proBNP値と相関していた
Price et al., *Crit Care*. 2010[55]	1980～2010年に発表された200件以上の研究からなる肺血管機能不全での集中治療に関するシステマティックレビュー	輸液使用，特異的な血管作動薬/強心薬，肺血管拡張薬，機械的補助治療に関するエビデンスレベルでの推奨度が記載されている

文献

1. Greyson CR. Pathophysiology of right ventricular failure. *Crit Care Med*. 2008;36(suppl 1): S57–S65.
2. Greyson CR. Right heart failure in the intensive care unit. *Curr Opin Crit Care*. 2012;18(5): 424–431.
3. Piazza G, Goldhaber SZ. The acutely decompensated right ventricle, pathways for diagnosis and management. *Chest*. 2005;128:1836–1852.
4. ten Wolde M, Söhne M, Quak E, et al. Prognostic value of echocardiographically assessed right ventricular dysfunction in patients with pulmonary embolism. *Arch Intern Med*. 2004; 164(15):1685–1689.
5. Stein PD, Beemath A, Matta F, et al. Clinical characteristics of patients with acute pulmonary embolism: data from PIOPED II. *Am J Med*. 2007;120(10):871–879.
6. Wiener RS, Schwartz LM, Woloshin S. Time trends in pulmonary embolism in the United States: evidence of overdiagnosis. *Arch Intern Med*. 2011;171(9):831.
7. Goldhaber SZ, Visani L, De Rosa M. Acute pulmonary embolism: clinical outcomes in the International Cooperative Pulmonary Embolism Registry (ICOPER). *Lancet*. 1999;353(9162): 1386–1389.
8. Braat SH, Brugada P, de Zwaan C, et al. Value of electrocardiogram in diagnosing right ventricular involvement in patients with an acute inferior wall myocardial infarction. *Br Heart J*. 1983;49(4):368.
9. Mehta SR, Eikelboom JW, Natarajan MK, et al. Impact of right ventricular involvement on mortality and morbidity in patients with inferior myocardial infarction. *J Am Coll Cardiol*. 2001;37:37–43.
10. Jacobs AK, Leopold JA, et al. Cardiogenic shock caused by right ventricular infarction: a report from the SHOCK registry. *J Am Coll Cardiol*. 2003;41:1273–1279.
11. Vieillard-Baron A, et al. Acute cor pulmonale in acute respiratory distress syndrome submitted to protective ventilation: incidence, clinical implications, and prognosis. *Crit Care Med*. 2001;29(8):1551–1555.
12. Peacock AJ, Murphy NF, McMurray JJV, et al. An epidemiological study of pulmonary arterial hypertension. *Eur Respir J*. 2007;30:104–109.
13. Budev MM, Arroliga AC, Wiedemann HP, et al. Cor Pulmonale: an overview. *Semin Respir Crit Care Med*. 2003;24(3):233–244.
14. Sitbon O, Lascoux-Combe C, Delfraissy JF, et al. Prevalence of HIV-related pulmonary arterial hypertension in the current antiretroviral therapy era. *Am J Respir Crit Care Med*. 2008;177: 108–113.

15. Hachulla E, Gressin V, Guillevin L, et al. Early detection of pulmonary arterial hypertension in systemic sclerosis: a french nationwide prospective multicenter study. *Arthritis Rheum.* 2005;52:3792–3800.
16. Mukerjee D, St George D, Coleiro B, et al. Prevalence and outcome in systemic sclerosis associated pulmonary arterial hypertension: application of a registry approach. *Ann Rheum Dis.* 2003;62:1088–1093.
17. Machado RF, Gladwin MT. Pulmonary hypertension in hemolytic disorders: pulmonary vascular disease: the global perspective. *Chest.* 2010;137:30S–38S.
18. Fonseca GH, Souza R, Salemi VM, et al. Pulmonary hypertension diagnosed by right heart catheterization in sickle cell disease. *Eur Respir J.* 2012;39(1):112–118.
19. Campo A, Mathai SC, Le Pavec J, et al. Outcomes of hospitalisation for right heart failure in pulmonary arterial hypertension. *Eur Respir J.* 2011;38(2):359–367.
20. Sztrymf B, Souza R, Bertoletti L, et al. Prognostic factors of acute heart failure in patients with pulmonary arterial hypertension. *Eur Respir J.* 2010;35:1286–1293.
21. Haddad F, Peterson T, Fuh E, et al. Characteristics and outcome after hospitalization for acute right heart failure in patients with pulmonary arterial hypertension. *Circ Heart Fail.* 2011;4(6):692–699.
22. Macnee W. Pathophysiology of cor pulmonale in chronic obstructive pulmonary disease. *Am J Respir Crit Care Med.* 1994;150(3):833–852.
23. Renzetti AD, McClement JG, Litt BD. The Veterans administration cooperative study of pulmonary function. *Am J Med.* 1966;41:115–129.
24. Vizza CD, Lynch JP, Ochoa LL, et al. Right and left ventricular dysfunction in patients with severe pulmonary disease. *Chest.* 1998;113:576–583.
25. Lettieri CJ, Nathan SD, Barnett SD, et al. Prevalence and outcomes of pulmonary arterial hypertension in advanced idiopathic pulmonary fibrosis. *Chest.* 2006;129:746–752.
26. Patel NM, Lederer DJ, Borczuk AC, et al. Pulmonary hypertension in idiopathic pulmonary fibrosis. *Chest.* 2007;132(3):998.
27. Shorr AF, Davies DB, Nathan SD. Outcomes for patients with sarcoidosis awaiting lung transplantation. *Chest.* 2002;122:233–238.
28. Strange C, Highland KB. Pulmonary hypertension in interstitial lung disease. *Curr Opin Pulm Med.* 2005;11(5):452–455.
29. Redl G, Germann P, Plattner H, et al. Right ventricular function in early septic shock states. *Intensive Care Med.* 1993;19(1):3–7.
30. Pulido JN, Afessa B, Masaki M, et al. Clinical spectrum, frequency, and significance of myocardial dysfunction in severe sepsis and septic shock. *Mayo Clin Proc.* 2012;87(7):620–628.
31. Green EM, Givertz MM. Management of acute right ventricular failure in the intensive care unit. *Curr Heart Fail Rep.* 2012;9(3):228–235.
32. Nieminen MS, Brutsaert D, Dickstein K, et al. EuroHeart Failure Survey II (EHFS II): a survey on hospitalized acute heart failure patients: description of population. *Eur Heart J.* 2006;27:2725–2736.
33. Simonneau G, Robbins IM, Beghetti M, et al. Updated clinical classification of pulmonary hypertension. *J Am Coll Cardiol.* 2009;54:S43.
34. Brenot F, Herve P, Petitpretz P, et al. Primary pulmonary hypertension and fenfluramine use. *Br Heart J.* 1993;70(6):537.
35. Albertson TE, Walby WF, Derlet RW. Stimulant-induced pulmonary toxicity. *Chest.* 1995;108(4):1140.
36. Cook DJ, Simel DL. The rational clinical examination. Does this patient have abnormal central venous pressure? *JAMA.* 1996;275(8):630–637.
37. Matthews JC, McLaughlin V. Acute right ventricular failure in the setting of acute pulmonary embolism or chronic pulmonary hypertension: a detailed review of the pathophysiology, diagnosis, and management. *Curr Cardiol Rev.* 2008;4(1):49–59.

38. Harrigan RA, Jones K. ABC of clinical electrocardiography. Conditions affecting the right side of the heart. *BMJ*. 2002;324(7347):1201–1204.
39. Zehender M, Kasper W, Kauder E, et al. Right ventricular infarction as an independent predictor of prognosis after acute inferior myocardial infarction. *N Engl J Med*. 1993;328(14):981–988.
40. Casas RE, Marriott HJ, Glancy DL. Value of leads V7-V9 in diagnosing posterior wall acute myocardial infarction and other causes of tall R waves in V1-V2. *Am J Cardiol*. 1997;80(4):508.
41. Stein PD, Terrin ML, Hales CA, et al. Clinical, laboratory, roentgenographic, and electrocardiographic findings in patients with acute pulmonary embolism and no pre-existing cardiac or pulmonary disease. *Chest*. 1991;100(3):598.
42. Blehar DJ, Dickman E, Gaspari R. Identification of congestive heart failure via respiratory variation of inferior vena cava diameter. *Am J Emerg Med*. 2009;27:71–75.
43. Giannitsis E, Müller-Bardorff M, Kurowski V, et al. Independent prognostic value of cardiac troponin T in patients with confirmed pulmonary embolism. *Circulation*. 2000;102(2):211–217.
44. Becattini C, Vedovati MC, Agnelli G. Prognostic value of troponins in acute pulmonary embolism: a meta-analysis. *Circulation*. 2007;116:427–433.
45. Pruszczyk P, Kostrubiec M, Bochowicz A, et al. N-terminal pro-brain natriuretic peptide in patients with acute pulmonary embolism. *Eur Respir J*. 2003;22(4):649–653.
46. Bocchi EA, Bacal F, Auler JO Jr, et al. Inhaled nitric oxide leading to pulmonary edema in stable severe heart failure. *Am J Cardiol*. 1994;74:70–72.
47. Haddad F, Doyle R, Murphy DJ, et al. Right ventricular function in cardiovascular disease, part II: pathophysiology, clinical importance, and management of right ventricular failure. *Circulation*. 2008;117(13):1717–1731.
48. Forfia PR, Vaidya A, Wiegers SE. Pulmonary heart disease: the heart-lung interaction and its impact on patient phenotypes. *Pulm Circ*. 2013;3(1):5–19.
49. Lejeune P, Brimioulle S, Leeman M, et al. Enhancement of hypoxic pulmonary vasoconstriction by metabolic acidosis in dogs. *Anesthesiology*. 1990;73(2):256–264.
50. Ichinose F, Roberts JD, Zapol WM. Inhaled nitric oxide: a selective pulmonary vasodilator current uses and therapeutic potential. *Circulation*. 2004;109(25):3106–3111.
51. Weinberger B, Laskin DL, Heck DE, et al. The toxicology of inhaled nitric oxide. *Toxicol Sci*. 2001;59(1):5–16.
52. Christenson J, Lavoie A, O'Connor M, et al. The incidence and pathogenesis of cardiopulmonary deterioration after abrupt withdrawal of inhaled nitric oxide. *Am J Respir Crit Care Med*. 2000;161(5):1443.
53. Overgaard CB, Dzavík V. Inotropes and vasopressors: review of physiology and clinical use in cardiovascular disease. *Circulation*. 2008;118(10):1047–1056.
54. Kerbaul F, Rondelet B, Motte S, et al. Effects of norepinephrine and dobutamine on pressure loadinduced right ventricular failure. *Crit Care Med*. 2004;32:1035–1040.
55. Price LC, Wort SJ, et al. Pulmonary vascular and right ventricular dysfunction in adult critical care: current and emerging options for management: a systemic literature review. *Crit Care*. 2010;14:R169.
56. Lahm T, McCaslin CA, Wozniak TC, et al. Medical and surgical treatment of acute right ventricular failure. *J Am Coll Cardiol*. 2010;56(18):1435–1446.
57. Khoo CW, Lip GY. Acute management of atrial fibrillation. *Chest*. 2009;135(3):849–859.
58. Fuster V, Ryden LE, Cannom DS, et al. ACC/AHA/ESC 2006 guidelines for the management of patients with atrial fibrillation: full text: a report of the American College of Cardiology/American Heart Association Task Force on practice guidelines and the European Society of Cardiology Committee for Practice Guidelines (Writing Committee to Revise the 2001 guidelines for the management of patients with atrial fibrillation) developed in collaboration with the European Heart Rhythm Association and the Heart Rhythm Society. *Europace*. 2006;8:651–745.

59. Rich S, Seidlitz M, Dodin E, et al. The short-term effects of digoxin in patients with right ventricular dysfunction from pulmonary hypertension. *Chest*. 1998;114(3):787–792.
60. Romero-Bermejo FJ, Ruiz-Bailen M, Gil-Cebrian J, et al. Sepsis-induced cardiomyopathy. *Curr Cardiol Rev*. 2011;7(3):163–183.
61. Kucher N, Goldhaber SZ. Management of massive pulmonary embolism. *Circulation*. 2005;112(2):e28.
62. Pinsky MR. Cardiovascular issues in respiratory care. *Chest*. 2005;128(5 suppl 2):592S–597S.
63. Franklin WJ, Benton MK, Parekh DR. Cardiac disease in pregnancy. *Tex Heart Inst J*. 2011;38(2):151–153.
64. Chan CY, Chen YS, Ko WJ, et al. Extracorporeal membrane oxygenation support for single lung transplantation in a patient with primary pulmonary hypertension. *J Heart Lung Transplant*. 1998;17:325–327.
65. Gregoric ID, Chandra D, Myers TJ, et al. Extracorporeal membrane oxygenation as a bridge to emergency heart-lung transplantation in a patient with idiopathic pulmonary arterial hypertension. *J Heart Lung Transplant*. 2008;27:466–468.
66. Deehring R, Kiss AB, Garrett A, et al. Extracorporeal membrane oxygenation as a bridge to surgical embolectomy in acute fulminant pulmonary embolism. *Am J Emerg Med*. 2006;24:879–880.

16

高血圧緊急症
hypertensive crisis

Anand Swaminathan and Michael P. Jones

背景

　高血圧は，米国で5,000万人と推定されている[1]。ほぼ予防可能なこの疾患の治療は，ダイエットや生活習慣の改善，また必要であれば薬物療法による血圧コントロールなどに絞られる。高血圧は，救急処置が必要となることが多く，重病患者で最もよくみられる初期診断のひとつである。

　高血圧緊急症は，コントロール不能な血圧上昇により，終末器官が損傷を受けていることを意味し，不可逆的な損傷を避けるために降圧薬の迅速な投与が必要となる。高血圧切迫症は，高血圧緊急症より軽症であり，終末器官損傷の所見がない症候性（頭痛，息切れ，不安など）の高血圧と定義されている。高血圧緊急症にみられる疾患として最も多いのは，脳梗塞または脳出血（24.5％），急性肺水腫（22.5％），高血圧性脳症（16.3％）などである。その他の合併症には，急性冠症候群（ACS），大動脈解離，妊娠高血圧腎症，子癇，急性腎不全，微小血管症性溶血性貧血，高血圧性網膜症などがある。

　本章では，救急で診断される4つの重要な懸念事項，すなわち，急性肺水腫，高血圧性脳症，急性冠症候群，大動脈解離での重症高血圧に対するアプローチ法を提示する。高血圧緊急症で最も一般的である脳卒中に関しては第20章で詳述する。また，これら4つの病態で使用する降圧薬に関しては，章末の**表16-1**，**表16-2**に示してある。

急性肺水腫

病歴と身体所見

　心原性の急性肺水腫 acute pulmonary edema は救急では一般的な臨床疾患であり，

死亡率は 15 〜 20％にのぼる。最も一般的な症状は，呼吸困難，頻呼吸，重症例での泡沫状の痰を伴う咳嗽である。

急性肺水腫の患者に対する病歴聴取や身体診察では，浮腫を伴う心不全の原因をみつけることに専念すべきである。その原因として，心筋梗塞，慢性うっ血性心不全の増悪，僧帽弁や大動脈弁の機能不全，感染症などである。また，慢性腎不全の病歴を聴き出すことも重要である。慢性腎不全患者では，過負荷がかかってしまった場合に，過剰な体液を取り除くために血液透析が必要になる。身体所見では，肺炎などの他疾患でもみつかる頻呼吸や異常な呼吸音を認める。急性肺水腫に特徴的な所見には，頸静脈圧の上昇，S_3（III 音）ギャロップの聴取などがある[2,3]。新規の心雑音は，外科的な処置が必要となる弁尖断裂といった重篤な所見を示唆することもあり，注意が必要である。

診断的評価

急性肺水腫は 1 つの検査だけでは診断を確定できない。診断のための検査として，血液検査，心電図検査，胸部 X 線検査，ベッドサイドでの超音波検査が通常用いられる。血清 B 型ナトリウム利尿ペプチドは，急性肺水腫では感度の高いマーカーであるが（90％），特異度は低い（76％）[4]。心臓に特異的なトロポニン〔心筋特異的トロポニン T（cTnT）〕の分析は，急性肺水腫の根本原因となる心筋虚血や心筋梗塞の診断に役立つ。しかし，トロポニン値は，心拍数増加やストレス性虚血などによる右室壁のストレスの上昇，または末期腎不全 end-stage renal disease（ESRD）に次いで上昇する可能性もある[5]。結果として，うっ血性心不全患者の多くは，慢性的なトロポニン値の軽度上昇をきたす。多くの研究で，急性心不全患者における cTnT の上昇と死亡率の上昇に相関関係があることが示されている[6,7]。

追加処置（心カテーテル法，あるいはレートコントロールやリズムコントロール）を必要とする心筋虚血や不整脈の誘発を明らかにすることができるため，心電図は急性肺水腫では診断に不可欠な検査である。胸部 X 線検査も同様に重要な検査である。頭化 cephalization〔訳注：肺尖部への血流細分布所見のこと。角出し像との訳もある〕，間質性肺水腫，肺胞水腫の所見は特異度が高い（それぞれ 96％，98％，99％）が，感度は低い（それぞれ 41％，27％，6％）。急性肺水腫患者の胸部 X 線検査では，うっ血像を認めない患者が 18％にまでのぼる[8,9]。最後に挙げるベッドサイドでの超音波検査は比較的新しい検査法ではあるが，急性肺水腫の疑いがある患者を評価するのに有用なツールである。ベッドサイドでの経胸壁心エコー図検査は，左室機能の評価や，弁断裂の診断に用いられる。また，経胸壁心エコー図検査は B ラインを示すことも可能である。B ラインの所見は，間質性肺水腫に対する感度，

特異度が高い(それぞれ97％，95％)。熟練者であれば，胸部X線検査よりも肺超音波検査のほうが，急性肺水腫の診断がより正確となる[10,11]。

治療指針

急性肺水腫患者の治療では，呼吸仕事量を減らしたり(すなわち呼吸不全のリスクを低下させること)，前負荷や後負荷を減らすことで，間質腔や肺胞腔から水分を移動させることに専念する。呼吸の補助では，従来から挿管と人工呼吸器による管理が必要とされてきた。しかし，ここ10年の間に，持続性気道内陽圧 continuous positive airway pressure(CPAP)を用いた非侵襲的陽圧換気 noninvasive positive pressure ventilation(NPPV)や，双圧式気道陽圧 bilevel positive airway pressure(BiPAP)を使用することが一般的になってきている。NPPVには胸腔内圧を上昇させることで前負荷を減らす効果があり，それゆえ肺血管系への血流を減少させ，肺の毛細血管圧を下げる働きがある。死亡率の低下は示されていないが，NPPVは，要挿管例の減少，ICUへの入室数の減少，全体的な治療の失敗例の減少に寄与している[12~16]。

　前負荷が増加しているときの薬物療法では，硝酸薬(特にニトログリセリン)，塩酸モルヒネ，ループ利尿薬(フロセミド)の使用に重点がおかれる。ニトログリセリン(舌下，外用，静注)は強力な血管拡張薬である。また，速効性で左室圧を有意に低下させることが小規模な研究で示されている[17]。急性肺水腫と診断した時点で速やかにニトログリセリンの舌下投与を行い，続いて持続的静注を行う必要がある。400μg錠の舌下投与は，80μg/minで5分間静注したのと同等の効果がある。そのため，持続投与はこれと同量か，もしくは同等の投与速度で開始し，効果を得るためには素早く調節しなくてはならない。モルヒネとループ利尿薬は，急性肺水腫の治療に数十年間使用されてきた。しかし，その有効性を示す生理学的根拠は乏しく，その使用を支持するエビデンスもほとんどない。ADHERE studyでは，塩酸モルヒネを投与された急性肺水腫患者は，人工呼吸管理率(15.4％ vs. 2.8％)，ICU入室率(38.7％ vs. 14.4％)，死亡率(13.0％ vs. 2.4％)が上昇することが示されている[6]。これらの結果は，救急領域における研究でも同様である[17]。ループ利尿薬は，急性肺水腫患者に対する治療として，心腎病原モデルにもとづいて昔から推奨されていた。この心腎病原モデルとは，腎機能障害やそれに続く循環血液量の過負荷の結果として，浮腫や心機能低下が起こると仮定したものである。しかし，最近の研究で，全身の血液量が増えているのは，急性肺水腫患者の半分未満にすぎないことが示された[18,19]。また，ICUの急性肺水腫患者において，フロセミドは投与後初期に肺動脈楔入圧を上昇させるが，20分後までに前負荷を大幅に減らすには至らないこと

が示された[20]．そのうえ，ループ利尿薬はレニン-アンジオテンシン-アルドステロン系（RAAS）と交感神経系を活性化し，血管収縮作用の増強や心機能障害を引き起こす[21]．そして，急性肺水腫患者の多くはESRDにもなっているため，血液量にかかわらずループ利尿薬の恩恵を受けていないと思われる．

　増加した後負荷の是正（RAAS活性化と交感神経刺激の増強）も，急性肺水腫の管理では同じように重要である．後負荷の減少は左室機能を改善し，十分な循環血液量を回復するのに役立つ．BiPAPは，前負荷を軽減する能力，呼吸機能のサポートを行う能力に加えて，後負荷を減少させる．しかし，この反応については完全に解明されていない[12～16]．高用量のニトログリセリン静注（>100μg/min）も，動脈を拡張させ，後負荷を減少させる．心原性肺水腫の治療で，後負荷を軽減させるためにアンジオテンシン変換酵素（ACE）阻害薬を使用することは，いくつかの小規模研究により支持されている．それらの研究の一部では，ACE阻害薬を投与された患者において，人工呼吸器による管理の必要性が減少することが示され，同時にACE阻害薬の使用によるICU入室率の低下（OR＝0.29）や，挿管率の低下（OR＝0.16）も示されている[22,23]．ニカルジピンは後負荷軽減を目的とする代替薬である．迅速に投与を調節することができ，冠動脈血流を増加させる．ニカルジピンは，収縮性心不全で有効な場合がある[24,25]．

　最後に述べておくべきことは，急性肺水腫の可逆的な原因特定に重点をおくことと，適切な専門分野へコンサルト（急性心筋梗塞での心カテーテル法，弁断裂に対する心臓外科手術，ESRDに対する血液透析など）することである．

高血圧性脳症

病歴と身体所見

高血圧性脳症 hypertensive encephalopathy は，コントロール不良の高血圧が潜在的に進行して起こる病態のひとつである．それは，高血圧，意識変容，乳頭浮腫の3つの徴候で定義されることが多い[26]．高血圧性脳症は，さらなる終末器官の損傷を回避するために，すぐに治療すべきである．高血圧性脳症は1928年に最初に報告され，治療しなければ死に至るまれな疾患である[27]．

　これらの患者は，実際には反応が鈍く，病歴聴取が困難なことがある．このような場合，意識変容をきたす他の致死的な原因（低血糖，低酸素，頭蓋内損傷）の評価を先に行うべきである．これらの原因が除外されれば，高血圧性脳症を考慮する．症状は通常，頭痛，過敏性，悪心である．また痙攣の報告もある．身体所見では，血圧の正確な測定（適切なサイズのカフ，あるいは動脈圧モニターの使用）と，巣症

状の消失を検索するための詳細な神経学的所見に重点をおくべきである．乳頭浮腫と網膜出血が観察されることもある．高血圧性脳症と診断するための血圧の設定値はない．長期間高血圧に罹患している患者は，収縮期血圧が200 mmHg，拡張期血圧が150 mmHg以上でも耐えられるかもしれない．一方で，妊婦や小児は拡張期血圧が100 mmHg以上で症状が現れる[28]．

診断的評価

高血圧性脳症は除外診断である．その精査には，腫瘍性病変や脳卒中（出血性か虚血性）を除外する目的で行われる頭部単純CTだけでなく，精神状態の変化が代謝性の要因として起こっていないか除外するために行われる血液検査も含まれる．頭部CTで高血圧性脳症を疑う所見としては浮腫の症候があり，特に後頭部領域で認められる．頭部MRIを用いれば血管原性の浮腫がわかるが，CTでみつからないさらに微細な局部の損傷に対する懸念がない限り，このレベルの画像所見を救急で検査することは現実的でなく，必要でもない．

脳波検査では，徐波とてんかん様の放電だけでなく，α波の消失を示す所見もみられ，意識障害があることを示している．しかし，救急での持続的脳波検査の有用性は十分に確立されていない．それは，一部では積極的な治療開始後に症状が速やかに改善してしまうためであり，また救急で脳波検査を行うことは臨床上現実的でないからでもある．

治療指針

高血圧性脳症は，適切な治療が適切なタイミングでなされた場合には完全に回復する疾患である．治療の基軸をなすのは，素早く，しかし脳灌流圧が適切に維持されるようコントロールされた降圧である．多くの専門家は，より適切なタイミングで正確な計測を行うために動脈圧をモニタリングし，最初の1時間で平均動脈圧を20〜25％低下させるように推奨している．多忙な救急では，観血的モニタリングを行えるようになるまでは，少なくとも3〜5分ごとの非観血的血圧測定を行うべきである．降圧薬は，ニトロプルシドナトリウムやラベタロール，ニカルジピンなどが好まれる．

文献では，特にラベタロールは脳灌流圧への影響を最小限に抑えるので，高血圧性脳症の治療には最適であると示唆している．心拍出量を減少させる純粋なβ遮断薬（例えば，エスモロール）とは違い，ラベタロールは全身の末梢血流を減らすことなく体血管抵抗を低下させる．これは脳，腎臓，心臓の灌流を維持するうえで不可欠である[29〜32]．

急性冠症候群

病歴と身体所見

高血圧が冠動脈疾患の増悪因子であることは知られている[1,33]。急激な血圧の上昇はそれに比例した心筋灌流の増加なしに左室での需要を増加させ，結果として虚血に陥る。胸痛やそれに似た症状(例えば，息切れなど)を訴えるすべての高血圧患者で，急性冠症候群 acute coronary syndrome は考慮されるべきである。

急性冠症候群患者の身体所見は非特異的であるが，大動脈解離や急性肺水腫の診断を除外するのに重要な役割を果たしている。特に，脈拍消失，大動脈弁閉鎖不全による雑音，神経脱落症状があれば，大動脈解離が考えられる[26]。また，頸静脈怒張，下肢浮腫，重篤な呼吸困難，ラ音の聴取があれば，急性肺水腫が考えられる。

診断的評価

心電図，胸部X線検査，ベッドサイドでの心臓超音波検査(心エコー)，血清酵素の測定などの各検査は，高血圧緊急症における急性冠症候群の評価に不可欠のものである。心電図はすぐに施行すべきであり，緊急の心カテーテル法を必要とするST上昇型心筋梗塞 ST-segment elevation myocardial infarction(STEMI)の評価も行う必要がある。一方で，胸部X線検査単独で急性冠症候群と診断できることはまれであり，胸部X線検査は高血圧緊急症の他の疾患(大動脈解離や急性肺水腫)との鑑別を助けるものである。同様に心エコーは，心筋梗塞と一致する左室の壁運動異常を明らかにするだけでなく，大動脈解離に一致した所見(心膜滲出液，近位の弁の解離)や，急性肺水腫に一致した所見(Bライン，動揺弁尖)も明らかにする。血清トロポニン値の上昇は，急性冠症候群を診断する一助になる。しかし，血清トロポニン値は，心膜炎/心筋炎，肺塞栓，頻脈性不整脈，たこつぼ型心筋症，ESRD，敗血症，脳卒中，虚血，横紋筋融解症など，多数の疾患で上昇することに注意する[5]。

治療指針

高血圧緊急症の急性冠症候群の治療では，ずり応力，左室負荷，虚血，血小板の活性化などを減らすための血圧管理と，抗血小板薬の投与が必要となる。抗血小板薬の推奨については，American College of Cardiology/American Heart Association (ACC/AHA)ガイドラインで述べられている[34,35]。早急に降圧させる目的でのニトログリセリンやβ遮断薬は，最も一般的に推奨される薬物である[34,35]。ニトログリセリン(舌下投与または静注)は左室充満圧と体血管抵抗をともに低下させ，それに

より心筋酸素需要を減らし，さらなる虚血の可能性を低下させる[36]。高用量では，ニトログリセリンは冠動脈拡張作用を呈する[36]。これらの要因に加えて，半減期の短いことや用量調節が容易なことから，高血圧が関連する急性冠症候群において，ニトログリセリンは理想的な治療薬となる。

　β遮断薬は急性冠症候群での降圧だけでなく，心室性不整脈の予防にも有益である。ACC/AHAは，20～30％の降圧を目標に，発症から24時間以内にβ遮断薬を投与するよう推奨している[35,37～39]。ラベタロールとエスモロールはともに推奨されているが，特にエスモロールは，その効果発現までの時間が短く，半減期が短いこと，調節が容易であること[28]から，より好まれている。しかし，β遮断薬は左室機能不全を増悪させてしまう可能性があるため，急性冠症候群においては注意して使用すべきである。COMMIT trialでは，急性心筋梗塞でβ遮断薬を早期に投与された患者は高い確率で心原性ショックを起こすことが示されたため，β遮断薬の投与は血行動態が安定化した患者でのみ考慮するように推奨された[40]。心原性ショックのリスクがある患者は，β遮断薬の静注前に，詳細な心機能評価の目的で心エコー検査を行うことが賢明である。

大動脈解離

病歴と身体所見

大動脈解離 aortic dissection は，救急で診断が最も困難な疾患のひとつである。この疾患は死亡率が高く（Stanford A 型34.9％，Stanford B 型14.9％），高血圧患者と胸痛や背部痛の訴えを伴う患者では，常に考慮すべきである。大動脈解離の患者の大多数は，胸痛（72.7％）や突発性の痛み（84.8％），発症早期からの激痛（90.6％）などの訴えがある[41]。しかし，典型的な症状である背部に放散する突然の鋭い，または裂けるような胸痛は，滅多にみられない[41]。Stanford B 型の解離（下行大動脈のみ）では，背部痛のみしか呈さないこともある。

　一般にいわれている身体所見は，どれも大動脈解離を除外するのにはあてにならない。患者の多くに高血圧の病歴がある（72.1％）一方で，高血圧を呈する患者は50％にすぎないだろう（上行大動脈まで解離している患者では，心嚢液貯留により低血圧になってしまう）[41]。他の所見としては，大動脈弁閉鎖不全（31.6％），脈拍消失（15.1％）があるが，高血圧と同様に所見として呈しにくい。しかし，これらの所見を1つでも認める患者に胸痛がある場合には，大動脈解離の診断をもっと真剣に考慮すべきである。

診断的評価

大動脈解離における最も重要な診断法は，心電図検査，胸部X線検査，胸部の造影CT検査である．心電図検査では多くの場合，まったく異常所見がないか非特異的な所見のどちらかを呈する(それぞれ31.3％，41.4％)．しかし，約3.2％はSTEMIの所見を呈する．STEMIは，上行大動脈解離が右冠動脈か左冠動脈のどちらかに解離が拡がったときに起こり，主要な冠動脈のいずれかの閉塞につながる．最も一般的な冠動脈閉塞の併発は，下壁梗塞につながる右冠動脈へ進展した場合に起こる．心電図検査でSTEMIの所見がある患者で，症状または状態が急性冠症候群に非典型的である場合には，大動脈解離を考えるべきである．

胸部X線検査では，縦隔の開大(61.6％)，大動脈の異常な輪郭(49.6％)などの所見があるが，一方で正常所見の患者が15％にものぼる．胸部造影CTは，感度95％，特異度87～100％であり，すぐに撮像が可能で，救急での大動脈解離の主要な診断法である[42]．経食道心エコー検査は，CTが撮像できない患者で効果的な代替検査法になるが(感度98％，特異度95％)，救急では行えない可能性や，診断が遅れてしまう可能性がある．大動脈解離と確定診断するための経胸壁心エコー検査が診断に十分であることはまれだが，大動脈解離の間接的な所見としての心嚢液貯留や心タンポナーデをみつけるのに役立つ．

治療指針

大動脈解離と診断した後は，緊急手術のために心臓外科医にコンサルトすることに全労力を費やすべきである．死亡率は，症状の出現から根治的治療までの間に1時間ごとに1～2％上昇する[8]．救急での治療は"anti-impulse therapy"，すなわち，左室駆出ずり応力(dP/dT)を低下させるための血圧と脈拍のコントロールに集中すべきである．ずり応力の上昇は解離した弁に対抗する強い血流となり，結果的に解離を拡げてしまう[42]．大動脈解離は緊急降圧(理想的には5～10分以内)が必要とされる唯一の高血圧緊急症である．推奨される収縮期血圧は100～110 mmHgであるが，より低い値を提唱する専門家もいる(収縮期血圧＝90～100 mmHg)[28,42]．心拍数は60回/min未満にすべきである[28,42]．

anti-impulse therapyでの第1選択薬はβ遮断薬である．β遮断薬は，脈拍を低下させ，同時に血圧も低下させる．どのβ遮断薬が好まれて使われるかのコンセンサスは得られていないが，エスモロールは効果発現が速く，また調節が容易で理想的な薬物である[28,39,42,43]．ラベタロールも使用されるが，効果発現が緩徐であり，半減期も長く調節しにくい．β遮断薬が禁忌である場合，カルシウム拮抗薬(例えば，ジルチアゼム)が代わりに用いられる．

脈拍コントロールが達成できたら，収縮期血圧が 110 mmHg 未満になるまで血管拡張薬を追加投与すべきである。古くからニトロプルシドナトリウムが血管拡張薬として選択されてきた。しかし，この薬物は血圧を不安定にし，反射性頻拍があるなど複数の制限がある[28, 39, 42, 43]。clevidipine とニカルジピンは，血圧に対してより信頼性のある効果を発揮する。これらの薬物はジヒドロピリジン系のカルシウム拮抗薬であり，純粋な後負荷軽減作用をもつ。また，これらは効果発現が速く，半減期も短いため調節が容易であり，β_1 受容体選択性薬物と一緒に投与しても安全であることが示されている[44]。救急領域に関する研究では，clevidipine を投与された高血圧緊急症の患者のうち 89％が，30 分以内に目標の血圧に達したと報告されている[44]。これらの薬物が使用できない場合，高用量でのニトログリセリンの静注により適切な血圧コントロールができるかもしれないが，単独投与では反射性頻拍を起こしうる。

最後に，ベッドサイドでの超音波検査は，心タンポナーデの有無，あるいは心嚢穿刺を必要とするかを判断するために，すべての大動脈解離の患者で行うべきである。

結論

高血圧緊急症は早期介入が必要である。重症高血圧の一般的な合併症と最適な降圧薬を理解することにより，救急医はこれらの緊急事態に対して適切なタイミングで効率的に対応することができる。

表 16-1　一般的な降圧薬の適応・初期投与量・副作用と禁忌

降圧薬	適応	初期投与量	副作用と禁忌
ニトロプルシドナトリウム	高血圧性脳症，大動脈解離[a]	0.25〜10μg/kg/min で静注	反射性頻拍，冠動脈盗血，メトヘモグロビン血症，シアン化物への代謝
ニトログリセリン	心筋梗塞，うっ血性心不全，左室機能不全	5〜100μg/min で静注	低血圧 禁忌：重度の大動脈弁狭窄症，左室流出路閉塞，下壁梗塞
ニカルジピン	高血圧性脳症，心筋梗塞，うっ血性心不全，脳梗塞，脳出血	5 mg/hr 静注で開始し，5 分ごとに 2.5 mg/hr ずつ投与。最大投与量 30 mg/hr まで増量	低血圧 禁忌：重度の大動脈狭窄 反射性頻拍

(つづく)

表16-1　一般的な降圧薬の適応・初期投与量・副作用と禁忌（つづき）

降圧薬	適応	初期投与量	副作用と禁忌
ラベタロール*	高血圧性脳症，心筋梗塞，妊娠高血圧腎症，子癇，脳梗塞，脳出血	20〜80 mgを10分ごとにボーラス静注，もしくは0.5〜2 mg/minで静注	低血圧 禁忌：喘息，COPD，急性心不全，心ブロック，交感神経作動薬による中毒（コカインなど）
エスモロール	高血圧性脳症，心筋梗塞，子癇，脳梗塞，脳出血	負荷投与として500μg/kgを1分かけて静注。25〜50μg/kg/minで静注	ラベタロールを参照
fenoldopam	急性腎不全，うっ血性心不全	0.1〜0.6μg/kg/minで静注	禁忌：眼球内圧の上昇
enalaprilat	うっ血性心不全，レニン-アンジオテンシン系の活性化	1.25〜5 mgを6時間ごとに静注	禁忌：妊婦，ACE阻害薬に関連した血管浮腫
ヒドララジン	妊娠高血圧腎症，子癇	5〜10 mgをボーラス静注。可能であれば10〜15分ごとに繰り返す	反射性頻拍，中枢神経系の虚血，心筋虚血

a 反射性頻拍を予防するためにβ遮断薬とともに投与する。
*訳注：注射薬は日本では未発売。

表16-2　一般的な降圧薬の薬理作用

ニトロプルシドナトリウム	前負荷と後負荷の両方を減らす動静脈の血管拡張薬。その結果，頭蓋内圧を上昇させる一方で，脳血流を減少させる。そのため，急性期の神経学的異常をもつ患者では効果が弱い(例えば，高血圧性脳症)。ニトロプルシドは効果発現が速く(秒単位)，半減期は3〜4分と短い。冠動脈盗血症候群は，支配領域の血流減少をきたすような冠動脈疾患をもつ患者に起こることがある
ニトログリセリン	おもに静脈系に作用する強力な血管拡張薬。前負荷を減らし，心内膜下への冠動脈血流量を増加させる。ニトログリセリンは，貼付，舌下，スプレー，溶解錠，静注の形で投与できる。効果発現が速く，心筋虚血や左室機能不全，肺水腫を伴う高血圧緊急症の患者で考慮される。心血管の虚脱を誘発する可能性があるため，重度の大動脈弁狭窄症や，左室流出路閉塞，下壁の心筋梗塞では推奨されない
ニカルジピン	ジヒドロピリジン系のカルシウム拮抗薬。これは高血圧性脳症においては他にない利点がある。それは，脳血液関門を通過し，脳血管平滑筋を弛緩させ，血管攣縮を最小にすることであり，この作用は特にくも膜下出血で顕著である。ニカルジピンは，重度の大動脈弁狭窄症のある患者では禁忌である。おもな副作用は急激な血圧低下，反射性頻拍であり，冠動脈疾患を有する患者で有害となることがある
ラベタロール	α_1選択的β非選択的遮断薬。α作用とβ作用の遮断の比率は1:7*である。投与後2〜5分で血圧の低下が始まり，5〜15分以内にピークに達する。心拍出量を損なうことなく，脳，腎臓，冠動脈の血流量を減らすこともなく体血管抵抗を低下させる
エスモロール	短時間作用型のβ_1遮断薬。効果発現が速く持続時間が短いため調節しやすい。エスモロールは，ニトロプルシドにより引き起こされる反射性頻拍を抑えるのに有効である。禁忌事項は他のβ遮断薬と同じである（ラベタロールを参照）

（つづく）

表16-2 一般的な降圧薬の薬理作用（つづき）

fenoldopam	選択的末梢ドパミン1型（D_1）作動薬である。近年，高血圧緊急症の治療に使用される薬物のリストに追加された。血管拡張作用とナトリウム利尿作用がある。腎血流増加の利点があり，クレアチニンクリアランスを改善させる。その結果，腎機能障害のある高血圧緊急症の治療で選択する薬物になると考えられる。眼圧が上昇している患者には禁忌である
enalaprilat	エナラプリルの活性型静注薬で，ACE阻害薬。enalaprilatは冠動脈拡張作用を増強させながら，体血管抵抗，肺毛細血管圧，心拍数を低下，減少させる。脳灌流圧への影響は最小限である。特に急性肺水腫を呈する高血圧性緊急症において有用であると報告されている。妊婦では，ACE阻害薬は禁忌である
ヒドララジン	細動脈平滑筋に直接血管拡張作用を起こし血圧を下げる。この正確な作用機序はよくわかっていない。この薬物は妊娠高血圧腎症や子癇の治療で好まれて使用されるが，他の高血圧の病態にはあまり好まれない。反射性頻拍，ならびに中枢神経系の虚血や心筋虚血を引き起こす可能性がある。欠点は，その半減期が3〜6時間である一方で，効果の持続時間は予測不可能であり36時間にまで遷延することがある

＊訳注：日本では1：5である。

関連文献

文献	研究デザイン	結果
Mehta and Jay. *Crit Care Med*. 1997[14]	呼吸困難，頻呼吸，頻脈，呼吸補助筋の使用，両側ラ音，胸部X線で典型的なうっ血像などの所見を呈する27人の急性肺水腫患者が対象。経鼻持続性気道内陽圧（CPAP）群と経鼻双圧式気道陽圧（BiPAP）群に無作為に割りつけ	30分後に，呼吸数，心拍数，血圧，動脈血二酸化炭素分圧（$Paco_2$）の有意な減少や低下がBiPAP群でみられ，また動脈血pHと呼吸困難スコアにおいて有意な改善がみられた。急性肺水腫患者では，BiPAP群がCPAP群よりも早期に換気とバイタルサインが改善した
Bussmann and Schupp. *Am J Cardiol*. 1978[17]	肺水腫の典型的な症状（起座呼吸，チアノーゼ，発汗，ラ音の聴取）を有する22人の患者を，対照群と0.8〜2.4mgのニトログリセリンの舌下投与を5〜10分間隔で6回投与する群の2群に分けた	この初期の研究では，ニトログリセリンの使用が呼吸困難の改善につながることが示された
COMMIT collaborative group. *Lancet*. 2005[40]	早期のメトプロロール経口投与を開始した急性心筋梗塞患者45,852人を対象とした無作為化プラセボ比較試験。転帰は，（1）死亡，再梗塞，心停止のいずれか，（2）治療期間中のあらゆる理由による死亡	急性心筋梗塞で早期にβ遮断薬を用いる治療は，再梗塞のリスクを低下させ〔2.0%（メトプロロール）vs. 2.5%（プラセボ），オッズ比（OR）：0.82, 95%信頼区間（CI）：0.72〜0.92, $p=0.001$〕，心室細動のリスクも低下させる（2.5% vs. 3.0%, OR：0.83, 95% CI：0.75〜0.93, $p=0.001$）が，心原性ショックのリスクは上昇する（5.0% vs. 3.9%, OR：1.30, 95% CI：1.19〜1.41, $p<0.00001$）。このリスクの上昇は，特に入院当日〜翌日に顕著である。死亡率には差がみられなかった

（つづく）

文献	研究デザイン	結果
Hagan et al. *JAMA* 2000[41)]	大動脈解離患者 464 人を対象とした症例報告。データは，診察時の医師による診療記録から収集された。464 人の患者(平均年齢 63 歳，男性 65.3%)のうち 62.3%が Stanford A 型の大動脈解離であった	突然発症の鋭い痛みが訴えとして最も多かった。大動脈弁閉鎖不全と脈拍消失といった典型的な身体所見は，それぞれ 31.6%，15.1%にみられた。初期の胸部 X 線検査と心電図検査は，(それぞれ 12.4%，31.3%で異常所見がみあたらなかったため)診断に有用ではなかった。CT 検査は 61.1%で最初に施行される画像診断法である。院内全体での死亡率は 27.4%であった

文献

1. Chobanian AV, Bakris GL, Black HR, et al. The Seventh Report of the Joint National Committee on Prevention, Detection and Evaluation, and Treatment of High Blood Pressure. *Hypertension*. 2003;42(6):1206–1252. Epub 2003 Dec 1.
2. Allen LA, O'Conor CM. Management of acute decompensated heart failure. *CMAJ*. 2007;176(6):797–805.
3. Ware LB, Matthay MA. Acute pulmonary edema. *NEJM*. 2005;353(26):2788–2796.
4. Maisel AS, Krishnaswamy P, Nowak RM, et al. Breathing not properly multinational study investigators. Rapid measurement of B-type natriuretic peptide in the emergency diagnosis of heart failure. *NEJM*. 2002;347:161–167.
5. Agewall S, Giannitsis E, Jernberg T, et al. Troponin elevation in coronary vs. non-coronary disease. *Eur Heart J*. 2011;32:404–411.
6. Peacock WF IV, De Marco T, Fonarow GC, et al.; ADHERE Investigators. Cardiac troponin and outcome in acute heart failure. *NEJM*. 2008;358:2117–2126.
7. Januzzi JL, van Kimmenade R, Lainchbury J, et al. NT-proBNP testing for diagnosis and short-term prognosis in acute destabilized heart failure: an international pooled analysis of 1256 patients: the International Collaborative of NT-proBNP Study. *Eur Heart J*. 2006;27:330–337.
8. Knudsen CW, Omland T, Clopton P, et al. Diagnostic value of B-type natriuretic peptide and chest radiographic findings in patients with acute dyspnea. *Am J Med*. 2004;116:363–368.
9. Collins S, Lindsell CJ, Storrow AB, et al. Prevalence of negative chest radiography in the emergency department patient with decompensated heart failure. *Ann Emerg Med*. 2006;47:13–18.
10. Lichtenstein DA, Meziere GA. Relevance of lung ultrasound in the diagnosis of acute respiratory failure: the BLUE protocol. *Chest*. 2008;134:117–125.
11. Martindale JL, Noble VE, Liteplo A. Diagnosing pulmonary edema: lung ultrasound versus chest radiography. *Eur J Emerg Med*. 2013;20:356–360.
12. Bersten AD, et al. Treatment of severe cardiogenic pulmonary edema with continuous positive airway pressure delivered by face mask. *NEJM*. 1991;325(36):825–830.
13. Gray A, et al. Noninvasive ventilation in acute cardiogenic pulmonary edema. *NEJM*. 2008;359:142–151.
14. Mehta S, Jay G. Randomized, prospective trial of bilevel versus CPAP in acute pulmonary edema. *Crit Care Med*. 1997;25(4):620–628.
15. Nava S, et al. Noninvasive ventilation in cardiogenic pulmonary edema: a multicenter ran-

domized trial. *Am J Respir Crit Care Med.* 2003;168:1432–1437.
16. Rasanen J, et al. CPAP by facemask in acute cardiogenic pulmonary edema. *Am J Cardiol.* 1985;55:296–300.
17. Bussmann W, Schupp D. Effect of sublingual nitroglycerin in emergency treatment of severe pulmonary edema. *Am J Cardiol.* 1978;41:931–936.
18. Zile MR, Bennett TD, Sutton MSJ, et al. Transition from chronic compensated to acute decompensated heart failure: pathophysiological insights obtained from continuous monitoring of intracardiac pressures. *Circulation.* 2008;118:1433–1441.
19. Chaudhry SI, Wang Y, Concato J, et al. Patterns of weight change preceding hospitalization for heart failure. *Circulation.* 2007;116:1549–1554.
20. Kraus PA, Lipman J, Becker PJ. Acute preload effects of furosemide. *Chest.* 1990;98:124–128.
21. Felker GM, et al. Loop diuretics in acute decompensated heart failure. Necessary? Evil? A Necessary Evil? *Circulation.* 2009;2:56–62.
22. Sacchetti A, Ramoska E, Moakes ME, et al. Effect of ED management on ICU use in acute pulmonary edema. *Am J Emerg Med.* 1999;17(6):571–574.
23. Hamilton RJ, Carter WA, Gallagher JE. Rapid improvement of acute pulmonary edema with sublingual captopril. *Acad Emerg Med.* 1996;3:205–212.
24. Schillinger D. Nifedipine in hypertensive emergencies: a prospective study. *J Emerg Med.* 1987;5:463–473.
25. Lambert CR, Hill JA, Feldman RL, et al. Effects of nicardipine on left ventricular function and energetics in man. *Int J Cardiol.* 1986;10:237–250.
26. Amraoui F, van Montfrans GA, van den Born BJ. Value of retinal examination in hypertensive encephalopathy. *J Hum Hypertens.* 2010;24(4):274–279.
27. Oppenheimer BS, Fishberg AM. Hypertensive encephalopathy. *Arch Intern Med.* 1928;41(2):264–278.
28. Marik PE, Rivera R. Hypertensive emergencies: an update. *Curr Opin Crit Care.* 2011;17:569–580.
29. Olsen KS, Svendsen LB, Larsen FS, et al. Effect of labetalol on cerebral blood flow, oxygen metabolism and autoregulation in healthy humans. *Br J Anaesth.* 1995;75(1):51–54.
30. Pearce CJ, Wallin JD. Labetalol and other agents that block both alpha- and beta-adrenergic receptors. *Cleve Clin J Med.* 1994;61(1):59–69; quiz 80–82.
31. Varon J, Marik PE. Clinical review: the management of hypertensive crises. *Crit Care.* 2003;7(5):374–384.
32. van Beek AH, Claassen JA, Rikkert MG, et al. Cerebral autoregulation: an overview of current concepts and methodology with special focus on the elderly. *J Cereb Blood Flow Metab.* 2008;28(6):1071–1085.
33. Hajjar I, Kotchen TA. Trends in prevalence, awareness, treatment, and control of hypertension in the United States, 1988–2000. *JAMA.* 2003;290:199–206.
34. Anders JL, Adams CD, Antman EM, et al. 2011 ACCF/AHA focused updated incorporated into the ACC/AHA guidelines for the management of patients with unstable angina/non-ST-elevation myocardial infarction. *Circulation.* 2011;123:e426–e579.
35. Kushner FG, Hand M, Smith SC, et al. 2009 focused updates: ACC/AHA guidelines for the management of patients with ST-elevation myocardial infarction and ACC/AHA/SCAI guidelines on percutaneous coronary intervention. *Circulation.* 2009;120:2271–2306.
36. Flaherty JT. Role of nitroglycerin in acute myocardial infarction. *Cardiology.* 1989;76(2):122–131.
37. Nadar SK, Tayebjee MH, Messerli F, et al. Target organ damage in hypertension: pathophysiology and implications for drug therapy. *Curr Pharm Des.* 2006;12:1581–1592.
38. Amin A. Parenteral medication for hypertension with symptoms. *Ann Emerg Med.* 2008;51(3):S9–S15.
39. Marik PE, Varon J. Hypertensive crises—challenges and management. *Chest.* 2007;131:1949–

1962.
40. COMMIT collaborative group. Early intravenous then oral metoprolol in 45,852 patients with acute myocardial infarction: randomized placebo-controlled trial. *Lancet.* 2005;366:1622–1632.
41. Hagan PG, Nienaber CA, Isselbacher EM, et al. The International Registry of Acute Aortic Dissection (IRAD). *JAMA.* 2000;283(7):897–903.
42. Tsai TT, Nienaber CA, Eagle KA. Acute aortic syndromes. *Circulation.* 2005;112(24):3802–3813.
43. Wittels K. Aortic emergencies. *Emerg Med Clin North Am.* 2011;29:789–800.
44. Pollack CV, Varon J, Garrison NA, et al. Clevidipine, an intravenous dihydropyridine calcium channel blocker, is safe and effective for the treatment of patients with acute severe hypertension. *Ann Emerg Med.* 2009;53:329–338.

17

不整脈管理をめぐる議論
controversies in arrhythmia management

Sam Senturia

背景

救急医は，広範囲にわたる不整脈の治療を課されている。そこで，本章で扱うのは，すべての一般的な不整脈の管理法というよりも，救急医や集中治療医が直面するなかでも治療法にいまだ議論が残る3つの不整脈管理である。それは，(1)心房細動にはレートコントロールかリズムコントロールか，(2)診断のつかないQRS幅の広い頻拍の診断と治療に対するアデノシン使用の可否，(3)心室頻拍にはプロカインアミドかアミオダロンか，である。これらの論点に関連する再評価は，このようなジレンマに直面した際に，十分なエビデンスにもとづいた治療の実施に役立つ。

　不整脈の治療において集中治療を行うにあたり，救急医に役立つようなエビデンスにもとづいたガイドラインはない。不整脈が血行動態の悪化を引き起こすことが懸念されるため，冒頭に挙げた3つの不整脈に関連する再評価は至極妥当である。不整脈が血行動態を悪化させるかどうかは，不整脈の電気的特性と患者の生理学的予備能の両方に依存している。例えば，多くの患者ではほとんど無症状の上室頻脈性不整脈であれば問題はない。だが一方で，心機能が低下している患者に上室頻脈性不整脈が新たに加わることは，致死的な悪化につながる可能性がある。心室性不整脈は，脈なし心室頻拍や心室細動を引き起こすリスクがあるため，血行動態を悪化させる可能性があることを常に考慮しておく。例えば，広いQRS幅がある心房細動や，200回/minを超える心拍数の心室頻拍は，通常の房室伝導を超え，副伝導路を伝導し，心室細動を引き起こす可能性がある。不整脈管理で通常行われているアプローチは，次のような場合，集中治療に携わる部門も関与していくべきである。

1. 血行動態が悪化する可能性が懸念される不整脈患者

2. 心室性不整脈を有する患者
3. 心房細動，広い QRS 幅，200 回/min を超える頻脈を有する患者
4. 高度房室ブロック，完全房室ブロック，または経静脈的ペーシングが必要な徐脈性不整脈を有する患者
5. 心停止から完全に蘇生された患者

発症直後の心房細動：レートコントロール vs. リズムコントロール

発症から48時間以内と通常は定義されている発症直後の心房細動 recent-onset atrial fibrillation(ROAF)に対する最上の管理がレートコントロールなのか，あるいはリズムコントロールなのか，これについてはいまだ結論が出ていない。レートコントロールとは，洞調律に戻さずに心拍数をコントロールすることであり，リズムコントロールとは薬物的もしくは電気的カルディオバージョンを行い洞調律に戻すことである。National Emergency Medicine Association の協会員による近年の調査では，米国の救急医に行ったアンケート調査の結果，94％(234/249)がレートコントロールを行っていると回答し，26％(65/249)がリズムコントロールを行っていると回答している[1]。カナダでのアンケート調査では，71％がレートコントロールを行い，66％がリズムコントロールを行っていた。英国とオーストラリアでは，50％がリズムコントロールを行っていると回答している。American College of Cardiology/American Heart Association/European Society of Cardiology(ACC/AHA/ESC)の心房細動の患者管理に関するガイドラインでは，救急での推奨事項について言及していない[2,3]。

大規模多施設無作為化試験

いくつかの多施設無作為化試験(AFFIRM[4]，RACE[5]，PIAF[6]，STAF[7]，HOT CAFÉ[8])では，心房細動のある患者群でレートコントロールとリズムコントロールを比較しており，死亡率や血栓塞栓症の割合に関しても同等の結果であったことを証明している。その中でも最も大規模な試験である AFFIRM trial[4]は，65歳以上で脳卒中のリスクがある心房細動患者 4,060人を対象に，レートコントロール群(RaC)とリズムコントロール群(RhC)を無作為に比較した試験である。平均 3.5 年の追跡期間で，リズムコントロール群において，死亡という主要評価項目が増加するという重大な傾向がみられた(RaC 25.9％ vs. RhC 26.7％)。死亡の二次複合評価項目である，後遺症を有する脳卒中，後遺症を有する無酸素性脳症，大量出血，心停止においては両群間で有意差はみられなかった(RaC 32.7％ vs. RhC 32.0％)。

また，中枢神経系のイベント(RaC 7.4％ vs. RhC 8.9％)または虚血性脳卒中(RaC 5.5％ vs. RhC 7.1％)でも，全体的な発生頻度に有意差はみられなかった。両群間では脳卒中の大部分は，ワルファリン投与を中止した患者や，プロトロンビン時間国際標準化比(PT-INR)治療域以下の患者で起こっている。入院率は，リズムコントロール群のほうが追跡期間中においては高かった(RaC 73.0％ vs. RhC 80.1％)。その後の分析では，抗不整脈薬の副作用として，リズムコントロール群では死亡率が上昇傾向にあるということが示唆されている[9]。この分析では，抗不整脈薬の使用は死亡率を上昇させ(ハザード比1.49)，洞調律の存在が死亡率を低下させる(ハザード比0.53)ことがわかった。

　AFFIRM trial と，その他のレートコントロールとリズムコントロールを比較した大規模試験では，ROAF 患者はほとんど含まれていない。結果，これらの研究を救急での ROAF に対する治療に適用するには限界がある。AFFIRM trial では，持続時間が48時間を超えた心房細動患者が69％超であり，初発の心房細動の患者は36％のみであった[10]。RACE trial では，以前に電気的カルディオバージョンを受けたことのある，持続性心房細動をもつ患者のみが含まれている[5]。心房細動として明らかなエピソードのある期間中央値は30日以上であり，心房細動としての期間中央値は300日以上であった。"Annals of Emergency Medicine"のシステマティックレビューの抄録では，RACE, STAF, HOT CAFÉ trial の Cochrane レビューを報告している。これらの試験における平均年齢は60歳を超えており，心房細動の平均持続期間は200日を超えていた。この報告では，その Cochrane レビューは，救急での治療方針決定のためのエビデンスをほとんど与えていないと結論づけている[11]。

救急でのレートコントロールとリズムコントロールの比較試験

大規模無作為化比較試験は，救急での管理に関してはほとんど寄与してこなかったが，救急における ROAF 患者に対するリズムコントロールの効果および安全性を支持する文献がいくつか見受けられる。2004年に行われた後ろ向き多施設コホート研究は，救急で電気的カルディオバージョンを受けて安定した ROAF 患者388人を対象に報告している[12]。86％(332/388)は順調に洞調律に戻り，それらのうち91％(301/332)は救急からの帰宅が可能であった。すべての患者が除細動前に点滴による鎮静が施されていた。29％で電気的カルディオバージョンの前に薬物的カルディオバージョンが試みられている。除細動を試みた25例(6％)に28例の合併症がみられた。そのうちの22例は鎮静により起こっている〔12例：酸素飽和度(SpO_2)＜90％。6例：バッグバルブマスク換気の施行。4例：それぞれ嘔吐，低血圧，徐脈，

不穏]。残りの6例は除細動そのものによる合併症である(3例:軽度の熱傷, 2例:心室頻拍, 1例:徐脈)。10%(39/388)の患者が7日以内に救急を再受診しており, 6%(25/388)が心房細動の再燃であった。

　2008年にMayo Clinicで行われた前向き比較試験では, ROAF患者153人を対象として, 救急でプロトコル化された治療を受け経過観察する群と, 通常の治療を受け入院した群を無作為に割りあてた[13]。救急でプロトコル化された治療は, 手順にもとづいた鎮静を行った後, レートコントロールとしてのカルシウム拮抗薬か, β遮断薬の投与を行った。心房細動が6時間持続した場合には電気的カルディオバージョンを施行し, 2時間経過観察した。救急での経過観察群では, 32%(24/75)はレートコントロール後に洞調律へと戻り, 51%(38/75)が電気的カルディオバージョンを必要とし, 除細動成功率は85%(64/75)であった。9人の患者(12%)は入院となった。救急での経過観察群の平均院内滞在時間は10時間であるのに対し, 入院患者群では25時間であった。6カ月の調査期間では, 両群間において, 心房細動の再発(10%), 心筋梗塞, うっ血性心不全, 脳卒中, 死亡率(入院治療群の1例の心筋梗塞を除き, その他の診断では死亡者は0人であった)の割合に有意差はみられなかった。

　最近のレビューでは, 救急で除細動後に帰宅した患者の転帰をおもに調査した5つの救急施設での研究を検討しているものがある[14]。どの研究においても血栓塞栓イベントは1例もなかった。この5つすべての研究の中で, 3例のみが結果として治療方針が変更となるような除細動に関連した合併症を呈し, そのいずれもが救急で解決できる不整脈であった。

　カナダのオンタリオでは, 救急医がOttawa Aggressive Protocolと呼称されているROAFに対する長期プロトコル化された管理法にもとづき治療している[15]。このプロトコルは薬物的カルディオバージョンを行い, 失敗した場合には, 電気的カルディオバージョンを行うことで救急から帰宅させる方法である(表17-1)。2010年のオンタリオの大学病院の後ろ向きコホート研究では, このプロトコルの有効性や安全性が評価されている。このプロトコルに該当した救急患者660人のうち40%(261/660)がレートコントロールの薬物を投与され, 100%(660/660)にプロカインアミドが静注された。そして37%(243/660)が, その後電気的カルディオバージョンを行った。洞調律への除細動率はプロカインアミド静注患者では58%(385/660)であり, 電気的カルディオバージョン施行患者では92%(223/243)であった。97%(639/660)が救急外来から帰宅しており, 90%(595/660)が正常洞調律で帰宅している。救急での受診から帰宅までの平均滞在時間は, 4.9時間(全患者), 3.9時間(プロカインアミドによる薬物的カルディオバージョン患者), 6.5時間(電気的カル

表 17-1 Ottawa Aggressive Protocol

1. **評価**：患者は必ず安定していること。虚血，低血圧，または急性のうっ血性心不全がないこと。患者がワルファリンで治療されていたり，少なくとも 3 週間は PT–INR が治療域に達していない限り，発症がはっきりと 48 時間未満であるとわかること
2. **レートコントロール**：症状が強い，もしくは除細動の予定がない場合。電気的カルディオバージョンを容易に行えるという確固たるエビデンスもないため，省略されることも多い。代表的な使用薬は，ジルチアゼム，メトプロロール
3. **薬物的カルディオバージョン**：プロカインアミド(60 分かけて 1 g 静注。血圧 100 mmHg 未満の場合は中止。生理食塩液 250 mL が低血圧を改善する場合は，点滴を再開する)。患者が不安定な場合(心虚血，重度のうっ血性心不全，低血圧)，もしくは前回の薬物的カルディオバージョンに失敗した場合は行わない
4. **電気的カルディオバージョン**：薬物的カルディオバージョンが失敗した場合。絶食を 6 時間保つことを考慮する。電気生理学的検査による手順を踏んだ鎮静(プロポフォールとフェンタニル)。二相性 150〜200 J で同期して行う。前後胸壁にパッドをあてる
5. **抗凝固薬**：発症からはっきり 48 時間以内であり，PT–INR 治療域が 3 週間よりも持続する場合は通常，ヘパリン，ワルファリンは使用しない
6. **方向性**：電気的カルディオバージョン後 1 時間以内に帰宅。通常，抗不整脈薬による予防や，抗凝固薬の投与は行わない。初回の場合は外来での心臓超音波検査(心エコー)を予定しておく。初回，もしくは頻回のエピソードの場合は循環器の経過観察を行う
7. **電気的カルディオバージョンを行っていない患者**：ジルチアゼム静注によりレートコントロールを達成する(目標は心拍数＜100 回/min)。ジルチアゼム(もしくはメトプロロール)とワルファリンで外来治療。PT–INR のモニタリングと，外来では心エコーを予定する。電気的カルディオバージョンに向けて，4 週間の循環器外来での経過観察
8. **推奨される追加事項**：発症がはっきりしない場合，経食道心エコー検査を考慮する。発症から 48 時間を超えており，経食道心エコーガイド下で電気的カルディオバージョンを行った場合は，ワルファリンを開始する。もし CHADS$_2$ スコアが 1 点以上の場合は[53]ワルファリン投与を考慮し，早期の経過観察とする

CHADS$_2$：うっ血性心不全(1 点)・高血圧(1 点)・年齢(1 点)・糖尿病(1 点)・脳卒中(2 点)，PT–INR：プロトロンビン時間国際標準化比
Stiell IG, Clement CM, Perry JJ, et al. Association of the Ottawa Aggressive Protocol with rapid discharge of emergency department patients with recent-onset atrial fibrillation or flutter. *CJEM*. 2010;12:181-191. Box 1, with permission. より引用。

ディオバージョン患者)であった。救急外来での副作用は7.6％(50/660)であり，6.6％(44/660)が一過性低血圧，1％(7/660)が徐脈・房室ブロックか，心房もしくは心室頻拍であった。3.2％(21/660)が入院となった。7 日間の経過観察期間で，8.6％(57/660)の患者が心房細動を再発した。脳卒中や死亡はみられなかった。

レートコントロール派の主張

レートコントロール派の主張は次のとおりである。大規模無作為化比較試験(AFFIRM，RACE trial など)では，長期的にみれば，レートコントロールはリズムコントロールと比べて同等，もしくはそれよりもよい結果を示すとしている[4〜8]。AFFIRM trial では，高齢者でのリズムコントロールはレートコントロールより高い死亡率であった[4]。救急でレートコントロールを達成させたほうが，電気的カル

ディオバージョンを行ったときに比較して，より早く，より操作上の合併症を減らすことができる[16]。レートコントロールは，電気的カルディオバージョンを行う際に必要な鎮静のリスクに患者をさらすこともない。最終的に，多くの患者は自然に洞調律に戻るとしている。ある研究では，患者の32％(24/75)が，救急受診後6時間以内で自然と洞調律に戻っていた[13]。また別の研究によれば，患者の29％(59/206)が救急で自然に洞調律に戻り，さらに11/16の患者が心房細動のまま帰宅したが，次の日には洞調律に戻っていたと報告している[17]。

リズムコントロール派の主張

リズムコントロール派の主張は次のとおりである。AFFIRM trialでの平均年齢は70歳である[4]。より若年者で，より身体的に活動的な患者であれば，電気的カルディオバージョンにより洞調律に戻ることの有益性を示すことが期待できるであろう。つまり，初発の心房細動で心臓に既知の構造的異常がない患者に対して，リズムコントロールを行うことが妥当であると思われる。心房細動はそれ自身が電気的，構造的に心房のリモデリングを引き起こし，次に難治性不整脈を引き起こす[18]。現在の理論は，洞調律のままでいるための可能性を高くするために，できるだけ早くリズムコントロールを行うべきであることを示唆している[19]。リズムコントロールによる治療戦略により，ワルファリンやレートコントロール薬をあまり用いることなく，救急からの高い帰宅率を可能にしている[20]。それとは対照的に，レートコントロールで治療されている患者は，通常はレートコントロール薬や，ワルファリンを必要とすることが多くなる。これは入院と継続的なPT-INRのモニタリングを頻繁に必要とし，重度の出血を引き起こすリスクとなる。

アデノシンによるQRS幅の広い頻拍の管理

2010年のAHAの二次救命処置(ACLS)ガイドラインでは，規則的で安定したQRS幅の広い頻拍 wide-complex tachycardia(WCT)に対して，診断と治療目的でのアデノシン投与を推奨している[21]。アデノシンの主要な効果は一時的な房室結節のブロックである。そのため，もしWCTの原因が上室頻拍であれば，アデノシンの投与は次の2つのうち1つの効果を示す。(1)房室結節がリエントリーのループの一部であれば不整脈を止めることができる。(2)房室結節の伝導をブロックすることで，潜在的な心房活動を明らかにすることができる。WCTが心室頻拍である場合，アデノシンの投与は(ほとんどの場合)リズムに対しては影響がないので，有害な血行動態を引き起こさないことが期待される。AHAの概要では，この2重の

診断/治療能力は 2010 年のガイドラインの重要な変更事項であることを強調している[22]。

QRS 幅の広い頻拍に対するアデノシンの初期の研究

1980 年代と 1990 年代のいくつかの小規模試験では，WCT に対するアデノシン投与の効果や安全性を明らかにすることが試みられている。1994 年の救急患者を対象とした前向き研究では，29 例の WCT エピソードをもつ患者 12 人に対してアデノシン（最大用量 18 mg）が投与された[23]。アデノシンは 59%（17/29）の症例で効果があり，それらのすべてが房室回帰性頻拍（AVRT）と診断された。一過性の房室ブロックは 10%（3/29）で起こり，心房粗動か心房細動が明らかになった。何も反応がない症例は 31%（9/29）であり，AVRT（5），心室頻拍（4）と診断された。2 つ目は，2001 年の前向き研究で，これもまた救急患者に対してであるが，WCT 患者 26 人にアデノシンが投与された（最大用量 18 mg）[24]。アデノシンは 27%（7/26）の症例で効果があった。一過性の房室ブロックは，基礎となる不整脈の診断を可能にした 42%（11/26）で起こった。31%（8/26）の症例では何も反応がなく，すべてが心室頻拍と診断された。深刻な血行動態の増悪はどの試験においてもみられなかった。

　2 つの電気生理学的試験は，よく管理された研究室で行われ，救急をベースにした試験の結果を支持している。1988 年の試験では，持続する WCT 患者 26 人にアデノシンが投与された[25]。それらのうち 35%（9/26）は上室頻拍であり，65%（17/26）は心室頻拍であった。アデノシンで改善した症例は，上室頻拍では 67%（6/9）であり，心室頻拍では 6%（1/17）であった。規則的な WCT の上室起源を診断する検査では，アデノシン投与は，調査者の算出では感度 89%（8/9），特異度 94%（16/17）であった。1990 年の電気生理学的試験では，持続する WCT 患者 34 人にアデノシンが投与されている[26]。アデノシンは房室結節を伴うリエントリーのメカニズムを利用して，7/10 で不整脈を改善し，1/10 で心房性不整脈，1/14 で心室頻拍患者の不整脈を改善した。救急外来での研究と同様に，電気生理学的研究においても，アデノシン投与後に血行動態への有害な影響はみられなかった。

アデノシンが心室頻拍を止めることを示す研究

前項でふれた研究は，アデノシンが心室頻拍を止めることができることを示している。さらなる研究では，アデノシンの使用により優位に心室頻拍を止めたのは，構造的に異常のない心臓の自動能が引き金となった運動誘発性心室頻拍であり，（虚血を含むような）構造的心疾患を有するリエントリーが関係した心室頻拍ではないことを明らかにした[27〜30]。細胞内のサイクリックアデノシン一リン酸（cAMP）産生

時に起こる，カテコールアミン誘発性刺激に対し拮抗させる作用が，唯一知られている心室伝導におけるアデノシンの薬理作用である．これらの所見をもとに，ある試験の著者らは，運動誘発性心室頻拍のこの形式が基礎となるメカニズムは cAMP によって媒介されると仮定した[27]．それ以来，心室頻拍のこの形式は多くの場合，左脚ブロックという形で現れる多くの試験で実証されている[27〜30]．アデノシンを投与された WCT 患者のその後の後ろ向き研究では，10/18 の患者が心室頻拍であり，それらのうち 50%（5/10）がアデノシンによって改善した[30]．アデノシンにより心室頻拍が停止した患者 5 人のうち 4 人は，最初の試験で報告されていた患者群と同様に，構造的に正常な心臓であり，運動誘発性心室頻拍，左脚ブロック型心室頻拍を呈していた．

アデノシンの安全性に関する懸念

持続する徐脈または心静止，心房細動の誘発，心室細動，torsades de pointes，心房細動患者における心室反応の促進，早期興奮性の有無に関係のない心房粗動といった症例報告があることから，アデノシン投与の安全性に関する懸念が大きくなっている[31,32]．前述の 2001 年の試験では，催不整脈作用の有病率を調べるために，160 人の救急患者に QRS 幅の狭い頻拍と，WCT に対してアデノシン投与による治療が行われた[24]．その中で，84%（134/160）が QRS 幅の狭い頻拍であり，16%（26/160）が WCT であった．QRS 幅の狭い頻拍群では，アデノシン関連の不整脈が次のように観察された．延長した房室ブロック（>4 秒）が 6%（8/134），心房細動が 1.5%（2/134），非持続性心室頻拍が 6%（8/134）であった．WCT 群では，アデノシン関連の不整脈は延長した房室ブロック（>4 秒）が 11%（3/26）のみにみられた．すべての不整脈は一時的あるいは自然に消失し，治療を必要としたものはなかった．2001 年の後ろ向き研究では，救急患者 127 人の頻脈発作 187 例に対し，アデノシンによる治療を行っている．19%（31/160）の症例で，上室起源による不整脈の治療が成功した後に心室頻拍が起こっている[33]．アデノシン関連のすべての心室頻拍は短期間であり（平均 6 拍，範囲は 3〜26 拍），自然に改善している．心房細動は 5%（8/160）で誘発されていた．WCT に対してアデノシンを投与した後に心室頻拍から心室細動に移行したという症例報告が 1 例だけある[34]．

　おそらく，安全性に関する最大の懸念は，心房細動や心房粗動の患者に対し，アデノシンは副伝導路を介して伝導を加速させてしまうことである．ひいては血行動態の増悪や心室細動につながってしまう．前述の WCT に対するアデノシン使用の 2 つの電気生理学的試験のどちらも，心房細動や早期興奮性の患者に対する血行動態増悪の影響は報告されなかった[25,26]．これら 2 つの試験の最初の試験では，平均

RR間隔には影響もなかった。2つ目の試験では，順行性副伝導路は9人すべての患者で一時的に亢進し，平均RR間隔と最短RR間隔を短くしたが，やはり血行動態への影響はなかった[26]。同様に，Wolff-Parkinson-White(WPW)症候群の患者30人を対象とした試験では，アデノシンの投与は副伝導路の順行性不応期が短縮することを示したが，やはり効果は短時間であり，血行動態が増悪する患者はいなかった[35]。

しかし，心房細動と早期興奮性の患者へのアデノシン投与後に，心室細動を起こしたという例外的な症例報告があった[36~38]。ある試験では，救急における早期興奮性心房細動の4人の患者が，アデノシン投与後に心室細動に移行している[38]。この4人の患者は，コントロールされた早期興奮性心房細動を誘発した5人と比較され，電気生理学的検査室でアデノシンを投与されたが，心室細動を発症しなかった。アデノシンに反応し心室細動を発症した4人の患者は，心室細動を発症しなかった5人の患者と比較し，心房細動時のRR間隔が短縮し，副伝導路の順行性の有効不応期も短くなっていた。

最近報告された調査では，救急のWCT患者に対するアデノシン投与の有効性と安全性を明らかにしようと試みている[39]。これは5都市9病院で行われた，アデノシンを投与されたWCT患者197人を対象とした後ろ向き観察研究である。WCT患者の15％(29/197)がアデノシンにより改善した。全体として，WCT患者の59％(116/197)は上室頻拍と診断され，41％(81/197)は心室頻拍と診断された。上室頻拍患者の90％(104/116)，また心室頻拍患者の2％(2/81)で，WCTや一時的な房室ブロックの改善，また逆行性房室ブロックを除くほかの不整脈への変化の改善として定義されたアデノシンの陽性反応がみられた。調査者らは，アデノシンの陽性反応は上室頻拍のオッズを36倍増加させたことを示した。調律もしくは一時的な逆行性房室ブロックに明らかな変化がないことと定義されるアデノシンの陰性反応は，心室頻拍のオッズ比を9倍増加させた。アデノシン投与による反応で，緊急の電気的もしくは医学的介入が必要と定義されるおもな副作用の発現率は，上室頻拍の患者で0％(0/116)，心室頻拍患者でも0％(0/81)であった。上室頻拍と診断された48％(56/116)の患者は，アデノシンの陽性反応により診断された。結果として，上室頻拍と誤診されたが，アデノシンによって改善した心室頻拍症例があったかもしれない。そのためアデノシンの陽性反応は，上室頻拍のオッズ比を最高36倍まで増加する可能性があると調査者らは見積もっている。アデノシンにより上室頻拍と心室頻拍を鑑別する計算法は，アデノシンによる反応自体で決定されるため，これはオッズ計算の信頼性を制限する。

リズムが整で安定した診断されていないWCT患者へのアデノシン投与は，比較

的安全であるように思われる。例外的な症例を除いて，前述の試験では，アデノシン投与後に重大な不整脈や血行動態の増悪発症，電気的もしくは薬物的蘇生が必要となった患者はいない。アデノシンは不整のWCTに対しては推奨されないが，2つの電気生理学的試験において，WPW症候群と心房細動の患者15人のうち誰もアデノシン投与後に心室細動や血行動態の増悪を起こしていないことは注目に値する。だが，これらの観察がきわめて少ない被験者数にもとづいた結果であることは注意が必要である。不整脈が増悪する可能性があるため，診断されていないWCT患者へアデノシンを投与するときは，除細動パッドを患者にあてるべきである。AHAガイドライン2010では，安定したWCT患者をみるとき，もしメカニズムが特定できない場合，また脈が整でQRS幅が単形性である場合は，アデノシンは診断と治療の両方で推奨されている[21]。

　上室頻拍と心室頻拍を鑑別するためのアデノシンの診断的投与には，ひとつ注意しておく欠点がある。上室起源のリズムが整のWCTに対する診断的検査として，アデノシンの投与は89％～90％の感度，93％～94％の特異度であることが研究によって示されている[25,40]。この完璧でない特異度は，アデノシンで止まるような偽陽性の心室頻拍を反映している。もしアデノシンにより改善するWCTが上室起源の証拠として認められるのであれば，心室頻拍患者の一部は心室頻拍に対しての適切な精密検査や治療を受けられない結果から，上室頻拍と誤表示されてしまうことがある(電気生理学的検査，アブレーション，埋込み型除細動器など)。救急医にとって最善のアプローチ法は，上室頻拍としてアデノシンが投与され改善したWCTと診断することを避け，このような患者に関しては心臓専門医にコンサルテーションを行うことである。しかし，上室頻拍と解釈される傾向は強く，確かな電気生理学的説明が必要となる。

心室頻拍の終結：プロカインアミド vs. アミオダロン

2010年に発表されたACLSに関するAHAガイドラインでは，安定した単形性心室頻拍における薬物療法には，プロカインアミドが好まれるとしている[21]。プロカインアミドはClass IIa(投薬が妥当である)に，アミオダロンは現在Class IIb(投薬を検討する)に位置づけられている。プロカインアミドの使用に反論する意見として，長時間の投与，QT延長，低血圧，そして左室機能低下の患者には禁忌であることが挙げられる。このように，病態変化により薬物の選択が変わってくることは多い。心室頻拍に対する追加の治療薬としては，リドカインとソタロールが含まれる。最近の治療薬は，プロカインアミドとアミオダロンのエビデンスにもとづく広

範囲の考察に続き簡潔に論評されている。

リドカインとソタロール

リドカインは，2010年のACLSガイドラインでは心室頻拍の第2選択薬として記載されている[21]。いくつかの研究では，リドカインの心室頻拍に対する効果は19〜29％であり，発作の停止効果に乏しいとされている[41〜44]。この発作停止率は，ソタロール[42]，プロカインアミド[44]，アミオダロン[45]との比較でも劣っている。ソタロールは，単一施設二重盲検無作為化比較試験で，意識のある持続性心室頻拍患者33人のうち69％で心室頻拍を停止したとされている[42]。低血圧患者では10％に電気的カルディオバージョンが必要であった。この1994年の研究以来，急性の血行動態が安定している心室頻拍を止める（除細動する）ために，ソタロールの静注は効果面と安全面において信頼性の高いエビデンスは認められていないようである。ごく最近まで，米国にてソタロールの静注使用が認められていなかったため，心室頻拍の救急管理ではほとんど使用されていなかった。2009年6月に米国食品医薬品局（FDA）がソタロールの静注使用を認可し，2010年のACLSガイドラインでソタロールはClass IIbの推奨を得ている［訳注：2015年のAHAガイドラインでもClass IIb］。

プロカインアミドの初期の研究

1990年代のプロカインアミドの研究では，心室頻拍の発作停止効果が80〜90％程度認められると報告されている。2002年には，安定した単形性心室頻拍を呈する患者29人を対象に，プロカインアミド（100 mg/minで10 mg/kg）とリドカイン（1.5 mg/kgを2分以上）を継続させ比較した無作為化クロスオーバー試験がある[44]。調査者らは，心室頻拍発症中に重度の心不全もしくは低血圧があった症例は除外している（平均左室駆出率＝30％，心室頻拍発症中の平均収縮期圧＝115 mmHg）。最初の治療薬で15分以内に心室頻拍が停止しない場合は，別の薬物に切り替えた。初期治療は，プロカインアミドを投与した患者で80％（12/15），リドカインを投与した患者で21％（3/14）の成功例を認めた。再発性心室頻拍の25例と，代替薬を使用した24例に対しては，計79回の薬物静注を行った。このうち79％（38/48）はプロカインアミドで，19％（6/31）はリドカインで心室頻拍発作の停止効果が得られた。

プロカインアミドの投与はQRS幅とQT間隔の延長に関与していたが，リドカインではそれが認められなかった。プロカインアミドの投与を受けた患者の13％（2/15）にプロトコルが中止となるような重度の副作用（1例が低血圧，もう1例が心室頻拍の加速）が発症したものの，速やかに回復が認められた。今回の研究で，

プロカインアミドの投与速度である 100 mg/min は，2010 年に発表された AHA の ACLS で推奨した投与速度，20 〜 50 mg/min の 2 倍以上である．この研究では，70 kg の患者に対し 7 分間で全薬液を静注し，薬物投与を行ってから 15 分間以内に心室頻拍発作の停止効果が得られた．今回の研究は小さな集団に限ったものであったが，初回の薬物に効果が得られなかった場合，2 回目の薬物を使用するようにデザインされていた．プロカインアミドは，リドカインが効かなかった症例の 70 〜 80％において心室頻拍発作の停止効果があった．初回に投与した薬物と 2 回目に投与した薬物の間隔が 15 分しかなかったため，2 回目の薬物を連続投与したとき，初回の薬物の影響を無視することはできないと考えられた．そのため，著者らは，リドカインの効果がプロカインアミド投与後ではより影響が少ないと考え，重要なクロスオーバー効果が小さい可能性があるとしている．もしこの 2 剤に相互関係があるならば，半減期が長いプロカインアミド投与後にリドカインを投与したほうが，逆の順序で投与する場合と比較し，より効果的であると予測される．

　1992 年の電気生理学的研究では，心筋梗塞の既往がある 15 例（12 例は血行動態的に耐性のある再発性心室頻拍，1 例は失神，2 例は心停止と誘発可能な心室頻拍）の患者において，あらかじめプログラムされた電気的刺激により心室頻拍が誘発された[46]．プロカインアミド 50 mg/min 投与により患者の 93％（14/15）に心室頻拍発作の停止効果があった．頻脈を止めるために必要なプロカインアミドの総投与量は，100 〜 1,080 mg（平均 600 mg）であった．すべての患者で，心室頻拍発作中の収縮期圧は 100 mmHg より高く，プロカインアミド投与後のすべての患者の収縮期圧は 80 mmHg より高いままだった．低血圧と関連する症状が現れた患者はいなかった．

アミオダロンの初期の研究

アミオダロン静注による安定した単形性心室頻拍の治療効果は，不安定な再発性心室頻拍を抑制するためにアミオダロンを数回静注し持続効果を検討した研究から推定されている．1996 年に，二重盲検無作為化比較によるアミオダロンの用量設定試験が行われた．この試験では，リドカイン，プロカインアミド，bretylium に対して難治性である再発性の低血圧性心室頻拍を呈する患者 273 人を対象に，525 mg，1,050 mg，2,100 mg のアミオダロンを 24 時間持続静注した[47]．心室頻拍発作中，全患者はショックの症候を認め，収縮期圧が 80 mmHg 未満であった．すべての患者で，試験開始前の 24 時間で少なくとも 2 回（平均 5.9 回）の低血圧を伴う頻脈発作を認めている．すなわち，それは除細動を試みたにもかかわらず，止まらない心室頻拍発作であったということになる．アミオダロンを持続静注した患者

の40％(110/273)は，低血圧性の心室性不整脈を認めず24時間過ごすことができた。しかし，この研究では，成功率に関しての用量反応相関は明らかにならなかった。次に行われた研究では，少なくとも2種類の抗不整脈薬に治療抵抗性をもつ，致死性で再発性の心室頻拍もしくは心室細動を認めた患者46人にアミオダロンを長期投与した。この試験では，アミオダロン5 mg/kgを30分以上かけて投与した後に，24時間あたり1gの持続静注を72時間，続いてアミオダロンの経口投与を行った[48]。このプロトコルは，2時間以内に33％(15/46)で，84時間以内に58.5％(27/46)の患者で，再発性の心室頻拍または心室細動を認める結果となった。

　最近まで，血行動態が安定した不連続性心室頻拍に対してアミオダロン静注を実施した研究はほとんどなかった。1989年のある研究では，再発性で持続性の心室頻拍と心室細動に罹患した，左室機能低下(平均駆出率30.1％)を呈する持続性心室頻拍の患者19人を対象に，アミオダロンを静注したときの効果を検討している[49]。すべての患者において心室頻拍の発作中に血行動態が安定していた。5 mg/kgのアミオダロンを20分以上かけて静注した後に，1,050 mgを24時間以上かけて持続静注した。アミオダロンは，平均31分(±20分)で効果が発現し，42％(8/19)の患者で持続性心室頻拍が止まった。

アミオダロンとプロカインアミドの近年の研究

過去数年間で，アミオダロンもしくはプロカインアミドのどちらも心室頻拍発作の停止に有効ではないという2つの重要な研究が発表された。2008年の後ろ向き研究では，血行動態的に忍容性のある持続性の単形性心室頻拍を認めた患者41人を対象に，アミオダロン300 mgの1回静注を行った[50]。アミオダロンは，36人の患者では30分以内に，5人の患者では30～60分以上かけて開始された。平均左室駆出率は31％であり，平均収縮期圧は112 mmHgであった。中等度の心室頻拍の持続時間は70分(範囲は15～6,000)であった。心室頻拍発作の停止は，アミオダロンの静注を開始してから15％(6/41)の患者で20分以内に，29％(12/41)の患者で1時間以内に起こった。17％(7/14)で緊急除細動が必要となる血行動態的破綻が生じている。

　2010年に行われた多施設医療機関による歴史的なコホート研究で，安定した心室頻拍患者の評価を行っており，これらの患者はアミオダロンもしくはプロカインアミドの静注による治療継続中であった[51]。ここでは，治療に反応した患者群は，静注後20分以内に心室頻拍発作を停止できた群と定義している。この心室頻拍発作を停止できた群は，アミオダロンでは25％(13/53)，プロカインアミドでは30％(9/30)であった。アミオダロンと比較し，プロカインアミドでは心室頻拍発作を停

止した調整オッズ比が1.2であった．最終的に，心室頻拍停止のために電気療法が必要となった患者のうち，53%(35/66)がアミオダロンを，42%(13/31)がプロカインアミドを静注されていた．静注の中止もしくは急速な電気的カルディオバージョンを必要とした低血圧患者は，アミオダロン使用患者で6%(4/66)，プロカインアミド使用患者で19%(6/31)認められた．調査者らは，後ろ向き研究デザイン，制限のあるデータ，そして潜在的な交絡因子により，アミオダロンとプロカインアミドの断固たる有効性を引き出すことが制限されたと報告している．平均21 mg/minというプロカインアミドの投与量は，他の研究で使用されている50〜100 mg/minと比較し低値であり，効果も副作用も限られたものであると考えられる．

　これらのごく最近の研究にもとづくと，プロカインアミドとアミオダロンの両者とも，血行動態的に安定している心室頻拍に対しては効果も安全性も示されていないようにみえる．前述の2010年の研究を行った著者らは，この後ろ向き研究を行うにあたっての困難を強調し，研究の限界についていくつか注記している．それは，この研究施設の医師によるプロカインアミドの使用に制限があること，薬物選択に潜在的バイアスがあること，プロカインアミドは通常1時間以上かけて投与するため，心室頻拍停止を成功と判断するのに20分かかることがこの薬物に対する偏見としてあることを挙げている．最近のAHAによる2010年のACLSガイドラインでは，2010年の研究ではなく，2008年の研究を引用している．どうやら掲載が発行時期に間に合わなかったようである[21]．プロカインアミド投与に関する有効性が明らかでないことと重度の低血圧のリスクを考慮すると，血行動態の安定した心室頻拍に対しては，鎮静下での電気的カルディオバージョンが推奨されたままである．1973年に発表された初期の研究では，116例の心室頻拍エピソードをもつ患者39人での電気的カルディオバージョンの成功率は98%であった．そして，電気的カルディオバージョンによる重要な合併症はほとんど認められなかった[52]．

結論

米国の多くの救急医らは，発症直後の心房細動(ROAF)の最も一般的な治療戦略は，レートコントロールによる管理であると考えている．しかし，いくつかの研究では，リズムコントロールによる効果と安全性を証明しており，リズムコントロールのほうが救急からの早期退院が高く期待でき，ワルファリンやレートコントロールのための治療薬を投与しなくてもよいとしている．リズムコントロールを実施した研究では，血栓塞栓症の発症イベントが認められないとされている．リズムが整の安定した診断されていないQRS幅の広い頻拍(WCT)において，アデノシンの診断的治

療による投与は安全であるとされている。アデノシンによって WCT が停止したからといって，上室起源の不整脈を証明したと考えてはならない。なぜなら，アデノシンは心室頻拍を停止することもできるからである。WCT における最も適したアプローチは，WCT がアデノシンによって停止したとしても，すべての診断されていない WCT に関し電気生理学の専門家にコンサルテーションを行うことである。近年の研究でも，血行動態の安定した心室頻拍の治療に関して，アミオダロンもプロカインアミドも有効性や安全性は証明されていない。鎮静下での電気的カルディオバージョンが最も効果的で安全な治療法のように思える。

関連文献

文献	研究デザイン	結果
心房細動：レートコントロール vs. リズムコントロール		
Wyse et al., *N Engl J Med*. 2002[4)] AFFIRM	脳卒中リスクのある>65 歳の患者 4,060 人を対象とした多施設無作為化比較試験。リズムコントロール vs. レートコントロールの比較を行った	死亡や脳卒中の発症に有意差はなかった（平均 3.5 年の追跡調査）。5 年死亡率はリズムコントロール群で 23.8%，レートコントロール群で 21.3%であった〔ハザード比(HR)：1.15，95%信頼区間(CI)：0.99～1.34，*p*=0.08〕
Van Gelder et al., *N Engl J Med*. 2002[5)] RACE	少なくとも 1 度は行った除細動後にも再発し持続している心房細動患者 522 人を対象とした多施設無作為化比較試験。リズムコントロール vs. レートコントロールの比較を行った	死亡率に有意差は認められなかった。複合評価項目（死亡，うっ血性心不全，血栓塞栓症，出血，ペースメーカ植込み，薬物副作用）は，レートコントロール群で 17.2%，リズムコントロール群で 22.6%と有意差はなかったが低い傾向であった
Burton et al., *Ann Emerg Med*. 2004[12)]	電気的カルディオバージョンを受けた心房細動患者 388 人を対象とした後ろ向き多施設コホート研究	86%が除細動に成功した。6%に合併症（ほとんどが処置時の鎮静のため）。6%が 7 日間以内に心房細動が再発し救急を再受診した
Decker et al., *Ann Emerg Med*. 2008[13)]	153 人を対象とした前向き無作為化比較試験。救急でプロトコル化された経過観察群（カルシウム拮抗薬または β 遮断薬の投与後 6 時間経過しても心房細動が持続している患者に対し電気的カルディオバージョン）と入院患者と同様のルーチン治療を行った群を比較	救急経過観察群と入院患者群：洞調律への改善は 85% vs. 73%（統計学的に有意差はない），入院期間の平均値は 10 時間 vs. 25 時間（差は 15.1 時間，95% CI：11.2～19.6，*p*<0.001）。再発性心房細動(10%)と薬物副作用は 6 カ月の追跡調査では有意差は認められなかった

（つづく）

文献	研究デザイン	結果
Stiell et al., *CJEM*. 2010[15]	Ottawa Aggressive Protocol によって継続的に治療された患者 660 人を対象とした後ろ向き再調査研究	全患者が開始からプロカインアミドを投与され，58％(385/660)が洞調律に戻った．243 人はその後電気的カルディオバージョンを受け，92％に効果的であった．入院期間の平均値は 5 時間未満．副作用を認めた救急イベントは 7.6％（ほとんどが一時的な低血圧）．97％が退院．8.6％が 7 日の追跡調査で心房細動へ戻ってしまった

リズムが整の QRS 幅の広い頻拍(WCT)に対するアデノシン

文献	研究デザイン	結果
Domanovits et al., *Eur Heart J*. 1994[23]	29 例の WCT エピソードをもつ救急患者 12 人を対象とした前向き研究．心電図または電気生理学的検査にもとづいて診断	アデノシンの WCT への効果：59％で WCT(17/29) が停止．一過性房室ブロックは 10％(3/29)．31％(9/29)では反応なし
Camaiti et al., *Eur J Emerg Med*. 2001[24]	WCT を認める救急患者 26 人を対象とした前向き研究．12 誘導心電図と経食道心エコーにもとづいて診断された	アデノシンの WCT への効果：27％(7/26)で WCT が停止．一過性房室ブロックは 42％(11/26)で，31％(8/26)では反応なし
Griffith et al., *Lancet*. 1988[25]	WCT を認める患者 26 人を対象とした電気生理学的検査に関する研究	アデノシンにより，67％(6/9)で上室頻拍が，6％(1/17)で心室頻拍が停止．1 例で心室頻拍がアデノシンにより停止．6 例で心房細動と早期興奮症候群を認めたが，アデノシンによる副作用ではなかった．上室起源の WCT に対する診断的検査としてのアデノシン：感度 89％，特異度 94％
Hina et al., *Jpn Heart J*. 1996[30]	WCT を認める患者 18 人を対象とした電気生理学的検査に関する後ろ向き研究	アデノシンにより 50％(5/10)の患者で心室頻拍が停止した
Marill et al., *Crit Care Med*. 2009[39]	WCT を認める患者 197 人を対象とした後ろ向き観察研究	アデノシンの WCT への効果：陽性反応(WCT 停止もしくは一過性房室ブロック)は上室頻拍患者の 90％(104/116)，心室頻拍患者の 2％(2/81)．アデノシンへの陽性反応は上室頻拍のオッズ比を 36 倍増加，また陰性反応は心室頻拍のオッズ比を 9 倍増加

文献	研究デザイン	結果
心室頻拍：プロカインアミド vs. アミオダロン		
Gorgels et al., *Am J Cardiol*. 1996[44]	安定した心室頻拍に79回の薬物静注を行った患者29人を対象に，プロカインアミド vs. リドカインの無作為クロスオーバー試験。プロカインアミドの投与速度は100 mg/min	79%（38/48）がプロカインアミドによって心室頻拍が停止。19%（6/31）（$p<0.001$）がリドカインにより停止した。13%（2/15：低血圧が1人，心室頻拍の促進が1人）にプロカインアミドの副作用を認めた
Schutzenberger et al., *Br Heart J*. 1989[49]	安定した心室頻拍を呈する患者19人に対し，アミオダロン5 mg/kgを20分かけて投与し，その後24時間かけて1,050 mgを投与	42%（8/19）がアミオダロン投与後に平均31分で心室頻拍が停止した
Tomlinson et al., *Emerg Med J*. 2008[50]	安定した心室頻拍を呈する患者41人を対象とした後ろ向き連続症例研究。アミオダロン300 mgを静注	15%（6/41）が20分以内に，29%（12/41）が1時間以内にアミオダロンによって心室頻拍が停止した。17%（7/41）が低血圧のため除細動を必要とした
Marill et al., *Acad Emerg Med*. 2010[51]	安定した心室頻拍を呈した患者90人を対象にアミオダロンとプロカインアミドを比較した歴史的な多施設コホート研究。アミオダロンの平均投与量は166 mgであり，プロカインアミドの平均投与速度は21 mg/minである	心室頻拍の25%（13/53）が20分以内にアミオダロンにより停止した。30%（9/30）が20分以内にプロカインアミドにより停止した。低血圧を呈したため投与を中断し急速の除細動を必要としたのは，アミオダロンでは6%（4/66），プロカインアミドでは19%（6/31）であった

文献

1. Rogenstein C, Kelly AM, Mason S, et al. An international view of how recent-onset atrial fibrillation is treated in the emergency department. *Acad Emerg Med*. 2012;19:1255–1260.
2. Fuster V, Ryden LE, Cannom DS, et al. ACC/AHA/ESC 2006 Guidelines for the management of patients with atrial fibrillation: a report of the American College of Cardiology/American Heart Association Task Force on Practice Guidelines and the European Society of Cardiology Committee for practice guidelines (writing committee to revise the 2001 guidelines for the management of patients with atrial fibrillation): developed in collaboration with the European Heart Rhythm Association and the Heart Rhythm Society. *Circulation*. 2006;114:e257–e354.
3. Wann LS, Curtis AB, January CT, et al. 2011 ACCF/AHA/HRS focused update on the management of patients with atrial fibrillation (updating the 2006 guideline): a report of the American College of Cardiology Foundation/American Heart Association Task Force on Practice Guidelines. *J Am Coll Cardiol*. 2011;57:223–242.
4. Wyse DG, Waldo AL, DiMarco JP, et al. A comparison of rate control and rhythm control in patients with atrial fibrillation. *N Engl J Med*. 2002;347(23):1825–1833.
5. Van Gelder IC, Hagens VE, Bosker HA, et al. A comparison of rate control and rhythm control in patients with recurrent persistent atrial fibrillation. *N Engl J Med*. 2002;347(23):1834–1840.

6. Hohnloser SH, Kuck KH, Lilienthal J. Rhythm or rate control in atrial fibrillation—Pharmacological Intervention in Atrial Fibrillation (PIAF): a randomised trial. *Lancet.* 2000;356(9244):1789–1794.
7. Carlsson J, Miketic S, Windeler J, et al. Randomized trial of rate-control versus rhythm-control in persistent atrial fibrillation: the Strategies of Treatment of Atrial Fibrillation (STAF) study. *J Am Coll Cardiol.* 2003;41(10):1690–1696.
8. Opolski G, Torbicki A, Kosior DA, et al. Rate control vs rhythm control in patients with nonvalvular persistent atrial fibrillation: the results of the Polish How to Treat Chronic Atrial Fibrillation (HOT CAFE) Study. *Chest.* 2004;126(2):476–486.
9. Corley SD, Epstein AE, DiMarco JP, et al. Relationships between sinus rhythm, treatment, and survival in the Atrial Fibrillation Follow-Up Investigation of Rhythm Management (AFFIRM) Study. *Circulation.* 2004;109:1509–1513.
10. AFFIRM Investigators. Baseline characteristics of patients with atrial fibrillation: the AFFIRM Study. *Am Heart J.* 2002;143(6):991–1001.
11. Stead LG, Vaidyanathan L. Rhythm control with electrical cardioversion for atrial fibrillation and flutter. *Ann Emerg Med.* 2009;54:745–747.
12. Burton JH, Vinson DR, Drummond K, et al. Electrical cardioversion of emergence department patients with atrial fibrillation. *Ann Emerg Med.* 2004;44:20–30.
13. Decker WW, Smars PA, Vaidyanathan L, et al. A prospective, randomized trial of an emergency department observation unit for acute onset atrial fibrillation. *Ann Emerg Med.* 2008;52: 322–328.
14. von Besser K, Mills AM. Is discharge to home after emergency department cardioversion safe for the treatment of recent-onset atrial fibrillation? *Ann Emerg Med.* 2011;58:517–520.
15. Stiell IG, Clement CM, Perry JJ, et al. Association of the Ottawa Aggressive Protocol with rapid discharge of emergency department patients with recent-onset atrial fibrillation or flutter. *CJEM.* 2010;12:181–191.
16. Decker WW, Stead LG. Selecting rate control for recent-onset atrial fibrillation. *Ann Emerg Med.* 2011;57:32–33.
17. Vinson DR, Hoehn T, et al. Managing emergency department patients with recent-onset atrial fibrillation. *J Emerg Med.* 2012;42:139–148.
18. Van Gelder IC, Haegeli LM, Brandes A, et al. Rationale and current perspective for early rhythm control therapy in atrial fibrillation. *Europace.* 2011;13:1517–1525.
19. Cosio FG, Aliot E, Botto GL, et al. Delayed rhythm control of atrial fibrillation may be a cause of failure to prevent recurrences: reasons for change to active antiarrhythmic treatment at the time of the first detected episode. *Europace.* 2008;10:21–27.
20. Stiell IG, Birnie D. Managing recent-onset atrial fibrillation in the emergency department. *Ann Emerg Med.* 2011;57:31–32.
21. Neumar RW, et al. Part 8: Adult Advanced Cardiovascular Life Support: 2010 American Heart Association Guidelines for Cardiopulmonary Resuscitation and Emergency Cardiovascular Care. *Circulation.* 2010;122:S729–S767.
22. Field JM, Hazinski MF, Sayre MR, et al. Part 1: Executive Summary: 2010 American Heart Association Guidelines for Cardiopulmonary Resuscitation and Emergency Cardiovascular Care. *Circulation.* 2010;122:S640–S656.
23. Domanovits H, Laske H, Stark G, et al. Adenosine for the management of patients with tachycardias—A new protocol. *Eur Heart J.* 1994;15:589–593.
24. Camaiti A, Pieralli F, Olivotto I, et al. Prospective evaluation of adenosine-induced proarrhythmia in the emergency room. *Eur J Emerg Med.* 2001;8:99–105.
25. Griffith MJ, Linker NJ, Ward DE, et al. Adenosine in the diagnosis of broad complex tachycardia. *Lancet.* 1988;1:672–675.
26. Sharma AD, Klein GJ, Yee R. Intravenous adenosine triphosphate during wide QRS complex tachycardia: safety, therapeutic efficacy, and diagnostic utility. *Am J Med.* 1990;88:337–343.
27. Lerman BB, Belardinelli L, West A, et al. Adenosine-sensitive ventricular tachycardia: evi-

dence suggesting cyclic AMP-mediated triggered activity. *Circulation.* 1986;74:270–280.
28. Wilber DJ, Baerman J, Olshansky B, et al. Adenosine-sensitive ventricular tachycardia. Clinical characteristics and response to catheter ablation. *Circulation.* 1993;87:126–134.
29. Ng KS, Wen MS, Yeh SJ, et al. The effects of adenosine on idiopathic ventricular tachycardia. *Am J Cardiol.* 1994;74:195–197.
30. Hina K, Kusachi S, Takaishi A, et al. Effects of adenosine triphosphate on wide QRS tachycardia. Analysis in 18 patients. *Jpn Heart J.* 1996;37:463–470.
31. Mallet ML. Proarrhythmic effects of adenosine: a review of the literature. *Emerg Med J.* 2004;21:408–410.
32. Pelleg A, Pennock RS, Kutalek SP. Proarrhythmic effects of adenosine: one decade of clinical data. *Am J Ther.* 2002;9:141–147.
33. Tan HL, Spekhorst HHM, Peters RJG, et al. Adenosine induced ventricular arrhythmias in the emergency room. *Pacing Clin Electrophysiol.* 2001;24:450–455.
34. Parham WA, Mehdirad AA, Biermann KM, et al. Case report: adenosine induced ventricular fibrillation in a patient with stable ventricular tachycardia. *J Interv Card Electrophysiol.* 2001;5: 71–74.
35. Garratt CJ, Griffith MJ, O'Nunain S, et al. Effects of intravenous adenosine on antegrade refractoriness of accessory atrioventricular connections. *Circulation.* 1991;84:1962–1968.
36. Exner DV, Muzyka T, Gillis AM. Proarrhythmia in patients with the Wolff-Parkinson-White syndrome after standard doses of intravenous adenosine. *Ann Intern Med.* 1995;122:351–352.
37. Shah CP, Gupta AK, Thakur RK, et al. Adenosine-induced ventricular fibrillation. *Indian Heart J.* 2001;53:208–210.
38. Gupta AK, Shah CP, Maheshwari A, et al. Adenosine induced ventricular fibrillation in Wolff-Parkinson-White syndrome. *Pacing Clin Electrophysiol.* 2002;25:477–480.
39. Marill KA, Wolfram S, Desouza IS, et al. Adenosine for wide-complex tachycardia: efficacy and safety. *Crit Care Med.* 2009;37:2512–2518.
40. Rankin AC, Oldroyd KG, Chong E, et al. Value and limitations of adenosine in the diagnosis and treatment of narrow and broad complex tachycardias. *Br Heart J.* 1989;62:195–203.
41. Armengol RE, Graff J, Baerman JM, et al. Lack of effectiveness of lidocaine for sustained, wide QRS complex tachycardia. *Ann Emerg Med.* 1989;18:254–257.
42. Ho DS, Zecchin RP, Richards DA, et al. Double-blind trial of lignocaine versus sotalol for acute termination of spontaneous sustained ventricular tachycardia. *Lancet.* 1994;344:18–23.
43. Marill KA, Greenberg GM, Kay D, et al. Analysis of the treatment of spontaneous sustained stable ventricular tachycardia. *Acad Emerg Med.* 1997;4:1122–1128.
44. Gorgels AP, van den Dool A, Hofs A, et al. Comparison of procainamide and lidocaine in terminating sustained monomorphic ventricular tachycardia. *Am J Cardiol.* 1996;78:43–46.
45. Somberg JC, Bailin SJ, Haffajee CI, et al. Intravenous lidocaine versus intravenous amiodarone (in a new aqueous formulation) for incessant ventricular tachycardia. *Am J Cardiol.* 2002;90:853–859.
46. Callans DJ, Marchlinski FE. Dissociation of termination and prevention of inducibility of sustained ventricular tachycardia with infusion of procainamide: evidence for distinct mechanisms. *J Am Coll Cardiol.* 1992;19:111–117.
47. Levine JH, Massumi A, Scheinman MM, et al. Intravenous amiodarone for recurrent sustained hypotensive ventricular tachyarrhythmias. *J Am Coll Cardiol.* 1996;27:67–75.
48. Helmy I, Herre JM, Gee G, et al. Use of intravenous amiodarone for emergency treatment of life-threatening ventricular arrhythmias. *J Am Coll Cardiol.* 1988;12:1015–1022.
49. Schutzenberger W, Leisch F, Kerschner K, et al. Clinical efficacy of intravenous amiodarone in the short term treatment of recurrent sustained ventricular tachycardia and ventricular fibrillation. *Br Heart J.* 1989;62:367–371.
50. Tomlinson DR, Cherian P, Betts TR, et al. Intravenous amiodarone for the pharmacological termination of haemodynamically-tolerated sustained ventricular tachycardia: is bolus dose

amiodarone an appropriate first-line treatment? *Emerg Med J*. 2008;25:15–18.
51. Marill KA, deSouza IS, Nishijima DK, et al. Amiodarone or procainamide for the termination of sustained stable ventricular tachycardia: an historical multicenter comparison. *Acad Emerg Med*. 2010;17:297–306.
52. Lown B, Temte JV, Arter WJ. Ventricular tachyarrhythmias. Clinical aspects. *Circulation*. 1973;47:1364–1381.
53. Gage BF, Waterman AD, Shannon W, et al. Validation of clinical classification schemes for predicting stroke: results from the National Registry of Atrial Fibrillation. *JAMA*. 2001;285(22):2864–2870.

18

左心補助装置
left ventricular assist devices

Joe L. Hsu and Rachel H. Dotson

背景

心不全は，米国で年間 600 万人以上に影響を及ぼし，そのうち 100 万人もの人が入院している[1,2]。この状況にもかかわらず，米国における心移植は過去 10 年で約 2,000 件/年にとどまっている[3]。このレシピエントとドナーの不均衡に対して，米国食品医薬品局(FDA)は，心移植の待機患者に対し左心補助装置 left ventricular assist device(LVAD)の使用を 1994 年に認可し，また最近では長期補助装置(最終治療 destination therapy)を 2010 年に認可している。心不全に対して，左室の循環を機械的に補助する技術は 1963 年にはすでにあったが，ほんのこの 10 年あまりで，連続流のポンプの出現に伴い，これらの技術が長期間にわたる安定した補助を行えるようになった[4,5]。Interagency Registry for Mechanically Assisted Circulatory Support(INTERMACS)のデータによると，LVAD 植込み数は，2006 年の 276 件から 2011 年には約 1,600 件とほぼ 6 倍に増加した[6]。INTERMACS に登録した，全 5,407 件の LVAD 患者のうち，約 3/4 は移植への橋渡しで，残りの 1/4 が最終治療として植え込んでいた[6]。LVAD の患者数は増え続け，その生命予後も改善している。そのため，救急医はこうした患者の急性期治療を請け負うことが増えてくるであろう。本章では，1 つの LVAD システム，HeartMate II®(Thoratec 社，Pleasanton，CA)に焦点を絞って紹介する。この HeartMate II® は，世界中で最もよく移植されているデバイスであり，このシステムを知ることでほかの連続流システムに適応することができる。本章では，(1)LVAD システムの進化，(2)LVAD 関連の合併症管理，(3)それらの合併症の画像診断について述べていく。

左心補助装置の進化と原理

LVAD はポンプのタイプで分類され、拍動流型と連続流型の2つに大きく分けることができる(図 18-1)。拍動流ポンプは、心臓に似ており、ポンプ内のチャンバーが充満すると駆出回路が発動する[7]。新式の連続流ポンプは人工弁を有さないシステムで、遠心ポンプもしくは軸流ポンプにより連続流を作り出している(図 18-1B)。拍動型と比べ、連続流型は小型で軽量(約 340 g vs. 1,180 g)、さらに静かである。Randomized Evaluation of Mechanical Assistance for Congestive Heart Failure (REMATCH) trial によれば、拍動型 LVAD HeartMate® XVE は内科的治療よりも有用であることが示されている[8]。内科的治療を行った患者では、1 年生存率 25％、2 年生存率 8％であったのに対し、HeartMate® XVE を使用した患者では、1 年生存率 52％、2 年生存率 23％であった[8]。追跡試験では、HeartMate® XVE と最終治療としての連続流型 HeartMate® II を比較している[5]。拍動流型のポンプを使った患者の 1 年生存率は 55％、2 年生存率 24％であったのに対し、連続流型のポンプを使った患者の 1 年生存率は 68％、2 年生存率は 58％であった。連続流型ポンプは、再入院率、ポンプ交換率、LVAD 関連・非関連の感染症発症率で、拍

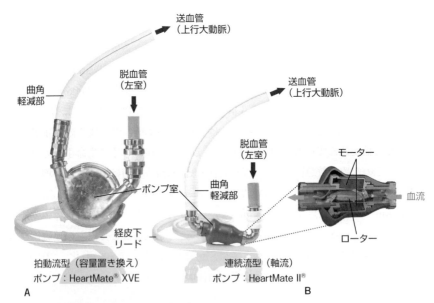

図 18-1 拍動流型と連続流型の左心補助装置
A：拍動流型(HeartMate® XVE, 左)と連続流型(HeartMate® II, 右)。B：HeartMate® II の内部構造。Thoratec Corporation より許可を得て掲載。

動型ポンプより優れた成績であった[5]。連続流型ポンプの有害事象として，出血性脳卒中(9％)，右室不全(5％)，敗血症(4％)，出血(3％)があったが，これらの合併症率は拍動型ポンプとの比較で有意差はなかった[5]。この試験では，拍動型よりも優れている連続流型ポンプの最大の利点は，改善された信頼性とポンプの耐用性，軽量，デザインの簡便性と感染が小さいことにあるとしている[9]。新しい第2世代のLVADであるHeartWare® system(HeartWare社，Framingham, MA, 移植までの橋渡しとして認可されている)は，小型で「非消耗性」であり，受動型磁石とhydrodynamic thrust-bearing systemにより心膜に植え込まれる[10]。

ポンプパラメータ

総論

すべてのLVADは，植え込みのときに流量パラメータの設定を行う。LVAD患者の急性疾患や機器関連の合併症を診断・管理しなくてはならない救急医にとって，基本的な表示パラメータを理解することは重要である。HeartMate II®のコントロールモニターは次のパラメータを表示する。ポンプ速度〔1分間あたりの回転数(RPM)〕，ポンプ出力〔ワット(W)〕，ポンプ流量〔1分間あたりのリッター量(LPM)〕，拍動指数(無次元値 dimensionless value)である。一般的に，LVADの扱いに慣れていない医師は，1つのパラメータ(流量の減少など)にもとづいて判断を下すため，急変状態でそのパラメータの重要性を理解することができない。LVADでトラブルが生じた際には，1つのパラメータだけでなく，循環血液量，不整脈の有無，平均動脈圧，LVAD植え込み時の情報，最近の心臓超音波検査の結果，ポンプの設定，アラーム時の状況(例えば，気管吸引)など，患者から多くの情報を集めなければならない。それぞれのパラメータの値そのものよりも，ベースラインからの変化がより重要である。また，血行動態の情報を得るために，超音波検査や肺動脈カテーテルが有用となることが多い。

ポンプ速度

ポンプ速度は，手術中や退院前の再評価などに"ramp study"で知られる過程をもって設定される。これは，超音波ガイド下でポンプ速度を経験的に調節する方法で，与えられた速度で最適な左室径と拍出量を決定する。ポンプ速度は流量を規定する因子であり，補助度合を決める指標にもなる。速度の設定には，心室補助人工心臓(VAD)の扱いに慣れている医師のみが，それも常に超音波ガイド下で行うべきである。過度の回転数は，心室性不整脈出現の原因となることがある。

ポンプ出力

HeartMate II® は，ポンプ速度を維持するために必要な電力を直接測定することができる。通常このパラメータは，心筋の仕事量と相関する。ポンプ速度，前負荷や後負荷が上昇するにつれて，消費電力は増える。もし，ポンプ速度，前負荷や後負荷に変化がないにもかかわらず，電力の消費が徐々に増えている場合には，ローター内の血栓形成を疑う(「血栓性合併症」の項を参照)。逆に，ポンプ速度，前負荷や後負荷，送血・脱血カテーテルの抵抗が低下していれば，消費電力は減る。一般的に，規定された電力値はなく，患者によってさまざまである。しかし，以前の設定と比べ 2 W を超える変化があった場合，デバイスもしくは患者の状態に変化が生じている可能性がある。

ポンプ流量

HeartMate II® では，流量がポンプの出力と速度で決まる。流量は直接測定しているのではなく，ポンプ機能が正常と仮定して，ポンプ内を通過する血液量から測定している。ある研究では，超音波装置のプローブを用いることで，HeartMate II® のコントロールパネルに表示される「推定流量」とプローブで測定した「実測流量」を比較している。それによると，4～6 LPM(1 分間あたりのリッター量)では，推定値と実測値の間に 15～20 %の相違があった[11]。連続流型では，「実測流量」に影響を与える因子は多々ある。例えば，前負荷(左室前負荷と右室機能)，回転数，後負荷(脱血/送血カテーテルの圧格差)である[9]。したがって，循環血液量の増加，左室収縮力の増加，ポンプ速度の増加，ポンプ前後での圧格差の縮小により，流量は増加する。先にも述べたように，ルーター内に血栓が形成されるような状況では，電力の消費が大きくなるため，高流量アラーム "+++" が誤って表示されるかもしれない。"+++" や "---" の表示は，ポンプ速度から予測される流量が生理学的範囲からはずれた際に，高流量・低流量それぞれの理由で表示される[9]。HeartMate II® では，2.5 LPM 未満の際に，低流量アラームの表示がされるようになっている。大事なことは，「推定流量」は心拍出量や「実測流量」と相関していないということを認識することである。「推定流量」はあくまで傾向あるいは指向的指標としてとらえ，決して LVAD の他のパラメータを考慮することなく，単独で評価するツールとして用いてはならない[11]。

拍動指数

拍動指数とは，1 心周期の間にポンプ内を通過する流量を，15 秒間の平均値でとった値である。(最大流量－最少流量)/(平均流量)×10^9 により計算され，LVAD の

推定流量に由来する無次元値 dimensionless value である。LVAD のサポート率は重要な変数であり，拍動指数とも相関しており，その相関は反比例である。左室収縮期には，脱血管の圧が送血管の圧(大動脈圧)に近づくため，ポンプ流量は増える。一方，拡張期では送血管の圧は依然として高いものの，脱血管の圧が下がるため(圧の差は大きくなる)，結果として流量は落ちる。よって，拍動指数は左室収縮に比例し(前負荷や強心薬，心筋の回復によって増加)，ポンプによる補助率と反比例する。

副作用と合併症

LVAD に関するよくある合併症は，出血，不整脈，感染，循環不全，塞栓症である(表 18-1)[5,13]。LVAD に関するさまざまな合併症に対応するために，多岐にわたる治療へのアプローチが必要である。例えば，患者の主治医である循環器内科医(心臓血管外科医)と LVAD コーディネーターとの連携は治療計画を練るうえでも必須である。もしも入院が必要で，安全に搬送できる状態であれば，VAD センターに搬送すべきである。

感染症

感染症は LVAD 患者において最もよくある合併症であり，再入院率や死亡率に結びつく合併症でもある[5,13~17]。INTERMACS データベースに登録された患者 2,006 人を対象とした研究では，約 19％の患者が 1 年以内に経皮的に感染を起こしている[14]。経皮的なリードが病原体にとっての入り口となり，病原体はそれ伝いに皮下トンネルに入り，ポンプポケット，デバイスへと進み，心臓に達すると感染性心内膜炎となり，次いで菌血症となる(図 18-2，図 18-3)。感染が疑われる LVAD 患者に対し推奨される評価法については，表 18-1 に概要を示してある。LVAD 関連の感染症が疑われた場合には，院内感染症の原因となるメチシリン耐性黄色ブドウ球菌(MRSA)や緑膿菌のカバーも含む，広域スペクトル抗菌薬で経験的に治療すべきである[16,18]。また，真菌による LVAD 関連感染も報告されている[19]。切開排膿，デブリドマン，必要に応じて経皮的リードの交換など，外科的介入も行うべきである[16]。経皮的リードが不要な LVAD が開発途上であるが，実現すればこのような感染リスクは低下するに違いない。

低血圧と循環不全

心周期をとおして，左室を通らずにポンプを定常流として流れることで，拍動が減衰もしくは消失する[20]。そのため，非侵襲的血圧測定や，パルスオキシメトリによ

表 18-1 合併症の診断と治療管理

合併症	臨床像	LVADパラメータ	診断的検査	CT所見[7]	治療管理
脱血管合併症					
カテーテルのねじれ	脈圧上昇、低血圧	流量の減少と出力の低下、出力変動	凝固検査(PT-INR 1.5~2.5)、CT	カテーテルのねじれと位置異常(図18-4)	外科へのコンサルテーション、抗凝固薬、適切な循環血液量の維持
カテーテル内の血栓	脈圧上昇、溶血による急性貧血、低血圧	流量の減少と出力の低下	溶血の評価:遊離ヘモグロビン・間接ビリルビン・LDHの上昇、ハプトグロビン低下、CT	両カテーテルの狭窄	外科へのコンサルテーション、抗凝固薬
送血管合併症					
送血管吻合部の断裂	低血圧、出血	特になし	ヘモグロビン連続測定、経食道エコー検査、CT	造影剤の血管外漏出	時間を問わず緊急で外科へのコンサルテーション
カテーテルのねじれ	脈圧上昇、低血圧	流量の減少と出力の低下、位置による流量変動	凝固検査(PT-INR 1.5~2.5)、CT	カテーテルのねじれと開通性の低下	外科へのコンサルテーション、抗凝固薬
血行動態に関する合併症					
不整脈	血行動態はときにより変動、低灌流の症状	流量の減少と出力の低下	心電図、電解質、経胸壁/経食道心エコー検査(左室の形状、流量、カテーテルの位置などの評価)	なし	不整脈のコントロール、除細動、吸引障害と心室頻拍の評価、右心不全の有無を精査、心停止時は胸骨圧迫
右心不全	低血圧、中心静脈圧と肺血管抵抗の上昇	流量の減少と出力の低下、吸引障害	経胸壁/経食道心エコー検査、CT、中心静脈カテーテル±肺動脈カテーテル	心室中隔の左室内へのゆがみ、右室の拡張、下大静脈拡張	右室収縮性:強心薬(ミルリノン)、肺血管抵抗を下げる:高二酸化炭素血症と低酸素血症を避ける、肺血管拡張薬(吸入一酸化窒素)、過度の容量負荷を防ぐ、不整脈のコントロール

合併症	症状	流量・出力の変化	検査	所見	治療・対応
心タンポナーデ	中心静脈圧上昇、低血圧、前負荷依存	流量の減少と出力の低下、吸引障害	経胸壁/経食道心エコー検査（経胸壁心エコーでは心嚢液貯留がわからないことがある）、CT	下大静脈拡張、右室・右房の圧迫、心室壁の微細動、心嚢液貯留	心嚢穿刺
大動脈弁閉鎖不全症	非代償性心不全、組織低灌流、心原性ショック	流量の増加	経胸壁心エコーの ramp study（流速の評価）、心電図同期下 CT	大動脈弁の脆弱性、心電図同期下CTでの大動脈弁の可視化	時間経過で増悪する可能性あり、心臓内科もしくは外科へのコンサルテーション、利尿薬による後負荷軽減、ポンプの回転速度を落とすことで、大動脈弁閉鎖不全が改善することがある
凝固関連合併症					
ローター内の血栓	溶血による急性の貧血、脈圧上昇	流量"+++"、出力増加（11〜12W）——数時間から数日	溶血の評価：遊離ビリルビン・LDHの上昇、ハプトグロビン低下、CT	脱血流の低減衰	外科へのコンサルテーション、抗凝固薬
出血	消化管出血、鼻出血、血尿、縦隔・胸腔の出血、頭蓋内出血	流量の減少と出力の低下、吸引障害	経胸壁/経食道心エコー検査、連続でのvWDの評価：vWF抗原、vWF活性、後天性vWDの評価：vWF抗原、vWF活性、第VIII因子活性、溶血の評価：遊離ビリルビン・LDHの上昇、ハプトグロビン低下	出血の所見（頭部CTでの頭蓋内出血）	必要に応じて、赤血球液・凝固促進因子・vWFの輸血、過剰な輸血は行わない ・移植の橋渡し ・右心不全の既往

（つづく）

表 18-1 合併症の診断と治療管理（つづき）

合併症	臨床像	LVADパラメータ	診断 診断的検査	CT所見[7]	治療管理
感染性合併症					
LVAD特異的[12] ・ポンプ/カテーテルの感染 ・ポケットでの感染 ・経皮的デバイスでの感染 LVAD関連[12] ・心膜炎 ・菌血症 ・縦隔炎	発熱、悪寒、低血圧、敗血症、二次性の塞栓症状	LVADにおけるさまざまな変化	血算の変化、乳酸値　リスクがある場合、創部の細菌の培養検査　経胸壁心エコーが陰性であれば経食道心エコー　「陽性になるまでの時間」により中心静脈カテーテル感染が疑われる場合、血液培養　画像検査：超音波検査、CT（胸部/腹部/骨盤）	ポンプや経皮リード周囲の異常ガス像もしくは水分貯留　ポケットでの感染症（図18-2）　経皮リードでの感染症（図18-3）	院内感染病原体を含めた広域スペクトル抗菌薬±リスクに応じて真菌もカバー　EGDT　切開、ドレナージ、デブリドマン、デバイス交換を含めた外科へのコンサルテーション

EGD：食道胃十二指腸（上部消化管）内視鏡、EGDT：早期目標指向療法、LDH：乳酸デヒドロゲナーゼ、LVAD：左心補助装置、PT-INR：プロトロンビン時間国際標準化比、vWD：von Willebrand病、vWF：von Willebrand因子

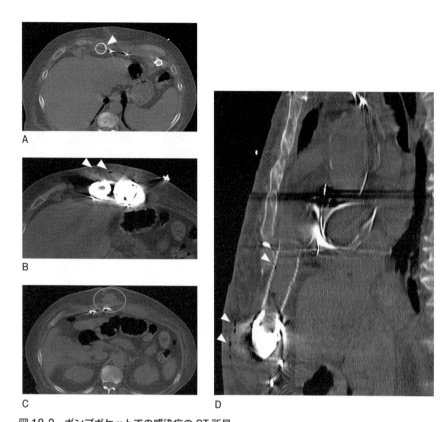

図18-2 ポンプポケットでの感染症のCT所見
A：送血管内の異常ガス像(矢じり)。B：左心補助装置(LVAD)のポンプ周囲にみられるポケット内の異常ガス像。C：ポンプポケット前方の高吸収域(楕円内)。D：ポンプポケット内の矢状断像での感染所見。送血管とポンプポケット内に異常ガス像がみられる。

る測定は，その値の信頼性が落ちることも多い[9]。超音波Doppler法あるいは血圧計の代わりになるものとして，動脈内に留置したカテーテルから得られる平均動脈圧が，血圧測定としては最も信頼できる数値である。LVAD患者における目標平均動脈圧は，70〜80 mmHgである。通常は，平均動脈圧が90 mmHgを超えないように管理する。LVAD患者は，後負荷の増大に対して敏感であり，血圧の上昇は中枢神経系合併症を増大させる[9]。血圧の高いLVAD患者の血圧管理には，β遮断薬やアンジオテンシン変換酵素(ACE)阻害薬が一般的に用いられる。一方で，血圧の低い患者に対しては，その原因となる病態(循環血液量不足，末梢血管抵抗の低下，左室右室不全による心原性ショックなど)を究明すべきである。また，その原因に対する治療として，容量負荷や昇圧薬，強心薬の投与を行う。超音波検査や

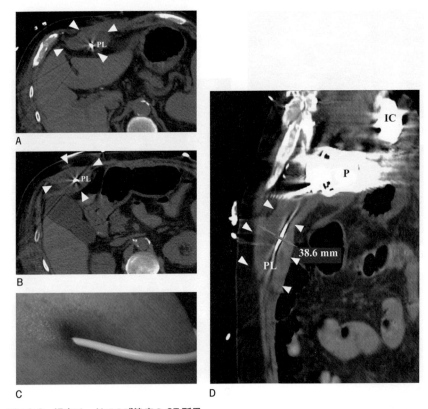

図 18-3　経皮リードでの感染症の CT 所見
A・B：経皮リード(PL)周囲の高吸収域（矢じりでの囲み）。C：PL 刺入部に限局した発赤。D：矢状断像での PL 周囲の高吸収域（直径 38.6 mm）
IC：脱血管，P：ポンプ

肺動脈カテーテルによる評価も，診断や管理に有用となることがある。また，過度の吸引など，デバイス自体による問題で血流が減少することもあるため，このことも考慮に入れておく。

右心不全

右心不全 right ventricular failure(RVF)は，LVAD 設置後に生じる血圧低下原因の中でも非常に怖い病態のひとつである。RVF は，LVAD 患者の 20％に生じるとされ[21]，83％にもなる 1 年死亡率に関与していると考えられている[22]。術後急性期に生じる病態と考えられているが，救急医にとっても，LVAD 患者の RVF は管理を含め懸命に向き合わなければならない病態である。とても複雑な病態であり，ま

たRVFを伴う患者の多くはさらなる機械的循環補助が必要となるため，VAD専門医や心臓専門医への早期のコンサルテーションが必要となる。LVAD患者におけるRVFの機序は，(1)左室が虚脱することで心室中隔が左室側へ弯曲し，それが右室収縮の負荷になること，また(2)LVADを設置していることで，右心機能に比して静脈還流量が多いこと，が挙げられる[23]。表18-1に，RVF患者の治療管理に関して詳しくまとめてあるが，肺動脈カテーテルや経食道心エコーによる評価が必要になるため，ICUでの管理が望ましい。強心薬の中では，ミルリノンが最も有用である。肺血管抵抗を下げ，右室収縮を改善し，そうすることで右室とLVADの拍出量が等しくなるからである[24]。ほかの治療選択肢としては，一酸化窒素吸入やprostacyclinなどの肺動脈拡張薬を用いることで，肺血管抵抗を下げることができる。また，高二酸化炭素血症や低酸素血症のような，肺血管抵抗を上昇させる病態を避けることも重要である。LVAD設置後に肺血管抵抗が上昇した患者11人を対象とした無作為化試験では，肺高血圧症を呈するLVAD患者に一酸化窒素吸入を行うことで，肺血管抵抗が著明に下がり左室の拍出量が増加したとの報告もある[25]。右室前負荷が過剰にならないようにすることも，また重要である。例えば，RVFの既往があるLVAD患者が，出血性ショックで救急を受診し大量の輸液や輸血を必要とするような場合は，特に注意が必要である。一酸化窒素吸入や強心薬などの薬物でも反応のないRVF患者に対しては，右心補助装置(RVAD)のようなさらに高度な循環補助装置が必要となるかもしれない。そのようなRVADが必要になる高リスク患者には，女性，右室の駆出率が小さい患者，肺高血圧症の既往がある患者，術中に中心静脈圧が高い患者などが含まれる[21,22,26,27]。

吸引障害

吸引障害は，左室容積に比してポンプ速度があまりにも速すぎるために，左室を血液が通過しなくなることで生じる。この吸引障害は，流量の減少，不整脈の出現，LVADの自動補正による一時的または間欠的にポンプ速度が最下限まで低下することなどで気がつく。心臓超音波検査では，左室の虚脱とともに心室中隔が左室側へ弯曲して描出される。左室が虚脱をする他の原因としては，循環血液量の減少，RVF，肺高血圧症，脱血管が心室中隔や側壁へときてしまう位置異常(図18-4)などがある。吸引障害は，LVAD専門家が超音波ガイド下に評価しながら輸液量やポンプスピードの調整をすることにより最も改善する。

不整脈

心不全の病態が進行している患者では，LVAD設置前後に高率で不整脈が合併す

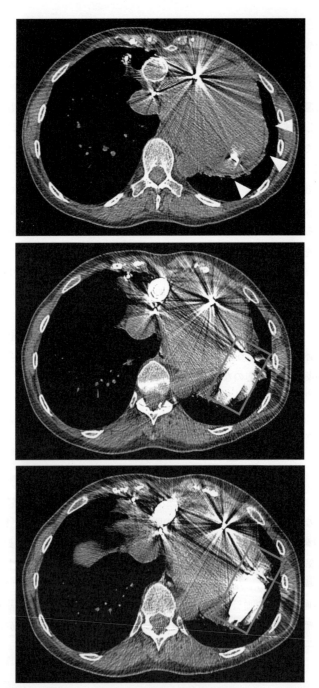

図 18-4 脱血管の位置異常。CT 画像では心室の後外側に向いたカテーテル（矢じり）がみられる。カテーテルは矩形内。

る[28]）。LVAD設置後に新たに生じた不整脈に関しては，もともとある病態（虚血，吸引障害，電解質異常）を精査しなければならない。LVADが設置されている間は，左室への補助は行われているが右室への補助はないため，急性機能不全に陥るリスクがある。したがって，重度の心不全患者の不整脈と同様の管理を，LVADでの不整脈にも行うべきである。

心房細動
重症心不全を合併した患者の心房細動 atrial fibrillation で行うレートと心リズムのコントロールに用いる薬物は，LVAD患者にも同様に使用することができる。右室不全を合併（LVADの前負荷低下による）した心房細動では，血栓塞栓症のリスクが増える。末梢やポンプ内で血栓形成のリスクがあるため，プロトロンビン時間国際標準化比（PT-INR）2～2.5を目標にワルファリンを投与する[29]）。

心室性不整脈
致死性の心室性不整脈が生じている最中も，LVADが駆動していれば，血行動態は安定している。しかし，補助されていない右室は，急性機能不全をきたすリスクがあり，心原性ショックや心臓突然死を起こすかもしれない。したがって，すべての心室性不整脈は直ちに治療すべきである。β遮断薬やその他の抗不整脈薬が有用であるが，持続する心室性不整脈や，低血圧をきたす心室性不整脈に対しては，除細動を行うべきである。重症心不全の末期では，心室性不整脈を合併する可能性が高く，高頻度に発生する患者に対しては，植込み型除細動器（ICD）の適応となる。ICDがない患者では，ここで述べた治療的介入を考慮する。

心停止
LVAD患者での経胸壁の胸骨圧迫は，大動脈や心室との吻合部が離開するおそれがあるので，一般的に禁忌であり，設置後間もない時期は特にそうである。しかし，死の間際での患者には有用な手段ではある。設置直後で，心室壁が十分に修復されていない時期は，心臓血管外科医による開胸心マッサージが有効かもしれない。経皮的除細動を行う際は，ポンプは止めずに経皮的リードもそのままで行うべきである。しかし，開胸して直接の除細動が必要なときは，経皮的リードをはずして行わなければならない。二次救命処置（ACLS）のプロトコルに沿ったルーチンの薬物投与は，すべて行えることがある。

血栓性合併症

抗凝固薬と抗血小板薬のルーチン投与により，回路内の血栓形成や血栓塞栓症のリスクが軽減する[30〜33]。最近のガイドラインでは，常用するアスピリンに加え，ワルファリンを PT-INR 1.5〜2.5 にコントロールするよう推奨している。HeartMate II® を設置した患者 331 人を対象とした試験では，ワルファリンと抗血小板薬投与により，虚血性脳卒中(2.4%)，回路内血栓形成(0.9%)を生じている[30]。PT-INR<1.5 の患者では，血栓症のリスクが最も高かった。赤血球液(PRBC)輸血 2 単位以上や手術の介入が必要であった出血性合併症(出血性脳卒中や出血)は，特に PT-INR>2.5 の患者で多く，それは塞栓症によるイベントよりも多かった(2.1%, 15.4%, 1.2%)。回路内の血栓形成は珍しい合併症ではあるが，ポンプ内閉塞をきたしうる重大な合併症である。数時間から数日かけて，徐々にポンプ出力が上がってきた場合(11〜12 W のことが多い)，ローターやベアリングに接して血栓を形成している可能性がある[9]。血栓形成は，原因不明の溶血によりはじめて気づくことがある(「溶血」の項参照)。

出血と凝固異常

LVAD 患者での急性の貧血進行は，抗凝固による出血が原因であることが多いが，後天性の凝固障害や溶血が原因となることもある。輸血や手術が必要なくらいに重大な出血をきたす症例もある[5]。出血の原因としては消化管出血が最も多く，LVAD 患者 154 人を対象とした後ろ向き試験では，消化管出血の原因としては，消化性潰瘍(胃十二指腸潰瘍)や血管異常によるものが多かった[34]。上部消化管出血が疑われる際，食道胃十二指腸(上部消化管)内視鏡(EGD)を診断的検査の第 1 選択肢として行うことは，忍容性や診断と治療面でも優れているので，合理的である。そのほか，鼻出血，血尿，縦隔・胸腔・頭蓋内出血も起こりうる。出血の重症度と部位により，抗血小板薬は減量または断薬を行う。臨床的に必要であれば，赤血球液や凝固因子含有の輸血を行うべきである。心臓移植を待つ患者には，不必要または過剰な輸血は避けるべきである。なぜなら，輸血関連副作用(同種感作)の影響で，グラフトに対する拒絶反応のリスクが増大するからである。先にふれたかもしれないが，多量の輸血を必要とする患者には，肺動脈カテーテルのような侵襲的なモニタリングが，急性の RVF を防ぐためには有用かもしれない。

後天性 von Willebrand 病

抗凝固薬の治療的投与による出血だけでなく，LVAD 設置患者では，他の障害も出血に関与することがある。LVAD による連続流が，後天性 von Willebrand 病(vWD)を引き起こすことがある[35]。その仮定の機序としては，LVAD ポンプの連

続流により生じるずり応力が，高分子の von Willebrand 因子(vWF)を多量に破壊することが原因と考えられている[36]。これは，重度の大動脈狭窄症が原因の後天性 vWD の機序とよく似ている[37]。LVAD 設置患者の活動性出血に対して，vWF を補充することの有用性を明確に示している研究はない。一般的に，後天性 vWD に対する初期治療にデスモプレシンを投与することは，出血を抑えるという点で，適切かつ効果的かもしれない。

溶血

LVAD 患者での急激な貧血の進行には，溶血がその原因となっていることがある。溶血は，生化学検査で，遊離ヘモグロビン上昇，間接ビリルビン上昇，乳酸デヒドロゲナーゼ(LDH)上昇，ハプトグロビン低下で診断が可能となる。ポンプによる機械的なずり応力で生じる溶血の頻度は少ないが(3％)，ポンプ関連の血栓とともに観察されることがある[33,38]。したがって，溶血がみられたときには，ポンプやカテーテル内の血栓の有無を迅速に精査する必要がある。

大動脈弁閉鎖不全症

大動脈弁閉鎖不全症 aortic insufficiency(AI)は，左室の早期充満や高流量ポンプに伴う合併症である[9]。ある研究によれば，HeartMate II® 設置患者 64％に，18 カ月以内で新規 AI もしくは中等度以上の AI が進行していたことが報告されている[39,40]。臨床上著明な AI 患者では，非代償性心不全，組織低灌流，心原性ショック，ポンプ流量の増大がみられる。軽度の AI であれば，利尿薬などで後負荷の軽減がはかられる。組織低灌流が持続する場合，ポンプ速度を落とすことで，弁を介した逆流を減らすことができる。LVAD 設置後の中等度～重度の AI に関しては，生体弁の移植，弁尖の接合，大動脈流出路の完全な裂傷縫合などの外科的治療が必要になる[41]。

HeartMate II® の放射線画像での評価

LVAD を扱う救急医にとって，放射線画像は潜在的な問題を発見するための，手っ取り早く有用な手段である(図 18-5，図 18-6)。図 18-6 は，LVAD 設置患者の典型的な CT 画像所見である。CT では，解剖学的〔ポンプポケットや経皮的リードの感染など(図 18-2，図 18-3)〕にも，心電図と合わせることで血行動態的(AI など)にも，診断に関する情報を得ることができる。HeartMate II® は，腹膜上の腹直筋鞘のうえに設置される[9]。遠位側の断端は，上行大動脈に端側吻合される(図 18-6A)。送血管・脱血管ともに，血管内のコントラストと同様のコントラストで観察

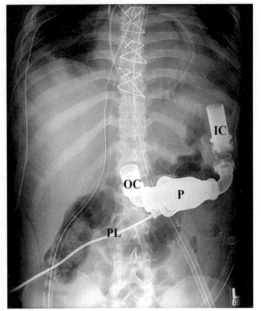

図 18-5 HeartMate II® の単純 X 線画像
IC：脱血管, OC：送血管, P：ポンプ, PL：経皮リード
Thoratec Corporation の許可を得て掲載．

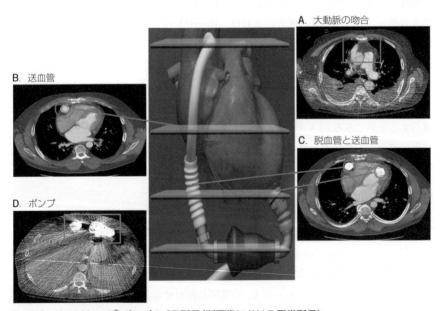

図 18-6 HeartMate II® ポンプの CT 所見（断面像における正常所見）
A：大動脈の吻合．送血管と上行大動脈の端側吻合．B：送血管．狭窄やねじれがない状態．C：送血管と脱血管．心尖部から僧帽弁の向きにあることに注意する．D：ポンプ自体は描出されていない．
HeartMate II® の画像写真は Thoratec Corporation の許可を得て掲載．

することができ，ねじれや閉塞の有無を確認することができる（図 18-6B, C）。脱血管は，左室心尖部に接している（図 18-6C）。曲角軽減部は，脱血管が上腹部に固定されたポンプにねじれずに接続することを可能にしている。同様に，送血管も曲角軽減部を経てポンプに固定されている。ポンプそのものは CT でみることはできない（図 18-6D）。表 18-1 に，起こりうる合併症とその典型的な CT 所見を挙げておく。

結論

LVAD が普及するにつれ，それを設置した患者が救急を受診する機会が増えている。そこで診察する救急医が，このリスクの多い患者の合併症に対して，それを認識し管理していくのはそう簡単なことではない。Mechanical Circulatory Support Organization により作成された emergency medical service（EMS）LVAD guide には，救急スタッフ向けに LVAD の使用に関する概要と重要な事項について記載されている（www.mylvad.com）。HeartMate II® に関しては，24 時間対応の臨床的・技術的サポート，日常の操作，よくみられるアラームやトラブルの対処法に関する情報を Thoratec website（www.thoratec.com）で閲覧が可能である。心臓専門医や VAD コーディネーター，必要に応じて心臓血管外科や感染症専門医などを含めた多角的なアプローチが，これらの患者の臨床的転帰を成功させるためには必要である。

関連文献

文献	研究デザイン	結果
Slaughter et al., N Engl J Med. 2009[5)]	進行した心不全患者 200 人を対象とした多施設無作為化試験。最終治療として，連続流型と拍動流型の左心補助装置（LVAD）で比較	連続流型 LVAD vs. 拍動流型 LVAD の 2 年後生存率は，それぞれ 58% と 24%（p=0.008）。両群ともに患者の QOL を向上し，機能を改善した
Rose et al., N Engl J Med. 2001[8)]	NYHA 心機能分類 class IV の心不全患者 129 人を対象とした多施設無作為化比較試験。最終治療を検討	拍動流型 LVAD は，通常の治療と比較して生存率と QOL を改善した。デバイスの種類によらず，薬物療法のみの群と比較して，死亡率が 48% 低下した〔相対リスク（RR）：0.52, 95%信頼区間（CI）：0.34 ～ 0.78, p=0.001〕。デバイスを使用した群と薬物療法の群で，1 年生存率は 52% vs. 25%（p=0.002），2 年生存率は 23% vs. 8%（p=0.09）であった

（つづく）

文献	研究デザイン	結果
Topkara et al., *Ann Thorac Surg*. 2010[16)]	連続流型 LVAD 患者 81 人を対象とした単一施設による後ろ向き研究	平均観察期間は 9.2 カ月で，51.9%の患者が感染症の診断を 1 回以上受けていた
Boyle et al., *J Heart Lung Transplant*. 2009[30)]	HeartMate II® 患者 331 人を対象としたコホート研究	抗凝固療法により，血栓塞栓症のリスクは低下。プロトロンビン時間国際標準化比(PT-INR)＞2.5 で出血のリスクが上昇した
Miller et al., *N Engl J Med*. 2007[31)]	移植の橋渡しとして連続流型 LVAD を設置した末期心不全患者 133 人を対象とした後ろ向き多施設研究	LVAD により 6 カ月後生存率 75%，12 カ月後生存率 68%であった。QOL は向上し，心機能状態も改善した

NYHA：New York Heart Association

文献

1. Hall MJ, Levant S, DeFrances CJ. Hospitalization for congestive heart failure: United States, 2000-2010. *NCHS Data Brief*. 2012;108:1-8.
2. Rathi S, Deedwania PC. The epidemiology and pathophysiology of heart failure. *Med Clin North Am*. 2012;96:881-890.
3. Organ Procurement and Transplantation Network and Scientific Registry of Transplant Recipients 2010 data report. *Am J Transplant*. 2012;12 (suppl 1):1-156.
4. DeBakey ME. Left ventricular bypass pump for cardiac assistance. Clinical experience. *Am J Cardiol*. 1971;27:3-11.
5. Slaughter MS, Rogers JG, Milano CA, et al. Advanced heart failure treated with continuous-flow left ventricular assist device. *N Engl J Med*. 2009;361:2241-2251.
6. Kirklin J, Naftel DC, Myers SL, et al. INTERMACS Interagency Registry for Mechanically Assisted Circulatory Support Quarterly Statistical Report Implant dates: June 23, 2006-December 31, 2011. 2012:15.
7. Carr CM, Jacob J, Park SJ, et al. CT of left ventricular assist devices. *Radiographics*. 2010;30:429-444.
8. Rose EA, Gelijns AC, Moskowitz AJ, et al. Long-term use of a left ventricular assist device for end-stage heart failure. *N Engl J Med*. 2001;345:1435-1443.
9. Slaughter MS, Pagani FD, Rogers JG, et al. Clinical management of continuous-flow left ventricular assist devices in advanced heart failure. *J Heart Lung Transplant*. 2010;29:S1-S39.
10. Slaughter MS, Sobieski MA II, Tamez D, et al. HeartWare miniature axial-flow ventricular assist device: design and initial feasibility test. *Tex Heart Inst J*. 2009;36:12-16.
11. Slaughter MS, Bartoli CR, Sobieski MA, et al. Intraoperative evaluation of the HeartMate II flow estimator. *J Heart Lung Transplant*. 2009;28:39-43.
12. Hannan MM, Husain S, Mattner F, et al. Working formulation for the standardization of definitions of infections in patients using ventricular assist devices. *J Heart Lung Transplant*. 2011;30:375-384.
13. Hasin T, Marmor Y, Kremers W, et al. Readmissions after implantation of axial flow left ventricular assist device. *J Am Coll Cardiol*. 2013;61:153-163.
14. Goldstein DJ, Naftel D, Holman W, et al. Continuous-flow devices and percutaneous site infections: clinical outcomes. *J Heart Lung Transplant*. 2012;31:1151-1157.
15. Gordon RJ, Weinberg AD, Pagani FD, et al. Prospective, multicenter study of ventricular as-

sist device infections. *Circulation*. 2013;127:691–702.
16. Topkara VK, Kondareddy S, Malik F, et al. Infectious complications in patients with left ventricular assist device: etiology and outcomes in the continuous-flow era. *Ann Thorac Surg*. 2010;90:1270–1277.
17. Kirklin JK, Naftel DC, Kormos RL, et al. Second INTERMACS annual report: more than 1,000 primary left ventricular assist device implants. *J Heart Lung Transplant*. 2010;29:1–10.
18. Maniar S, Kondareddy S, Topkara VK. Left ventricular assist device-related infections: past, present and future. *Expert Rev Med Devices*. 2011;8:627–634.
19. Bagdasarian NG, Malani AN, Pagani FD, et al. Fungemia associated with left ventricular assist device support. *J Card Surg*. 2009;24:763–765.
20. Myers TJ, Bolmers M, Gregoric ID, et al. Assessment of arterial blood pressure during support with an axial flow left ventricular assist device. *J Heart Lung Transplant*. 2009;28:423–427.
21. Dang NC, Topkara VK, Mercando M, et al. Right heart failure after left ventricular assist device implantation in patients with chronic congestive heart failure. *J Heart Lung Transplant*. 2006;25:1–6.
22. Drakos SG, Janicki L, Horne BD, et al. Risk factors predictive of right ventricular failure after left ventricular assist device implantation. *Am J Cardiol*. 2010;105:1030–1035.
23. Haddad F, Couture P, Tousignant C, et al. The right ventricle in cardiac surgery, a perioperative perspective: II. Pathophysiology, clinical importance, and management. *Anesth Analg*. 2009;108:422–433.
24. Kihara S, Kawai A, Fukuda T, et al. Effects of milrinone for right ventricular failure after left ventricular assist device implantation. *Heart Vessels*. 2002;16:69–71.
25. Argenziano M, Choudhri AF, Moazami N, et al. Randomized, double-blind trial of inhaled nitric oxide in LVAD recipients with pulmonary hypertension. *Ann Thorac Surg*. 1998;65:340–345.
26. Fukamachi K, McCarthy PM, Smedira NG, et al. Preoperative risk factors for right ventricular failure after implantable left ventricular assist device insertion. *Ann Thorac Surg*. 1999;68:2181–2184.
27. Ochiai Y, McCarthy PM, Smedira NG, et al. Predictors of severe right ventricular failure after implantable left ventricular assist device insertion: analysis of 245 patients. *Circulation*. 2002;106:I198–I202.
28. Raasch H, Jensen BC, Chang PP, et al. Epidemiology, management, and outcomes of sustained ventricular arrhythmias after continuous-flow left ventricular assist device implantation. *Am Heart J*. 2012;164:373–378.
29. Boyle A. Arrhythmias in patients with ventricular assist devices. *Curr Opin Cardiol*. 2012;27:13–18.
30. Boyle AJ, Russell SD, Teuteberg JJ, et al. Low thromboembolism and pump thrombosis with the HeartMate II left ventricular assist device: analysis of outpatient anti-coagulation. *J Heart Lung Transplant*. 2009;28:881–887.
31. Miller LW, Pagani FD, Russell SD, et al. Use of a continuous-flow device in patients awaiting heart transplantation. *N Engl J Med*. 2007;357:885–896.
32. Struber M, Sander K, Lahpor J, et al. HeartMate II left ventricular assist device; early European experience. *Eur J Cardiothorac Surg*. 2008;34:289–294.
33. John R, Kamdar F, Liao K, et al. Improved survival and decreasing incidence of adverse events with the HeartMate II left ventricular assist device as bridge-to-transplant therapy. *Ann Thorac Surg*. 2008;86:1227–1234; discussion 1234–1235.
34. Kushnir VM, Sharma S, Ewald GA, et al. Evaluation of GI bleeding after implantation of left ventricular assist device. *Gastrointest Endosc*. 2012;75:973–979.
35. Crow S, Chen D, Milano C, et al. Acquired von Willebrand syndrome in continuous-flow ventricular assist device recipients. *Ann Thorac Surg*. 2010;90:1263–1269; discussion 1269.
36. Uriel N, Pak SW, Jorde UP, et al. Acquired von Willebrand syndrome after continuous-flow

mechanical device support contributes to a high prevalence of bleeding during long-term support and at the time of transplantation. *J Am Coll Cardiol.* 2010;56:1207–1213.
37. Vincentelli A, Susen S, Le Tourneau T, et al. Acquired von Willebrand syndrome in aortic stenosis. *N Engl J Med.* 2003;349:343–349.
38. Bhamidipati CM, Ailawadi G, Bergin J, et al. Early thrombus in a HeartMate II left ventricular assist device: a potential cause of hemolysis and diagnostic dilemma. *J Thorac Cardiovasc Surg.* 2010;140:e7–e8.
39. Aggarwal A, Raghuvir R, Eryazici P, et al. The development of aortic insufficiency in continuous-flow left ventricular assist device-supported patients. *Ann Thorac Surg.* 2013;95:493–498.
40. Cowger J, Pagani FD, Haft JW, et al. The development of aortic insufficiency in left ventricular assist device-supported patients. *Circ Heart Fail.* 2010;3:668–674.
41. Park SJ, Liao KK, Segurola R, et al. Management of aortic insufficiency in patients with left ventricular assist devices: a simple coaptation stitch method (Park's stitch). *J Thorac Cardiovasc Surg.* 2004;127:264–266.

19

心停止後の管理

management of the post–cardiac arrest patient

Cappi Lay

背景

米国では,院外心停止 out-of-hospital cardiac arrest（OHCA）となる患者は毎年約30万人にのぼる[1]。予後改善のための多大な努力にもかかわらず,心停止後の死亡率はいまだ高く,退院できる患者は約8～10％にすぎない[1,2]。院外心停止の35～61％は病院前または搬送された初療室で自己心拍再開 return of spontaneous circulation（ROSC）し[3-5],そのうち36～79％は初療中に再度心停止する[6]。

無酸素性脳症は,入院までたどり着いた心停止後患者が最も陥りやすい病態である。この数十年間,低体温療法の発展により,神経保護が蘇生後患者の治療の要となっている。持続的な再灌流も脳神経保護の基本であり,また,その後の血行動態の不安定を避けるため,心不全の初期徴候を見逃さずに対処することも重要である。

救急処置と診断的評価

突風のような心肺蘇生（CPR）が終了し患者の心拍が再開すると,蘇生成功の余韻から救急スタッフは安堵感に襲われることが多い。しかし,その後の評価と治療には緊張感を持ち続けなければならない。すべての重篤な患者と同じように,心停止後患者の管理においても,最優先は気道確保と輸液および血管作動薬投与のための血管確保である。複数の太い末梢ラインでも初期対応としては許容されるが,血管作動薬投与のためには中心静脈カテーテルのほうが好ましい。救急での心停止後患者の治療目標は「心停止の原因究明および治療」と「適応患者に対する低体温療法導入」の2つを並行して行うことである。

心停止前後の流れを把握することは,原因究明において必須である。目撃者（救急隊,家族,その場に居合わせた人など）には,胸痛,呼吸苦,めまい,ひどい頭

痛など，先行症状の有無については確認しておく．冠動脈疾患，うっ血性心不全，深部静脈血栓症，腎疾患など，心イベントを起こしやすい基礎疾患の把握も同様に重要である．

　12誘導心電図は心虚血の証拠を探すために可能な限り早く施行すべきである．多くの研究で，急性非外傷性心停止の単独原因として最多なのは，冠動脈の急性閉塞との結果が出ている．その他の考えられる原因としては，原発性不整脈，電解質異常，拡張型心筋症，肺塞栓症，低血糖，偶発性低体温症，緊張性気胸，心タンポナーデ，薬物過剰摂取，くも膜下出血などがある．このうちのいくつかは，病歴と身体所見から鑑別することができる．危機的な電解質異常の鑑別には，一般採血や動脈血ガス分析が有用である．非外傷例ではまれだが，気胸や心タンポナーデの鑑別には胸部X線やベッドサイドでの心臓超音波検査が有用である．

　心拍再開後の診断の不確実さを鑑み，International Liaison Committee On Resuscitation（ILCOR）は，院外心停止から蘇生できた症例について，その原因の包括的研究の重要性を強調している[7]．フランスのパリで，院外心停止患者896症例を対象に最近施行されたPROCATレジストリという後ろ向き研究では，すべての患者で院外心停止の原因が究明されている[1]．著者らが報告している自己心拍再開後のアルゴリズムの中には，心リズムや心電図変化に関係なく，心原性機序が疑われる場合には速やかに心カテーテル検査を行うことが示されている．そして，非心原性の機序が疑われる場合には，頭蓋内出血や肺塞栓症を評価するために，それぞれ頭部CTや胸部CT血管造影の施行を推奨している．心カテーテル検査で責任病変を認めなかった場合には続いてCTを，同様に最初のCTで原因となる所見を認めなかった場合には心カテーテル検査を検討する．院外心停止の明らかな原因を認めなかった896人のうち，729人（81%）には迅速な診断的冠動脈造影を施行している．最初にカテーテル室へ搬送された患者の約39%には責任病変が認められなかった．冠動脈造影陰性に引き続き188人の患者がCTを施行し，33症例（17.6%）が診断につながっている．逆に，167人の患者が入院時最初にCTを施行し，39症例（23.4%）で心停止の原因がみつかっている．最初のCTで原因がわからず冠動脈造影（心カテーテル検査）へ移行した16症例のうち，5症例で原因がみつかった．以上をまとめると，このアプローチを使って，896例のうち心停止の原因を特定できたのは524例（452例は冠動脈造影，72例はCT）であった．CTで特定できた院外心停止の非心原性原因の中で最も多いのは脳卒中で，その次は肺塞栓症であった．

　自己心拍再開後の心停止管理に関するガイドラインには，ルーチンに頭部CTを実施することは記載されていないが，頭蓋内出血の除外にCTは有用である．もし出血があれば，冠動脈や肺塞栓症の治療で基本となる抗凝固療法の決定にかかわっ

てくるであろう。

冠動脈カテーテル

院外心停止の単独原因として最も多いのは，急性冠動脈閉塞による心筋梗塞である。脳神経傷害により，CPR後の院外心停止の生存者は無反応となることが多く，また深く鎮静され身体が麻痺している。連続する2つ以上の誘導で真のST上昇が0.5 mmを超える場合，患者の意識レベルにかかわらず緊急心カテーテル検査と経皮的冠動脈インターベンション（PCI）を施行することに異論を唱える医師はほとんどいないであろう。より意見が分かれると考えられるのは，昏睡患者に対して適切な初期診療を行ったが，自己心拍再開後の12誘導心電図から診断が得られない場合である。ある研究では，胸痛の既往や診断的な心電図変化のない院外心停止生存者のうち，26％は冠動脈造影で新規閉塞を認めている[8]。別のコホート研究でも，診断的な心電図変化のない患者に同様の頻度で冠動脈閉塞がみつかっている。また，血管造影で急性心筋梗塞がみつかった院外心停止患者を対象とした研究では，12％で蘇生後の心電図にST上昇を認めなかった[9]。

　心停止患者において，心電図変化に乏しい心筋梗塞患者が高率に存在することから，心電図所見にかかわらず院外心停止蘇生後の患者には全例冠動脈造影をすべきと主張する研究者もいる。一方，患者の予後は心筋壊死よりも神経学的損傷の程度によることに加え，院外心停止のすべての患者に非選択的冠動脈造影を施行することが経済的に無駄であることからも，そのような積極的なスクリーニングは転帰を改善させないとする主張もある。しかし，支持者はこれに対しさらに，自己心拍再開直後の臨床所見と画像所見による神経予後は信頼性に乏しいことや，治療をしない冠動脈閉塞は致死的な疾患になる可能性があること，病態に対する抵抗がない患者では心筋壊死を抑えるために迅速な検査と治療が必要なことを指摘し反論している。

　心停止蘇生後の患者240人を対象とした2012年の研究では，病院到着6時間以内に冠動脈造影を受けた群は，そうでない群に比べ，退院生存率が25％改善したと報告している（72% vs. 49%，退院生存率）[10]。院外心停止の生存者72人に冠動脈造影を行った別の研究では（自己心拍再開後の全院外心停止患者に冠動脈カテーテル検査をする施設で），全患者の37.5％が急性心筋梗塞の診断であった。入院時心電図でのST上昇は，最終的な急性心筋梗塞の診断に対し，陽性適中率82.6％と陰性適中率83.7％を示した。この研究では，心電図が正常な患者のうち約16％に心筋梗塞を認め，致死的な疾患に対し心電図だけでは感度が不十分であることを強調している[11]。

最近の研究で，意識のない院外心停止後患者に緊急冠動脈カテーテル検査を行い，院内転帰への影響を調べようとしたものがある。その研究では，20分以内に自己心拍再開した院外心停止患者93人の転帰を検討し，66人が心カテーテル検査を受け，そのうちの52％に急性または亜急性の責任病変を認めた。さらに，そのうちの42％は自己心拍再開後の心電図でST上昇を示していなかった。全体では54％であるのに対し，緊急冠動脈造影を受けた患者では60％が生存退院を果たしている[12]。

　病院で生存を確認できた院外心停止患者5,958人を対象に，1年後と5年後の転帰を調査した2012年の大規模前向きコホート研究がある。1,001人（16.8％）は生存退院し，そのうちの384人（38.4％）は心臓カテーテル検査を受け，その80％はPCIを受けていた。入院時に昏睡状態であった941人中241人（25.6％）に低体温療法が施行された。患者の転帰は，PCI群，低体温療法群，その両方を受けた群，いずれも受けていない群に分けられた。退院してから1年後と5年後の生存率は，PCIと低体温療法の両方を受けた群で最も高かった[13]。

広範型肺塞栓症による心停止

　肺塞栓症による院外心停止の割合は0.2～13.3％と推定されている[14~16]。心停止の原因が肺塞栓症か否かは，患者の治療において深い意味をもつ。なぜなら，肺塞栓症は，血栓溶解や，経カテーテル的または手術による血栓除去療法に反応性がよいからである。2008年の研究では，心原性を疑われた院外心停止患者〔ST上昇型心筋梗塞（STEMI）が確実なものを除外して〕を，組織プラスミノーゲン活性化因子（t-PA）経験的静注群とプラセボ群に無作為に割りつけた。t-PA投与群に明らかな利益はなく，肺塞栓症が強く疑われた症例に限って有効であった[17]。しかし，心停止を引き起こす病態の症状は多くが重複していることを考えると，この選択は挑戦的かつ複雑である。救急において，胸部のCT血管造影法は肺塞栓症に最適の診断的検査であり，心停止の明らかな病因がわからないすべての患者で考慮すべきである[7]。心臓超音波検査もまた広範型肺塞栓症 massive pulmonary embolism に有効な診断方法であり（詳細は第11章），四腔像で拡張末期の右室/左室径比≧1，中隔の奇異性運動，右室-右房圧格差〔三尖弁圧較差（TRPG）〕≧30 mmHgの肺高血圧症を含む右心不全を呈するのが典型的である。

　経静脈的t-PA投与は，血行動態不安定または心停止を起こす広範型肺塞栓症の標準的治療であり，10 mgのボーラス投与後2時間以上かけて90 mgを投与，合計100 mgを投与する[18]。十分に研究されてはいないが，経カテーテル血栓除去術

や開胸手術も広範型肺塞栓症の治療となる。経カテーテル血栓除去術は，吸引，血栓分解，流解，血栓部位への血栓溶解薬の直接投与を組み合わせて行う。肺塞栓症の血栓溶解療法後に血行動態不安定が持続する患者のコホート研究では，経カテーテル緊急血栓除去術が施行された群で死亡率の低下（7％ vs. 38％）と肺塞栓症再発率の低下（0％ vs. 35％）を示している[19]。経カテーテル血栓除去術はいまだほとんどの施設で施行されておらず，血管合併症にも対応できる胸部外科のサポートがある施設でのみ考慮されている。心停止や血行動態不安定の原因として肺塞栓症を疑った救急スタッフは，治療決定過程の早い段階で放射線科や胸部外科に介入してもらうべきである。

低体温療法

すでに述べたように，心停止後の死亡率や長期障害は，心停止による虚血の期間やその後の重度神経傷害に規定されることが多い。今までに，心停止後の臨床的転帰を改善するために用いられてきた多くの神経保護戦略は失敗に終わっているが，低体温療法 hypothermia はそのなかで注目すべき例外である。心停止後低体温の効果は，さまざまな経路を介在しているようである。心停止後の神経傷害は，カルシウムのホメオスターシス崩壊，炎症性細胞の移動，興奮性神経伝達物質，蛋白分解やアポトーシス経路活性化の結果である[20]。研究では，体温が1℃下がるごとに脳代謝率は約7％低下し，神経傷害への影響を効果的に和らげることが示されている[21]。また，低体温は血液脳関門を完全に保護するとも考えられ，虚血による脳浮腫を軽減することがある。

　院外心停止後の低体温療法に関する2つの無作為化試験が2002年に報告され，どちらも神経学的予後と生存率に効果をもたらした。両方の研究で，院外心停止後の生存者を無作為に選び，自己心拍再開後12～24時間以内に32～34℃を目標とする体温管理を行う群に割りあてた。最初の研究では，低体温療法を行った群で著明に神経学的合併症の発症率を低下させ，この結果はもう一方でも同様であった[22,23]。それに加え，心停止後低体温療法は30日死亡率も著明に低下させた。これら2つの研究と，その後の多くの検証研究が発表されたのは10年以上前のことであるが，最近の研究で，低体温療法はいまだ十分に活用されていないことが明らかとなった。最初の2つの研究によると，1人の神経学的予後増悪を避けるための治療必要数（NNT）は6人であり，死亡回避のためのNNTは7人であった。この統計から考察すると，脳卒中においてt-PAの使用により1人の神経学的予後増悪を回避するNNTは8人，急性心筋梗塞に血栓溶解薬を使用して1人の命を救うた

めのNNTは20〜33人である。

　最近では，最初の2つの研究にもとづき，低体温療法を受けるべき患者の条件を，心室細動や脈なし心室頻拍からの自己心拍再開に成功した昏睡患者としている[22,23]。初期波形が無脈性電気活動(PEA)の患者は，除細動に反応する心リズムをもつ患者と比べ予後が悪い。しかし，一度自己心拍が再開すれば，これらの患者にも低体温療法による脳神経学的メリットはありそうである。明らかな意識変容，または昏睡状態の非外傷性心停止患者には，可及的速やかにこの治療を開始すべきである。活動性出血が明らかな患者や敗血症患者には低体温療法は控えるべきであろう。また，前述の2つの試験では，心原性ショック患者を除いて低体温療法のメリットが示されているが，最近の研究ではこれら心原性ショックの患者においても死亡率の改善がみられ，実際，冷却により昇圧薬需要が軽減することが確認されている[24]。

　STEMIでは緊急のPCIや血栓溶解療法を行うが，これらはどちらも体温冷却と同時に施行できることが何例か報告されている。早期低体温療法は病院搬送に先立って開始し，カテーテルの手技中も継続されるべきである。いくつかの報告では，抗凝固療法を伴う低体温療法，血栓溶解療法，PCIは，明らかな合併症の増加なしに同時に施行可能であった[25,26]。低体温療法が施行されなかった今までの対照群と比較した場合，低体温療法を受けた群の出血性合併症の発症率は，クロピドグレル，GPIIb/IIIa阻害薬，ヘパリン投与を受けていたとしても同等であった。また，低体温療法はdoor-to-balloon time(病院到着から冠動脈バルーン拡張までの時間)に影響を与えることなく，心臓カテーテルに先立って開始可能であると報告している研究もある[25]。緊急PCIが必要な心停止患者に効果的な早期低体温療法を行うため，救急科とカテーテルチームは協力して低体温療法の適応と施行方法に関するプロトコルを作成し，door-to-balloon timeを犠牲にすることなく，より速く目標体温に到達する方法を検討しなくてはならない。

　低体温療法は自己心拍の再開後には可及的速やかに開始すべきである。心室細動の動物モデルでは，冷却開始が15分遅れただけで著明に神経学的予後を増悪させ，重度の組織学的な脳損傷を引き起こしている[27,28]。もし現場で自己心拍が再開した場合，救急隊員が低体温療法を導入し，救急病院への搬送中も継続すべきである。低体温療法の適用は，(1)深部体温を積極的に低下させる導入期，(2)維持期，(3)体温を生理学的なベースラインへ戻す復温期，の3段階で構成されている。

　2013年も終わる頃，院外心停止患者を対象に，36℃の標準体温群と目標体温33℃の低体温群に分けた無作為化比較試験が施行された[29]。この多施設研究には患者939人が登録されているが，それぞれの治療管理群の間に死亡率や神経学的予後の明らかな差はなく，院外心停止後に行う低体温療法の至適目標体温について疑問

が残ったままである。この試験ではどちらの群も，約73％が現場でバイスタンダーCPRを受け，自己心拍再開までの平均時間は25分であった。そして，異なる状況での心停止後蘇生患者において，より積極的な体温冷却が効果をもたらすのかどうかについて解答は示されていない。また，心停止から4時間以内かどうかで試験に登録する患者を選別していた。少なくとも再循環後より早く積極的な冷却が開始されれば，よりよい影響をもたらす可能性はある。さらに，両群の間で認知機能の詳細な違いを調べていないこと，転帰に影響するかもしれない鎮静法の違いを検討していないことでも，この試験には批判がある。心停止のどの患者群であれば，より積極性の低い戦略のみで安全に低体温療法が施行できるのか，さらなる研究が必要とされている。

冷却方法

低体温療法は，表面冷却，血管内冷却，冷却した生理食塩液(冷生食)の静注などいくつかの方法で開始する。表面冷却には，アイスパックや蒸発性スプレー，クーリングブランケット，冷水の循環する装着用パッドなどが用いられる。低体温療法の重要な臨床的意義を示した最初の2つの研究は，いずれも表面冷却のみで，アイスパックのみで行われていることが多かった。冷生食の静注は，簡単かつ低コストで迅速に低体温の導入が可能なことから，利用が増加してきている。ある研究では，麻酔下の健常ボランティアを対象に，中心静脈カテーテルから4℃の生理食塩液40 mL/kgを急速静注すると，30分で深部体温が2.5℃低下した[30]。この低下は末梢血管収縮の影響で予測より大きく，また身体の深部と末梢コンパートメントの相対的な乖離を引き起こした。逆に表面冷却においては，末梢血管収縮は冷却効果を低下させる。もうひとつの研究では，院外心停止患者を自己心拍再開後の救急隊員による処置の段階から最大2Lの冷生食を静注する群に無作為に分けている。現場での冷却は，投与開始から救急病院到着までに平均1.2℃の体温低下をもたらした[31]。両群間で，動脈血酸素飽和度(PaO_2)，昇圧薬の使用，最初の胸部X線での肺水腫に明らかな違いはなかった。心停止後の冷生食大量静注による呼吸機能への影響を調べた研究では，平均3Lの冷生食を静注された患者52人において，酸素飽和度が正常範囲内に維持されている間，PaO_2/吸入酸素濃度(FiO_2)比の低下はICU入室時の290から247.5とわずかであったことが報告されている[32]。

2005年の前向き研究では，低体温導入のために表面冷却に加え冷生食(4℃)を静注した心原性ショックを含む心停止患者134人について報告している。平均すると，非ショック患者は60分間で約2Lの冷たい点滴を受け，36.9℃から32.9℃に体温が低下した[33]。心原性ショック患者には点滴速度の遅い保守的なプロトコルで施行さ

れたが，120分かけて深部体温が36.8℃から33.1℃に低下した。134人中8人のみで，点滴投与中にPaO_2を維持するために軽度のPEEP増加を必要としたが，そのうち5人は点滴投与前に心原性ショックの徴候を示していた。以上のデータにより，心停止後低体温の導入として，冷生食(4℃)の大量なルーチン投与(30 mL/kg)が支持されている。

低体温療法による生理学的な影響

低体温療法の緩やかな導入は，正常な心臓，肺，内分泌，腎臓の機能を変化させ，合併症のリスクとなる。32～34℃では，ペースメーカ細胞の持続的な脱分極減少により，心筋収縮の増加と心拍数減少を生じる[34]。末梢血管収縮が体血管抵抗となり，導入期に血圧上昇を引き起こす。深部体温が1℃下がるごとに代謝率は7～8%低下するため，徐脈による心拍出量の減少は，酸素供給量の不足や組織虚血を起こさないのが一般的である。中心血液量の上昇により利尿が亢進するため，循環維持のために大量補液が必要となることもある[35]。30℃以下になると急激に不整脈のリスクが高くなり，心房細動が一般的だが，さらに体温が下がると心室頻拍，心室細動も出現するようになる[35]。導入時の注意深い体温観察は，過剰冷却とそれに伴う悪性の不整脈のリスクを回避するために重要である。

深部体温が下がると，イオン(K^+，Mg^{2+}，リン酸など)の細胞内シフトにより血清電解質に変化がみられる[36,37]。導入時冷却の際は，基準値維持のために1時間ごとの電解質モニタリングと適切な補充が推奨されている。その後に復温期に入ると，導入期に細胞内へ移動したK^+が急に細胞外へと戻り，反跳性の高カリウム血症のリスクとなる。1時間に0.25℃を超えない緩徐な復温を厳守することが，このような合併症や，同様に反跳性脳浮腫のリスクも抑えることになる。

緩い低体温はインスリン分泌とインスリン抵抗性を低下させるため高血糖となり，低体温導入期と維持期においてインスリン需要量が増加する[21]。脳損傷患者での至適血糖値は決まっていないが，100～180 mg/dLで維持するのが妥当と考えられている。

低体温療法では血小板機能が低下し血液凝固時間が延長する。しかし，これらの効果は，低体温療法と同時に抗血小板薬や抗凝固薬，血栓溶解療法を行ったとしても院外心停止後で臨床的に問題となる出血の頻度を増加させているわけではない[38]。

低体温はまた，白血球の遊走と炎症性メディエータの産生を低下させ，感染に対する抵抗力を弱める。心停止後低体温の研究試験では，冷却に伴い肺炎や敗血症のリスクが増加する傾向にあり，他の研究でも低体温療法と感染症増加の関連が示されている[23,39]。進行する感染徴候の厳密な観察は冷却期間をとおして行うべきであ

る。冷却時，発熱は確実に観察されるわけではないが，目標体温に達するための仕事量（多様な最新デバイスで測定した指標）を体温上昇の代わりとして用いることができる。

シバリング

シバリング shivering 反応は通常，急速冷却の最大の敵である。積極的にコントロールしなければ，シバリングは代謝を上昇させ低体温療法の利点を損なわせる可能性がある。治療管理は段階的なプロトコルで行い，まずシバリングの閾値を下げることから始め，プロポフォールのような不揮発性麻酔薬に続き，まれではあるが重度の難治性シバリングに対しては筋弛緩薬も使用する。シバリング制御で最初に使う薬物には，buspirone，ペチジン，リン酸マグネシウム，α_2 作動薬がある。セロトニン（5-HT）$_{1A}$ の部分的作動薬である buspirone は，視床下部の放熱メカニズムを活性化させることによりシバリングの閾値を低下させると考えられている。ペチジンは buspirone との相乗作用を有し，κ と μ 受容体両方に作用する珍しいオピオイド作動薬で，シバリング減少に効果的といわれている。リン酸マグネシウム（血中濃度 3〜4 mg/dL を目標とした場合）は，毛細血管拡張と筋弛緩作用によりシバリングを減少させる。α_2 作動薬にはクロニジンやデクスメデトミジンなどがあり，熱感受性にかかわる神経発火を抑制すると考えられている。最後に，皮膚表面を温めることは反直感的ではあるが，皮膚温 4℃ 上昇ごとに，深部体温 1℃ 低下分のシバリング閾値を下げることが示されている[40]。

　これらの治療で効果が現れないとき，フェンタニルとプロポフォールの投与が難治性シバリングを抑制するかもしれない。低体温療法の急速導入期に，ロクロニウムやベクロニウムのような長時間作動型の筋弛緩薬ボーラス投与が推奨されている。しかし，critical illness myopathy（全身性の筋力低下）の懸念から，シバリング抑制のための筋弛緩薬は重度難治性の症例を除いて使いにくい。

持続脳波検査

痙攣発作は脳神経の軸索損傷を受けた患者に一般的であるが，深鎮静や麻痺状態となる低体温療法の場合には見逃されやすい。非痙攣性てんかん重積状態は，臨床的な痙攣を欠く持続するてんかん発作と定義され，診断のつかない昏睡患者の 8〜9% を占めるといわれている[41〜43]。非痙攣性てんかん重積状態の存在は，死亡率の上昇や退院時の重度な障害の増加にも関係してくる。ある研究では，持続脳波検査により ICU 昏睡患者の 10% に持続性痙攣発作が認められ，そのうち 68% は臨床的な痙攣像を認めなかった。痙攣発作は死亡や重度障害のオッズ比を 19 倍に上昇させ

る[44]。痙攣が悪い予後の直接的な原因となっているのか，あるいは重い脳損傷のマーカーにすぎないのか，それはまだ明らかになっていない。それでもなお，集中治療を受ける患者には，持続性てんかんが神経学的回復を障害するという仮定の下，心停止直後の間は痙攣をモニタリングし治療するのが妥当である。

経皮的血行動態補助装置

心停止からの蘇生後には，多くの患者で血行動態が明らかに不安定となり，さまざまな程度の昇圧薬や強心薬によるサポートが必要となる。急性心筋梗塞やその他の心障害による心原性ショックの患者は，高用量の昇圧薬や強心薬が必要となる場合がある。しかし，これらの薬物は心収縮と後負荷を上昇させることにより，心筋の酸素消費量を増やし，心筋虚血を悪化させる。心臓カテーテル検査を必要とする患者では，体外式膜型人工肺 extracorporeal membrane oxygenation（ECMO）と大動脈内バルーンパンピング intraaortic balloon pumping（IABP）の2つの経皮的インターベンションが，一時的な血行動態維持のために用いられることがある。

経皮的血行動態補助装置のデバイスは小型化してきており，急性の心原性ショックに対して広く使われるようになってきている。V-V ECMO（静脈脱血-静脈送血）が酸素化サポートのためだけに使われるのに対し，V-A ECMO（静脈脱血-動脈送血）は血行動態の補助にも用いることができる。これらのデバイスは，一般的には大腿動静脈から挿入される2つの18 Frカテーテルからなり，右房-大動脈シャントの形成が必要である。血液は大腿静脈カテーテルからECMO循環に入り酸素化され，ポンプを介して大動脈に逆行性に送られる。サイドポートは下肢虚血を防ぐために遠位大腿動脈に挿入される。

2011年の研究では，体外心肺補助装置 extracorporeal life support（ECLS）チームを結成することで迅速なV-A ECMO循環を確立し，血行動態補助を速やかに行うことで心停止後生存者のCTやPCIの実施を容易にした[45]。6年でECLSチームは144人の患者に取り組み，その中の58人にECLSを導入した。ECLS群全体の生存率は38％であった。2012年の研究では，急性心筋梗塞または肺塞栓症による心停止患者28人を対象に，V-A ECMO循環による経皮的血行動態補助装置を導入した。すべての急性心筋梗塞症例において，患者がまだ心停止の間に経皮的血行動態補助装置が導入され，肺塞栓症の患者は12人中10人が生存し，70％は神経学的予後が良好であった[46]。心停止時にV-A ECMOを導入した患者22人を対象とした同様の研究では，41％が障害なく自宅退院した[47]。最新の2つの研究では，IABPが左室後負荷軽減のためにV-A ECMOとともによく用いられている。

これまで述べてきたようなタイプの経皮的血行動態補助は，装置の起動のために心臓外科医や血管内治療のできる心臓専門医が必要であり，一部の大学附属病院でのみ行われている。今のところ，心停止患者に絞ってこの技術を用いた無作為化試験はまだ実施されていない。

結論

院外心停止は，いまだ米国で毎年何万人もの命を奪い続けている。そのため，正しい治療を開始するためには迅速な原因究明が必要である。心筋梗塞は院外心停止の最も一般的な原因であり，特徴的な心電図変化を認めない患者でも約10％に存在する可能性がある。CTと心臓カテーテル検査を組み合わせた診断アルゴリズムが，心停止原因の診断精度を上げ，それによる早期の認識と治療の促進が予後を改善させる可能性もある。低体温療法はいまだ心停止後の死亡率を改善させることが証明されている唯一の治療法であり，すべての適応患者にできるだけ早く導入すべきである。低体温療法は，抗凝固薬，血栓溶解療法，心臓カテーテルと同時に施行可能であり，これらの治療のためであっても遅らせてはならない。

関連文献

文献	研究デザイン	結果
Spaulding et al., N Engl J Med. 1997[8]	緊急で冠動脈造影を受けた心停止蘇生後患者84人を対象とした前向き連続コホート研究	院外心停止の原因は，冠動脈閉塞が最も多かった（48％）。新規に冠動脈閉塞のあった患者の15％は，初療時の心電図でST上昇を認めなかった
Bottiger et al., N Engl J Med. 2008[17]	院外心停止生存者を，心肺蘇生の間，経験的に静注血栓溶解療法を行う群とプラセボ投与群に分けた無作為化比較試験	静注血栓溶解療法群とプラセボ群で，30日死亡率（14.7％ vs. 17％，$p=0.36$），入院（53.5％ vs. 55％，$p=0.67$），自己心拍再開（55％ vs. 54.6％，$p=0.96$），24時間生存（30.6％ vs. 33.3％，$p=0.39$），生存退院（15.1％ vs. 17.5％，$p=0.33$），神経学的予後（$p=0.69$）に差を認めなかった
Bernard et al., N Engl J Med. 2002[22]	院外心停止生存者77人を対象とした無作為化比較試験。12時間の緩やかな低体温療法群と平温療法群に無作為に割りつけた	治療群に著明な神経学的予後改善がみられた〔オッズ比（OR）：5.25，95％信頼区間（CI）：1.47～18.76，$p=0.011$〕

（つづく）

文献	研究デザイン	結果
Hypothermia after Cardiac Arrest Study (HACA) group. *N Engl J Med*. 2002[23]	院外心停止生存者136人を対象とした多施設無作為化比較試験。24時間の緩やかな低体温療法群と平温療法群に無作為に割りつけた	低体温療法群に著明な神経学的予後の改善〔55% vs. 39%，相対リスク(RR)：1.40，95% CI：1.08〜1.81〕と6カ月死亡率の改善（41% vs. 55%，RR：0.74, 95% CI：0.58〜0.95）がみられた
Nielsen et al., *N Engl J Med*. 2013[29]	33℃または36℃を目標とした各体温管理群に割りつけられた院外心停止生存者950人を対象とした無作為化比較試験	全死因死亡率は，33℃群で50%，36℃群で48%であった〔33℃ハザード比(HR)：1.06, 95% CI：0.89〜1.28, *p*=0.51〕。33℃を目標とした低体温療法群は，36℃を目標とした群と比較して利点はなかったと結論づけている
Polderman et al., *Crit Care Med*. 2005[33]	低体温療法の導入に冷却した生理食塩液（冷生食）を静注された院外心停止患者134人を対象とした前向きコホート研究	冷生食の静注により，60分で体温は4℃低下。心原性ショック患者の群でさえ，呼吸機能への影響はわずかであった

文献

1. Roger VL, et al. Heart Disease and Stroke Statistics-2011 Update: a report from the American Heart Association. *Circulation*. 2011;123:e18–e209.
2. Centers for Disease Control and Prevention. Out-of-hospital Cardiac Arrest Surveillance—Cardiac Arrest Registry to Enhance Survival (CARES), United States, October 1, 2005–December 31, 2010. *MMWR*. 2011;60(8):1–19.
3. Grasner JT, et al. A national resuscitation registry of out of hospital cardiac arrest in Germany: a pilot study. *Resuscitation*. 2009;80:199–203.
4. Grmec S, et al. Utstein style analysis of out of hospital cardiac arrest—bystander CPR and end expired CO2. *Resuscitation*. 2007;72:404–414.
5. Nichol G, Thomas E, Callaway C, et al. Regional variation in out of hospital cardiac arrest incidence and outcome. *JAMA*. 2008;300:1423–1431.
6. Salcido DD, et al. Incidence of re-arrest after return of spontaneous circulation in out of hospital cardiac arrest. *Prehosp Emerg Care*. 2010;14(4):413–418.
7. Chelly J, Mongardon N, Dumas F, et al. Benefit of an early and systematic imaging procedure after cardiac arrest: insights from the PROCAT registry. *Resuscitation*. 2012;83:1444–1450.
8. Spaulding C, Joly LM, Rosenberg A, et al. Immediate coronary angiography in survivors of out-of-hospital cardiac arrest. *N Engl J Med*. 1997;336(23):1629–1633.
9. Sideris G, et al. Value of post resuscitation electrocardiogram in the diagnosis of acute myocardial infarction in out of hospital cardiac arrest patients. *Resuscitation*. 2011;82:1148–1153.
10. Strote JA, et al. Comparison of role of early to later or no cardiac catheterization after resuscitation from out-of-hospital cardiac arrest. *Am J Cardiol*. 2012;109:451–454.
11. Anyfantakis ZA, et al. Acute coronary angiographic findings in survivors of out-of-hospital cardiac arrest. *Am Heart J*. 2009;157(2):312–318.
12. Zanuttini D, et al. Impact of emergency coronary angiography on in-hospital outcome of unconscious survivors after out of hospital cardiac arrest. *Am J Cardiol*. 2012;110:1723–1728.
13. Dumas F, et al. Long term prognosis following resuscitation from out of hospital cardiac arrest. *J Am Coll Cardiol*. 2012;60:21–27.

14. Pell JP, Sivel JM, et al. Presentation, management and outcome of out-of-hospital-cardiac arrest: comparison by underlying aetiology. *Heart.* 2003;89:839–842.
15. Hess EP, Campbell RL, White RD, et al. Epidemiology, trends, and outcome of out-of-hospital-cardiac arrest of non-cardiogenic origin. *Resuscitation.* 2007;72:200–206.
16. Deasy C, Bray JE, et al. Out-of-hospital cardiac arrest in young adults in melbourne, australia: adding coronial data to a cardiac arrest registry. *Resuscitation.* 2011;82:1302–1306.
17. Bottiger BW, Arntz HR, Chamberlain DA, et al. Thrombolysis during resuscitation for out-of-hospital cardiac arrest. *N Engl J Med.* 2008;359(25):2651–2662.
18. Konstantinides SV. Massive pulmonary embolism: what level of aggression? *Semin Respir Crit Care Med.* 2008;29:47–55.
19. Meneveau N, et al. Management of unsuccessful thrombolysis in acute massive pulmonary embolism. *Chest.* 2006;129:1043–1050.
20. Schneider A, Bottiger BW, Popp E. Cerebral resuscitation after cardiocirculatory arrest. *Anesth Analg.* 2009;108(3):971–979.
21. Polderman KH. Mechanisms of action, physiological effects, and complications of hypothermia. *Crit Care Med.* 2009;37(suppl 7):S186–S202.
22. Bernard SA, Gray TW, Buist MD, et al. Treatment of comatose survivors of out-of-hospital cardiac arrest with induced hypothermia. *N Engl J Med.* 2002;346:557–563.
23. HACA Group. Mild therapeutic hypothermia to improve the neurologic outcome after cardiac arrest. *N Engl J Med.* 2002;346:549–556.
24. Zobel C, Adler C, et al. Mild therapeutic hypothermia in cardiogenic shock syndrome. *Crit Care Med.* 2012;40:1715–1723.
25. Hovdeness J, Laake JH, Aaberge L, et al. Therapeutic hypothermia after out-of-hospital cardiac arrest: experiences with patients treated with percutaneous coronary intervention and cardiogenic shock. *Acta Anaesthesiol Scand.* 2007;51:137–142.
26. Wolfrum S, Pierau C, Radke PW, et al. Mild therapeutic hypothermia in patients after out-of-hospital cardiac arrest due to acute ST-segment elevation myocardial infarction undergoing immediate percutaneous coronary intervention. *Crit Care Med.* 2008;36:1780–1786.
27. Kuboyama K, Safar P, Radovsky A, et al. Delay in cooling negates the beneficial effect of mild resuscitative cerebral hypothermia after cardiac arrest in dogs: a prospective, randomized study. *Crit Care Med.* 1993;21:1348–1358.
28. Nozari A, Safar P, Stezoski SW, et al. Critical time window for intra-arrest cooling with cold saline flush in a dog model of cardiopulmonary resuscitation. *Circulation.* 2006;113:2690–2696.
29. Nielsen N, Wetterslev J, Cronberg T, et al. Targeted Temperature Management at 33°C versus 36°C after Cardiac Arrest. *N Engl J Med.* 2013;369:2197–2206.
30. Rajek A, Greif R, Sessler DI, et al. Core cooling by central venous infusion of ice-cold (4 degrees C and 20 degrees C) fluid: isolation of core and peripheral thermal compartments. *Anesthesiology.* 2000;93:629–637.
31. Kim F, Olsufka M, Longstreth WT Jr, et al. Pilot randomized clinical trial of prehospital induction of mild hypothermia in out-of-hospital cardiac arrest patients with a rapid infusion of 4 degrees C normal saline. *Circulation.* 2007;115:3064–3070.
32. Jacobshagen C, Pax A, Unsold BW, et al. Effects of large volume, ice-cold intravenous fluid infusion on respiratory function in cardiac arrest survivors. *Resuscitation.* 2009;80:1223–1228.
33. Polderman KH, Rijnsburger ER, Peerdeman SM, et al. Induction of hypothermia in patients with various types of neurologic injury with use of large volumes of ice-cold intravenous fluid. *Crit Care Med.* 2005;33:2744–2751.
34. Weisser J, Martin J, Bisping E, et al. Influence of mild hypothermia on myocardial contractility and circulatory function. *Basic Res Cardiol.* 2001;96:198–205.
35. Polderman KH, Peerdeman SM, Girbes AR. Hypophosphatemia and hypomagnesemia induced by cooling in patients with severe head injury. *J Neurosurg.* 2001;94:697–705.

36. Schaller B, Graf R. Hypothermia and stroke: the pathophysiological background. *Pathophysiology*. 2003;10:7-35.
37. Soliman HM, Mercan D, Lobo SS, et al. Development of ionized hypomagnesemia is associated with higher mortality rates. *Crit Care Med*. 2003;31:1082-1087.
38. Schefold JC, Storm C, Joerres A, et al. Mild therapeutic hypothermia after cardiac arrest and the risk of bleeding in patients with acute myocardial infarction. *Int J Cardiol*. 2009;132:387-391.
39. Nielsen N, Hovdenes J, Nilsson F, et al. Outcome, timing and adverse events in therapeutic hypothermia after out-of-hospital cardiac arrest. *Acta Anaesthesiol Scand*. 2009;53:926-934.
40. Badjatia N, Strongilis E, Gordon E, et al. Metabolic impact of shivering during therapeutic temperature modulation: the Bedside Shivering Assessment Scale. *Stroke*. 2008;39:3242-3247.
41. Alroughani R, Javidan M, Qasem A, et al. Non-convulsive status epilepticus; the rate of occurrence in a general hospital. *Seizure*. 2009;18:38-42.
42. Legriel S, Bruneel F, Sediri H, et al. Early EEG monitoring for detecting post-anoxic status epilepticus during therapeutic hypothermia: a pilot study. *Neurocrit Care*. 2009;11:338-344.
43. Towne AR, Waterhouse EJ, Boggs JG, et al. Prevalence of nonconvulsive status epilepticus in comatose patients. *Neurology*. 2000;54:340-345.
44. Oddo M, Carrera E, Claassen J, et al. Continuous electroencephalography in the medical intensive care unit. *Crit Care Med*. 2009;37:2051-2056.
45. Kjaergaard B, et al. Extra-corporeal life support makes advanced radiologic examination and cardiac interventions possible in patients with cardiac arrest. *Resuscitation*. 2011;82:623-626.
46. Hashiba K, et al. Percutaneous cardiopulmonary support (PCPS) in pulmonary embolism with cardiac arrest. *Resuscitation*. 2012;83:183-187.
47. Sung K, et al. Improved survival after cardiac arrest using emergent autopriming percutaneous cardiopulmonary support. *Ann Thorac Surg*. 2006;82:651-656.

Section 6
神経系の集中治療

20 虚血性脳卒中（脳梗塞）
21 脳内出血とくも膜下出血
22 痙攣発作とてんかん重積状態
23 筋無力症クリーゼと末梢性神経筋障害

20

虚血性脳卒中（脳梗塞）
ischemic stroke

Mohamed Teleb and Paul Singh

背景

脳卒中は米国における死因の第4位であり，医療費は概算で年間38.6億ドルに達する[1]。脳卒中全体の死亡率はここ10年間で低下しているが，65歳以上の脳卒中患者の半数は5年以内に死亡している[1]。従来的には臨床診断であるが，現在，脳卒中の評価は画像検査に強く依存している。脳虚血とペナンブラ penumbra の領域を診断するために新しく多種多様な放射線医学技術が開発されているが，急性期において最も重要な画像検査は依然として頭部単純CTである。このことを念頭に，本章では，脳卒中の病因，臨床症状とともに，急性期の画像診断に対する基本的なアプローチについて述べていく。

病歴と身体所見

病歴

脳梗塞患者の病歴を素早く的確に聴取することにより，最適な治療を円滑に進めることができる。いつ脳梗塞が発症したのかを正確に知ることは必須である。症状が現れたときに人が近くにいない場合は，発症時刻の決定は困難なので，診療医は最初に症状が発見された時刻ではなく「最終未発症」時刻を頼りにすべきである。例えば，もし患者が起床したときに脳梗塞症状があった場合は，その最終未発症時刻はその前の晩に就寝した時刻である。この情報は，組織プラスミノーゲン活性化因子(t-PA)静注や大動脈内血栓溶解療法/血栓除去術など特別な治療介入の適応があるかを決定するために必要である。発症時刻と症状持続時間に加えて，神経学的所見の進展を診療録に記載することは重要である。多くの血管イベントは直接神経障害を引き起こすが，例外は一過性脳虚血発作(TIA)と頭蓋内外の血管狭窄によっ

表 20-1 脳梗塞類似疾患/症状とその特徴

類似疾患/症状	特徴と解説
痙攣	発作後の Todd 麻痺や全般化した強直間代発作は脳底動脈の梗塞と間違えやすい
片頭痛	巣症状(不全片麻痺,失語症,視野欠損など)の後に頭痛が起こることがある
失神	通常は低血圧や不整脈に関連して起こる。脳神経異常のような別の脳幹症状があれば椎骨脳底動脈領域の虚血を見ぬく一助となる
低血糖	巣症状を引き起こすことがある。糖尿病の病歴がないか注意すべきである。脳卒中様の症状を呈する患者は全例,血糖値を測定すべきである
代謝性脳症	錯乱,不明瞭な会話,失語。脳卒中と比べると症状の発症は緩徐なことが多い
薬物過量摂取	薬物の毒性に関連した意識レベル低下は,後方循環の脳梗塞や重度の頭蓋内出血と間違えやすい。身体所見(特に瞳孔径と対光反射,強い痛み刺激)とバイタルサインが鑑別の助けになる。ピンポイント状に縮瞳した瞳孔は,麻薬中毒を表していることがある。瞳孔不同や対光反射の消失は,頭蓋内圧の上昇や脳ヘルニアの疑いを強める。高血圧に伴う徐脈(Cushing 徴候)もまた頭蓋内圧上昇を示唆する
ヘルペス脳炎	単純ヘルペスウイルスは側頭葉を障害する。錯乱,失語,視野欠損を引き起こす。発熱や症状進行といった中枢神経系での感染の徴候が存在する場合は,脳梗塞と鑑別すべきである
硬膜下血腫	血腫に圧迫された大脳半球に一致する神経巣症状や意識障害が存在することがある。高齢者では小さな外傷でもみられる。画像検査で除外する
末梢神経圧迫	通常は突然発症ではなく,術後や腕枕をして寝て起きたときなどに起こる。脱力としびれの両方,もしくはそのどちらかが特定の末梢神経分布に沿って生じる
Bell 麻痺	突然の閉眼しにくさや前額部の筋力低下を自覚することがある。例えば,まゆがつり上がったりすることであるが〔第 VII 脳神経(顔面神経)症状〕,これはゆっくりと起こることもある。最近の感染や外傷が顔面神経麻痺の誘因となる。橋の梗塞でも顔面神経麻痺は起こりうるが,通常は第 VI 脳神経(外転神経)などの他の脳神経も巻き込まれる
良性発作性頭位性めまい	多くの場合,頭を一方向に向けることで誘発され,めまい,悪心・嘔吐,平衡感覚の異常といった症状を呈する。脳幹梗塞では,複視,顔面麻痺,顔面半側の感覚異常といった他の局所的な脳神経症状が現れるはずである
転換性障害	患者は,片側の脱力や感覚異常,話しにくさを訴えることが多い。こういった症状が器質的なものか,精神医学的なものかを決定するのは難しい。精神疾患の病歴や最近の薬物使用歴を聴取し,一度脳梗塞が除外されれば,正の増強法(理学/作業療法士による評価)とともに症状を器質的なものとみなす
陳旧性脳梗塞の再燃	局所的な神経学的異常が突然発症し,臨床的または放射線検査において陳旧性脳梗塞所見がみられる。疲労や代謝の異常により起こることがある

て生じる血流減少症状である。

　救急医は脳卒中ではない状態を見極められるよう心がけるべきである。局所的な神経学的異常を生じる「脳梗塞類似疾患(stroke mimics)」を表 20-1 に示す。

　詳細な病歴聴取と検査によって,脳梗塞とその類似疾患を鑑別することができ,脳虚血過程が本当にみられる症例では,神経学的損傷の病因を明らかにすることができる。頸部に放散する激烈な胸痛に付随して起こる脳梗塞症状は,心塞栓による心筋梗塞を示唆する。脳梗塞症状とともに重篤な胸背部痛がみられる場合は,頸動

表 20-2　脳卒中患者の病歴

現病歴	発症時間，随伴症状（頭痛，痙攣），症状の進み具合（突然か，緩徐か），胸痛・背部痛・律動・偏視があるかどうか
既往歴	過去の頭蓋内出血，脳梗塞，頭部外傷，心筋梗塞，心房細動
手術歴	最近の手術・大手術，体表から圧迫できない部位の動脈穿刺
アレルギー	造影剤，アスピリン，ヘパリン，抗凝固薬
薬物	抗凝固薬，抗血小板薬，降圧薬

脈や椎骨動脈まで達する大動脈解離を疑う．こういった症候の組み合わせは特定の病態を明らかにするだけではなく，例えば頭蓋内腫瘍のような特別な禁忌がある患者に対し血栓溶解療法による出血の合併症を避けるといったように，患者の治療方針を大きく変えることがある．

脳梗塞の鑑別診断は，急性期には難しいことが多い．ある研究では，t-PA を投与されている患者の 3 ～ 16％は，脳梗塞ではなくその類似疾患であると報告している[2,3]．幸いにも，t-PA 投与を受けた非脳梗塞疾患において症候的な頭蓋内出血は増えなかった，と多くの研究では報告している[3]．t-PA 投与後の頭蓋内出血の病因は，梗塞状態になった脳組織に再還流が起きて出血するためである．脳梗塞の類似疾患においては，実際には脳虚血ではないので t-PA 投与後の出血は起きにくい．例外は頭蓋内腫瘍のある患者であるが，通常は t-PA 静注前の CT スキャンで脳腫瘍は描出される．

随伴症状に加えて，t-PA 静注の禁忌項目や適応項目に的を絞って患者の既往歴や手術歴を素早く聴取する必要がある．t-PA 静注は，症状出現から 3 時間以内に来院した患者に対する現在の標準的な治療であり，投与基準に合致すれば最終未発症時刻から 4.5 時間以内の症例に推奨されている（**表 20-2**）[4]．

身体所見

ABC（気道，呼吸，循環）の評価とバイタルサインは，脳卒中の種類や原因（脳出血か，脳虚血か）についての手がかりを与えてくれる．脈拍不整の頻脈は，心原性脳梗塞であることを支持する場合がある．頭痛や悪心・嘔吐，意識障害を伴った血圧の上昇は，脳出血をより強く示唆する．しかし，後方循環の脳梗塞（脳底動脈の閉塞など）でも似たような症状がみられることがある．一度 ABC が安定化したら，National Institutes of Health Stroke Scale（NIHSS）を用いて素早く神経学的診察を行うべきである（**表 20-3**）[5,6]．

NIHSS は簡単に得点をつけることができ，短期および長期の予後を予測し，大

表20-3 National Institutes of Health Stroke Scale(NIHSS)

1a.	意識水準	0点＝覚醒 1点＝簡単な刺激で覚醒 2点＝繰り返し刺激，強い刺激で覚醒 3点＝無反応
1b.	質問	0点＝両方正解 1点＝片方正解 2点＝両方不正解
1c.	従命	0点＝両方正解 1点＝片方正解 2点＝両方不正解
2.	注視	0点＝正常 1点＝部分的注視視野 2点＝完全注視麻痺
3.	視野	0点＝視野欠損なし 1点＝部分的半盲 2点＝完全半盲 3点＝両側性半盲
4.	顔面麻痺	0点＝正常 1点＝軽度麻痺 2点＝部分的麻痺 3点＝完全麻痺
5a.	上肢(腕)の運動(左)	0点＝下垂なし 1点＝10秒以内に下垂 2点＝10秒以内に落下 3点＝重力に抗して動かない 4点＝動きなし
5b.	上肢(腕)の運動(右)	上肢(腕)の運動(左)に同じ
6a.	下肢の運動(左)	0点＝下垂なし 1点＝5秒以内に下垂 2点＝5秒以内に落下 3点＝重力に抗して動かない 4点＝動きなし
6b.	下肢の運動(右)	下肢の運動(左)に同じ
7.	運動失調	0点＝なし 1点＝1肢 2点＝2肢
8.	感覚	0点＝正常 1点＝軽度の消失 2点＝重度の消失
9.	言語	0点＝正常 1点＝軽度の失語 2点＝重度の失語 3点＝無言または全失語

(つづく)

表 20-3　National Institutes of Health Stroke Scale(NIHSS)（つづき）

10. 構音障害	0 点＝正常 1 点＝軽度 2 点＝重度
11. 消去現象と注意障害	0 点＝正常 1 点＝軽度 2 点＝重度

www.ninds.nih.gov/doctors/NIH_Stroke_Scale.pdf で利用可能。

表 20-4　脳梗塞の領域別での一般的な症候

脳梗塞の発症部位	症候
中大脳動脈	対側の顔面と上肢の筋力低下と感覚低下（下肢では軽度）。優位半球であれば失語，非優位半球なら空間無視
前大脳動脈	対側の下肢の筋力低下と感覚低下（上肢では軽度）
後大脳動脈	対側の視野欠損，優位半球ではときに意識障害や失語，左側では失書のない失読症
脳底動脈	さまざまな組み合わせの四肢運動失調，構音障害，失語症，顔面や四肢の麻痺，感覚障害（おそらく両側），瞳孔不同，非共同性注視，視野欠損，意識レベル低下。幻覚や夢の中にいるような行動，動揺した振る舞いや健忘
上小脳動脈	構音障害，四肢運動失調
前下小脳動脈	失調歩行や四肢運動失調，同側の第 V，VII，VIII 脳神経異常，運動失調を伴う聴覚障害
後下小脳動脈	めまい，悪心・嘔吐，失調歩行
椎骨動脈	同側の四肢運動失調と Horner 症候群，交代性の感覚障害，めまい，失語症，嗄声（延髄外側症候群，Wallenberg 症候群）
穿通枝動脈（ラクナ梗塞） 中大脳動脈穿通枝（内包，放線冠） 脳底動脈穿通枝（橋腹側）	対側の不全片麻痺のみ（純粋感覚発作），もしくは対側の不全片麻痺＋脱力に比して重度の運動失調（運動失調-不全片麻痺），皮質症状はなし
後大脳動脈穿通枝（視床）	対側の感覚障害のみ（純粋感覚発作），皮質症状はなし

Levine J, Johnston K. Diagnosis of stroke and stroke mimics in the emergency setting. *Continuum Lifelong Learning Neurol*. 2008; Jones HR, Srinivasan J, Allam GJ, et al. *Netter's Neurology*. W. B. Saunders Co; 2011; Uchino K, Pary J, Grotta J. *Acute Stroke Care*. 2011. より引用。

血管閉塞を同定する助けになる[7,8]。NIHSS には信頼性と再現性があることが証明されているが，適切な使用にはトレーニングと American Stroke Association のウェブサイト（www.strokeassociation.org）で得られる認定が必要である[9,10]。

脳梗塞の発症部位別に一般的な臨床症状を**表 20-4** に示す[11~13]。完全なリストではないが，こういった症候に精通することは脳虚血部位を特定する助けになる。脳

梗塞患者にはしばしば不全片麻痺のような劇的な所見があるが，脱力は梗塞範囲の大小にかかわらずみられる。失語や視野欠損，脱力の違い（顔面や上肢が下肢よりも程度が強いこと）といった大脳皮質の症状の存在は大血管の閉塞を示唆し，結果的に血管内治療が必要になることがある。脳神経症状の欠損や，運動失調や測定障害といった小脳症状では脳幹や後頭蓋窩の梗塞を考える[14]。

病因

脳梗塞は一般的に5つの病型に分類される。それは，小血管と大血管でのアテローム動脈硬化，心原性，特発性，その他である[15]。その他に含まれる原因として，大動脈解離，感染，外傷，鎌状赤血球症，血液凝固亢進状態が挙げられる。患者個別の診断過程は，その患者の現病歴や臨床症状による影響が大きい。例えば，動悸があって脳卒中症状で診療を受けていた患者では，不整脈がないか心臓の評価が必要であろう。一方，頸部に外傷を負って脳卒中症状がある患者では，潜在的な動脈解離をみつけるために，胸部，頸部，頭部の血管造影が必要になるであろう。

診断的評価

救急での最初の診療は，的を絞った病歴聴取，診察，検査，画像所見で成り立っている。高性能の画像検査を利用すれば，脳卒中の描出に有効であるにもかかわらず，American Heart Association/American Stroke Association（AHA/ASA）ガイドラインによれば頭部単純CTのみが必要とされている[4]。この推奨の根拠は，臨床的

表20-5　時系列での診断アプローチ

所要時間[a]	実施事項
0～10分	バイタルサインのチェック 病歴聴取（症状，発症時間，最近の手術歴） 採血検査〔血糖，プロトロンビン時間国際標準化比（PT-INR）または部分トロンボプラスチン時間（PTT），脳性（B型）ナトリウム利尿ペプチド（BNP），血算，トロポニン〕
10～20分	バイタルサインの再評価 神経学的検査とNIHSS得点の記録
20～40分	画像検査〔単純CT，CT血管造影（CTA），CT灌流画像（CTP），MRI〕[b]
40～60分	神経内科医にコンサルテーションを行い，治療方針を決定する

a この時間はおおよその所要時間であり，それぞれの処置を完全に行うのに最大の時間を割りふってある。
b 画像検査は施設により異なる。頭部CTのみが必須である。

な基準をすでに満たしていれば，t-PA 静注が適応かどうかの決定には頭部単純 CT 検査で十分だということである。CT 血管造影(CTA)や MRI といった他の画像検査も結局は必要になるが，t-PA 静注の効果が下がるのを避けるためには頭部単純 CT に引き続き，すぐに t-PA 投与の決定をすべきである(表 20-5)。

AHA/ASA ガイドラインによれば，推奨される最初の検査には，次のものが含まれる。

- バイタルサイン
- 心電図と心酵素
- プロトロンビン時間国際標準化比(PT-INR)，プロトロンビン時間(PT)，部分トロンボプラスチン時間(PTT)，脳性(B 型)ナトリウム利尿ペプチド(BNP)，血算，トロポニン，尿検査，毒物検査(尿検査は低血糖，高血糖，糖尿病性ケトアシドーシス，感染症，代謝性脳症などの鑑別診断に有用である)
- 頭部単純 CT

頭部単純 CT は，梗塞からの出血，比較的病状の激しい梗塞，積極的な治療が必要な圧排効果や正中偏位の存在，助けられる脳組織の程度，などの識別を可能にする。脳梗塞発症から 3 時間以上経過した患者では，中大脳動脈領域の 1/3 以上に低吸収域が存在すれば t-PA 投与の適応外になる。脳梗塞では，救急医は次のような画像所見に気づかなくてはならない(図 20-1)。こういった所見から梗塞した脳組織の程度を推測し，t-PA 投与を避ける決定を下せる場合がある。

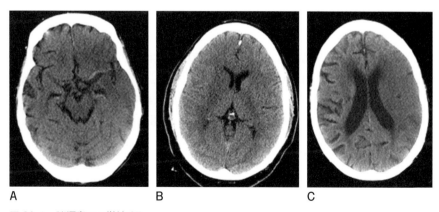

図 20-1 脳梗塞での単純 CT
A：島皮質の不鮮明化と左側頭葉の脳溝消失を伴った左中大脳動脈(MCA)の高吸収域。B：右の尾状核や内包，被殻を含む皮髄境界の不鮮明化。C：左 MCA 領域全体の脳溝消失と皮髄境界の不鮮明化。

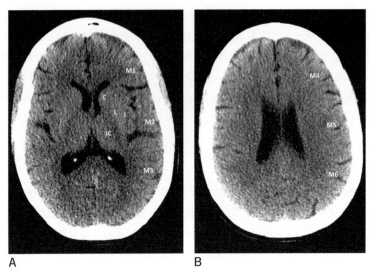

図20-2　ASPECTSの10領域
A：深部構造に重点をおいた下位横断面。B：皮質の評価を重視した上位横断面。
C：尾状核，L：レンズ核，IC：内包，I：島，M1〜6：各中大脳動脈の領域

- 中大脳動脈領域の高吸収所見
- 島皮質の不鮮明化
- 脳溝の消失
- 尾状核や内包，被殻といった特に深部の皮髄境界の不明瞭化

　上記のような微妙な変化に加えて，正中偏位や占拠性病変の有無，圧排効果，頭蓋底や脳内の出血，脳浮腫，脳ヘルニアの評価をすべきである。頭部CTでの脳梗塞評価によく使われるツールとしてAlberta Stroke Program Early CT Score（ASPECTS）がある[16]。ASPECTSは中大脳動脈領域のおもな10領域を評価する。どの領域でも低吸収であれば10から1点減点し，減点した合計得点が脳梗塞範囲を表す。このツールではいかなる中大脳動脈領域の脳梗塞でもその範囲を推定でき，機能的な予後（7点以下は予後不良）を評価するために用いられている（図20-2）。

治療指針

　急性期の脳梗塞治療は，脳梗塞範囲を縮小してペナンブラ領域を救うために，閉塞血管の緊急再開通や脳の側副血流増加を中心に行われる。同じように重要なのは，脳梗塞合併症（脳内出血，脳梗塞の増大，脳ヘルニアなど）を減らすための支持療法

を準備することである。また，心筋梗塞や大動脈解離，誤嚥性肺炎，薬物中毒といった，付随している疾患を同定することも同様に重要である。脳梗塞治療の目的は，適切な処置を行うことと，合併症のリスクをなるべく減らしできるだけ早く神経予後を改善することである。脳梗塞の治療方針決定の樹形図を図20-3 に，一般的な治療法を表 20-6 に，脳梗塞治療とその管理において起きる可能性がある合併症を表 20-7 に示す。さらに，一般的な脳梗塞診療の手順，基準，指示検査を表 20-8 に記載する[4,17〜19]。表 20-9 では，t-PA 静注の禁忌と適応を挙げる。

組織プラスミノーゲン活性化因子の静注

脳梗塞の急性期管理において最も多くたずねられる質問は，組織プラスミノーゲン活性化因子 tissue plasminogen activator(t-PA)静注の利益と不利益についてである。t-PA 静注の有効性を示した主要な臨床研究には，ECASS 3，NINDS 2，IST 3 がある[20,21,32,33]。こういった研究結果をよりよく理解するために，調査されてい

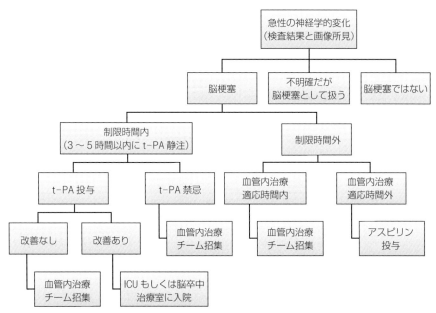

図 20-3　急性期の脳梗塞診療のフローチャート

t-PA を静注された脳梗塞類似疾患(stroke mimics)のメタ分析では，副作用なし(脳梗塞チームが決定にかかわった症例も含めて)であることが明らかになった。

Chang J, Teleb M, Yang JP, et al. A model to prevent fibrinolysis in patients with stroke mimics. J Stroke Cerebrovasc Dis. 2011;21(8):839-843. doi:10.1016/j.jstrokecerebrovasdis.2011.04.018; Tsivgoulis G, Alexandrov AV, Chang J, et al. Safety and outcomes of intravenous thrombolysis in stroke mimics: a 6-year, single-care center study and a pooled analysis of reported series. Stroke. 2011;42(6):1771-1774. doi:10.1161/STROKEAHA.110.609339 より引用。

表20-6 虚血性脳卒中の治療

治療/管理	適応	ガイドライン/推奨*
t-PA 静注	ECASS 3 の基準に合致した 3 時間以内もしくは 4.5 時間以内の脳梗塞[a]。0.9 mg/kg，最大 90 mg まで投与。10%をボーラス投与，残りを 1 時間かけ投与	Class I，Level A, B[a]
t-PA 動注	中大脳動脈(MCA)閉塞により，広範囲に及ぶ 6 時間以内の脳梗塞で t-PA 静注の適応ではないもの	Class I，Level B
機械的血栓除去術	8 時間以内の MCA 領域での広範囲脳梗塞	Class IIb，Level B
抗血小板薬	禁忌以外のすべての脳梗塞。24 ～ 48 時間以内にアスピリンの経口投与(初回投与量 325 mg)	Class I，Level A
抗凝固薬	不要である。すべての研究で，出血が増えたとの報告あり	Class III，Level A
急性期血圧管理/脳灌流圧の維持	脳灌流維持と低酸素脳組織の改善と保護のため，t-PA を投与されていなければ 220/120 mmHg 未満に血圧の目標値を設定する	Class I，Level C Class I，Level B
	t-PA が投与されている場合は頭蓋内出血のリスクを減らすため 185/110 mmHg 未満に降圧すべきである	
高血糖/低血糖の管理	絶えず 140 mg/dL 超となる場合はビグアナイド系薬を使用し目標は 140 ～ 185 mg/dL とする。非無作為化研究の結果であるが，高血糖の患者は予後不良であった	Class IIa, Level C Class I，Level C
	専門家によると，60 mg/dL 未満の低血糖は治療すべきであるとしている	
気道管理/酸素化/誤嚥予防	経皮的酸素飽和度(SpO_2)94%未満であれば酸素を補充する。気道確保ができていなければ早期の気管挿管を考慮する	Class I，Level C
24 時間の心臓モニタリング	心房細動や緊急の治療介入が必要な潜在性の不整脈をふるい分ける。脈拍コントロールとリズムコントロール行い，すぐに抗凝固薬を使用する	Class I，Level B
解熱薬	発熱した場合。その原因をつき止め対処する	Class I，Level C

[a] 試験では，80 歳以上，脳卒中と糖尿病両方の既往歴，NIHSS>25 点，CT 上>1/3 の MCA 領域での脳梗塞の患者は，3～4.5 時間の患者から除外されている。
Jauch EC, Saver JL, Adams HP, et al. Guidelines for the early management of patients with acute ischemic stroke: a guideline for healthcare professionals from the American Heart Association/American Stroke Association. *Stroke*. 2013;44(3):870-947. doi: 10.1161/STR.0b013e318284056a; Hacke W, Kaste M, Bluhmki E, et al. Thrombolysis with alteplase 3 to 4.5 hours after acute ischemic stroke. *N Engl J Med*. 2008;359(13):1317-1329. doi:10.1056/NEJMoa0804656 より引用。
*訳注：ここで表記されている分類とエビデンスレベルは，AHA/ASA ガイドラインで定義されている。

る予後因子を知っておくことは重要である。modified Rankin Scale(mRS)は機能予後を 6 点満点で表すパラメータで，まったく障害がない(0)から死亡(6)まで範囲がある。一般的に，mRS は脳梗塞の発症から 90 日後に行われる。最大 42 点で神経脱落症状を測定する NIHSS は，機能予後を表さないが，初期評価には非常に有用である。いずれの研究においても，t-PA 投与後 24 時間で NIHSS 得点に違いが

表20-7 起こりうる合併症と脳梗塞治療

合併症	対処法	ガイドライン/推奨
t-PA投与後：頭痛，検査結果の悪化，急性高血圧，悪心・嘔吐	t-PA投与を中止し，すぐに頭部CTを撮影。出血がみられたら自施設のt-PA拮抗手順を続けて行う	Class I, Level C
血管性浮腫	t-PA静注を受けた患者の1.3～5.1%に発症する。気道確保し，ラニチジン(H_2受容体拮抗薬)，ジフェンヒドラミン(H_1受容体拮抗薬)，メチルプレドニゾロン，アドレナリンを必要に応じて投与する	Class I, Level B
脳再灌流による出血/脳幹圧迫	後頭下開頭術や脳室ドレナージのために，脳神経外科医にコンサルテーションを行う。救命処置がよい転帰をもたらす	Class I, Level B
正中偏位のある広範囲のMCA領域での脳梗塞	感覚鈍麻があれば脳圧を下げる治療を開始する。頭位30度挙上，1 g/kgのマンニトール静注，23.4%高張生理食塩液30 mLのボーラス投与を加えてもよい	Class IIb, Level C Class I, Level B Class III, Level A
	片側開頭減圧術が可能かどうか脳神経外科医にコンサルテーションを行う。60歳未満，NIHSS＜25点の患者では，48時間以内に施行すれば片側開頭減圧術は救命処置となる	
	脳浮腫に対してはステロイドを使用してはならない	
痙攣	痙攣重積から脳への障害を防ぐために，抗てんかん薬静注を速やかに行う(フェニトイン，レベチラセタム，lacosamide)	Class I, Level B
急性水頭症	脳室ドレーン設置のため脳神経外科医にコンサルテーションを行う	Class I, Level C

Jauch EC, Saver JL, Adams HP, et al. Guidelines for the early management of patients with acute ischemic stroke: a guideline for healthcare professionals from the American Heart Association/American Stroke Association. *Stroke*. 2013;44(3):870-947. doi: 10.1161/STR.0b013e318284056a より引用。
＊訳注：ここで表記されている分類とエビデンスレベルは，AHA/ASAガイドラインで定義されている。

出なかったため，これらのt-PA投与研究に関してはいくつかの議論が起こっている。しかし，3時間の制限時間内に処置された患者では，3カ月後のNIHSSとmRSは有意な効果を示した。ECASS 3では，制限時間を3時間から4.5時間に延長してみても同様の効果が再現されている。重要なことに，t-PA投与治療を6時間までに延長した初期の研究では，予後と副作用に有意な差はみられなかった。2010年のECASS，ATLANTIS，NINDS 2，EPITHETのメタ分析でも4.5時間以降のt-PA静注では同様の結果であった[33]。このため，患者の脳梗塞発症時刻を確定することと，投与禁忌を厳守することは必須である。次に示すのは，t-PA投与の予後データを要約したものである。

- t-PA静注を3時間以内に受けた患者群をプラセボ群と比較した場合，mRS 0～1の予後良好な患者が絶対値で全体の13%(39% vs. 26%)増え，相対的には

表 20-8　脳梗塞の重要なプロトコル，基準，検査

t-PA 拮抗手順[a]	片側開頭減圧術を含む基準[b]	t-PA 後の検査
●t-PA 投与中止 ●クリオプレシピテートを使用し，目標のフィブリノーゲンは 100 mg/dL 超とする ●血液型検査と交差試験採血 ●すぐにフィブリノーゲンを測定し，6 時間ごとにチェックする ●凝固が改善するまで 10〜20 単位のクリオプレシピテートを投与する(1 単位でフィブリノーゲンが 5〜10 mg/dL 増加する。フィブリノーゲンがまったくないと仮定して，改善すれば投与量を調整する) ●必要ならクリオプレシピテート投与を繰り返す ●もしクリオプレシピテートが適応外なら，新鮮凍結血漿(FFP)を使ってもよい(1 単位のクリオプレシピテートは FFP 1 袋から生成される) ●血小板数を 50,000/μL 超に保つ。活性化第 VII 因子はこういった状況では試されておらず，使うべきではない ●脳神経外科医にコンサルテーションを行う	●18〜60 歳 ●NIHSS>15 点で中大脳動脈(MCA)閉塞を臨床的に示唆する神経障害 ●NIHSS 1a 項目の 1 以上の意識レベル低下 ●同側前大脳動脈や後大脳動脈に合併した梗塞の有無にかかわらず，MCA 領域の半分以上に広がる脳梗塞を示す CT 所見，または拡散強調 MRI で示される 145 cm³ 超の梗塞容積 ●発症から 45 時間以内 ●患者もしくは法的代理人の書面によるインフォームド・コンセント	●神経学的診察と血圧測定。最初の 2 時間は 15 分ごとに，次の 6 時間は 30 分ごとに，その後は 1 時間ごとに，投与後 24 時間経過まで血圧を測定する ●投与後 24 時間は経鼻胃管，Foley カテーテル，A ラインは延期する ●24 時間後に CT を撮影する **血管性浮腫の治療** ●アドレナリン 0.5 mL をネブライザーで吸入もしくは 0.3 mL を 0.1%に溶解して皮下注射する(2 回繰り返してよい) ●ジフェンヒドラミン 50 mg 静注後，25 mg を 6 時間ごとに 4 回投与 ●メチルプレドニゾロン(ソル・メドロール®) 100 mg を静注し，血管性浮腫の程度や経過に応じて 1 日量 20〜80 mg を 3〜5 日間投与してもよい ●ファモチジン 20 mg を静注後，20 mg を 12 時間ごとに 2 回投与

[a] AHA/ASA 2007 Guidelines にもとづく。Broderick J, Connolly S, Feldmann E, et al. Guidelines for the Management of Spontaneous Intracerebral Hemorrhage in Adults: 2007 Update: a guideline from the American Heart Association/American Stroke Association Stroke Council, High Blood Pressure Research Council, and the Quality of Care and Outcomes in Research Interdisciplinary Working Group: the American Academy of Neurology affirms the value of this guideline as an educational tool for neurologists. *Stroke*. 2007;38(6):2001-2023. doi:10.1161/STROKEAHA.107.183689; Morgenstern LB, Hemphill JC, Anderson C, et al. Guidelines for the Management of Spontaneous Intracerebral Hemorrhage: a guideline for healthcare professionals from the American Heart Association/American Stroke Association. *Stroke*. 2010;41(9):2108-2129. doi:10.1161/STR.0b013e3181ec611b より引用。

[b] Pooled Analysis of Hemicraniectomy Trials より。Vahedi K, Hofmeijer J, Juettler E, et al. Early decompressive surgery in malignant infarction of the middle cerebral artery: a pooled analysis of three randomised controlled trials. *Lancet Neurol*. 2007;6(3):215-222. doi:10.1016/S1474-4422(07)70036-4 より引用。

50%増加していた。3〜4.5 時間の場合では予後良好な患者は絶対値で 7%増加し，相対的には 12%増加した。mRS 4〜5 の予後不良，もしくは mRS 6 の死亡の患者の割合は，どちらの群でもプラセボ群と比較して減少していた。これは出血患者を含めても同等であった[20,34,35]。

表 20-9 t-PA 静注の適応と禁忌

適応	禁忌
● 明らかな神経障害による脳梗塞の診断 ● 発症から治療開始まで 3 時間以内 ● 18 歳以上 **相対禁忌**[a] ● 脳梗塞症状が軽いもしくは急速に改善している（自然軽快） ● 妊婦 ● 発作後の神経障害の遺残による痙攣 ● 14 日以内の大手術もしくは重症外傷 ● 21 日以内の消化管出血もしくは尿路出血 ● 3 カ月以内の急性心筋梗塞	● 3 カ月以内の重度の頭部外傷もしくは脳梗塞 ● くも膜下出血を示す症状 ● 圧迫できない部位の 7 日以内の動脈穿刺 ● 頭蓋内出血の既往 ● 頭蓋内腫瘍, 動静脈奇形や脳動脈瘤 ● 最近の頭蓋内もしくは脊髄手術 ● 血圧の上昇（収縮期血圧＞185 mmHg, 拡張期血圧＞110 mmHg） ● 活動性の内出血 ● 出血性素因 1. 血小板数 100,000/mm^3 未満 2. 48 時間以内のヘパリン投与と基準範囲上限以上の aPTT 上昇 3. 抗凝固薬使用中で PT＞15 秒もしくは PT-INR＞1.7 4. 直接トロンビン阻害薬, 直接 Xa 因子阻害薬の使用中であり高感度検査（aPTT, PT-INR, 血小板数, ECT, TT, 第 Xa 因子活性分析など）結果の異常 ● 血糖値 50 mg/dL（2.7 mmol/L）未満 ● CT 上, 多葉性の梗塞（大脳半球＞1/3 が低吸収域） **3～4.5 時間の追加除外項目** ● 80 歳以上 ● 糖尿病と脳梗塞両方の既往 ● INR に関係なく抗凝固薬の使用 ● NIHSS＞25 点もしくは CT 画像上 MCA 領域＞1/3 の低吸収域

[a] 状況によっては, 1 つ以上の相対禁忌があるにもかかわらず, 患者がフィブリノーゲン治療を受けることがある。相対禁忌があったとしても, t-PA 投与の利益と不利益を慎重に検討すべきである。
aPTT：活性化部分トロンボプラスチン時間, ECT：エカリン凝固時間, TT：トロンビン時間あるいはトロンボテスト
2013 AHA/ASA Guidelines にもとづく。Jauch EC, Saver JL, Adams HP, et al. Guidelines for the early management of patients with acute ischemic stroke: a guideline for healthcare professionals from the American Heart Association/American Stroke Association. *Stroke*. 2013;44(3):870-947. doi: 10.1161/STR.0b013e318284056a より引用。

- 3 時間以内の t-PA 静注では, 予後良好群のオッズ比（OR）は 1.7〔95％信頼区間（CI）：1.2～2.6〕となり, 3～4.5 時間以内では 1.3（95％ CI：1.0～1.7）となる[20]。
- 3 時間以内の t-PA 静注では, 治療必要数（NNT）は 3 となり, 3～4.5 時間では 6 となる[34,35]。
- 3 時間以内の t-PA 静注では, 副作用発現必要症例数（NNH）は 33 となり, 3～4.5 時間では 37 となる[34,35]。

- t-PA静注後の出血合併症のリスクは6%である[20]。

血管内治療

t-PAの動脈内投与と機械的血栓除去術(動脈内血栓除去術)は，大きな脳動脈に閉塞があるNIHSS 8点以上の患者において考慮される血管内治療の選択肢である。血管内治療に関する最近の研究では，t-PA投与のみの群とt-PA投与に血管内治療を加えた群に予後の点で有意差はみられなかった[31]。しかし，この研究では大きな血管の血栓を確認するための画像検査がなされておらず，20%近くの症例で大血管に閉塞がないことが証明された。加えて，この研究で使用されたデバイスの大部分は，新しいデバイスと比較して血管の再開通率が劣っているため現在では使われていない。そして，Trevo®とSolitaire™デバイス[24,25]を用いて改善する血管再開通率は，大血管閉塞での血管内治療の効果に関する研究(SWIFT PRIME and POSITIVE Trials)の持続を可能にしている(論文発表時にはまだ利用されていない)。t-PA動注と動脈内血栓溶解療法は標準的治療とはみなされないが，NIHSS 8点以上でt-PA静注の適応がない患者もしくはt-PA静注で改善がみられない患者では考慮の余地がある。

中大脳動脈の広範囲梗塞

CT上，中大脳動脈領域の1/3以上にわたる広範囲脳梗塞の患者では，家族から集中治療の同意を得てICUへ入院させ，片側開頭減圧術を念頭に脳神経外科へのコンサルトを考える。片側開頭減圧術についての研究では有意な死亡率改善が示されているが，はっきりとした機能的な改善は証明されていない[19]。中大脳動脈領域の広範囲脳梗塞患者では，救急で脳ヘルニアの症候に遭遇したら，確実な気道確保と頭蓋内圧管理を実施すべきである(表20-7参照)。このような状況で生じる可能性のある他の合併症は，痙攣と急性の水頭症である。

結論

脳梗塞は増加の一途をたどり，米国ではかなりの罹患率となっている。幸運なことに，t-PA静注や血管内治療といった治療にかかわる器具や診断力の発展が，脳梗塞を急性期でもかなりの部分まで治療可能な病気にしている。本章で述べたプロトコルは，このきわめて予後不良な疾患による死や障害を減らすための迅速な治療介入や診断の一助になるであろう。

関連文献

文献	研究デザイン	結果
組織プラスミノーゲン活性化因子（t-PA）静注		
The National Institute of Neurological Disorders and Stroke rt-PA Stroke Study Group. *NEJM*. 1995[20] NINDS 2	t-PA 静注群とプラセボ群を比較した患者 333 人の二重盲検無作為化比較試験	90 日後の機能予後は 4 つの判定基準すべてにおいて有意に改善〔オッズ比（OR）：1.7，95％信頼区間（CI）：1.2〜2.6，$p=0.008$〕したが，症候性出血は 6.4％と 0.6％であった（$p<0.001$）
Hacke et al., *NEJM*. 2008[21] ECASS 3	3〜4.5 時間での t-PA 静注群とプラセボ群を比較した患者 821 人の無作為化比較試験	t-PA 群のほうが予後良好な患者が多かった（52.4％ vs. 45.2％，OR：1.34，95％ CI：1.02〜1.76，$p=0.04$）。症候性出血は t-PA 静注群 2.4％に対し，対照群 0.2％（$p=0.008$）。死亡率に差はなかった
Sandercock et al., *Lancet*. 2012[32] IST 3	0〜6 時間での t-PA 投与群とプラセボ群を比較した患者 3,035 人の無作為化比較試験	6 カ月後の予後良好（Oxford Handicap Scale 0〜1）は治療群 24％に対し，対照群 21％（$p=0.018$）。7 日〜6 カ月では t-PA 投与群において死亡例が多かったが，6 カ月後の死亡率は 27％で同等であった
血管内治療（t-PA 動注と血栓除去術）		
Furlan et al., *JAMA*. 1999[22] PROACT 2	3〜6 時間での t-PA 動注群と無治療群を比較した患者 180 人の無作為化比較オープンラベル試験	midified Rankin Scale（mRS）2 以下は治療群 40％に対し対照群 25％（$p=0.04$）。血管再開通は治療群 66％に対し，対照群 18％（$p=0.001$）。症候性出血は治療群 10％に対し，対照群 2％（$p=0.06$）。死亡率に差はなかった
Saver et al., *Lancet*. 2012[24] SWIFT	広範囲梗塞での Solitaire™ ステント群と Merci® デバイス群を比較した患者 113 人の無作為化比較試験	3 カ月後の再開通率，神経学的予後，死亡率は，すべて統計学的に Solitaire™ 群のほうが良好であった
Nogueira et al., *Lancet*. 2012[25] TREVO	広範囲梗塞での Trevo® ステント群と Merci® デバイス群を比較した患者 178 人の無作為化比較試験	再開通率は Trevo® 群 86％に対し，Merci® 群 60％（OR：4.22，95％ CI：1.92〜9.69，$p<0.0001$）
Broderick et al., *NEJM*. 2013[31] IMS 3	発症 3 時間以内に，t-PA 静注のみ，もしくは t-PA 静注と血管内治療（t-PA 動注または動脈内血栓除去術）を受けた患者 656 人の無作為化比較試験	90 日後の mRS に差はなし。症候性出血や死亡率にも差はなかった

（つづく）

文献	研究デザイン	結果
片側開頭減圧術		
Vahedi et al., *Lancet Neurol.* 2007[19]	48 時間以内の中大脳動脈（MCA）領域での広範囲脳梗塞に対して，内科的治療群と開頭減圧術群で比較した 3 つの無作為化比較試験統合分析	手術は，mRS 4 以下の生存〔治療必要数（NNT）＝2〕と mRS 3 以下の生存（NNT＝4）を改善した。機能予後は変わりがなかった（NNT＝2）
Vahedi et al., *Stroke.* 2007[29] DECIMAL	正中偏位のある MCA 領域での脳梗塞に対して，内科的治療群と片側開頭減圧術群で比較した患者 38 人の無作為化比較試験	中等度神経障害がある患者の半数以上で早期開頭減圧術が増加し，死亡率が改善した（死亡率絶対値は内科的治療群に比して手術群では 52.8%減少，$p<0.0001$）
Jüttler et al., *N Eng J Med.* 2014[30] DESTINY 2	60 歳以上の MCA 領域での悪性梗塞に対して，内科的治療群と片側開頭減圧術群で比較	片側開頭減圧術群で，61 歳以上では重度障害なしで生存した症例が増加した（手術群 38% vs. 対照群 18%，OR：2.91，95% CI：1.06 〜 7.49，$p=0.04$）

文献

1. Go AS, Mozaffarian D, Roger VL, et al. Heart disease and stroke statistics—2013 update: a report from the American Heart Association. *Circulation*. 2013;127(1):e6–e245. doi: 10.1161/CIR.0b013e31828124ad
2. Chang J, Teleb M, Yang JP, et al. A model to prevent fibrinolysis in patients with stroke mimics. *J Stroke Cerebrovasc Dis*. 2011;21(8):839–843. doi: 10.1016/j.jstrokecerebrovasdis.2011.04.018
3. Tsivgoulis G, Alexandrov AV, Chang J, et al. Safety and outcomes of intravenous thrombolysis in stroke mimics: a 6-year, single-care center study and a pooled analysis of reported series. *Stroke*. 2011;42(6):1771–1774. doi: 10.1161/STROKEAHA.110.609739
4. Jauch EC, Saver JL, Adams HP, et al. Guidelines for the early management of patients with acute ischemic stroke: a guideline for healthcare professionals from the American Heart Association/American Stroke Association. *Stroke*. 2013;44(3):870–947. doi: 10.1161/STR.0b013e318284056a
5. Brott T, Adams HP, Olinger CP, et al. Measurements of acute cerebral infarction: a clinical examination scale. *Stroke*. 1989;20(7):864–870.
6. Lyden PD, Lu M, Levine SR, et al. A modified National Institutes of Health Stroke Scale for use in stroke clinical trials: preliminary reliability and validity. editorial comment: The NIH stroke scale: is simpler better? *Stroke*. 2001;32(6):1310–1317.
7. Adams H Jr, Davis PH, Leira EC, et al. Baseline NIH Stroke Scale score strongly predicts outcome after stroke. *Neurology*. 1999;53(1):126–131.
8. Fischer U, Arnold M, Nedeltchev K, et al. NIHSS score and arteriographic findings in acute ischemic stroke. *Stroke*. 2005;36(10):2121–2125.
9. Lyden P, Raman R, Liu L, et al. NIHSS training and certification using a new digital video disk is reliable. *Stroke*. 2005;36(11):2446–2449. doi: 10.1161/01.STR.0000185725.42768.92
10. Goldstein LB, Bertels C, Davis JN. Interrater reliability of the NIH stroke scale. *Arch Neurol*. 1989;46(6):660. doi: 10.1001/archneur.1989.00520420080026
11. Levine J, Johnston K. Diagnosis of stroke and stroke mimics in the emergency setting. *Con-

tinuum Lifelong Learning Neurol; 2008:13–20.
12. Jones HR, Srinivasan J, Allam GJ, et al. *Netter's Neurology*. W. B. Saunders Co; 2011:496–517.
13. Uchino K, Pary J, Grotta J. *Acute Stroke Care*. 2011:3–6.
14. Searls DE, Pazdera L, Korbel E, et al. Symptoms and signs of posterior circulation ischemia in the New England Medical Center Posterior Circulation registry. *Arch Neurol*. 2012;69(3):346–351. doi: 10.1001/archneurol.2011.2083
15. The Publications Committee for the Trial of ORG 10172 in Acute Stroke Treatment (TOAST) Investigators. Low molecular weight heparinoid, ORG 10172 (danaparoid), and outcome after acute ischemic stroke: a randomized controlled trial. *JAMA*. 1998;279(16):1265–1272.
16. Pexman JH, Barber PA, Hill MD, et al. Use of the Alberta Stroke Program Early CT Score (ASPECTS) for assessing CT scans in patients with acute stroke. *AJNR Am J Neuroradiol*. 2001;22(8):1534–1542.
17. Broderick J, Connolly S, Feldmann E, et al. Guidelines for the Management of Spontaneous Intracerebral Hemorrhage in Adults: 2007 Update: a guideline from the American Heart Association/American Stroke Association Stroke Council, High Blood Pressure Research Council, and the Quality of Care and Outcomes in Research Interdisciplinary Working Group: the American Academy of Neurology affirms the value of this guideline as an educational tool for neurologists. *Stroke*. 2007;38(6):2001–2023. doi:10.1161/STROKEAHA. 107.183689
18. Morgenstern LB, Hemphill JC, Anderson C, et al. Guidelines for the Management of Spontaneous Intracerebral Hemorrhage: a guideline for healthcare professionals from the American Heart Association/American Stroke Association. *Stroke*. 2010;41(9):2108–2129. doi:10.1161/STR.0b013e3181ec611b
19. Vahedi K, Hofmeijer J, Juettler E, et al. Early decompressive surgery in malignant infarction of the middle cerebral artery: a pooled analysis of three randomised controlled trials. *Lancet Neurol*. 2007;6(3):215–222. doi:10.1016/S1474-4422(07)70036-4
20. The National Institute of Neurological Disorders and Stroke rt-PA Stroke Study Group. Tissue plasminogen activator for acute ischemic stroke. *N Engl J Med*. 1995;333(24):1581–1588. doi:10.1056/NEJM199512143332401
21. Hacke W, Kaste M, Bluhmki E, et al. Thrombolysis with alteplase 3 to 4.5 hours after acute ischemic stroke. *N Engl J Med*. 2008;359(13):1317–1329. doi:10.1056/NEJMoa0804656
22. Furlan A, Higashida R, Wechsler L, et al. Intra-arterial prourokinase for acute ischemic stroke. The PROACT II study: a randomized controlled trial. Prolyse in Acute Cerebral Thromboembolism. *JAMA*. 1999;282(21):2003–2011.
23. Smith WS, Sung G, Saver J, et al. Mechanical thrombectomy for acute ischemic stroke: final results of the Multi MERCI trial. *Stroke*. 2008;39(4):1205–1212. doi:10.1161/STROKEAHA. 107.497115
24. Saver JL, Jahan R, Levy EI, et al. Solitaire flow restoration device versus the Merci Retriever in patients with acute ischaemic stroke (SWIFT): a randomised, parallel-group, non-inferiority trial. *Lancet*. 2012;380(9849):1241–1249. doi:10.1016/S0140-6736(12)61384-1
25. Nogueira RG, Lutsep HL, Gupta R, et al. Trevo versus Merci retrievers for thrombectomy revascularisation of large vessel occlusions in acute ischaemic stroke (TREVO 2): a randomised trial. *Lancet*. 2012;380(9849):1231–1240. doi:10.1016/S0140-6736(12)61299-9
26. Bath PM, Lindenstrom E, Boysen G, et al. Tinzaparin in acute ischaemic stroke (TAIST): a randomised aspirin-controlled trial. *Lancet*. 2001;358(9283):702–710.
27. International Stroke Trial Collaborative Group. The International Stroke Trial (IST): a randomised trial of aspirin, subcutaneous heparin, both, or neither among 19435 patients with acute ischaemic stroke. *Lancet*. 1997;349(9065):1569–1581. doi:10.1016/S0140-6736(97) 04011-7
28. Berge E, Abdelnoor M, Nakstad PH, et al. Low molecular-weight heparin versus aspirin in patients with acute ischaemic stroke and atrial fibrillation: a double-blind randomised study. HAEST Study Group. Heparin in acute embolic stroke trial. *Lancet*. 2000;355(9211):1205–1210.

29. Vahedi K, Vicaut E, Mateo J, et al. Sequential-design, multicenter, randomized, controlled trial of early decompressive craniectomy in malignant middle cerebral artery infarction (DECIMAL Trial). *Stroke*. 2007;38(9):2506-2517. doi:10.1161/STROKEAHA.107.485235
30. Jüttler E, Unterberg A, Woitzik J, et al. Hemicraniectomy in older patients with extensive middle-cerebral artery stroke. *N Engl J Med*. 2014;370(12):1091-1100.
31. Broderick JP, Palesch YY, Demchuk AM, et al. Endovascular therapy after intravenous t-PA versus t-PA alone for stroke. *N Engl J Med*. 2013;368(10):893-903. doi:10.1056/NEJMoa1214300.
32. IST-3 Collaborative Group, Sandercock P, Wardlaw JM, Lindley RI, et al. The benefits and harms of intravenous thrombolysis with recombinant tissue plasminogen activator within 6 h of acute ischaemic stroke (the third international stroke trial [IST-3]): a randomised controlled trial. *Lancet*. 2012;379(9834):2352-2363. doi:10.1016/S0140-6736(12)60768-5
33. Lees KR, Bluhmki E, Kummer von R, et al. Time to treatment with intravenous alteplase and outcome in stroke: an updated pooled analysis of ECASS, ATLANTIS, NINDS, and EPITHET trials. *Lancet*. 2010;375(9727):1695-1703. doi:10.1016/S0140-6736(10)60491-6.
34. Saver JL. Number needed to treat estimates incorporating effects over the entire range of clinical outcomes: novel derivation method and application to thrombolytic therapy for acute stroke. *Arch Neurol*. 2004;61(7):1066-1070. doi:10.1001/archneur.61.7.1066
35. Saver JL, Gornbein J, Grotta J, et al. Number needed to treat to benefit and to harm for intravenous tissue plasminogen activator therapy in the 3- to 4.5-hour window: joint outcome table analysis of the ECASS 3 Trial. *Stroke*. 2009;40(7):2433-2437. doi:10.1161/STROKEAHA.108.543561

21

脳内出血とくも膜下出血
intracerebral and subarachnoid hemorrhage

A. L. O. Manoel, Cappy Lay, D. Turkel-Parrella, Joshua Stillman, and Alberto Goffi

背景

北米では，脳血管疾患は死因の第1位であり，年間約13万人が死亡している。脳卒中strokeのうち80％は虚血性，残りの20％は出血性(15％が特発性脳内出血，5％がくも膜下出血)に分けられる。割合こそ低いものの，死亡率が高く機能予後が悪いことから，脳出血は脳虚血よりも明らかに転帰が悪い。本章では，特発性脳内出血と動脈瘤破裂によるくも膜下出血の両者の管理法を紹介する。

特発性脳内出血

特発性脳内出血の発生率は，世界規模では24.6人/10万人，米国では毎年67,000症例と報告されている[1]。喫煙者でみると，脳内出血は生命予後と機能予後が悪い。早期死亡率が高く(30日死亡率は40.4％，約半数が発症から2日以内に集中している)，長期生存率に乏しく[2]，生存者には中等度から高度の持続性の障害(独立した機能を獲得できるのは40％未満)がみられる[1]。ただし，最近の疫学研究では，小規模の脳内出血患者の半分以上が，高度で早期からの医学的なケアを受ければ，神経障害の程度や死亡率を著しく軽減できると報告されている[3]。実際，観察にもとづく報告では，適切に管理されてさえいれば満足度の高い臨床的予後が期待できたはずの患者に対して，管理がうまくいかなかったために転帰不良となり，生命維持処置が中止されることも示唆されている[4~6]。それゆえ，脳内出血については，一次性，その後に続く二次性脳損傷を明らかに軽減できるような医学的介入を含む，急性期の神経学的緊急事態を念頭におかなければならない。以降の項目では，外傷以外の原因によって生じた脳内出血に焦点をあてて述べていく。

脳内出血の病因と危険因子

特発性脳内出血が増加している基本的な要因として，高血圧，加齢，性別(男性)が関連している。年齢と性別を調整したうえで，転帰不良が予測される要因としてはその他に，糖尿病と病変部位(後頭蓋窩)が挙げられる(表21-1)。特発性脳内出血に関連した最も一般的な要因は，長く放置された慢性の動脈性高血圧である。これは，脳内出血患者のうち75％程度を占め，重篤な脳内出血と関連がある。高血圧性脳出血が最も起こりやすい部位は，橋・中脳・視床・基底核・小脳核の深部穿通動脈領域である[7]。脳葉領域では，2番目(45％)に脳内出血が起こりやすい。脳葉出血は加齢とともにいっそう起こりやすくなり，脳アミロイド血管症と関連している。後頭蓋窩出血は，脳内出血の10％を占め，機能予後が最も悪い。

二次性脳内出血を起こす重要な危険因子は数多くある。すなわち，凝固障害(抗血栓薬または血栓溶解薬の使用，先天性または後天性凝固因子欠乏により生じる)，血小板減少症などの全身性疾患，リンパ球増加症，肝臓や腎臓の障害が挙げられる。経口抗凝固薬の使用が増えたことは，結果として近年の凝固障害関連の脳内出血の増加へとつながり，実際に全脳内出血患者の15％以上が経口抗凝固薬を使用していた。特にビタミンK拮抗薬(ワルファリンなど)や新しい経口抗凝固薬(ダビガトランなど)である[8]。脳内出血のその他の独立した危険因子としては，加齢，大量飲酒，コレステロール低値，中性脂肪低値がある[9, 10]。大脳の脳内出血の発症については，社会経済的な因子と人種的な影響が関係していると考えられている。脳内出血は，低・中所得国のほうが，高所得国と比べると2倍高く発生している。アジア人，アフリカ系米国人，ラテン系米国人はコーカサス人(白色人種)に比べ，脳出

表 21-1 脳内出血の病因と危険因子

- 高血圧性血管症(全脳内出血の>50％で，最多の原因)
- 脳アミロイド血管症(脳葉型出血で最多の原因，特に高齢者に多い)
- 凝固障害(出血傾向，抗血栓薬，血栓溶解療法)
- 潜在性器質的病変
    - 脳腫瘍
    - 血管奇形
    - 虚血性脳卒中の出血性変化
    - 感染(特に「細菌性」の脳動脈瘤，心内膜炎由来の敗血症性脳塞栓症，アスペルギルス症，単純ヘルペス脳炎)
    - 一次性または二次性神経血管炎(まれな原因)
    - もやもや病(まれな原因)
- 硬膜静脈洞血栓症(出血性静脈性梗塞)
- 再灌流後症候群(例えば，内頸動脈内膜剥離術後)
- 薬物(例えば，コカイン，アンフェタミン)

血のリスクがいっそう高い[11, 12]。

脳内出血の原因には，頭蓋内動脈瘤 intracranial aneurysm や動静脈奇形 arteriovenous malformation（AVM）が含まれる。頭蓋内動脈瘤は多くの場合，くも膜下腔に破裂するだけではなく，脳実質内にも破裂して脳内血腫となる。AVM は典型例では無症候性だが，たいてい脳内出血を発症している（AVM 症例の 60% で脳実質内出血がみられる）[13]。AVM による脳内出血は，大脳，脳幹，小脳のいかなる部位にも発生しうる。

脳腫瘍 brain tumor は，脳内出血の原因としてはまれであり，全脳内出血の 5% 未満である[14]。原因となる脳腫瘍としては，多形膠芽腫 glioblastoma multiforme（GBM）または乏突起膠腫 oligodendroglioma が挙げられ，また，転移性脳腫瘍も原因として考えられる。肺癌は罹患者数が多いため，脳内出血の原因となる転移性脳腫瘍のうち，最も多い原発腫瘍である。他の転移性脳腫瘍の原因としては，悪性黒色腫，腎細胞癌，甲状腺癌，絨毛癌が挙げられる[15]。

脳内出血の原因として頻度が少ない疾患には，感染症，血管炎，静脈洞血栓症，頸動脈内膜剝離術，もやもや病，薬物使用（コカイン）がある。虚血性脳卒中の急性期では脳内出血性の病態が比較的よく認められるが，抗凝固療法または血栓溶解療法を行っていない場合，無症候性の脳内出血が多いことをよく理解しておく。

脳損傷の機序

急性期の神経損傷は，即時型損傷（一次性脳損傷 primary brain injury）と遅発型損傷（二次性脳損傷 secondary brain injury）の原因となる。脳内出血において，一次性脳損傷は，脳の局所の組織破壊だと定義されている。これは，脳実質内に向けて血管が破裂して脳内出血となること，それに続いて脳虚血や頭蓋内圧の上昇が生じることをいう。患者の 1/3 以上では，発症後数時間で脳内血腫の実質的な拡張がみられ，さらに進行した結果，脳の機械的損傷や早期の臨床症状の増悪がもたらされる[16]。この初期の損傷は，不可逆的な変化であると考えられている。

一次性脳損傷は，脳細胞レベルにおける生化学現象のカスケード反応（段階的な連鎖）を引き起こす。これには，虚血性細胞障害のカスケード，細胞壊死（アポトーシス）障害のカスケード，浮腫，興奮毒性が含まれる。その結果，遅発性または進行性の二次性脳損傷となる。二次性脳損傷は，初回脳内出血から数時間〜数日の間に起こる，予防可能かつ可逆的変化と考えられており，一次性脳損傷とは異なる。二次性脳損傷が起こると，脳酸素やブドウ糖供給の減少（低血圧，低酸素症，貧血，低血糖などによる），または脳代謝需要の増加（発熱，痙攣，高血糖などによる）が生じ，さらに脳損傷を悪化させる[17]。二次性脳損傷を最小限に抑えるためには，早

期から患者への積極的かつ体系的なアプローチが必要となる．そうすることで，長期の機能予後の改善が期待できることがある．

病歴と身体所見

一般的に，脳内出血は突然発症する局在性の神経障害として現れ，数分～数時間にわたり拡大していく．しかし，臨床評価では，虚血性脳卒中と脳出血を見分けることはできない[18]．神経学的症状や徴候が脳出血の部位を推測するうえで助けになる．(1)片麻痺/不全片麻痺，片側性の感覚脱失または同名半盲からは被殻と視床の脳内出血が，(2)運動失調，悪心，頭痛，意識障害からは小脳出血による脳幹圧迫が，(3)深昏睡，四肢麻痺，針先瞳孔からは橋出血が推測できる．

すべての脳内出血のタイプに共通した症状は，頭痛(40％程度)，悪心・嘔吐(40～50％)，意識変容(50％程度)であり，特に大きな脳内出血でみられる．痙攣発作は1/3以上の患者でみられ，出血が拡大中であること，血管または新生物の病因が潜在的に発生していること，脳葉型出血で皮質組織に影響が出ていることを示している[19]．

通常，血圧は脳内出血では上昇する．非特異的な心電図異常がよくみられるが(例えば，QT間隔延長，ST低下，平坦または陰性T波)，これは中枢性にカテコールアミンが放出(カテコラミンサージ)されることにより生じると考えられている．また，心室性不整脈も脳幹圧迫の特徴である．

病院到着後48時間以内に意識レベルが低下するといった神経学的障害の進行は，脳内出血患者のうち22～50％でみられる[20, 21]．

診断的評価

最近のEmergency Neurological Life Support(ENLS)が提唱しているプロトコル[22]では，脳内出血が疑われる患者の緊急評価について，次の点を強調している．(1)臨床状態について簡潔で的を射た評価を行うこと，(2)脳内出血の特徴(部位，血腫容積，可能であれば出血原因など)を明らかにするために神経画像検査を用いて迅速で正確な診断をすること，である．臨床評価を以下にまとめる．

1. **ABC**：気道・呼吸・循環の早急な評価と安定化．
2. **すべてのバイタルサイン，酸素飽和度，血糖を評価する**：たいていの場合，いかなるバイタルサインの変化も二次性脳損傷に関係してくる．
3. **初回評価時に，標準化された脳卒中神経重症スケールを用いて検査し，記録する**：これは，神経学的異常所見の初回評価時と時間経過後との比較について，簡便

な情報源となる。最も一般的な評価スケールには National Institutes of Health Stroke Scale(NIHSS)と Glasgow Coma Scale(GCS)がある。前者は覚醒および傾眠の患者に適しており，後者は傾眠またはそれよりも意識レベルが悪化した昏睡状態の患者に適している。両者ともによく用いられている。

4. **出血障害を評価する**：最近の抗凝固薬の使用，凝固障害のあらゆる病歴について調べる。抗血栓薬を最後にいつ投与したかを判断する。血小板数，活性化部分トロンボプラスチン時間(aPTT)，プロトロンビン時間国際標準化比(PT-INR)を測定する。
5. **頻回に神経学的評価を検査する**：臨床症状の悪化や頭蓋内圧上昇の徴候を早期に発見するため，理想としては15～30分ごとに行う。

　脳内出血の臨床症状は脳虚血と見分けがつきにくいが，両者の管理は非常に異なる。それゆえ，早急な神経画像検査が不可欠となる。緊急診断時や脳内出血の特徴（部位，血腫の増大程度）を知るうえで，頭部単純CTは最もよく使用されている撮像法である。頭部単純CT検査は，急性期の出血に対し感度，特異度とも高く，急性期の出血では高吸収所見，それ以降は1週間ごとに等吸収所見へと傾き，環状造影効果を示すようになる。主要血腫が生じている部位に加えて，出血の程度，すなわち血腫容積，脳室内出血(IVH)の存在，頭蓋内圧亢進症状や脳ヘルニア徴候の存在は，長期の転帰を最も高い確率で推測できる。

　脳室内出血容積を迅速に見積もることは，重症度の決定と治療方法の選択に役立つ。救急の現場で使用されている簡単かつ有効な計測方法は，容積＝ABC/2である[23]。Aは脳内出血が最大に描出されたCTスライス面における血腫の最大直径，Bは同一CTスライス面におけるAに対して垂直な最大直径，Cのスライス厚はたいてい0.5 cmであるが，スライス面の厚さを1.0 cmの厚さとした場合の，血腫が描出されるスライス面の数である。Cの算出は，血腫を1スライスを1でカウントした場合，照会したスライスの血腫最大部は＞75％となる。1スライスを0.5でカウントした場合，血腫最大部はおよそ25～75％となる。血腫最大部＜25％は計測にいれない。ABC/2は，脳内出血の容積を立方センチメートル(cm^3)で表す。小児の場合は，ABC/XYZの公式が従来より用いられている。X，Y，Zは，テント上頭蓋内スペースで互いに直角に交差する長さである(ABC/XYZの単位は％であり，これは脳全体量に対する脳内出血の占める割合をいう)[24]。

　造影CTやCT血管造影(CTA)を行うと，血腫内の静脈内で造影剤が活動性の血管外漏出を起こすことがある。これは"spot sign"と呼ばれており，血腫増大の予測につながる可能性があると最近では考えられている[25,26]。

急性期脳内出血が確認された患者に対し，CTまたは磁気共鳴血管造影（MRA），脳血管造影検査を行い，脳動脈瘤，動静脈奇形（AVM），または脳腫瘍などの潜在性の病変がないか精査することが推奨されている。一方，高血圧患者で高血圧性脳内出血の典型部位（視床，基底核，橋，小脳）近隣に出血している場合，潜在性の病変によって生じた脳出血である可能性は低いため，それらの診断的検査を追加しないというのは理にかなっている[27]。逆に，若年者で高血圧を伴わない孤発性の脳室内出血症例では，出血原因について積極的に精査する必要がある。

リスクの階層化と予測

　リスクの階層化と予測を助けるために，複数の臨床症状分類スケールが開発されてきた。扱いやすく有用性が高いと評価されているのは脳内出血スコア[28]である（表21-2）。脳内出血スコアは，患者の人口統計学的所見（年齢），臨床症状（GCS），神

表 21-2　脳内出血スコア

項目	ポイント
Glasgow Coma Scale（GCS）	
3～4	2
5～12	1
13～15	0
年齢（歳）	
≧80	1
<80	0
出血量（mL）	
≧30	1
<30	0
脳内出血の存在	
あり	1
なし	0
出血の起源（テント下発生か否か）	
あり	1
なし	0
脳内出血スコア合計点	0～6
30日死亡率の合計点	
4	97%
3	72%
2	26%
1	13%

Hemphill JC III, Bonovich DC, Besmertis L, et al. The ICH score：a simple, reliable grading scale for intracerebral hemorrhage. Stroke. 2001;32(4):891-897. より引用。

経画像所見(脳内出血の量,脳室内出血の存在,脳内出血の発生場所がテント上かテント下なのか)にもとづいている。このスコアは30日死亡率[28]と12カ月後の機能予後[29]を階層化するうえで有効とされている。各スコアが増えると死亡率のリスクや機能予後の悪化と関係してくる。しかし,機能予後の悪化が予想される患者の生命維持が打ち切られる場合があることから,この検査にはバイアスがかかっているのではないかということも示唆されている。救急外来では,臨床症状分類スケールは,患者の症状について医療従事者間での情報伝達のために使用したり,研究目的のために用いるべきであり,脳内出血患者の初期治療を制限するために用いるべきではない[22]。

治療指針

急性期の脳内出血患者における管理は,(1)初回治療時の気道と血行動態の安定化をはかる,(2)一次性脳損傷を最小限に抑える,(3)二次性脳損傷を予防する,の3点である。最新のAmerican Heart Association/American Stroke Association(AHA/ASA)ガイドライン[30],およびENLSプロトコル[22]では,以下の項目について検討している。

初期の安定化

脳内出血患者の管理は,十分な気道確保を行い,呼吸,循環を維持することから始まる。早期の気管挿管は,気道確保が保てないほどに意識レベルが低下した患者の場合,必要不可欠である。従来より,GCSの合計が8点以下で,急激な意識レベルの悪化があり,コントロールできない痙攣がみられれば,気管挿管の適応となる。安定した状態の患者については他の医療機関への転院を考慮してもよいが,気道障害がないか注意深く評価する。気道障害のリスクが高いと考えられる場合,移送前に気管挿管を行う。気管挿管前に鎮静薬や筋弛緩薬を使用すると神経学的評価を正確に行えなくなるため,可能であれば常に,患者の基本となる神経学的機能を記録するため,気管挿管よりも先に迅速かつ簡便な神経学的評価を行うべきである。

　脳灌流と酸素飽和度の維持は,二次性脳損傷を予防するうえで重要である。この目的のために,気道操作を最小限に抑えたり頭蓋内圧を下げる薬物を使用することを含め,頭蓋内圧の上昇を防ぐ手段を講じるべきである。酸素飽和度は>94%に維持し,動脈血二酸化炭素分圧($PaCO_2$)は正常範囲(35〜45 mmHg)に維持する。人工呼吸器を装着している患者では,肺保護的換気戦略(圧と肺容積を制限した機械的強制換気の呼吸器設定)が適している。頭蓋内圧(ICP)の上昇と急性脳ヘルニアの所見があれば,$PaCO_2$ 28〜32 mmHgの過換気も行われることがある。過換気については脳虚血を高めたりICP上昇のリバウンドを生じるリスクがあるため,頭

蓋内圧上昇に対する根本的治療とはならない。ICPをしっかりとコントロールできる明確な治療法が定まった時点で，正常な$Paco_2$に再設定する[31]。

一次性脳損傷の最小限化

血圧管理　脳内出血患者の大多数で，動脈血圧が上昇している。脳内出血患者の2/3が平均動脈圧（MAP）>120 mmHg，残りの1/3が>140 mmHgである[32]。血圧の急性期の上昇は，出血の原因として出現したり，脳灌流圧（CPP）を維持するための通常の生理的反応として出現する。低血圧は転帰不良と関連するため正しく是正されなければならないというのが一般的な共通認識であるが，この意見が，重症患者の場合に低血圧が起こりやすいという事実を反映しているかは定かではない[30]。

最新のガイドライン[30]では，特発性脳内出血患者の血圧管理目標を以下のように推奨している。

- 収縮期血圧（SBP）>200 mmHg，またはMAP>150 mmHgの場合：積極的な降圧治療を行い，MAP 110 mmHgまたは血圧160/90 mmHgを目標とする。
- SBP>180 mmHg，またはMAP>130 mmHg，かつ頭蓋内圧（ICP）上昇の臨床症状を伴わない場合：MAP 110 mmHgまたは血圧160/90 mmHgを目標とする。
- SBP>180 mmHg，またはMAP>130 mmHgであるが，頭部CTまたはICPモニターでICP上昇の臨床症状を伴う場合：ICPモニターが利用できるなら，脳灌流圧（CPP）≧60 mmHg（50～70 mmHg）を目標とする。ICPモニターが利用できない場合，ICP 20～30 mmHgと想定し，MAP 80～90 mmHgを目標とする。

これらのガイドラインの基礎となるエビデンスについては，議論がある。最近，大規模多施設共同研究として，Intracerebral Hemorrhage Acutely Decreasing Arterial Pressure Trial 2（INTERACT2）が行われた。この研究では，特発性脳内出血患者2,839人を，急性期血圧についてSBP目標値140 mmHgに1時間以内に降圧する群と，標準ガイドラインが推奨する目標値180 mmHgに降圧する群とに無作為に割りつけて比較した。modified Rankin Scale（mRS）3～6で死亡と重度障害と判定された予後解析では，積極的に降圧した群で8%の有益性が示されたが，統計学上の有意差はみられなかった。目標血圧値まで降圧することの安全性について検証されたが，臨床的転帰についてエビデンスにもとづいた有益性は確認されていない。Antihypertensive Treatment of Acute Cerebral Hemorrhage（ATACH）IIによる検証結果が大いに待たれるところである。

降圧治療を決定したら，早急に開始すべきである。短時間で効果が現れる静注薬は，降圧しすぎるというリスクは多少伴うものの，目標血圧にすぐに到達できる。禁忌がなければ，ラベタロール（初回ボーラス量5～20 mgを効果をみながら10

分ごとに投与)は，理にかなった選択である．ニカルジピンもまた，降圧薬として優れている(初回投与量5 mg/hr，必要があれば2.5 mg/hrを15分ごとに追加し，最大15 mg/hrまで)．アンジオテンシン変換酵素(ACE)阻害薬のエナラプリル，またはヒドララジンも使用されることがある．亜硝酸ナトリウムとニトログリセリンは頭蓋内圧を上昇させ，脳灌流圧を低下させるため使用は避ける．

　脳損傷後は24～48時間経過観察し，二次的脳卒中の予防として個々の目標血圧に到達するよう，経口薬か座薬で降圧薬投与を開始する．

凝固障害の是正　　脳内出血の患者の中には，抗凝固薬使用のために凝固障害が多くみられる．他の危険因子として，凝固因子欠損症(後天性または先天性)と血小板異常(質的または量的)が挙げられる．脳内出血の凝固障害は，出血を助長し血腫を拡大させるため，転帰の悪化と関係がある．そのため可能ならば，これらの異常をすぐに是正すべきである．

特殊な抗凝固薬

1. ビタミンK拮抗薬(ワルファリンなど)は，最近では最もよく処方される経口抗凝固薬である．抗凝固薬を内服していない患者と比べて，ビタミンK拮抗薬を内服している患者では脳内出血が8～10倍発症しやすく，2倍の死亡率上昇をまねく．出血時の治療として，抗凝固薬の投与を中止してビタミンK 5～10 mgを静注し，ビタミンK依存性凝固因子の交換を行うことでPT-INRを正常化させる．ビタミンK依存性凝固因子の至適な治療戦略については，いまだ議論が続いている．現在のところ，新鮮凍結血漿(FFP) 10～15 mL/kgとプロトロンビン複合体濃縮製剤(PCC) 25～50 IU/kgがともに使用されている．AHA/ASAガイドラインでは，PCCの使用を推奨している．PCCは注入量が少量ですむことから，後に出現する点滴過剰負荷と肺水腫のリスクを軽減できるからである[30]．PCCは急速に再構成し管理できるという利点もあり，数分でPT-INRを是正できる．最新のAmerican College of Chest Physicians(ACCP) Evidence-Based Clinical Practice Guidelineでは，ワルファリンによって生じた脳内出血をリバースするために，FFP[33]よりもむしろPCCの使用を推奨している．

2. 新しい経口抗凝固薬(直接トロンビン阻害薬のダビガトランなど，またはXa抑制薬のリバーロキサバン)もまた脳内出血と関連している．これらの薬物によって生じた凝固障害を是正する臨床的な機会は限られている．凝固障害を是正する特別なプロトコルや薬物は，現在のところ存在しない．ダビガトランおよびリバーロキサバンの阻害薬は開発中であり，いまだ市場に出回っていない．血液透析がダビガトラン関連の出血に効果があり，投与2時間以内なら活性炭の

経口投与が役立つ可能性を示唆した実験もいくつかある(リバーロキサバンに対しても同様)[34]。PCC はリバーロキサバン関連の脳内出血の治療に効果的であるが，ダビガトラン関連の脳内出血には効果がない。これらの新しい経口抗凝固薬を使用している患者の場合，緊急に血液学専門医へのコンサルテーションを行うことが推奨されている。

3. 未分画ヘパリン unfractionated heparin(UFH)を投与されている患者に対し，プロタミンは拮抗作用をもつ薬物である。標準的な投与量は，UFH の 100 U に対してプロタミン 1 mg である(最大投与量は 50 mg)。UFH が持続投与されている場合は，リバース量の換算の指標として，UFH 2 時間分に相当するものと考えられている。UFH 最終投与から 4 時間以上経過した場合，リバースは必要ない(aPTT は記録する)。低分子ヘパリン low-molecular-weight heparin (LMWH)を使用している場合は，プロタミンがいまだ部分的なリバース目的で使用されることがあるが(抗 Xa 活性の最大 60〜75% を抑制する)，完全にリバースすることは不可能である。

抗血小板薬：血腫の拡張と臨床的転帰に関する抗血小板薬の影響については，矛盾する結果が出ている。抗血小板薬使用による脳内出血のリスクは，ごく軽度に増加するのみである(患者 1,000 人に対し年間 0.2 件の発生)[35,36]。いくつかの施設で，出血に対する血小板輸血の経験的治療を支持する結果が出ているが，別の施設ではこの治療を支持せず，輸血時に血小板機能を分析することを提案している[22]。最近のガイドラインでは，エビデンス不足を強調しており，抗血小板薬を投与されている患者で脳出血がみられた場合，血小板輸血を行うことは，経験的判断に任せるとしている[30]。さらに，デスモプレシン(DDAVP)0.3 μg/kg の使用が，脳出血関連の尿崩症治療として役立つとする意見もある[22]。

抗線維素溶解薬：症候性脳内出血は，血栓溶解療法において生命を脅かす合併症のひとつである。症候性脳内出血は，脳虚血に対する遺伝子組換え型組織プラスミノーゲン活性化因子(r-tPA)療法で起こり，その発生率はおよそ 6% である。興味深いことに，血栓溶解治療の r-tPA 投与量は脳卒中症例と比べて心筋梗塞症例で多いにもかかわらず(心筋梗塞 1.1 mg/kg vs. 脳卒中 0.9 mg/kg)，心筋梗塞症例の血栓溶解療法中に合併する症候性脳内出血の発生率は脳卒中よりも低い(心筋梗塞 0.4% vs. 脳卒中 1.3%)。これは，健康な脳血管は血栓溶解療法を行っても容易に出血しないという事実を反映していると考えられる。線溶療法中または線溶療法後に脳内出血が疑われる場合の管理は，薬液注入を中止し，全身状態の安定化をはかり〔ABC(気道・呼吸・循環)〕，緊急の頭部単純 CT 撮影を行うことである。National Institute of Neurological Disorders and Stroke(NINDS)r-tPA Stroke Study[37]プロトコ

ルでは，実験レベルの治療ではあるが，このような症例に対してクリオプレシピテートまたは FFP を 6 ～ 8 単位，そして血小板 6 ～ 8 単位を投与することを推奨している。しかし，この症例に対する最も効果的な治療に関するエビデンスは不足している。

　凝固障害がみられない患者でさえも，最初の 24 時間以内は特に血腫の増大を経験することがある。血腫増大は転帰を悪化させる主要な危険因子のひとつであり，凝固促進因子を使用することにより脳内出血後の転帰を改善できるという仮説がたてられている。5 つの無作為化試験では，遺伝子組換え第 VIIa 因子製剤（rFVIIa）（NovoSeven®RT）を凝固障害を伴わない患者の脳内出血例（特発性と外傷性脳内出血）に投与し，この仮説を検証している。これらの研究のメタ分析[38]では，血腫増大について著しい減少が認められたが，血栓塞栓症の増加もみられ，死亡率や長期に及ぶ障害の観点からみると全体的に差はなかった。最新のガイドラインでは，脳内出血治療における rFVIIa の使用を推奨していない[30]。ただし，rFVIIa の使用は，血栓塞栓イベントリスクよりも血腫増大リスクが勝るような特別な患者集団にとっては，有効である可能性がある。血腫増大の高リスクを有する患者に対して，その点に焦点をあてた 2 つの試験が進行中である。Spot Sign Selection of Intracerebral Hemorrhage to Guide Hemostatic Therapy（SPOTLIGHT trial）と Spot Sign for Predicting and Treating ICH Growth Study（STOP-IT trial）では，CTA 検査を実施し，血腫内の造影剤の血管外漏出所見である "spot sign" が陽性所見として認められた患者に対する rFVIIa の使用について焦点をあてている。両試験では，切迫した血腫増大の重要なリスクが示唆された[39]。

外科的介入　最新の実験とガイドラインにもとづき，外科的介入では以下が考慮される。

テント下脳内出血：小脳内の血腫除去に対する無作為化比較試験は開始されていないが，小脳内減圧を伴う外科的除去は，出血の直径が 3 cm 以上で臨床症状の悪化した症例や，または放射線画像的に脳幹圧迫所見か水頭症のいずれか一方を認めた症例において転帰が改善したという報告がいくつかある。脳室ドレナージによる治療は，後頭蓋窩減圧術なしに単独で実施することは推奨されていない。理論上，上行性ヘルニアのリスクがあるからである。小脳出血の患者については，緊急で脳神経外科医へのコンサルテーションを行うべきである。

テント上脳内出血：最新のガイドラインでは，テント上脳内出血の手術的除去は，脳表面から 1 cm 以内の深さで，30 mL を超える脳葉型血腫を認める患者に対してのみ考慮される，としている[30,40,41]。最近の Surgical Trial in Intracerebral Hemorrhage（STICH）II によると[41]，この特別なサブグループの患者群では，早期の外

科手術と保存的治療とを比較した場合，6カ月後の後遺症を伴う重篤な予後に差はみられなかった。また，GCS の合計が 9 〜 12 点であった軽度の意識障害の患者において，脳出血発症から 2 〜 3 時間以内に手術した群では，転帰の改善がわずかに認められたが〔オッズ比（OR）：0.86〕，統計学的有意性を示すことはまったくできなかった[42]。難治性の頭蓋内圧亢進の治療では，救命の手順として手術が考慮されるべきであるというのが専門医の統一見解である。特に臨床症状の悪化が継続している場合，発症したばかりの出血，非優位半球での出血，比較的容易にアクセスできる血腫については手術が考慮されるべきである。

脳室内出血と水頭症：脳室内出血 intraventricular hemorrhage（IVH）は特発性脳内出血の中では非常によくみられる（特発性脳内出血のうち 45％）。特に高血圧性脳出血で基底核や視床を含む場合に，脳室内出血は起こりやすい[43]。脳室内出血後には急性水頭症 hydrocephalus を合併するが，脳室内出血に関連したものか，血腫による脳室への直接圧排効果によるものか，どちらが原因であると考えられている。急性水頭症を合併する患者については，脳室ドレナージを設置すべきかどうか緊急で脳神経外科医へのコンサルテーションを行うべきである。不運にも，脳室開窓（造瘻）術は管理が難しい。なぜなら，凝血塊による二次的な閉鎖がよく起こるためである。カテーテルを洗い流し血栓（凝血塊）を除去することは，脳室炎の原因になるかもしれない。最近では，脳室内の血栓除去や凝血塊溶解のために，脳室内で血栓溶解薬を使用することが脳室ドレナージの補助療法として提案されている。Clot Lysis：Evaluating Accelerated Resolution of IVH（CLEAR-IVH trial）phase II では，前向き研究として，患者 48 人を対象に脳室内への r-tPA 3 mg 投与群 vs. プラセボ群とに割りつけて評価した。この研究により，脳室内に r-tPA を投与することは安全であり，かつ脳室内の凝血塊を明らかに除去できたという結果が示された。ただし，継続中の CLEAR-IVH phase III の結果はまだ出ておらず，最新のガイドラインでは，この治療法は実験的な使用にとどまるとしている[30]。

二次性脳損傷の予防

本章では，脳内出血患者の初期評価と管理に焦点をあてているが，24 〜 72 時間続く二次性脳損傷を最小限に抑えるために早期から治療介入を行うことは，救急医にとって理にかなったものである[22]。

頭蓋内圧モニタリング　脳内出血患者の転帰において，頭蓋内圧上昇の発生，その管理法や影響について取り組んでいる研究がいくつかある。最新のガイドラインは，外傷性脳損傷の管理の原則・目標にもとづいて作成されている[22,30,44]。

- **頭蓋内圧モニタリングの適応**：GCS の合計が≦8 点，圧排効果をもつ大きな血腫

（頭蓋内圧上昇をきたしやすい），または水頭症の存在
- **目標**：頭蓋内圧(ICP)＜20 mmHg，脳灌流圧(CPP)50〜70 mmHg（可能ならば，患者の自動調節能にもとづいて調整する）
- **治療**：初回測定は患者の頭部を30〜45度挙上して行う。脳室ドレナージを用い脳脊髄液を排液する。無動化するまで鎮静を深め，無痛状態にする。体温を平温に保つ
- **頭蓋内圧亢進時**：高浸透圧溶液（マンニトール，高張食塩液など）投与。過換気（さらに進んだ管理へ移るまでの橋渡し的な役割）。筋弛緩薬投与。血腫除去術/外減圧。軽度脳低温療法。バルビツレート系によるさらに深い麻酔

痙攣予防　痙攣は，脳内出血にしばしば合併する。しかし，痙攣の発生頻度は，診断基準，フォローアップ期間，統計学的人口によって大きく左右される。脳内出血患者の症候性痙攣の発生頻度は，推定で4.2〜20％，無症候性痙攣は29〜31％，てんかん重積は0.3〜21.4％である。痙攣の約50〜70％が最初の24時間以内に出現し，3日以内に90％が出現する[39]。誘因には，脳葉型（典型的には後頭葉以外での皮質下出血），大きな血腫，水頭症，正中偏位，GCS合計点が低い脳出血がある。痙攣は理論上，脳損傷を悪化させる可能性があるが，臨床転帰と死亡率に関し矛盾した結果も報告されている。脳内出血患者では，痙攣予防や特別な治療が有効性を示した無作為化比較試験は存在しない。

外傷性脳損傷では，脳葉型脳内出血を伴う患者への抗痙攣薬の予防的投与は，早期痙攣のリスクを低下させることがある。一方，痙攣が進行していく長期間のリスクに対しては影響を与えなかった。さらに，最近の2つの研究では，抗痙攣薬使用は機能的転帰の悪化と関連があると報告している[45,46]。入手可能なデータにもとづいて作成された最新のガイドラインでは，抗痙攣薬の予防的投与は推奨されていない[30]。

ただし，脳内出血患者で症候性痙攣が続く場合や，または，痙攣波形を伴う意識変容がみられる患者には，専門医による抗てんかん薬の治療介入を勧める。初回投与薬の選択は，それぞれの患者の特性（例えば，合併症，併存して使用中の薬物，禁忌）に合わせて選択する。典型的な初期治療としては，ベンゾジアゼピン系（ロラゼパム0.05〜0.10 mg/kg）の静注を開始し，次に以下の4つの薬物で維持する。フェニトイン15〜20 mg/kg，バルプロ酸15〜45 mg/kg，レベチラセタム500〜1,500 mg，またはフェノバルビタール10〜20 mg/kgを初期量として投与する。

血糖コントロール　脳内出血患者では高い割合（60％程度）で，糖尿病の既往がない場合でも，72時間以内にストレス性高血糖を認める[40]。多数の研究で，脳内出

血の急性期における血糖増加は転帰不良の高リスク(血腫の拡大,浮腫の増加,死亡または重度の機能障害)と関連があると報告されている[41]。しかし,高血糖と転帰不良の因果関係や,血糖コントロールによって転帰が改善されたというエビデンスはない。最近のマイクロダイアリシス(微小透析)の研究では,厳密な血糖コントロール戦略を用いて患者管理を行うと,脳の低血糖が増加することが証明された。一般ICUにおける大規模多施設共同無作為化比較試験では,厳密な血糖コントロールを行うと死亡率が上昇することがわかっている[47]。最新のガイドラインでは,厳密な血糖モニタリングを行い,低血糖(<70 mg/dL)と高血糖(>180 mg/dL)の状態をともに避けることを推奨している。多くの専門医は,インスリン静注は血糖値140～180 mg/dLを目標に行うべきだとしている[39]。対照的に,80～110 mg/dLの狭い血糖コントロール幅では,死亡率の上昇をきたすとしている[47]。

体温管理　　発熱は,脳内出血の患者ではよくみられ(40%程度),独立した因子として転帰不良と関係がある。しかし,平温管理導入によって臨床的転帰が改善したという無作為化比較試験はない[39]。エビデンスがないにもかかわらず,発熱したら,その原因について適切に精査し,感染源を特定して治療するというのが共通見解である。また,高熱は適切な温度まで下げるべきである(目標核温38～37.5℃以下)。

静脈血栓塞栓症の予防　　脳内出血の患者では,静脈血栓塞栓症 venous thromboembolism(VTE)が高リスクに存在する。独立した危険因子として,重度の脳卒中,長期臥床,加齢,性別(女性),アフリカ系米国人,血栓形成傾向が挙げられる。抗血栓薬の使用中止は,それ自体が深部静脈血栓症 deep vein thrombosis(DVT)のリスク上昇と関係している[39]。ガイドラインでは,無症候性DVTの発生を減少させた(4.7% vs. 15.9%)という無作為化比較試験にもとづき,脳内出血患者には入院時から弾性ストッキングに加え,間欠的空気圧迫装置(IPC)の使用を推奨している[48]。未分画ヘパリン(UFH)または低分子ヘパリン(LMWH)の予防投与に関するエビデンスは,信頼性に乏しい。薬理学的予防の観点からの安全性(血腫増大や大量出血のリスクを増加させないこと)を示す小規模研究にもとづき,最新のガイドラインでは,画像検査で出血がおさまっている様子が確認できたら,脳内出血後1～4日間あけてLMWH治療を開始する,という見解を示している[30]。

配置(disposition)

脳内出血の患者は内科的にも神経学的にもしばしば不安定な状態となり,特に脳卒中後に臨床症状の突然の著明な悪化がみられる。脳卒中集中治療(SCU)や神経集中管理に特化したICUでの脳内出血患者のケアは,死亡率低下,機能予後軽減と関係があるため[49],これらの病床に入院することが標準的なケアであると考えられて

いる[30]。学会のアルゴリズムでは，プロトコル照会や高度な医療が可能な病院への転送を推奨している。

脳動脈瘤によるくも膜下出血

救急医療では，治療できる患者，退院可能な患者，または生命を脅かすような主訴をもつ患者が現場では同一線上にいるため，緊急医療が必要な患者を見分けることが課題となってくる。悲劇的な結果を高率でまねく疾患には，まだ診断がつけられていない脳動脈瘤破裂によるくも膜下出血がある。脳動脈瘤破裂による頭痛で患者が救急外来に現れたとき，時間をかけることなく診断することは，再破裂してしまうと重度の機能障害か死亡をまねくといった壊滅的な打撃を避けるためにも有効である。

脳動脈瘤破裂によるくも膜下出血 aneurysmal subarachnoid hemorrhage(aSAH)は，頭痛による不満を訴えて救急外来を訪れる患者のうちの少数でみられる。この疾患の重大さをわれわれは自覚しているにもかかわらず，aSAH 患者の12％が初期治療で誤診されている。誤診された患者は，正常な精神状態を一見保っているようにみえるが，頭痛発症翌日から頭痛にいっそう悩まされ，結婚から遠ざかったり，教育レベルが落ちたり，普段の言葉遣いとはまるで変わってしまう[50]。

疫学

くも膜下出血 subarachnoid hemorrhage(SAH)の原因は，外傷性か特発性のどちらかである。頭蓋内の脳動脈瘤破裂が特発性では最も多い原因であり，次に動静脈奇形(AVM)，脳動脈瘤を伴わない"perimesencephalic"bleeding(中脳周囲の出血として典型的な CT 所見を示し，良好な臨床経過をたどる)が続く。脳動脈瘤 cerebral aneurysm は血管の外側に張り出した袋のような形をしている。これは，脳主幹動脈が集まる場所である Willis 輪に最もよく発生する。脳動脈瘤は，脳血管循環のいかなる動脈の部位にも出現しうるが，発生しやすい部位は，前交通動脈(30％)，後交通動脈(25％)，中大脳動脈(20％)，内頸動脈分岐部(7.5％)，脳底動脈先端部(7％)，後下小脳動脈(3％)である[51]。

剖検では，全体の6〜8％に脳動脈瘤が潜在することがわかっている。脳動脈瘤破裂には，脳動脈瘤の部位，大きさ，以前の破裂歴を含む多くの要因がある[52]。米国では，年間3万人が aSAH に罹患し，女性が男性の2倍を占める(平均年齢55歳)[53〜57]。aSAH は全脳卒中のうちたった5％であるが，脳血管障害の中では年間27％の死亡率を占めている[58]。

高血圧と喫煙は，脳動脈瘤の形成と破裂の両方の原因となる[59]。最近の研究では

喫煙量が増えると動脈瘤の破裂は3倍になると報告されている[60]。遺伝性疾患のうちいくつかは脳動脈瘤の発生と関係がある。常染色体優性多発性囊胞腎(ADPKD)，神経線維腫症1型(NF1)，Marfan症候群，多発性内分泌腫瘍1型(MEN1)，弾性線維性仮性黄色腫，遺伝性出血性毛細血管拡張症，Ehlers-Danlos症候群Ⅱ型・Ⅳ型が挙げられる[61]。家族歴と多発性囊胞腎症(PKD)は，aSAH原因のうち，それぞれ10%と1%を占める。

病歴と身体所見

脳動脈瘤破裂によるくも膜下出血(aSAH)の患者は，典型的には突然発症の激しい頭痛を訴える。「人生で最もひどい頭痛」と表現されることが多いが，このような頭痛の患者は，救急外来に頭痛で来院した全患者の78%以上を占める[62]。aSAHによる頭痛の進展は，たいてい急速で，切迫感がないにもかかわらず，発症から30分以内に痛みのピークに達する。頭痛以外にも，意識消失，嘔吐，頸部痛と項部硬直を伴う。重症度によりクラス分けし，aSAHの長期的予後を予測することで臨床段階を分類している(表21-3)[63,64]。

救急を受診する急性の頭痛患者の2%でSAHの再出現が認められるが，これは転帰の悪化を潜在的に正しく示している[65〜67]。臨床上の分類ルールは，急性の頭痛患者の中からaSAHを除外するために最近開発された(Ottawa SAHルール)[68]。急性期の頭痛で救急外来を受診し，かつ神経学的検査が正常な患者には，いかなる要因でもaSAHの可能性があるとみなし，さらなる精査を指示する(表21-4)。すなわち，年齢≧40歳，頸部痛または後頸部痛，意識消失(目撃者あり)，労作時の突然発症，雷鳴様の頭痛(即座の頭痛ピークが出現)，頸部の屈曲制限，これらの項目に該当すればワークアップしていく。このルールは，特発性SAHを発見する際，感度100%を示した。

表21-3 臨床重症度スコア

	Hunt and Hess 分類[63]	WFNS 分類[64]
Grade I	無症状，あるいは軽度の頭痛およびわずかな項部硬直がある	GCS 15，かつ片麻痺なし
Grade II	中等度から重度の頭痛と項部硬直があるが，脳神経麻痺以外の神経学的失調はみられない	GCS 14〜13，かつ片麻痺なし
Grade III	傾眠，錯乱，または軽度の巣症状を示す	GCS 14〜13，かつ片麻痺あり
Grade IV	昏迷，中等度から重度の不全片麻痺があり，早期除脳硬直および自律神経障害を伴うこともある	GCS 12〜7，片麻痺あり，またはなし
Grade V	深昏睡状態であり除脳硬直がみられ，瀕死の様相を示す	GCS 6〜3，片麻痺あり，またはなし

GCS：Glasgow Coma Scale, WFNS：World Federation of Neurosurgical Societies

表 21-4　Ottawa SAH ルール

非外傷性の急性頭痛で，痛みや強さのピークが1時間以内で，かつ神経学的異常所見を認めない患者では，以下の項目のうちの1つがあてはまる場合，精査する

1. 年齢≧40歳
2. 頸部痛または項部硬直
3. 目撃されている意識消失
4. 激しい労作中の発症
5. 雷鳴様の頭痛（痛みのピークが即座にくる）
6. 頸部を屈曲させた場合の屈曲制限

適用外：神経学的異常所見を認める場合。過去に脳動脈瘤やくも膜下出血の既往がある場合。脳腫瘍，または頭痛の再発の既往あり（6カ月以上の期間内に3回以上の頭痛を認める場合）

SAH：くも膜下出血
Perry JJ, Stiell IG, Sivilotti ML, et al. Clinical decision rules to rule out subarachnoid hemorrhage for acute headache. *JAMA*. 2013;310(12):1248-1255. より引用。

診断的評価

1996～2001年の間に高度医療機関でaSAHと診断された患者482人のうち，56人(12％)で初期診断時に誤診がみられた[50]。救急外来では43％に誤診が認められた。これらの頭痛をもつ患者は，一般的な筋緊張型頭痛や片頭痛(36％)の診断がついていた。最もよくみられる診断ミスは，再破裂する前に頭部CT検査を実施していないこと(73％)である。誤診に関連する3つの要因は，患者が普段と同じような精神状態であること，aSAHが少量であること，右側の部位の脳動脈瘤であること，が挙げられる。普段どおりの精神状態で来院した患者は，普段とは異なる精神状態をきたした患者よりも，誤診(19％)の可能性が高かった。

　aSAHの診断的精査は従来，緊急の頭部単純CT検査を行い，この頭部CT検査が陰性の場合は腰椎穿刺を実施し，脳脊髄液中の赤血球またはキサントクロミーの所見を評価することで行われる[69]。

　以前の研究では，頭部単純CT検査によるSAH発見の感度は，発症から24時間で93～95％，発症から3日後で85％，発症から1週間後で50％となる[70]。最新の研究では，発症後72時間以内の頭部単純CT検査の感度は，めざましく進歩したCT技術のため，100％に限りなく近いと報告している。そのため，除外診断をつけるために腰椎穿刺を常に検査に含めるかどうかについて議論されている[71,72]。非外傷性の急性頭痛患者3,132人を対象とした最近の前向き研究では，症状発生から6時間以内の頭部CT検査でSAHを発見した場合，その感度と陰性適中率は100％であると報告している[73]。すべての研究で，第3世代のCTが用いられ，熟練の放射線科医が読影にあたっていた。これらの研究では，脳卒中発作から6時間以内に患者が救急を訪れた場合，aSAHの除外診断を行う目的での腰椎穿刺は必

表 21-5　CT 検査におけるくも膜下出血の程度

Fisher 分類[76]		修正版 Fisher 分類[77]
Grade 0		くも膜下腔または脳室内に血液が認められないもの
Grade I	出血は認められない	少量または薄いくも膜下出血，かつ脳室内出血がない
Grade II	びまん性の出血，あるいは血腫の厚さがいずれの部位（大脳半球間裂，島槽や迂回槽）でも 1 mm に満たない	少量または薄いくも膜下出血，かつ両側の側脳室内出血を伴う
Grade III	血腫（>3×5 mm）の局在，あるいは厚さが 1 mm を超えるもの．脳動脈攣縮のリスクが高い	厚いくも膜下出血（1 つ以上の脳槽または脳溝が血液で満たされている）かつ両側の側脳室内出血が認められない
Grade IV	びまん性のくも膜下出血のみ，もしくはくも膜下出血はないが，脳内もしくは脳室内に出血が認められる	厚いくも膜下出血（1 つ以上の脳槽または脳溝が血液で満たされている）かつ両側の側脳室内出血を伴う

須ではないということを示唆している．もうひとつ提案されている低侵襲の検査として，頭部単純 CT 検査後に行う頭部 CTA 検査がある．CT/CTA 検査は，99％を超える検査後確率で aSAH を除外診断できる[74, 75]．この検査の欠点としては，放射線の一定量の被曝と，造影剤の静注が挙げられる．

　頭部 CT 検査では急性期の SAH は高吸収域を示し，たいてい鞍上部，迂回槽，四丘体槽，橋前槽に拡散し，Sylvius 裂や大脳半球間裂の中へと拡大していく．脳室内出血はよくみられ，交通性水頭症へ発展するリスクがある．厚い脳槽内凝血塊や脳室内出血の存在は，aSAH の一連の経過中に遅発性脳虚血へと進展することと関連がある（表 21-5）．

　頻繁には起こらないが，脳動脈瘤破裂が脳実質内に直接発生することがあり，SAH や脳室内出血に加えて脳実質内血腫を合併することとなる．脳内出血の部位にもよるが，臨床的には片麻痺や不全片麻痺をしばしば伴う．脳全体の浮腫は初回の頭部単純 CT ですでに発見されることもあるが，これは Hunt and Hess 分類の Grade IV または V の患者によくみられる所見である．

治療指針

aSAH 患者のうちおよそ 12％が即死する[78]．医療機関に生存したまま到着した患者にとって，再出血は最も生命を脅かす事態となる．再出血すれば，死亡率は 70％近くまではね上がる[79, 80]．従来，SAH 後の再出血のリスクは，最初の 24 時間以内が 4％，次の 14 日間で 1〜2％/日，発作後 6 カ月間で 50％，その後は毎年 3％と見積もられている．この数値は，最近では過小評価だと考えられており[81]，超急

性期の再出血は最大17％といわれている[79]。そのため，適切な初期管理は再出血を予防すること，そして十分な治療ができる高度医療機関への転院を促すことである。他の重要な治療介入としては，遅発性脳虚血のような二次的な合併症予防のための治療戦略を行うことである。次項では，最新のAHA/ASAガイドライン[82]，Neurocritical Care Society's Multidisciplinary Consensus Conference[83]による勧告，最近のENLSプロトコル[84]について紹介する。

初期の安定化

いかなる医学的緊急事態であっても，初期管理はABCに焦点をあてる。心肺合併症はaSAHの管理中はまれではなく，カテコラミンサージの交換と関連があると考えられている。血中トロポニン上昇，不整脈（QT延長，心室性不整脈，ST変化），心臓超音波検査での心壁運動異常（ストレス誘発性心筋症）は，aSAH患者の25〜35％で観察される。重度の心機能低下が起こると，突然死，心原性ショック，肺水腫が引き起こされる。神経原性肺水腫も報告されている。これらの合併症は通常，入院後最初の1週間以内に一過性に出現し，軽快する傾向にある[85]。

再出血の予防

血圧管理　aSAH患者にとって最も重要な早期治療のひとつが，血圧管理である。しかし，脳内出血とは異なり，不安定な脳動脈瘤（開頭クリッピング術か血管内コイル塞栓術のどちらかの治療前など）を有する急性期のaSAH患者に，適切な血圧管理の指針となるようなデータは限られている。血圧の下げすぎは，再出血リスクを低下させる一方，脳血流自動調節能が損傷した患者では脳梗塞のリスクを上昇させる。aSAH患者134人のうち降圧治療を行った群では再出血の発生率は低く（15％ vs. 33％），脳梗塞の発生率は高かった（43％ vs. 22％）[86]。無作為化比較試験によるエビデンスは不足している。だが，最新のガイドラインではデータ不足を認めたうえで，脳灌流圧（CPP）低下による脳虚血のリスクと，高血圧による再出血のリスクのバランスをとる治療を推奨している。収縮期血圧（SBP）＜160 mmHg，または平均動脈圧（MAP）＜110 mmHgに維持することが，理にかなった血圧管理だと考えられる[82, 84]。ラベタロールとニカルジピンは，急速に効き目があり，滴下可能なため好んで使われる薬物であるが，脳内出血患者では脳血液量を増加させて二次的に頭蓋内圧を上昇させるリスクがあるため，使用は避けるべきである[87]。

疼痛と不安の管理　疼痛（特に頭痛）と不安は，aSAH発症後によくみる主訴である。この患者集団における疼痛や不安の管理は，効果的な鎮静管理と過剰鎮静回避とのバランスが難しいため，課題が多い。選択できる薬物は限られ，オピオイド（例えば，フェンタニル，モルヒネ，hydromorphone）に加えて，アセトアミノフェン（1 gを6時間ごとに経口投与）というのが一般的な管理法である。脳動脈瘤を治療する

前に，非ステロイド性抗炎症薬（NSAID）を用いることは抗血小板作用の面から避けるべきである。いったん脳動脈瘤が安定すると，NSAIDの使用は，オピオイド使用を回避するための補助薬として考慮される。ただし，NSAIDには脳灌流圧を障害する効果や脳組織の低酸素化の効果を有する可能性があるため，使用には注意が必要である[88]。少量のベンゾジアゼピン系の使用は，著しく不安の強い患者の助けになるかもしれない。一方で，精神障害，錯乱，せん妄が出現することがある。これは症候性遅発性脳虚血が潜在的に進行した症状を示している可能性があるため，このような患者では注意深く用いる必要がある[89]。

抗線維素溶解療法　脳動脈瘤をしっかり治療するためには，高度医療機関のような特別な医療施設へ移送することがしばしば必要となる。しかし，この戦略は，遅発性に出現する潜在的な再出血リスクと関係してくる。そのため，抗線維素溶解療法（例えば，トラネキサム酸，アミノカプロン酸）は，この患者群の超急性期の再出血リスクに対し，出血を防ぐ可能性があるため注目をあびている。ある無作為化試験では，破裂脳動脈瘤の患者254人にトラネキサム酸を投与したところ（1gを頭部CT診断後すぐに静注し，以降6時間ごとに1gを追加静注し，動脈瘤が処置されるまで最大72時間持続した），251人が出血をコントロールできた。トラネキサム酸を投与した患者のうち70％は24時間以内に破裂動脈瘤が破裂しにくい状態になり，再出血率は10.8％から2.4％へと低下した。また，早期再出血による死亡率は80％低下した[90]。最新の推奨では，破裂動脈瘤の治療が避けられない理由で遅れる場合は，早期の再出血予防のために早期診断，抗線維素溶解療法（トラネキサム酸またはアミノカプロン酸）の短期間投与（＜72時間）を考慮することとしており，抗線維素溶解療法は静脈血栓塞栓症の危険因子にならないと述べている[82,83]。発症から48時間以上経過してから抗線維素溶解療法を開始すること，または72時間以上抗線維素溶解療法を行うことは，この治療に関連した合併症（静脈血栓塞栓症と脳虚血）のリスクがあるため，推奨されていない[83]。

凝固障害の是正　前半の脳内出血に関する項で論じた凝固障害管理と同様の原則を，特発性くも膜下出血にも適用する。このガイドラインを支持するためのデータは十分ではないが，破裂脳動脈瘤が最終的に破裂しないように処置されるまで，患者への抗血栓薬使用すべてを中止することを，多くの専門医が推奨している[84]。

神経状態のモニタリング

急性水頭症　急性水頭症は脳動脈瘤破裂によるくも膜下出血（aSAH）の最も一般的な合併症のひとつである（9〜67％の患者でみられる）。結果として，頭蓋内圧亢進や急速な神経学的悪化を認める[91]。aSAHに合併する水頭症は，くも膜顆粒上にくも膜下の血液が堆積した結果，脳脊髄液の再吸収を妨害することにより出現す

る。さらに，脳室系の髄液循環が血液により閉鎖され，閉塞性水頭症または非交通性水頭症が起こる〔訳注：原著どおりに訳したが，この2つの病態は異なる〕。aSAH患者で神経学的評価が良好な場合〔例えば，World Federation of Neurological Surgeons (WFNS) 分類 Grade I～III〕は，しばしば神経学的評価を必要とする。臨床的に悪化した場合（通常72時間以内），緊急で頭部単純CTを行うべきである。水頭症が確認されれば，脳室ドレナージを設置する。神経学的評価が悪い患者（例えば，WFNS 4および5）かつ頭部CTで水頭症が認められる場合は，すぐに脳室ドレナージの設置が必要である。これらの患者の約30％で，脳室ドレナージ術施行後，臨床症状が改善している[92]。理論上，脳室ドレナージは不安定な状態の破裂脳動脈瘤に関して再出血させるおそれがあるとされているが，この問題について確認した観察研究はない[91]。

頭蓋内圧亢進　重度のaSAHで苦しむ患者では，急性水頭症や反応性脳充血/脳浮腫から二次的に起こる頭蓋内圧亢進がよくみられ，転帰の悪化と関係している。この集団での最終的なエビデンスは不足しているため，前半の脳内出血に関する項で示したように外傷性脳損傷の管理に準じた戦略を行う[93]。

痙攣発作　痙攣発作 seizure は aSAH 発症後にはあまりみられない（＜20％）。痙攣は破裂脳動脈瘤が再破裂する際にみられることが多く，転帰の悪化と関係がある。痙攣が突然出現するリスク要因として，脳実質内の凝血塊の存在，中大脳動脈瘤，開頭クリッピング術が挙げられる。抗痙攣薬を毎日経口投与することに関しては，専門医の間でも意見が分かれている。観察研究では，フェニトインの予防的投与により，認知機能や機能予後が悪化したと述べている[82,83,89,94]。痙攣予防薬の使用を決めた場合，フェニトイン以外の薬物をごく短期間（3～7日間）使用する方法が推奨されている[83]。臨床的または脳波上，痙攣発作の記録がある患者には，抗痙攣薬による治療が推奨される。

高度医療機関への転院
患者の状態が安定した場合，高度医療機関への転院が推奨されている（aSAH患者については年間で35症例以上）。そこには，熟練の神経血管外科医や血管内治療の専門医がおり，多様なリハビリテーションが可能な神経集中管理病棟がある[82]。不幸にも，転帰を改善するというエビデンスがあるにもかかわらず，それらの施設で管理されているaSAH患者はごく少数である[95]。

破裂脳動脈瘤の最終的な治療
破裂脳動脈瘤の最終的な治療として，瘤を器具によって圧迫し，頭蓋内の脳血管循環から分離するために，開頭クリッピング術か血管内コイル塞栓術のいずれかが選択される。International Subarachnoid Aneurysm Trial (ISAT)[96] では，aSAH患者に対する2つの手術を比較している。その結果，血管内コイル塞栓術のほうが，

1年後の機能障害または障害なしでの生存率が有意に高かった。ただし，どちらの治療法が優れているかについてはいまだ議論が続いている[97]。術式にかかわらず，早期治療によって臨床的な恩恵がもたらされるという点では，おおむね一致がみられている[82]。

術後管理

遅発性脳虚血の予防　発症後2週間，aSAH患者は脳血管攣縮や遅発性脳虚血 delayed cerebral ischemia が生じる結果，臨床所見が悪化するというリスクがある。nimodipine（60 mgを4時間ごとに経口投与）はICU入室から21日間継続投与することで，遅発性脳虚血のリスクを低下させたり機能予後を改善させる，唯一有効な新しい治療薬である[98]。興味深いことに，nimodipineの経口投与は，これまで遅発性脳虚血の原因とされていた脳血管撮影上の血管攣縮の発生頻度を低下させることはない。nimodipineの使用で最も一般的な合併症は低血圧であるが，低血圧はaSAH患者にとっては脳灌流圧の低下をまねくため，有害と考えられている。nimodipine関連の低血圧が生じた場合，nimodipine 30 mgの2時間ごとの投与に変更することができる。

正常循環血液量と正常なナトリウム値の維持が，aSAH発症患者の管理では重要である。aSAHの発症後，患者はナトリウム利尿と尿量の増加を経験する。後にそれぞれが低ナトリウム血症と循環血液量減少に移行していく。低ナトリウム血症と循環血液量減少の存在はともに，遅発性脳虚血のリスク上昇と機能予後の悪化に関係している[99]。不運にも，この集団においては，通常の体液容量バランスとバイタルサインは循環血液量状態の指標としては乏しい。むしろ，より厳密な血行動態のモニタリングが必要とされるかもしれない[100]。最近提唱されている戦略は，低張溶液を回避し，等張液（生理食塩液）または高張液を使用する（特に現時点で低ナトリウム血症がみられる場合，3%生理食塩液を使用する）。そして，一過性のマイナスバランスを有する患者にフルドロコルチゾン投与について慎重に考慮することである。さらに，破裂脳動脈瘤が一度でも破裂しないように処置できたなら，翌週からは血圧を下げずに維持する。

症候性脳血管攣縮/遅発性脳虚血のモニタリングと管理

aSAH患者の60%以上が頭部CTや血管エコー検査で脳血管攣縮がみつかり，そのうち約30%が症候性になるといわれている[89,101]。aSAH発症後の2週間は，モニタリング技術を有効に利用し実行すべきである。すなわち，頻回な神経学的診察，連日の血管Doppler超音波検査，CTA・CT perfusion検査，多様な生理学的モニタリング（脳組織酸素化検査，微量分析，内頸静脈酸素計，継続的脳波検査）である[89]。

急激に進行する神経症状の悪化(GCSが合計2点以上の減少，またはNIHSSが合計2点以上の増加がある場合)は，発熱，低ナトリウム血症，感染，または痙攣などの複合した要因をすぐに除外し，遅発性脳虚血と推定して早急に治療する。従来からこれらの患者に対し，「triple H療法」として高血圧 hypertension，循環血液量増加 hypervolemia，血液希釈 hemodilution が標準的治療と考えられてきた。一方，最近の研究では，これは有益ではなく，正常な循環血液量と比較すると循環血液量が増加した場合に合併症発生率が高くなったことが示されている。それゆえ，最近のガイドラインでは，正常な循環血液量を提案し，その状態を維持すると引き続き血管圧受容体により高血圧が誘導される(循環血液量が増加する)と述べている。特別な血圧値〔訳注：脳血管攣縮や自発性脳虚血に対する血圧管理〕については定義されていない。収縮期血圧(SBP)または平均動脈圧(MAP)における神経学的機能を評価し，それに見合った段階的な血圧管理を各患者に合わせて行うべきである。積極的な循環血液量増加治療を行っても神経学的欠損が改善されないならば，血管形成術や血管拡張薬の動脈内注入のため，緊急脳血管撮影検査を考慮する。

医学的合併症の同定と管理

最終的に，aSAHの集団では，全身合併症は非常によく認められる。すなわち，発熱(54％)，貧血(36％)，高血糖(30％)，肺炎(20％)，肺水腫(14％)が挙げられる。高血糖，発熱，貧血は，死亡率拡大および神経機能予後の悪化と著明に関連している[102]。興味深いことに，aSAHの貧血管理については，不確かな情報しかない。いくつかの研究では，赤血球輸血で転帰がさらに悪化すると示唆しており，最適な輸血閾値については定められていない。ただし，内科患者全体でみた場合の輸血基準値(ヘモグロビン値<7 g/dL)では不十分と考えられ，ガイドラインでは，ヘモグロビン値8 g/dL超を維持するために赤血球輸血を推奨している[112]。

結論

脳内出血とくも膜下出血(SAH)は，発病率・死亡率ともに高い疾患である。脳内出血の場合，二次性脳損傷の原因となる要因を，早期から積極的によく検討した管理方法によって治療することが，転帰の改善に不可欠である。あまり知られてはいないが，経験豊富なICU，特に神経学的な重症患者を受け入れる用意のあるICUでの管理が，転帰を改善する結果を生んでいる。脳動脈瘤破裂によるくも膜下出血(aSAH)の場合，SAHを見落とす誤診を回避すること，合併する脳血管攣縮を予防することが大きな課題である。より高度な画像検査(CT, MRI)によって，正確

な診断が可能となってきている。一方，腰椎穿刺は適応となる閾値は低いが，現状では必要とされる検査である。おそらく，トロポニンでSAHの診断がつけられる日がいつかくるかもしれないが，それまでは注意深く積極的に診断する能力をみがくことが重要である。

関連文献

文献	研究デザイン	結果
脳内出血（ICH）の血圧管理		
Anderson et al., *Lancet Neurol.* 2008[103] INTERACT	ICHおよび高血圧(150〜220 mmHg)の患者203人を対象とした無作為化比較試験。患者は初期の集中的降圧治療群〔収縮期血圧(SBP)の目標値140 mmHg〕または標準降圧群(SBPの目標値180 mmHg)に割りつけられた。主要評価項目：24時間経過時点での血腫量の比例的変化	24時間後の集中的降圧治療群の血腫量の増加は，標準降圧群に比べ低い傾向にあった〔差分22.6%, 95%信頼区間(CI)：0.6〜44.5%, $p=0.04$，血腫量の絶対値差分1.7 mL, 95% CI：0.5〜3.9 mL, $p=0.13$〕
Antihypertensive Treatment of Acute Cerebral Hemorrhage (ATACH) investigators. *Crit Care Med.* 2010[104] ATACH	発症後6時間以内に救急を訪れた特発性ICHおよび高SBP患者（>170 mmHg）60人を対象とした前向き多施設共同試験。患者は3レベルの降圧治療目標値に割りつけられた。レベル1はSBP≧170および<200 mmHg，レベル2はSBP≧140および<170 mmHg，レベル3はSBP≧110および<140 mmHg。主要評価項目：(1)治療の妥当性(18〜24時間のSBP目標値の達成と維持)，(2)24時間以内の神経機能の低下，(3)72時間以内の重篤な副作用の存在	レベル3の患者9人は治療不成功。合計7人の患者で神経機能の低下がみられた（レベル1が1人，レベル2が2人，レベル3が4人）。レベル2の1人とレベル3の3人に重篤な副作用がみられたが，どのレベルにおいても安全停止ルールは適用されなかった。本試験の結果から，ICH患者における早期の速やかな降圧の妥当性と安全性が確認され，大規模無作為化試験であるATACH IIの基礎を築いた（原著発刊時は進行中）
Butcher et al., *Stroke.* 2013[105] ICHADAPT	発症後24時間以内に特発性ICHと診断されたSBP≧150 mmHgの患者75人を対象とした前向き多施設共同無作為化比較試験。患者は1時間以内に，SBP目標値<150 mmHgまたは<180 mmHgを達成すべく無作為に割りつけられた。主要評価項目：治療群間における血腫周囲の脳血流量(CBF)の差について，無作為割りつけ後2時間のCT灌流画像法で評価	ベースラインの実質内血腫量と無作為化の時間を調整後，SBP<150 mmHgの患者群は<180 mmHgの患者群と比較して，血腫周囲のCBFが有意に低いとは認められなかった（絶対値差分0.03, 95% CI：−0.018〜0.078, $p=0.18$）

文献	研究デザイン	結果
Anderson et al., *N Engl J Med*. 2013[106)] INTERACT-2	特発性ICHおよび高血圧(150〜220 mmHg)患者2,839人を対象とした前向き多施設共同無作為化比較試験 患者は初期の集中的降圧治療群(SBP目標値140 mmHg)または標準降圧群(SBP目標値180 mmHg)に割りつけられた。主要評価項目：死亡またはおもな障害〔90日後のmodified Rankin Scale(mRS) 3〜6として定義〕	2群間の主要評価項目に統計学的な有意差はみられなかった〔52% vs. 55.6%，集中治療のオッズ比(OR)：0.87, 95% CI：0.75〜1.01, $p=0.06$)
ICHの凝固障害		
Mayer et al., *N Engl J Med*. 2008[107)] FAST	発症後3時間以内にCT検査で特発性ICHが検出された患者841人を対象とした多施設共同無作為化比較試験。患者は発症後4時間以内に，遺伝子組換え第VIIa因子製剤(rFVIIa)の単回静注群(20または80μg/kg)とプラセボ群とに無作為に割りつけられた。主要評価項目：死亡または重篤な障害(90日後のmRS 5〜6)	rFVIIa 80μg/kg投与によって脳内出血拡大の有意な低下がみられた(脳内出血量の平均増加予測：プラセボ群が26%，20μg/kg静注群が18%，80μg/kg静注群が11%)。出血の減少にもかかわらず，転帰不良の患者の割合に有意差はみられなかった(プラセボ群24%，20μg/kg静注群26%，80μg/kg静注群29%)。rFVIIa 80μg/kg静注群のほうがプラセボ群よりも動脈血栓塞栓症イベントの発生率が高かった(9% vs. 4%, $p=0.04$)
ICHの外科療法		
Mendelow et al., *Lancet*. 2013[42)] STICH II	大脳皮質表面≦1 cm，出血量10〜100 mL，発作発現から48時間に入院した特発性大葉性ICH患者601人を対象とした前向き多施設共同無作為化比較試験。患者は早期手術群(無作為割りつけ後，12時間以内の血腫除去)，または初期保存療法群(臨床上適当と判断された場合には血腫除去を許可)とに割りつけられた。主要評価項目：無作為割りつけから6カ月経過時点での拡張版Glasgow Outcome Scale(GOS)による転帰良好または不良	主要評価項目に差はなかった〔絶対値差分3.7%(95% CI：−4.3〜11.6%)，OR：0.86(95% CI：0.62〜1.20), $p=0.37$〕。登録者のうち予想転帰の悪いサブグループ(拡張版GCSのスコアが低く，年齢が高く，脳内出血量が多い)において，早期の外科的介入が良好な転帰をもたらした(OR：0.49, 95% CI：0.26〜0.92, $p=0.02$)。転帰良好群において手術の有益性はみられなかった(OR：1.2, 95% CI：0.75〜1.68, $p=0.57$)

(つづく)

文献	研究デザイン	結果
Mendelow et al., *Lancet.* 2005[108) STICH	テント上の特発性 ICH 患者 1,033 人を対象とした,前向き多施設共同無作為化比較試験。早期外科手術群(担当神経外科医が選択した最善の治療を組み合わせ,無作為割りつけ後 24 時間以内に血腫除去),または初期保存的治療群(最善の治療を行い,神経機能が低下した場合には外科的血腫除去を許可)に割りつけられた。主要評価項目:発作 6 カ月後に拡張版 GOS を用いて死亡または障害を評価	早期外科手術群 468 人のうち 122 人(26%),初期保存的治療群 496 人のうち 118 人(24%)で 6 カ月後に良好な転帰がみられた(OR:0.89,95 % CI:0.66 〜 1.19,p=0.414,絶対的有益性:2.3%,相対的有益性:10%)。結果的に,初期保存的治療と比較して早期外科手術の有益性は認められなかった 外科手術群のうち,皮質表面から 1 cm 以内の大葉性 ICH 患者では,保存治療を受けた同様の患者に比べて良好な転帰がみられ,統計学上有意な差がみられた(絶対的増加:8%,p=0.02)
くも膜下出血(SAH)の検出		
Perry et al., *JAMA.* 2013[68)	非外傷性頭痛の急性発症がみられて救急を訪れた患者で,そのピークが 1 時間以内で,神経学的欠損(表 21-4)を伴わない 2,131 人を対象とした多施設共同コホート研究。くも膜下出血(SAH)検出の臨床決定ルールをテスト評価	132 人(6.2%)に SAH がみられた。Ottawa SAH ルールの感度は 100% であり(95% CI:97.2 〜 100.0%),SAH の特異度は 15.3%であった(95% CI:13.8 〜 16.9%)
SAH における再出血の予防		
Hillman et al., *J Neurosurg.* 2002[90)	脳動脈瘤破裂による SAH(aSAH)患者 596 人を対象とした多施設共同無作為化比較試験。患者は紹介された病院でトラネキサム酸 1 g,その後,動脈瘤治療まで 6 時間ごとに 1 g を最大 72 時間投与された。対照群にはいかなる介入も行われなかった。主要評価項目:早期再出血	トラネキサム酸投与群の再出血率は 10.8%から 2.4%へと低下した(早期再出血による死亡率は 80% 低下)。遅発性脳虚血または良好な機能予後に差はみられなかった
SAH の動脈瘤治療		
Molyneux et al., *Lancet.* 2002[96) ISAT	SAH および頭蓋内動脈瘤の患者 2,143 人を対象とした多施設共同無作為化比較試験。血管内コイル塞栓術群と神経外科的クリッピング術群に割りつけられた。主要評価項目:1 年後の要介助(mRS)または死亡を評価	血管内コイル塞栓術群では 23.7% が 1 年後に要介助または死亡,神経外科的クリッピング術群では 30.6%が 1 年後に要介助または死亡(p=0.0019)。22.6%の相対リスク低下がみられた(95% CI:8.9 〜 34.2)

文献	研究デザイン	結果
SAHにおける遅発性脳虚血の予防		
Pickard et al., *BMJ*. 1989[109]	発症後96時間以内に入院したaSAH患者554人を対象とした前向き多施設共同無作為化比較試験。患者はnimodipine 60mgを4時間ごと×21日間経口投与群とプラセボ群に割りつけられた。主要評価項目：(1)脳梗塞および遅発性脳虚血の出現率，(2)3カ月後の機能予後	脳梗塞の発症は，nimodipine投与群の22%に対し，プラセボ群は33%であった(34%の相対リスク低下，95% CI：13～50%)。nimodipine群では不良な機能予後も有意に減少した(nimodipine投与患者20% vs. プラセボ投与患者33%)
SAHのtriple H療法		
Lennihan et al., *Stroke*. 2000[110]	外科的クリッピング術を施した，またはSAH発症後6日以内で症候性血管攣縮のみられない患者82人を対象とした前向き無作為化比較試験。正常循環液量(循環血液量増加)を維持するために80mL/hrの等張晶質液と2時間ごとに5%アルブミン溶液250mLを投与	平均的全脳血流量の患者群と症候性血管攣縮の患者群とに差はみられなかった
Egge et al., *Neurosurgery*. 2001[111]	出血後72時間以内に外科手術を行ったaSAH患者32人を対象とした前向き無作為化比較試験。患者は正常な循環血液量群と循環血液量増加群とに割りつけられた	血管攣縮，局所脳血流量，または機能予後に関して両群に差はみられなかった。循環血液量増加群の患者に，うっ血性心不全(CHF)，出血，および硬膜外血腫を含む合併症が多かった($p<0.001$)

文献

1. van Asch CJ, Luitse MJ, Rinkel GJ, et al. Incidence, case fatality, and functional outcome of intracerebral haemorrhage over time, according to age, sex, and ethnic origin: a systematic review and meta-analysis. *Lancet Neurol*. 2010;9(2):167–176.
2. Saloheimo P, Lapp TM, Juvela S, et al. The impact of functional status at three months on long-term survival after spontaneous intracerebral hemorrhage. *Stroke*. 2006;37(2):487–491.
3. Zahuranec DB, Gonzales NR, Brown DL, et al. Presentation of intracerebral haemorrhage in a community. *J Neurol Neurosurg Psychiatry*. 2006;77(3):340–344.
4. Zahuranec DB, Morgenstern LB, Sánchez BN, et al. Do-not-resuscitate orders and predictive models after intracerebral hemorrhage. *Neurology*. 2010;75(7):626–633.
5. Becker KJ, Baxter AB, Cohen WA, et al. Withdrawal of support in intracerebral hemorrhage may lead to self-fulfilling prophecies. *Neurology*. 2001;56(6):766–772.
6. Tirschwell DL, Becker KJ, Creutzfeldt CJ, et al. Propensity score matching to estimate supported outcomes in intracerebral hemorrhage patients with withdrawal of life support. In: AHA, ed. International Stroke Conference; Honolulu, Hawaii. *Stroke*. 2013;44:ATMP83.
7. Rordorf G, McDonald C. Spontaneous intracerebral hemorrhage: pathogenesis, clinical features, and diagnosis. In: Kasner SE, ed. Waltham, MA: UpToDate; 2013.

8. Flaherty ML, Kissela B, Woo D, et al. The increasing incidence of anticoagulant-associated intracerebral hemorrhage. *Neurology.* 2007;68(2):116–121.
9. Ariesen MJ, Claus SP, Rinkel GJ, et al. Risk factors for intracerebral hemorrhage in the general population: a systematic review. *Stroke.* 2003;34(8):2060–2065.
10. Sturgeon JD, Folsom AR, Longstreth WT Jr, et al. Risk factors for intracerebral hemorrhage in a pooled prospective study. *Stroke.* 2007;38(10):2718–2725.
11. Labovitz DL, Halim A, Boden-Albala B, et al. The incidence of deep and lobar intracerebral hemorrhage in whites, blacks, and Hispanics. *Neurology.* 2005;65(4):518–522.
12. Feigin VL, Lawes CM, Bennett DA, et al. Worldwide stroke incidence and early case fatality reported in 56 population-based studies: a systematic review. *Lancet Neurol.* 2009;8(4):355–369.
13. Brown RD Jr, Wiebers DO, Torner JC, et al. Frequency of intracranial hemorrhage as a presenting symptom and subtype analysis: a population-based study of intracranial vascular malformations in Olmsted Country, Minnesota. *J Neurosurg.* 1996;85(1):29–32.
14. Licata B, Turazzi S. Bleeding cerebral neoplasms with symptomatic hematoma. *J Neurosurg Sci.* 2003;47(4):201–210; discussion 210.
15. Katz JM, Segal AZ. Incidence and etiology of cerebrovascular disease in patients with malignancy. *Curr Atheroscler Rep.* 2005;7(4):280–288.
16. Brott T, Broderick J, Kothari R, et al. Early hemorrhage growth in patients with intracerebral hemorrhage. *Stroke.* 1997;28(1):1–5.
17. Hemphill JC, Andrews P, De Georgia M. Multimodal monitoring and neurocritical care bioinformatics. *Nat Rev Neurol.* 2011;7(8):451–460.
18. Vincent JL. *Textbook of Critical Care.* 6th ed. Philadelphia, PA: Elsevier/Saunders; 2011: xli, 1698.
19. Claassen J, Jette N, Chum F, et al. Electrographic seizures and periodic discharges after intracerebral hemorrhage. *Neurology.* 2007;69(13):1356–1365.
20. Sahni R, Weinberger J. Management of intracerebral hemorrhage. *Vasc Health Risk Manag.* 2007;3(5):701–709.
21. Leira R, Davalos A, Silva Y, et al. Early neurologic deterioration in intracerebral hemorrhage: predictors and associated factors. *Neurology.* 2004;63(3):461–467.
22. Andrews CM, Jauch EC, Hemphill JC III, et al. Emergency neurological life support: intracerebral hemorrhage. *Neurocrit Care.* 2012;17(suppl 1):S37–S46.
23. Kothari RU, Brott T, Broderick JP, et al. The ABCs of measuring intracerebral hemorrhage volumes. *Stroke.* 1996;27(8):1304–1305.
24. Beslow LA, Ichord RN, Kasner SE, et al. ABC/XYZ estimates intracerebral hemorrhage volume as a percent of total brain volume in children. *Stroke.* 2010;41(4):691–694.
25. Goldstein JN, Fazen LE, Snider R, et al. Contrast extravasation on CT angiography predicts hematoma expansion in intracerebral hemorrhage. *Neurology.* 2007;68(12):889–894.
26. Wada R, Aviv RI, Fox AJ, et al. CT angiography "spot sign" predicts hematoma expansion in acute intracerebral hemorrhage. *Stroke.* 2007;38(4):1257–1262.
27. Zhu XL, Chan MS, Poon WS. Spontaneous intracranial hemorrhage: which patients need diagnostic cerebral angiography? A prospective study of 206 cases and review of the literature. *Stroke.* 1997;28(7):1406–1409.
28. Hemphill JC III, Bonovich DC, Besmertis L, et al. The ICH score: a simple, reliable grading scale for intracerebral hemorrhage. *Stroke.* 2001;32(4):891–897.
29. Hemphill JC III, Farrant M, Neill TA Jr. Prospective validation of the ICH Score for 12-month functional outcome. *Neurology.* 2009;73(14):1088–1094.
30. Morgenstern LB, Hemphill JC III, Anderson C, et al. Guidelines for the management of spontaneous intracerebral hemorrhage: a guideline for healthcare professionals from the American Heart Association/American Stroke Association. *Stroke.* 2010;41(9):2108–2129.
31. Seder DB, Riker RR, Jagoda A, et al. Emergency neurological life support: airway, ventilation,

and sedation. *Neurocrit Care.* 2012;17(suppl 1):S4–S20.
32. Carlberg B, Asplund K, Hagg E. The prognostic value of admission blood pressure in patients with acute stroke. *Stroke.* 1993;24(9):1372–1375.
33. Guyatt GH, Akl EA, Crowther M, et al. Executive summary: Antithrombotic Therapy and Prevention of Thrombosis, 9th ed: American College of Chest Physicians Evidence-Based Clinical Practice Guidelines. *Chest.* 2012;141(Suppl 2):7S–47S.
34. Degos V, Westbroek EM, Lawton MT, et al. Perioperative management of coagulation in nontraumatic intracerebral hemorrhage. *Anesthesiology.* 2013;119(1):218–227.
35. He J, Whelton PK, Vu B, et al. Aspirin and risk of hemorrhagic stroke: a meta-analysis of randomized controlled trials. *JAMA.* 1998;280(22):1930–1935.
36. Gorelick PB, Weisman SM. Risk of hemorrhagic stroke with aspirin use: an update. *Stroke.* 2005;36(8):1801–1807.
37. Tissue plasminogen activator for acute ischemic stroke. The National Institute of Neurological Disorders and Stroke rt-PA Stroke Study Group. *N Engl J Med.* 1995;333(24):1581–1587.
38. Yuan ZH, Jiang JK, Huang WD, et al. A meta-analysis of the efficacy and safety of recombinant activated factor VII for patients with acute intracerebral hemorrhage without hemophilia. *J Clin Neurosci.* 2010;17(6):685–693.
39. Balami JS, Buchan AM. Complications of intracerebral haemorrhage. *Lancet Neurol.* 2012;11(1):101–118.
40. Godoy DA, Pinero GR, Svampa S, et al. Hyperglycemia and short-term outcome in patients with spontaneous intracerebral hemorrhage. *Neurocrit Care.* 2008;9(2):217–229.
41. Qureshi AI, Palesch YY, Martin R, et al. Association of serum glucose concentrations during acute hospitalization with hematoma expansion, perihematomal edema, and three month outcome among patients with intracerebral hemorrhage. *Neurocrit Care.* 2011;15(3):428–435.
42. Mendelow AD, Gregson BA, Rowan EN, et al. Early surgery versus initial conservative treatment in patients with spontaneous supratentorial lobar intracerebral haematomas (STICH II): a randomised trial. *Lancet.* 2013;382(9890):397–408.
43. Hallevi H, Albright KC, Aronowski J, et al. Intraventricular hemorrhage: anatomic relationships and clinical implications. *Neurology.* 2008;70(11):848–852.
44. Brain Trauma Foundation; American Association of Neurological Surgeons; Congress of Neurological Surgeons. Guidelines for the management of severe traumatic brain injury. *J Neurotrauma* 2007;24(suppl 1): S1–S106.
45. Messe SR, Sansing LH, Cucchiara BL, et al. Prophylactic antiepileptic drug use is associated with poor outcome following ICH. *Neurocrit Care.* 2009;11(1):38–44.
46. Naidech AM, Garg RK, Liebling S, et al. Anticonvulsant use and outcomes after intracerebral hemorrhage. *Stroke.* 2009;40(12):3810–3815.
47. Finfer S, Chittock DR, Su SY, et al. Intensive versus conventional glucose control in critically ill patients. *N Engl J Med.* 2009;360(13):1283–1297.
48. Lacut K, Bressollette L, Le Gal G, et al. Prevention of venous thrombosis in patients with acute intracerebral hemorrhage. *Neurology.* 2005;65(6):865–869.
49. Diringer MN, Edwards DF. Admission to a neurologic/neurosurgical intensive care unit is associated with reduced mortality rate after intracerebral hemorrhage. *Crit Care Med.* 2001;29(3):635–640.
50. Kowalski RG, Claassen J, Kreiter KT, et al. Initial misdiagnosis and outcome after subarachnoid hemorrhage. *JAMA.* 2004;291(7):866–869.
51. Brisman JL, Song JK, Newell DW. Cerebral aneurysms. *N Engl J Med.* 2006;355(9):928–939.
52. Morita A, Kirino T, Hashi K, et al. The natural course of unruptured cerebral aneurysms in a Japanese cohort. *N Engl J Med.* 2012;366(26):2474–2482.
53. Juvela S. Prehemorrhage risk factors for fatal intracranial aneurysm rupture. *Stroke.* 2003;34(8): 1852–1857.
54. Frontera JA, Fernandez A, Claassen J, et al. Hyperglycemia after SAH: predictors, associated

complications, and impact on outcome. *Stroke.* 2006;37(1):199–203.
55. Ohkuma H, Tsurutani H, Suzuki S. Incidence and significance of early aneurysmal rebleeding before neurosurgical or neurological management. *Stroke.* 2001;32(5):1176–1180.
56. Kim HC, Nam CM, Jee SH, et al. Comparison of blood pressure-associated risk of intracerebral hemorrhage and subarachnoid hemorrhage: Korea Medical Insurance Corporation study. *Hypertension.* 2005;46(2):393–397.
57. Wijdicks EF, Kallmes DF, Manno EM, et al. Subarachnoid hemorrhage: neurointensive care and aneurysm repair. *Mayo Clin Proc.* 2005;80(4):550–559.
58. Johnston SC, Selvin S, Gress DR. The burden, trends, and demographics of mortality from subarachnoid hemorrhage. *Neurology.* 1998;50(5):1413–1418.
59. Juvela S, Porras M, Poussa K. Natural history of unruptured intracranial aneurysms: probability of and risk factors for aneurysm rupture. *J Neurosurg.* 2008;108(5):1052–1060.
60. Vlak MH, Rinkel GJ, Greebe P, et al. Independent risk factors for intracranial aneurysms and their joint effect: a case–control study. *Stroke.* 2013;44(4):984–987.
61. Caranci F, Briganti F, Cirillo L, et al. Epidemiology and genetics of intracranial aneurysms. *Eur J Radiol.* 2013;82(10):1598–1605.
62. Perry JJ, Stiell IG, Sivilotti ML, et al. High risk clinical characteristics for subarachnoid haemorrhage in patients with acute headache: prospective cohort study. *BMJ.* 2010;341:c5204.
63. Hunt WE, Hess RM. Surgical risk as related to time of intervention in the repair of intracranial aneurysms. *J Neurosurg.* 1968;28(1):14–20.
64. Report of World Federation of Neurological Surgeons Committee on a Universal Subarachnoid Hemorrhage Grading Scale. *J Neurosurg.* 1988;68(6):985–986.
65. Edlow JA, Panagos PD, Godwin SA, et al. Clinical policy: critical issues in the evaluation and management of adult patients presenting to the emergency department with acute headache. *Ann Emerg Med.* 2008;52(4):407–436.
66. Perry JJ, Stiell I, Wells G, et al. Diagnostic test utilization in the emergency department for alert headache patients with possible subarachnoid hemorrhage. *CJEM.* 2002;4(5):333–337.
67. Morgenstern LB, Huber JC, Luna-Gonzales H, et al. Headache in the emergency department. *Headache.* 2001;41(6):537–541.
68. Perry JJ, Stiell IG, Sivilotti ML, et al. Clinical decision rules to rule out subarachnoid hemorrhage for acute headache. *JAMA.* 2013;310(12):1248–1255.
69. Perry JJ, Spacek A, Forbes M, et al. Is the combination of negative computed tomography result and negative lumbar puncture result sufficient to rule out subarachnoid hemorrhage? *Ann Emerg Med.* 2008; 51(6):707–713.
70. van Gijn J, Kerr RS, Rinkel GJ. Subarachnoid haemorrhage. *Lancet.* 2007;369(9558):306–318.
71. Cortnum S, Sorensen P, Jorgensen J. Determining the sensitivity of computed tomography scanning in early detection of subarachnoid hemorrhage. *Neurosurgery.* 2010;66(5):900–902; discussion 903.
72. Byyny RL, Mower WR, Shum N, et al. Sensitivity of noncontrast cranial computed tomography for the emergency department diagnosis of subarachnoid hemorrhage. *Ann Emerg Med.* 2008;51(6):697–703.
73. Perry JJ, Stiell IG, Sivilotti ML, et al. Sensitivity of computed tomography performed within six hours of onset of headache for diagnosis of subarachnoid haemorrhage: prospective cohort study. *BMJ.* 2011;343:d4277.
74. McCormack RF, Hutson A. Can computed tomography angiography of the brain replace lumbar puncture in the evaluation of acute-onset headache after a negative noncontrast cranial computed tomography scan? *Acad Emerg Med.* 2010;17(4):444–451.
75. Agid R, Andersson T, Almqvist H, et al. Negative CT angiography findings in patients with spontaneous subarachnoid hemorrhage: when is digital subtraction angiography still needed? *AJNR Am J Neuroradiol.* 2010;31(4):696–705.

21章　脳内出血とくも膜下出血　*381*

76. Fisher CM, Kistler JP, Davis JM. Relation of cerebral vasospasm to subarachnoid hemorrhage visualized by computerized tomographic scanning. *Neurosurgery*. 1980;6(1):1-9.
77. Claassen J, Bernardini GL, Kreiter K, et al. Effect of cisternal and ventricular blood on risk of delayed cerebral ischemia after subarachnoid hemorrhage: the Fisher scale revisited. *Stroke*. 2001;32(9):2012-2020.
78. Huang J, van Gelder JM. The probability of sudden death from rupture of intracranial aneurysms: a meta-analysis. *Neurosurgery*. 2002;51(5):1101-1105; discussion 1105-1107.
79. Fujii Y, Takeuchi S, Sasaki O, et al. Ultra-early rebleeding in spontaneous subarachnoid hemorrhage. *J Neurosurg*. 1996;84(1):35-42.
80. Naidech AM, Janjua N, Kreiter KT, et al. Predictors and impact of aneurysm rebleeding after subarachnoid hemorrhage. *Arch Neurol*. 2005;62(3):410-416.
81. Starke RM, Connolly ES Jr. Rebleeding after aneurysmal subarachnoid hemorrhage. *Neurocrit Care*. 2011;15(2):241-246.
82. Connolly ES Jr, Rabinstein AA, Carhuapoma JR, et al. Guidelines for the management of aneurysmal subarachnoid hemorrhage: a guideline for healthcare professionals from the American Heart Association/American Stroke Association. *Stroke*. 2012;43(6):1711-1737.
83. Diringer MN, Bleck TP, Claude Hemphill J, et al. Critical care management of patients following aneurysmal subarachnoid hemorrhage: recommendations from the Neurocritical Care Society's Multidisciplinary Consensus Conference. *Neurocrit Care*. 2011;15(2):211-240.
84. Edlow JA, Samuels O, Smith WS, et al. Emergency neurological life support: subarachnoid hemorrhage. *Neurocrit Care*. 2012;17(suppl 1):S47-S53.
85. Bruder N, Rabinstein A. Cardiovascular and pulmonary complications of aneurysmal subarachnoid hemorrhage. *Neurocrit Care*. 2011;15(2):257-269.
86. Wijdicks EF, Vermeulen M, Murray GD, et al. The effects of treating hypertension following aneurysmal subarachnoid hemorrhage. *Clin Neurol Neurosurg*. 1990;92(2):111-117.
87. Suarez JI, Tarr RW, Selman WR. Aneurysmal subarachnoid hemorrhage. *N Engl J Med*. 2006;354(4):387-396.
88. Schiefecker AJ, Pfausler B, Beer R, et al. Parenteral diclofenac infusion significantly decreases brain-tissue oxygen tension in patients with poor-grade aneurysmal subarachnoid hemorrhage. *Crit Care*. 2013;17(3):R88.
89. Rabinstein AA, Lanzino G, Wijdicks EF. Multidisciplinary management and emerging therapeutic strategies in aneurysmal subarachnoid haemorrhage. *Lancet Neurol*. 2010;9(5):504-519.
90. Hillman J, Fridriksson S, Nilsson O, et al. Immediate administration of tranexamic acid and reduced incidence of early rebleeding after aneurysmal subarachnoid hemorrhage: a prospective randomized study. *J Neurosurg*. 2002;97(4):771-778.
91. Hellingman CA, van den Bergh WM, Beijer IS, et al. Risk of rebleeding after treatment of acute hydrocephalus in patients with aneurysmal subarachnoid hemorrhage. *Stroke*. 2007;38(1):96-99.
92. Ransom ER, Mocco J, Komotar RJ, et al. External ventricular drainage response in poor grade aneurysmal subarachnoid hemorrhage: effect on preoperative grading and prognosis. *Neurocrit Care*. 2007;6(3):174-180.
93. Mak CH, Lu YY, Wong GK. Review and recommendations on management of refractory raised intracranial pressure in aneurysmal subarachnoid hemorrhage. *Vasc Health Risk Manag*. 2013;9:353-359.
94. Naidech AM, Kreiter KT, Janjua N, et al. Phenytoin exposure is associated with functional and cognitive disability after subarachnoid hemorrhage. *Stroke*. 2005;36(3):583-587.
95. Vespa P, Diringer MN. High-volume centers. *Neurocrit Care*. 2011;15(2):369-372.
96. Molyneux A, Kerr R, Stratton I, et al. International Subarachnoid Aneurysm Trial (ISAT) of neurosurgical clipping versus endovascular coiling in 2143 patients with ruptured intracranial aneurysms: a randomised trial. *Lancet*. 2002;360(9342):1267-1274.
97. Spetzler RF, McDougall CG, Albuquerque FC, et al. The Barrow Ruptured Aneurysm Trial:

3-year results. *J Neurosurg.* 2013;119(1):146–157.
98. Dorhout Mees SM, Rinkel GJ, Feigin VL, et al. Calcium antagonists for aneurysmal subarachnoid haemorrhage. *Cochrane Database Syst Rev.* 2007(3):CD000277.
99. Rabinstein AA, Bruder N. Management of hyponatremia and volume contraction. *Neurocrit Care.* 2011;15(2):354–360.
100. Gress DR. Monitoring of volume status after subarachnoid hemorrhage. *Neurocrit Care.* 2011;15(2):270–274.
101. Rowland MJ, Hadjipavlou G, Kelly M, et al. Delayed cerebral ischaemia after subarachnoid haemorrhage: looking beyond vasospasm. *Br J Anaesth.* 2012;109(3):315–329.
102. Wartenberg KE, Schmidt JM, Claassen J, et al. Impact of medical complications on outcome after subarachnoid hemorrhage. *Crit Care Med.* 2006;34(3):617–623; quiz 624.
103. Anderson CS, Huang Y, Wang JG, et al. Intensive blood pressure reduction in acute cerebral haemorrhage trial (INTERACT): a randomised pilot trial. *Lancet Neurol.* 2008;7(5):391–399.
104. Antihypertensive Treatment of Acute Cerebral Hemorrhage (ATACH) investigators. Antihypertensive treatment of acute cerebral hemorrhage. *Crit Care Med.* 2010;38(2):637–648.
105. Butcher KS, Jeerakathil T, Hill M, et al. The intracerebral hemorrhage acutely decreasing arterial pressure trial. *Stroke.* 2013;44(3):620–626.
106. Anderson CS, Heeley E, Huang Y, et al. Rapid blood-pressure lowering in patients with acute intracerebral hemorrhage. *N Engl J Med.* 2013;368(25):2355–2365.
107. Mayer SA, Brun NC, Begtrup K, et al. Efficacy and safety of recombinant activated factor VII for acute intracerebral hemorrhage. *N Engl J Med.* 2008;358(20):2127–2137.
108. Mendelow AD, Gregson BA, Fernandes HM, et al. Early surgery versus initial conservative treatment in patients with spontaneous supratentorial intracerebral haematomas in the International Surgical Trial in Intracerebral Haemorrhage (STICH): a randomised trial. *Lancet.* 2005;365(9457):387–397.
109. Pickard JD, Murray GD, Illingworth R, et al. Effect of oral nimodipine on cerebral infarction and outcome after subarachnoid haemorrhage: British aneurysm nimodipine trial. *BMJ.* 1989;298(6674):636–642.
110. Lennihan L, Mayer SA, Fink ME, et al. Effect of hypervolemic therapy on cerebral blood flow after subarachnoid hemorrhage: a randomized controlled trial. *Stroke.* 2000;31(2):383–391.
111. Egge A, Waterloo K, Sjoholm H, et al. Prophylactic hyperdynamic postoperative fluid therapy after aneurysmal subarachnoid hemorrhage: a clinical, prospective, randomized, controlled study. *Neurosurgery.* 2001;49(3):593–605; discussion 605–606.
112. Le Roux PD. Anemia and transfusion after subarachnoid hemorrhage. *Neurocrit Care.* 2011;15(2):342–353.

22

痙攣発作とてんかん重積状態
seizure and status epilepticus

Brandon Foreman and Anil Mendiratta

背景

痙攣発作は救急外来ではよくみられる疾患である。意識レベルの低下あるいは昏睡状態で激しく痙攣したまま搬送されてくるときもある。そうした患者に対して，救急医は直ちに適切な治療を施し，継続した痙攣発作もしくはてんかん重積状態であると診断し，原因をつきとめる必要がある。"time is brain" という格言は，脳卒中発作の治療と同様に痙攣発作の治療とも関連性がある。すなわち，早期の継続的な痙攣発作の診断と治療は神経損傷を最小限に抑え，合併症を減らし，患者予後を改善することができるということである。

疫学

米国では毎年 110 万人程の痙攣発作患者が救急外来を受診する[1]。これは米国の人口の 11% 以上が一生の間に痙攣発作を体験していることを意味する。そのなかの約 1% がてんかんか，非誘発性痙攣発作の診断となる[2,3]。世界的にいえば，非誘発性痙攣発作の年齢調整発生率は，年間 10 万人中 60 人程度である[3,4]。てんかんの既往がなければ，これらの約 1/3 に初回の痙攣発作が起こっていることとなる。誘発性痙攣発作と呼ばれる急性の症候性痙攣発作は，外傷，発作(脳卒中)や低血糖など急性期の原因で生じ，その年齢調整発生率は年間 10 万人中 20 ～ 40 人である[4]。

救急外来で痙攣発作と診断される患者の大半が救急車で搬送され[5]，これら患者の 1/4 が救命医療による二次救命処置(ACLS)が必要となる[6]。痙攣発作を起こしている患者の 25% 以上が入院し，1% が人工呼吸のために気管挿管を必要とする[1]。死亡率については病因により異なってくる。痙攣発作患者が滅多に救急外来で死亡しない一方[1]，急性の症候性痙攣発作を起こした患者の 30 日間の短期死亡率は

19%に達するとの報告もある[7]。

　てんかん重積状態 status epilepticus は，痙攣発作が継続する状態（5分以上）や完全に意識を取り戻す前に再発した状態を意味する。痙攣発作で救急外来に搬送された患者は誰でも，てんかん重積を鑑別に挙げる必要がある。救急外来を訪れる痙攣発作症状のうち，6％はてんかん重積と診断され[5]，米国だけでも毎年152,000人の患者が発症していると推測されている[8]。

　非痙攣性てんかん重積状態 nonconvulsive status epilepticus では，継続的な痙攣発作時に，意識レベルの低下以外はささいな臨床症状しか認められないか明白な臨床症状がない発作のことをいう。しかし，脳波検査（EEG）をみれば，記録上では痙攣発作の活動が継続しているのが明白である。非痙攣性てんかん重積は，初発の痙攣性てんかん重積状態 convulsive status epilepticus の発作を止めた後に昏睡状態の残った患者のほぼ半数にみられる[9]。非痙攣性てんかん重積の発症率はてんかん重積患者のうち1/4といわれているが，これは過小評価であるといえるかもしれない。その理由として継続的な脳波モニタリングを多くの病院ですぐに行えないからである[10]。

　てんかん重積の罹患率と死亡率には関連がある。総合的な死亡率は20％と推定されているが[8]，この死亡率の上昇は急性期症状がある場合，高齢である場合，併存症がある場合，そして痙攣発作治療までに時間がかかった場合などの条件があるときである[11, 12]。これらの条件のうち，治療時間の遅れのみが治療において対処可能な条件であり，またそれが予後に関係してくる。つまり，てんかん重積が30分以内に治療されれば3％，30分以上かかれば19％[13]，60分以上かかれば32％[11]と死亡率は上昇していく。そして，てんかん重積状態で死亡しなかった患者の41％がてんかんとなるのである[14]。

病院前の診断と管理

　ほとんどの場合，痙攣発作は救急救命士が現場に到着するまでに回復してしまうことが多い。過去のてんかんや神経損傷および障害の病歴，正確な内服歴などの聞き取り，そしてデキスターチェック（point-of-care glucose）などは，救急外来での的確な治療に役立つ。

　痙攣発作から回復した患者は一次救命措置（BLS）またはACLSの必要がなく，詳細な診断を受けるために救急に搬送されてくる[6]。一方，痙攣発作が主訴の患者のうち1/4は，継続的な痙攣発作やてんかん重積でみられる重篤な併存症や外傷，また神経や心肺などの不安定性が認められる[6]。患者の蘇生，交通状況，トリアージ

表 22-1 痙攣発作およびてんかん重積状態における病院前診断

病院前診断	
バイタルサイン	心拍数, 血圧, 酸素飽和度
体位	左側臥位, 口にものを入れることを避ける, 外傷を併発していなければ, 頸部を安定させなくともよい
てんかんまたは神経外傷/障害の既往	入手可能であれば, かかりつけの神経内科医の名前と連絡先を含む
併存症または外傷	
内服薬	サプリメントなどを含む(容器があれば中身の有無は問わず)
二次外傷のスクリーニング	骨折, 血腫, 熱傷の所見はどうか
デキスターチェック	低血糖の場合, 50%ブドウ糖液の静注前に, ビタミン B_1 欠乏予防のため, チアミン 100 mg を静注する必要がある
静脈ラインの確保	継続中の痙攣発作, またはてんかん重積の場合, 治療を遅らせてはならない. 静脈ラインを直ちに確保することができなければ, ミダゾラムを筋注する必要がある
救急治療の準備	いかなる状態のてんかん重積患者であろうとも, 受け入れできるように連絡することが必要である

などで時間がかかる場合[15]は, 救急外来到着前で迅速に痙攣発作の治療を開始することが不可欠である. BLS に加えて, 病院前対応では ACLS の処置者による, ロラゼパム, ミダゾラム, ジアゼパムなどの迅速な投与が必要である. というのも, ベンゾジアゼピン系が, プラセボ[16]やフェニトイン単体[17]よりも, 痙攣発作やてんかん重積を抑制する効果があるというエビデンスが示されているためである. また現場での適切なベンゾジアゼピン系投与は, 挿管が必要な呼吸停止を含む痙攣発作の合併症を明らかに減少させることができる[16](表 22-1).

ロラゼパムは冷蔵保管が必要であり, 静注する必要がある. また家庭や救命の現場では痙攣発作が再発した小児や成人のてんかん患者に対しては大規模研究の観点からロラゼパムの有効性が示されていないため, 直腸へのジアゼパム投与が長いこと行われてきた[18~20]. 2010 年に行われた小児や青少年に対するメタ分析では, 筋注・鼻腔・口腔にミダゾラムを投与したほうが他経路(直腸)からの投与よりも即効性があることが証明された[21]. 2012 年には, ミダゾラム筋注群とロラゼパム静注群を対象とした無作為化比較試験として, Rapid Anticonvulsant Medication Prior to Arrival Trial(RAMPART)が行われた. ミダゾラム筋注群はロラゼパム静注群よりも即効性があり, ロラゼパムと同程度の効果があり, 成人の痙攣発作とてんかん重積の症状を完全に抑制した. この結果により, ミダゾラム筋注は救急医療において理想的な選択薬であると証明された[22]. 成人に対する口腔と鼻腔へのミダゾラム

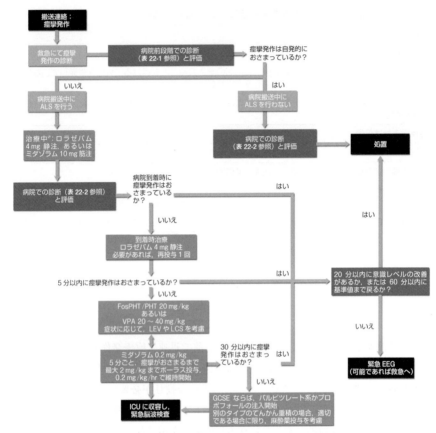

図 22-1　痙攣発作およびてんかん重積状態の包括的診察と治療の方針例
推奨される投薬量は，体重 40 kg 以上の成人向けである。
ALS：二次救命処置，EEG：脳波検査，GCSE：全般性痙攣性てんかん重積状態，LCS：lacosamide，LEV：レベチラセタム，FosPHT/PHT：ホスフェニトイン/フェニトイン，VPA：バルプロ酸

投与のエビデンスはまだ十分ではない[23, 24]（図 22-1）。

救急外来での診断的評価

救急外来への搬送中あるいは到着と同時にベンゾジアゼピン系を適切に投与されれば，約 70％の患者で痙攣発作とてんかん重積状態はすぐに回復する[16, 17, 22, 25]。いったん患者の意識レベルが改善されれば，初発の痙攣発作への追加治療は必要ない場合もある。救急医は痙攣発作またはてんかん重積の原因を精査し，痙攣発作の再発に関連する疾患の治療を行う必要がある（表 22-2）。

表 22-2　痙攣発作およびてんかん重積状態における救急外来での診断

病院での診断	
バイタルサイン	継続的な酸素飽和度測定と血圧のモニタリング
神経所見	局所的な神経障害がみられる場合，痙攣の解剖学的な局所診断に役立つ可能性がある
かかりつけ医への連絡	過去の入院歴，神経障害，てんかんの既往，経口薬などの情報を得ることは，治療計画と支持療法にとって必要である
臨床検査	カルシウム，マグネシウム，血糖を含む基礎的な生化学検査，血算，肝機能検査を行う。尿検査と尿毒症のスクリーニングを考慮してもよい
抗てんかん薬濃度	すでに抗てんかん薬を投与されている患者に対しては，たとえ病院で検査ができなくとも，適切な血中濃度が必要とされる
腰椎穿刺	発熱，髄膜炎，激しい頭痛または免疫抑制などがある患者に対して行う
CT または MRI での画像診断	抗てんかん薬を内服しなかったなど，痙攣発作の原因が特定されているてんかん病歴をもつ患者には必要ない
脳波	初発の非誘発性痙攣発作の場合，可能な限り短時間で外来で行う
	昏睡状態または意識の戻らない患者の場合，外来で緊急に，または入院時に直ちに行う

てんかん病歴のある患者

患者に抗てんかん薬の服薬歴およびてんかん病歴の両方，もしくはどちらか一方があれば，注意深く病歴聴取と診察を行うべきである。そうすることで薬物の飲み忘れ，過度の睡眠障害，過度のアルコール摂取，併存症などの痙攣発作の原因を減らせる可能性があるからである。かかりつけの神経内科医がいれば，患者の情報と対応策を得るために連絡をとる必要がある。患者の症状が改善したときは，退院計画の一環として今後は外来にて神経内科医にフォローしてもらうこともある。不足している経口薬があれば，救急外来で神経内科医に不足分の助言をしてもらうのもよいであろう。神経内科医が認めれば，抗てんかん薬の増量を指示することも可能である。抗てんかん薬の内服量を調整する数日間，痙攣発作再発のリスクを減らすために，短期間の低用量ベンゾジアゼピン系（例えば，ロラゼパム 0.5 ～ 1 mg を 1 ～ 2 回で 1 ～ 3 日間）の投与も推奨されている。経過観察の期間中，患者の抗てんかん薬の管理が確実になされることが重要である。注意すべきは，これまでの病院で処方されていない新しい抗てんかん薬を代わりに処方すべきではない，ということである。例えば，lacosamide（LCS）が処方できないからといって，代わりにフェニトインやカルバマゼピンを処方してはならないのである。

地域での役割として，救急医は誰よりも先に患者をみる機会が多いため，痙攣発作で救急外来に繰り返し搬送されてくる患者は注意する。抗てんかん薬をきちんと

内服しているにもかかわらず，非誘発性痙攣発作が再発した患者は，難治性か薬物耐性のてんかんになっている可能性がある[26]。難治性のてんかん患者は，さまざまなてんかん疾患を治療できる病院に紹介すべきである。紹介先の病院では的確な抗てんかん薬で治療するだけではなく，ときには薬物よりも治療効果が高い手術も受けることができるであろう[27]。

てんかん重積状態から回復した患者

表 22-2 で示してあるように，はじめて非誘発性痙攣発作を起こした患者は，救急外来でさまざまな項目の診断を受ける。診断の根拠となりうる頭部 CT や MRI で，これらの患者の約 10% に異常が発見されるため，迅速な画像診断は重要である[28]。神経障害，明らかな頭部外傷，中枢神経系感染症，家族のてんかん病歴などのてんかんの危険因子が患者になく，神経学的診察と頭部単純 CT や MRI が正常であれば，救急外来で抗てんかん薬を投与する必要はない。これらの患者の痙攣発作再発リスクは，その後 2 年間で約 40% である[29]。したがって多くの場合，2 度目の明確な非誘発性痙攣発作が起こるまでは，抗てんかん薬の処方を見送ることにしている。しかし，外来で撮影された脳波検査では，およそ 1/3 がてんかん型波形を示すので，痙攣発作再発のリスクは事実上 2 倍だといえる[28]。はじめて非誘発性痙攣発作を起こした患者は痙攣発作再発のリスクがある。そのため，患者と家族は車の運転に注意するよう忠告を受け，痙攣発作への予防と発作の対処について説明を受ける必要がある。神経内科医へのコンサルテーションは，痙攣発作再発のリスク，抗てんかん薬，患者の生活指導に関した予後についての診断と考察に役立つ。

　孤発性痙攣発作後に意識が回復した患者には，ベンゾジアゼピン系の静注・筋注，もしくはフェニトインなどの抗てんかん薬のボーラス投与は不要ということが重要である。投与すれば，不必要に患者を鎮静化させたり，呼吸抑制，血行動態不全などの合併症を引き起こす可能性があるためである。

　明確な原因がないものとは対照的に，全身性疾患や脳障害による急性の症候性痙攣発作の患者は，頭蓋内出血，中枢神経系感染症などの検査，または繰り返す痙攣発作の経過観察によって原因が明らかになるため，診断と治療を目的に入院する必要がある。痙攣発作と再発に関連した合併症のリスクを減らすため，痙攣発作の原因によっては，抗てんかん薬を用いた治療の必要性が考慮される場合もある。このようなときは，神経内科医へのコンサルテーションが必要である。

治療指針

初回または回復した痙攣発作

画像検査の異常所見やてんかん型の脳波異常などの診断評価をもとに，再発のリスクが発見された初回痙攣発作の患者には，抗てんかん薬の導入が必要である．抗てんかん薬を選択するために，神経内科医へのコンサルテーションも必要となる．神経内科医がいない場合は，救急医が副作用や薬物間の相互作用などを考慮し，抗てんかん薬を処方する．フェニトインは一昔前まで抗てんかん薬の第1選択薬であったが，好ましくない副作用，薬物動態の問題，そして薬物相互作用の問題があるため，現在は推奨されていない．一方で，焦点性および全般性痙攣発作の両方に対して広範囲に作用し，肝代謝がほとんどなく，腎排泄作用があり，また薬物相互作用の問題がないことから，レベチラセタム(LEV)のような新しい抗てんかん薬は，治療にふさわしい薬物である．救急医にとって重要なのは，薬物由来の副作用と神経学的な問題について別々に考慮する必要がある，ということである．アレルギー反応のように，薬物由来の副作用を患者に知らせるべきであり，また神経学的な再評価をする検査を数週間以内に予定しておくべきである．

てんかん重積状態

痙攣発作または再発で救急外来に搬送されてきた患者には，迅速かつ積極的に発作を止める治療が重要である．最近の研究では，神経ペプチドの発現が変わることにより，神経伝達の抑制と刺激間のバランスも変化するため，痙攣発作は数分以内にシナプス膜の受容体を変容させることが示されている．この変化が細胞死をもたらす興奮毒性で，継続的なてんかん重積の後に起こるとされている[30]．ヒトにおける研究は制限されているが，ヒトに近い霊長類の研究では，てんかん重積で異常発熱や低酸素症などがみられ，全身性の症状が欠落している場合でも，持続したてんかん重積が脳の生理学的な需給のミスマッチにおそらく関連し，虚血性の神経細胞の脱落を引き起こすことが明らかになっている[31]．ヒトにおいても，頭蓋内に電極を用いて5分以上継続させたきわめて限局性の痙攣発作でさえ，脳と全身性の明らかな生理学的な変化を引き起こす[32]．なぜなら，痙攣発作が感覚神経に重大な影響を及ぼすからである．

投与量がたりていないか，またはてんかん重積が120分以上継続したときは，薬物の効果は半分程度に落ちてしまう[33,34]．初回の適切な治療までの時間短縮が課題であるが，救急外来における治療の平均時間は20～40分であるため[6,16]，病院のトリアージや治療に時間がかかってしまい，治療が終わるまでに50分はかかるか

もしれない[15, 25]。てんかん重積が救急車内から病院まで継続した場合は、確立された救急診療方針を遵守することが、治療介入の遅れをなくし、難治性への進行を最小限に抑え、ICUでの治療期間を短くする重要な要因となる[25]（図22-2）。

残念なことに現在までの調査では、投与の量やタイミングを含めた救急診療方針を遵守できていない状態があることである[15, 25, 35]。ある調査によれば、どの患者も十分な量のフェニトインを投与されていないとの報告もある[16]。また別の調査によれば、50％以上の患者がてんかん重積発症から1時間以上経過してから治療を受けているとの報告もある[35]。てんかん重積における病院前と救急外来を一体化した治療方針は十分に研究されていない。最近のEmergency Neurological Life Support

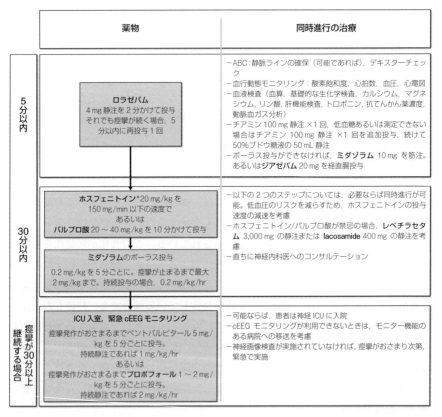

図22-2 全般性痙攣性てんかん重積状態（GCSE）患者の救急における治療管理指針の例
ABC：気道、呼吸、循環、cEEG：脳波の継続モニタリング。
Foreman B, Hirsch LJ. Epilepsy emergencies : diagnosis and management. *Neurol Clin*. 2012;30:11-41. より引用。

(ENLS)が提唱している治療方針では，治療までの時間を短縮することが急性心筋梗塞の予後を改善することになるため，救急車から病院のベッドまでの間の治療の重要性が強調されている[36]。

薬物療法

例えば，痙攣が生じたまま救急外来に到着したか，または継続した痙攣発作が救急外来で再発したてんかん重積の患者には，ベンゾジアゼピン系の静注が治療の第1選択となる。静注が可能であれば，ロラゼパム4 mgを2分かけて速やかに投与すべきである。静注が不可能であれば，筋注でミダゾラム10 mgを投与する。筋注のミダゾラムもすぐに投与できないときは，直腸からのジアゼパム15～20 mg投与が代替となる。ベンゾジアゼピン系投与を繰り返しても，患者の痙攣発作が継続するのであれば，そのときは気道確保が必要になるであろう。デキスターチェックを病院到着前に行っていなければ，早急に実施すべきである。血糖が低値であったり，その境界であれば，ビタミンB_1欠乏を予防するために，チアミン100 mg静注後に50％ブドウ糖液50 mLの投与を行う。

第2選択薬

てんかん重積がみられるすべての患者は，痙攣発作がおさまっていても，ベンゾジアゼピン系の効果が減弱する数時間後の痙攣発作の再発を防ぐため，第2選択の抗けいれん薬を開始すべきである。病院前や救急外来で痙攣発作が続いている，またはベンゾジアゼピン系を十分に投与しても意識が戻らない患者では，第2選択薬の早い導入が重要である。ベンゾジアゼピン系が病院到着前に投与されていれば，第2選択薬は救急外来で投与するベンゾジアゼピン系と同時に導入すべきである。

　フェニトインは一昔前の第2選択薬であった。フェニトインは50 kgの患者で1,000 mgの静注が適量だが，投与量が不十分となることが多かった[15]。適切な投与量は20 mg/kgで，流量は50 mg/minである。この投与法だと心臓モニタリングが必要となるが，副作用の低血圧によって投与速度を遅くする必要がある[17]。末梢静注でのフェニトインの血管外漏出が明らかな組織傷害を引き起こすことは重要である。まれに特異的な反応が引き起こす「purple glove症候群」として知られている指の虚血は，フェニトインの静注で報告されている。

　フェニトインの水様性のプロドラックであるホスフェニトインは発熱や低血圧性発作などの合併症を避け，150 mg/minまでの速度であれば，速く静注してもよい。ただし，ホスフェニトインは非常に高価で，フェニトインの約8倍もする[37]。ホスフェニトインとフェニトインの両薬は不整脈と呼吸抑制を引き起こす可能性があ

る。フェニトインはシトクロム P450 酵素系，特に CYP3A と CYP2C と結合しやすく，他の薬物や抗てんかん薬と影響しやすい。HIV，癌，または臓器移植の患者において，フェニトインは薬物相互作用の点で問題を引き起こす。

バルプロ酸については，最近のメタ分析を含む 5 つの無作為化比較試験が行われ，総合的には少々不利な効果はあるものの，少なくともフェニトインと同等の効果があることがわかってきた[38]。バルプロ酸は 20～40 mg/kg を 10 分かけて投与する［訳注：日本ではバルプロ酸ナトリウムが認可されている］。副作用としては，高アンモニア血症や膵炎があり，血小板の活動を抑制し，トロンビン時間を延長させ，過量投与に由来した血小板減少症は出血のリスクを高める[39,40]。重要なのは，高齢者や重症患者でも不整脈や低血圧はまれである，ということである[41]。バルプロ酸はフェニトインのように蛋白結合するが，CYP2C9 を阻害する働きがあり，ワルファリン，アミトリプチリンやクロピドグレルなどの薬物の生体利用能を上昇させる。蛋白結合と薬物動態に影響するフェニトインとバルプロ酸のモニタリングのために，両方の血清薬物濃度は調べておく。

他の第 2 選択薬

レベチラセタム（LEV），lacosamide（LCS），フェノバルビタールは特殊な状況下で考慮される第 2 選択薬である。静脈内の LEV は蛋白結合がほとんどなく，肝代謝の薬物とは相互作用しない。副作用が最小になるように，15 分かけて 1,000～3,000 mg の投与を行う[42]。しかし，LEV を第 2 選択薬とした研究はほとんどない。第 1 選択ないし第 2 選択の LEV を無作為に割りつけた患者を対象とした唯一の前向き研究では，ほとんどがベンゾジアゼピン系を使わないで治療が行われている[43]。てんかん重積治療の第 2 選択薬としての LEV，フェノバルビタール，バルプロ酸を比較する前向き観察研究において，重篤なてんかん重積や潜在的で致死的な原因がある症例では，バルプロ酸に比べて LEV は治療困難の高いリスクが示された〔オッズ比（OR）：2.69〕[44]。LCS は新しい静注薬で，効果に関するデータは少ない。LEV のように LCS も薬物相互作用が少なく，400 mg を 15 分かけて静注すれば安全である。副作用として，めまい，悪心，そして臨床現場では投与量に依存して心電図の PR 間隔の延長を確認している[45]。研究はあまりなされてないが，HIV，癌，そして臓器移植患者に対して，薬物相互作用が少ない LCS と LEV は治療薬として考慮されうる。一方，副作用のため使用制限がある初期の抗てんかん薬フェノバルビタールの投与量は 20 mg/kg で，流量は 50 mg/min である。てんかん重積に用いられるフェノバルビタールは無作為化臨床試験でロラゼパムと比較した結果[17]，低血圧や呼吸抑制などの副作用を避けるために投与速度を遅くする必要

があることが明らかになった。呼吸補助や人工呼吸器は，フェノバルビタールを静注する前に導入すべきものである。フェノバルビタールは他の抗てんかん薬が使えないとき，またはすでに外来で必要量以下で使われているときだけ用いるべきである。

治療抵抗性てんかん重積状態

てんかん重積は，第1選択薬と第2選択薬の適切な投与によって抑制される。それらの薬物で効果がない場合は，治療抵抗性（難治性）てんかん重積状態 refractory status epilepticus である[46,47]。てんかん重積が実際に抑制されると，意識や認識，行動，運動機能に変化がみられ，発作後の状態は高い割合で改善され，これは発作の種類と時間に関係している。というのも，ある研究において，ビデオ脳波で記録された128秒程度の焦点性痙攣発作が続いた後，錯乱，失語症，平均89秒間のかすかな不随意運動が起こったからである[48]。他の研究では，全身性の痙攣に続き，最初の無呼吸運動前に，平均4分から最大で20分間無反応にみえる様子がビデオに記録されていた[49]。これらの研究から，発作が抑制されたとき，患者が20分以内に神経学的改善が見込めない場合，もしくは60分経過しても意識が戻らない場合は，非痙攣性てんかん重積とみなすべきである。

　救急外来では，難治性の全般性てんかん重積への積極的治療が開始される。合併症のリスクを減らし，確実にICUへ搬送するため，徹底的な心肺モニタリングとサポートがきわめて重要である。救急外来では気管挿管と人工呼吸が頻繁に必要となる[46]。挿管された鎮静状態の患者では，しばしば全般性てんかん重積における痙攣症状が見逃されてしまう。そのため，麻痺がみられた場合，脳波記録上では痙攣がおそらく起きているという仮定で，治療を始めなければならない。難治性てんかん重積の治療報告は無数にあるが[50]，有効な信頼性の高いエビデンスは，現在のところ，難治性てんかん重積患者でプロポフォールとチオペンタールを比較した無作為化比較試験だけである[51]。治療への最適なアプローチに関して疑問は残されており，ミダゾラム，プロポフォール，ペントバルビタール間同士の選択優先についての有効なエビデンスは示されていない[52]。治療指針によると，これらの薬物使用時，特に鎮静状態の患者への挿管時には，連続脳波のモニタリングが必要である。

　救急外来では，非痙攣性てんかん重積が疑われる患者への挿管と麻酔の開始決定は困難であり，根本的な原因，積極的治療のリスク，または積極的な治療介入を行わないことの有用性などの評価が必要である[53]。同様の難しい状況としては，蘇生挿管処置拒否の高齢患者，もしくは意識下の焦点性運動性てんかん重積の患者が挙げられる。いずれも，低血圧や呼吸不全に注意しながら，非麻酔性の第2選択薬あ

るいは経口の抗てんかん薬を用いた治療を行う。てんかん重積の診察経験が豊富な神経内科医に早い段階でコンサルテーションを行うことが必要である。難治性てんかん重積や非痙攣性てんかん重積の患者は，継続的に脳波をモニタリングする必要があるため，ICUへ入室あるいは脳波モニタリングが可能な病院へ早急に搬送すべきである[9]。

結論

痙攣発作やてんかん重積状態の患者は救急外来によくやってくる。初期治療を担っている救急医は治療の重要な位置づけにいる。ほとんどの痙攣患者は孤発的なもので致死的ではないため，過剰な治療を行わないよう注意し，治療薬の毒性と鎮静作用を最小限に抑えることが必要である。てんかん重積を認める少数の患者にとって，痙攣発作を止め予後を改善することができる，迅速かつ積極的な治療方針が重要である。

関連文献

文献	研究デザイン	結果
疫学		
Hauser et al., *Epilepsia*. 1993[3]	患者880人を対象に50年間にわたりロチェスター(ミネソタ州)で行われた，てんかん発作または初発の非誘発性痙攣発症率を示した観察疫学研究	てんかんの年齢調整発症率は44/10万件，74歳までの累積的な発症率は3.1%
DeLorenzo et al., *Neurology*. 1996[8]	患者166人を対象に2年間にわたりリッチモンド(ヴァージニア州)で行われた，てんかん重積の発生率を示した観察疫学研究	推定されるてんかん重積の発症率は，61/10万件。死亡率は年間17/10万件と推定された
DeLorenzo et al., *Epilepsia*. 1998[9]	患者164人を対象に2年にわたりリッチモンド(ヴァージニア州)で行われた，発作的てんかん重積管理後の非痙攣性発作とてんかん重積の頻度を示した観察疫学研究	48%は持続性の脳波上の痙攣発作にかかり，14%は非発作的てんかん重積にかかった
Hesdorffer et al., *Ann Neurol*. 1998[14]	患者416人を対象に30年間にわたりロチェスター(ミネソタ州)で行われた，急性症候性てんかん重積後に起こる非誘発性痙攣発作のリスクを評価した観察疫学研究	急性症候性痙攣後の13%と比較して，急性症候性てんかん重積後の非誘発性痙攣発作の発症リスクは41%であった

文献	研究デザイン	結果
Kwan and Brodie, N Engl J Med. 2000[26]	最初の治療で改善されなかった患者の中で，痙攣発作が抑制される可能性を示した患者525人の前向き単一施設観察研究	第2または第3選択薬に反応を示した14％の患者と比較し，これまで治療を受けたことのない47％の患者が，初回投与のてんかん薬で改善された
Wiebe et al., N Engl J Med. 2001[27]	側頭葉てんかん患者80人を対象に外科的治療群と内科的治療群を比較した無作為化比較試験	抗てんかん薬の結果（8％）と比較して，手術を施行した患者では58％の確率で痙攣発作が抑制された（$p<0.001$）
Novy et al., Epilepsia. 2010[47]	患者525人を対象に2年間にわたりローザンヌ（スイス）で行われた，難治性てんかん重積の頻度を示した前向き観察研究	すべてのてんかん重積のうち22.6％が，第1・第2選択の治療に対して難治性を示した
治療		
Alldredge et al., N Engl J Med. 2001[16]	入院前にてんかん重積状態に対して，ロラゼパム，ジアゼパムまたはプラセボを比較した患者205人の無作為化二重盲検対照試験	プラセボ投与群が21.1％だったのと比較して，ロラゼパム投与群では59.1％の確率でてんかん重積を未然に防いだ（$p=0.001$）。呼吸器不全の率は，ベンゾジアゼピン系群でかなり低かった。ロラゼパムは10.6％，ジアゼパムは10.3％，プラセボは22.5％（$p=0.08$）であった
Treiman et al., N Engl J Med. 1998[17]	てんかん重積の第1選択薬として，ジアゼパム，ロラゼパム，フェニトイン，フェノバルビタールで比較した，患者384人の無作為化二重盲検対照試験	ロラゼパムは，顕著な全般性痙攣性てんかん重積に対しては，フェニトインよりも優れた効果を発揮した。ロラゼパムは投与がしやすいという利点があるが，全般的にみて，2つの薬物間に発作抑制の差異はみられなかった
Silbergleit et al., N Engl J Med. 2012[22] RAMPART	ミダゾラム筋注とロラゼパム静注の効果を比較した患者448人の無作為化二重盲検対照非劣性試験	ロラゼパム静注群が63.4％だったのと比較して，ミダゾラム筋注群では73.4％の確率で痙攣発作の発症を未然に防いだ〔95％信頼区間（CI）：4.0～16.1，$p<0.001$，非劣性と優越性両方に対して〕。病院到着前の痙攣発作抑制に関して，ミダゾラム筋注は少なくともロラゼパム静注と同程度に安全かつ有効であると結論づけられた
Alvarez et al., Epilepsia. 2011[44]	てんかん重積の第2選択薬としてフェニトイン，バルプロ酸，レベチラセタムの効果を比較した患者167人の前向き観察研究	病因とてんかん重積の重症度を管理するうえで，レベチラセタムはバルプロ酸よりもてんかん重積治療に効果がなかった〔オッズ比（OR）：2.69，95％CI：1.19～6.08〕。フェニトインは，他の2剤と比較して統計学的な差はなかった

（つづく）

文献	研究デザイン	結果
Rossetti et al., *Neurocrit Care*. 2011[51]	難治性てんかん重積に対するプロポフォールとバルビツレート系の効果を比較した，患者 24 人を無作為に割りつけた単一盲検対照試験	両群に差異は観察されなかったが，登録事例不足のため，研究は早期中止となった

文献

1. Pallin DJ, Goldstein JN, Moussally JS, et al. Seizure visits in US emergency departments: epidemiology and potential disparities in care. *Int J Emerg Med*. 2008;1:97–105.
2. Neligan A, Hauser WA, Sander JW. The epidemiology of the epilepsies. In: Stefan H, Theodore WH, eds. *Handbook of Clinical Neurology*. Philadelphia, PA: Elsevier B.V.; 2012:113–133.
3. Hauser WA, Annegers JF, Kurland LT. Incidence of epilepsy and unprovoked seizures in Rochester, Minnesota: 1935–1984. *Epilepsia*. 1993;34:453–468.
4. Hauser WA, Beghi E. First seizure definitions and worldwide incidence and mortality. *Epilepsia*. 2008;49(suppl 1):8–12.
5. Martindale JL, Goldstein JN, Pallin DJ. Emergency department seizure epidemiology. *Emerg Med Clin North Am*. 2011;29:15–27.
6. Abarbanell NR. Prehospital seizure management: triage criteria for the advanced life support rescue team. *Am J Emerg Med*. 1993;11:210–212.
7. Hesdorffer DC, D'Amelio M. Mortality in the first 30 days following incident acute symptomatic seizures. *Epilepsia*. 2005;46(suppl 11):43–45.
8. DeLorenzo RJ, Hauser WA, Towne AR, et al. A prospective, population-based epidemiologic study of status epilepticus in Richmond, Virginia. *Neurology*. 1996;46:1029–1035.
9. DeLorenzo RJ, Waterhouse EJ, Towne AR, et al. Persistent nonconvulsive status epilepticus after the control of convulsive status epilepticus. *Epilepsia*. 1998;39:833–840.
10. Shorvon S. The definition, classification and frequency of NCSE. In: Walker M, Cross H, Smith S, et al., eds. *Nonconvulsive status epilepticus: Epilepsy Research Foundation Workshop Reports: Epileptic Disorders*. Montrouge, France: John Libbey Eurotext Limited; 2005:255–258.
11. Towne AR, Pellock JM, Ko D, et al. Determinants of mortality in status epilepticus. *Epilepsia*. 1994;35: 27–34.
12. Oddo M, Carrera E, Claassen J, et al. Continuous electroencephalography in the medical intensive care unit. *Crit Care Med*. 2009;37:2051–2056.
13. DeLorenzo RJ, Garnett LK, Towne AR, et al. Comparison of status epilepticus with prolonged seizure episodes lasting from 10 to 29 minutes. *Epilepsia*. 1999;40:164–169.
14. Hesdorffer DC, Logroscino G, Cascino G, et al. Risk of unprovoked seizure after acute symptomatic seizure: effect of status epilepticus. *Ann Neurol*. 1998;44:908–912.
15. Muayqil T, Rowe BH, Ahmed SN. Treatment adherence and outcomes in the management of convulsive status epilepticus in the emergency room. *Epileptic Disord*. 2007;9:43–50.
16. Alldredge BK, Gelb AM, Isaacs SM, et al. A comparison of lorazepam, diazepam, and placebo for the treatment of out-of-hospital status epilepticus. *N Engl J Med*. 2001;345:631–637.
17. Treiman DM, Meyers PD, Walton NY, et al. A comparison of four treatments for generalized convulsive status epilepticus. Veterans Affairs Status Epilepticus Cooperative Study Group. *N Engl J Med*. 1998;339:792–798.
18. Cereghino JJ, Mitchell WG, Murphy J, et al. Treating repetitive seizures with a rectal diazepam formulation: a randomized study. The North American Diastat Study Group. *Neurology*.

1998;51:1274-1282.
19. Cereghino JJ, Cloyd JC, Kuzniecky RI. Rectal diazepam gel for treatment of acute repetitive seizures in adults. *Arch Neurol.* 2002;59:1915-1920.
20. Chin RF, Neville BG, Peckham C, et al. Treatment of community-onset, childhood convulsive status epilepticus: a prospective, population-based study. *Lancet Neurol.* 2008;7:696-703.
21. McMullan J, Sasson C, Pancioli A, et al. Midazolam versus diazepam for the treatment of status epilepticus in children and young adults: a meta-analysis. *Acad Emerg Med.* 2010;17:575-582.
22. Silbergleit R, Durkalski V, Lowenstein D, et al. Intramuscular versus intravenous therapy for prehospital status epilepticus. *N Engl J Med.* 2012;366:591-600.
23. McIntyre J, Robertson S, Norris E, et al. Safety and efficacy of buccal midazolam versus rectal diazepam for emergency treatment of seizures in children: a randomised controlled trial. *Lancet.* 2005;366: 205-210.
24. Holsti M, Dudley N, Schunk J, et al. Intranasal midazolam vs rectal diazepam for the home treatment of acute seizures in pediatric patients with epilepsy. *Arch Pediatr Adolesc Med.* 2010;164:747-753.
25. Aranda A, Foucart G, Ducasse JL, et al. Generalized convulsive status epilepticus management in adults: a cohort study with evaluation of professional practice. *Epilepsia.* 2010;51: 2159-2167.
26. Kwan P, Brodie MJ. Early identification of refractory epilepsy. *N Engl J Med.* 2000;342:314-319.
27. Wiebe S, Blume WT, Girvin JP, et al. A randomized, controlled trial of surgery for temporal-lobe epilepsy. *N Engl J Med.* 2001;345:311-318.
28. Krumholz A, Wiebe S, Gronseth G, et al. Practice Parameter: evaluating an apparent unprovoked first seizure in adults (an evidence-based review): report of the Quality Standards Subcommittee of the American Academy of Neurology and the American Epilepsy Society. *Neurology.* 2007;69:1996-2007.
29. Berg AT. Risk of recurrence after a first unprovoked seizure. *Epilepsia.* 2008;49(suppl 1):13-18.
30. Chen JW, Wasterlain CG. Status epilepticus: pathophysiology and management in adults. *Lancet Neurol.* 2006;5:246-256.
31. Meldrum BS, Vigouroux RA, Brierley JB. Systemic factors and epileptic brain damage. Prolonged seizures in paralyzed, artificially ventilated baboons. *Arch Neurol.* 1973;29:82-87.
32. Claassen J, Perotte A, Albers D, et al. Nonconvulsive seizures after subarachnoid hemorrhage: multimodal detection and outcomes. *Ann Neurol.* 2013;74:53-64.
33. Cascino GD, Hesdorffer D, Logroscino G, et al. Treatment of nonfebrile status epilepticus in Rochester, Minn, from 1965 through 1984. *Mayo Clin Proc.* 2001;76:39-41.
34. Lowenstein DH, Alldredge BK. Status epilepticus at an urban public hospital in the 1980s. *Neurology.* 1993;43:483-488.
35. Rossetti AO, Alvarez V, Januel JM, et al. Treatment deviating from guidelines does not influence status epilepticus prognosis. *J Neurol.* 2013;260:421-428.
36. Claassen J, Silbergleit R, Weingart SD, et al. Emergency neurological life support: status epilepticus. *Neurocrit Care.* 2012;17(suppl 1):S73-S78.
37. Rudis MI, Touchette DR, Swadron SP, et al. Cost-effectiveness of oral phenytoin, intravenous phenytoin, and intravenous fosphenytoin in the emergency department. *Ann Emerg Med.* 2004;43:386-397.
38. Brigo F, Storti M, Del Felice A, et al. IV Valproate in generalized convulsive status epilepticus: a systematic review. *Eur J Neurol.* 2012;19:1180-1191.
39. Abou Khaled KJ, Hirsch LJ. Updates in the management of seizures and status epilepticus in critically ill patients. *Neurol Clin.* 2008;26:385-408, viii.
40. Zeller JA, Schlesinger S, Runge U, et al. Influence of valproate monotherapy on platelet acti-

vation and hematologic values. *Epilepsia*. 1999;40:186–189.
41. Sinha S, Naritoku DK. Intravenous valproate is well tolerated in unstable patients with status epilepticus. *Neurology*. 2000;55:722–724.
42. Zelano J, Kumlien E. Levetiracetam as alternative stage two antiepileptic drug in status epilepticus: a systematic review. *Seizure*. 2012;21:233–236.
43. Misra UK, Kalita J, Maurya PK. Levetiracetam versus lorazepam in status epilepticus: a randomized, open labeled pilot study. *J Neurol*. 2012;259:645–648.
44. Alvarez V, Januel JM, Burnand B, et al. Second-line status epilepticus treatment: comparison of phenytoin, valproate, and levetiracetam. *Epilepsia*. 2011;52:1292–1296.
45. Fountain NB, Krauss G, Isojarvi J, et al. Safety and tolerability of adjunctive lacosamide intravenous loading dose in lacosamide-naive patients with partial-onset seizures. *Epilepsia*. 2013;54:58–65.
46. Hocker SE, Britton JW, Mandrekar JN, et al. Predictors of outcome in refractory status epilepticus. *JAMA Neurol*. 2013;70:72–77.
47. Novy J, Logroscino G, Rossetti AO. Refractory status epilepticus: a prospective observational study. *Epilepsia*. 2010;51:251–256.
48. Theodore WH, Porter RJ, Penry JK. Complex partial seizures: clinical characteristics and differential diagnosis. *Neurology*. 1983;33:1115–1121.
49. Seyal M, Bateman LM, Li CS. Impact of periictal interventions on respiratory dysfunction, postictal EEG suppression, and postictal immobility. *Epilepsia*. 2013;54:377–382.
50. Fernandez A, Claassen J. Refractory status epilepticus. *Curr Opin Crit Care*. 2012;18:127–131.
51. Rossetti AO, Milligan TA, Vulliemoz S, et al. A randomized trial for the treatment of refractory status epilepticus. *Neurocrit Care*. 2011;14:4–10.
52. Brophy GM, Bell R, Claassen J, et al. Guidelines for the evaluation and management of status epilepticus. *Neurocrit Care*. 2012;17:3–23.
53. Ferguson M, Bianchi MT, Sutter R, et al. Calculating the risk benefit equation for aggressive treatment of non-convulsive status epilepticus. *Neurocrit Care*. 2013;18:216–227.

23

筋無力症クリーゼと末梢性神経筋障害
myasthenic crisis and peripheral neuromuscular disorders

Christina Ulane

背景

末梢性神経筋障害の診断と治療は，一般的に神経内科の外来の範疇である．しかし，これらの障害が急性に出現すると，救急医の専門知識を要することがある．本章では救急で最もよく遭遇する2つの末梢性神経筋疾患である重症筋無力症と，急性炎症性脱髄性多発神経根ニューロパチー（AIDP）としても知られるGuillain-Barré症候群の臨床的特徴，診断，治療について述べる．

重症筋無力症の発生率は約10万人あたり20人である．40歳以上では男女比が同等であるが，40歳未満では女性が3倍に増える．Guillain-Barré症候群の発生率は10万人あたり約0.6〜1.9人である．男女比は同等であり，50歳以上で最もリスクが高い．重症筋無力症とGuillain-Barré症候群はどちらも免疫介在性疾患である．重症筋無力症ではアセチルコリン受容体 acetylcholine receptor（AchR）に対する自己抗体が神経筋接合部でアセチルコリンと競合する．これによりシナプス伝達が阻害され重症筋無力症の特徴的な臨床所見である筋の脱力が生じる．同様に筋特異性キナーゼに対して作用する自己抗体も重症筋無力症の原因であり，最終的に重症筋無力症は血清陰性（抗体がない状態）となる．Guillain-Barré症候群は細胞性免疫と液性免疫の両方で反応を起こす，感染後に多い免疫介在性の多発神経根ニューロパチーである．Guillain-Barré症候群の正確な病態生理学的機序は完全にはわかっていないが，先行感染やその他の刺激が，分子擬態により，末梢神経および神経根の髄鞘や軸索のエピトープ（抗体が結合する抗原の部分）と交差反応を起こし，免疫反応を活性化すると考えられている．髄鞘成分への免疫反応は，神経根のレベルに始まる多巣性の炎症性脱髄を起こす．急性軸索性ニューロパチータイプの亜型の患者では，軸索に沿った抗ガングリオシド抗体（先行感染で関連が多い *Campylobacter jejuni* と抗原を共有する）と補体の沈着がみられる．

臨床症状と診断的評価

重症筋無力症

重症筋無力症 myasthenia gravis(MG)患者はさまざまな理由で救急外来を訪れる。その理由は，(1)MG は安定しているが，それと関連のない急性の問題，(2)MG の増悪またはクリーゼ，(3)まだ診断されていない MG の新規症状出現のための受診，(4)アセチルコリンエステラーゼ阻害薬使用によるコリン作動性クリーゼのための受診(アセチルコリンエステラーゼ療法は免疫抑制療法に置き換わってきているため，この問題は減少している)などである。MG の古典的な臨床的特徴には以下のものがある。

- 脱力：近位筋にみられ，変動性で通常は活動後や夜に悪化し，睡眠や休憩後に改善する
- 眼瞼下垂(非対称性であることが多い)
- 複視(あらゆる組み合わせの外眼筋麻痺による)，疲労性上方視
- 延髄系の脱力(鼻声，構音障害，嚥下障害)
- 呼吸筋の脱力(呼吸困難，低酸素血症，高二酸化炭素血症)
- 感覚系の欠損はなく，反射は正常

MG の診断は一般的に外来での検体検査と反復神経刺激試験(運動反応の減衰がみられる)や単一筋線維筋電図〔筋線維のゆらぎ(jitter)の増幅がみられる〕などの電気診断学的検査によって行われる。筋無力症クリーゼ(筋無力症の脱力症状が人工呼吸を要するほどの呼吸不全を引き起こす)は，迅速な評価，診断，治療を要する真の救急疾患である。筋無力症クリーゼおよび増悪は，感染症，手術，薬物(**表23-1**)によって惹起される。過去 60 ～ 70 年の間での呼吸器集中治療と MG 診断法の進歩により，筋無力症クリーゼによる死亡率は 70 ～ 80％から 4％にまで低下した。

救急外来で MG と確定していない患者については，臨床的に診断するのが最も実践的である。アイステスト，エドロホニウム試験の 2 つの簡単に行える試験が診断の役に立つ。アイステストは眼瞼下垂のある患者のベッドサイドで行われる。氷のパックを下垂している眼の上に 1 ～ 2 分置き，眼瞼下垂が消失または改善すれば陽性とし，MG では非常に特異的である[1]。エドロホニウム試験では短時間作用型のアセチルコリンエステラーゼ阻害薬であるエドロホニウムを 2 mg 静注で投与し，次いで最大 8 mg まで投与する。MG による筋力低下であれば 30 ～ 45 秒で反応が

表 23-1 重症筋無力症を増悪させる薬物

禁忌	インターフェロン α ペニシラミン telithromycin ボツリヌス毒素
慎重投与(MGを増悪させる可能性)	**循環器系薬物** ● β 遮断薬(プロプラノロール,チモロールマレイン酸塩点眼薬) ● カルシウム拮抗薬 ● キニーネ,キニジン,プロカインアミド **筋弛緩薬(神経筋遮断薬)** ● スキサメトニウム ● D-tubocurarine **抗菌薬** ● アミノグリコシド系(ゲンタマイシン,カナマイシン,ストレプトマイシン,フラジオマイシン) ● マクロライド系(エリスロマイシン,アジスロマイシン) ● キノロン系(シプロフロキサシン,レボフロキサシン,ノルフロキサシン,オフロキサシン) ● マグネシウム塩類(下剤,制酸薬)

あり,5分間持続する.客観的に筋力の改善があれば陽性と考えられる.しかし,エドロホニウム試験の感度は60%にすぎず,偽陽性が運動神経疾患やその他の疾患で生じることがある.エドロホニウム試験の重篤な心合併症のリスクは低いが,致死性の徐脈や心室細動が起こりうるため,試験は監視の下,ベッドサイドにアトロピンを用意して行うべきである.また,患者には,分泌物の亢進と神経筋脱力の増悪を起こすエドロホニウム誘発性コリン作動性クリーゼによる急変のリスクもある.

Guillain-Barré 症候群

Guillain-Barré 症候群(GBS)とその亜型(Miller Fisher 症候群,急性運動性軸索性ニューロパチー,急性運動感覚性軸索性ニューロパチー)は亜急性発症の進行性脱力,悪化する神経欠損,反射消失で受診することが最も多い.患者の多くに自律神経障害(心拍数と血圧の変動),疼痛(中背部が多い),呼吸不全がみられる.救急では,GBSの診断はまず臨床的にくだされるが,脳脊髄液検査で示される蛋白細胞解離(白血球はないが蛋白が上昇している状態)は診断を強く支持する検査結果であり,GBSを疑う患者では推奨されている.

鑑別診断

最初に MG と GBS の他に鑑別診断として考えられるものを**表 23-2** にまとめた。病態が不明な急性脱力の鑑別診断は幅広いが，筋萎縮性側索硬化症など他の末梢性神経筋障害は救急では滅多に遭遇しない。緩徐に進行する筋疾患の患者も救急外来を受診することはまれであるが，延髄系の脱力と呼吸不全を起こす劇症型の症例が実際にはある。

表 23-2　末梢性神経筋脱力の鑑別診断

部位	鑑別診断
運動神経	上位運動ニューロン 　原発性側索硬化症 上位および下位運動ニューロン 　筋萎縮性側索硬化症 下位運動ニューロン 　灰白髄炎 　脊髄性筋萎縮症
末梢神経	運動神経 　多巣性運動ニューロパチー 感覚および運動神経 　末梢性ニューロパチー（中毒性，代謝性など） 　血管炎 　急性間欠性ポルフィリン症 多発神経根ニューロパチー 　Guillain-Barré 症候群 　慢性炎症性脱髄性多発神経根ニューロパチー 　糖尿病性神経叢障害
神経筋接合部	シナプス前 　Lambert-Eaton 筋無力症候群 　破傷風 シナプス 　有機リン中毒 　コリン作動性クリーゼ シナプス後 　重症筋無力症
筋肉	炎症性 　多発性筋炎 　皮膚筋炎 　封入体筋炎 中毒性 代謝性 周期性四肢麻痺 ジストロフィ性/非ジストロフィ性チャネル病

神経筋疾患が関連する呼吸不全

救急では，神経筋疾患が関連する呼吸不全の原因として MG と GBS が最も多い。GBS の患者の 25～50% と MG の患者の 15～27% は，救急病棟到着時に必要がなくても最終的に挿管を要するようになる[19~22]。両疾患による神経筋疾患が関連する呼吸不全は以下の病態によるものである。

- 顔面筋，喉頭筋，口咽頭筋の脱力（特に患者が仰臥位のときには機械的閉塞を起こし，誤嚥のリスクも上昇する）
- 吸気筋の脱力（不十分な肺膨張と低酸素血症を起こす）
- 呼気筋の脱力（低換気，不十分な咳嗽，分泌物クリアランスの障害を起こす）

治療指針

肺機能の評価とモニタリング

神経筋の脱力により，呼吸筋疲労と呼吸不全が急速に進行するので，挿管が必要になりそうな MG または GBS の患者を早期に同定することが重要である。しかし，これを複雑にしている 2 つの要素がある。1 つは呼吸困難の症状が明らかでない場合があること。もう 1 つは，増悪またはクリーゼを起こしている既知の MG 患者は脱力の進行に対する支持療法として高用量のアセチルコリンエステラーゼ阻害薬を内服している場合があり，そのコリン作動性の副作用が口腔内分泌の増加をまねくことがあるためである。臨床的評価では，気道確保不能，換気または酸素化不全，予想される急激な増悪，横隔膜の脱力により腹部が収縮し（外側よりむしろ）内側へと動く奇異性呼吸など，明らかな挿管の適応をみつけることに集中すべきである。パルスオキシメトリで測定される低酸素症は晩期の所見である。

呼吸筋強度（肺機能検査）とガス交換（動脈血ガス分析）の検査は神経筋脱力の患者の予後を予測し，臨床的評価と呼吸機能のモニタリングを補完するために必須である。MG 患者の動脈血ガス分析は異常であることが多いが，呼吸疲労と呼吸不全が切迫しているときでもこれが正常である場合があることに注意が必要である。ベッドサイド肺機能検査には，陰性吸気力または同じ方法である最大吸気圧，肺活量，最大呼気圧，最大 1 回呼吸カウント法 maximal single-breath count（正常は約 50，障害あり<30，高度の障害<15）［訳注：1 回の最大吸気後に大声で数を数える方法］などがある。最大吸気圧と陰性吸気力は横隔膜およびその他の吸気筋力を反映する一方，最大呼気圧は呼気筋（肋間筋と腹部の筋肉）と，間接的に咳嗽と分泌物の除去能を反映する。最大吸気圧の基準値は男性<$-100\,\mathrm{cmH_2O}$，女性<$-70\,\mathrm{cmH_2O}$

であり，すべての患者において危機的なカットオフ値は−25 cmH$_2$O である。最大呼気圧の基準値は男性＞200 cmH$_2$O，女性＞140 cmH$_2$O で，危機的なカットオフ値は 40 cmH$_2$O である。使用する特定の圧力計によっては，最大吸気圧，陰性吸気力，最大呼気圧の値がそれぞれの陰圧および陽圧として報告されるが，最も重要なのは cmH$_2$O の絶対値である。肺活量の基準値は 40 〜 70 mL/kg で，危機的なカットオフ値は 15 〜 20 mL/kg である。健常人では，肺活量は仰臥位で 10% 未満までは減少する。10% 以上の減少は横隔膜の脱力を示唆する（25% の減少は，横隔膜の脱力について感度 79%，特異度 90%）[2]。最大吸気圧と肺活量は，急性および慢性の神経筋疾患関連呼吸不全において比例関係にある[3]。救急外来で MG や GBS が疑われる患者では，肺機能検査を含む呼吸機能を記録するために呼吸療法士を呼ぶべきである。呼吸療法士がいない場合は，最大 1 回呼吸カウント法が，肺活量と呼気流速についての有効な半定量的ベッドサイド検査となる。基準値は 30 〜 50 の間である。

神経筋疾患（全種類）をもつ人工呼吸患者の後ろ向き研究によると，(a) 人工呼吸前の動脈血ガス分析での pH と酸素分圧（PO_2）の低下と二酸化炭素分圧（PCO_2）の上昇が機能的予後不良と関連する，(b) 最大吸気圧＞−28 cmH$_2$O または最大呼気圧≦30 cmH$_2$O の場合，人工呼吸が 7 日以上必要となる，(c) pH＜7.30，血清重炭酸イオン（HCO$_3^-$）濃度＞30 mg/dL，PCO_2＞50 mmHg の場合，入院中の死亡が予測される[4]。

挿管の必要性を予測する

MG や GBS の患者における挿管と人工呼吸の必要性に関する予測因子を同定するために，いくつかの研究が行われている。MG により ICU に入院した患者 55 人の後ろ向き研究では，人工呼吸を必要としそうにない患者の 3 つの呼吸機能パラメータは，肺活量＞20 mL/kg，最大呼気圧＞40 cmH$_2$O，最大吸気圧＜−40 cmH$_2$O であることがわかった。最大吸気圧が 30% 以上低下した高二酸化炭素血症（PCO_2＞50 mmHg）の患者は，より人工呼吸が必要となりやすい[5]。

多くの後ろ向きおよび前向き研究で，GBS 患者の人工呼吸の必要性を予測する因子について評価しており，同様の所見が報告されている。最も信頼できるベッドサイド肺機能検査での挿管必要性予測因子は，肺活量＜20 mL/kg と最大吸気圧＞−30 cmH$_2$O である。他の予測因子には，予測肺活量＜60% および肺機能検査で基礎値から 30% 以上の減少，頭をベッドから上げられない（頸部の伸展・屈曲力低下の代替マーカー），急速な病勢の進行〔安定化する前（7 日以内）に臨床的最下点あるいは神経学的に最悪の状態に至っている場合〕，延髄系の機能不全（咽頭反射の障

表 23-3　神経筋疾患が関連する切迫性の呼吸不全の症候

	重症筋無力症	Guillain-Barré 症候群
臨床的特徴	顕著な延髄系機能不全 　構音障害，嚥下障害 　咽頭反射の障害 頻呼吸，呼吸困難 呼吸補助筋の使用 奇異性呼吸 1回呼吸カウント法＜15 咳嗽力と分泌物クリアランスの低下	顕著な延髄系機能不全 　構音障害，嚥下障害 　咽頭反射の障害 顔面両側の脱力 自律神経障害 　原因不明の不整脈 　血圧の変動 病勢の急速な進行 立位または咳嗽が不能
検査所見	肺活量＜15〜20 mL/kg（または＜1 L） 陰性吸気力＞−20 cmH$_2$O 最大呼気圧＜40 cmH$_2$O P$_{CO_2}$≧50 mHg 1回換気量＜4〜5 mL/kg	肺活量＜20 mL/kg 最大吸気圧＞−30 cmH$_2$O 呼気圧＜40 cmH$_2$O 肝酵素上昇

害，構音障害，嚥下障害），自律神経障害（原因不明の不整脈，血圧の変動，腸管と膀胱の機能不全）がある．肝酵素の上昇と立位または咳嗽が不能なことも同じく前兆となるが，実臨床では必ずしも考慮されない[6〜8]．神経筋疾患関連の呼吸脱力による呼吸不全悪化の指標を表 23-3 にまとめた．

　残念なことに，GBS と MG で挿管の必要性の予測に十分な単独の臨床所見あるいは検査所見というものは存在しない．ベッドサイドでの肺機能検査の有効性には口咽頭の脱力による限界があるし，通常の呼吸不全悪化の症状（呼吸困難，低酸素症，動脈血ガス分析の異常など）は神経筋脱力の患者ではみられない場合がある．そのうえ，神経筋脱力患者の呼吸筋疲労の発症は予測が不可能である．このため，この患者群の管理には連続的な機能検査および検体検査が必要不可欠である．

非侵襲的換気

　一般的に，人工呼吸は，合併率と死亡率の上昇，入院期間の延長に関連しているため，いくつかの研究では MG と GBS の患者における非侵襲的陽圧換気 noninvasive positive pressure ventilation（NPPV）の利点が探られている．NPPV によって調整可能な持続陽圧が得られ，吸気時に高く（上気道抵抗に打ち勝って呼吸努力を減少させる），呼気時に低く（気道の閉塞と無気肺を防ぐ）設定できる．筋無力症クリーゼに関する2つの後ろ向き研究によると，NPPV を使用した患者の半分以上がその後の挿管を避けることができ，高二酸化炭素血症（P$_{CO_2}$＞50 mmHg）が唯一

NPPV 失敗の予測因子であった[9〜12]。GBS に対する NPPV に関するデータはより弱いものであるが，ある症例報告では NPPV は挿管回避には不十分であると示唆している[13]。

挿管と筋弛緩薬（神経筋遮断薬）

筋弛緩薬は，挿管と人工呼吸が必要な MG の患者では可能ならば避けるべきである。スキサメトニウムなどの脱分極性の薬物は安全に使用することができるが，MG の患者では機能的アセチルコリン受容体が減少しており，通常量の 2 倍以上が必要になる場合がある。ロクロニウムなどの非脱分極性の薬物は避けるべきである。これらはシナプス後アセチルコリン受容体の競合的阻害薬として働き，すでに存在する病原性の抗体の作用を模倣し増幅するため，筋弛緩作用の遷延を起こすことがある。

GBS の患者では，自律神経障害による血圧と心拍数の不安定化と不整脈のリスクがあり，スキサメトニウムは致命的な高カリウム血症のリスクが増すことから使用すべきではない。スキサメトニウムは筋疾患の患者や高カリウム血症になりやすい患者（周期性四肢麻痺の患者など）でも同様に避けるべきである。GBS ではロクロニウムなどの非脱分極性薬物のみを使用すべきであり，それでもなお注意が必要である[14]。

免疫調整療法

末梢性神経筋障害の免疫調整療法の詳細について論じるのは本章のねらいからはずれるが，救急医にも関連のある一般的な原則については言及する価値がある。MG の急性増悪やクリーゼの治療では，副腎皮質ステロイド，静注免疫グロブリン intravenous immunoglobulin (IVIg)，血漿交換 (PE) が必要となる。もし増悪が軽度なら，外来で副腎皮質ステロイドを始めることができる。しかし，副腎皮質ステロイドは治療開始から最初の 2 週間以内に筋無力症の症状の急性増悪を起こすことが知られており，注意が必要である。したがって，患者が延髄系の脱力や呼吸器症状を呈しているときは特に，外来での投与は注意して行うべきである。患者が注意深くモニタリングされていたり，すでに挿管されて人工呼吸を受けている場合，高用量の副腎皮質ステロイドを開始することがあり，経口 prednisone 60 〜 80 mg がよく用いられる。寛解が得られたら（通常 1 〜 2 カ月以内），prednisone を数カ月かけてゆっくりと減量する。

多くの研究で筋無力症クリーゼの治療として，IVIg と血漿交換の有効性が示されている[15, 16]。これらの治療は寛解を得るために高用量 prednisone と組み合わせ

て行われることが多い。すでに述べたように，高用量 prednisone は最初に筋無力症の脱力の増悪を引き起こすので，呼吸状態が安定化されてから開始すべきである。同様に，IVIg や血漿交換はなるべく早く開始すべきだが，呼吸状態の安定が最優先であり，これらの決定的治療は救急外来よりも入院後に開始する。MG の長期管理には通常，低用量 prednisone での寛解の維持とアザチオプリンやミコフェノール酸モフェチルなどのステロイド節約効果のある免疫抑制薬が用いられる。

GBS の治療にも IVIg や血漿交換[17]が含まれ，急性期には 2 回以上の治療が必要となる可能性があるが，一相性の疾患であるため長期療法は不要である。MG と同様に，IVIg や血漿交換は患者が安定化し，入院してから開始すべきである。副腎皮質ステロイドは GBS には無効であり，使用すべきではない[18]。

結論

MG と GBS は救急で最もよく遭遇する末梢性神経筋障害である。どちらの疾患も急性の呼吸筋疲労や呼吸不全と関連する。これらの患者を早期に同定し，彼らが人工呼吸のサポートを必要としているかを正確に評価することは，患者の予後を最良のものとするために必要不可欠なステップである。

関連文献

文献	研究デザイン	結果
Thieben et al., *Muscle Nerve*. 2005[5]	MG 患者で人工呼吸の必要性を予測する際に，肺機能検査と動脈血ガス分析の有用性を検討した後ろ向き研究	次の場合，患者は人工呼吸が必要となりにくい ● 肺活量＞20 mL/kg ● 最大呼気圧＞40 cmH$_2$O または ● 最大吸気圧＜−40 cmH$_2$O 以下は人工呼吸が必要になる高リスク群 ● 最大吸気圧の 30％以上の低下 かつ ● 高二酸化炭素血症(P$_{CO_2}$＞50 mmHg)
Walgaard et al., *Ann Neurol*. 2010[6]	GBS 患者で呼吸不全の予測因子を検討した前向き研究	入院から 1 週間以内の人工呼吸の予測因子は ● 急速な病勢の進行 ● 延髄系の脱力 ● 顔面両側の脱力 ● 自律神経障害

（つづく）

文献	研究デザイン	結果
Lawn et al., *Arch Neurol*. 2001[7]	重症 GBS 患者で呼吸不全の進行に関する特徴を検討した後ろ向き研究	呼吸不全の進行は以下と関連する 臨床所見 ● 急速な病勢の進行 ● 延髄系の脱力 ● 顔面両側の脱力 ● 自律神経障害 肺機能検査 ● 肺活量＜20 mL/kg ● 最大吸気圧＞－30 cmH$_2$O ● 最大呼気圧＜40 cmH$_2$O ● 肺機能検査値の 30％以上の低下
Sharshar et al., *Crit Care Med*. 2003[8]	GBS 患者 722 人で人工呼吸の必要性に関する早期予測因子を評価するための無作為化比較試験	人工呼吸の予測因子は ● 発症から入院まで 7 日未満（オッズ比（OR）：2.51） ● ベッドから頭を上げられない（OR：4.34） ● 立位または咳嗽不能（それぞれ OR：2.53, 9.09） ● 肝酵素上昇（OR：2.09） ● 予測肺活量 60％未満（OR：2.86）
Seneviratne et al., *Arch Neurol*. 2008[9]	筋無力症クリーゼの患者で，人工呼吸の必要性に関する予測因子と NPPV の有用性に関する後ろ向き研究	NPPV を行った患者の半数以上がその後の挿管を回避できた。高二酸化炭素血症（P$_{CO_2}$＞45 mmHg，*p*＝0.04）のみが挿管の予測因子であった
Wu et al., *Neurocrit Care*. 2009[11]	筋無力症クリーゼの患者で NPPV の有用性に関する後ろ向き研究	NPPV を行った患者の半数以上がその後の挿管を回避できた
Zinman et al., *Neurology*. 2007[15]	MG 患者 51 人で IVIg の有効性を判断する無作為化比較試験	IVIg により 2 日間以上治療した中等度から重度の MG 悪化患者において，臨床的にも統計学的にも有意な改善がみられた
Barth et al., *Neurology*. 2011[16]	MG 患者 84 人の治療で IVIg と血漿交換を比較した無作為化比較試験	IVIg と血漿交換のいずれも MG 悪化患者の治療に有効であり，有効期間と安全性も同等であった
Plasma Exchange/ Sandoglobulin Guillain-Barré Syndrome Trial Group. *Lancet*. 1997[17]	GBS 患者 383 人の治療で，血漿交換，IVIg，血漿交換後の IVIg を比較した無作為化比較試験	血漿交換と IVIg のいずれも，発症から最初の 2 週間以内の患者の治療には有効であった。血漿交換と IVIg の組み合わせでは明らかな有益性は得られなかった
Hughes et al., 2006[18]	GBS の治療における副腎皮質ステロイドの有用性に関するメタ分析	副腎皮質ステロイドは GBS に使用すべきではない。対照群と比較して機能不全の予後に明らかな差はみられなかった

文献

1. Browning J, Wallace M, Chana J, et al. Bedside testing for myasthenia gravis: the ice-test. *Emerg Med J*. 2011;28:709–711.
2. Prigent H, Orlikowski D, Letilly N, et al. Vital capacity versus maximal inspiratory pressure in patients with Guillain-Barré syndrome and myasthenia gravis. *Neurocrit Care*. 2012;17:236–239.
3. Perrin C, Unterborn JN, Ambrosio CD, et al. Pulmonary complications of chronic neuromuscular diseases and their management. *Muscle Nerve*. 2004;29:5–27.
4. Cabrera Serrano M, Rabinstein AA. Usefulness of pulmonary function tests and blood gases in acute neuromuscular respiratory failure. *Eur J Neurol*. 2012;19:452–456.
5. Thieben MJ, Blacker DJ, Liu PY, et al. Pulmonary function tests and blood gases in worsening myasthenia gravis. *Muscle Nerve*. 2005;32:664–667.
6. Walgaard C, Lingsma HF, Ruts L, et al. Prediction of respiratory insufficiency in Guillain-Barré syndrome. *Ann Neurol*. 2010;67:781–787.
7. Lawn ND, Fletcher DD, Henderson RD, et al. Anticipating mechanical ventilation in Guillain-Barré syndrome. *Arch Neurol*. 2001;58:893–898.
8. Sharshar T, Chevret S, Bourdain F, et al.; French Cooperative Group on Plasma Exchange in Guillain-Barre Syndrome. Early predictors of mechanical ventilation in Guillain-Barré syndrome. *Crit Care Med*. 2003;31:278–283.
9. Seneviratne J, Mandrekar J, Wijdicks EF, et al. Noninvasive ventilation in myasthenic crisis. *Arch Neurol*. 2008;65:54–58.
10. Rabinstein A, Wijdicks EF. Bipap in acute respiratory failure due to myasthenic crisis may prevent intubation. *Neurology*. 2002;59:1647–1649.
11. Wu JY, Kuo PH, Fan PC, et al. The role of non-invasive ventilation and factors predicting extubation outcome in myasthenic crisis. *Neurocrit Care*. 2009;10:35–42.
12. Chadda K, Clair B, Orlikowski D, et al. Pressure support versus assisted controlled noninvasive ventilation in neuromuscular disease. *Neurocrit Care*. 2004;1:429–434.
13. Wijdicks EF, Roy TK. Bipap in early Guillain-Barré syndrome may fail. *Can J Neurol Sci*. 2006;33:105–106.
14. Seder DB, Riker RR, Jagoda A, et al. Emergency neurological life support: airway, ventilation, and sedation. *Neurocrit Care*. 2012;17(suppl 1):S4–S20.
15. Zinman L, Ng E, Bril V. IV immunoglobulin in patients with myasthenia gravis: a randomized controlled trial. *Neurology*. 2007;68:837–841.
16. Barth D, Nabavi Nouri M, Ng E, et al. Comparison of IVIg and plex in patients with myasthenia gravis. *Neurology*. 2011;76:2017–2023.
17. Randomised trial of plasma exchange, intravenous immunoglobulin, and combined treatments in Guillain-Barré syndrome. Plasma exchange/sandoglobulin Guillain-Barré syndrome trial group. *Lancet*. 1997;349:225–230.
18. Hughes RA, Swan AV, van Koningsveld R, et al. Corticosteroids for Guillain-Barré syndrome. *Cochrane Database Syst Rev*. 2006:CD001446.
19. Nobuhiro Y, Hartung H-P. Guillain-Barré Syndrome. *N Engl J Med*. 2012;366:2294–2304.
20. Orlikowski D, et al. Respiratory dysfunction in Guillain-Barré syndrome. *Neurocrit Care*. 2004;1(4):415–422.
21. Marinelli WA, Leatherman JW. Neuromuscular disorders in the intensive care unit. *Crit Care Clin*. 2002;18(4):915–929.
22. Murthy JM, et al. Myasthenic crisis: clinical features, complications, and mortality. *Neurol India*. 2005;53(1):37–40.

Section 7
消化器系と血液疾患の集中治療

24　消化管出血
25　急性肝不全と肝性脳症
26　膵炎
27　急性白血病
28　鎌状赤血球症
29　血小板障害と止血異常
30　輸血療法

24

消化管出血
gastrointestinal hemorrhage

Parvathi A. Myer and Shai Friedland

下部消化管出血

背景

下部消化管出血 lower gastrointestinal bleeding は Treitz 靱帯より肛門側の消化管からの出血と定義され，全消化管出血の 20％を占める[1]。米国での下部消化管出血の頻度は成人 10 万人あたり 20.5〜27 人とされている[2]。上部消化管出血と比較して，下部消化管出血の患者では，ショックになることは少なく，輸血量も少なく，またヘモグロビン（Hb）の低下も少ない[3]。急性下部消化管出血の死亡率は 2〜4％であり，80〜85％の症例は処置をしなくても止血する[3]。

疫学

血行動態に重大な影響を及ぼすような血便の原因は，憩室出血（17〜40％），血管異形成（9〜21％），大腸炎〔虚血性，感染性，慢性炎症性腸疾患，放射線障害など（2〜30％）〕，腫瘍やポリープ切除術後出血（11〜14％），肛門直腸疾患（4〜10％），上部消化管出血（1〜11％），小腸出血（2〜9％）とされている[4]。

憩室出血
憩室出血は，動脈性の出血で痛みのない血便があり，年齢とともに有病率が上昇する。憩室が多いのは左側結腸だが，憩室出血の多くは右側結腸に起こる[5]。憩室出血の 80％は自然に止血するが，再出血率は 4 年で 25％である[6]。

血管異形成
血管異形成（もしくは血管拡張症/毛細血管拡張症）は，大腸内視鏡で赤い粘膜病変として認められ，下部消化管出血の 30％を占める。右側結腸によくみられ，年齢とともに頻度が高くなる。そのほとんどは出血しないが，血小板機能異常や凝固障害により出血が引き起こされ，特に腎不全の患者ではより多く出血を認める[5]。放

射線照射は毛細血管拡張症を引き起こすことがあり，それにより少量の慢性的な直腸出血が起こる．一部の患者は，遺伝性の出血性毛細血管拡張症である[5]．

虚血性大腸炎

虚血性大腸炎は，従来から軽度の腹痛を伴う血便を認めることが多い．原因は，低血圧や血管攣縮によって腸間膜動脈の血流増加が起こり，血管の分岐点での供給低下によるとされている[5]．危険因子として，心血管系病変，動脈硬化，高齢が挙げられる[5]．内視鏡では，浮腫状の粘膜と粘膜下層の出血や壊死を認める．

粘膜の炎症

粘膜の炎症は，炎症性腸疾患や感染性腸炎により起こる．粘膜の炎症による出血では，50％の患者は自然に止血するが，35％の患者は再出血する[7]．非ステロイド性抗炎症薬（NSAID）の使用は，出血のリスクをきわめて高くする[5]．

腫瘍とポリープ切除術後の出血

血便の2〜9％は大腸癌が原因とされ，一般的には便潜血か少量の下血がみられる．内視鏡的ポリープ切除術後出血は14日以内に起こり，通常はポリープの茎部分からの動脈性の出血である[5]．ポリープ切除術後の出血の頻度は，下部消化管出血の2〜8％である[3]．

肛門疾患

痔核は，血行動態に影響を及ぼすような下部消化管出血の2〜9％を占める[4]．直腸から肛門へ脱出するような孤立性の直腸潰瘍は，直腸出血を起こすこともある．直腸静脈瘤（血管の拡張）もまた，下部消化管出血の原因となりうる．

Dieulafoy 病変

Dieulafoy 病変は大腸粘膜欠損部に露出した動脈が原因となり，多量の出血を生じることがある[5]．胃の近位部にみられるのが典型的であるが，大腸・直腸を含む消化管のどこでも生じる．内視鏡による病変の同定は困難なことがある．

初期評価とリスク層別化

病歴聴取と診察は救急外来では必要不可欠である．便の色〔黄色便か，鮮血が混ざった便か，黒色便かタール便（下血）か〕や直腸診は，出血源が上部あるいは下部消化管由来かを決める鍵となる．また，直腸診は出血量の評価を助け，肛門直腸病変の評価を可能にする．病歴に関しては，出血の期間と頻度を明記すべきで，随伴症状（立ちくらみ，めまい，動悸，失神，腹痛，発熱），sick contact の有無，渡航歴，消化管出血の既往歴も同様に明記すべきである[8]．NSAID の使用，大腸癌の家族歴や既往歴，放射線照射の既往，炎症性腸疾患の既往歴，肝疾患，凝固障害，体重減少もまた重要な情報として含まれる[5]．血便患者の11〜15％は大量の上部消化

管出血によるものとされており，ひどい血便を認める場合，臨床医は常に大量の上部消化管出血を疑わなければならない[9]。

活動性の出血を伴う患者や起立性低血圧や胸痛，呼吸困難，頻呼吸などの血行動態が不安定な患者はICUでモニタリングすべきである。重大な合併症をもっていたり，2単位以上の赤血球液輸血を行った下部消化管出血の患者も同様にICUで管理すべきである。血液検査では，血算，血液尿素窒素(BUN)，クレアチニンなどの生化学検査，凝固検査を行う[5]。加えて，輸液負荷を行い，活動性の出血があり，プロトロンビン時間国際標準化比(PT-INR)が1.5を超えている場合や血小板数50,000/μL以下では，それぞれ新鮮凍結血漿や血小板の輸血を行う。最近行われた急性上部消化管出血患者における無作為化比較試験では，ヘモグロビン(Hb)値7 g/dL以下に制限をかけた輸血戦略が適切であることが示されている[10]。この研究は，消化管出血の新しい輸血ガイドラインとして用いられており，それまで重症患者に対する輸血の提言であったTransfusion Requirements in Critical Care (TRICC) trial[11]とは異なるものとなった。心疾患を合併している患者については，Hb値が9 g/dL以下となったときに輸血を行うべきである[2]。

重症下部消化管出血患者を診断するためには，次のような鑑別に有用な危険因子を評価すべきである。それは，心拍数＞100回/min，収縮期血圧＜115 mmHg，失神，圧痛のない腹部所見，評価して4時間以内の出血，アスピリン内服，2つ以上の合併症(Charlson Comorbidity Index)などである[12,13]。血行動態の不安定な下部消化管出血患者では，経鼻胃管を留置し，胆汁か血液を吸引できれば下部消化管出血の原因が重篤な上部消化管出血かどうかの判断材料になる。もし経鼻胃管の排液がきれいであれば，上部消化管内視鏡検査は不要と判断し，救急外来受診12〜48時間以内に下部消化管内視鏡を実施すべきである。すべての患者に，検査の4時間前には清澄流動食 clear liquid diet (食物繊維を一切含まない食事)を摂取してもらわなければならない。GoLYTELY® 4 Lまたはポリエチレングリコール液1 L/hrを検査の4時間前までに投与する。

治療指針

下部消化管内視鏡検査

下部消化管内視鏡検査は出血源を同定する手段として用いられ，わずかな合併症で止血まで行える[5]。この検査での重大な合併症は1/1,000の割合で起こる[5]。憩室出血による重症の下部消化管出血患者では，内視鏡治療が再出血を防ぎ，手術の必要性が少なくなる[9]。

下部消化管内視鏡検査のタイミング

下部消化管内視鏡検査のタイミングは，い

くつかの無作為化比較試験のテーマとなっている[8, 14]。最近の研究では，85人の下血患者を次の項目で検討している。それは，心拍数＞100回/min，収縮期血圧＜100 mmHg，心拍数あるいは血圧＞20 mmHgの起立性変化，Hb値＞1.5 g/dL低下か輸血が必要な状態，である。これらの患者すべてに対し，活動性の上部消化管出血の除外のために6時間以内に上部消化管内視鏡検査を行ったところ，13人（15%）の患者で上部消化管に出血源を認めた。残りの72人のうち36人の患者は12時間以内に下部消化管内視鏡検査を行う緊急群に，残りの36人の患者は36～60時間の間に下部消化管内視鏡検査を行う待期群に無作為に割りつけられた。再出血，輸血単位数，入院日数，その次の治療手段の必要性，出血の治療，入院費（入院期間）などを含む臨床的転帰に有意差はなかった[8]。この研究では，下部消化管内視鏡検査のタイミングについて，救急外来での初期評価から12～60時間では臨床的にも経済的にも結果に有意差はないと結論づけている[8]。

　血行動態が不安定であったり，出血がひどすぎて前処置がうまくできない重症の下部消化管出血患者では，下部消化管内視鏡検査を行うことができないため，緊急血管造影，核医学シンチグラフィ（標識赤血球スキャン），CT検査，もしくは手術が必要になることがある[12, 15]。

血管造影

血管造影で発見するためには，0.5～1 mL/minの出血量が最低でも必要である。出血量がより増えると，検査で出血源を同定することが可能になる[12]。収縮期血圧＜90 mmHgで24時間以内に赤血球液輸血が5単位以上必要な状態も，血管造影で出血源を同定することができる予測因子である[16]。治療としては，血管造影を用いて出血源となっている動脈の枝を塞栓する。塞栓術は血管収縮薬より効果的で，腸管梗塞のリスクが低いとされている[12, 15]。血管造影の合併症は，造影剤アレルギー，腎毒性，血腫，塞栓症，動脈解離などである[12, 15]。

核医学シンチグラフィ

核医学シンチグラフィ（標識赤血球スキャン）は，0.05～0.1 mL/minほどの少量の下部消化管出血でも検出が可能である[12]。2時間以内に検査が陽性になるため，出血源は発見しやすくなる[12]。標識赤血球スキャンと血管造影を比較した無作為化試験はない。また，出血源の診断において標識赤血球スキャンが血管造影より優れているという研究は，結論が曖昧なものとなっている[12, 15]。1つの無作為化比較試験が下部消化管内視鏡検査と標識赤血球スキャンとそれに続く血管造影を比較し，下部消化管内視鏡検査が診断のための検査として優れていることを示した[14]。標識赤血球スキャンは非侵襲的で患者に特別な前処置が不要である点が利点である。しかし，ひとたび出血源を同定できても出血コントロールを行う治療のオプションがな

いという欠点がある．ただし，活動性の下部消化管出血の患者で，下部消化管内視鏡検査では前処置に時間がかかり，急いで出血源を同定できないというとき，標識赤血球スキャンは価値がある．赤血球シンチグラフィは，下部消化管内視鏡検査で出血源が同定できないときや止血が内視鏡的に行えないときにも有用である．この状況では，標識赤血球スキャンにより出血源を同定し，止血のための血管造影を続けて行う．

CT
マルチスライスCTは検査時間を短縮し，動脈性出血の同定を可能にした．動物モデルでは，出血量が0.3〜0.5 mL/min程度しかない出血源でも同定されている[12]．CTのおもな欠点は，標識赤血球スキャンと同じように，治療のオプションにはなりえないことである．その他の欠点としては，放射線被曝，偽陽性，造影剤アレルギー，そして造影剤腎症である[12]．CTは血管拡張症の発見において高い効果を示す[17]．

手術
手術は下部消化管出血の再発や下部消化管内視鏡検査や血管造影など，その他の手段が不成功であった場合に行われる．術前の血管造影は出血源を同定することができ，再出血率を低下させることができる[15]．

非静脈瘤性上部消化管出血

背景
非静脈瘤性上部消化管出血 nonvariceal upper gastrointestinal bleeding は死亡率10〜14%[18]であり，米国の医療制度において臨床的にも経済的にも大きな負担となっている．頻度は年間で成人10万人あたり48〜160人[19]，平均入院日数は2.7〜4.4日[20]である．

初期評価とリスク層別化
いかなる重症患者も同様に，初期評価は，気道・呼吸・循環(ABC)の評価から始める．ABCが安定していれば，臨床的評価，血液検査データ，内視鏡所見における再出血のリスク評価を用いて，再出血と死亡のリスクが高いか低いかを層別化する．このリスク層別化は内視鏡の適切なタイミングを決めるのに救急医と内視鏡医の助けとなる．高リスクとなる臨床的予測因子は，65歳以上，複数の合併症，血行動態不安定，下血，全身状態不良，血便，吐血，経鼻胃管からの血性の排液である．血液検査データについては，初回のHb低値，BUN・クレアチニン・血清アミ

ノトランスフェラーゼの上昇を評価する[19]。内視鏡所見における再出血のリスク上昇の予測因子は，動脈性出血，出血のない露出血管，付着した凝血塊，2 cm 以上の潰瘍，小弯後壁もしくは十二指腸後壁の潰瘍，静脈瘤や癌である[19]。

治療指針
プロトンポンプ阻害薬
非静脈瘤性上部消化管出血では，まずプロトンポンプ阻害薬 proton pump inhibitor（PPI）を 80 mg 静注し，その後 8 mg/hr で持続投与することが推奨されている［訳注：日本では，オメプラゾール 1 回 20 mg を 1 日 2 回点滴静注もしくは静注のみが認められている］。高用量の PPI 治療は，重大な出血リスクや治療介入が必要な内視鏡所見を有する患者の割合を減少させる（活動性出血，出血のない露出血管，付着した凝血塊など）。しかし，死亡率や再出血率，必要な輸血量，もしくは手術の必要性を低下させるわけではない[21, 22]。

輸血
TRICC trial は，歴史的に ICU における輸血戦略の指標となった画期的な研究である。この研究は ICU 入室患者を輸血制限群（Hb 値が 7 g/dL 以下になったときに輸血する）と輸血積極群（Hb 値が 10 g/dL 以下になったときに輸血する）に分けたものである。この試験では，重症度の低く〔Acute Physiology and Chronic Health Evaluation II score（APACHE II スコア）＜20〕55 歳未満の患者では，制限群のほうが死亡率が有意に低下することが示された。基礎疾患に重大な心疾患がある患者では，積極群のほうが死亡率を改善させた[11]。

2013 年に行われた画期的な無作為化比較試験は，活動性の消化管出血患者の輸血に対し，確固たるエビデンスを示し，新しい基準を確立した[10]。原因にかかわらず ICU に入室した輸血が必要な患者を調査した TRICC trial と異なり，この試験は急性上部消化管出血患者のみを対象としている。さらに，2013 年の試験は積極的な輸血戦略より Hb のカットオフ値を低く設定している。921 人の患者が試験に登録され，そのうち 421 人が Hb 値 7 g/dL 以下になってから輸血をする制限群に，460 人が Hb 値 9 g/dL 以下になってから輸血をする積極群に無作為に割りつけられた。制限群では，6 週間後の生存率が高く，再出血率が下がり，副作用のリスクが低かった[10]。心血管系病変のある患者，低血圧（収縮期血圧＜90 mmHg）の患者，脱水で血液濃縮となっていると思われる患者では，積極的な輸血戦略を考慮すべきである[2]。

消化管運動促進薬
エリスロマイシン 250 mg を内視鏡施行 30 分前に点滴することで胃内を空にし，

内視鏡の視野を改善することが知られており，診断的評価を高め，さらに内視鏡の再検が少なくなることが無作為化試験で示されている[23]。メトクロプラミドの利点が評価されているのは2つの小さな研究のみであり，有意な利点は示されていない[23]。

凝固の補正

凝固の補正は推奨されているが，そのために早期の内視鏡検査を遅らせるべきではない[19]。非静脈瘤性上部消化管出血患者の凝固の補正に関するデータは少なく，意見が分かれている。抗凝固療法を行っている患者では，PT-INR補正の閾値は研究によって大きく異なる[19]。非静脈瘤性上部消化管出血に関する国際的なコンセンサスでは，内視鏡による早期処置の重要性を強調し，一般的に内視鏡の前に治療域以上に延長したPT-INRを補正することを推奨している[19]。

内視鏡検査

内視鏡所見は，患者それぞれの再出血のリスクを予測するのに有用である。初回の内視鏡所見では，再出血のリスクが最も高い患者を認識し，活動性出血のある潰瘍や出血のない露出血管の処置や付着した凝血塊の下に隠れている血管を露出する処置を行う。最近のガイドラインでは，クリップの使用か熱凝固単独もしくはアドレナリンとの併用を推奨しているが，アドレナリン単独の治療はもはや推奨されない[25]。平坦な着色斑のある患者やきれいな潰瘍底の患者は再出血のリスクが低く，一般的に内視鏡治療を行うメリットはない。

内視鏡検査のタイミング　重度の合併症がなく血行動態が安定している患者では，24時間以内に内視鏡検査を施行すべきだが，低リスクの内視鏡所見（きれいな潰瘍底もしくは平坦な着色斑）であれば，施行後に帰宅できることも多い[2]。問題となる臨床所見がみられる患者（頻脈，低血圧，胃管の洗浄液が血性）では，12時間以内の内視鏡検査が推奨されており，このことにより臨床的転帰が改善する可能性がある[2]。低リスクで血行動態が安定している患者では，早期の内視鏡検査により在院期間が短くなり，医療費もより少なくてすむ。しかし，低リスク群に緊急の内視鏡検査を行うことを支持するデータはない。

低リスク患者の救急外来からの帰宅

患者をリスク別に分類し，死亡率を予測したり，輸血や内視鏡治療もしくは手術のような臨床的介入が必要かを予測する複数の評価スコアリングシステムが存在する。これらのシステムのいくつかは，Rockallスコアのようにリスク層別化に内視鏡所見を必要とすることもあり，救急外来ではほとんど助けにならない。その他，Glasgow-Blatchford Bleeding Score(GBS)のように臨床所見と検査所見だけのものもある[24]。英国で行われた前向き研究に，予測死亡率と臨床的介入（輸血，内視鏡

治療，手術)について，GBS と Rockall スコアを比較したものがある。急性上部消化管出血患者 676 人を対象に検討し，そのうち 105 人が GBS 0 点で治療介入の必要性が低く，かつ次のような所見を満たす場合は内視鏡検査を行わずに救急外来から安全に帰宅することができた。その所見とは，尿素窒素＜18.2 mg/dL，Hb 値は男性で＞13.0 g/dL，女性で＞12.0 g/dL，収縮期血圧＞100 mmHg，脈拍数＜100 回/min，下血，失神，心不全や肝疾患がないことである。この研究では，receiver operator characteristic(ROC)スコアを用い，予測死亡率と治療介入の必要性についてそれぞれのスコアを比較している。GBS は Rockall スコアより両者の予測において勝っていた[24]。追跡研究では，実臨床で GBS について検討された。上部消化管出血患者 123 人のうち，84 人(68％)が低リスク群に分類され(GBS 0 点)，外来で管理することができた。いかなる治療介入も必要なく，死亡例もなかった[24]。

静脈瘤性上部消化管出血

背景

急性の静脈瘤性上部消化管出血 variceal upper gastrointestinal bleeding を疑う患者は ICU に入院させ，管理と蘇生を行うべきである[26]。胃もしくは食道での静脈瘤は肝硬変の末期に形成される。肝硬変は進行した肝疾患の結果として起こり，肝細胞の線維化が特徴である。線維化により，肝血流が構造的な抵抗を受け，一酸化窒素産生の低下が関連することにより肝内血管収縮が起こる。これらの変化が門脈圧亢進を引き起こし，側副血行路(胃と食道)を形成する。しかし，側副血行路からの循環と内臓血管の拡張による門脈血流の増加により，門脈圧の上昇は持続する[26]。肝硬変患者の 50％が食道胃静脈瘤を合併し，静脈瘤壁の圧が静脈瘤破裂の第一の決定因子である。静脈瘤出血は，肝静脈門脈圧較差が 12 mmHg 以上のときに起こるのが典型的である[26]。

治療指針
輸血

すでに述べた 2013 年の研究にもとづいて，現在では Hb 値 7〜8 g/dL を目標に輸血を行うべきとされている[10, 26]。過剰輸血と生理食塩液の大量投与は門脈圧を上昇させ，静脈瘤再出血のリスクが上昇するため，控えなければならない[10, 26]。2013 年の研究データでは，非静脈瘤性上部消化管出血患者と同様に，静脈瘤からの出血がある肝硬変患者にも制限的な輸血戦略が推奨されている。生存数は，低い輸血閾値を用いたすべての患者群で改善した(7 g/dL 以下と 9 g/dL 以下を比較)。この効果

は，肝硬変や Child-Pugh 分類 A または B の患者にも拡大された[10, 27]。輸血制限群と比較して，積極的な輸血戦略をとった肝硬変患者では有意に門脈圧が上昇した[10]。

オクトレオチド

オクトレオチドは内臓血管を収縮させ，グルカゴンのような血管拡張ペプチドを減少させる。そのため，肝硬変でみられるような，血管拡張から生じる門脈血流の増加を弱めるのに役立つ[26]。最近のガイドラインでは，オクトレオチドを最初 $50\,\mu g$ 静注し，その後 $50\,\mu g/hr$ で 3〜5 日間持続投与するよう推奨している［訳注：日本では，オクトレオチドは食道胃静脈瘤に伴う出血に対し適応外である］[26]。

抗菌薬の予防投与

食道胃静脈瘤出血を起こした肝硬変患者は，特発性細菌性腹膜炎や細菌性腹膜炎を含む細菌感染の高リスク群である。細菌感染は，静脈瘤再出血のリスクを高め，死亡率を上昇させる[26]。最近のガイドラインでは，内視鏡前にグラム陰性菌をカバーした抗菌薬投与を行い，最初の消化管出血から合計で 7 日間投与することを推奨している。ノルフロキサシン 400 mg を 1 日 2 回内服か，経口摂取困難であればシプロフロキサシン 500 mg を 1 日 2 回点滴静注する［訳注：日本の添付文書では，ノルフロキサシン内服は 1 回 100〜200 mg を 1 日 3〜4 回投与，シプロフロキサシン点滴は 300 mg を 1 日 2 回までとなる］。フルオロキノロン系に高い耐性を示す地域では，セフトリアキソン 1 g/日の投与が望ましい[26]。

内視鏡検査

食道静脈瘤の内視鏡治療には 2 つの方法がある。ひとつは，内視鏡的静脈瘤結紮術 endoscopic variceal ligation（EVL）であり，出血の痕跡がある静脈瘤にバンドをかけ，結紮して壊死させた静脈瘤を脱落させる。もうひとつは，硬化療法であり，cyanoacrylate のような硬化剤を出血している静脈瘤に注入し止血を得る。10 の無作為化比較試験を検討したメタ分析では，硬化療法と比較すると EVL のほうがすべての評価項目において優れていた（相対リスク 0.53）[28]。EVL を行えないとき，もしくは技術的に不可能なときに硬化療法を行うべきである[26]。

　胃静脈瘤出血における内視鏡治療のデータは少ない。だが，食道静脈瘤とは対照的に，硬化療法が EVL より推奨されている。経頸静脈的肝内門脈シャント術（TIPS）は，内視鏡的止血を試みたにもかかわらず，出血が継続する場合に考慮すべきである。

経頸静脈的肝内門脈シャント術

経頸静脈的肝内門脈シャント術 transjugular intrahepatic portosystemic shunt（TIPS）は血管造影下に行う手技である。拡張能のある金属ステントを用いて，肝静脈と肝内門脈の間にシャントを造設し，急性静脈瘤消化管出血時に門脈圧を低下

させる。TIPS は，Child-Pugh 分類 A または B の静脈瘤出血患者において，内視鏡治療と投薬により止血が得られなかったときに考慮される[26,27]。

結論

上部消化管出血の管理は，病歴と身体所見に焦点をあて，注意深い血行動態のモニタリング，制限的輸血戦略を用いた早期の蘇生，そして内視鏡での正確な評価が求められる。静脈瘤出血では，オクトレオチド投与により内臓血管の収縮を促し予防的抗菌薬投与でバクテリアルトランスロケーションを予防することが推奨される。EVL，硬化療法，TIPS は難治性静脈瘤出血に対する有効な治療オプションである。

関連文献

文献	研究デザイン	結果
下部消化管出血		
Laine et al., *Am J Gastroenterol*. 2010[8]	下部消化管出血の患者72人を対象として，緊急(12時間以内)または待期的(36〜60時間)に内視鏡検査を行った	再出血，輸血量，入院日数において，両群間で有意差なし
Green et al., *Am J Gastroenterol*. 2005[14]	患者100人を対象として，緊急内視鏡群と標準治療群(赤血球スキャン陽性例に血管造影を行い，陰性例に4日以内に内視鏡を行う)を比較した	緊急内視鏡群では標準治療群より明らかな出血源を同定できた〔オッズ比(OR)：2.6，95％信頼区間(CI)：1.1〜6.2〕が，死亡率(2％ vs. 4％)，入院日数(5.8日 vs. 6.6日)，ICU 滞在日数(1.8日 vs. 2.4日)，輸血量(4.2単位 vs. 5単位)，早期再出血(22％ vs. 30％)，手術率(14％ vs. 12％)に有意差なし
非静脈瘤性上部消化管出血		
Villanueva et al., *N Engl J Med*. 2013[10]	患者921人を対象として，輸血制限群(Hb 値<7)と輸血積極群(Hb 値<9)を比較した	制限群では，6週時点で高い生存率を示し〔95％ vs. 91％，制限群における死亡のハザード比(HR)：0.55，95％ CI：0.33〜0.92〕，再出血は少なく(10％ vs. 16％，$p=0.01$)，副作用も少なかった(40％ vs. 48％，$p=0.02$)

(つづく)

文献	研究デザイン	結果
Leontiadis et al., *Mayo Clin Proc*. 2007[21]	消化性潰瘍治療におけるプロトンポンプ阻害薬(PPI)の効果に関する 24 の無作為化比較試験のメタ分析	PPI による治療は死亡率に影響はなかったが(OR：1.01, 95% CI：0.74〜1.40), 手術率〔OR：0.61, 95% CI：0.48〜0.78, 治療必要数(NNT)：34〕, 再出血率(OR：0.49, 95% CI：0.37〜0.65, NNT：13), 内視鏡での再治療の頻度(OR：0.32, 95% CI：0.20〜0.51, NNT：10)を下げた
Lau et al., *N Engl J Med*. 2007[22]	患者 638 人を対象として, 内視鏡前のオメプラゾール静注群(80 mg 静注, その後 8 mg/hr で持続投与)とプラセボ群を比較した	オメプラゾール群では内視鏡治療がほとんど必要なかった(オメプラゾール群 19% vs. プラセボ群 28.4%, $p=0.007$)。輸血量, 再出血率, 手術率に有意差なし
Barkun et al., *Gastrointest Endosc*. 2010[23]	5 つの無作為化比較試験のメタ分析。3 つはエリスロマイシン, 2 つはメトクロプラミドを投与	エリスロマイシン 250 mg もしくは 3 mg/kg を内視鏡前に投与すると内視鏡での再治療の頻度は減少したが(OR：0.55, 95% CI：0.32〜0.94), 輸血量, 入院日数, 手術率に有意差はなし。メトクロプラミドの使用に有益性はなし
Stanley et al., *Lancet*. 2009[24]	GBS と Rockall スコアのどちらが死亡率または臨床的介入(輸血, 内視鏡治療もしくは手術)の予測に優れているかを比較した前向き多施設観察研究	死亡率と臨床的介入の予測可能性を比較するために, receiver operator characteristic(ROC)スコアが用いられた。GBS(ROC：0.9, 95% CI：0.88〜0.93)は Rockall スコア(ROC：0.70, 95% CI：0.65〜0.75)より両者の予測で上回った

文献

1. Zuccaro G, Jr. Management of the adult patient with acute lower gastrointestinal bleeding. American College of Gastroenterology. Practice Parameters Committee. *Am J Gastroenterol*. 1998;93:1202–1208.
2. Laine L, Jensen DM. Management of patients with ulcer bleeding. *Am J Gastroenterol*. 2012;107:345–360; quiz 361.
3. Farrell JJ, Friedman LS. Review article: the management of lower gastrointestinal bleeding. *Aliment Pharmacol Ther*. 2005;21:1281–1298.
4. Zuckerman GR, Prakash C. Acute lower intestinal bleeding. Part II: etiology, therapy, and outcomes. *Gastrointest Endosc*. 1999;49:228–238.
5. Barnert J, Messmann H. Diagnosis and management of lower gastrointestinal bleeding. *Nat Rev Gastroenterol Hepatol*. 2009;6:637–646.
6. Longstreth GF. Epidemiology and outcome of patients hospitalized with acute lower gastrointestinal hemorrhage: a population-based study. *Am J Gastroenterol*. 1997;92:419–424.
7. Robert JR, Sachar DB, Greenstein AJ. Severe gastrointestinal hemorrhage in Crohn's disease. *Ann Surg*. 1991;213:207–211.

8. Laine L, Shah A. Randomized trial of urgent vs. elective colonoscopy in patients hospitalized with lower GI bleeding. *Am J Gastroenterol.* 2010;105:2636–2641; quiz 2642.
9. Jensen DM, Machicado GA. Diagnosis and treatment of severe hematochezia. The role of urgent colonoscopy after purge. *Gastroenterology.* 1988;95:1569–1574.
10. Villanueva C, Colomo A, Bosch A, et al. Transfusion strategies for acute upper gastrointestinal bleeding. *N Engl J Med.* 2013;368:11–21.
11. Hebert PC, Wells G, Tweeddale M, et al. Does transfusion practice affect mortality in critically ill patients? Transfusion Requirements in Critical Care (TRICC) Investigators and the Canadian Critical Care Trials Group. *Am J Respir Crit Care Med.* 1997;155:1618–1623.
12. Strate LL, Naumann CR. The role of colonoscopy and radiological procedures in the management of acute lower intestinal bleeding. *Clin Gastroenterol Hepatol.* 2010;8:333–343; quiz e44.
13. Strate LL, Orav EJ, Syngal S. Early predictors of severity in acute lower intestinal tract bleeding. *Arch Intern Med.* 2003;163:838–843.
14. Green BT, Rockey DC, Portwood G, et al. Urgent colonoscopy for evaluation and management of acute lower gastrointestinal hemorrhage: a randomized controlled trial. *Am J Gastroenterol.* 2005;100:2395–2402.
15. Rockey DC. Lower gastrointestinal bleeding. *Gastroenterology.* 2006;130:165–171.
16. Abbas SM, Bissett IP, Holden A, et al. Clinical variables associated with positive angiographic localization of lower gastrointestinal bleeding. *ANZ J Surg.* 2005;75:953–957.
17. Junquera F, Quiroga S, Saperas E, et al. Accuracy of helical computed tomographic angiography for the diagnosis of colonic angiodysplasia. *Gastroenterology.* 2000;119:293–299.
18. van Leerdam ME, Vreeburg EM, Rauws EA, et al. Acute upper GI bleeding: did anything change? Time trend analysis of incidence and outcome of acute upper GI bleeding between 1993/1994 and 2000. *Am J Gastroenterol.* 2003;98:1494–1499.
19. Barkun A, Bardou M, Marshall JK. Consensus recommendations for managing patients with nonvariceal upper gastrointestinal bleeding. *Ann Intern Med.* 2003;139:843–857.
20. Viviane A, Alan BN. Estimates of costs of hospital stay for variceal and nonvariceal upper gastrointestinal bleeding in the United States. *Value Health.* 2008;11:1–3.
21. Leontiadis GI, Sharma VK, Howden CW. Proton pump inhibitor therapy for peptic ulcer bleeding: cochrane collaboration meta-analysis of randomized controlled trials. *Mayo Clin Proc.* 2007;82:286–296.
22. Lau JY, Leung WK, Wu JC, et al. Omeprazole before endoscopy in patients with gastrointestinal bleeding. *N Engl J Med.* 2007;356:1631–1640.
23. Barkun AN, Bardou M, Martel M, et al. Prokinetics in acute upper GI bleeding: a meta-analysis. *Gastrointest Endosc.* 2010;72:1138–1145.
24. Stanley AJ, Ashley D, Dalton HR, et al. Outpatient management of patients with low-risk upper-gastrointestinal haemorrhage: multicentre validation and prospective evaluation. *Lancet.* 2009;373:42–47.
25. Greenspoon J, Barkun A, Bardou M, et al. Management of patients with nonvariceal upper gastrointestinal bleeding. *Clin Gastroenterol Hepatol.* 2012;10:234–239.
26. Garcia-Tsao G, Sanyal AJ, Grace ND, et al. Prevention and management of gastroesophageal varices and variceal hemorrhage in cirrhosis. *Am J Gastroenterol.* 2007;102:2086–2102.
27. Child CG, Turcotte JG. Surgery and portal hypertension. *Major Probl Clin Surg.* 1964;1:1–85.
28. Garcia-Pagan JC, Bosch J. Endoscopic band ligation in the treatment of portal hypertension. *Nat Clin Pract Gastroenterol Hepatol.* 2005;2:526–535.

25

急性肝不全と肝性脳症
acute liver failure and hepatic encephalopathy

Robert J. Wong and Glen A. Lutchman

背景

急性肝不全 acute liver failure(ALF)は頻度は低いものの，急激に起こる肝合成能の低下と著明な肝細胞の炎症，そして高い死亡率が特徴である。米国でのALFの頻度は年間約2,000例で，肝臓に関連した死亡のうちの6%と，肝移植例のうちの6%を占める[1~3]。ALFを慢性肝不全の急性増悪と鑑別するのは難しいこともあるが，患者の予後や肝移植センターに移送する必要性を評価する際に重要となる。早期にALFを発見することで，適切な支持療法や，肝移植の早急な準備，肝臓専門医，集中治療医，移植外科医などの専門家への的確なコンサルテーションが可能となる。

定義

ALFは，もともと肝疾患をもたない人に26週未満の経過で発症する黄疸の進行，肝性脳症，プロトロンビン時間国際標準化比(PT-INR)≧1.5の凝固時間として定義される。黄疸の発生から肝性脳症の発症までの時間で細かく分類されている[1,3]。

- **超急性肝不全**：黄疸が生じてから0〜7日で肝性脳症を発症
- **急性肝不全**：黄疸が生じてから8〜21日で肝性脳症を発症
- **亜急性肝不全**：黄疸が生じてから21日〜26週で肝性脳症を発症

これらの用語は一般的ではあるが特別に有用なものではない，というのは，予後を反映していないからである。例えば，アセトアミノフェン関連ALFのコホート研究では「超急性」は高い治癒率を示していることから，予後に関しては良好といえる[1,3~5]。本章ではわかりやすくするために，簡単な定義を用いる。

診断的評価

ALF の初期評価(**図 25-1**)は,背景にある原因を判断して,その原因に特異的な治療を行うことが含まれている(**表 25-1**,**表 25-2**)。家族や友人への聴取も含む完璧

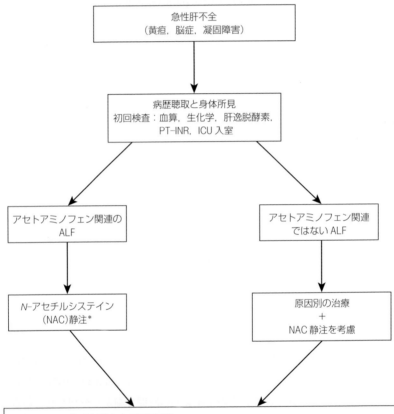

図 25-1　急性肝不全(ALF)の初期評価
＊訳注:日本では,静注薬は認可されていない。

表 25-1　ALF の疫学

薬物性肝障害	● アセトアミノフェン(46%) ● その他の薬物による肝障害(12%)
急性ウイルス性肝炎	● A 型肝炎ウイルス(HAV)感染(2.6%) ● B 型肝炎ウイルス(HBV)感染(7.7%)
血管性	● 急性虚血性肝炎(4.6%) ● Budd-Chiari 症候群(0.9%)
代謝性	● Wilson 病(1.4%)
その他	● 自己免疫性肝炎(5.9%) ● 妊娠関連肝不全(0.8%) ● 原因不明(14%) ● その他の毒物〔毒キノコ(例：テングタケ)〕

the Acute Liver Failure Study Group Registry, 1998-2008. Stravitz RT, Kramer DJ. Management of acute liver failure. *Nat Rev Gastroenterol Hepatol*. 2009;6:542-553. より引用。

表 25-2　原因別治療

ALF の病因	特異的治療
アセトアミノフェン	*N*-アセチルシステイン(NAC) 静注： ● 150 mg/kg を 15 分以上かけてローディング ● 12.5 mg/kg を 4 時間かけて ● 6.25 mg/kg/hr 経口： ● 140 mg/kg の負荷投与 ● 70 mg/kg を 4 時間ごとに計 17 回
キノコ毒(例：テングタケ)	● silibinin 30 〜 40 mg/kg/日を静注(米国では入手不可) ● ペニシリン G 30 万〜 100 万 U/kg/日
急性 B 型肝炎ウイルス(HBV)	テノホビル 300 mg/日またはエンテカビル 0.5 mg/日
単純ヘルペスウイルス 水痘帯状疱疹ウイルス	アシクロビル 5 〜 10 mg/kg 静注を 8 時間ごと
自己免疫性肝炎	プレドニゾロン 40 〜 60 mg/日
急性妊娠脂肪肝 HELLP 症候群	胎児娩出

HELLP 症候群：溶血・肝酵素上昇・血小板減少

な病歴把握を行うことで，食物，薬物，毒物といった原因をみつけたり，薬物相互作用を起こしている可能性のある常用薬を特定できるかもしれない。身体診察は精神症状と脳症の程度を評価することに重点をおき，特に気道確保のための気管挿管が必要かどうかに注意を払う。このことは他の病院への搬送を考える症例では特に重要である。救急では，患者の重症度を評価したり，肝不全の原因(**表 25-3**)を検

表 25-3　急性肝不全患者の検体検査

- 血算，生化学，肝酵素，プロトロンビン時間国際標準化比(PT-INR)
- pH 測定のための動脈血ガス分析
- アセトアミノフェン濃度
- ウイルス肝炎のスクリーニング
  - A 型肝炎ウイルス(HAV)：IgM
  - B 型肝炎ウイルス(HBV)：抗 HBc-IgM 抗体，HBs 抗原，HBs 抗体，ウイルス DNA 量
  - C 型肝炎ウイルス(HCV)：抗 HCV 抗体，ウイルス RNA 量
  - E 型肝炎ウイルス(HEV)：IgM
- 自己免疫性肝炎スクリーニング
  - 抗核抗体(ANA)
  - 抗平滑筋抗体(ASMA)
  - 血清 IgG
- Wilson 病評価のためのセルロプラスミン
- その他のウイルス性肝炎：
  - 単純ヘルペス(HSV)1 型，2 型：抗 HSV1 型 IgM，抗 HSV2 型 IgM，HSV-DNA
  - 水痘帯状疱疹ウイルス(VZV)：抗 VZV IgM，VZV-DNA
  - サイトメガロウイルス(CMV)：CMV-DNA
  - Epstein-Barr ウイルス(EBV)：EBV-DNA
  - HIV 抗体

索したりするための幅広い検体検査を行う。

　腹部 Doppler 超音波が可能であれば，血管病変による ALF(すなわち Budd-Chiari 症候群)を評価できるので，これも救急部で行うべきである。最後に，特に肝移植センターへの転送を考慮する症例では，可能ならソーシャルワーカーが救急部で患者や家族と話をすべきである。というのは，例えば最近の飲酒歴，薬物歴，社会的なサポート，財力や保険などの情報は，肝移植登録をする際に重要だからである。

臓器別の臨床的合併症

呼吸器合併症

　ALF で最もよくみられる徴候は肝性脳症である(「肝性脳症」の項を参照)。脳症が悪化すれば気道の維持が危うくなるため，気管挿管が必要になる。したがって，ALF を発症したすべての患者は，人工呼吸管理の必要性を評価しなければならない。重篤な肝性脳症患者では，気道確保に加えて人工呼吸を行えば，脳浮腫や頭蓋内圧亢進症(「神経学的合併症」の項を参照)の治療に必要な呼吸促進(すなわち低二酸化炭素血症)が可能となる[6,7]。ALF 患者に推奨される人工呼吸モードについての十分なデータは現在のところないが，急性肺損傷の発症を予防するために換気量とプラトー圧は制限すべきである。したがって，呼吸数を調整して頭蓋内圧亢進症

を増悪させうる P_{CO_2} を増やさないように適正な分時換気量にする[8, 9]。

神経学的合併症

ALF の最も恐るべき合併症のひとつで，死亡の原因となっているものに，神経障害がある。特に脳浮腫 cerebral edema と頭蓋内圧亢進症 intracranial hypertension が問題となる。この 2 つは超急性肝不全でよくみられ，低酸素性脳障害，神経学的後遺症，そして死をまねきうる[1, 8, 9]。脳浮腫を臨床的に判断しそこねると，治療開始が遅れ，テント切痕ヘルニアを含む神経学的合併症の進行をまねくことがある。脳浮腫の正確な原因ははっきりしないが，ALF によって引き起こされた全身性の炎症とホルモン調節異常が，脳内の浸透圧異常と，［訳注：それに惹起された］自己調節能による脳血流増加を起こすという仮説が考えられている[10]。脳浮腫とその後の脳ヘルニアのリスクは，患者の肝性脳症の程度，および血清アンモニア（「肝性脳症」の項を参照）に相関することが示されている[10~12]。

脳浮腫のような神経障害を起こしている ALF 患者は，ICU でモニタリングすべきである。脳浮腫および頭蓋内圧亢進症の管理は，意識障害に対しての気管挿管，頭蓋内圧（ICP）の厳密なモニタリングとして ICP 上昇を最小限にするための薬物療法からなる。ICP は＜20 mmHg に維持，＞60 mmHg の脳灌流圧（CPP）で管理すべきである。CPP は平均動脈圧（MAP）と ICP の差として定義される。ALF における侵襲的 ICP モニタリングの役割については目下のところ研究中で，集中治療医と肝移植専門医とが協力して使用しているのみである[1, 13~15]。経頭蓋 Doppler のような代替的 ICP モニタリング法が研究中である[16]。

頭蓋内圧亢進症を疑う ALF 患者においては，上昇した頭蓋内圧を是正，あるいは上昇を予防するために，いくつかのステップがとられうる。患者への刺激を最小限にし，ベッド上で頭部を 30 度挙上し，頸部での中心静脈ライン確保を避けることは最初に行われる予防措置である[1, 8, 9]。薬物療法としては，マンニトールや高張食塩液を用いて浸透圧調整をする。これは，血漿浸透圧を上昇させて脳細胞内から血管内への水分移動を引き起こし，脳浮腫と頭蓋内圧を軽減させるものである。ALF 患者 34 人における頭蓋内圧亢進症（5 分以上続く ICP≧30 mmHg）の治療で，マンニトール静注投与（1 g/kg を急速静注）の効果を評価した無作為化比較試験がある。マンニトール療法を受けなかった 17 人の患者に比べて，マンニトール静注群では著明な生命予後改善効果が認められた（47.1％ vs. 5.9％）[17]。別の無作為化比較試験では，ALF 患者 45 人の管理において，30％高張食塩液を用いて血清ナトリウムイオン（Na^+）濃度を 145 ～ 150 mmol/L を目標に管理した群では明らかに頭蓋内圧を下げることができた[18]。

人工呼吸患者において，換気を増やして$Paco_2$ 25～30 mmHg を目標に管理すると，頭蓋内の血管が収縮してICPは低下し，脳浮腫が改善する。強制過換気における脳浮腫の予防効果については証明されていないが，一般的に急激な頭蓋内圧(ICP)上昇/脳浮腫に対しては治療的に使われている[6,7]。

　ALFの管理において，低体温療法の位置づけは複雑である。というのは，おそらく低体温療法は，脳症の発症および頭蓋内圧亢進に関する多くの因子に影響しているからである[19~21]。これまでに挙げたような治療を行ったにもかかわらず頭蓋内圧の亢進した7人について，低体温療法の効果を評価した古い臨床研究がある。その結果，32℃まで冷却させることで，ICPを45 mmHg から16 mmHg へと著しく低下させ，脳灌流圧(CPP)を改善させることが示されている[21]。別の研究では，特に肝移植への橋渡しとして，標準的な治療法に加えて低体温療法を行うことは頭蓋内圧亢進が持続しコントロール不良な例において有効である可能性があると報告されている[19~21]。しかし低体温療法について，よくデザインされた無作為化試験はこれまでのところない。

　他に付帯的な治療として，薬物によって患者を昏睡状態にする，あるいは鎮静を行うことで脳の代謝を抑制し，CPPを低下させることによってICPを低下させることがある。この目的のために，フェノバルビタールがよく使われてきたが，多くのセンターではプロポフォールが愛用されるようになってきている[22,23]。

肝性脳症

　肝性脳症 hepatic encephalopathy は，早期発見と積極的な治療を必要とする ALF の神経学的合併症である。脳症の程度を正確に評価(次頁のグレードシステムを参照)することは，呼吸補助や気道確保をするかどうかの判断をするのに役立ち，速やかな治療によって脳浮腫悪化を防止するうえで有効である。血清アンモニアはALFで高くなり，脳浮腫および頭蓋内圧亢進症を悪化させる病因だという仮説が立てられている。ラクツロースや早期の透析でアンモニア値を下げることは，脳浮腫の治療や予防に有効かもしれなている[1,11,24,25]。U.S. Acute Liver Failure Study Group によって，ALFにおける肝性脳症管理を行う際のラクツロースの効果について後ろ向き研究が実施されている[25]。その結果，投与群，非投与群で脳症の重症度に違いはなかったものの，最終的な生命予後でみるとラクツロース投与を受けた群のほうが，わずかに良好だと報告されている[25]。とはいえ，ラクツロースによる脱水や電解質異常を避けるような配慮は必要である。ALFにおける脳症管理については，非吸収性抗菌薬(rifaximin など)の効果は，まだ十分に調査されていない[26]。したがって，rifaximin は標準治療薬とはいえず，肝臓専門医へのコンサルテーションをとおして，場合によっては考慮してもよい。

肝性脳症グレードシステム
- Grade 1 —— 行動の変化，意識のわずかな変容
- Grade 2 —— 失見当識，傾眠，羽ばたき振戦，精神反応の遅延
- Grade 3 —— 明らかな混乱状態，支離滅裂な会話，眠っているが声かけによって覚醒する
- Grade 4 —— 昏睡状態，痛み刺激に反応しない，除皮質または除脳硬直

心血管系合併症

ALFによる全身性炎症とホルモン失調は，全身の血管を拡張させることで平均動脈圧（MAP）と脳灌流圧（CPP）を低下させることがある。循環血流を適切に管理することは，CPP，および最終的には神経学的合併症にも直接影響する。初期管理としてはMAP＞80 mmHgとCPP＞60 mmHgの維持を目標に循環血液量を満たす。通常，最初は生理食塩液で蘇生を行うが，アシドーシスが出現するようであれば，炭酸水素ナトリウム75 mEq/Lを混ぜた1/2生理食塩液に切り替える。昇圧薬はMAPとCPPを目標値に維持したり到達させるために必要となる場合がある。ノルアドレナリンは最もよい昇圧薬である。ノルアドレナリン持続静注に加えてバソプレシンを追加することがある[1,4]。

血液合併症

凝固障害はALFでよくみかける特徴で，患者の肝合成能低下の程度と相関している。出血がまったく認められないのであれば，血小板減少やプロトロンビン時間国際標準化比（PT-INR）の延長を積極的に補正する必要はない[27]。しかし，侵襲的な検査や治療に先立って凍結血漿や血小板を用いて凝固障害を補正することもある。ただし，どれくらいの補正が適切なのかはわかっていない。

　消化管の活動性出血に対しては，より積極的に，クリオプレシピテートの投与も可能かもしれない。致死的な出血においては遺伝子組換え第VIIa因子の投与を考慮するが，同時に血栓症のリスクとなる[28]。凝固障害での消化管出血やストレス関連潰瘍に対し，ルーチンでの胃酸抑制療法の有用性が示唆されている。人工呼吸管理患者1,200人を対象に，プラセボ群との多施設無作為化比較試験が施行された。その結果，胃酸抑制療法は消化管出血を明らかに減少させた〔相対リスク（RR）0.44〕[29]。この後ろ向きコホート研究の対象はALFに限られたものではないが，ALF患者でルーチンに胃酸抑制療法を行う根拠になっている。

腎合併症

急性腎不全 acute renal failure は ALF でよくみられる合併症である。アセトアミノフェンやテングタケのような薬物や毒物による直接的な腎毒性に加えて，腎血流に影響するような血行動態の変化が腎機能低下にかかわっている。ALF に関連したアシドーシス，電解質異常，および尿毒症は，腎機能障害をさらに悪化させることがある。同じように，腎不全もまた，ALF により惹起された全身性炎症反応を増悪させるかもしれない。

循環血液量を最適に保つために行う輸液蘇生〔平均動脈圧(MAP)を目標値に保つための昇圧薬併用も含めて〕は，低灌流に由来する腎不全を改善できる。腎不全を早期に発見し，持続的血液透析 continuous venovenous hemodialysis(CVVH)による腎代替療法を導入することにより，ALF 管理を全体的に補助できる可能性すらある[30,31]。透析を早期から開始することによって，強制的に高ナトリウム血症の状態にして血清アンモニア値を下げることで，脳症や上昇した頭蓋内圧(ICP)の管理がより積極的に行うことができる。さらに，CVVH は ALF 患者の循環を安定させることが示されている[30,31]。ある研究では，急性腎不全を伴う重症 ALF 患者 32 人を対象に，無作為に間欠的および持続的腎代替療法に割りつけたところ[31]，CVVH 治療群では心拍出量や組織酸素供給で測定された循環パラメータの改善がみられた。

感染性合併症

ALF 患者の 90％は，重症度に差はあるものの，侵襲的モニタリングや免疫不全の結果として，感染症を発症する。細菌や真菌による重症感染症は肝移植の妨げになったり，肝移植後の経過を悪化させたりする[1,32~35]。肺炎は最もよくみられる ALF の感染性合併症であり，その次に尿路感染やカテーテル関連感染症が生じやすい。原因菌はグラム陽性菌が最も多く，グラム陰性菌と真菌がそれに続く[34,35]。

ALF では，血液，尿，喀痰の監視培養と定期的な胸部 X 線検査を行う。感染がないのに抗菌薬や抗真菌薬を予防的に投与することで生命予後を改善させるということは証明されていない[32,33]。ある研究では，急性感染が想定されていない ALF 患者を対象に，予防的抗菌薬の有無，および抗菌薬投与経路として静注群，経腸群とに無作為に割りつけた[33]。抗菌薬投与群では明らかに感染症発症の頻度は減ったが，最終的な生命予後に差はみられなかった。吸収率の悪い抗菌薬を用いた消化管除菌についても，ALF の生命予後を改善させなかった[36]。しかし，感染の疑いがあったり，肝性脳症の悪化や全身性炎症反応症候群(SIRS)など臨床上の悪化があれば，抗菌薬や抗真菌薬での治療を開始する。

表 25-4　肝不全の予後判定のための King's College Criteria*

アセトアミノフェン誘発性	その他の原因
● 脈血 pH＜7.3	● PTT＞100 秒(PT-INR＞6.5)
もしくは	もしくは次の項目のうち3つに該当する
● Grade III もしくは IV の脳症および	● ＜10 歳，もしくは＞40 歳
● 部分トロンボプラスチン時間(PTT)＞100 秒〔プロトロンビン時間国際標準化比(PT-INR)＞6.5〕および	● A 型肝炎ではない，B 型肝炎ではない，ハロタン肝炎，特異な薬物反応によるもの
● 血清クレアチニン値＞3.4 mg/dL(301 μmol/L)	● 脳症発症前に7日を超える黄疸
	● PTT＞50 秒(PT-INR＞3.5)
	● 血清ビリルビン値＞18 mg/dL(308 μmol/L)

O'Grady JG, Alexander GJM, Hayllar KM, et al. Early indicators of prognosis in fulminant hepatic failure. *Gastroenterology.* 1989;97:439-455. より引用.
上記基準を満たす患者は予後が悪いことがわかっている.
＊訳注：この表は 62 章にもあり，内容もほぼ同じなので表記をそろえてある.

代謝性合併症

ALF では，多臓器不全の結果として重度の代謝異常や電解質異常がよく生じる．早期に発見してこれらの異常を補正することで，さらなる悪化を防ぐことができる[1]．ALF に起因する一般的な代謝性合併症は以下のとおりである．

● **酸血症とアルカリ血症**：いずれも肝不全の死亡率と必要性を判断するうえで重要な指標である．酸塩基の状態は，ALF 患者の予後を知るのに用いる King's College Criteria(**表 25-4**)[37]の重要な因子でもある．
● **低血糖**：ALF ではブドウ糖代謝異常のため，低血糖を呈する．低血糖がみられるときには，持続的ブドウ糖投与(5%ブドウ糖液や 1/2 生理食塩液など)を行う．
● **低リン血症，低カリウム血症，低マグネシウム血症**：ALF ではこれらの電解質異常によく遭遇する．電解質の頻繁なモニタリングと速やかな補充が，合併症を避けるうえで必要である．
● **低栄養**：他の ICU 患者と同様に，ALF においても経腸栄養の早期開始が，非経口的栄養投与よりも好ましい[40]．

治療指針

アセトアミノフェン

米国では，アセトアミノフェン中毒が ALF の原因として最も多く，割合としては半数以上にも及ぶ[1,3,5]．特にアセトアミノフェンを含む処方薬または市販薬を多種類にわたって過量摂取している例では，内服した理由が故意なのか偶発的だったの

かを判断するために，詳細な病歴聴取が必須である．アセトアミノフェンによる肝毒性は用量と相関関係があり，典型的には＞10～15 g の経口投与と 24 時間以上の経過が ALF 発症には必要であるが，基礎疾患や肝代謝の個人差を考えれば，3～4 g の経口投与でも重度の障害を起こすことがある[41～43]．

アセトアミノフェン中毒では，アミノトランスフェラーゼ値は基準値の数百倍まで上昇することが特徴的で，典型的には経口投与から 48～72 時間後にピークとなる．Rumack-Matthew ノモグラムを使えば，アミノトランスフェラーゼがあまり上昇していない例での ALF リスクを予想できる[3, 43]．このノモグラムはアセトアミノフェンの摂取時間から血中濃度の推移をプロットするもので，肝毒性の程度を予測して N-アセチルシステイン（NAC）で治療すべきかの判断材料となる．近年では，原因不明の ALF やアセトアミノフェンが検出されない例で，原因を特定する手段として，アセトアミノフェンよりも長い半減期をもつアセトアミノフェン-蛋白結合物が提案されている[43, 44]．Acute Liver Failure Study Group に登録された，原因が確定していない ALF 患者 110 例の血清を評価した最近の研究がある[43]．アセトアミノフェンが原因だと判明している 199 例とともに，アセトアミノフェン-システイン結合物について調べたところ，アセトアミノフェンが原因と判明している群の 94.5％以上がアセトアミノフェン中毒として矛盾しないだけの結合物の濃度を示し，また原因不明の ALF のうち 18％においても陽性になった．原因不明の ALF 患者の中にはアセトアミノフェン中毒症例がかなりの割合で混じっていると古くからいわれてきたことを裏づける結果となった[43]．

3～4 時間以内の内服であれば，1 g/kg の活性炭の経口投与で多少の効果がみられることがある[45]．最も有益な介入は NAC 治療である[46, 47]．アセトアミノフェン関連の ALF 患者に対する NAC の有用性を調べたある研究では，アセトアミノフェン中毒患者 2,540 人に NAC を経口投与し，その効果を調べている[47]．NAC の経口投与群では肝毒性が劇的に低下し，死亡率が有意に低下した．アセトアミノフェンの最終摂取時間から 8 時間以内に治療された患者群では，それよりも遅く治療された群よりも，よりよい効果がみられた．NAC は経口あるいは静注による投与が可能である［訳注：日本では静注薬は認可されていない］．静注のほうが誤嚥リスクが低いので好まれている．NAC の経口あるいは静注投与についての治療法は表 25-2 に示してある．

アセトアミノフェン以外の薬物および毒物

さまざまな処方薬や市販薬が肝毒性を有する可能性があるため，しっかりとした病歴の把握が大切である．ALF の原因としてよくみられるのは，抗菌薬，抗真菌薬，抗結核薬，サルファ薬，そして抗精神病薬や抗てんかん薬のように中枢神経系に作

用する薬物である。医薬品に加えて栄養食品やハーブについても肝毒性をもつ可能性を慎重に評価する必要がある。これらの場合には，指示療法をしながら原因物質を早くみつけて排除することが治療の中心となる[48,49]。

アセトアミノフェン中毒に対してはNACが最も効果的な治療法であるが，一方でアセトアミノフェン以外の原因によるALFについてもNACは効果があることがある[50]。アセトアミノフェンが原因ではないALF患者173人に対する前向き二重盲検試験では，72時間以内のNAC静注群とプラセボ(ブドウ糖)投与群に割りつけ，生存率に差があるかについて比較している。3週間後の生存率の比較では統計学上の有意差はみられなかったが(70% vs. 66%)，NAC投与群では同期間での肝移植を実施せずに生存する割合が多かった(40% vs. 27%)[50]。もっとも，この差は重度の脳症のみられない症例(Grade 1または2)に限られたものであった。

テングタケAmanitaでのキノコ中毒は致死的なALFを起こしうる。曝露を確認できる血清学的な検査がないので，患者や関連する人物の詳細な病歴聴取が，キノコの種類と摂取した時間の両方を同定するために必須である。摂取したばかりであれば，残留する毒物を除去するために経鼻的胃洗浄を試みてもいいかもしれない。silibininとペニシリンは，キノコ中毒に対する特効薬として認められている。silibininのほうが治療効果のエビデンスは豊富だが，米国では認可されていない[51,52]。しかしテングタケの中毒が疑われれば，silibininの緊急投与を米国食品医薬品局(FDA)に申請することはできる。silibininは経口あるいは静注で30〜40 mg/kg/日を3〜4日間投与する。ペニシリンはNAC投与と併せて行うことが認可されている。テングタケ毒素は胆汁に排出されるので，経鼻的胆汁ドレナージや十二指腸下行脚の吸引(理想的にはICUで施行する)を行うことで，毒素の腸肝循環を減らすことができるかもしれない[53]。

ウイルス性肝炎

急性ウイルス性肝炎 acute viral hepatitis は米国の全ALF症例のうち約12%を占める[54,55]。肝不全を引き起こす複数のウイルスについて，それぞれ独自の危険因子，感染ルート，診断的検査，特異的治療がある。急性A型肝炎ウイルスhepatitis A virus(HAV)感染症はよくある病気で，糞口感染で広がる。診断では抗HAV IgM抗体が陽転化していることを確かめる。ほとんどのHAV感染症は，補液や電解質補正といった支持療法をしているうちに軽快する。とはいうものの，脳症や凝固異常のような肝不全の徴候や多臓器不全(腎不全や呼吸不全)の徴候が少しでもあれば，入院してALFに進行しないかのモニタリングが必要がある。

急性B型肝炎ウイルス hepatitis B virus(HBV)感染症は経静脈的な薬物乱用や

性行為感染によって起きることが多い。急性 HBV 感染は抗 HBc-IgM 抗体の存在で確認される。HBV 抗原と HBV のウイルス DNA も確認されることがある。急性 HAV 感染と同様，急性 HBV 感染の評価としては，臓器機能を評価して入院を必要とする可能性のある ALF の初期徴候を探すことが中心となる。救急での初期診断と適切な蘇生に引き続いて，入院治療は一般的には肝臓専門の部門が行う。HBV 治療の第 1 選択薬はテノホビル 300 mg/日，またはエンテカビル 0.5 mg/日である[56]。HBV が原因で生じた ALF 患者に対する無作為化プラセボ比較試験では，プラセボ群と比較して，テノホビル投与群では明らかに HBV の量を減らし，model for end-stage liver disease（MELD）スコアと Child-Pugh スコアでの重症度を改善させた[56]。さらに，テノホビルを投与された群では，プラセボ投与群に比較して 3 カ月後の生命予後が有意によかった（57% vs. 15%）[56]。

急性 C 型肝炎ウイルス hepatitis C virus（HCV）感染症は米国では経静脈的な薬物乱用との関係が深い。抗 HCV 抗体と HCV ウイルス RNA で診断することができる。急性 HCV 感染で ALF になることは滅多にない。急性 HCV 感染に対する抗ウイルス療法開始のタイミングははっきりしていない。これまでの研究では決定的なデータがなく，最近行われるようになってきた抗 HCV 療法についてはしっかりとデザインされた臨床研究が実施されていない状態である。合併症のない急性 HCV 感染であれば，HCV の RNA が自然に排除される 12 〜 16 週にわたって経過観察するのが合理的である。HCV 感染による ALF 患者に対する抗ウイルス療法のエビデンスははっきりせず，それよりも一般的な支持療法を行うべきである[57]。

急性 D 型肝炎ウイルス hepatitis D virus（HDV）感染症はまれな疾患で，HBV との混合感染や慢性 B 型肝炎患者に HDV の重複感染が起きることで発症する。抗 HDV 抗体と抗 HDV 抗原で診断する。B 型肝炎の治療と並行して支持療法を行う。急性 E 型肝炎ウイルス感染症は糞口感染で伝播し，抗 HEV IgM 抗体と抗 HEV IgG 抗体で診断され，支持療法で対応する。すべてのウイルス性急性肝炎において，救急での初期評価と管理は補液や電解質補正といった支持療法が中心となる。適切な検体検査はこれまで述べたとおりに行い，治療は一般的に診断に従って入院後に行う。

自己免疫性肝炎

自己免疫性肝炎 autoimmune hepatitis が呈する臨床的な重症度はさまざまである。軽度のアミノトランスフェラーゼ上昇と漠然とした全身の愁訴から精査されて診断に至ることもあれば，劇症型の急性肝炎となることもある[58,59]。自己免疫疾患を抱えている可能性が病歴から疑われたときに，自己免疫性肝炎を考慮する。初期評価では抗核抗体（ANA），抗平滑筋抗体（ASMA）や全血清 IgG を含めて調べる。

自己免疫性肝炎の診断をつけるためには，ウイルス性肝炎やアルコール性肝障害を除外する．自己免疫性肝炎が疑われても血清マーカーが陰性だったときには，肝生検が診断に役立つ場合がある．自己免疫性肝炎に続発するALFであると診断がつけば，免疫抑制療法を早期開始することが大切である．そうすれば，病状の進行を抑えて肝移植に至らずにすむ可能性がある[59]．救急での初期評価としては，免疫抑制療法を考慮するために鑑別診断がされていれば十分である．

Wilson病

Wilson病 Wilson disease は肝疾患の原因としてはまれである．銅代謝不全によって発症し，Kayser-Fleischer輪（眼球の角膜と強膜の境に銅が二次的に蓄積する）や，神経精神病的異常（脳に銅が二次的に蓄積する）が特徴である．Coombs試験陰性の溶血性貧血がよくみられる．特徴的な生化学検査所見としては，アミノトランスフェラーゼが著明に高値なのに対してアルカリホスファターゼ（ALP）が非常に低い．早急に肝移植の準備を開始するためには，早期の診断が重要である．救急では初期診断のために血清セルロプラスミンや一般的な肝酵素を測定する．さらに踏みこんで，尿中銅の定量や，銅蓄積定量のための肝生検を行うことでWilson病の診断を強力に裏づけることができる．肝生検の必要性を評価してもらうために肝臓専門医へのコンサルテーションを行うべきである．ALFの場合，救急で行える治療としては，肝移植のために早急な評価を行う間の支持療法だけである[1]．

血管病

　「ショック肝（shock liver）」とは，虚血性肝炎で比較的よくみられる症候群で，急激なアミノトランスフェラーゼの上昇が特徴である．重度の低血圧や血液減少によって引き起こされた肝臓での虚血であり，この症候群は心疾患や重度のうっ血性心不全でよくみられる．一過性の肝臓低灌流にさらされた心停止後患者でも，ある程度の虚血性肝炎を呈する場合がある．背景にある原因を補正してすぐに心血管系のサポートをすることで，肝機能を改善し，肝移植を回避できる[1,60]．しかし，虚血イベントを引き起こした原疾患によって生命予後はさまざまである．

　Budd-Chiari症候群 Budd-Chiari syndrome は肝静脈流出路の閉塞によって引き起こされるまれな疾患で，非代償性の肝不全やALFとなる[60,61]．肝静脈の閉塞は，血栓症の結果として生じることが多く，背景となる血液過凝固状態を評価する必要がある．急性の腹痛や新規発症の腹水，著明な肝腫大がしばしば臨床的にみられる．診断的アプローチとしては閉塞部位を放射線画像上で探すことになるが，できれば腹部Dopplerエコーでみつけることが望ましい．造影CTや磁気共鳴静脈造影

(MRV)も代替的に診断に使えるが，多くの ALF 患者は腎機能障害も併発していることに注意する。

Budd-Chiari 症候群の診断には，背景にある血栓素因を同定するための幅広い検索が必要になる。血液疾患や血液悪性腫瘍(診断されれば肝移植の選択肢はなくなる)も原因となりうる。抗凝固療法や静脈の減圧，すなわち経頸静脈的肝内門脈シャント術(TIPS)は Budd-Chiari 症候群の管理に一定の効果はあるが，ALF を発症している例では予後不良で，推奨されている治療法は肝移植である[60,61]。救急では早期蘇生や，検体検査，放射線画像検査を行う。

妊娠関連疾患

妊娠に関連する肝疾患は比較的珍しく，ALF まで進行する妊婦となると，さらにまれである[62]。急性妊娠脂肪肝と HELLP 症候群(溶血 Hemolysis，肝酵素上昇 Elevated Liver enzymes，血小板減少 Low Platelets)はどちらも一般的には妊娠第3三半期に発症し，進行性の肝障害から肝不全になりうる。肝酵素の異常と血小板減少に加えて，黄疸，凝固障害，妊娠高血圧腎症，低血糖が妊娠関連の ALF 患者でしばしばみられる。治療は支持療法と，高リスク産科チームによる早期の胎児娩出で，その結果，速やかに肝機能は改善する[62]。あまりないことだが，分娩後も持続性/進行性の肝障害がある場合には肝移植を検討する必要があるかもしれない。

結論

ALF は米国において罹患率，死亡率の高い疾患のひとつである。適切な初期評価をして集中治療ができる環境に搬送するためには，ALF を早期に発見することが重要である。重症度の評価や原因検索のための検査を開始するときには救急医が中心となるが，その一方で鑑別診断やその後の管理は複雑である。非常に重篤な ALF 患者の場合には，ICU に入室させたり，必要に応じて肝移植センターへ搬送すべきである。

関連文献

文献	研究デザイン	結果
Ostapowicz et al., *Ann Intern Med.* 2002[3]	前向きコホート研究。米国の三次救急センター17施設における急性肝不全(ALF)患者308人が対象	アセトアミノフェン中毒(39%)とアセトアミノフェン以外の薬物中毒(13%)の2つが主要な肝不全の原因であった。肝不全の原因と臨床経過における肝性脳症の昏睡の程度が生命予後と相関していた

文献	研究デザイン	結果
Vaquero et al., *Liver Transpl*. 2005[13]	後ろ向きコホート研究。ALF患者332人と重度の脳症例において，頭蓋内圧(ICP)モニタリングでどのように予後が変わるかについて評価	頭蓋内出血のリスクはICPモニタリングによって減少した。肝移植待機中の患者では，ICPモニタリング使用群は未使用群に比べて，ICPを是正するために積極的な治療がされていた
Cook et al., *N Engl J Med*. 1998[29]	多施設無作為化プラセボ比較試験。人工呼吸器使用患者1,200人を対象に，上部消化管出血予防に関するスクラルファートとH_2受容体拮抗薬(ラニチジン)の効果を比較	ラニチジン群はスクラルファート群と比較して明らかに上部消化管出血のリスクが低かった〔相対リスク(RR)：0.44，95％信頼区間(CI)：0.21〜0.92，$p=0.02$〕
Rolando et al., *Hepatology*. 1990[32]	前向き無作為化試験。予防的抗菌薬投与と感染徴候のない患者での支持療法とを比較	経験的に抗菌薬投与された群では感染の頻度は低かったが，標準的な支持療法を受けた群と比較して生命予後に差はなかった
O'Grady et al., *Gastroenterology*. 1989[37]	後ろ向きコホート研究。ALF患者588人における死亡予測因子の評価	King's College CriteriaがALFの予後予測のために用いられた(表25-4)
Keays et al., *BMJ*. 1991[46]	前向き非無作為化プラセボ比較試験。アセトアミノフェン関連のALF患者における*N*-アセチルシステイン(NAC)静注の効果をプラセボ群と比較	NAC投与群で高い生命予後(48% vs. 20%，$p=0.037$)を示し，脳浮腫と心血管作動薬を要する低血圧の頻度が少なかった
Lee et al., *Gastroenterology*. 2009[50]	前向き二重検化プラセボ比較試験。非アセトアミノフェン関連のALF患者における*N*-アセチルシステイン(NAC)静注の効果について評価	NAC静注群では移植せずに良好な生命予後が得られたが(40% vs. 27%，$p=0.04$)，その効果は軽度の脳症(Grade 1〜2)の患者に限られていた
Garg et al., *Hepatology*. 2011[56]	前向き二重検化プラセボ比較試験。B型肝炎ウイルス(HBV)の再活性化による慢性肝不全の急性増悪に対するテノホビルの効果	テノホビル群で高い3カ月生命予後がみられ(57% vs. 15%，$p=0.03$)，Child-Pughスコア，model for end-stage liver disease(MELD)スコアの明らかな改善とHBV-DNAの減少がみられた

文献

1. Lee WM, Stravitz RT, Larson AM. Introduction to the revised American Association for the Study of Liver Diseases Position Paper on acute liver failure 2011. *Hepatology*. 2012;55(3): 965–967.
2. Lee WM, Squires RH Jr., Nyberg SL, et al. Acute liver failure: summary of a workshop. *Hepatology*. 2008;47:1401–1415.
3. Ostapowicz GA, Fontana RJ, Schiodt FV, et al. Results of a prospective study of acute liver failure at 17 tertiary care centers in the United States. *Ann Intern Med*. 2002;137:947–954.

4. Stravitz RT, Kramer DJ. Management of acute liver failure. *Nat Rev Gastroenterol Hepatol.* 2009;6:542-553.
 5. Larson AM, Polson J, Fontana RJ, et al.; for the Acute Liver Failure Study Group. Acetaminophen-induced acute liver failure: results of a United States multicenter, prospective study. *Hepatology.* 2005;42:1364-1372.
 6. Strauss G, Hansen BA, Knudsen GM, et al. Hyperventilation restores cerebral blood flow autoregulation in patients with acute liver failure. *J Hepatol.* 1998;28:199-203.
 7. Ede RJ, Gimson AE, Bihari D, et al. Controlled hyperventilation in the prevention of cerebral oedema in fulminant hepatic failure. *J Hepatol.* 1986;2:43-51.
 8. Stravitz RT, Kramer AH, Davern T, et al.; for the Acute Liver Failure Study Group. Intensive care of patients with acute liver failure: recommendations of the U.S. Acute Liver Failure Study Group. *Crit Care Med.* 2007;35:2498-2508.
 9. Frontera JA, Kalb T. Neurological management of fulminant hepatic failure. *Neurocrit Care.* 2011;14:318-327.
10. Vaquero J, Chung C, Cahill ME, et al. Pathogenesis of hepatic encephalopathy in acute liver failure. *Semin Liver Dis.* 2003;23:259-269.
11. Bernal W, Hall C, Karvellas CJ, et al. Arterial ammonia and clinical risk factors for encephalopathy and intracranial hypertension in acute liver failure. *Hepatology.* 2007;46:1844-1852.
12. Munoz SJ. Difficult management problems in fulminant hepatic failure. *Semin Liver Dis.* 1993;13:395-413.
13. Vaquero J, Fontana RJ, Larson AM, et al. Complications and use of intracranial pressure monitoring in patients with acute liver failure and severe encephalopathy. *Liver Transpl.* 2005;11:1581-1589.
14. Munoz SJ, Robinson M, Northrup B, et al. Elevated intracranial pressure and computed tomography of the brain in fulminant hepatocellular failure. *Hepatology.* 1991;13:209-212.
15. Lidofsky SD, Bass NM, Prager MC, et al. Intracranial pressure monitoring and liver transplantation for fulminant hepatic failure. *Hepatology.* 1992;16:1-7.
16. Larsen FS, Hansen BA, Ejlersen E, et al. Cerebral blood flow, oxygen metabolism and transcranial Doppler sonography during high-volume plasmapheresis in fulminant hepatic failure. *Eur J Gastroenterol Hepatol.* 1996;8:261-265.
17. Canalese J, Gimson AES, Davis C, et al. Controlled trial of dexamethasone and mannitol for the cerebral oedema of fulminant hepatic failure. *Gut.* 1982;23:625-629.
18. Murphy N, Auzinger G, Bernal W, et al. The effect of hypertonic sodium chloride on intracranial pressure in patients with acute liver failure. *Hepatology.* 2002;39:464-470.
19. Stravitz RT, Larsen FS. Therapeutic hypothermia for acute liver failure. *Crit Care Med.* 2009;37:S258-S264.
20. Jalan R, Damink SWMO, Deutz NE, et al. Moderate hypothermia prevents cerebral hyperemia and increase in intracranial pressure in patients undergoing liver transplantation for acute liver failure. *Transplantation.* 2003;75:2034-2039.
21. Jalan R, Olde Damink SW, Deutz NE, et al. Moderate hypothermia in patients with acute liver failure and uncontrolled intracranial hypertension. *Gastroenterology.* 2004;127:1338-1346.
22. Forbes A, Alexander GJ, O'Grady JG, et al. Thiopental infusion in the treatment of intracranial hypertension complicating fulminant hepatic failure. *Hepatology.* 1989;10:306-310.
23. Wijdicks EF, Nyberg SL. Propofol to control intracranial pressure in fulminant hepatic failure. *Transplant Proc.* 2002;34:1220-1222.
24. Clemmesen JO, Larsen FS, Kondrup J, et al. Cerebral herniation in patients with acute liver failure is correlated with arterial ammonia concentration. *Hepatology.* 1999;29:648-653.
25. Alba L, Hay JE, Angulo P, et al. Lactulose therapy in acute liver failure. *J Hepatol.* 2002;36:33A.
26. Bass NM, Mullen KD, Sanyal A, et al. Rifaximin treatment in hepatic encephalopathy. *N Engl J Med.* 2010;362:1071.
27. Stravitz RT, Lisman T, Luketic VA, et al. Minimal effects of acute liver injury/acute liver fail-

ure on hemostasis as assessed by thromboelastography. *J Hepatol*. 2012;56:129–136.
28. Shami VM, Caldwell SH, Hespenheide EE, et al. Recombinant activated factor VII for coagulopathy in fulminant hepatic failure compared with conventional therapy. *Liver Transpl*. 2003; 9:138–143.
29. Cook D, Guyatt G, Marshall J, et al. A comparison of sucralfate and ranitidine for the prevention of upper gastrointestinal bleeding in patients requiring mechanical ventilation: Canadian Critical Care Trials Group. *N Engl J Med*. 1998;338:791–797.
30. Ring-Larsen H, Palazzo U. Renal failure in fulminant hepatic failure and terminal cirrhosis: a comparison between incidence, types, and prognosis. *Gut*. 1981;22:585–591.
31. Davenport A, Will EJ, Davidson AM. Improved cardiovascular stability during continuous modes of renal replacement therapy in critically ill patients with acute hepatic and renal failure. *Crit Care Med*. 1993;21:328–338.
32. Rolando N, Harvey F, Brahm J, et al. Prospective study of bacterial infection in acute liver failure: an analysis of fifty patients. *Hepatology*. 1990;11:49–53.
33. Rolando N, Gimson A, Wade J, et al. Prospective controlled trial of selective parenteral and enteral antimicrobial regimen in fulminant liver failure. *Hepatology*. 1993;17:196–201.
34. Vaquero J, Polson J, Chung C, et al. Infection and the progression of encephalopathy in acute liver failure. *Gastroenterology*. 2003;125:755–764.
35. Rolando N, Harvey F, Brahm J, et al. Fungal infection: a common, unrecognized complication of acute liver failure. *J Hepatol*. 1991;12:1–9.
36. Rolando N, Wade J, Davalos M, et al. The systemic inflammatory response syndrome in acute liver failure. *Hepatology*. 2000;32:734–739.
37. O'Grady JG, Alexander GJM, Hayllar KM, et al. Early indicators of prognosis in fulminant hepatic failure. *Gastroenterology*. 1989;97:439–455.
38. Shakil AO, Kramer D, Mazariegos GV, et al. Acute liver failure: clinical features, outcome analysis, and applicability of prognostic criteria. *Liver Transpl*. 2000;6(2):163–169.
39. Anand AC, Nightingale P, Neuberger JM. Early indicators of prognosis in fulminant hepatic failure: an assessment of the King's criteria. *J Hepatol*. 1997;26(1):62–68.
40. Casaer MP, Mesotten D, Hermans G, et al. Early versus late parenteral nutrition in critically ill adults. *N Engl J Med*. 2011;365(6):506–517.
41. Schiodt FV, Rochling FJ, Casey DL, et al. Acetaminophen toxicity in an urban county hospital. *N Engl J Med*. 1997;337:1112–1117.
42. Zimmerman JH, Maddrey WC. Acetaminophen (paracetamol) hepatotoxicity with regular intake of alcohol: analysis of instances of therapeutic misadventure. *Hepatology*. 1995;22:767–773.
43. Khandelwal N, James LP, Sanders C, et al.; Acute Liver Failure Study Group. Unrecognized acetaminophen toxicity as a cause of indeterminate acute liver failure. *Hepatology*. 2011;53: 567–576.
44. Heard KJ, Green JL, James LP, et al. Acetaminophen-cysteine adducts during therapeutic dosing and following overdose. *BMC Gastroenterol*. 2011;11:20–29.
45. Sato RL, Wong JJ, Sumida SM, et al. Efficacy of superactivated charcoal administration late (3 hours) after acetaminophen overdose. *Am J Emerg Med*. 2003;21:189–191.
46. Keays R, Harrison PM, Wendon JA, et al. A prospective controlled trial of intravenous N-acetylcysteine in paracetamol-induced fulminant hepatic failure. *BMJ*. 1991;303:1024–1029.
47. Smilkstein MJ, Knapp GL, Kulig KW, et al. Efficacy of oral N-acetylcysteine in the treatment of acetaminophen overdose. *N Engl J Med*. 1988;319:1557–1562.
48. Lee WM. Drug-induced hepatotoxicity. *N Engl J Med*. 2003;349:474–485.
49. Reuben A, Koch DG, Lee WM; and the Acute Liver Failure Study Group. Drug-induced acute liver failure: results of a U.S. multicenter, prospective study. *Hepatology*. 2010;52:2065–2076.
50. Lee WM, Hynan LS, Rossaro L, et al. Intravenous N-acetylcysteine improves transplant-free survival in early stage non-acetaminophen acute liver failure. *Gastroenterology*. 2009;137:856–

864.
51. Hruby K, Csomos G, Fuhrmann M, et al. Chemotherapy of *Amanita phalloides* poisoning with intravenous silibinin. *Hum Toxicol*. 1983;2:183–195.
52. Schneider SM, Michelson EA, Vanscoy G. Failure of N-acetylcysteine to reduce alpha amanitin toxicity. *J Appl Toxicol*. 1992;12:141–142.
53. Klein AS, Hart J, Brems JJ, et al. Amanita poisoning: treatment and the role of liver transplantation. *Am J Med*. 1989;86:187–193.
54. Schiodt FV, Davern TA, Shakil O, et al. Viral hepatitis-related acute liver failure. *Am J Gastroenterol*. 2003;98:448–453.
55. Lok AS, McMahon BJ. Chronic hepatitis B: update 2009. *Hepatology*. 2009;50:661–662.
56. Garg H, Sarin SK, Kumar M, et al. Tenofovir improves the outcome in patients with spontaneous reactivation of hepatitis B presenting as acute-on-chronic liver failure. *Hepatology*. 2011; 53:774–780.
57. Ghany MG, Strader DB, Thomas DL, et al.; American Association for the Study of Liver Diseases. Diagnosis, management, and treatment of hepatitis C: an update. *Hepatology*. 2009;49: 1335–1374.
58. Czaja AJ, Freese DK.; American Association for the Study of Liver Disease. Diagnosis and treatment of autoimmune hepatitis. *Hepatology*. 2002;36:479–497.
59. Stravitz RT, Lefkowitch JH, Fontana RJ, et al. Autoimmune acute liver failure: proposed clinical and histological criteria. *Hepatology*. 2011;53:517–526.
60. DeLeve LD, Valle D-C, Garcia-Tsao G. AASLD practice guidelines: vascular disorders of the liver. *Hepatology*. 2009;49:1729–1764.
61. Ringe B, Lang H, Oldhafer K-J, et al. Which is the best surgery for Budd-Chiari syndrome: venous decompression or liver transplantation? A single center experience with 50 patients. *Hepatology*. 1995;21:1337–1344.
62. Hay JE. Liver disease in pregnancy: a review. *Hepatology*. 2008;47:1067–1076.

26

膵炎
pancreatitis

Susan Y. Quan and Walter G. Park

背景

膵臓はおよそ15〜25 cmの長さで,胃のすぐ後ろに存在し,異なる内分泌と外分泌機能を有する。内分泌部分はLangerhans島細胞(膵臓の2%)からなる。この細胞は,インスリン,グルカゴン,ソマトスタチンなどのホルモンを産生し分泌している。外分泌部分は腺房細胞(膵臓の80%)と導管細胞(膵臓の18%)からなる。腺房細胞は消化酵素を産生する。消化酵素は生理的刺激により,膵管系へと放出され,小腸に輸送されるが,それまでは隔離される。消化酵素は不活性状態で,小腸にてさまざまなペプチドにより活性化される。さまざまな原因によるこの生理的過程の障害により,急性膵炎,慢性膵炎が生じると理解されている。本章では,おもに救急で日常的にみられる急性膵炎に焦点をあてる。慢性膵炎で関連のある点についても記載する。

急性膵炎

急性膵炎 acute pancreatitis の発症率は10万人あたり38人とされており,米国では年間22万人以上が入院をしている[1]。多くの症例が軽症かつ自然治癒するが,少数例では重症かつ重篤な病態となり,入院の長期化,感染症,臓器障害や死亡と関連する。

　急性膵炎は,消化酵素が膵実質にある段階で,早期に活性化し,自己消化や炎症反応が生じることにより発症する。腺房細胞の損傷により,炎症反応をさらに増悪させる内皮接着分子が発現し,致死的な全身性の病態へと進行する。局所の微小循環障害や虚血再灌流障害が生じ,全身性炎症反応症候群(SIRS)や急性呼吸促迫症候群(ARDS),多臓器不全といった全身性合併症に進展する患者もいる。

表 26-1　急性膵炎の原因

閉塞性	胆石，腫瘍，膵管異常
中毒/薬物性	アルコール，殺虫剤，薬物
代謝性	高トリグリセリド血症，高カルシウム血症
感染性	ムンプス，コクサッキー，B型肝炎ウイルス(HBV)，サイトメガロウイルス(CMV)，水痘帯状疱疹ウイルス(VZV)
血管性	血管炎，塞栓症
外傷性	椎体による膵損傷
医原性	内視鏡的逆行性胆管膵管造影(ERCP)，手術
先天性	PRSS1，CFTR，SPINK1 変異
特発性	

　最も一般的な急性膵炎の原因は，胆石やアルコールの過剰摂取である。それぞれ原因の45％，35％を占めている[2,3]。高トリグリセリド血症は最大5％を占める。その他の原因として，高カルシウム血症，自己免疫疾患，感染性，薬物性，外傷性，そして内視鏡的逆行性胆管膵管造影(ERCP)による合併症が挙げられる(表26-1)。議論のあるところだが，膵管癒合不全やOddi括約筋の障害も原因として挙げられている。特発性膵炎は最大20％の患者に起こり，病歴，身体所見，ルーチンの血液検査，画像検査によっても原因が不明なものと定義されている。

病歴と身体所見

　典型的な症状は，心窩部の限局から始まり背部に放散する上腹部の持続痛(増悪も寛解もしない)である。痛みは急激に発症し，典型的には10〜20分で最大の痛みに達する。数時間しか持続しない痛みは急性膵炎とは考えにくい。およそ90％の患者は，それに加え，悪心・嘔吐を訴える。
　軽症の膵炎では，筋性防御のないごく軽度の腹部圧痛だけのこともある。重症例では体表の触診のみで痛みが誘発されることがある。腹部膨満と腸蠕動音減弱は腸閉塞に引き続いて起こりうる。血性の膵滲出液の溢出は一方もしくは両方の側腹部(Turner徴候)や臍周囲(Cullen徴候)の斑状出血をきたす。発熱や頻脈，頻呼吸，低血圧等のバイタルサインの異常があれば，重症膵炎を疑う。これらの徴候は後腹膜局所の炎症から全身の炎症へと移行したことを示している。胸水や意識障害もまた重症急性膵炎の特徴である。黄疸の出現はアルコール依存や総胆管結石が背景にあることを示唆する。

診断的評価

急性膵炎は以下の3つの基準のうち2つが該当すれば診断可能である。(1)特徴的な腹痛，(2)血清アミラーゼもしくはリパーゼの正常上限値の3倍以上の増加，必要があれば，(3)診断に一致する画像所見，である[4]。アミラーゼamylaseとリパーゼlipaseは膵炎に最もよく用いられる血液検査である。アミラーゼは一般的には膵臓由来ではなく，唾液腺由来である。対照的に，リパーゼの90%は膵臓でつくられ，より特異度の高いマーカーである。アミラーゼは6～24時間以内に上昇し，48時間でピークを迎え，3～7日で正常化する。リパーゼはアミラーゼより長い半減期をもち，4～8時間以内に上昇し，24時間でピークを迎え，8～14日で低下する[5]。これらの血清マーカーの上昇の程度は重症度の指標とはならない。また，正常上限の3倍以下の軽度な上昇は膵炎に特異的な所見とはならない。

CTやMRIについては，最初の2つの基準が満たされないものの，(1)膵炎の検査前確率が高いままである，もしくは(2)他の腹部疾患の検査前確率が高い場合，にのみ考慮される。そうでなければ，CTやMRIは診断には役立たず，造影剤の使用により腎障害を悪化させる可能性がある[6]。これらの画像検査は次の場合において1週間後に考慮される。診断が未確定のままである場合や，膵炎の重症度を判定する場合，重症膵炎の合併症を検索する場合である。臨床所見や検査所見のフォローは，重症度の適切な初期評価に役立つ。救急外来での画像検査は，慢性膵炎や最近の急性膵炎の既往がある患者において，仮性囊胞の拡大や仮性動脈瘤，新規総胆管結石等の特異的治療が可能な膵炎合併症を評価する際に考慮される。

鑑別診断

鑑別診断として，胆石疝痛，急性胆嚢炎，急性胆管炎，胆道ジスキネジア，消化管潰瘍，ディスペプシア，急性腸間膜動脈虚血，消化管閉塞などが挙げられる。消化管疾患以外では，急性心筋梗塞や大動脈解離，肺塞栓，脊髄損傷，腎結石も考慮される。

合併症

急性膵炎症例の大半(80～90%)が軽症で自然治癒するが，10%の症例で重症急性膵炎に進行する。重症急性膵炎は，多量の膵周囲液体貯留，膿瘍形成等の感染性合併症，感染性膵壊死，膵臓以外の臓器不全を合併した状態と定義される。これらの患者では典型的にはSIRSや敗血症のような病態を呈する。

膵周囲の液体貯留は患者の半数に起こる。ほとんどが改善するが，残存すると線維形成性の抗炎症反応によりこれらの液体貯留は閉じ込められ，仮性囊胞となる。

膵仮性嚢胞は4週間以上残存する液体貯留である。その他の合併症としては、膵壊死や仮性嚢胞から生じる細菌感染、脾動脈や上腸間膜動脈および門脈の血栓症、消化管出血がある。重症急性膵炎の死亡率はおよそ30％である。初期の2週間における死亡は通常、多臓器不全が原因である。2週間以降の死亡は典型的には細菌感染が原因となる。

治療指針

ひとたび急性膵炎と診断がついたら、重症度分類を行う。RansonやAPACHE IIのスコアリングシステムは以前から使われている。しかし、いずれも扱いにくく、判定まで48時間を要する。Bedside Index for Severity in Acute Pancreatitis（BISAP）スコアは有用な新しいスコアリングシステムであり、救急外来での以下の5つのデータが必要とされる[7,8]。血液尿素窒素（BUN）＞25 mg/dL、意識障害、SIRS、年齢＞60歳、胸水、の5つである（**表26-2**）。入院時に3つ以上あてはまる場合は、臓器不全のリスクが7〜12倍上昇する。そのような患者ではICUでの治療が必要である。

初期治療の第1段階は支持療法であり、適切な輸液蘇生、鎮痛、腸管安静などが含まれる[6]。輸液蘇生はサードスペースへの漏出により枯渇した循環血液量を補うために必要となる。補液量は尿量0.5 mL/kg/hrを目標に調整する。初期蘇生ではまず、来院後数時間で1〜2Lの生理食塩液を輸液する。早期の蘇生はその後の合併症を減らすので臨床的に重要である。急性膵炎患者434人を対象にした後ろ向き研究では、早期の蘇生は遅い蘇生に比べて、72時間経過時点での臓器不全が少なく（5％ vs. 10％）、ICUに滞在する割合も少なく（6％ vs. 17％）、また入院日数も少なかった（8日 vs. 11日）[9]。早期輸液蘇生後の維持輸液は、尿量により調整する必要がある。重症の場合、SIRSや敗血症の病態において適切な循環血液量を維持するうえで、積極的な輸液蘇生は重要である[9]。痛みは短時間作用型の麻薬静注でコ

表26-2 急性膵炎の重症度分類

Bedside Index for Severity in Acute Pancreatitis (BISAP)
血液尿素窒素（BUN）＞25 mg/dL
意識障害（Impaired mental status）
全身性炎症反応症候群（SIRS）
年齢＞60（Age）
胸水（Pleural effusion）
院内死亡率は陽性の数によって推定される：0＝0.1％、1＝0.5％、2＝2.0％、3＝5.3％、4＝12.7％、5＝22.5％[7]。
3つ以上陽性の場合はICUでの治療を検討する。

ントロールする。悪心・嘔吐については必要があれば制吐薬を投与する。

　急性膵炎は異化が亢進している状態であり，発症後 48 時間以内の栄養開始が重要である。軽症の場合，経口栄養を開始する。重症の場合は，空腸栄養を開始する。空腸栄養では十二指腸を通過しないため，膵臓への刺激を軽減できるとされる。経腸栄養は経静脈栄養よりも感染性合併症や死亡のリスクを低下させるため，優れている[10]。

　膵炎に関連した細菌感染が判明した場合，膵移行性のよいカルバペネム系を基本とした速やかな抗菌薬治療が必要となる。しかし，抗菌薬の予防投与は望ましくない[11, 12]。内視鏡治療は総胆管結石を除去する場合や二次性の胆管炎に適応となる。また，超音波検査で胆石性膵炎が判明した場合，入院期間中の胆嚢摘出術を予定すべきである。

　臨床症状や検査結果から重症と判定されない患者（BISAP スコア 0 点，他の検査結果で異常なし）では，救急外来からの帰宅も考慮される。これらの患者は，経口の鎮痛薬でコントロールできる程度の軽い腹痛であり，嘔吐なく飲水することができ，かつ症状が悪化した際には救急外来を受診するという指示に従える場合に考慮される。

慢性膵炎

慢性膵炎 chronic pancreatitis は外分泌細胞と内分泌細胞の破壊を伴う慢性的な炎症や線維化が特徴である。発症率は 10 万人あたり 6 人と推定され，米国の人口の約 0.04％が罹患している[13]。日常的な疾患ではないが，慢性膵炎は高死亡率および医療資源の高い利用率と関連する[14]。米国で最も一般的な原因は慢性的なアルコール摂取であり，70％近くを占める。アルコール多飲者で膵炎になるのはおよそ 10％のみであり，背景に遺伝的素因があることが示唆されている。20％程度の患者が特発性で，残りの 10％を閉塞性，代謝異常，自己免疫疾患，先天性異常が占める[15]。

病歴と身体所見

最も一般的な訴えは慢性の腹痛であり，しばしば悪心・嘔吐を伴う。進行例では膵外分泌酵素の不足に伴う消化不良により，慢性の下痢を生じ，意図しない体重減少が起こる。便は未消化の脂肪によりかなりの悪臭がする（脂肪便として知られる）。他の所見として，遅発性に糖尿病を発症することがある。

　触診上，軽度の腹部圧痛がありうる。腹部に腫瘤を触れれば仮性嚢胞や脾腫の可能性がある。脾腫は脾静脈の血栓症により生じる。脾静脈の血栓症は，慢性もしくは再発性急性膵炎により脾静脈の近傍に炎症が波及し，脾臓からの静脈環流を減少させることにより脾うっ血が生じ，結果として脾腫となる。アルコールが最も一般

的な膵炎の誘因であるため，肝腫大，黄疸，腹水，肝性脳症といった肝疾患もみられることがある．慢性的に脂肪の消化不良があるので脂溶性ビタミン（ビタミン A，D，E，K）不足を起こすことがあり，それにより末梢神経障害，疲労や出血傾向が引き起こされる．

診断的評価

診断するためには，まず臨床症状や慢性膵炎の危険因子を評価する．CT は，進行例において特徴的な石灰化や萎縮，膵管拡張や狭窄を評価する際に利用される．さらに，仮性囊胞や脾静脈血栓，炎症性腫瘤といった合併症も検索できる．磁気共鳴胆管膵管造影（MRCP）では内視鏡的逆行性胆管膵管造影（ERCP）を行わずに膵管や胆管の評価ができる．超音波内視鏡は，慢性膵炎の診断において最も感度の高い画像検査である．診断のための機能検査には，便中エラスターゼや 72 時間便中脂肪，分泌刺激試験がある．

鑑別診断

慢性膵炎の鑑別診断としては，胃炎，ディスペプシア，小腸細菌過増殖，腸閉塞，腫瘍，腸間膜動脈虚血，胆管閉塞，セリアック病，炎症性腸疾患，Zollinger-Ellison 症候群，過敏性腸症候群などの機能性消化管障害が挙げられる．

合併症

慢性膵炎は 4 倍近い死亡率の上昇に関連し，そのほとんどがアルコール多飲と多量喫煙を続けることに起因している[16]．一般的な合併症は，仮性囊胞，消化管出血，胆管閉塞，十二指腸閉塞や膵液瘻の形成である．

治療指針

慢性膵炎が疑われる患者で，腹痛の増強を伴う場合，迅速に適切な鎮痛を行い（しばしば麻薬性鎮痛薬が必要になる），体液量と栄養状態の評価を行う[17]．慢性膵炎の急性合併症や膵臓由来でない腹部緊急疾患についても，注意深い画像検査を行って評価する．画像検査で主膵管狭窄や膵石，仮性囊胞が示唆される場合，内視鏡的治療が適切かもしれない．適応があれば，患者は禁煙，禁酒のカウンセリングを受ける必要がある．長期間罹患している膵炎によって生じた慢性の腹痛や栄養失調の管理は，外来患者におけるおもな問題点であり，消化器専門医への照会が望ましい．

結論

膵炎は救急で一般的にみられる疾患である。初期治療は積極的な輸液蘇生, 疼痛管理, 腸管安静が中心となる。すべての患者に対し, 集中治療を含めた適切な治療方針の決定のため, BISAPなどの有用なスコアリングシステムを用いて重症度分類を行う必要がある。一般的には必要ではないが, 診断が不確実な場合や仮性囊胞, 仮性動脈瘤, 総胆管結石などの合併症の疑いがある場合は, より詳細な画像検査が必要になる。

関連文献

文献	研究デザイン	結果
予後		
Wu et al., Gut. 2008[7]	17,992人および18,256人の急性膵炎のデータをそれぞれ集め, 院内死亡を予測する新しいスコアリングシステムを開発し, その有効性についての確認	Bedside Index for Severity in Acute Pancreatitis(BISAP)スコアは院内死亡を予測する5つの変数からなる。BUN>25 mg/dL, 意識障害, 全身性炎症反応症候群(SIRS), 年齢>60, 胸水の存在。BISAPスコアはAPACHE IIと比較検討され, BISAP曲線下面積(AUC): 0.82〔95％信頼区間(CI): 0.79〜0.84〕vs. APACHE II AUC: 0.83 (95％ CI: 0.80〜0.85)だった
Papachristou et al., Am J Gastroenterol. 2010[8]	BISAP, Ranson, APACHE II, CT重症度分類(CTSI)スコアについて, 急性膵炎患者185人を対象に比較	BISAPの予後予測の正確性は他のスコアリングシステムと同等であった。BISAP, Ranson, APACHE II, CTSIについて, AUCで測った重症膵炎の予測精度はそれぞれ0.81(95％ CI: 0.74〜0.87), 0.94 (95％ CI: 0.89〜0.97), 0.78 (95％ CI: 0.71〜0.84), 0.84 (95％ CI: 0.76〜0.89)であった
支持療法		
Warndorf et al., Clin Gastroenterol Hepatol. 2011[9]	急性膵炎患者434人を対象に早期蘇生群と後期蘇生群(初期24時間輸液量が72時間総輸液量の≧1/3 vs. ≦1/3)に層別化した後ろ向き研究	早期蘇生群は後期蘇生群に比べて, SIRSを24時間(15％ vs. 32％, $p=0.001$), 48時間(14％ vs. 33％, $p=0.001$), 72時間(10％ vs. 23％, $p=0.01$)の各時点で減少させ, 72時間経過時点での臓器不全の減少(5％ vs. 10％, $p<0.05$), ICU入室率の低下(6％ vs. 17％, $p<0.001$), 入院日数の減少(8日 vs. 11日, $p=0.01$)が示された

(つづく)

文献	研究デザイン	結果
栄養		
Petrov et al., *Arch Surg.* 2008[10]	重症急性膵炎と予測される患者において，経腸栄養と経静脈栄養とを比較した5つの無作為化比較試験のメタ分析	経腸栄養群で，感染性合併症(相対リスク(RR)：0.47, 95% CI：0.28〜0.77, $p<0.001$)，膵感染(RR：0.48, 95% CI：0.26〜0.91, $p=0.02$)，死亡率(RR：0.32, 95% CI：0.11〜0.98, $p=0.03$)が低下した。臓器不全のリスク低下に関しては統計学的有意差はみられなかった(RR：0.67, 95% CI：0.30〜1.52, $p=0.34$)
抗菌薬の使用		
Bai et al., *Am J Gastroenterol.* 2008[11]	急性壊死性膵炎患者467人を対象に，予防的抗菌薬静注群とプラセボ群もしくは無治療群とで比較した7つの無作為化比較試験のメタ分析	予防的抗菌薬投与は，壊死性急性膵炎の患者において，感染性膵壊死の合併率(抗菌薬群17.8%, 対照群22.9%, RR：0.81, 95% CI：0.54〜1.22)，死亡率(抗菌薬群9.3%, 対照群15.2%, RR：0.70, 95% CI：0.42〜1.17)を大幅に下げることはなかった
Jafri et al., *Am J Surg.* 2009[12]	重症急性膵炎患者502人を対象に，予防的抗菌薬群とプラセボ群とに無作為に割りつけた8つの無作為化比較試験のメタ分析	抗菌薬治療群では，死亡(RR：0.76, 95% CI：0.49〜1.16)，感染性壊死(RR：0.79, 95% CI：0.56〜1.11)，外科的治療(RR：0.88, 95% CI：0.65〜1.20)に対する予防効果はなかった

文献

1. DeFrances CJ, Hall MJ. 2005 National hospital discharge survey. *Adv Data*. 2007;385:1–19.
2. Sanders G, Kingsnorth AN. Gallstones. *BMJ*. 2007;335:295–299.
3. Steinberg W, Tenner S. Acute pancreatitis. *N Engl J Med*. 1994;330:1198–1210.
4. Banks PA, Freeman ML, Practice Parameters Committee of the American College of Gastroenterology. Practice Guidelines in Acute Pancreatitis. *Am J Gastroenterol*. 2006;101:2379–2400.
5. Yadav D, Agarwal N, Pitchumoni CS. A critical evaluation of laboratory tests in acute pancreatitis. *Am J Gastroenterol*. 2002;97:1309–1318.
6. Forsmark CE, Baillie J. AGA institute technical review on acute pancreatitis. *Gastroenterology*. 2007;132:2022–2044.
7. Wu BU, Johannes RS, Sun X, et al. The early prediction of mortality in acute pancreatitis: a large population-based study. *Gut*. 2008;57:1698–1703.
8. Papachristou GI, Muddana V, Yadav D, et al. Comparison of BISAP, Ranson's, APACHE-II, and CTSI scores in predicting organ failure, complications, and mortality in acute pancreatitis. *Am J Gastroenterol*. 2010;105:435–441.
9. Warndorf MD, Kurtzman JT, Bartel MJ, et al. Early fluid resuscitation reduces morbidity among patients with acute pancreatic. *Clin Gastroenterol Hepatol*. 2011;9:705–709.

10. Petrov MS, van Santvoort HC, Besselink MG, et al. Enteral nutrition and the risk of mortality and infectious complications in patients with severe acute pancreatitis: a meta-analysis of randomized trials. *Arch Surg.* 2008;143:1111–1117.
11. Bai Y, Gao J, Zou DW, et al. Prophylactic antibiotics cannot reduce infected pancreatic necrosis and mortality in acute necrotizing pancreatitis: evidence from a meta-analysis of randomized controlled trials. *Am J Gastroenterol.* 2008;103:104–110.
12. Jafri NS, Mahid SS, Idstein SR, et al. Antibiotic prophylaxis is not protective in severe acute pancreatitis: a systematic review and meta-analysis. *Am J Surg.* 2009;197:806–813.
13. Jupp J, Fine D, Johnson CD. The epidemiology and socioeconomic impact of chronic pancreatitis. *Best Pract Res Clin Gastroenterol.* 2010;24:219–231.
14. Gardner TB, Kennedy AT, Gelrud A. Chronic pancreatitis and its effect on employment and health care experience: results of a prospective America multicenter study. *Pancreas.* 2010;39:498–501.
15. Braganza JM, Lee SH, McCloy RF, et al. Chronic pancreatitis. *Lancet* 2011;377:1184–1197.
16. Lowenfels AB, Maisonneuve P, Cavallini G. Prognosis of chronic pancreatitis: an international multicenter study. International Pancreatitis Study Group. *Am J Gastroenterol.* 1994;89:1467–1471.
17. Warshaw AL, Banks PA, Fernández-Del Castillo C. AGA technical review: treatment of pain in chronic pancreatitis. *Gastroenterology.* 1998;115:765–776.

27

急性白血病
acute leukemia

Martina Trinkaus

急性白血病

急性白血病 acute leukemia は幹細胞の腫瘍であり,骨髄球系やリンパ球系の前駆細胞(機能性のない芽球)が骨髄中に急速に蓄積する。この芽球の増加はクローン性の増殖と呼ばれ,正常な造血に必要な空間を奪い,二次性の血球減少を引き起こす。白血病は,造血組織中の赤血球系,リンパ球系,顆粒球系,巨核球系といった複数の細胞系統に影響を与える。個々の白血病細胞は正常細胞に比べて分裂速度が速いわけではないが,常に大部分が分裂している。化学療法はこの増加した細胞分裂活性を利用している[1]。治療されずに放置されれば,腫瘍細胞は 10^{12} 個程度になり致死的となる[1]。

世界保健機関(WHO)の Tumors of Hematopoietic and Lymphoid Tissues[2] は,白血病を,骨髄もしくは末梢血中に芽球が20%以上存在することと定義している。白血病は骨髄性とリンパ性に大別される。急性骨髄性白血病 acute myeloid leukemia(AML)は,細胞学,細胞遺伝学,分子解析学にもとづいてさらに7つに分類される。AMLは骨髄中の芽球の割合によらず診断されることがある。特に第8番染色体と第21番染色体の転座や第15番染色体と第17番染色体の転座がある場合や,第16番染色体逆位,骨髄肉腫などの患者の場合である。急性リンパ性白血病 acute lymphoblastic leukemia(ALL)は治療法と予後の違いによって,(1)B細胞もしくはT細胞前駆型 ALL(頻発する分子細胞遺伝学的異常によってさらに細かく分類される),(2)Burkitt白血病/リンパ腫,(3)急性混合型白血病の3つに大別される。おおむね白血病の90%が骨髄球系由来で,10%がリンパ球系由来である[2]。

米国での AML の罹患率は3.5人/10万人/年であり,2012年には13,780人が診断されたと推測されている[3]。AML の罹患率は年齢とともに上昇し,National Cancer Institute's Surveillance, Epidemiology, and End Results のデータによると

発症の中央値は 67 歳であった[4]。もし治療されなければ AML は致死性となり，診断されてからの全生存期間は 20 週未満である[5]。2012 年には米国で成人と小児を合わせて 6,050 人の ALL 患者が報告されている[3]。ALL は成人よりも小児で罹患率が 5 倍高く，全小児腫瘍の 30％を占め，平均 13 歳で診断されている[6]。治療法の進歩により小児 ALL 患者の 5 年全治癒率は 80％以上であるが，成人では加齢に伴う有害な分子構造や治療抵抗性のために 30 〜 40％と低めである[7]。

危険因子

ほとんどの急性白血病は特発性である。細胞毒性のある化学療法（特にトポイソメラーゼ II 阻害薬とアルキル化薬[8]），農薬，ベンゼン，放射線の曝露歴が危険因子として知られている[9]。21 トリソミーや遺伝性骨髄不全症候群などの遺伝子疾患は，AML と関係がある[2]。

AML では特定の予後因子によって患者の生存率が予測できる。予後因子には，高齢発症[10]，化学療法の治療歴[11]，疾患の予後を良好群・中間群・不良群に分類する細胞遺伝学的特徴[12]，骨髄形成異常や骨髄増殖性腫瘍などの前駆病変からの AML 発症などが挙げられる[13]。分子スクリーニング検査はより明確に予後を分ける。fms 様チロシンキナーゼ 3（FLT3）[14]や c-kit の変異[15]は予後不良を示唆し，ヌクレオホスミン-1 や CEBPA[16]の変異は予後良好であることを示唆する。ALL でも年齢，白血球数，BCR-ABL1 の有無といった分子遺伝子型などが予後因子とされ，治療法の選択に利用されている[17]。

現病歴

急性白血病の臨床病期によって患者の症状は変化する。初期症状には，腫瘍サイズの増大，白血病細胞から放出される液性因子，汎血球減少症，免疫学的異常などがある。晩期症状は通常，汎血球減少症の続発症か化学療法の合併症のどちらかである。表 27-1 に初期症状と関係する病歴や身体所見を挙げた。

診断的評価

次に挙げる検査は，急性白血病が疑われるすべての患者に推奨される。

- 末梢血の血算：経験のある血液内科医か病理医による検鏡が望ましい。芽球が増加している場合は，自動細胞計数装置では芽球の破片を血小板と認識してしまう

表 27-1　初診時における患者の病歴および診察所見

病因	臨床像
腫瘍	過粘稠度症候群(網膜症, 中枢神経系での症状, 低酸素症, 持続勃起) 歯肉増生〔単球性急性骨髄性白血病(AML)で著しい〕 肝脾腫 関節痛(小児白血病の主訴の 14%を占める) 胸骨痛, 長骨痛 皮膚白血病(単球性 AML で著しい) 緑色腫 代謝亢進による発熱, 発汗, 体重減少 腫瘍崩壊症候群 神経症状(中枢神経系への浸潤はまれで全症例の 3%以下) 代謝の亢進した腫瘍細胞による見せかけの検査値異常(Pao_2 低下, K^+ 値上昇, 低血糖など) 急性リンパ性白血病(ALL)の精巣再発
液性因子(白血病細胞からの放出)	急性前骨髄球性白血病(APL)の細胞内顆粒による播種性血管内凝固(DIC) ムラミダーゼ(リゾチーム)によるクレアチニン上昇と低カリウム血症
汎血球減少症	
貧血	顔面蒼白, 疲労感 ヘモグロビン値<5 g/dL では眼窩の血管雑音, 網膜出血
好中球減少症	好中球絶対数(ANC)<500/μL の患者では感染症に罹患しやすい ● カテーテル感染 ● 盲腸炎 ● 口内炎, 口腔カンジダ症, 口唇ヘルペス
血小板減少症	血小板数<10,000/μL では出血(フィブリンや抗血小板薬の投与により悪化) 点状出血, 皮膚粘膜出血(鼻出血, 歯肉出血, 月経過多) 骨膜出血は小児患者でみられる
免疫異常	輸血関連急性肺損傷(TRALI) 輸血後移植片対宿主病(TA-GvHD)

Miller KB, Daoust PR. Clinical manifestations of acute myeloid leukemia. In: Hoffman R, ed. *Hematology Basic Principles and Practice*. 4th ed. Philadelphia, PA: Elsevier Inc.; 2005:1071-1095; Zuckerman T, Ganzel C, Tallman M, et al. How I treat hematologic emergencies in adults with acute leukemia. *Blood*. 2012;120(10):1993-2002[18]より引用。

ことがあるので, 検鏡で血小板数を測定すべきである
- 凝固検査：プロトロンビン時間(PT), 部分トロンボプラスチン時間(PTT)〔訳注：実際には, PTT よりも短時間で測ることができ, ばらつきの少ない aPTT(活性化部分トロンボプラスチン時間)が使われることが多い〕, フィブリノーゲン, D-ダイマー。出血している患者にはフィブリノーゲンアッセイを考慮する
- 腫瘍崩壊症候群(TLS)を想定した生化学検査：電解質, クレアチニン, カルシウム, マグネシウム, リン酸, 尿酸, 乳酸デヒドロゲナーゼ(LDH)
- 肝酵素と肝機能評価

- ウイルスの血清学的検査：単純ヘルペスウイルス(HSV)，水痘帯状疱疹ウイルス(VZV)，サイトメガロウイルス(CMV)，B型およびC型肝炎ウイルス
- 梅毒のスクリーニング
- 発熱時：血液培養検査，尿培養，身体診察にもとづいた画像検査，そして口腔内は細菌の典型的な培地になるため，口腔内の衛生環境を正確に評価することが必要である
- 明らかな中枢神経系の症候がある場合：脳内出血，軟膜疾患，脊髄外疾患の除外目的に，頭部CTやMRIを施行する

血液学者へ助言を求め，一般的には以下の検査を行う必要がある。

- 不顕性真菌感染症除外のための胸部CT
- 骨髄穿刺および骨髄生検
- 心機能評価：アントラサイクリン系薬を使用する場合は，心毒性を評価するために行う。マルチゲート収集法(MUGA)が心臓超音波検査(心エコー)よりも好まれる［訳注：費用，簡便性，被曝などの面から心エコーのほうが便利と思われる］
- 腰椎穿刺：患者に凝固障害がなく，中枢神経系の画像検査に異常がない場合
- 患者とその同胞のHLAタイピングは，造血幹細胞移植を考慮する場合に行う

　急性白血病は，末梢血もしくは骨髄中に芽球を20％以上認めることで診断される。一般的には，AMLとALL，高悪性度の骨髄異形成症候群の鑑別のため，骨髄穿刺や骨髄生検が行われる。重度の汎血球減少症の場合には，鑑別診断として再生不良性貧血，重症ビタミンB_{12}欠乏症，薬物性などが考えられる。末梢血の検鏡で芽球がみられる場合は，骨髄線維症や慢性骨髄性白血病を含む骨髄増殖性腫瘍も考慮しなくてはならない。

急性白血病での緊急状態

白血球増加症
白血球増加症は，一般的には芽球数が$100,000/\mu L$を超える場合に起こる緊急疾患である。急性白血病の5～18％にみられ，単球由来の場合に顕著である[19]。白血球増加症における血液粘稠度の上昇は，芽球細胞膜の硬さと細胞接着分子のアップレギュレーションに起因する。その結果，芽球により末梢循環が妨げられ，組織の低酸素，組織浸潤，さらには出血を引き起こす。粘稠度の上昇は好中球(重症感染症などでみられる)やリンパ球(慢性リンパ性白血病などでみられる)が同程度に増加しても起こらない。白血球増加症の症状は多様であり，呼吸不全，低酸素症，痙

攣，錯乱，腹痛，狭心痛，持続勃起，視力障害などがある。乳頭浮腫，血管拡張，出血の除外のために眼底検査が必要となる。呼吸状態が悪化した場合は，肺炎や過剰輸液，輸血関連急性肺損傷 transfusion-related acute lung injury（TRALI）などの輸血合併症を含めた他の原因を考えることが重要である[18]。検体中の芽球が酸素を消費するために，動脈血酸素分圧（PaO_2）はみかけ上低下することがあり，低酸素症患者ではパルスオキシメータのほうが信頼できる[20]。白血球増加症が治療されなければ致死率は20％に及び，その最も重大な合併症は呼吸不全と頭蓋内出血である[21]。

症候性の白血球増加症（白血球停滞ともいう）の治療は施設によって異なる。細胞数を下げるために2～5g/日のヒドロキシ尿素を分割して投与するのが標準的な治療である[22]。生存率を比較した臨床研究のほとんどは，後ろ向きデザインで行われており，白血球除去療法の効果については意見が分かれている[23〜25]。輸血を行う場合は，血液粘稠度を上昇させ，症状を増悪させるリスクがあるため注意を払う必要がある。

貧血と輸血

急性白血病患者における明確な輸血基準を評価した臨床試験はない。心疾患を除いた重症患者において，Transfusion Requirements in Critical Care（TRICC）trial は，ICU での制限的な輸血戦略（ヘモグロビン値を7～9g/dLに保つ）が30日後死亡率を低下させることを証明している[26]。白血病患者ではこの方法の効果は不明であり，輸血の閾値は経験的に決められることが多く，臨床医の多くはヘモグロビン値8g/dL以下か何らかの臨床症状を認めた場合に輸血を行っている[27]。芽球数が多い患者に輸血をする場合は，粘稠度の上昇を避けるために注意する必要がある。赤血球造血刺激因子製剤の効果はない。

輸血後移植片対宿主病 transfusion-associated graft versus host disease（TA-GvHD）のリスクを最小限にするために，すべての血液製剤に対し放射線照射と白血球除去を行う必要がある。もし患者のサイトメガロウイルス感染状況がわからなければ，サイトメガロウイルス抗体陰性血液製剤を用いなくてはならない。TA-GvHD は免疫不全患者にみられ，典型的には AML の化学療法後や同種幹細胞移植後，プリンアナログ使用後などで生じる。TA-GvHD 患者では，輸血後1～4週間で重度の汎血球減少と発熱，肝炎，皮疹，下痢をきたす。骨髄生検を行えば，完全に骨髄が無形成となっていることがわかる。有効な治療法はなく，TA-GvHDの死亡率は95％以上である。したがって，これらの患者には白血球除去と放射線照射を行った血液製剤を使用することが必須である[18]。

凝固障害と血小板減少症

すべての白血病患者において，活動性出血がない場合には血小板数 10,000/μL 以上，活動性出血がある場合には 50,000/μL 以上に保つように血小板輸血を行わなければならない[28〜31]。凝固障害がある場合もすべて新鮮凍結血漿やクリオプレシピテートを用いて速やかに補正しなくてはならない。APL，急性単球性白血病，急性骨髄単球性白血病患者は，播種性血管内凝固 disseminated intravascular coagulation（DIC）のリスクが最も高いことを銘記しておく必要がある。これらの患者群では，血小板数，凝固因子，フィブリノーゲンが適正化されることを確認するまで，凝固検査を少なくとも 1 日に 2 回行う[32]。赤血球輸血と同様に患者のサイトメガロウイルス感染状況がわからない場合は，放射線照射を行ったサイトメガロウイルス抗体陰性の血液製剤を用いる。

急性前骨髄球性白血病

急性前骨髄球性白血病 acute promyelocytic leukemia（APL）は AML の中の一群であり，95％以上の患者にレチノイン酸受容体遺伝子の t(15；17)転座，すなわち PML-ARAα 融合遺伝子が認められる。米国では AML の 10％を APL が占め，多くの患者は 30 〜 40 歳で診断される。APL の完全寛解率は 80 〜 90％である[33]。他の白血病と異なり，APL では DIC や原発性の線溶系亢進による致死的出血のリスクが高く，治療前に 10 〜 17％もの患者が死亡すると報告されている[34]。このため白血病が疑われる患者（すなわち末梢血分画中に芽球が検出された場合）や，原因不明の凝固障害が存在する場合はすべて速やかに APL の評価を行わなくてはならない。病理医もしくは血液内科医による芽球の形態評価が必要であり，もしも APL と確定診断されたなら，APL の前骨髄球を分化させ凝固障害の回復をもたらすオールトランスレチノイン酸 all-trans retinoic acid（ATRA）による治療を速やかに開始しなくてはならない[35]。小児の場合は潜在的に偽性脳腫瘍を起こす可能性があり，投与量の調整が必要となる[36]。ATRA の単剤投与は，白血球増加症，APL 分化症候群（以前は ATRA 症候群と呼ばれていた），凝固障害を誘発する可能性があり，これを防ぐために高リスク群（白血球数＞10,000/μL）では通常，アントラサイクリン系の化学療法を併用する[37]。致死的な凝固障害と線溶系亢進のリスクがあるため，血小板数，PT，PTT，フィブリノーゲンを頻回に測定しなくてはならない。血小板や血漿製剤の最適な輸血基準のデータは乏しいが，血小板数 30,000 〜 50,000/μL，フィブリノーゲン 150 mg/dL 以上を目標とすることでコンセンサスを得ている[32]。APL の凝固障害は ATRA を投与しても最長で 20 日間持続する[38]。中心静脈カテーテルの留置や腰椎穿刺といった侵襲的な処置は，凝固障害が補正されるまで行うべ

きではない。一方で，APL の中でも低顆粒の変異型は塞栓症と関係しており，患者の 5% を占め[39]．ヘパリン点滴と必要に応じて凝固因子を補充して管理する。

腫瘍崩壊症候群

腫瘍崩壊症候群 tumor lysis syndrome(TLS)は急速な細胞死の結果，細胞内の物質が体循環に放出されて引き起こされる。これは白血病の診断時や，化学療法の開始後にみられる。TLS は生化学的に，尿酸の増加による腎不全の合併をまねく可能性がある。また，著明な高リン酸血症から低カルシウム血症となり，その合併症が引き起こされる可能性がある。TLS の高リスク群には次のものがある。それは，腫瘍細胞が多い場合，もともと腎不全がある場合，急激な細胞崩壊を伴う化学療法感受性の腫瘍がある場合，不適切な TLS の予防（アロプリノールの前投与）などがある[40]。TLS が制御不能となれば，腎不全，不整脈，痙攣，そして死のリスクが高まる[41]。

腫瘍崩壊症候群関連尿酸腎症

TLS 治療の要は，尿量を体表面積あたり 80 〜 100 mL/m/hr[2, 18]に保つように輸液を行うことである。この目標を達成するためには，1 日に 4 L 以上の輸液が必要になることが多い[40]。リン酸カルシウムやキサンチンが尿細管に沈着する可能性があるため，尿のアルカリ化はもはやルーチンでは行われなくなった[42]。腎機能に合わせたアロプリノール，キサンチンオキシダーゼ阻害薬を用いることで，尿酸値は通常 1 〜 3 日以内に低下する。遺伝子組換え尿酸オキシダーゼであるラスブリカーゼは腎不全患者やアロプリノール抵抗性の場合に有効であることが証明されている[43]。アロプリノールは今後産生される尿酸に対してのみ影響を与えるが，ラスブリカーゼは逆に現時点で存在する尿酸を水溶性が 5 〜 10 倍高いアラントインに変換する。0.2 mg/kg を 30 分以上かけて点滴静注するのが標準的な使用法である。グルコース-6-リン酸デヒドロゲナーゼ(G6PD)欠損症患者では，酸化による溶血とメトヘモグロビン血症のリスクが高まるため，ラスブリカーゼの投与は禁忌である[44]。

腫瘍崩壊症候群関連代謝障害

高リン酸血症によって二次性に低カルシウム血症が引き起こされる。リン酸カルシウム結晶は腎実質に沈着して腎不全をまねく可能性があるので，カルシウムの補正は臨床的に重症な場合（テタニーや痙攣など）や高リン酸血症が補正された後に行わなくてはならない[37]。もし高カルシウム血症が急性白血病患者でみられた場合，形質細胞白血病や成人 T 細胞白血病/リンパ腫を鑑別診断として考えなくてはならな

い。

　TLSのリスクが高い場合，化学療法（ヒドロキシ尿素を含む）の開始から24～48時間は高カリウム血症のモニタリングを注意深く行う。しかし，血清カリウム値の解釈には注意が必要である。高レベルのムラミダーゼ（単芽球から放出されるリゾチーム）により尿細管障害が生じる結果，腎臓からのカリウムが喪失するので，単球性白血病では著明な低カリウム血症を伴うことがある[1]。加えて検体中のカリウム測定結果は見せかけのことがある。芽球数が著しく多い場合，代謝が活発な芽球が周囲の血清中からカリウムを吸収して，検体が長時間放置されると偽性低カリウム血症となる。反対に検体内の芽球が崩壊することで偽性高カリウム血症になることもある。それゆえ，高カリウム血症の治療はより診断価値のあるヘパリン採血による血漿カリウム値が得られてからはじめて行う[45]。

感染
化学療法は分裂中の細胞を破壊するため，骨髄，口腔粘膜，消化管上皮，爪，頭髪など，もともと分裂能が高い細胞に重大な影響を及ぼす。このため，化学療法を受けている患者は，口内炎や口腔内潰瘍，腸管の潰瘍を起こしやすく，グラム陰性菌の侵入経路が複数存在する。

　発熱性好中球減少症患者の場合，緑膿菌も含む広域スペクトルの抗菌薬を用いるべきである。4～7日間の広域抗菌薬の投与でも発熱が持続する場合や，好中球減少症が遷延する場合には，抗真菌薬の投与が推奨されている。好中球絶対数（ANC）が$500/\mu L$を超えるまで治療を継続する[46]。顆粒球コロニー刺激因子（G-CSF）製剤の使用方法は施設によって異なる。AMLに関する論文では，好中球減少症の期間，感染症，抗菌薬の使用法，入院期間，生存率に対して，顆粒球コロニー刺激因子製剤は影響を与えないか，どちらともつかないという結果が示されている[47,48]。

　予防的な抗ウイルス薬，抗真菌薬，抗菌薬の選択は，侵襲性真菌感染の地域の特性次第であり，多くはその施設ごとに決められている。Infectious Disease Society of Americaは，HSV血清反応陽性の場合にアシクロビルの予防投与を行うように推奨している[46]。posaconazoleはフルコナゾールに比べて真菌感染を著明に減らすことが証明されており，白血病患者への使用が徐々に増えている[49]。

好中球減少性大腸炎/盲腸炎
好中球減少性大腸炎（回盲部のみ侵された場合を盲腸炎と呼ぶ）は化学療法開始後10～14日後に発症するのが典型的であり，好中球減少症と右下腹部痛，発熱を伴う[50]。悪心・嘔吐や水様下痢，下血がみられる患者もいる。好中球減少性大腸炎の

発症機序には，大腸壁の浮腫，潰瘍形成，二次的な腸管内細菌の浸潤を伴う化学療法誘発性粘膜障害が関係していると考えられている．盲腸は血流が乏しく特に脆弱である．典型例ではグラム陰性菌の菌血症を呈し，最大で15％の患者で血液もしくは大腸切除標本から真菌が検出される[51]．Clostridium difficile の検査や，経験的治療と同時に速やかに CT を撮影する必要がある．画像検査で腸管壁肥厚が 4 mm 以上であれば診断が確定する[52]．広域スペクトルの抗菌薬と腸管の安静，輸液蘇生および外科医への紹介を含む積極的な治療を行っても盲腸炎の死亡率は 30～50％にものぼる[53]．

急性前骨髄球性白血病(APL)分化症候群

APL 分化症候群は，オールトランスレチノイン酸(ATRA)や三酸化ヒ素 arsenic trioxide(ATO)の投与開始 2～47 日後の患者の 15～25％に生じる[54,55]．患者は，咳嗽，発熱，呼吸困難を呈し，多くの場合は白血球数>10,000/μL となる．この呼吸と循環器の症状は，肺うっ血や肺炎と間違われることが多い．また，患者の低酸素症，肺浸潤，胸水，心囊液を注意深くモニタリングしなくてはならない．白血球数が 10,000/μL 以上の APL 患者や分化症候群が疑われる場合は，デキサメタゾン 10 mg/日を分 2 で 3～5 日間投与して 2 週間以上かけて漸減する[35]．胸部 X 線で異常をみつけた後ではなく，治療は迅速に開始する．分化症候群が疑われる場合，ATRA や ATO はすべての症候が消失するまで中止し，同時にステロイドを投与する[37]．

急性骨髄性白血病(AML)および急性リンパ性白血病(ALL)の腫瘍減量療法

AML 治療は 2 段階に分けられる．寛解に導くための寛解導入療法とその後の地固め療法(寛解後療法)である．有核細胞 200 個を測定する骨髄穿刺において，芽球の数が繰り返し 5％以下と定義される完全寛解を達成することが治療の目標である．APL を除く AML では，若年者で 40％，高齢者で 10％しか治癒に至らない[37]．治療方法は施設によって異なるが，造血幹細胞移植の適応がある患者〔60歳未満で活動度 performance status(PS)良好〕に対しては臨床試験に登録するように手をつくすべきである．

　寛解導入療法は過去 30 年間ほとんど変わっていない．それは "3＋7" 療法として知られているように，ダウノルビシン(60～90 mg/m^2×3 日間)などのアントラサイクリン系薬とシタラビン(100～200 mg/m^2 の持続点滴×7 日間)からなる[56]．臨床試験の結果から抗癌薬の量を増やせば完全寛解率を改善できるが，毒性がきわめて強くなることが証明されている．寛解に至った患者は，一般的には高用量のシ

タラビンを用いる地固め療法(寛解後療法)に移る。造血幹細胞移植を含め，治療法は患者の予後因子と白血病の病型によって異なる。

　ALL の治療は多剤併用化学療法を用いた寛解導入療法，地固め療法，維持療法に分かれ，すべての患者に対して中枢神経系に対する浸潤予防を行う。アントラサイクリン系薬とビンクリスチン，L-アスパラギナーゼ，シクロホスファミド，メトトレキサート，cytrarabine，メルカプトプリン，副腎皮質ステロイドが治療に用いられるが，これらはすべて重大な毒性をもっている。フィラデルフィア染色体陽性患者にはイマチニブが追加投与される。ステロイドの曝露量が多いために *Pneumocystis jirovecii* 肺炎の予防が必要であり，ウイルスや真菌に対する予防も必要となることが多い。この療法を用いた印象では，臨床試験例を含めて 5 年生存率は小児 ALL 患者で 85％に達する一方で，成人 ALL 患者の 5 年生存率は 30％し

表 27-2　化学療法のおもな合併症

化学療法	合併症	発症
ダウノルビシン/イダルビシン	骨髄抑制(粘膜炎と大腸炎のリスク)	発症 7 日，極期 10 〜 14 日，回復 21 〜 28 日
	心毒性	遅発性(用量依存性)，数週〜数年後
	脱毛	2 〜 3 週後
高用量シタラビン	骨髄抑制(粘膜炎と大腸炎のリスク)	発症 7 日，極期 10 〜 14 日，回復 21 〜 28 日
	虹彩炎(必ず最後の投与から 24 時間の間，ステロイド点眼薬を両眼に 4 時間ごとに投与する)	即発性
	シタラビン症候群(発熱，皮疹，筋肉痛，骨痛)	静注から 6 〜 12 時間後(24 時間以内に症状は消失する)
	小脳毒性(眼振，測定障害，歩行障害)，画像所見は正常	治療終了後 3 〜 8 日(症状の消失まで最大で 10 日かかる)
オールトランスレチノイン酸(ATRA)	APL 分化症候群	2 〜 49 日で発症
	白血球増加症	即発性
三酸化ヒ素(ATO)	APL 分化症候群	2 〜 49 日で発症
ビンクリスチン	顎痛	数日〜数週間
	便秘/麻痺性イレウス，ニューロパチー	数日〜数週間
L-アスパラギナーゼ	過敏反応	即発性
	膵炎	数日〜数週間
	血栓症	数日〜数週間
アロプリノール	斑状丘疹性皮疹/血管炎	即発性/早期

Cancer Drug Manual. British Columbia Cancer Agency. Available at: www.bccancer.bc.ca. Accessed January 29, 2013.[58] より引用。

か得られていない[57]）。**表 27-2** に AML，APL，ALL に用いられる標準的な化学療法に関連するおもな毒性を挙げた。

結論

急性白血病は内科的救急疾患である。末梢血の白血球分画中や病理標本で芽球が存在する場合や，診断のついていない汎血球減少症の患者はすべて白血病を疑う必要がある。患者には，直ちに血液内科医の診察を受け，致死性の合併症がないかスクリーニングをしてもらうよう，指示する（**表 27-1**）。芽球数が多い患者（>100,000/μL）や白血球増加症の症状を有する患者は，化学療法による積極的な腫瘍減量療法が必要となるのでモニター機器での管理を考慮する。TLS と続発性の腎不全を除外するために，白血病のどの病型でも電解質はモニタリングしておく。続発性の出血を避けるために，凝固障害は積極的に補正し，血小板数は 10,000/μL 以上を保たなくてはならない。輸血に用いる血液製剤は放射線照射を行ったものでなければならず，可能であればサイトメガロウイルス陰性であることが望ましい。急性白血病患者は免疫不全状態であり，発熱や感染があれば，可能な限りの検体培養を提出すると同時に，広域スペクトル抗菌薬を投与開始すべきことを強調しておく必要がある。

関連文献

文献	研究デザイン	結果
急性白血病の急性期管理に関するおもな臨床試験		
Cortes et al., *JCO*. 2010[43]	次の 3 群間を比較した第 III 相非盲検試験。(1)ラスブリカーゼ 5 日間単独投与（0.2 mg/kg/日，30 分以上かけて点滴静注），(2)ラスブリカーゼ（0.2 mg/kg/日，30 分以上かけて点滴静注）を 1～3 日目に投与し，アロプリノール（300 mg/日，経口投与）を 3～5 日目に投与（3 日目は両者併用），(3)アロプリノール 5 日間単独投与（300 mg/日，経口投与）	主要評価項目は，急性骨髄性白血病（AML）治療後の 3～7 日目の血漿尿酸値（≦7.5 mg/dL）。(1)，(2)，(3)の各治療群の結果はそれぞれ 87％，78％，66％であった（p=0.001）
Wheatley et al., *BJH*. 2009[48]	寛解導入療法後の AML 患者で顆粒球コロニー刺激因子（G-CSF）の効果をプラセボと比較した無作為化比較試験	G-CSF は，全生存期間，感染の頻度，重症度，期間に影響しなかった

（つづく）

文献	研究デザイン	結果
Cornely et al., *NEJM*. 2007[49]	AMLと骨髄異形成症候群(MDS)の治療を受けている患者の真菌感染予防をposaconazole(A群)とフルコナゾールもしくはイトラコナゾール(B群)に無作為に割りつけた盲検化比較試験	フルコナゾールやイトラコナゾールに比べてposaconazoleのほうが真菌感染を予防し〔posaconazole群の絶対危険度減少率は−6%，95%信頼区間(CI)は−9.7～−2.5%，$p<0.001$〕，全生存率を改善した($p=0.04$)

文献

1. Miller KB, Daoust PR. Clinical manifestations of acute myeloid leukemia. In:Hoffman R, ed. *Hematology Basic Principles and Practice*. 4th ed. Philadelphia, PA: Elsevier Inc; 2005:1071–1095.
2. Swerdlow SH, Campo E, Harris NL, et al. (eds). *World Health Organization Classification of Tumours of Haematopoietic and Lymphoid Tissues*. Lyon, France: IARC Press; 2008.
3. Siegel R, Naishadham D, Jemal A. Cancer statistics, 2012. *CA Cancer J Clin*. 2012;62:10–29.
4. National Cancer Institute. *SEER Stat Fact Sheets: Acute Myeloid Leukemia*. Bethesda, MD: National Cancer Institute; 2011.
5. Deschler B, Lübbert M. Acute myeloid leukemia: epidemiology and etiology. *Cancer*. 2006;107(9):2099–2107.
6. Jabbour EJ, Faderl S, Kantarjian HM. Adult acute lymphoblastic leukemia. *Mayo Clin Proc*. 2005;80:1517–1527.
7. Annino L, Vegna ML, Camera A, et al. Treatment of adult acute lymphoblastic leukemia (ALL): long-term follow-up of the GIMEMA ALL 0288 randomized study. *Blood*. 2002;99:863–871.
8. Leone G, Pagano L, Ben-Yehuda D, et al. Therapy-related leukemia and myelodysplasia: susceptibility and incidence. *Haematologica*. 2007;92:1389–1398.
9. Smith M, Barnett M, Bassan R, et al. Adult acute myeloid leukemia. *Crit Rev Oncol Hematol*. 2004;50:197–222.
10. Appelbaum FR, Gundacker H, Head DR, et al. Age and acute myeloid leukemia. *Blood*. 2006;107(5):3481–3485.
11. Kayser S, Dohner K, Krauter J, et al. The impact of therapy-related acute myeloid leukemia (AML) on outcome in 2858 adult patients with newly diagnosed AML. *Blood*. 2011;117:2137–2145.
12. Byrd JC, Mrózek K, Dodge RK, et al. Pretreatment cytogenetic abnormalities are predictive of induction success, cumulative incidence of relapse, and overall survival in adult patients with de novo acute myeloid leukemia: results from Cancer and Leukemia Group B (CALGB 8461). *Blood*. 2002;100(13):4325–4336.
13. Kantarjian H, O Brien S, Cortes J, et al. Results of intensive chemotherapy in 998 patients age 65 years or older with acute myeloid leukemia or high-risk myelodysplastic syndrome: predictive prognostic models for outcome. *Cancer*. 2006;106(5):1090–1098.
14. Abu-Duhier FM, Goodeve AC, Wilson GA, et al. FLT3 internal tandem duplication mutations in adult acute myeloid leukemia defines a high-risk group. *Br J Haematol*. 2000;111(1):190–195.
15. Paschka P, Marcucci G, Ruppert AS, et al. Adverse prognostic significance of KIT mutations is adult acute myeloid leukemia with inv (16) and t (8:21): a Cancer and Leukemia Group B Study. *J Clin Oncol*. 2006;24(24):3904–3911.
16. Thiede C, Koch S, Creutzig E, et al. Prevalence and prognostic impact of NPM1 mutations in 1485 patients with AML. *Blood*. 2006;107(10):4011–4020.

17. Gokbuget N, Hoelzer D. Treatment of adult acute lymphoblastic leukemia. *Semin Hematol.* 2009;46:64–75.
18. Zuckerman T, Ganzel C, Tallman M, et al. How I treat hematologic emergencies in adults with acute leukemia. *Blood.* 2012;120(10):1993–2002.
19. Porcu P, Cripe LD, Ng EW, et al. Hyperleukocytic leukemias and leukostasis: a review of pathophysiology, clinical presentation and management. *Leuk Lymphoma.* 2000;39:1–18.
20. Hess CE, Nichols AB, Hunt EB, et al. Peudohypoxemia secondary to leukemia and thrombocytosis. *N Engl J Med.* 1979;301(7):361–363.
21. Dutcher JP, Schiffer CA, Wiernik PH. Hyperleukocytosis in adult acute nonlymphocytic leukemia: impact on remission rate and duration, and survival. *J Clin Oncol.* 1987;5:1364–1372.
22. Grund FM, Armitage JO, Burns P. Hydroxyurea in the prevention of the effects of leukostasis in acute leukemia. *Arch Intern Med.* 1977;137(9):1246.
23. Bug G, Anargyrou K, Tonn T, et al. Impact of leukapheresis on early death rate in adult acute myeloid leukemia presenting with hyperleukocytosis. *Transfusion.* 2007;47(10):1843.
24. Giles FJ, Shen Y, Kantarjian HM, et al. Leukapheresis reduces early mortality in patients with acute myeloid leukemia with high white cell counts but does not improve long-term survival. *Leuk Lymphoma.* 2001;42(1–2):67.
25. De Santis CG, Oliverira de Oliveria LC, et al. Therapeutic leukapheresis in patients with leukostasis secondary to acute myelogenous leukemia. *J Clin Apher.* 2011;26:181–185.
26. Hebert PC, Wells G, Blajchman MA, et al. A multicenter, randomized, controlled clinical trial of transfusion requirements in critical care. Transfusion requirements in critical care investigators, Canadian Critical Care Trials Group. *N Engl J Med.* 1999;340(6):409–417.
27. Carson JL, Grossman BJ, Kleinman S, et al. Clinical Transfusion Medicine Committee of the AABB. Red blood cell transfusion: a clinical practice guideline from the AABB. *Ann Intern Med.* 2012;157(1):49.
28. Rebulla P, Finazzi G, Marangoni F, et al. The threshold for prophylactic platelet transfusions in adults with acute myeloid leukemia. Gruppo Italiano Malattie Ematologiche Maligne dell'Adulto. *N Engl J Med.* 1997;337(26):1870–1875.
29. Wandt H, Schaefer-Echart K, Wendelin K, et al. Therapeutic platelet transfusion versus routine prophylactic transfusion in patients with hematologic malignancies: an open-label, multicentre, randomised study. *Lancet.* 2012;380(9850):1309–1316.
30. Schiffer CA, Anderson KC, Bennett CL, et al. Platelet transfusion for patient with cancer: clinical practice guidelines of the American Society of Clinical Oncology. *J Clin Oncol.* 2001;19(5):1519.
31. Slichter SS, Kaufmann RM, McCullough J, et al. Dose of prophylactic platelet transfusions and prevention of hemorrhage. *N Engl J Med.* 2010;362;600–613.
32. Tallman MS, Brenner B, Serna Jde L, et al. Meeting report: acute promyelocytic leukemia associated coagulopathy, 21 January 2004, London, United Kingdom. *Leuk Res.* 2005;29(3):347–351.
33. Tallman MS, Nabhan C, Feusner JH, et al. Acute promyelocytic leukemia: evolving therapeutic strategies. *Blood.* 2002;99(3):759–767.
34. Jacomo RH, Melo RA, Souto FR, et al. Clinical features and outcomes of 134 Brazilians with acute promyelocytic leukemia who received ATRA and anthracyclines. *Haematologica.* 2007;92(10):1431–1432.
35. Sanz MA, Martin G, Gonzalez M, et al. Risk adapted treatment of acute promyelocytic leukemia with all-trans-retinoic acid and anthracycline monochemotherapy: a multicenter study by the PETHEMA group. *Blood.* 2004;103(4):1237–1243.
36. Testi AM, Biondi A, Lo Coco F, et al. GIMEMAAIEOPAIDA protocol for the treatment of newly diagnosed acute promyelocytic leukemia (APL) in children. *Blood.* 2005;106(2):447–453.
37. Tallman MS, Altman JK. How I treat acute promyelocytic leukemia. *Blood.* 2009;114(25):5126–5135.

38. Yanada M, Matsushita T, Asou N, et al. Severe hemorrhagic complications during remission induction therapy for acute promyelocytic leukemia: incidence, risk factors, and influence on outcome. *Eur J Haematol*. 2007;78(3):213–219.
39. Breccis M, Avvisati G, Latagliata R, et al. Occurrence of thrombotic events in acute promyelocytic leukemia correlates with consistent immunophenotypic and molecular features. *Leukemia*. 2007;21(1):79–83.
40. Abu-Alfa AK, Younes A. Tumor lysis syndrome and acute kidney injury: evaluation, prevention, and management. *Am J Kidney Dis*. 2010;55(5 suppl 3):S1–S13.
41. Cairo MD, Coiffier B, Reiter A, et al. Recommendations for the evaluation of risk and prophylaxis of tumor lysis syndrome in adults and children with malignant diseases: an expert TLS panel consensus. *Br J Haematol*. 2010;149(4):578–586.
42. Howard DC, Jones DP, Pui CH. The tumor lysis syndrome. *N Engl J Med*. 2011;364(19):1844–1854.
43. Cortes J, Moore JO, Maziarz ET, et al. Control of plasma uric acid in adults at risk of tumor lysis syndrome: efficacy and safety of rasburicase alone and rasburicase followed by allopurinol compared with allopurinol along: results of a multicenter phase III study. *J Clin Oncol*. 2010;28(27):4207–4213.
44. Yim BT, Sims-McCallum RP, Chong PH. Rasburicase for the treatment and prevention of hyperuricemia. *Ann Pharmacother*. 2003;37(7):1047–1054.
45. Adams PC, Woodhouse KW, Adela M, et al. Exaggerated hypokalaemia in acute myeloid leukaemia. *Br Med J (Clin Res Ed)*. 1981;282(6269):1034.
46. Freifeld AG, Bow EJ, Sepkowitz KA, et al. Infectious Diseases Society of America. Clinical practice guideline for the use of antimicrobial agents in neutropenic patients with cancer: 2010 update by the infectious diseases society of america. *Clin Infect Dis*. 2011;52(4):e56.
47. Smith TJ, Khatcheressian J, Lyman GH, et al. 2005 update of recommendations for the use of white blood cell growth factors: an evidence-based clinical practice guideline. *J Clin Oncol*. 2006;24(19):3187–3205.
48. Wheatley K, Goldstone AH, Littlewood T, et al. Randomized placebo-controlled trial of granulocyte colony stimulating factor (G-CSF) as supportive care after induction chemotherapy in adult patients with acute myeloid leukemia: a study of the United Kingdom MRC Adult Leukaemia Working Party. *Br J Haematol*. 2009;146(1):54–63.
49. Cornely OA, Maetens J, Winston DJ, et al. Posoconazole vs. fluconazole or itraconazole prophylaxis in patients with neutropenia. *N Engl J Med*. 2007;356:348–359.
50. Wade DS, Nava HR, Douglass HO Jr. Neutropenic enterocolitis in adults: clinical diagnosis and treatment. *Cancer*. 1992;69(1):17–23.
51. Davila ML. Neutropenic enterocolitis: current issues in diagnosis and management. *Curr Infect Dis Rep*. 2007;9(2):116–120.
52. Gorschluter M, Mey U, Strehl J, et al. Neutropenic enterocolitis in adults: systematic analysis of evidence quality. *Eur J Haematol*. 2005;75(1):1–13.
53. Williams N, Scott AD. Neutropenic colitis: a continuing surgical challenge. *Br J Surg*. 1997;84(9):1200–1205.
54. Tallman MD, Andersen JW, Schiffer CA, et al. Clinical description of 44 patients with acute promyelocytic leukemia who developed retinoic acid syndrome. *Blood*. 2000;95:90–95.
55. Sanz MA, Grimwade D, Tallman MS, et al. Management of acute promyelocytic leukemia: recommendations from an expert panel on behalf of the European Leukemia Net. *Blood*. 2009;113(9):1875–1891.
56. Löwenberg B, Ossenkoppele GJ, van Putten W, et al. High-dose daunorubicin in older patients with acute myeloid leukemia. *N Engl J Med*. 2009;361:1235–1248.
57. Pui CH, Robison LL, Look AT. Acute lymphoblastic leukemia. *Lancet*. 2008;371:1030–1043.
58. Cancer Drug Manual. British Columbia Cancer Agency. Available at: www.bccancer.bc.ca. Accessed January 29, 2013.

28

鎌状赤血球症
sickle cell disease

Richard Ward

背景

鎌状赤血球症 sickle cell disease は北米で最も多い遺伝性疾患のひとつで，70,000人が罹患していると推定されている。それは第11番染色体にあるヘモグロビン(Hb)β鎖遺伝子の6番目のコドンの点変異(グルタミン酸がバリンに変わる)によって起こる。最も多い遺伝子型はHbSS(鎌状赤血球症-SS，鎌状赤血球貧血)であり，鎌状ヘモグロビン(HbS)を産生する遺伝子変異と正常なヘモグロビン(HbA)を産生しなくなる遺伝子変異の2つの変異のために起こる。HbSCとHbS/βサラセミアも遭遇する頻度の高い鎌状赤血球症の遺伝子型である。

物理的ストレスによってHbSの構造は変化して赤血球内で重合体を形成し，赤血球を鎌状に変化させる。この変化は2つの重大な結果をもたらす。1つは貧血の原因となる赤血球の溶血をもたらし，遊離ヘモグロビンを血流中に放出することである。その結果，一酸化窒素の異常な消費とアルギニン代謝経路を制御することで一酸化窒素の生産不足，ひいては血管症を引き起こす[1]。もう1つは，臓器の微小循環血管床を閉塞させ，虚血再灌流障害を引き起こすことである。鎌状赤血球症の最も頻繁にみられる主訴である骨痛をもたらすのがこの2つ目の機序である[2]。

鎌状赤血球症は，多系統の臓器にさまざまな程度の障害を与える一生涯続く疾患である。鎌状赤血球症の多くの成人患者は包括的ケアセンターに登録しておらず，それゆえ，時間がたつにつれ終末器官が重篤な機能障害に陥るリスクが高い。治療へのアクセスが悪いことに加えて，米国食品医薬品局(FDA)が唯一疾患修飾性の治療薬として認可しているヒドロキシ尿素が十分に活用されていないことが，さらに状況を悪化させている[3]。

診断的評価

急性の鎌状赤血球VOC(血管閉塞発作 vasoocclusive crisis)，すなわち「クリーゼ」は鎌状赤血球症に高頻度でみられる合併症で，救急外来を受診する鎌状赤血球症患者の最も多い受診理由である[4]。骨髄の血管閉塞によって，四肢や背部，胸部，そして全身の激しい骨痛を訴えるのが典型例である。

速やかに臨床的な評価を行い，即効性で，十分に長く効く鎮痛を行うことが治療成功の要である。臨床的評価には，疼痛の局在とその程度〔ビジュアルアナログスケール visual analogue scale(VAS)のような客観的な疼痛の指標を用いる〕，持続時間，増悪因子(極端な気温，脱水，感染，精神的ストレス，女性の月経，過度の運動)，自宅での鎮痛薬使用状況が含まれる。鎌状赤血球症に関連するものやそうではない内科・外科疾患など，治療が必要となるかもしれない他の合併症を診断するために，系統的な問診と身体診察をしなくてはならない。合併症の多くはVOCに関係しており，感染症(特に気道感染)，脳卒中，胆嚢炎，脾臓血球捕捉症候群(脾腫を伴う)，そして男性の場合は持続勃起がある。

鎌状赤血球症患者に対するヒドロキシ尿素の使用歴，頻回の輸血歴，交換輸血の既往，急性胸部症候群(ACS)の既往，ICUへの入院歴などの詳細な病歴聴取は，重症の表現型を有する患者を特定するのに有用である。徹底した輸血歴は必要に応じ血液バンクにおいて安全な製剤を選ぶのに役立つ。

血算と網赤血球数以外の検体検査や画像検査は，合併症のないVOC管理にほとんど役立たない。網赤血球数は，予測以上に重度の貧血がある場合に，それが骨髄低形成(通常はウイルス感染が病因となる)によるのか，それとも単純に溶血の亢進によるものなのか区別するのに役立つ。低酸素症や呼吸器症状・所見がなければ胸部X線の適応はない。ルーチンの生化学検査の結果により，溶血の原因と腎機能の確認が可能となる。発熱を伴う場合は，それ以外は元気そうにみえても鎌状赤血球症患者に対しては全員に細菌感染のスクリーニングを行わなくてはならない。なぜなら，鎌状赤血球症患者は機能的無脾症により細菌に感染しやすいからである。新規発症あるいは原因不明の低酸素症の患者において，胸部X線で所見が乏しい場合は肺塞栓の診断を考慮すべきである[5]。

合併症のない疼痛発作の管理

急性の合併症を伴わないVOCの管理の基本は，鎮痛，輸液，酸素投与などの支持療法である[6,7]。

鎮痛

迅速に十分量の鎮痛薬を投与することで患者が退院できる可能性が高くなる。鎮痛薬は発症から30分以内に投与開始し，60分以内に十分な疼痛管理を達成できるのが理想的である[8]。疼痛が管理されるまでの間，頻回に疼痛の強さを再評価し，バイタルサインを測定しなくてはならない。鎌状赤血球症患者は一般的に過去にオピオイド系鎮痛薬を使用したことがあり，使用したことがない患者に比べると，鎮痛効果を得るためにより多量のオピオイドを必要とすることが多い。臨床試験で支持されているわけではないが，非ステロイド性抗炎症薬（NSAID），アセトアミノフェン，オピオイドを組み合わせた複合的な鎮痛薬投与が推奨されている[1,2,9]。疼痛管理が困難な患者の場合（つまり，重大な副作用や過鎮静を起こさずに管理できない痛み）は，疼痛管理の専門家へのコンサルテーションが役立つかもしれない。

鎮痛薬の投与経路や剤形はその施設での方針による。何か特定の鎮痛薬を推奨するエビデンスレベルの高い臨床試験はない。鎮痛薬は点滴投与されることが多いが，血管確保が困難な例もあり，皮下注や経口投与も静注と同等に有効である[10]。筋肉内注射は注射部位の疼痛と吸収率が予測できないことから推奨されていない。モルヒネ硫酸塩[11]，hydromorphoneのどちらも静注と皮下注が可能であり，また，両者とも速放性製剤と徐放性製剤があり，剤形もシロップと錠剤がある。点滴と経口投与でこれらの製剤を組み合わせれば，普段の疼痛と突発的な疼痛の増悪に備えることができ，患者はオピオイドを変更することなく，少量のオピオイドで退院できるようになる。もしもオピオイドの変更が避けられない場合は，オピオイドの力価を確認することが必要である。

一部の鎮痛薬には，その鎮痛薬ならではのリスクがある。モルヒネ硫酸塩は弱いながら急性胸部症候群発症のリスク上昇と関係がある[12]。オキシコドンはオピオイド依存のリスク上昇と関係がある。ペチジンは大脳興奮と痙攣のリスクがあり，禁忌となっている。必要に応じて補助的に下剤と抗ヒスタミン薬を処方しなければならない。妊婦の急性疼痛発作は他の場合と同様に管理するが，とりわけ第1三半期と妊娠32週目以降は胎児の活動を注意深くモニタリングし，NSAIDの使用は避ける[13]。

輸液

多くの鎌状赤血球症患者では腎尿細管での濃縮力が低下し，脱水症になりやすい。十分に補充されることなく体液の喪失が続けば，循環血液量の減少，血液粘稠度の上昇，赤血球の鎌状化が促進される。しかし，鎌状赤血球症患者の疼痛コントロールのために併用しているオピオイドは，血管透過性を亢進させ，肺水腫を起こしや

すくする．したがって，過剰輸液を避けながら，推定される水分喪失量を補い，適切に維持することが輸液の目標である．可能であれば経口補液が望ましい．

他の治療法

パルスオキシメータの数値が正常でも，酸素投与で患者の症状が改善することが多い．鎌状赤血球症は血栓症を起こしやすいため，患者が入院した場合や救急科に長時間滞在する場合は，静脈血栓塞栓症を予防するための薬物を投与すべきである[14]．ヒドロキシ尿素を内服している場合，感染がなければ疼痛発作の間は中断すべきではない．VOC 時のヒドロキシ尿素の効果は，胎児ヘモグロビンを増加させ，好中球と血小板の活動を抑えることにあると考えられている[15]．

デキサメタゾン投与によって入院期間が短縮し酸素とオピオイド投与量を減らせたという報告が一部にあるが，疼痛を再燃させる可能性があり，デキサメタゾンの投与は現時点では推奨されていない．VOC には，tinzaparin，アルギニン，一酸化窒素吸入などさまざまな研究段階の新規治療薬があるが，現時点では使用を推奨したり治療アルゴリズムに組み込むには不十分な研究結果しかない（最近の臨床試験の詳細は「関連文献」を参照）．これらの治療薬は，鎌状赤血球症においては積極的に研究されている段階である．

肺炎球菌，インフルエンザ菌，*Salmonella* 属が鎌状赤血球症患者の感染症で多い一方で，急性胸部症候群の患者では *Mycoplasma* 属，*Chlamydia* 属，*Legionella* 属などの異型肺炎が多い．下気道感染の所見があれば，広域スペクトルの第 3 世代セファロスポリン系にマクロライド系抗菌薬を加えるべきである．敗血症を疑う場合は，ヒドロキシ尿素と鉄キレート剤はそれぞれ，血球減少の可能性があることと，鉄を好む微生物の増殖を促すことから使用を避けなければならない．鎌状赤血球症患者への輸血は特有のリスクがあり，大部分の合併症のない急性疼痛の管理において輸血療法の効果はない．

経口鎮痛薬で十分な疼痛コントロールが得られれば，患者は救急外来から帰宅することができる[16]．鎌状赤血球症患者では，疼痛と心理社会的ストレスが複雑に関係しているため，患者を精神的に落ち着かせるために社会福祉に関するコンサルテーションの実施が非常に有用である．

合併症のない急性疼痛発作の鑑別診断

単なる骨痛以外の症状を訴える患者は，内科もしくは血液内科に紹介すべきである．

急性胸部症候群

急性胸部症候群 acute chest syndrome（ACS）は，38.5℃以上の発熱，呼吸器症状，胸部X線での新規の肺浸潤影を特徴とする急性疾患である。感染や術後の無気肺，肺脂肪塞栓症（鎌状赤血球症患者では骨髄梗塞の合併症として知られる）が一般的な誘因となる。鎌状赤血球症患者の入院理由の2番目に多い原因であり，死亡率は約5％である[17]。ACSの既往も含め，呼吸器疾患の既往が危険因子となる。ACSの疼痛は「Tシャツ様」に分布する特徴があり，重症のACSでは横隔膜裂傷をきたし，さらなる酸素化の悪化と進行性の低酸素症をもたらすことが多い。肺浸潤影は不整脈や頻呼吸などを伴うことが多く，咳嗽は晩期にみられる。

　もしACSが疑われた場合，普段の採血項目と胸部X線に加えて，輸血前の赤血球交差試験，ヘモグロビン電気泳動，動脈血ガス分析，各種培養検査，異型肺炎病原体の血清スクリーニングなどの検査を行う。ACSでの特異的な管理方法は，経皮的酸素飽和度（SpO_2）を96％以上に保つように吸気酸素濃度を調整すること，閉塞性もしくは可逆性の気道疾患，気管支攣縮，喘鳴がある場合は気管支拡張薬を投与すること，抗菌薬，インセンティブスパイロメトリー，輸血を組み合わせて行うこと，である。輸血は早期に行うことが適切で，人工呼吸器による補助換気が回避できる可能性がある[18〜20]。酸素運搬能を高めて，組織への酸素供給量を改善し，HbSと鎌状化赤血球濃度を下げ，急性呼吸不全の悪化を食い止めることが輸血の目的である。通常では，輸血後数時間以内に目にみえる改善が得られる。軽度や中等度のACS患者と重度の貧血を伴う患者は，Hb値10 g/dLを上限に赤血球輸血を行うことで治療可能である[21]。

　重症のACSの場合や，急速もしくは著明な臨床症状や胸部X線所見の悪化がみられる場合，動脈血酸素分圧（PaO_2）<70 mmHg，赤血球輸血によって血液粘稠度が上昇するリスクがあるHb値>9 g/dLの場合などは，交換輸血の適応になるとのコンセンサスが得られている。このような患者では集中治療が必要となる。エビデンスに沿ったより決定的なガイドラインの作成には，こういった状況での無作為化比較試験が必要とされている。頻回に輸血を受けたことのある鎌状赤血球症患者における同種自己免疫の頻度を考えると，最も適切な血液製剤を選ぶために，患者の情報を発注のたびに血液バンクに提供することが必須である。臨床的に重大な自己抗体を有することを明記した抗体通知カードを患者が所持していれば，抗体価が検出限界以下に低下していても，さらなる情報が得られるかもしれない。

脳卒中

虚血性もしくは出血性脳卒中は鎌状赤血球症患者の一般的な合併症であり，頭部

CTやMRIで診断される。積極的な血圧コントロール，抗血小板薬の投与，深部静脈血栓症の予防など，鎌状赤血球症患者の脳卒中治療は非鎌状赤血球症患者に対する治療とほとんど同じである。しかし，血栓溶解療法は頭蓋内出血のリスクが高まるため，使用されない。鎌状赤血球症患者が脳卒中を起こした場合は，すぐさま交換輸血を行わなくてはならない[22]。総Hb値を11 g/dL以下に抑えながら，HbAを70％に増加させることが交換輸血の目標である。

胆嚢疾患

慢性的な溶血とビリルビン代謝の亢進により色素系胆嚢結石の発症率が高まる。セフトリアキソンなど特定の抗菌薬は胆泥形成を促すことが知られており，鎌状赤血球症患者では注意して使用しなくてはならない。鎌状赤血球症患者の急性胆嚢炎治療は一般の患者と同様である。

急性赤血球捕捉

肝臓の赤血球捕捉は急速な肝腫大と著明なヘモグロビン低下を呈し，網赤血球の増加を伴う。交換輸血が必要になることがあるが，発作が鎮静化して赤血球の捕捉が解除されたときに血液粘稠度が上昇するリスクがあり，赤血球輸血は慎重に行う必要がある。脾臓の血球捕捉は成人ではまれである。

持続勃起

持続的で有痛性の望んでいない陰茎の勃起を持続勃起というが，鎌状赤血球症の合併症として認識されないまま生じている可能性がある。鎌状赤血球症患者は持続勃起のことを話題にしたがらないだろうし，そうなる前は勃起不全だったかもしれない。持続勃起は陰茎から流出する静脈の閉塞によって発生し，海綿体に影響を与えるのが典型的である。持続勃起から約6時間で陰茎の虚血とアシドーシスが起こり，繰り返すことで線維化とインポテンスが起こりうる。6時間以上継続した場合に，陰茎からの血液吸引やアドレナリン注入の適応を決める泌尿器科医が，鎌状赤血球症の治療施設にいなければならない[23]。持続勃起への輸血に関するエビデンスはほとんどないが，持続勃起への交換輸血と神経学的副作用の関連についての報告がある[24]。

結論

鎌状赤血球症は，虚血再灌流障害と血管症を特徴とする多系統を侵す遺伝性血液疾

患である．救急外来で最も多い主訴は，VOCが引き起こす全身性の骨痛である．輸血を必要とする合併症をみつけることが，患者を評価する目的である．VOCの治療では，迅速に，十分な量で，持続性のある複数の鎮痛薬を使用することに重点をおく．

関連文献

文献	研究デザイン	結果
急性疼痛発作		
Qari et al., *Thromb Haemost*. 2007[14]	急性疼痛患者253人をtinzaparin 175 IU/kgもしくはプラセボで治療した無作為化比較試験	tinzaparin治療群は，入院期間と疼痛の期間が有意に短く，治療開始4日以内に痛みが改善した（それぞれ$p=0.05$）
Gladwin et al., *JAMA*. 2011[15]	鎌状赤血球症患者の急性疼痛を対象として，一酸化窒素もしくはプラセボの窒素を最大72時間吸入させた無作為化比較試験	一酸化窒素吸入は，VOC改善までの期間（一次転帰指標），入院期間，VAS疼痛スコア，オピオイド使用量に影響を与えなかった
Bellet et al., *N Engl J Med*. 1995[18]	急性の胸部痛，胸背部痛患者29人の無作為化比較試験	午前8時から午後10時が寝るまでの間，2時間ごとにインセンティブスパイロメトリによる最大吸気を10回行うことで呼吸器合併症が有意に減少した（$p=0.019$）
Dampier et al., *Am J Hematol*. 2001[25]	急性疼痛患者38人を対象として，オピオイドを用いた2通りの自己調節鎮痛法を比較した無作為化比較試験	自己投与数を減らして基本流量を増やした設定では，自己投与数を増やして基本流量を減らした設定よりも疼痛の評価項目が早く大きく改善した
Morris et al., *Haematologica*. 2013[26]	小児入院患者38人を対象として，56回の疼痛発作をアルギニンとプラセボで治療した無作為化比較試験	治療介入群ではオピオイド使用量が54％減少した（$p=0.02$）
急性胸部症候群（ACS）		
Quinn et al., *BJH*. 2011[19]	ACS患者12人にデキサメタゾンを経口投与した無作為化比較試験	デキサメタゾンは入院期間を有意に短縮し（$p=0.024$），酸素投与量とオピオイドの使用量を減らし，低酸素血症を軽減する傾向があった
Knight-Madden and Hambleton, *Cochrane*. 2003[20]	ACS患者に対する気管支拡張薬吸入についてのCochraneレビュー	臨床試験が不足しているが，喘息の既往がある患者や発作中に喘鳴のみられた患者での気管支拡張薬は有効かもしれない

（つづく）

文献	研究デザイン	結果
輸血		
Turner et al., *Transfusion*. 2009[21]	赤血球輸血と交換輸血を受けたACS患者の後ろ向きコホート研究	入院期間を含め,赤血球輸血に比べて交換輸血の有意な効果はなかった

文献

1. Ballas SK, Gupta K, Adams-Graves P. Sickle cell pain: a critical reappraisal. *Blood*. 2012;120(18):3647–3656.
2. Ballas SK. Current issues in sickle cell pain and its management. *Hematology*. 2007;2007(1):97–105.
3. Charache S, Terrin ML, Moore RD, et al. Effect of hydroxyurea on the frequency of painful crises in sickle cell anemia. Investigators of the Multicenter Study of Hydroxyurea in Sickle Cell Anemia. *N Engl J Med*. 1995;332(20):1317–1322.
4. Brousseau DC, Owens PL, Mosso AL, et al. Acute care utilization and rehospitalizations for sickle cell disease. *JAMA*. 2010;303(13):1288–1294.
5. Stein PD, Beemath A, Meyers FA, et al. Deep venous thrombosis and pulmonary embolism in hospitalized patients with sickle cell disease. *Am J Med*. 2006;119(10):897 e7–e11.
6. Mousa SA, Al Momen A, Al Sayegh F, et al. Management of painful vaso-occlusive crisis of sickle-cell anemia: consensus opinion. *Clin Appl Thromb Hemost*. 2010;16(4):365–376.
7. *NIH, The Management of Sickle Cell Disease*. US Department of Health and Human Services, Editor; 2002.
8. Rees DC, Olujohungbe AD, Parker NE, et al. Guidelines for the management of the acute painful crisis in sickle cell disease. *Br J Haematol*. 2003;120(5):744–752.
9. Bartolucci P, et al. A randomized, controlled clinical trial of ketoprofen for sickle-cell disease vaso-occlusive crises in adults. *Blood*. 2009;114(18):3742–3747.
10. Dunlop RJ, Bennett KC. Pain management for sickle cell disease. *Cochrane Database Syst Rev*. 2006(2):CD003350.
11. Darbari DS, Neely M, et al. Morphine pharmacokinetics in sickle cell disease: implications for pain management. *ASH Annual Meeting Abstracts*. 2009;114(22):2574.
12. Kopecky EA, Jacobson S, Joshi P, et al. Systemic exposure to morphine and the risk of acute chest syndrome in sickle cell disease. *Clin Pharmacol Ther*. 2004;75(3):140–146.
13. Marti-Carvajal AJ, Peña-Martí GE, Comunián-Carrasco G, et al. Interventions for treating painful sickle cell crisis during pregnancy. *Cochrane Database Syst Rev*. 2009(1):CD006786.
14. Qari MH, Aljaouni SK, Alardawi MS, et al. Reduction of painful vaso-occlusive crisis of sickle cell anaemia by tinzaparin in a double-blind randomized trial. *Thromb Haemost*. 2007;98(2):392–396.
15. Gladwin MT, Kato GJ, Weiner D, et al. Nitric oxide for inhalation in the acute treatment of sickle cell pain crisis: a randomized controlled trial. *JAMA*. 2011;305(9):893–902.
16. Tanabe P, Artz N, Mark Courtney D, et al. Adult emergency department patients with sickle cell pain crisis: a learning collaborative model to improve analgesic management. *Acad Emerg Med*. 2010;17(4):399–407.
17. Vichinsky EP, Neumayr LD, Earles AN, et al. Causes and outcomes of the acute chest syndrome in sickle cell disease. National Acute Chest Syndrome Study Group. *N Engl J Med*. 2000;342(25):1855–1865.
18. Bellet PS, Kalinyak KA, Shukla R, et al. Incentive spirometry to prevent acute pulmonary

complications in sickle cell diseases. *N Engl J Med*. 1995;333(11):699–703.
19. Quinn CT, Stuart MJ, Kesler K, et al. Tapered oral dexamethasone for the acute chest syndrome of sickle cell disease. *Br J Haematol*. 2011;155(2):263–267.
20. Knight-Madden JM, Hambleton IR. Inhaled bronchodilators for acute chest syndrome in people with sickle cell disease. *Cochrane Database Syst Rev*. 2003; doi: 10.1002/14651858.CD003733
21. Turner JM, Kaplan JB, Cohen HW, et al. Exchange versus simple transfusion for acute chest syndrome in sickle cell anemia adults. *Transfusion*. 2009;49(5):863–868.
22. Adams RJ. Big strokes in small persons. *Arch Neurol*. 2007;64(11):1567–1574.
23. Mantadakis E, Ewalt DH, Cavender JD, et al. Outpatient penile aspiration and epinephrine irrigation for young patients with sickle cell anemia and prolonged priapism. *Blood*. 2000;95(1):78–82.
24. Merritt AL, Haiman C, Henderson SO. Myth: blood transfusion is effective for sickle cell anemiaassociated priapism. *CJEM*. 2006;8(2):119–122.
25. Dampier CD, Smith WR, Kim HY, et al. Opioid patient controlled analgesia use during the initial experience with the IMPROVE PCA trial: a phase III analgesic trial for hospitalized sickle cell patients with painful episodes. *Am J Hematol*. 2011;86(12):E70–E73.
26. Morris CR, Kuypers FA, Lavrisha L, et al. A randomized, placebo-controlled trial of arginine therapy for the treatment of children with sickle cell disease hospitalized with vaso-occlusive pain episodes. *Haematologica*. 2013;98(9):1375–1382.

29

血小板障害と止血異常
platelet disorder and hemostatic emergency

Shawn K. Kaku and Catherine T. Jamin

背景

止血 hemostasis とは，血管損傷部において血餅が形成されるプロセスのことである。このプロセスは，2つのステップから成り立っている。1つ目のステップとなる一次止血は，損傷部位において血小板凝集が起こることである。2つ目のステップとなる二次止血は，凝固カスケードが活性化し，フィブリンが血小板凝集を強固なものにすることである。線溶系システムは凝固カスケードを抑制し，過剰な血栓形成を回避する。正常に止血機構が機能するためには，凝固因子を合成できる肝臓や，十分な数の血小板と補因子，また凝固・線溶システムの調和が必要となる。本章では，止血機能不全についての病態と管理について説明する。

病歴と身体所見

詳細な病歴聴取と身体所見は，凝固・線溶異常なのか，血小板機能異常なのかを判断するのに役立つ。一般的な病歴に加えて，出血のきっかけ，頻度，期間，重症度など，あらゆる情報を詳細に聴取すべきである[1]。身体所見では，打撲痕や点状出血，肝臓の大きさや肝硬変の所見，関節内出血，貧血徴候や感染の有無について評価すべきである。

詳細な病歴聴取と身体所見によって，一次止血異常なのか，二次止血異常なのかを判断することができる。点状出血，打撲痕，粘膜出血，鼻出血，月経過多，持続する出血は，血小板や一次止血異常の存在を示唆する。軟部組織，筋，関節内への出血，あるいは遅発性の出血を認める場合は，凝固因子欠乏や二次止血機構の異常を意味する[2]。

血小板機能異常

特発性血小板減少性紫斑病

特発性血小板減少性紫斑病 idiopathic thrombocytopenic purpura(ITP)は自己免疫疾患であり，免疫グロブリンG(IgG)自己抗体の関与により血小板を破壊して発症する。抗体でコーティングされた血小板は，肝臓や脾臓のマクロファージによって速やかに除去される[3]。ITPは，血小板数が10万/μL未満に減少し，明らかな誘引や基礎疾患がないのが特徴的である[4,5]。明確な診断基準は存在せず，除外診断で行われている[4,6]。すなわち，ITPを診断する前に，全身性疾患，血栓性血小板減少性紫斑病(TTP)，薬物反応，一次止血異常，肝機能障害，感染，最近の輸血によるものなど，数多くの原因となる疾患を除外しなければならない[6]。HIV感染症，全身性エリテマトーデス(SLE)，リンパ球増殖性疾患，抗リン脂質抗体症候群などに伴う血小板減少症を二次性ITPという[3]。

小児に典型的にみられるような自然に改善するITPとは異なり，成人のITPは通常，慢性であり，緩徐な発症となる[3]。粘膜出血，紫斑，点状出血，鼻出血，歯肉出血は最も一般的な初期症状である[4]。

成人ITP患者において，グルココルチコイドなどの薬物療法をいつ開始すればよいかを示す決定的なエビデンスは存在しない。大半の患者は治療を必要としない。ただし，出血の有無にかかわらず，血小板数3万/μL未満の時点で治療開始すべきと考えられている[5]。治療介入については個々の症例に応じて考慮する必要があり，その決定については，出血リスク(出血のエピソード，年齢，併存症，活動度など)に重きをおくべきである[6]。

ITPで出血を伴う重症患者には，初回治療として，高用量のステロイド，例えば，メチルプレドニゾロンを静注する(小児の場合は30 mg/kg/日を3日間。成人の場合は1 g/日を3日間)。静注免疫グロブリン(IVIg)1 g/kgの投与や輸血を行ってもよい[5,6]。ITP治療に対するIVIgの正確な機序は明らかにされていないが，マクロファージのFc受容体を阻害することで，抗体でコーティングされた血小板の取り込みを防ぐと考えられている[7]。ITPの治療において，血小板輸血は一般的には推奨されない。輸血した血小板は抗体によって最終的には破壊されてしまうからである。ただし，血小板輸血は治療を継続するのに役立つことが示されており，出血している患者に対して一時的に止血するのに有効だと考えられている[7,8]。脾臓摘出術を受けていない患者でRh陽性の場合，抗Rho(D)グロブリン製剤投与は有効である[9]。血小板の除去を行う脾マクロファージの受容体に血小板に代わってRh陽性赤血球に結合した抗Rho(D)グロブリンが結合する。緊急脾臓摘出術もまた考慮

すべきである。非緊急の第 2 選択の治療法として，脾臓摘出は 80％の患者で有効である[6]。出血している血小板減少症の患者は困難な手術患者の典型例であるため，緊急時における脾臓摘出術は症例ごとに検討しなくてはならない。

ヘパリン誘発性血小板減少症

ヘパリン起因性血小板減少症 heparin-induced thrombocytopenia（HIT）は生命にかかわる疾患で，血小板第 4 因子（PF4）とヘパリンの複合体に対する抗体によって引き起こされる。ヘパリン投与開始から 5 〜 10 日後に，血小板が減少し，少なくとも半分以上低値となったときには，本疾患を疑うべきである[10, 11]。HIT の発症頻度は，未分画ヘパリン（UFH）使用時には 1 〜 5％，低分子ヘパリン（LMWH）使用時は 1％未満である[10]。HIT は血小板減少を引き起こすが，大きな問題となるのは出血ではなく，血栓症である[10]。これらは，血小板活性化と血小板マイクロパーティクルによって，トロンビン産生と血栓産生が誘導されることによる[11, 12]。血栓症による合併症の発症頻度は 20 〜 50％程度で，ヘパリン治療中止後も数日から数週間継続する[11]。合併症としては，動静脈血栓症，四肢虚血や脳静脈洞血栓症がある[11]。

HIT に関する検査として，ヘパリン-血小板第 4 因子 heparin-platelet factor 4 （H-PF4）酵素結合免疫測定法（ELISA）法や，機能的測定法がある。H-PF4 検査は広く利用されており，ときに診断のための最初の検査として行われる。機能分析法はより一般的になってきたが，常に行える検査ではなく，ときに外注検査となるために結果が出るまでに 1 週間を要することがある。H-PF4 検査の感度は高いが（＞ 97％），特異度は低い（74 〜 86％）。というのも，これらの検出された抗体の特定のサブセットのみが HIT を起こすからである[11]。これは術後患者において特に顕著であり，心臓外科術後患者においては 20 〜 50％程度が，また，ICU 入室した外科患者のうち 81％が H-PF4 偽陽性となる[10, 12]。H-PF4 検査は高い陰性適中率をもつため，H-PF4 陰性で，かつ高度から中等度の HIT リスク患者においては，血小板減少症の他鑑別診断を考慮すべきである[11]。

ヘパリン誘発性血小板凝集法 heparin-induced platelet aggregation test は機能分析法であり，90％以上の感度，および 77 〜 100％の特異度を有する検査である[11]。C-セロトニン機能分析法 C-serotonin functional assay test は，活性化した血小板から放出されるセロトニンを測定するもので，HIT 診断において最も信頼できる検査と考えられており，感度と特異度は 95％以上に及ぶ[11, 13〜15]。これは特殊な検査であり，救急で迅速に検査できるほど容易なものではない。

外注検査の結果を待つことは危険なこともある。治療の遅れと治療そのものによ

表 29-1　4T's 臨床スコアリングシステム

4T's	2 点	1 点	0 点
血小板減少 Thrombocyto-penia	>50％の低下で，最低値≧2万/μL	30～50%低下 または 最低値1～1.9万/μL	<30%の低下 または 最低値<1万/μL
血小板減少出現の時期 Timing	ヘパリン開始5日から10日後 あるいは 30日以内のヘパリン使用歴があり，1日以内に血小板が減少する	ヘパリン開始後5～10日経過しているが，血小板値開始が明らかでない（例：血小板値測定をしていなかった） あるいは ヘパリン投与10日後以降に血小板が減少する あるいは 30～100日以内にヘパリン投与歴があり，1日以内で血小板が減少する	最近のヘパリン使用歴はないが4日以内に血小板が減少する
血栓症やその他の続発症 Thrombosis	新規血栓症。皮膚壊死。未分画ヘパリン投与後の急性全身性反応	血栓の進行や再発。非壊死性(紅斑)皮膚病変。血栓症の疑い(診断されていない)	なし
血小板減少症のその他の原因 Thrombocyto-penia	他の原因なし	他に疑わしい原因の可能性あり	他に明確な原因の可能性あり

Lo GK, Juhl D, Warkentin TE, et al. Evaluation of pretest clinical score(4T's)for the diagnosis of heparin-induced thrombocytopenia in two clinical settings. *J Thromb Haemost*. 2006;4(4):759-765. より引用.
スコアの解釈：0～3=低スコア，4～5=中スコア，6～8=高スコア

る重篤な副作用があるからである。"4T's" 臨床スコアリングシステム（表 29-1）は HIT の迅速評価に有用である[16]。最近のメタ分析では幅広い患者群でこの有用性が示唆されており，低スコア（0～3点）であった患者群では 99.8%の陰性適中率であった[17]。

　血栓症発症を抑制するための HIT 治療としては，低分子ヘパリンも含めたあらゆるヘパリンを含む薬物を中止し，代わりに他の抗凝固薬の全身投与を行う。現在のところ，米国食品医薬品局（FDA）で認可された HIT 治療薬はアルガトロバン，bivalirudin，lepirudin の3種類存在するが，lepirudin は最近製造中止となった。これらの効果に対する前向き無作為化試験は行われていないが，アルガトロバンは2つの前向き試験で有用性を示している。両試験では，歴史的対照群と比較して血栓症発症率を低下させ，出血の割合を高めることなく血栓症による死亡率を低下させた[18,19]。アルガトロバンは肝機能不全患者においては用量調整を行うべきである。bivalirudin は経皮的冠動脈治療を行ったことがある HIT 患者が適応となる。American College of Chest Physicians（ACCP）ガイドラインでは，フォンダパリヌ

クスは理論的にはHIT治療に有効であるとしているが、現時点では適応外となっている[20]。

HIT患者は血栓化傾向にあるため、診断後には4～12週間の抗凝固療法を継続すべきであり、ワルファリンに切り替えることで治療継続可能である[20]。ワルファリン導入は慎重にすべきである。なぜならば、ワルファリンはプロテインC値を迅速に低下させ、血栓促進傾向を増悪させ、皮膚壊死や四肢壊疽を引き起こすことがあるからである[20]。2012年のACCPガイドラインでは、血小板数が少なくとも15万/μLまで回復し、抗トロンビン薬によって安定した抗凝固が得られた時点になってから、ワルファリンによる治療開始を推奨している。HITの診断がついた時点ですでにワルファリンを経口投与している場合には、先述の基準を満たすまでビタミンKを投与すべきであるとしている[20]。最後に、HIT患者で誘引のない出血はまれであるため、血小板を輸血するのは出血している場合や、あるいは出血のリスクが高く侵襲的な手技を行う場合のみである[20]。

HELLP症候群

HELLP症候群は妊娠時の重大な合併症で、溶血Hemolysis、肝酵素上昇Elevated Liver enzymes、血小板減少Low Plateletsが特徴である。HELLP症候群が妊娠高血圧腎症の重篤な症状なのか、別の疾患の症状なのかについては議論の余地がある。妊娠早期にも起こりうるが、一般的には妊娠28週後に発症する[10]。典型的な症状としては、心窩部あるいは右季肋部痛、悪心・嘔吐である[21,22]。また、ウイルス感染症と誤ってしまいそうな全身倦怠感や頭痛といった非特異的症状を呈することもある[21,22]。HELLP症候群を診断するための診断基準に一定の見解はないが、その頭文字にあるように、微小血管症性溶血性貧血（MAHA）、肝酵素上昇と血小板減少の条件をすべて満たすべきである[10,21,22]。

HELLP症候群は母体死亡率を上昇させ、播種性血管内凝固、胎盤早期剥離、産後大出血、肺水腫や脳浮腫、肝梗塞や肝破裂、脳梗塞や脳出血に関連している[21,22]。治療は胎児分娩であるが、適正な分娩時期は不明で、母体や胎児の状況と妊娠週数に依存している[21,22]。待期的に管理された患者の検査値異常は改善しうるが、この方法はさらに厳密に調べる必要がある[23,24]。すべてのHELLP患者を入院させて重症妊娠高血圧腎症を治療する必要があり、痙攣予防のためにマグネシウムの静注を行い、収縮期血圧を160 mmHg以下、拡張期血圧を105 mmHg以下、あるいはその両方を満たすように降圧薬を用いて管理する[22]。妊娠週数が24～34週の際は、胎児の肺の成熟のために副腎皮質ステロイド投与がしばしば推奨される[22]。血小板輸血は重篤な出血を認める、あるいは血小板数が2万/μL未満の際に

行うべきである[22]。母体生命予後の改善のために副腎皮質ステロイドを投与することは議論の余地があり，実験的に実施されている。初期の小規模無作為化観察研究で示された有用性は，後の2つの大規模無作為化二重盲検プラセボ対照比較試験では再現できなかった[25, 26]。

血栓性血小板減少性紫斑病と溶血性尿毒症症候群

血栓性血小板減少性紫斑病 thrombotic thrombocytopenic purpura (TTP)と溶血性尿毒症症候群 hemolytic uremic syndrome (HUS)は，血栓性微小血管症と呼ばれる広範なカテゴリーに属する2つの疾患である。血栓性微小血管症 thrombotic microangiopathy とは微小血管が閉塞する疾患で，血小板凝集，血小板減少，赤血球の物理的傷害によって特徴づけられる[27]。同様の特徴を有するが，成人のTTPと小児の下痢によるHUSは異なる疾患である。

　TTPはADAMTS13酵素欠乏によるものと考えられており，典型的症例の大部分で阻害抗体が原因となっている[10]。ADAMTS13酵素は，新たに産生されたvon Willebrand因子(vWF)の多重体を切断する。これらが切断されなかった場合，超高分子量vWF多重体によって血小板凝集が起こり，TTPを発症する[10]。TTPは先天性と後天性に分類され，先天性は非常にまれである。後天性の原因の大部分は特発性であるが，二次性TTPの原因としては，薬物療法，感染症，妊娠，ループス，悪性腫瘍，移植がある[28]。

　TTPの古典的5徴候は，血小板減少，微小血管症性溶血性貧血(MAHA)，変動する精神症状，腎傷害，発熱である[27]。微小血管症性溶血性貧血 microangiopathic hemolytic anemia (MAHA)は，血小板凝集により部分的に閉塞した微小血管を赤血球が通過する際に溶血することで起こる[27]。これによって分裂赤血球またはヘルメット細胞と呼ばれる赤血球断片化が起こり，乳酸デヒドロゲナーゼや間接型ビリルビン値の上昇が生じる[27, 28]。ただし，神経症状，腎傷害，あるいは発熱を認めない患者も存在する。したがって，TTPの診断は，他の特定できる原因がない状況下でMAHAと血小板減少症を認めることでつけられる[28]。

　未治療の場合の死亡率は95～100％に及ぶため，たとえ診断が不確実であってもTTPの治療を開始すべきである[29~31]。阻害抗体の除去やADAMTS13補充のために，血漿交換，すなわち患者血清を除去し他の液体(ドナーの血清，膠質液など)で置換することが治療の根幹である。血漿交換はTTPによる死亡率を20％未満に低下させる[10, 27~31]。血漿交換ほどの有効性はないが，血漿の単独投与であっても死亡率は37％に低下することが示されている[28, 32]。したがって，血漿交換の開始が遅延してしまう際には，初期対応として血漿投与(30 mL/kg/日)を開始してもよ

い[28]。TTP治療において，免疫抑制治療としてステロイドは広く使用されているが，その効果についてはわずかなエビデンスしか存在せず，投与量や投与方法についてはコンセンサスがない[28]。患者にとってステロイド使用が有益となりうる場合に，ステロイド治療は補助療法として行う。メチルプレドニゾロン 2 mg/kg/日の投与が合理的なアプローチであるが，パルス療法として 1 g/日を 3 日間投与する方法もある[28]。抗CD20抗体であるリツキシマブの投与は，血漿交換療法に不応性の際に考慮する[33,34]。血小板輸血は，血小板凝集をさらに誘発しTTPを増悪させるため，禁忌である。ただし，生命にかかわる出血や侵襲的手技の際には投与すべきである[28]。

　HUSではMAHA，血小板減少，急性腎傷害が特徴的である。HUSは，志賀毒素産生の大腸菌（*Escherichia coli*）O157:H7によって生じる血性便が前駆症状として現れる[27,28]。毒素は内皮細胞を障害し，その結果として血小板凝集と血管内血栓形成を引き起こす。HUSの治療の多くは本質的には，支持療法である。体液量と電解質バランス，血圧の注意深い管理が必要である。腎機能障害が重度の場合には，透析治療が必要となることがある[28]。抗菌薬や止痢薬は予後不良となりうるために使用を控えるべきである[27,28]。HUS患者に血漿投与を行った2つの前向き研究では，その有用性を証明することはできなかった[35,36]。志賀毒素産生大腸菌によるHUS患者に対して，血漿交換を行うことの有用性を評価した前向き無作為化試験は存在しない。現在のところ，神経症状を伴った重症例の場合に限り，血漿交換の開始を検討すべきである。HUSに対する輸血は，TTPと同様に，ヘモグロビン値に厳密に従うのではなく，臨床経過や必要性にもとづいて行われるべきであり，可能であれば血小板輸血は回避すべきである。

凝固障害

播種性血管内凝固

　播種性血管内凝固 disseminated intravascular coagulation（DIC）は凝固カスケードの広範な活性化によって特徴づけられ，結果的にフィブリン形成，小・中血管の血栓閉塞，その後の臓器障害を引き起こす。同時に，血小板や凝固因子の消費により重篤な出血が起こりうる[37]。DICはそれ自身が疾患ではなく，何らかの基礎疾患に随伴する病態をいい，敗血症，外傷，臓器不全（膵炎），産科救急，悪性腫瘍，中毒や輸血反応などに続発する[38]。

　単一の検査でDICを診断したり除外することはできない。代わりに，DICのリスクがある患者においては，種々の検査結果を組み合わせて用いることで合理的に

本疾患を診断することができる[37]。一般的な検査異常として，血小板減少，フィブリン分解産物(FDP)上昇，プロトロンビン時間(PT)や活性化部分トロンボプラスチン時間(aPTT)を含む凝固時間の延長，フィブリノーゲン低値がある[37,39]。血液塗抹標本では，分裂赤血球を観察できることもある[37]。フィブリノーゲン値を解釈する際には注意が必要である。というのも，急性期反応として長期間にわたって正常範囲内にとどまるか，高値となることがあるからである[37,39]。

　DIC治療の本幹は基礎疾患の治療である[37~39]。血小板や血漿の輸血は，活動性出血を認めたり，出血リスクが高い患者に対して行うべきである。血小板輸血の指標は，出血しているならば血小板値が5万/μL未満，出血していないならば1～2万/μL未満である[39]。新鮮凍結血漿(FFP)やクリオプレシピテートの投与が推奨されるのは，出血していてプロトロンビン時間国際標準化比(PT-INR)が2を超える，あるいはフィブリノーゲン値が100 mg/dL未満の場合である[40]。凝固優位なDICの場合(例えば，動静脈血栓閉塞症，重症電撃性紫斑病，皮膚血管梗塞)，治療域でのヘパリン使用を考慮すべきである[39]。重症病態でDICを伴い出血がみられない場合，静脈血栓症予防のためにヘパリンや低分子ヘパリンの投与が推奨される[39]。アンチトロンビン製剤(以前のアンチトロンビンⅢ製剤)の投与はDICの予後改善に寄与せず，遺伝子組換え第Ⅶa因子製剤(rFⅦa)投与はさらなる試験でその有用性が確認されている[41,42]。先天性あるいは後天性プロテインC欠損症の患者に対するプロテインC濃縮製剤の使用については，いくつかの利点が示されている[43]。

血友病

　血友病hemophiliaはX染色体連鎖性遺伝性凝固障害で，最もよく言及されるのは第Ⅷ因子欠乏症(血友病A)や第Ⅸ因子欠乏症(血友病B, Christmas病)である。臨床的にこの欠乏症の違いを鑑別することは困難ではあるが，第Ⅷ因子欠乏症は約80%に，第Ⅸ因子欠乏症は残りの20%にみられる[44,45]。血友病の重症度は，凝固因子レベルを一般集団と比較することで定義されている。基準値の1%未満の場合を重症，1～5%の場合を中等症，5%を超える場合を軽症と定義する[44,46]。血友病患者は，関節内出血(特に膝関節，足関節，肘関節)，軟部組織血腫，紫斑，後腹膜出血，頭蓋内出血，術後出血のリスクが高い[44,47]。

　遺伝性疾患であるため，血友病の家族歴や異常出血の病歴が本疾患を診断するときに非常に役立つ。ただし，約30%の症例では家族歴がなく，遺伝子突然変異によるものである。血友病AおよびBにおける検査値では，血小板値やPT値は正常であるが，aPTT値は延長している。それぞれの凝固因子に対する特異的検査を

表 29-2　凝固因子補充量の計算式

製剤	投与
第 VIII 因子製剤	体重(kg)×期待上昇値(%)×0.5
第 IX 因子製剤	体重(kg)×期待上昇値(%)
遺伝子組換え第 IX 因子製剤(成人量)	体重(kg)×期待上昇値(%)×1.25
遺伝子組換え第 IX 因子製剤(小児量)	体重(kg)×期待上昇値(%)×1.43

Srivastava A, Brewer AK, Mauser-Bunschoten EP, et al. Treatment Guidelines Working Group on behalf of The World Federation of Hemophilia. Guidelines for the management of hemophilia. *Haemophilia*. 2013;19(1):e1-e47. より引用。

行うことで，血友病の病型判定ができる。

　欠損因子の補充は出血の制御や止血のために必要となる。投与量は出血している部位によって調整する。World Federation of Hemophilia のガイドラインによれば，深い裂傷，関節や大半の筋肉内出血では因子レベルを 40 〜 60％に，中枢神経系，咽頭や頸部，消化管，腸腰筋内の出血においては因子レベルを 80 〜 100％に保つことが推奨されている[48]。必要な投与量については表 29-2 内の計算式を用いる。因子レベルのベースラインが不明な場合は，0％と仮定する。適正投与量を確認するために，製剤投与 15 分後に患者の因子レベルを測定する[48]。第 VIII 因子と第 IX 因子の半減期はそれぞれ，8 〜 12 時間，18 〜 24 時間である。再投与についてはこの時点で必要となる[48]。

　特異的因子製剤がない場合には，その他の代替療法がある。FFP はすべての凝固因子を含んでいて，1 mL 中に 1 単位の濃度であり，血友病 A，B 両方に使用することができる[48]。FFP 使用の際には，容量負荷となることや輸血自体に存在するリスク〔例えば，輸血反応，容量負荷，輸血関連急性肺損傷(TRALI)〕を考慮すべきである。クリオプレシピテート製剤には第 VIII 因子が 70 〜 80 単位含まれており，血友病 A に対して代替療法として投与することができる[48]。ただし，同様の懸念から，治療の第 2 選択となる。その他の治療として，プロトロンビン複合体製剤，遺伝子組換え第 VII 因子製剤や抗線溶薬がある。これらの治療については，血液学の専門家にコンサルテーションを行い使用すべきである。

肝疾患

正常な止血カスケードの維持には肝機能が必要不可欠であるが，進行した肝疾患の場合は著しく障害されるため，凝固障害や重篤な出血をきたす。肝細胞の減少によ

り，凝固因子 II，V，VII，IX，X，XI，XII とフィブリノーゲンの産生低下が生じる（肝臓と内皮細胞の両者で第 VIII 凝固因子は合成されており，肝疾患でもその値は基準値から高値となっていることがある）[49]。胆汁産生障害により，第 II，VII，IX，X 因子に必要不可欠な補酵素であるビタミン K の吸収低下が起こる。臨床的意義は不明であるが，ビタミン K 欠乏症もまた凝固障害に関与している[49,50]。組織プラスミノーゲン活性化因子（t-PA）のクリアランス低下と，線溶阻止因子の産生低下は，肝疾患終末期患者の 30〜46％ にみられる軽度の線溶傾向の原因になると考えられている[49,51]。

進行した肝疾患において，血小板数とその機能もまた影響を受ける。血小板減少（肝疾患時）は，門脈圧亢進症に伴う脾機能亢進による血小板の過剰な捕捉と破壊，トロンボポエチン合成低下による血小板産生低下，免疫性および非免疫性の血小板破壊など，多因子が関係していると考えられている[49〜51]。免疫介在性の血小板破壊は慢性肝疾患，特に C 型肝炎でみられるが，ITP に関連する糖蛋白に対する自己抗体など，抗血小板抗体が関与している[49,50]。

血小板減少に加えて，進行した肝疾患ではさまざまな機序により血小板機能が障害されている。血小板阻害因子の増加，一酸化窒素（NO）の過剰合成，血小板受容体欠乏，不完全なシグナル伝達，トロンボキサン A_2 合成障害，これらすべてが，血小板凝集の阻害や，血小板と血管の相互作用の障害，肝疾患に関連して惹起された血小板阻害に関連している[49,51]。

肝疾患は出血性疾患と最もかかわりが強いが，凝固系亢進状態にもなりうる。肝疾患によりアンチトロンビン，プロテイン C やプロテイン S といった抗凝固因子の産生が低下する。これによって，凝固線溶系の均衡がとれることもあれば，過凝固に傾くこともある[50〜52]。実際には，肝疾患を罹患する患者の PT-INR 値が上昇していることが"自動抗凝固"を反映しているとするエビデンスは存在しない[51,53,54]。プロトロンビン時間（PT）の延長はワルファリン治療のような，ビタミン K 依存性凝固因子の均一な減少を必ずしも反映するわけではなく，血栓症の予防と関係なく，半減期の短い第 VII 凝固因子の減少を反映することもある[51]。さらには，肝疾患患者における PT-INR や PT は，用いた試薬や測定機器によって大幅に異なる[50]。したがってに，臨床状況（敗血症，術後や出血など）は，単一の検査値で凝固能を評価するよりもさらに重要である。

肝疾患を有し出血している場合，止血に関して不足しているものを積極的に補充することが必要不可欠となる。治療の目的は，異常値を補正して基準値にすることではなく，止血を得ることである[51]。指標として，血液検査では PT-INR，aPTT，血小板数，フィブリノーゲン値を測定する。FFP はすべての凝固因子を含んでおり，

上昇したPT-INRやaPTT値を補正するために投与すべきである。ただし、この補正は困難を伴い、効果は一時的でしかない[50,51]。また、上昇したPT-INRは出血のリスクを高めるわけではないし、FFPの投与は循環血液量の過負荷や輸血関連の合併症を起こしうる。クリオプレシピテートはフィブリノーゲン値を100 mg/dL以上となるように投与し、血小板は5万/μL以上を保つように輸血すべきである[51]。治療抵抗性の出血に対して血小板機能を補助するために、デスモプレシンを投与する試みがある[51]。デスモプレシンの作用機序は明らかでないが、von Willebrand因子(vWF)を放出し、血小板の接着能を改善させると考えられている[51]。先述したように、ビタミンK欠乏症はそれ自体で凝固障害に寄与するため、ビタミンK(5〜10 mg/日)を3日間投与してみてもよい[51]。遺伝子組換え第VIIa因子製剤(rFVIIa)の効果と安全性については現在のところ試験中であるが、緊急の治療薬として準備しておくべきである[50,51]。

結論

救急やICUでは、血小板異常や止血異常を有する患者の入室は多い。これらの疾患の多くが同様の検査値を示すが、病態や適切な治療法は大きく異なる。特発性血小板減少性紫斑病(ITP)、ヘパリン起因性血小板減少症(HIT)、HELLP症候群、血栓性血小板減少性紫斑病(TTP)、溶血性尿毒症症候群(HUS)などの血小板疾患、ならびに血友病、播種性血管内凝固(DIC)や肝疾患による凝固障害について適切な診断と治療を行うことは、救急医にとって必要不可欠である。

関連文献

文献	研究デザイン	結果
ヘパリン起因性血小板減少症(HIT)		
Lo et al., *J Thromb Haemost*. 2006[16]	患者336人を対象とした4T's臨床スコアリングシステムの前向き研究	ほとんどの場合、低スコアでHITを除外できると考えられた
Cuker et al., *Blood*. 2012[17]	4T's臨床スコアリングシステムの適中率に関する系統的レビューとメタ分析。13の試験と3,068人の患者が対象	広範な患者集団において、4T's臨床スコアリングシステムが低スコアの際、HITの陰性適中率は99.8%〔95%信頼区間(CI):0.970〜1.000〕であった

(つづく)

文献	研究デザイン	結果
Lewis et al., *Arch Intern Med.* 2003[18]	HIT 患者 418 人をアルガトロバンで治療した前向き多施設非無作為化試験	歴史的対照群と比較して，アルガトロバンは総死亡率，総足趾切断率，新規血栓症発症率を低下させた〔オッズ比(OR)：0.61，p=0.04〕。出血率に差はなかった
Lewis et al., *Circulation.* 2001[19]	HIT 患者 304 人をアルガトロバンで治療した，前向き多施設非無作為化/非盲検試験。歴史的対照群との比較研究	対照群に比べ，アルガトロバン治療群は総死亡率，総足趾切断率，新規血栓発症率を低下させた（25.6% vs. 38.8%，p=0.014）。出血率に差はなかった
HELLP 症候群		
Fonseca et al., *Am J Obstet Gynecol.* 2005[25]	HELLP 症候群患者 132 人に対して，デキサメタゾン群とプラセボ群に無作為に割りつけた，前向き二重盲検プラセボ対照試験	入院期間，血小板値回復時間の 95% CI，乳酸デヒドロゲナーゼ，アスパラギン酸アミノトランスフェラーゼ(AST)，合併症発症率に有意差がなかった
Katz et al., *Am J Obstet Gynecol.* 2008[26]	HELLP 症候群患者 105 人に対して，デキサメタゾン群とプラセボ群に無作為に割りつけた前向き二重盲検プラセボ対照試験	死亡率，入院期間，血小板数回復，AST，乳酸デヒドロゲナーゼ，ヘモグロビン値，利尿に有意差なかった
血栓性血小板減少性紫斑病（TTP）		
Rock et al., *N Engl J Med.* 1991[32]	TTP 患者 102 人を対象に，血漿交換と血漿輸血の 2 群に割りつけた前向き無作為化比較試験	血漿交換群と血漿輸血群の 6 カ月死亡率は 22% vs. 37%（p=0.036）であり，奏効率は 78% vs. 49%（p=0.002）であった
肝疾患		
Dabbagh, *Chest.* 2010[53]	後ろ向きコホート研究。慢性肝疾患の初回診断で入院した患者 190 人の静脈血栓塞栓症発症率を 7 年間にわたり評価した	慢性肝疾患により上昇したプロトロンビン時間国際標準化比(PT-INR)が，院内における静脈血栓塞栓症の発症予防とは関連しなかった
Northup et al., *Am J Gastroenterol.* 2006[54]	後ろ向き症例対照研究。肝硬変を罹患する入院患者 113 人の静脈血栓症発症率を対照群と比較した	肝硬変を有する入院患者の約 0.5% が新規血栓塞栓症を発症しており，PT-INR や血小板値から予測できなかった

文献

1. Rydz N, James PD. Why is my patient bleeding or bruising? *Hematol Oncol Clin North Am.* 2012;26(2): 321-344.
2. van Ommen CH, Peters M. The bleeding child. Part I: primary hemostatic disorders. *Eur J Pediatr.* 2012;171(1):1-10.
3. Cines DB, Blanchette VS. Immune thrombocytopenic purpura. *N Engl J Med.* 2002;346(13):

995–1008.
4. Liebman HA, Pullarkat V. Diagnosis and management of immune thrombocytopenia in the era of thrombopoietin mimetics. *Hematology Am Soc Hematol Educ Program*. 2011;2011:384–390.
5. Bussel JB, Cines DB, Kelton JG, et al. Idiopathic thrombocytopenic purpura: a practice guideline developed by explicit methods for the American Society of Hematology. *Blood*. 1996;88(1):3–40.
6. Provan D, Stasi R, Newland AC, et al. International consensus report on the investigation and management of primary immune thrombocytopenia. *Blood*. 2010;115(2):168–186.
7. Baumann MA, Menitove JE, Aster RH, et al. Urgent treatment of idiopathic thrombocytopenic purpura with single-dose gammaglobulin infusion followed by platelet transfusion. *Ann Intern Med*. 1986;104:808.
8. Carr JM, Kruskall MS, Kaye JA, et al. Efficacy of platelet transfusion in immune thrombocytopenia. *Am J Med*. 1986;80:1051.
9. Ramadan KM, El-Agnaf M. Efficacy and response to intravenous anti-D immunoglobulin in chronic idiopathic thrombocytopenic purpura. *Clin Lab Haematol*. 2005;27:267.
10. DeLoughery TG. Critical care clotting catastrophies. *Crit Care Clin*. 2005;21(3):531–562.
11. Arepally GM, Ortel TL. Clinical practice. Heparin-induced thrombocytopenia. *N Engl J Med*. 2006;355(8):809–817.
12. Berry C, Tcherniantchouk O, Ley EJ, et al. Overdiagnosis of heparin-induced thrombocytopenia in surgical ICU patients. *J Am Coll Surg*. 2011;213(1):10–17.
13. Sheridan D, Carter C, Kelton JG. A diagnostic test for heparin-induced thrombocytopenia. *Blood*. 1986;67(1):27–30.
14. Napolitano LM, Warkentin TE, Almahameed A, et al. Heparin-induced thrombocytopenia in the critical care setting: diagnosis and management. *Crit Care Med*. 2006;34(12):2898–2911.
15. Warkentin TE. Platelet count monitoring and laboratory testing for heparin-induced thrombocytopenia. *Arch Pathol Lab Med*. 2002;126(11):1415–1423.
16. Lo GK, Juhl D, Warkentin TE, et al. Evaluation of pretest clinical score (4 T's) for the diagnosis of heparin-induced thrombocytopenia in two clinical settings. *J Thromb Haemost*. 2006;4(4):759–765.
17. Cuker A, Gimotty PA, Crowther MA, et al. Predictive value of the 4Ts scoring system for heparin-induced thrombocytopenia: a systematic review and meta-analysis. *Blood*. 2012;120(20):4160–4167.
18. Lewis BE, Wallis DE, Leya F, et al. Argatroban-915 Investigators. Argatroban anticoagulation in patients with heparin-induced thrombocytopenia. *Arch Intern Med*. 2003;163(15):1849–1856.
19. Lewis BE, Wallis DE, Berkowitz SD, et al. ARG-911 Study Investigators. Argatroban anticoagulant therapy in patients with heparin-induced thrombocytopenia. *Circulation*. 2001;103(14):1838–1843.
20. Linkins LA, Dans AL, Moores LK, et al. Treatment and prevention of heparin-induced thrombocytopenia: Antithrombotic Therapy and Prevention of Thrombosis, 9th ed.: American College of Chest Physicians Evidence-Based Clinical Practice Guidelines. *Chest*. 2012;141(2 Suppl):e495S–530S.
21. Haram K, Svendsen E, Abildgaard U. The HELLP syndrome: clinical issues and management. A Review. *BMC Pregnancy Childbirth*. 2009;9:8.
22. Sibai BM. Diagnosis, controversies, and management of the syndrome of hemolysis, elevated liver enzymes, and low platelet count. *Obstet Gynecol*. 2004;103(5 Pt 1):981–991.
23. Visser W, Wallenburg HC. Temporising management of severe pre-eclampsia with and without the HELLP syndrome. *Br J Obstet Gynaecol*. 1995;102(2):111–117.
24. van Pampus MG, Wolf H, Westenberg SM, et al. Maternal and perinatal outcome after expectant management of the HELLP syndrome compared with pre-eclampsia without HELLP syndrome. *Eur J Obstet Gynecol Reprod Biol*. 1998;76(1):31–36.

25. Fonseca JE, Méndez F, Cataño C, et al. Dexamethasone treatment does not improve the outcome of women with HELLP syndrome: a double-blind, placebo-controlled, randomized clinical trial. *Am J Obstet Gynecol*. 2005;193(5):1591–1598.
26. Katz L, de Amorim MM, Figueiroa JN, et al. Postpartum dexamethasone for women with hemolysis, elevated liver enzymes, and low platelets (HELLP) syndrome: a double-blind, placebo-controlled, randomized clinical trial. *Am J Obstet Gynecol*. 2008;198(3):283.e1–e8.
27. Moake JL. Thrombotic microangiopathies. *N Engl J Med*. 2002;347(8):589–600.
28. Allford SL, Hunt BJ, Rose P, et al. Haemostasis and Thrombosis Task Force, British Committee for Standards in Haematology. Guidelines on the diagnosis and management of the thrombotic microangiopathic haemolytic anaemias. *Br J Haematol*. 2003;120(4):556–573.
29. von Baeyer H. Plasmapheresis in thrombotic microangiopathy-associated syndromes: review of outcome data derived from clinical trials and open studies. *Ther Apher*. 2002;6(4):320–328.
30. Lara PN Jr, Coe TL, Zhou H, et al. Improved survival with plasma exchange in patients with thrombotic thrombocytopenic purpura-hemolytic uremic syndrome. *Am J Med*. 1999;107(6):573–579.
31. Bell WR, Braine HG, Ness PM, et al. Improved survival in thrombotic thrombocytopenic purpura-hemolytic uremic syndrome–clinical experience in 108 patients. *N Engl J Med*. 1991;325:398–403.
32. Rock GA, Shumak KH, Buskard NA, et al. Comparison of plasma exchange with plasma infusion in the treatment of thrombotic thrombocytopenic purpura. Canadian Apheresis Study Group. *N Engl J Med*. 1991;325(6):393–397.
33. Fakhouri F, Vernant JP, Veyradier A, et al. Efficiency of curative and prophylactic treatment with rituximab in ADAMTS13-deficient thrombotic thrombocytopenic purpura: a study of 11 cases. *Blood*. 2005;106(6):1932.
34. Scully M, Cohen H, Cavenagh J, et al. Remission in acute refractory and relapsing thrombotic thrombocytopenic purpura following rituximab is associated with a reduction in IgG antibodies to ADAMTS-13. *Br J Haematol*. 2007;136(3):451.
35. Rizzoni G, Claris-Appiani A, Edefonti A, et al. Plasma infusion for hemolytic uremic syndrome in children: results of a multicenter controlled trial. *J Pediatr*. 1988;12:284–290.
36. Loirat C, Sonsino E, Hinglais N, et al. Treatment of childhood haemolytic uraemic syndrome with plasma. A multicentre randomised controlled trial. *Pediatr Nephrol*. 1988;2:279–285.
37. Levi M, Ten Cate H. Disseminated intravascular coagulation. *N Engl J Med*. 1999;341(8):586–592.
38. Levi M, de Jonge E, van der Poll T. New treatment strategies for disseminated intravascular coagulation based on current understanding of the pathophysiology. *Ann Med*. 2004;36(1):41–49.
39. Levi M, Toh CH, Thachil J, et al. Guidelines for the diagnosis and management of disseminated intravascular coagulation. British Committee for Standards in Haematology. *Br J Haematol*. 2009;145(1): 24–33.
40. Wada H, Asakura H, Okamoto K, et al. Japanese Society of Thrombosis Hemostasis/DIC subcommittee. Expert consensus for the treatment of disseminated intravascular coagulation in Japan. *Thromb Res*. 2010;125(1):6–11.
41. Warren BL, Eid A, Singer P, et al. Caring for the critically ill patient. High-dose antithrombin III in severe sepsis: a randomized controlled trial. *JAMA*. 2001;286(15):1869.
42. Franchini M, Manzato F, Salvagno GL, et al. Potential role of recombinant activated factor VII for the treatment of severe bleeding associated with disseminated intravascular coagulation: a systematic review. *Blood Coagul Fibrinolysis*. 2007;18(7):589.
43. Smith OP, White B, Vaughan D, et al. Use of protein-C concentrate, heparin, and haemodiafiltration in meningococcus-induced purpura fulminans. *Lancet*. 1997;350(9091):1590.
44. Knobe K, Berntorp E. Haemophilia and joint disease: pathophysiology, evaluation, and management. *J Comorbidity*. 2011;1:51–59.
45. Coppola A, Di Capua M, Di Minno MN, et al. Treatment of hemophilia: a review of current

advances and ongoing issues. *J Blood Med*. 2010;1:183–195.
46. White GC II, Rosendaal F, Aledort LM, et al. Factor VIII and Factor IX Subcommittee. Definitions in hemophilia. Recommendation of the scientific subcommittee on factor VIII and factor IX of the scientific and standardization committee of the International Society on Thrombosis and Haemostasis. *Thromb Haemost*. 2001;85(3):560.
47. Ljung R, Petrini P, Nilsson IM. Diagnostic symptoms of severe and moderate haemophilia A and B. A survey of 140 cases. *Acta Paediatr Scand*. 1990;79(2):196–200.
48. Srivastava A, Brewer AK, Mauser-Bunschoten EP, et al. Treatment Guidelines Working Group on behalf of The World Federation of Hemophilia. Guidelines for the management of hemophilia. *Haemophilia*. 2013;19(1):e1–e47.
49. Senzolo M, Burra P, Cholongitas E, et al. New insights into the coagulopathy of liver disease and liver transplantation. *World J Gastroenterol*. 2006;12(48):7725–7736.
50. Trotter JF. Coagulation abnormalities in patients who have liver disease. *Clin Liver Dis*. 2006; 10(3): 665–678.
51. Kujovich JL. Hemostatic defects in end stage liver disease. *Crit Care Clin*. 2005;21(3):563–587.
52. Tripodi A, Mannucci PM. The coagulopathy of chronic liver disease. *N Engl J Med*. 2011;365 (2):147–156.
53. Dabbagh O, Oza A, Prakash S, et al. Coagulopathy does not protect against venous thromboembolism in hospitalized patients with chronic liver disease. *Chest*. 2010;137(5):1145–1149.
54. Northup PG, McMahon MM, Ruhl AP, et al. Coagulopathy does not fully protect hospitalized cirrhosis patients from peripheral venous thromboembolism. *Am J Gastroenterol*. 2006;101 (7):1524–1528.

30

輸血療法
trasfusion therapy

Michael P. Jones and John E. Arbo

背景

ICU患者の40％以上に輸血が行われており，重症疾患に対する血液製剤輸血は一般的なことである[1]。外傷，消化管出血，重症凝固障害，敗血症，中毒などによる急性出血患者にはすべて，血液製剤の投与が必要になることがある。救急医や集中治療医が輸血療法を選ぶときには，血液製剤が重症疾患患者に利益を与える一方で，非常に多くのリスクもあると考えるに違いない。本章では，最も一般的な血液製剤である赤血球液（PRBC），新鮮凍結血漿（FFP），クリオプレシピテート，血小板の適応と合併症について述べる。また，合成抗線維素溶解薬であるトラネキサム酸についても述べる。

血液製剤の適応

赤血球液

近年，重症患者に対する赤血球輸血の方法は変化してきている。Transfusion Requirements in Critical Care（TRICC）trial以前は，赤血球液 packed red blood cell（PRBC）輸血はヘモグロビン（Hb）値10 g/dL以下の患者に積極的に行われていたが，このカットオフ値は生理学的および臨床的仮説に基づいておりエビデンスが不足していた[2]。TRICC trialとその後の追跡研究の結果は，Hb値7 g/dLまでという PRBC輸血の制限的な閾値を示した。TRICC trialは，838人のICU患者（活動性出血の徴候のある患者を除く）を対象とした多施設無作為化比較試験である。患者を輸血制限群（目標Hb値7～9 g/dL）と輸血積極群（目標Hb値10～12 g/dL）に無作為に割りつけた。登録された患者は正常循環血液量であり，72時間以内にHb値9 g/dL以下となった。主要評価項目である30日死亡率は2つの群で違いが

みられなかった。しかし，制限群では55歳未満のAPACHE IIスコア＜20のサブグループにおいて30日死亡率が有意に低下(8.7% vs. 16.1%)した。また，制限群では病院内死亡率も有意に低下した(22.2% vs. 28.1%)。

制限的輸血戦略は急性出血，不安定な血行動態，組織酸素供給不十分の所見がある敗血症患者には推奨されない(外傷や敗血症については，おのおのの文献を参照されたい)。一般に急性心筋虚血や不安定狭心症の患者は臨床試験の対象から除外されており，最適な輸血の閾値はわかっていない[3]。しかし，TRICC trialのサブグループ分析では，活動性虚血性心疾患の患者はHb値＜10 g/dLを輸血閾値としたときによりよい結果となった。

血漿製剤：新鮮凍結血漿とクリオプレシピテート

新鮮凍結血漿 fresh frozen plasma(FFP)やクリオプレシピテート cryoprecipitate などの血漿製剤は赤血球や白血球のような細胞成分が取り除かれたヒト血液の液体蛋白である。重症疾患患者への血漿製剤使用のガイドラインは，データが少ないため十分に確立されていない。臨床的経験と生物学的理論にもとづき，血漿製剤は止血が不十分な患者，特に凝固異常が明らか，もしくは疑いがある患者への投与が一般的に推奨されている。血漿製剤の現在の適応例は，出血の合併リスクが高い侵襲的処置が予定されている患者に凝固検査〔プロトロンビン時間(PT)，プロトロンビン時間国際標準化比(PT-INR)，部分トロンボプラスチン時間(PTT)〕で何らかの異常が認められる場合や，予定されている侵襲的処置は出血の合併リスクが低い重篤な凝固異常のある患者である[4]。加えて，凝固検査で異常があったり，命にかかわる出血がある場合，FFPを輸血すべきである。

FFPは，通常濃度ですべての凝固因子を含む血漿製剤である。平均的な患者では，FFP 1単位が凝固因子を5%から8%に上昇させ，フィブリノーゲンを13 mg/dL上昇させる。FFPは，活動性出血患者や侵襲的処置が必要な重篤な凝固異常患者に対して，またはワルファリンの使用による過度の抗凝固作用を戻すのに使用されている[5]。FFPはPT-INRの軽度上昇(PT-INR：1.3～1.8)を戻すのには効果的ではない[6]。

クリオプレシピテートも血漿から作製され，フィブリノーゲン，von Willebrand因子，第VIII因子，第XIII因子を含んでいる。クリオプレシピテートは6つの濃縮されたユニットにまとめられ，それぞれのユニットは別のドナーから採血されている。クリオプレシピテートは，低フィブリノーゲン血症患者(＜100 mg/dL)の侵襲的処置の直前に使用される。クリオプレシピテートのおもな利点は，FFPより少ない輸血量で同量の凝固因子を提供できることである。クリオプレシピテートは，

一般的に von Willebrand 病や血友病 A（第 VIII 因子欠乏症）の患者に対し，特異的な治療薬であるデスモプレシン（DDAVP）や濃縮第 VII 因子ほどには使用されていない。

血小板製剤

重症疾患への血小板輸血は，血小板減少患者の止血や出血の予防に使用されている。最近のガイドラインでは，血小板数<10,000/μL の場合は特発性出血を予防のために，血小板数<50,000/μL の場合は活動性出血や侵襲的処置が必要なときに，血小板数<100,000/μL の場合は，中枢神経系障害，重症外傷や脳外科的処置が必要なときに，血小板輸血を推奨している[7,8]。

トラネキサム酸

トラネキサム酸はアミノ酸リジンの合成誘導体であり，プラスミノーゲンからプラスミンへの活性化を阻害する抗線維素溶解薬である。トラネキサム酸は一般的に，出血のリスクが高い手術に使用されている。最近では，外傷の受傷から 3 時間以内にトラネキサム酸が投与されれば，死亡率の改善に寄与するという結果から，急性治療におけるトラネキサム酸の使用を提唱している研究がある[9~11]。CRASH-2 study（重症出血もしくはそのリスクがある 20,211 人の成人外傷患者の無作為化比較試験）では，患者がトラネキサム酸群（10 分以上で 1 g 負荷したのち，8 時間かけて 1 g 静注）とプラセボ群に割りつけられた。トラネキサム酸群はプラセボ群に比べて絶対死亡率が 1.5％低下（14.5％ vs. 16％）した。別のサブグループ分析では，早期のトラネキサム酸投与（受傷 1 時間以内）は出血による死亡を大きく減少させ，トラネキサム酸投与の遅れ（受傷 3 時間以上）は出血による死亡を増加させた。総死亡率は 1 時間以内と 1～3 時間以内で低下し，3 時間を超えたときは低下しなかった。この研究はもともとの線溶系活性を測定しておらず，全死因死亡率に関するサブグループの完全なデータが欠乏しているため，結果を明らかにするためにはさらなる研究が必要である。

大量出血時の輸血

最近または現在進行中の研究のなかには，急性の活動性出血患者，特に外傷による出血では，輸血する血液製剤の割合に合わせた処置が推奨されている。出血中の患者は，赤血球，血小板，凝固因子を失うため，PRBC のみの補充では，血小板や凝固因子の希釈をまねき，凝固カスケードの効果を鈍らせてしまう。出血患者へのより適切な輸血戦略は，赤血球，血小板，血漿を同時に補充することである。血液製

表 30-1　血液製剤を輸血する際の適応例

赤血球液	● ヘモグロビン値 7 g/dL 以下(いくつかの研究では，症状のある虚血性心疾患患者は 10 g/dL 以下にすべきとしている)
新鮮凍結血漿 クリオプレシピテート	● 出血の合併リスクが高い侵襲的処置が予定されている患者に凝固検査〔(プロトロンビン時間(PT)，プロトロンビン時間国際標準化比(PT-INR)，部分トロンボプラスチン時間(PTT)〕でなんらかの異常が認められた場合や，生命にかかわる出血がある場合 ● 出血の合併リスクが低い侵襲的処置だが，重篤な凝固異常がある場合 ● クリオプレシピテートは，低フィブリノーゲン血症患者(<100 mg/dL)への侵襲的処置の直前に使用
血小板製剤	● 血小板数<10,000/μL の場合は特発性出血の予防に使用 ● 血小板数<50,000/μL の場合は活動性出血や侵襲的処置が必要なときに使用 ● 血小板数<100,000/μL の場合は，中枢神経系障害，重症外傷や脳外科的処置が必要なときに使用

剤の正しい割合は現在進行中の臨床試験の課題であるが，その試験のデータでは，1：1：1 の割合が 24 時間および 30 日の生存に効果があることを示唆している(**表30-1**)[12〜14]。

合併症

血液製剤輸血にはリスクがないわけではない。しかし，重大な合併病や死亡をきたす有害反応は，おもに感染症のスクリーニング技術の進歩により着実に減少している[15]。かつて最も一般的な輸血死亡の原因であった重症感染症の伝播は，輸血関連急性肺損傷(TRALI)，輸血関連循環負荷(TACO)や輸血関連免疫合併症にとって代わられた。

輸血感染症

輸血感染症 transfusion-transmitted infection は，さまざまな細菌やウイルスが病因となる。血小板輸血製剤は常温で保存されているため，細菌汚染の高リスクである。発熱や悪寒，頻脈，低血圧などの典型的所見がみられ，菌血症が疑われるときは，輸血を中止し，血液製剤をあまねく培養し，免疫学的輸血反応(後述)を評価すべきである。輸血による HIV 感染は，ドナーの行動スクリーニングと血液製剤中の HIV 抗体と核酸の精密な検査により，着実に減少している。しかし，ドナーが感染のウィンドウピリオドの間に検査されたときや，現在の検査を巧みにすり抜けるような変種に感染しているときに，HIV 汚染が起こる可能性がある。輸血による HIV 感染のリスクは，140 万単位に 1 単位と推測されている[16]。

輸血によるC型肝炎ウイルス（HCV）感染は，かつてはHCV感染の0.5〜10％であった．現在は高感度の血液ドナースクリーニング（核酸検査を含む）の増加や行動スクリーニングにより，輸血による感染割合は200万単位に1単位と推測されている[17]．

輸血関連急性肺損傷
輸血関連急性肺損傷 transfusion-related acute lung injury（TRALI）は，まれではあるが重篤な輸血合併症である．TRALIの診断は，輸血後2〜6時間以内の低酸素血症，発熱，胸部X線での両側肺浸潤影の出現により可能である．その状態は過剰な循環負荷の結果や既存の急性肺損傷ではない．TRALIは急性呼吸促迫症候群（ARDS）の一型であると考えられており，ドナー血清中のHLA抗体が補体活性化のきっかけとなり，その結果，肺損傷を引き起こす．TRALI患者には積極的な呼吸補助が必要であり，非侵襲的陽圧換気（NPPV）も含まれるかもしれないが，ほとんどの患者で挿管と人工呼吸が必要となる[18,19]．適切な支持療法により，通常24〜48時間で完全に回復する．

輸血関連循環負荷
輸血関連循環負荷 transfusion-associated circulatory overload（TACO）は大量輸血に伴い発症し，高齢者，小児，心不全の既往がある患者に発症しやすい．急性呼吸不全や低酸素血症などの臨床症状はTRALIに似ているが，高血圧の付随がTACOに特有であり，これがTRALIとTACOの鑑別を助ける．加えて，脳性（B型）ナトリウム利尿ペプチド（BNP）値がTACOでは上昇していることが多い．輸血をゆっくり行う，少ない投与量で行うなど，予防が最も重要である．TACOは，心原性肺水腫と同様に，NPPVと利尿薬により治療すべきである[20]．

免疫学的合併症
輸血による免疫学的合併症には，急性もしくは遅延型溶血反応，発熱性非溶血性輸血反応 febrile nonhemolytic transfusion reaction（FNHTR），輸血関連移植片対宿主病 transfusion-associated graft versus host disease（TA-GvHD），アレルギー反応が含まれる．

輸血による溶血反応はまれであり，発生頻度は0.01％以下である．溶血反応は，おもにABO不適合血液によってしばしば引き起こされ，即時型と遅延型がある．即時反応は，発熱，低血圧，疼痛，尿量減少が特徴である．遅延反応は，発熱，Coombs試験陽性溶血性貧血，黄疸，Hb値が予測ほど上昇しない現象が特徴である．

治療には，輸血の迅速な中止，積極的な輸液，支持療法などがあり，血液バンクへの報告が必要となることもある。

　FNHTRは白血球残存物やサイトカインの存在によって引き起こされる。よくある合併症であり，赤血球輸血の7％に発生する[21]。患者は，発熱，輸血部位の痛み，低血圧，精神状態の変化，出血傾向などの症状が出現する。末梢血塗抹標本，ハプトグロビン，Coombs試験などの臨床検査は非溶血性反応から溶血性反応を鑑別するために行われる。おもな治療は，アセトアミノフェンとジフェンヒドラミンである。もし患者にFNHTRの既往があれば，次の輸血では，白血球を除去した血液製剤の使用が必要である。

　TA-GvHDはまれだが一般的に致死性の輸血合併症である[22]。TA-GvHDは，ドナーのリンパ球がレシピエントの組織に存在する血液抗原に対し免疫反応を開始するために起こる。TA-GvHDは，典型的には免疫抑制状態の患者(HIVだけではなく，Hodgkin病，白血病など)に限定され，輸血後4〜30日に肝機能障害，皮膚障害，骨髄障害が出現する。効果的な治療が存在しないため，リスクの高い患者には白血球除去もしくは放射線照射血液製剤を使用し，予防することが重要である[17]。

　アレルギー反応もまた，輸血時には一般的な合併症であり，過去に血液製剤への感作がなくても生じる。すべてのアレルギー反応と同様に，反応は蕁麻疹から，気管支攣縮，アナフィラキシーと多岐にわたる。迅速に輸血を停止し，抗ヒスタミン薬，ステロイド，容量負荷，必要であればアドレナリンにより治療する。

クエン酸中毒

クエン酸中毒は大量輸血に伴い発症する。クエン酸はカルシウムをキレートし凝血を防ぐので，保存PRBCに添加されている抗凝固薬である。大量輸血は，クエン酸代謝物から代謝性アルカローシスを引き起こし，カルシウム複合体産生によりカルシウムイオンの減少を引き起こす。重症低カルシウム血症の症状には，テタニー，不整脈，低血圧などがあり，治療にはグルコン酸カルシウムや塩化カルシウムが必要になる。重要なのは，カルシウム補充が必要なときは，凝血を防ぐために輸血をしているラインから離れた静脈から投与することである。

結論

輸血療法は，重症患者ではありふれたものであると同時に，付随するリスクが伴う。確立した輸血ガイドラインの厳守は，適切な治療を可能にし，副作用を最小限にする。

関連文献

文献	研究デザイン	結果
Hébert et al., N Engl J Med. 1999[2] TRICC	ICU患者(活動性出血を除く)838人を対象とした無作為化比較試験。患者は輸血制限群(輸血によりHb値>7g/dLに保つ)と輸血積極群(輸血によりHb値≧10g/dLに保つ)に無作為に割りつけた	制限群は院内死亡率低下に関連していた。この効果はそれほど重症疾患ではない患者(APACHE IIスコア≦20)と55歳未満で最も大きかった。制限群では、活動性の虚血性心疾患のある患者で転帰が改善する傾向がみられた
Shakur et al., Lancet. 2010[9]	重篤な出血もしくはそのリスクがある成人外傷患者20,211人を対象とした無作為化比較試験。患者はトラネキサム酸群(10分間以上かけて1g負荷したのち、8時間以上かけて1g静注)とプラセボ群に無作為に割りつけた	トラネキサム酸群はプラセボ群に比べて絶対死亡率が1.5%低下(14.5% vs. 16%)した。別のサブグループ分析では、早期のトラネキサム酸投与(受傷から1時間以内)は出血による死亡を大きく減少させ、トラネキサム酸投与の遅れ(受傷から3時間以上)は出血による死亡増加に関連していた。総死亡率は1時間以内と1～3時間で低下し、3時間を超えたときは死亡率は低下しなかった

文献

1. Corwin HL, Gettinger A, Pearl RG, et al. The CRIT Study: anemia and blood transfusion in the critically ill—current clinical practice in the United States. *Crit Care Med.* 2004;32:39.
2. Hébert PC, Wells G, Blajchman MA, et al. A multicenter, randomized, controlled clinical trial of transfusion requirements in critical care. Transfusion Requirements in Critical Care Investigators, Canadian Critical Care Trials Group. *N Engl J Med.* 1999;340:409.
3. Napolitano LM, Kurek S, Luchette FA, et al. Clinical practice guideline: red blood cell transfusion in adult trauma and critical care. *Crit Care Med.* 2009;37:3124.
4. Yang L, Stanworth S, Hopewell S, et al. Is fresh-frozen plasma clinically effective? An update of a systematic review of randomized controlled trials. *Transfusion.* 2012;52:1673.
5. Gajic O, Dzik WH, Toy P. Fresh frozen plasma and platelet transfusion for nonbleeding patients in the intensive care unit: benefit or harm? *Crit Care Med.* 2006;34:S170.
6. Abdel-Wahab OI, Healy B, Dzik WH. Effect of fresh-frozen plasma transfusion on prothrombin time and bleeding in patients with mild coagulation abnormalities. *Transfusion.* 2006;46:1279–1285.
7. Fresh-Frozen Plasma, Cryoprecipitate, and Platelets Administration Practice Guidelines Development Task Force of the College of American Pathologists. Practice parameter for the use of fresh-frozen plasma, cryoprecipitate, and platelets. *JAMA.* 1994;271:777.
8. Slichter SJ. Evidence-based platelet transfusion guidelines. *Hematology Am Soc Hematol Educ Program.* 2007:172–178.
9. Shakur H, et al. Effects of tranexamic acid on death, vascular occlusive events, and blood transfusion in trauma patients with significant haemorrhage. *Lancet.* 2010;376(9734):23–32.
10. Roberts I, et al. The importance of early treatment with tranexamic acid in bleeding trauma

patients: an exploratory analysis of the CRASH–2 randomised controlled trial. *Lancet.* 2011;377(9771):1096–1101.
11. Morrison JJ, et al. Military Application of Tranexamic Acid in Trauma Emergency Resuscitation (MATTERs) Study. *Arch Surg.* 2012;147(2):113–119.
12. Borgman MA, Spinella PC, Perkins JG, et al. The ratio of blood products transfused affects mortality in patients receiving massive transfusions at a combat support hospital. *J Trauma.* 2007;63:805.
13. Holcomb JB, Wade CE, Michalek JE, et al. Increased plasma and platelet to red blood cell ratios improves outcome in 466 massively transfused civilian trauma patients. *Ann Surg.* 2008;248:447.
14. Shaz BH, Dente CJ, Nicholas J, et al. Increased number of coagulation products in relationship to red blood cell products transfused improves mortality in trauma patients. *Transfusion.* 2010;50:493.
15. Vamvakas EC, Blajchman MA. Transfusion-related mortality: the ongoing risks of allogeneic blood transfusion and the available strategies for their prevention. *Blood.* 2009;113:3406.
16. Zou S, Dorsey KA, Notari EP, et al. Prevalence, incidence, and residual risk of human immunodeficiency virus and hepatitis C virus infections among United States blood donors since the introduction of nucleic acid testing. *Transfusion.* 2010;50:1495.
17. www.cdc.gov/hepatitis/HCV/index.htm. Accessed September 16, 2013.
18. Kleinman S, Caulfield T, Chan P, et al. Toward an understanding of transfusion-related acute lung injury: statement of a consensus panel. *Transfusion.* 2004;44:1774.
19. Toy P, Popovsky MA, Abraham E, et al. Transfusion-related acute lung injury: definition and review. *Crit Care Med.* 2005;33:721.
20. Li G, Rachmale S, Kojicic M, et al. Incidence and transfusion risk factors for transfusion-associated circulatory overload among medical intensive care unit patients. *Transfusion.* 2011;51:338.
21. Raghavan M, Marik PE. Anemia, allogenic blood transfusion, and immunomodulation in the critically ill. *Chest.* 2005;127:295.
22. Fast LD. Developments in the prevention of transfusion-associated graft-versus-host disease. *Br J Haematol.* 2012;158(5):583–588.

Section 8
敗血症と敗血症性ショック

31 敗血症
32 昇圧薬と強心薬
33 抗菌薬治療の原則
34 免疫不全患者での感染症
35 熱傷・軟部組織感染症
36 敗血症のバイオマーカー

31

敗血症
sepsis

Michael C. Scott and Michael E. Winters

背景

米国では毎年,約65万人が敗血症と診断されており,救急医の遭遇する致死的な疾患の中で,最も頻度の高いものである[1]。管理方法のめざましい発展にもかかわらず,毎年20万人の患者が亡くなっていく[2]。そのため,救急医は,敗血症・重症敗血症・敗血症性ショックの患者を認識し,治療することのエキスパートでなければならない。

定義

最も広く用いられている敗血症の定義は,感染症(推定もしくは確定した感染症)と全身性炎症反応の徴候が存在することである[3]。一般に,全身性炎症反応とは,全身性炎症反応症候群 systemic inflammatory response syndrome(SIRS)の4つの項目のうち,少なくとも2項目の該当が条件である。最近は,重症敗血症・敗血症性ショックの国際管理ガイドラインが新しくなり,元来のSIRS基準よりも概念が広がっている(表31-1)。敗血症という臨床概念は重症敗血症と敗血症性ショックを含んでいる。重症敗血症とは,臓器機能不全か組織低灌流を伴う敗血症として定義される(表31-2)[3]。重症敗血症の最も単純で客観的な指標は乳酸値の上昇である。乳酸値>4 mmol/Lは組織低灌流を示唆し,積極的な蘇生が急務となる。乳酸値上昇が敗血症に特異的ではないにせよ,重症敗血症と敗血症性ショックの多くの研究において,乳酸値は重症敗血症の指標として用いられてきた。敗血症性ショックは,適切な輸液蘇生,少なくとも20～30 mL/kgの晶質液を施行しても低血圧を示すことで定義されている[3]。

表 31-1 敗血症の診断基準

以下のうちのいくつかに該当し，推定もしくは確定の感染症があるとき．

身体所見
- 体温＞38.3℃もしくは＜36℃
- 心拍数＞90回/min(もしくは，年齢に比して，平均脈拍＋2SD以上のとき)
- 頻呼吸
- 意識障害
- 糖尿病がない患者の高血糖(＞140 mg/dL)

感染徴候
- 白血球＞12,000/μL もしくは＜4,000/μL
- 幼弱白血球が10%以上
- C反応性蛋白(CRP)が基準値＋2SD以上
- プロカルシトニンが基準値＋2SD以上

SD：標準偏差
Dellinger RP, Levy MM, Rhodes A, et al. Surviving Sepsis Campaign: International Guidelines for Management of Severe Sepsis and Septic Shock: 2012. *Crit Care Med.* 2013;41:580-637. より引用。

表 31-2 重症敗血症のマーカー(敗血症起因の臓器不全と組織低灌流)

血行動態的な変化
- 動脈血圧(収縮期血圧＜90 mmHg，平均動脈圧＜70 mmHg，もしくはベースラインの収縮期血圧から40 mmHg以上の低下)

臓器不全所見
- 急性肺傷害
  - 肺炎の非存在下での Pao_2/Fio_2＜250
  - 肺炎の存在下での　　Pao_2/Fio_2＜200
- 急激な尿量減少(輸液施行にもかかわらず，2時間で0.5 mL/kg未満の尿量)
- 急性腎傷害(クレアチニン＞2.0 mg/dL)
- 血小板減少(血小板＜10万/μL)
- 高ビリルビン血症(総ビリルビン＞2 mg/dL)
- 凝固障害(PT-INR＞1.5)

組織低灌流所見
- 乳酸値上昇(基準値よりも上昇)

Fio_2：吸入酸素濃度，Pao_2：動脈血酸素分圧，PT-INR：プロトロンビン時間国際標準化比
Dellinger RP, Levy MM, Rhodes A, et al. Surviving sepsis campaign: international guidelines for management of severe sepsis and septic shock: 2012. *Crit Care Med.* 2013;41:580-637. より引用。

病歴と身体所見

敗血症患者の臨床症状は感染源によって異なる．敗血症の疑いがある患者に対しては，病歴聴取と身体診察は頻度の高い疾患に焦点をあてる必要がある(**表 31-3**)．敗血症患者は明らかな血圧低下やショック状態を呈するとは限らない．多くの患者，

表 31-3 敗血症で頻度の高い感染症
1. 肺疾患(肺炎,肺膿瘍)
2. 泌尿器疾患(尿路感染症,腎盂腎炎)
3. 消化器疾患(胆嚢炎,虫垂炎,膿瘍,大腸炎,憩室炎)
4. 皮膚・軟部組織疾患(蜂巣炎,壊死性筋膜炎,膿瘍)
5. 血管内デバイス関連疾患(中心静脈カテーテル感染症)

特に高齢者では,意識変容,疲労感,嗜眠などのようにはっきりしない所見しか呈さない。完璧な身体診察とは,意識状態と綿密な皮膚所見と完全な神経学的所見の評価を含んでおり,感染症が疑われるすべての患者に行うべきである。敗血症性ショックは血液分布異常性ショックに含まれる。この病態の患者が示す初期の状態は,他病態のショックのように冷たく,色合いが悪い状態というよりもむしろ四肢の灌流は良好で温かいことがある。

診断的評価

初回の採血と放射線学的検査では,最も疑わしい感染症に焦点を絞るべきである(**表31-3**)。最近のガイドラインでは,少なくとも2セットの血液培養を初回抗菌薬投与前に行うことが推奨されており,その培養は採取後から抗菌薬投与までの45分以内にすませなくてはならない[3]。カテーテル挿入済みの患者では,少なくとも1セットの血液培養はその血管内留置デバイスから採取する[3]。適切に採取した血液培養は,感染原因菌の同定と抗菌薬のスペクトルを狭めるために重要である。追加の血液検査としては,血算,生化学,凝固能,血清乳酸値,pH測定用の静脈血ガスがあり,内頸静脈か鎖骨下静脈へのカテーテル留置があれば中心静脈血酸素飽和度($Scvo_2$)が含まれる。採血検査に加えて,尿検査と尿培養は敗血症を疑えば,必ず行うべきである。

放射線学的検査は感染源コントロールが必要かどうかを決定するために必要である。呼吸器系は敗血症患者の最も頻度の高い原因であるので,その他の明らかな感染源がなければ,胸部画像は必須である。追加の検査,例えばCTや超音波検査は,感染の疑いのある部位を検索するために用いる。明らかな感染源が不明な致死的な重症患者では,腹腔内感染の可能性があるので,診断するためにCTや超音波検査を考慮すべきである。

治療指針

救急センターでの敗血症患者の管理には，抗菌薬の早期投与，プロトコルにもとづいた定量的な輸液蘇生，補助的な集中治療(副腎皮質ステロイド使用，輸血，血糖コントロール，人工呼吸)が含まれる。重症敗血症と敗血症性ショックを管理するための最新の国際的ガイドラインは次項でまとめる[3]。

抗菌薬と感染源コントロール

早期に適切な抗菌薬を投与することは，重症敗血症と敗血症性ショックの患者を生存させることに最もつながる。敗血症性ショック患者への効果的な抗菌薬投与が1時間遅れるごとに生存率が7.6％ずつ低下していくことが，2006年の画期的な研究で示された[4]。この研究や他の同様の研究結果として，現在のガイドラインでは，効果的な抗菌薬投与に関して，重症敗血症と敗血症性ショックを認識してから1時間以内に投与することが推奨されている[3]。最初の抗菌薬治療は，広域かつ最も疑わしい感染原因臓器に対して効果をもつものでなければならない。経験的な抗菌薬治療を選択する際に，救急医が考慮すべき点は，感染部位，地域の病院や集団の耐性パターン，合併症の存在，最近3カ月の抗菌薬使用歴，患者の医療曝露歴などである[3]。多くの重症敗血症と敗血症性ショックの患者が急性腎傷害 acute kidney injury(AKI)を起こすことはわかっているが，すべての患者への最初の抗菌薬治療では，導入量として，最大量の抗菌薬を投与すべきである[3]。好中球減少症患者や多剤耐性菌保菌者に対しては，抗菌薬併用療法(βラクタム系抗菌薬とアミノグリコシド系もしくはフルオロキノロン系)が推奨されている[3]。抗菌薬併用療法は敗血症性ショックや呼吸不全患者にも同様に推奨されている[3]。

慢性的な感染巣(腹腔内膿瘍，膿胸，感染デバイス，壊死軟部組織など)には抗菌薬が届きづらい。これらのケースでは，感染巣コントロールが必須であり，安全に施行できるのであれば，診断から12時間以内の除去が望ましい[3]。

プロトコルにもとづいた血行動態的蘇生

2001年に，画期的な研究により，プロトコルにもとづいた定量的な評価項目を伴う輸液蘇生の使用で，大幅な死亡率低下が示された。その研究は，救急室での最初の6時間に敗血症起因の低血圧を示した患者を対象としたものであった[5]。その研究で血行動態の指標とされたものは，中心静脈圧，平均動脈圧 mean arterial pressure(MAP)，尿量，そして $Scvo_2$ であった。その研究の結果はいまだに議論の余地はあるが，現在のガイドラインでは，敗血症起因の低血圧患者の治療の最初の6

表 31-4　最初の蘇生目標

- 中心静脈圧 8〜12 mmHg
- 平均収縮期血圧 ≧65 mmHg
- 尿量 ≧0.5 mL/kg/hr
- 中心静脈血酸素飽和度（$ScvO_2$）≧70％

Dellinger RP, Levy MM, Rhodes A, et al. Surviving sepsis campaign: international guidelines for management of severe sepsis and septic shock: 2012. *Crit Care Med*. 2013;41:580-637. より引用。

時間以内においては，その研究での推奨された血行動態の目標値が用いられている（**表31-4**）[3]。

　現在のガイドラインでは重症敗血症と敗血症性ショックの患者へのプロトコルにもとづいた治療が推奨されているが，最近の多施設研究ではこのアプローチの有用性に疑問が投げかけられている。ProCESS trial[6]は多施設無作為化比較対照試験であり，重症敗血症と敗血症性ショックの3つの治療群の評価を行っている。3つの群とは，(1)プロトコルにのっとった早期目標指向療法 early goal-directed therapy（EGDT）（オリジナル EGDT），(2)プロトコルにもとづいた標準的な治療（最近の文献やエキスパートコンセンサスによるもの），(3)標準的治療（輸液蘇生プロトコルにもとづかない治療）である。標準的治療の群(3)では，治療は担当医の裁量にゆだねられる。重要なことに，3つの群の間で，60日，90日，1年生存率に差はなかった。多くの医師が EGDT の有用性を議論する際にこの研究に言及する一方で，ProCESS trial は全米の大学病院などで施行された大規模多施設研究であることに留意することは重要である。これらの施設では，輸液蘇生以外の要素（適切な抗菌薬投与など）は Surviving Sepsis Campaign guidelines（SSCG）2012 で推奨されている治療を施行することが求められていた。加えて，これらの2つの試験では，ベースラインの死亡率が大きく異なっていた。これらの制限に鑑みると，「標準的治療群(3)」が，ProCESS trial に含まれている以外の施設で同様の結果が出るかどうかは定かではない。2つのさらなる試験（ARISE と PROMISE）の結果が出るまでは，プロトコルにもとづいた蘇生では，早期の敗血症患者発見，早期の抗菌薬投与，適切な輸液投与，血行動態の適切な評価を行うことに焦点を合わせるべきである。

　組織灌流の持続的な評価は，敗血症患者の初期輸液におけるもうひとつの重要な因子である。近年，血清乳酸値や $ScvO_2$ などの組織灌流のマーカーに重点がおかれている。鎖骨下もしくは内頸静脈に留置したカテーテルを用いた，組織灌流のマーカーとして[3]，持続的もしくは間欠的な $ScvO_2$ のモニタリングが現在のガイドラインでは引き続き推奨されている。患者や救急医の利用できる医療資源によっては，中心静脈カテーテルは使用不可の可能性もある。このような患者の場合，ガイドラ

インでは血清乳酸値をモニタリングすることを推奨している[3]。乳酸値上昇の患者(例えば，乳酸値>4 mmol/L)では，輸液蘇生は血清乳酸値の基準化を目的として施行される。現在，血清乳酸値測定の頻度について明確な基準はない。著者は，血清乳酸値(動静脈ともに)は敗血症患者では，2～3時間ごとに測定すべきと考えている。

静脈内輸液

循環血液量を回復するための静脈内輸液の投与は，敗血症患者の血行動態的蘇生の中核をなすものである。現在は，等張晶質液が重症敗血症と敗血症性ショックの患者に対しての第1選択である[3]。敗血症起因の低灌流患者には，30 mL/kg 以上の晶質液を投与すべきである[3]。特定の晶質液の有意性を明確に示すエビデンスはないが，生理食塩液の有害性については蓄積されたエビデンスが存在する。生理食塩液に含まれるクロールによる生理的範囲を超えた蓄積は，腎障害の増加や腎代替療法の必要性の増加に関連している[7]。最近の文献では，敗血症患者の蘇生(特に重篤なアシドーシスの患者において)には，「バランスのとれた」晶質液(例えば，乳酸リンゲル液や酢酸リンゲル液)を用いることが注目されてきている[8]。大量の晶質液が必要なとき，ガイドラインではアルブミン液の使用も認められている。晶質液での蘇生にアルブミン液を追加することは2004年のSAFE trialの結果にもとづいており，その試験の中では重症敗血症患者でのアルブミン使用により生存率が改善する傾向がみられている[9]。ヒドロキシエチルデンプンは，有害性を示唆するいくつかの論文により推奨されていない[3,10~12]。

　現在のガイドラインでは，重症敗血症と敗血症性ショックの患者の蘇生に関する身体的目標として，中心静脈圧8～12 mmHg(人工呼吸管理中では12～15 mmHg)へ到達するまで静脈内輸液を漸減することが推奨されている[3]。しかし，中心静脈圧は重篤な患者での循環血液量の状態や反応性に対するマーカーとしては貧弱なものである。最近の研究では，脈圧変動 pulse pressure variation(PPV)，1回拍出量変動 stroke volume variation(SVV)，下肢挙上 passive leg raise(PLR)，ベッドサイドでの超音波検査による下大静脈の呼吸性変動などを輸液反応性の動的指標として用いることが注目されている。動的指標の優越性は証明されていないが，中心静脈圧よりは輸液反応性との相関がある。このことから，現在のガイドラインでは静脈内輸液療法の指標として，動的指標の使用を推奨している[3]。

昇圧薬

静脈内輸液を行っても，適切な動脈灌流圧(MAP≧65 mmHg)を維持できないとき

には，昇圧薬の使用を開始する。これまで，ノルアドレナリンとドパミンが最もよく使われる第1選択薬であった。しかし，最近の発表によると，ドパミンは頻脈を起こす可能性が高く，心原性ショック患者では死亡率を上昇させる可能性が示唆されている[13]。敗血症性ショック患者に施行されたその後の関連するメタ分析では，ドパミンはノルアドレナリンと比較し，死亡率の上昇に関連することが示されている[14]。これらの報告の結果，初期輸液に反応しない敗血症性ショック患者への第1選択の昇圧薬として，ノルアドレナリンが推奨されている[3]。十分な灌流圧を保つために昇圧薬を併用するときは，アドレナリンかバソプレシンが推奨される[3]。バソプレシンは昇圧薬として単独では使用すべきではない。ノルアドレナリンと併用すべきであり，0.03〜0.04単位/minの固定量で投与すべきである。頻脈性不整脈の高い出現率と死亡率上昇との関連性のため，絶対的または相対的徐脈がない限りは，ドパミンは避けるべきである[3]。フェニレフリンは，多くの重症患者の適切な灌流圧を保つためによく使用されるもうひとつの昇圧薬であり，特に末梢静脈から投与されるときは他の昇圧薬と比較し，副作用のリスクが少ないと考えられている。しかし，一時的な昇圧でない限りは，敗血症性ショックや高心拍出かつ低血圧の患者にはその使用は推奨されていない[3]。

強心薬

強心薬の使用は，MAPの改善や循環血液量が増加しているにもかかわらず，心筋障害(低心拍出量患者の左室充満圧上昇など)があるときや組織低灌流の所見(血清乳酸値の上昇や遷延，低い$Scvo_2$など)があるときには考慮すべきである。敗血症が原因の心筋機能障害が44％にまで発生しうるとする研究もあり[15]，ベッドサイド超音波検査による早期評価・発見によって，適切で迅速な強心薬投与の使用が可能となる。ドブタミンは第1選択となりうる強心薬であり，最大量は20 μg/kg/minまでである。心拍出量が基準以上の患者では推奨されない[3]。

グルココルチコイド

敗血症患者での死亡率におけるグルココルチコイドの効果は研究によって差がある。現在のガイドラインでは，適切な輸液や昇圧薬使用にもかかわらず，低血圧が遷延する患者には，低用量グルココルチコイド(例えば，ヒドロコルチゾン200 mg/日)が推奨されている[3]。この推奨は，ショックからの早期離脱において薬物的利益があることにもとづいている。ヒドロコルチゾンの持続的投与(間欠的投与よりも)は，合併症率と死亡率の上昇に関連する高ナトリウム血症や高血糖を減らすため，推奨されている。副腎皮質ホルモン刺激テストへの患者の反応性はグル

ココルチコイドに対する反応性と相関しなかった。そのため，このテストは推奨されていない。

輸血

EGDT プロトコルでは，ヘモグロビン 10 g/dL を目標とした輸血が，中心静脈圧と MAP が目標に達している場合でも，持続する組織低灌流（低 $Scvo_2$）時の管理として，重要な要素であった[5]。輸血開始基準はプロトコルの中で最も議論のある要素のひとつとなっている。現在，輸血を含めた EGDT プロトコルの各要素を評価する試験がいくつも行われている。これらの研究結果は本書（原著）発刊には間に合わなかった。重症敗血症や敗血症性ショックの患者の初期蘇生中の有効なヘモグロビン目標値は明らかにはなっていないが，重症患者では輸血が有害となりうるというのは明らかである。結果として，組織低灌流の所見がなくなった患者もしくは蘇生された患者では，ヘモグロビンが 7 ～ 9 g/dL で維持することがガイドラインで推奨されている[3]。活動性の心筋虚血や出血がある患者で，より高いヘモグロビン値を目標とすることは理にかなっている。

人工呼吸管理

重症敗血症と敗血症性ショックの患者では，急性呼吸促迫症候群 acute respiratory distress syndrome（ARDS）へ進行するリスクが多いにある。ガイドラインでは，敗血症起因の ARDS の患者や人工呼吸器を必要とする患者では低1回換気量を強く推奨している。最初の1回換気量は予想体重の 6 mL/kg とすべきであり，プラトー圧は 30 cmH_2O 以下に保つべきである[3]。

今後の研究テーマ

歴史的にいって，重症敗血症と敗血症性ショックの病態生理学は，大血管レベルでの炎症性化学物質が血流の不均等分布をきたし，その結果として組織酸素供給が阻害される，と考えられてきた。最近の研究では，微小循環やミトコンドリアの機能不全に焦点があてられており，むしろその研究では，増加する酸素消費量に応じて酸素供給量を増加させることができるかが敗血症患者が生きるか死ぬかを最も予測できるものである，とされている。

　敗血症における微小循環の機能不全は2つの異なるメカニズムから起こると考えられている。1つ目として，敗血症が血流不均等をもたらし，特定の組織内や臓器，血管床にすら不均等をもたらすことが挙げられる。微小循環でのこの不均等は，標

準的な組織灌流圧が保てているようにみえても，細胞内酸素欠乏を引き起こす可能性がある。2つ目には，敗血症が血管内皮の損傷と関連していることが挙げられる。微小臓器への直接的影響か炎症性物質の影響かのどちらにせよ，血管内皮の機能不全は血管腔から組織への酸素供給を抑制する。その結果，適切な血流量にもかかわらず，相対的酸素欠乏が生じる。有効な治療はまだないが，血管内皮の機能不全は最近の敗血症研究のテーマであり続けている。

微小循環の機能不全のマーカー，例えば乳酸値の上昇などは，敗血症患者の予後不良と関連していることがわかっている[17,18]。大血管の評価(MAPなど)の改善にはつながらないけれども，微小血管の蘇生(毛細血管の表面積の増加など)は組織灌流の改善(乳酸値の減少など)につながる。これらの結果により，微小循環のモニタリングと蘇生方法の多様性に関する研究が導き出されている。

敗血症は，酸化的リン酸化の障害をもたらすことで，ミトコンドリア機能不全を引き起こすことが，過去の研究で示されている。この結果,「細胞変性低酸素」が起こる。「細胞変性低酸素」とは供給された酸素を使うこととアデノシン三リン酸(ATP)を産生することが不可能となることである。そして，敗血症起因のミトコンドリア機能不全は新たな研究分野のひとつである[22]。

結論

敗血症という疾患は死亡率という点で大きな課題であり続けているが，管理という点においては，この10年間で大きく飛躍してきている。これらの進化の多くは救急医の患者管理に直接的に関連している。救急医が，死に直面するこの疾患に対し，先頭に立って管理する役割を担い続けているのは重要なことである。

関連文献

文献	研究デザイン	結果
Dellinger et al., *Crit Care Med.* 2013[3] Surviving Sepsis Campaign Guidelines	30の国際機関を代表する68人の専門家からなる専門家委員会が，現在ある重症敗血症と敗血症性ショックの管理ガイドラインを更新した	重症敗血症と敗血症性ショックの患者の管理における現在あるエビデンスにもとづいた推奨点や提案を発展させた

(つづく)

文献	研究デザイン	結果
Kumar et al., *Crit Care Med.* 2006[4]	多施設後ろ向き研究で，ショックとなった後に抗菌薬投与を受けた敗血症性ショック患者2,154人が対象。適切な抗菌薬投与のタイミングと生存率についての関係性を評価した	最初の6時間で，適切な抗菌薬投与開始が1時間遅れるごとに，7.6％の死亡率上昇が認められた。調整後の死亡のオッズ比(OR)は，適切な抗菌薬投与開始が1時間遅れるごとに，1.119であった〔95％信頼区間(CI)：1.103〜1.136，$p<0.001$〕。適切な抗菌薬投与の遅れは，入院時のAPACHE IIスコアや低血圧の最初の1時間の輸液量よりも，より強く予後に影響した
Rivers et al., *N Engl J Med.* 2001[5]	前向き単一施設無作為化比較試験で，重症敗血症または敗血症性ショックの患者263人が対象。最初の6時間に標準的な早期目標指向療法(EGDT)治療を行った群とICU入室群を比較した	EGDT群では，絶対院内死亡率が対照群と比較し16％低下した(30.5％ vs. 46.5％，$p=0.009$)
Yealy et al., *N Engl J Med.* 2014[6] ProCESS	多施設無作為化比較試験で，プロトコルにもとづいたEGDT群，プロトコルにもとづいた標準的治療群，重症敗血症と敗血症性ショックへの通常の治療群を比較した	3つの群で60日死亡率に差はなかった(それぞれ，21％ vs. 18.2％ vs. 18.9％の死亡率。$p=0.83$。前者2つのプロトコル群を通常の治療群と比較)
Yunos et al., *JAMA.* 2012[7]	前向き単一施設試験で，連続的な期間の研究。研究期間中，患者はクロールが豊富な輸液を投与された(0.9％生理食塩液，4％サクシニルゼラチン液，4％アルブミン液)	研究期間では，対照群と比較して，急性腎傷害(AKI)発症率低下(8.4％ vs. 14％，$p<0.001$)と血液浄化の使用減少(6.3％ vs. 10％，$p=0.005$)がみられた
Raghunathan et al., *Crit Care Med.* 2014[8]	「緩衝液入り」の晶質液(乳酸リンゲル液)と「緩衝液なし」の晶質液(生理食塩液)で治療されたICU敗血症患者の後ろ向きコホート研究	緩衝液入りの晶質液で治療された群でより低い院内死亡率となった〔19.6％ vs. 22.8％，相対リスク(RR)：0.86，95％CI：0.78〜0.94〕
Finfer et al., *N Engl J Med.* 2004[9] SAFE	前向き多施設無作為化二重盲検試験で，6,997人が対象。ICU患者の輸液蘇生でアルブミンと生理食塩液の使用を比較研究	一次転帰指標(28日死亡率，RR：0.99，95％CI：0.91〜1.09，$p=0.87$)，二次転帰指標とも2つの群に差はなかった。しかし，サブグループ分析では，重症敗血症患者ではアルブミン投与群が生存率を改善させる傾向があった(絶対死亡率が4.6％低下した。$p=0.09$)

文献	研究デザイン	結果
Myburgh et al., *N Engl J Med*. 2012[10)]CHEST	多施設無作為化比較試験で，ICU患者7,000人が対象。0.9%生理食塩液＋6%ヒドロキシエチルデンプン（分子量130 kD）の群と0.9%生理食塩液単独使用を比較	ヒドロキシエチルデンプンと生理食塩液の群の比較では差がなかった（18% vs. 17%, $p=0.26$）。しかし，デンプン群では腎代替療法（RRT）の必要率が高かった（7% vs. 5.8%, $p=0.04$）
Perner et al., *N Engl J Med*. 2012[11)]	ICUの敗血症患者804人を対象とした多施設比較対照試験。輸液蘇生で，酢酸リンゲル液とヒドロキシエチルデンプン130/0.42を比較	酢酸リンゲル液使用群は，ヒドロキシエチルデンプン群と比較し，90日死亡率が低く（43% vs. 51%, $p=0.03$），RRTの使用率も低かった（16% vs. 22%, $p=0.04$）
De Backer et al., *Crit Care Med*. 2012[14)]	敗血症性ショック患者に対して，ドパミンとノルアドレナリンの使用後の転帰を比較したメタ分析	プールされた無作為化試験と不均一性のない観察研究では，ドパミン使用は死亡率上昇と関連していた（観察研究ではRR：1.23, 95% CI：1.05〜1.43, $p<0.01$。無作為化試験ではRR：1.12, 95% CI：1.01〜1.2, $p=0.035$）。2つの試験では，不整脈の発症率がドパミン群で上昇していた（RR：2.34, 95% CI：1.46〜3.77, $p=0.001$）
Sprung et al., *N Engl J Med*. 2008[23)] CORTICUS	前向き多施設無作為化二重盲検試験で，499人が対象。ヒドロコルチゾン（50 mgを6時間ごとに静注）群とプラセボ群を比較	死亡率は2つの群で差はなかった（39.2% vs. 36.1%, $p=0.69$）。ヒドロコルチゾン群は重複感染の確率は高いが，プラセボ群よりもショックからの離脱は早かった。副腎皮質刺激の反応性や反応性欠如はヒドロコルチゾンへの反応性に影響しなかった
Russell et al., *N Engl J Med*. 2008[24)] VASST	前向き多施設無作為化二重盲検試験で，少なくとも5 μg/min以上のノルアドレナリンを必要とした敗血症患者778人が対象。低用量のバソプレシン併用とノルアドレナリン増量の比較試験	2群で28日死亡率に差はなかった（35.4% vs. 39.3%, $p=0.26$）。バソプレシン併用群は，同じ平均動脈圧（MAP）を保ちつつも，ノルアドレナリンの総量を早めに減らすことができた。ノルアドレナリン増量群は心停止に至る率が高い傾向を示した。バソプレシン併用群は四肢虚血に至る率が高い傾向にあった

（つづく）

文献	研究デザイン	結果
Jones et al., *JAMA*. 2010[25)]	多施設無作為化非劣性試験で，300人の患者が対象。低灌流所見やショック状態の重症敗血症患者において，3つ目の蘇生目標として，中心静脈血酸素飽和度（$ScvO_2$）と乳酸クリアランスを比較したもの	治療目標として，乳酸クリアランスの使用は $ScvO_2$ と比べて，非劣性であった（17% vs. 23%の死亡率だった）

文献

1. Jawad I, Lukšić I, Rafnsson SB. Assessing available information on the burden of sepsis: global estimates of incidence, prevalence and mortality. *J Glob Health*. 2012;2:10404.
2. Angus DC, Linde-Zwirble WT, Lidicker J, et al. Epidemiology of severe sepsis in the United States: analysis of incidence, outcome, and associated costs of care. *Crit Care Med*. 2001;29:1303–1310.
3. Dellinger RP, Levy MM, Rhodes A, et al. Surviving Sepsis Campaign: International Guidelines for Management of Severe Sepsis and Septic Shock: 2012. *Crit Care Med*. 2013;41:580–637.
4. Kumar A, Roberts D, Wood KE, et al. Duration of hypotension before initiation of effective antimicrobial therapy is the critical determinant of survival in human septic shock. *Crit Care Med*. 2006;34:1589–1596.
5. Rivers E, Nguyen B, Havstad S, et al. Early goal-directed therapy in the treatment of severe sepsis and septic shock. *N Engl J Med*. 2001;345:1368–1377.
6. ProCESS Investigators, Yealy DM, Kellum JA, Huang DT, et al. A randomized trial of protocol-based care for early septic shock. *N Engl J Med*. 2014;370(18):1683–1693.
7. Yunos NM, Bellomo R, Hegarty C, et al. Association between a chloride-liberal vs chloride-restrictive intravenous fluid administration strategy and kidney injury in critically ill adults. *JAMA*. 2012;308(15):1566–1572.
8. Raghunathan K, Shaw A, Nathanson B, et al. Association between the choice of IV crystalloid and in-hospital mortality among critically ill adults with sepsis*. *Crit Care Med*. 2014;42(7):1585–1591.
9. Finfer S, Bellomo R, Boyce N, et al. A comparison of albumin and saline for fluid resuscitation in the intensive care unit. *N Engl J Med*. 2004;350:2247–2256.
10. Myburgh JA, Finfer S, Bellomo R, et al. Hydroxyethyl starch or saline for fluid resuscitation in intensive care. *N Engl J Med*. 2012;367:1901–1911.
11. Perner A, Haase N, Guttormsen AB, et al. Hydroxyethyl starch 130/0.42 versus Ringer's acetate in severe sepsis. *N Engl J Med*. 2012;12;367:124–134.
12. Guidet B, Martinet O, Boulain T, et al. Assessment of hemodynamic efficacy and safety of 6% hydroxyethylstarch 130/0.4 vs. 0.9% NaCl fluid replacement in patients with severe sepsis: the CRYSTMAS study. *Crit Care*. 2012;16:R94.
13. De Backer D, Biston P, Devriendt J, et al. Comparison of dopamine and norepinephrine in the treatment of shock. *N Engl J Med*. 2010;362:779–789.
14. De Backer D, Aldecoa C, Njimi H, et al. Dopamine versus norepinephrine in the treatment of septic shock: a meta-analysis. *Crit Care Med*. 2012;40:725–730.
15. Charpentier J, Luyt CE, Vinsonneau C, et al. Brain natriuretic peptide: a marker of myocardial dysfunction and prognosis during severe sepsis. *Crit Care Med*. 2004;32:660–665.
16. Hayes MA, Timmins AS, Yau EH, et al. Oxygen transport patterns in patient with sepsis syndrome or septic shock: influence of treatment and relationship to outcome. *Crit Care Med*.

1997;25:926-936.
17. Sakr Y, Dubois MJ, De Backer D, et al. Persistent microcirculatory alterations are associated with organ failure and death in patients with septic shock. *Crit Care Med.* 2004;32:1825-1831.
18. Trzeciak S, Dellinger RP, Parrillo JE, et al. Early microcirculatory perfusion derangements in patients with severe sepsis and septic shock: relationship to hemodynamics, oxygen transport, and survival. *Ann Emerg Med.* 2007;49:88-98.
19. De Backer D, Ospina-Tascon G, Salgado D, et al. Monitoring the microcirculation in the critically ill patient: current methods and future approaches. *Intensive Care Med.* 2010;36:1813-1825.
20. De Backer D, Donadello K, Taccone FS, et al. Microcirculatory alterations: potential mechanisms and implications for therapy. *Ann Intensive Care.* 2011;1(1):27.
21. Crouser ED. Mitochondrial dysfunction in septic shock and multiple organ dysfunction syndrome. *Mitochondrion.* 2004;4:729-741.
22. Dare AJ, Phillips AR, Hickey AJ, et al. A systematic review of experimental treatments for mitochondrial dysfunction in sepsis and multiple organ dysfunction syndrome. *Free Radic Biol Med.* 2009;47:1517-1525.
23. Sprung CL, Annane D, Keh D, et al. CORTICUS Study Group. Hydrocortisone therapy for patients with septic shock. *N Engl J Med.* 2008;358(2):111-124.
24. Russell JA, Walley KR, Singer J, et al. VASST Investigators. Vasopressin versus norepinephrine infusion in patients with septic shock. *N Engl J Med.* 2008;358(9):877-887.
25. Jones AE, Shapiro NI, Trzeciak S, et al. Emergency Medicine Shock Research Network (EMShockNet) Investigators. Lactate clearance vs. central venous oxygen saturation as goals of early sepsis therapy: a randomized clinical trial. *JAMA.* 2010;303(8):739-746.

32

昇圧薬と強心薬
vasopressors and inotropes

Matthew C. Strehlow

背景

昇圧薬(血管収縮薬)と強心薬は,ショックの際に心拍出量と血流分布を改善させるために用いられる血管作動薬である。昇圧薬は血管を収縮させることによって,強心薬は心収縮力を増加させることによって作用するが,多くの昇圧薬はどちらの作用も示す。昇圧薬と強心薬は,1940年代にDr. Raymond Ahlquistがアドレナリンのα受容体とβ受容体を発見して以来,世界中で使用されているが,昇圧薬が転帰を改善するという質の高いエビデンスは驚くほど少ない。しかし,昇圧薬と強心薬はショック治療の基本であり,それぞれの薬力学を理解することは,重症患者に適切な薬物を選択する際にとても重要である。

従来,昇圧薬と強心薬は,低灌流の指標改善に用いられてきた。近年,組織灌流モニタリングの進歩やバイオマーカーの使用によって,蘇生で達成できる目標が増え,昇圧薬を使用する症例の範囲が広がってきている。ショックに対する生理学的理解が深まるほど,それぞれの症例や個々の患者に対する治療の選択が広がっていく。

生理学

昇圧薬と強心薬は,α_1,β_1およびβ_2受容体,ドパミン受容体に作用する(表32-1)。α_1受容体は,血管平滑筋の細胞内カルシウム濃度を上昇させ,平滑筋を収縮させる。平滑筋の収縮により,血管収縮,散瞳,消化管や膀胱の収縮が起きる。β_1受容体は主として心臓に存在し,β_1受容体刺激は細胞内のサイクリックアデノシン一リン酸(cAMP)を増加させ,心臓の変時作用,変伝導作用,変力作用を示す。β_2受容体刺激は血管平滑筋におけるcAMPを上昇させ,血管平滑筋を弛緩させる

表 32-1 交感神経作用薬のアドレナリン受容体への作用

	受容体			
	α_1	β_1	β_2	ドパミン
ドブタミン	+	+++++	+++	0
ドパミン	+++	++++	++	+++++
アドレナリン	+++++	++++	+++	0
イソプロテレノール	0	+++++	+++++	0
ノルアドレナリン	+++++	+++	++	0
フェニレフリン	+++++	0	0	0

ことで末梢血管を拡張させる。ドパミン受容体はさまざまな臓器に存在し、刺激により血管拡張を起こし、特に脳、冠動脈、腎臓、腸間膜の血流を増加させる。

昇圧薬

ノルアドレナリン

ノルアドレナリンは、輸液負荷で改善しない敗血症性ショックと重症心原性ショックで第1選択薬として推奨されている昇圧薬である。強い血管収縮作用があり、収縮期血圧、拡張期血圧、脈圧を上昇させるが、心拍出量や心拍数にはほとんど影響しない。拡張期血圧の上昇と、局所的な血管拡張物質の放出によって、冠動脈の血流は増加する[1]。長期にわたってノルアドレナリンの投与を行うと、心筋細胞への直接的な毒性をきたしうる(**表 32-2**)[2]。

アドレナリン

アドレナリンは、心停止やアナフィラキシーでは第1選択薬、敗血症性ショックでは第2選択薬として推奨されている。低用量では、β_1刺激により心収縮力と心拍数を増加させることで心拍出量を増加させる。末梢においては、アドレナリンによるα_1刺激とβ_2刺激は相殺される。冠動脈では、冠動脈の拡張と、拡張期血圧の上昇によって、血流が増加する[3]。高用量では、心拍出量の増加に加えて、強いα_1刺激により末梢血管を収縮させ、全身の血管抵抗を上昇させる。長期にわたってアドレナリンの投与を行うと、不整脈や直接的な心毒性をきたしうる。アドレナリンは、等力価のノルアドレナリンやドパミンと比較し、各臓器における血管収縮をより強く引き起こすが、臨床的な影響に関してはまだわかっていない。

表32-2 よく使用される昇圧薬と強心薬

薬物	適応	用量	効果	おもな副作用
カテコールアミン				
ドブタミン	低心拍出状態(うっ血性心不全,心原性ショック,輸液や昇圧薬で改善しない敗血症性ショック)	持続投与：2〜20 μg/kg/min（40 μg/kg/minまで）	心収縮力増加による心拍出量増加。心拍数は大きく増加しない	頻脈 心室性不整脈 心筋虚血 低血圧
ドパミン	症候性徐脈 ショック(敗血症性,心原性,神経原性)	持続投与：2〜20 μg/kg/min	中等量で心拍出量増加,体血管抵抗の上昇。高用量では体血管抵抗はさらに上昇する	心室性不整脈 心筋虚血
アドレナリン	ショック(アナフィラキシー,敗血症性,心原性,神経原性) 心停止 気管支痙攣 症候性徐脈	持続投与：0.01〜0.1 μg/kg/min ボーラス投与：1 mgを3〜5分ごとに静注(0.2 mg/kgまで) 筋注：1/1,000に希釈し,0.1〜0.5 mg(1 mgまで)	低用量で心拍出量増加。高用量で体血管抵抗上昇	心室性不整脈 心筋虚血 心臓性突然死
イソプロテレノール	症候性徐脈 多形性心室頻拍(torsades de pointes) Brugada症候群	持続投与：0.01〜0.05 μg/kg/min	心拍数と心収縮力の増加,体血管抵抗の低下	心室性不整脈 心筋虚血 低血圧
ノルアドレナリン	ショック(敗血症性,心原性,神経原性,原因不明)	持続投与：0.01〜3 μg/kg/min	体血管抵抗の上昇,心拍出量や心拍数への影響は小さい	不整脈 徐脈 末梢虚血
フェニレフリン	重症低血圧(迷走神経刺激,薬物性) 体血管抵抗が低下したショック(敗血症性,神経原性)	持続投与：0.4〜9.1 μg/kg/min ボーラス投与：0.1〜0.5 mgを10〜15分ごとに静注	体血管抵抗の上昇。心機能が保たれている場合は心拍出量への影響は小さい（心機能不全がある場合は低下）	反射性徐脈 末梢および内臓の重度の血管収縮

(つづく)

表 32-2　よく使用される昇圧薬と強心薬(つづき)

薬物	適応	用量	効果	おもな副作用
PDE III 阻害薬				
ミルリノン	低心拍出状態(うっ血性心不全, 心原性ショック)	ボーラス投与：50 μg/kg を 10〜30 分以上かけて 持続投与：0.375〜0.75 μg/kg/min(腎機能に応じて調整)	心拍出量増加および前負荷, 後負荷, 体血管抵抗の低下	心室性不整脈(torsades de pointes など) 心筋虚血 低血圧
inamrinone	低心拍出量(うっ血性心不全, 心原性ショック)	ボーラス投与：0.75 mg/kg を 2〜3 分以上かけて 持続投与：5〜10 μg/kg/min	心拍出量増加および前負荷, 後負荷, 体血管抵抗の低下	不整脈 房室伝導の増強(心房細動における心室応答の増加) 低血圧 血小板減少 肝毒性
その他				
バソプレシン	ショック(敗血症性, アナフィラキシー)	持続投与：0.01〜0.1 単位/min 敗血症性ショックではノルアドレナリンに加えて 0.03 単位/min	体血管抵抗の上昇。心拍出量には影響を与えない。心拍数減少	不整脈 心拍出量減少(0.4 単位/min 以上で) 心筋・皮膚・腸間膜虚血
	心停止	ボーラス投与：40 単位静注		

ドパミン

ドパミンは,アトロピンに反応しない症候性徐脈や,不整脈のリスクが少ない敗血症性ショックの第 2 選択薬として推奨されている。急性非代償性心不全において,低血圧と終末器官機能障害が生じている際に,ノルアドレナリンの代替薬として用いられる。ドパミンを使用している間は,不整脈に対するモニター管理が必要であり,不整脈が出現すれば投与は中止すべきである。

治療に使用される際,ドパミンはドパミン受容体およびアドレナリン受容体に作用し,用量によってさまざまな効果をもたらす。低用量(0.5〜3 μg/kg/min)ではドパミン受容体に作用し,腎臓,腸間膜,脳,冠動脈で選択的血管拡張をもたらす。ドパミンを低用量で用いた際は,低血圧を引き起こしうるので注意が必要である[4]。この「腎用量」でのドパミンの臨床的効果はまだ示されておらず,腎保護目的での使用は推奨されていない[5]。中等量(3〜10 μg/kg/min)では,おもに β_1 受容体刺激により,1 回拍出量および,心拍数もいくぶんか増加するので心拍出量が増加す

る。体血管抵抗はほぼ上昇せず，最終的には平均動脈圧(MAP)の上昇をもたらす。高用量(10 μg/kg/min 以上)では，おもにα受容体刺激となり，血管収縮を引き起こし体血管抵抗が増加する。高用量のドパミン投与は，急激にタキフィラキシーを起こすことがあるので注意が必要である。

バソプレシン

バソプレシンおよび類似物質の terlipressin は，アドレナリンでは反応が乏しい難治性血管拡張性ショックに対する第2選択薬として用いられる。さらに，敗血症診療のガイドラインによると，低用量のバソプレシンをノルアドレナリンに追加投与してもよく，それにより MAP を上昇させるか，ノルアドレナリンの使用量を減らすことができる。しかし，敗血症性ショックに対しての単剤投与は推奨されていない[5]。バソプレシンはアドレナリン受容体を介さずに作用する末梢昇圧薬であり，血管平滑筋および腎集合管に存在する V_1, V_2 受容体に作用する。バソプレシンは，著明な血管収縮および体血管抵抗の上昇をもたらすが，心拍出量には影響せず，心拍数は減少させる[6]。バソプレシンの利点は，カテコールアミンと比較して脳への血管収縮の影響が少ないことや，低酸素状態や酸血症状況下でも比較的血管収縮作用が保たれることである。バソプレシンは 0.03 単位/min の固定値で投与することが推奨されている。高用量は血圧の改善により効果的ではあるが，冠動脈や腸間膜の虚血，皮膚壊死に関連する[5,7,8]。急に投与を中止すると低血圧を起こすことがあるため，30分ごとに 0.01 単位/min ずつ漸減すべきである。

フェニレフリン

フェニレフリンは，高心拍出状態の敗血症性ショックや外傷による神経原性ショックなどにみられるような，体血管抵抗の低下した重度低血圧(体血管抵抗<700 dyn・s/cm^5)に対して用いられる。しかし，国際的な敗血症のガイドラインでは，他の昇圧薬の組み合わせでも効果がないときや，重篤な不整脈で薬物が使えないときを除き，推奨されていない[9]。フェニレフリンは，重度の動脈硬化がある患者の低血圧や，閉塞性肥大型心筋症で流出路圧較差を低下させたい場合に推奨されている。麻酔中や他の医原性低血圧では，迅速な血圧補正のためにフェニレフリンのボーラス投与も行われる。

　フェニレフリンはα受容体を介して強い血管収縮と体血管抵抗の上昇を引き起こす。β受容体への刺激はないため，結果として1回拍出量は減少する[10]。重度の末梢および内臓の血管収縮が起こりうるため，フェニレフリンは体血管抵抗が上昇している場合(>1,200 dyn・s/cm^5)には禁忌となる。

強心薬

ドブタミン

ドブタミンは，おもに次の3つの適応がある。(1)収縮機能不全による急性うっ血性心不全において低灌流の徴候および軽度から中等度の低血圧がある場合，(2)おもに急性心筋梗塞に続発することの多い低心拍出状態の心原性ショック，(3)適切な輸液負荷や昇圧薬の使用でも低灌流の徴候が改善しない敗血症性ショックである。Surviving Sepsis Campaign Guidelines においては，適切な循環血液量やMAPにもかかわらず，心筋障害がある患者(心室充満圧の上昇および低心拍出の持続)や，低灌流が持続している患者〔静脈血酸素飽和度($Scvo_2$)低値，乳酸高値など〕では，試みとしてドブタミン投与を推奨している[5]。

ドブタミンはおもに β_1 受容体を活性化させ，心収縮力を増加させ，心拍数も増加させる。それにより心拍出量が増加する。5 μg/kg/min 以下の低用量では，β_2 および軽度 α_1 刺激作用もあり，末梢血管を軽度拡張させる。より高用量の 5～15 μg/kg/min では，体血管抵抗への影響はほぼなく，15 μg/kg/min を超えると β_1 刺激に加えて，末梢における α 刺激による血管収縮が優位になってくる。低用量であっても，ドブタミンは心筋の酸素消費を著明に増加させ，それにより心筋虚血を引き起こしうる。さらに，ドブタミンは致死的不整脈も起こしうる。これらの副作用のために，ドブタミンが心不全患者において致死率を下げたという報告はない[11]。しかし，低心拍出の心原性ショックにおいて強心薬が必要なときは，ドブタミンが依然として第1選択薬である[12]。

ホスホジエステラーゼ阻害薬

ミルリノンと inamrinone は，ドブタミンと同様に，収縮機能不全による急性うっ血性心不全での低灌流と軽度から中等度の低血圧がある場合や，低心拍出状態の心原性ショックにおいて用いられる。これらホスホジエステラーゼ(PDE)3阻害薬は，細胞内の cAMP を分解する酵素を阻害することで，心筋収縮力の増加，全身の血管拡張，拡張機能の改善をもたらす。それにより，前負荷，後負荷，体血管抵抗は低下し，心拍出量は増加する。inamrinone は用量依存性の血小板減少などの副作用があるため，ミルリノンが一般的に使用されている静注 PDE 3 阻害薬である。今のところ，PDE 3 阻害薬が急性うっ血性心不全や心原性ショックの死亡率を改善させたという報告はない[13]。PDE 3 阻害薬は緊急時の第2選択強心薬であり，アドレナリン受容体のダウンレギュレーションや脱感作によりドブタミンの効果がみられないときに考慮される。それは，(1)慢性心不全，(2)慢性的な β 作動薬の使用，

(3) β遮断薬を使用している外来患者などの場合である。

イソプロテレノール

イソプロテレノールはあまり使われず，おもに症候性徐脈の第2選択薬としての使用に限られる。しかし，多形性心室頻拍，特に徐脈や薬物性QT延長によるtorsades de pointesやBrugada症候群の際は考慮してもよい。イソプロテレノールは家族性QT延長症候群による多形性心室頻拍の場合は避けるべきである[14]。イソプロテレノールはβ受容体のみに作用するので，心拍数と心収縮力を増加させ，体血管抵抗は低下させる。

カルシウム感受性増強薬

カルシウム感受性増強薬(levosimendanなど)は米国では承認されていないが，多くの国でうっ血性心不全に対して使用されている。カルシウム感受性増強薬は，細胞内のカルシウム濃度を上昇させることなく，ATP感受性K^+チャネルを開くことで心筋のカルシウムに対する感受性を高める。それにより，心収縮力は増加し，動静脈は拡張するが，拡張機能は保たれる。結果として，心拍出量は増加し，前負荷および後負荷，体血管抵抗は低下する[15]。ドブタミンやプラセボと比較し，levosimendanが死亡率や転帰を改善するという報告はまだない[16,17]。

ショックの治療戦略

救急でのショック患者の多くは，来院の時点では原因(例えば，敗血症性ショックなのか，心原性ショックなのか)は不明である。このような患者の治療にあたる際には，迅速に介入し重要臓器への血流を保ちつつ，すばやく根底にある原因を確定することが求められる。患者が明らかな肺水腫を呈していないときは，まずは急速輸液によって循環血液量を保つことに重点がおかれる。適切な輸液によってもショック状態から脱しないときには，昇圧薬を投与すべきである。通常，昇圧薬の投与を開始するのは，MAPが60 mmHg未満，もしくは収縮期血圧が平常時よりも30 mmHg以上低下し，低灌流による終末器官機能不全の徴候が出ているときである。重篤な低血圧や心肺停止が差し迫っているときは，輸液負荷と同時に昇圧薬を開始するのがよい。

　原因不明のショックもしくは敗血症性ショックでは，第1選択薬はノルアドレナリンである。敗血症性ショックにおいて，ノルアドレナリンとドパミンを比較した6つの研究のメタ分析によると，ノルアドレナリン群ではやや生存率は改善し，ド

パミン群では不整脈発症率が高かった[18〜23]。一方，その他の昇圧薬をショック状態で比較した多くの研究では，死亡率や入院日数に差はなかった[9, 24〜34]。

　ノルアドレナリンを投与しても低血圧が改善されない場合，心拍出量を推定することが治療方針の一助になる。心拍出量が減少している場合(すなわち"cold shock")，心機能の改善のために，ドブタミンを追加するか，ノルアドレナリンからアドレナリンに変更するとよい[35]。心拍出量が正常もしくは増加している場合(すなわち"warm shock")，バソプレシンやフェニレフリンを追加してもよい。フェニレフリンは，ノルアドレナリンなどのβ刺激をもつ薬物により著明な頻脈や不整脈が出現している際によい適応である。昇圧薬2剤併用にも反応しない場合，3剤目の追加はほとんど効果がなく，薬物を変更したほうがよい。

　原因不明のショックや敗血症性ショック以外が考えられる場合，昇圧薬はそれぞれに応じて選択する。心原性ショックでは，血圧が著しく低い場合(収縮期血圧<80 mmHg)は，ノルアドレナリンが第1選択薬としてよい。ノルアドレナリンに反応した，もしくは血圧は低いが収縮期血圧>80 mmHgの場合は，ドブタミンを試してみる。アナフィラキシーショックではアドレナリン，脊髄損傷による神経原性ショックではα_1刺激とβ_1刺激のどちらももっている薬物(ノルアドレナリン，アドレナリン，ドパミンなど)で治療する[36]。

結論

昇圧薬と強心薬は，ショック時に輸液負荷のみでは不十分な場合に組織灌流を保つために使用する。ノルアドレナリンは，原因がはっきりしない場合も含め，ほとんどのショックで第1選択となる昇圧薬である。低心拍出状態で強心作用が必要な場合は，ドブタミンが第1選択薬である。昇圧薬は，ベッドサイドでの評価と採血などで組織灌流を判断し，調節すべきである。

関連文献

文献	研究デザイン	結果
昇圧薬		
De Backer et al., *NEJM*. 2010[19]	発症4時間以内の昇圧薬依存性ショック患者1,679人を対象とした多施設無作為化比較試験。ノルアドレナリンもしくはドパミンを投与	28日死亡率に有意差なし〔ドパミン群オッズ比(OR)：1.17，95%信頼区間(CI)：0.97〜1.42〕。不整脈はドパミン群で有意に多かった(24.7% vs. 12.4%, $p=0.001$)

文献	研究デザイン	結果
Patel et al., *Shock*. 2010[21]	昇圧薬依存性敗血症性ショック患者250人を対象とした単一施設準無作為化比較試験。ドパミン群もしくはノルアドレナリン群に分け，プロトコル化して投与し比較	28日死亡率はドパミン群で有意差なし〔相対リスク(RR)：1.16，95% CI：0.886〜1.51〕，不整脈はドパミン群で有意に多かった(38% vs. 11.8%，RR：3.21，95% CI：1.88〜5.49)
De Backer et al., *Crit Care Med*. 2012[24]	6つの無作為化比較試験(1,408人)のメタ分析。敗血症性ショック患者でノルアドレナリン群とドパミン群を比較	死亡率はドパミン群で高かった(RR：1.12，95% CI：1.01〜1.20)
Annane et al., *Lancet*. 2007[25]	発症24時間以内の昇圧薬依存性敗血症性ショック患者230人を対象とした多施設無作為化比較試験。ノルアドレナリンに加えてドブタミンもしくはアドレナリンを投与	28日死亡率は有意差なし(ドブタミン追加群 RR：0.86，95% CI：0.65〜1.14)。重篤な副作用は両群で差がなかった
Polito et al., *Intensive Care Med*. 2012[30]	6つの無作為化試験(973人)のメタ分析。昇圧薬依存性ショック患者でのバソプレシン/terlipressin投与を評価	短期間の死亡率にバソプレシン/terlipressin併用群で有意差なし(RR：0.91，95% CI：0.79〜1.05)。薬物間の差もなかった。バソプレシン/terlipressin併用群ではノルアドレナリンの投与量が減少した
Russel et al., *NEJM*. 2008[31]	ノルアドレナリンを投与されている昇圧薬依存性敗血症性ショック患者778人を対象とした多施設無作為化比較試験。オープンラベルの昇圧薬にノルアドレナリンを追加投与する群とバソプレシンを追加投与する群に分けて比較	28日死亡率はバソプレシン併用群で有意差なし(RR：0.90，95% CI：0.75〜1.08)。重篤な副作用は両群で差がなかった
強心薬		
Cuffe et al., *JAMA*. 2002[13]	急性うっ血性心不全患者951人(強心薬が必要な患者は除外)を対象とした多施設無作為化比較試験。ミルリノン群とプラセボ群に分けて比較	一次転帰指標である心血管系を原因とする入院日数はミルリノン群で有意差なし(6日 vs. 7日，$p=0.71$)。二次転帰指標である入院中死亡率にも差がなかった(ミルリノン群 3.8% vs. プラセボ群 2.3%，$p=0.19$)
Mebazaa et al., *JAMA*. 2007[16] SURVIVE	強心薬を要する急性うっ血性心不全患者1,327人を対象とした多施設無作為化比較試験。levosimendan群とドブタミン群に分けて比較	180日死亡率は levosimendan群で有意差なし(RR：0.91，95% CI：0.74〜1.13)。二次転帰指標である28日死亡率に有意差なし

(つづく)

文献	研究デザイン	結果
Rivers et al., *NEJM*. 2001[35]	早期の重症敗血症および敗血症性ショック患者263人を対象とした単一施設無作為化比較試験。ドブタミンを用いたプロトコル群と標準治療群に分けて比較	入院中死亡率はプロトコル群で低かった(RR：0.58，95% CI：0.38～0.87)。6時間の研究期間にプロトコル群ではより頻回にドブタミンを投与された(13.7% vs. 0.8%，$p<0.001$)。

文献

1. Tune JD, Richmond KN, Gorman MW, et al. Control of coronary blood flow during exercise. *Exp Biol Med (Maywood)*. 2002;227(4):238-250.
2. Communal C, Singh K, Pimentel DR, et al. Norepinephrine stimulates apoptosis in adult rat ventricular myocytes by activation of the beta-adrenergic pathway. *Circulation*. 1998;98(13):1329-1334.
3. Jones CJ, DeFily DV, Patterson JL, et al. Endothelium-dependent relaxation competes with alpha 1- and alpha 2-adrenergic constriction in the canine epicardial coronary microcirculation. *Circulation*. 1993;87(4):1264-1274.
4. Duke GJ, Briedis JH, Weaver RA. Renal support in critically ill patients: low-dose dopamine or low-dose dobutamine? *Crit Care Med*. 1994;22(12):1919-1925.
5. Dellinger RP, Levy MM, Rhodes A, et al. Surviving sepsis campaign: international guidelines for management of severe sepsis and septic shock: 2012. *Crit Care Med*. 2013;41(2):580-637.
6. Gordon AC, Wang N, Walley KR, et al. The cardiopulmonary effects of vasopressin compared with norepinephrine in septic shock. *Chest*. 2012;142(3):593-605.
7. Dünser MW, Mayr AJ, Tür A, et al. Ischemic skin lesions as a complication of continuous vasopressin infusion in catecholamine-resistant vasodilatory shock: incidence and risk factors. *Crit Care Med*. 2003;31(5):1394-1398.
8. Malay M-B, Ashton JL, Dahl K, et al. Heterogeneity of the vasoconstrictor effect of vasopressin in septic shock. *Crit Care Med*. 2004;32(6):1327-1331.
9. Morelli A, Ertmer C, Rehberg S, et al. Phenylephrine versus norepinephrine for initial hemodynamic support of patients with septic shock: a randomized, controlled trial. *Crit Care*. 2008;12(6):R143.
10. Williamson AP, Seifen E, Lindemann JP, et al. WB4101- and CEC-sensitive positive inotropic actions of phenylephrine in rat cardiac muscle. *Am J Physiol*. 1994;266(6 Pt 2):H2462-H2467.
11. Tacon CL, McCaffrey J, Delaney A. Dobutamine for patients with severe heart failure: a systematic review and meta-analysis of randomised controlled trials. *Intensive Care Med*. 2011;38(3):359-367.
12. Hunt SA, Abraham WT, Chin MH, et al. 2009 Focused update incorporated into the ACC/AHA 2005 Guidelines for the Diagnosis and Management of Heart Failure in Adults. *J Am Coll Cardiol*. 2009;53(15):e1-e90.
13. Cuffe MS, Califf RM, Adams KF, et al. Short-term intravenous milrinone for acute exacerbation of chronic heart failure. *JAMA*. 2002;287(12):1541-1547.
14. Neumar RW, Otto CW, Link MS, et al. Part 8: adult advanced cardiovascular life support: 2010 American Heart Association Guidelines for Cardiopulmonary Resuscitation and Emergency Cardiovascular Care. *Circulation*. 2010;122(18 suppl 3):S729-S767.
15. Slawsky MT, Colucci WS, Gottlieb SS, et al. Acute hemodynamic and clinical effects of levosimendan in patients with severe heart failure. Study Investigators. *Circulation*. 2000;102(18):2222-2227.
16. Mebazaa A, Nieminen MS, Packer M, et al. Levosimendan vs dobutamine for patients with acute decompensated heart failure: the SURVIVE Randomized Trial. *JAMA*. 2007;297(17):

1883–1891.
17. Packer M, Colucci W, Fisher L, et al. Effect of levosimendan on the short-term clinical course of patients with acutely decompensated heart failure. *JACC: Heart Fail*. 2013;1(2):103–111.
18. Martin C, Papazian L, Perrin G, et al. Norepinephrine or dopamine for the treatment of hyperdynamic septic shock? *Chest*. 1993;103(6):1826–1831.
19. De Backer D, Biston P, Devriendt J, et al. Comparison of dopamine and norepinephrine in the treatment of shock. *N Engl J Med*. 2010;362(9):779–789.
20. Marik PE, Mohedin M. The contrasting effects of dopamine and norepinephrine on systemic and splanchnic oxygen utilization in hyperdynamic sepsis. *JAMA*. 1994;272(17):1354–1357.
21. Patel GP, Grahe JS, Sperry M, et al. Efficacy and safety of dopamine versus norepinephrine in the management of septic shock. *Shock*. 2010;33(4):375–380.
22. Ruokonen E, Takala J, Kari A, et al. Regional blood flow and oxygen transport in septic shock. *Crit Care Med*. 1993;21(9):1296–1303.
23. De Backer D, Aldecoa C, Njimi H, Vincent J. Dopamine versus norepinephrine in the treatment of septic shock: a meta-analysis. *Crit Care Med*. 2012;40(3):725–730.
24. Mathur S, Dhunna R, Chakraborty A. Comparison of dopamine and norepinephrine in the management of septic shock using impedance cardiography. *Indian J Crit Care Med*. 2007;11:186.
25. Annane, D, Vignon P, Renault A, et al. Norepinephrine plus dobutamine versus epinephrine alone for management of septic shock: a randomized trial. *Lancet*. 2007;370:676–684.
26. Myburgh JA, Higgins A, Jovanovska A, et al. A comparison of epinephrine and norepinephrine in critically ill patients. *Intensive Care Med*. 2008;34(12):2226–2234.
27. Russell JA, Walley KR, Gordon AC, et al. Interaction of vasopressin infusion, corticosteroid treatment, and mortality of septic shock. *Crit Care Med*. 2009;37(3):811–818.
28. Luckner G, Dünser MW, Stadlbauer K-H, et al. Cutaneous vascular reactivity and flow motion response to vasopressin in advanced vasodilatory shock and severe postoperative multiple organ dysfunction syndrome. *Crit Care*. 2006;10(2):R40.
29. Lauzier F, Lévy B, Lamarre P, et al. Vasopressin or norepinephrine in early hyperdynamic septic shock: a randomized clinical trial. *Intensive Care Med*. 2006;32(11):1782–1789.
30. Polito A, Parisini E, Ricci Z, et al. Vasopressin for treatment of vasodilatory shock: an ESICM systematic review and meta-analysis. *Intensive Care Med*. 2012;38:9–19.
31. Russell JA, Walley KR, Singer J, et al. Vasopressin versus norepinephrine infusion in patients with septic shock. *NEJM*. 2008;358(9):877–887.
32. Boccara G, Ouattara A, Godet G, et al. Terlipressin versus norepinephrine to correct refractory arterial hypotension after general anesthesia in patients chronically treated with renin-angiotensin system inhibitors. *Anesthesiology*. 2003;98(6):1338–1344.
33. Albanèse J, Leone M, Delmas A, et al. Terlipressin or norepinephrine in hyperdynamic septic shock: a prospective, randomized study. *Crit Care Med*. 2005;33(9):1897–1902.
34. Morelli A, Ertmer C, Rehberg S, et al. Continuous terlipressin versus vasopressin infusion in septic shock (TERLIVAP): a randomized, controlled pilot study. *Crit Care*. 2009;13(4):R130.
35. Rivers E, Nguyen B, Havstad S, et al. Early goal-directed therapy in the treatment of severe sepsis and septic shock. *NEJM*. 2001;345(19):1368–1377.
36. Wing P, Dalsey W, Alvarez E, et al. Early acute management in adults with spinal cord injury: a clinical practice guideline for health-care providers. *J Spinal Cord Med*. 2008;31(4):403–479.

33

抗菌薬治療の原則
principles of antimicrobial therapy

Chanu Rhee and Michael Klompas

背景

過去数十年の抗菌薬の開発により,多くの細菌,真菌,ウイルスの治療薬が生まれた。しかし,この進歩は耐性菌の増加や新たな病原体を生むことにもなっている。米国では,血流感染を起こす黄色ブドウ球菌の半数以上がメチシリン耐性であり,バンコマイシン耐性腸球菌 vancomycin-resistant *Enterococcus*(VRE)感染症による入院は,2003〜2006年の間に2倍となった[1,2]。近年,基質特異性拡張型βラクタマーゼ extended-spectrum β lactamase(ESBL)産生グラム陰性菌や *Clostridium difficile* による感染症が増加する一方で,カルバペネマーゼ産生菌なども出現し,世界中に拡がっている[3〜5]。さらに,高齢化や免疫抑制薬の使用により敗血症の発生率も上昇している[6〜9]。その結果,感染症の罹患率や複雑性が今までにないほど増加している。救急やICUにおける適切で合理的な抗菌薬投与のためには,治療の原則と抗菌薬の現状を理解する必要がある。

経験的初期療法の選択

考慮すべき臨床的要素
推定診断
一般に細菌学的検査の結果が判明するまでには24〜72時間を要するため,医師は目の前の感染症と思われる患者に対し,推定抗菌薬治療を行う必要がある。多くの診断が予測可能な原因菌に関連する傾向があるため,感染症の推定診断を行うことは,治療薬を決定するうえで重要なステップである。患者の症候,身体所見,血液検査や尿検査,胸部X線や他の画像検査などを用いて精査する必要がある。よく遭遇する重症感染症の経験的治療法を**表33-1**に示す。

表33-1 重症感染症で推奨される経験的治療

病状	病原体	推奨されている抗菌薬と投与量(腎/肝機能正常患者)	治療期間
肺での感染症			
市中肺炎	肺炎球菌、インフルエンザ菌、細胞内寄生非定型細菌(Mycoplasma pneumoniae、Chlamydophila pneumoniae、Legionella属)、呼吸器ウイルス ○ 黄色ブドウ球菌(静注薬物常用者、インフルエンザ後) ○ 緑膿菌(気管支拡張症、ステロイドを使用している慢性閉塞性呼吸器疾患など器質的肺疾患がある場合)	1. セフトリアキソン1〜2g静注24時間ごと+アジスロマイシン500mg、その後250mg経口静注24時間ごと、または 2. モキシフロキサシン400mg経口/静注24時間ごと(早期の経口薬へのスイッチも許容) ○ 重症例ではMRSAカバーのためにバンコマイシンかリネゾリド追加を考慮 ○ 危険因子があれば緑膿菌のカバーを考慮 ○ インフルエンザ様症状があればオセルタミビル追加を考慮	7〜10日間 アジスロマイシンは5日間投与だがLegionella属であることが確定している場合は延長する
院内/医療施設関連/人工呼吸器関連肺炎	黄色ブドウ球菌(MRSAを含む)、好気性グラム陰性桿菌(緑膿菌、大腸菌、肺炎桿菌、Enterobacter属)、ICU患者では多剤耐性グラム陰性桿菌も多い ○ 院内誤嚥性肺炎において嫌気性菌の役割は明らかではない(しかし、この状況において嫌気性菌をカバーする抗菌薬の追加は理にかなっている)	1. 抗MRSA薬:バンコマイシン15〜20mg/kg静注12時間ごと、またはリネゾリド600mg経口/静注12時間ごと + 2. βラクタム系:セフタジジム2g静注8時間ごと、またはセフェピム2g静注8時間ごと、またはピペラシリン/タゾバクタム4.5g静注6時間ごと、またはメロペネム500mg静注6時間ごと、またはアストレオナム1〜2g静注8時間ごと(ペニシリンアレルギーでは)、または重度のペニシリンアレルギーではアストレオナム1〜2g静注8時間ごと ○ 特に重症患者や耐性菌の高リスク患者では抗緑膿菌作用を有するフルオロキノロン系(シプロフロキサシンまたはレボフロキサシン)やアミノグリコシド系を用いた「二重のカバー」を考慮する	7〜8日間、MRSAや緑膿菌、免疫抑制患者では長期化することもある 緑膿菌に対する15日間の治療は再発の減少に関連する(8日間に比べて)

33章 抗菌薬治療の原則

感染症	起炎菌	治療	期間
誤嚥性肺炎	口腔内嫌気性菌、腸内グラム陰性桿菌、黄色ブドウ球菌、レンサ球菌属	1. レボフロキサシン 750 mg 経口/静注 24 時間ごと+メトロニダゾール 500 mg 経口/静注 8 時間ごと、または 2. クリンダマイシン 600 mg 経口/静注 8 時間ごと(市中肺炎の可能性もあればレボフロキサシンを追加)、または 3. アンピシリン/スルバクタム 3 g 静注 6 時間ごと ○院内感染の場合:院内肺炎と同様に治療。よく用いられるのは、ピペラシリン/タゾバクタム、イミペネム、メロペネムである。また、嫌気性菌カバーのためにメトロニダゾール、あるいはクリンダマイシンを追加することもある	7〜10 日間
虫垂炎、憩室炎、腹腔内膿瘍、二次性腹膜炎	グラム陰性桿菌(特に大腸菌)を含む腸内細菌叢の複数の菌、嫌気性菌(特にBacteroides 属) 腸管穿孔の場合、原因菌は部位による。上部消化管(例えば、十二指腸潰瘍による穿孔)ではレンサ球菌属が中心である。下部消化管ではグラム陰性桿菌、嫌気性菌が中心である 腸球菌と Candida 属の場合を除き、通常それほど重要ではない	1. セフトリアキソン 1〜2 g 静注 24 時間ごと+メトロニダゾール 500 mg 静注 8 時間ごと、または 2. シプロフロキサシン 400 mg 静注 12 時間ごと+メトロニダゾール 500 mg 静注 24 時間ごと(シプロフロキサシン使用時はレンサ球菌への活性が弱いことに注意)、または 3. ピペラシリン/タゾバクタム 3.375 g 静注 6 時間ごと、または 4. イミペネム 500 mg 静注 6 時間ごと、またはメロペネム 1 g 静注 8 時間ごと(耐性菌のリスクが高い場合) ○重症あるいは医療施設関連(院内感染では腸球菌と Candida 属のカバーを考慮(特に治療に反応しない場合) ○アンピシリン/スルバクタム耐性大腸菌が高率に出現している施設があるため単剤での治療は注意を要する	虫垂炎、憩室炎では 4〜7 日間 膿瘍の治療期間は適切なドレナージに依存するが、典型的にはドレナージ後 4〜7 日間
消化管での感染症			
腹水患者での特発性細菌性腹膜炎	大腸菌、Klebsiella 属、Enterobacter 属などのグラム陰性桿菌、腸管内レンサ球菌、腸球菌	セフォタキシム 2 g 静注 8 時間ごと、またはセフトリアキソン 1〜2 g 静注 24 時間ごと +アルブミンを初日に 1.5 g/kg、3 日目に 1 g/kg(腎不全と死亡を減少させる)	5〜7 日間
胆管炎	腸内細菌叢の複数の菌、胆管-腸吻合後では嫌気性菌 通常、腸球菌カバーは不要	セフトリアキソン 1〜2 g 静注 24 時間ごと、またはシプロフロキサシン 400 mg 静注 12 時間ごと、またはレボフロキサシン 500 mg 静注 24 時間ごと(胆管-腸吻合後) +メトロニダゾール 500 mg 静注 8 時間ごと(胆管-腸吻合後) 重症例もしくは医療施設関連感染ではピペラシリン/タゾバクタム、イミペネム、メロペネムを考慮	感染巣の適切なコントロールができていれば 4〜7 日間

(つづく)

表 33-1 重症感染症で推奨される経験的治療（つづき）

病状	病原体	推奨されている抗菌薬と投与量（腎/肝機能正常患者）	治療期間
腎臓・尿路での感染症			
急性腎盂腎炎	大腸菌が最も多く、ついて他のグラム陰性菌（Proteus 属、Klebsiella 属、Serratia 属、Enterobacter 属）、Staphylococcus saprophyticus	1. セフトリアキソン 1〜2 g 静注 24 時間ごと、または 2. シプロフロキサシン 400 mg 静注 12 時間ごと、またはレボフロキサシン 500 mg 静注 24 時間ごと（キノロン耐性の大腸菌増加に注意）、または 3. セフェピム 1〜2 g 静注 12 時間ごと（耐性菌の既住や緑膿菌の場合）	7〜10 日間
複雑性尿路感染症（尿路に解剖学的異常があるか、もしくは機能的異常がある。もしくは尿道カテーテル挿入中）	ESBL 産生グラム陰性菌や緑膿菌などの耐性菌が原因となりやすい。慢性的に尿道カテーテルやステントが留置されている場合は、黄色ブドウ球菌、腸球菌や Candida 属の可能性もある	1. 中等度では、セフトリアキソン 1〜2 g 静注 24 時間ごと、またはシプロフロキサシン 400 mg 静注 12 時間ごと、またはレボフロキサシン 500 mg 静注 24 時間ごと 2. 重症度では、セフェピム 1〜2 g 静注 12 時間ごと、またはセフタジジム 1 g 静注 8 時間ごと、または ESBL 産生菌の高リスクもしくは感染の既住があればカルバペネム系を使用。MRSA 感染の既住や長期尿道カテーテル留置状態であればバンコマイシンの追加も考慮	10〜14 日間（前立腺炎が疑われる場合は延長期にする）
皮膚・軟部組織での感染症			
蜂巣炎	レンサ球菌属（A 群が最多）、MRSA を含む黄色ブドウ球菌 他のまれには原因因子は危険因子による（水への曝露、動物咬傷、好中球減少など）	1. MRSA の可能性が低い場合のレンサ球菌に対する静注の選択肢：セファゾリン 2 g 静注 8 時間ごと、クリンダマイシン 600 mg 静注 8 時間ごと 2. MRSA をカバーする静注の選択肢：バンコマイシン 15〜20 mg/kg 静注 12 時間ごと、リネゾリド 600 mg 静注/経口 12 時間ごと、ダプトマイシン 4〜6 mg/kg 静注 24 時間ごと、クリンダマイシン 600 mg 静注/経口 8 時間ごと（MRSA はしばしば耐性）	7〜14 日間
糖尿病性足潰瘍	レンサ球菌属、MRSA を含む黄色ブドウ球菌、グラム陰性桿菌（大腸菌、Klebsiella 属、Proteus 属、緑膿菌）、嫌気性菌	1. 中等度では、セフトリアキソン 2 g 静注 24 時間ごと、またはレボフロキサシン 750 mg 経口 24 時間ごと、またはセフェピム 1〜2 g 静注 8 時間ごと、いずれもメトロニダゾール 500 mg 経口 8 時間ごとと併用 2. 重症度では、バンコマイシン 15〜20 mg/kg 静注 8 時間ごと、セフェピム 2 g 静注 12 時間ごとに β ラクタム系（セフタジジム 2 g 静注 8 時間ごとにメトロニダゾール 500 mg 静注 8 時間ごと、またはピペラシリン/タゾバクタム 4.5 g 静注 6 時間ごと、またはイミペネム 500 mg 静注 6 時間ごと、またはメロペネム 1 g 静注 8 時間ごと）	骨髄炎の徴候がなければ 7〜21 日間

33章 抗菌薬治療の原則

壊死性筋膜炎	I型は複数の菌（グラム陽性菌・陰性菌、嫌気性菌） II型はβ溶血レンサ球菌（通常、A群溶血レンサ球菌）、頻度は低いがMRSAも	緊急外科的デブリドマンに次を加える： 1. 抗MRSA薬：バンコマイシン15～20 mg/kg静注12時間ごとに25～30 mg/kgの負荷投与も考慮、またはリネゾリド600 mg静注12時間ごと、またはダプトマイシン6 mg/kg静注24時間ごと + 2. 広域βラクタム系： ピペラシリン/タゾバクタム4.5 g静注6時間ごと、またはイミペネム500 mg静注6時間ごと、またはメロペネム1 g静注8時間ごと、または セフェピム2 g静注8～12時間ごと+メトロニダゾール500 mg静注8時間ごと ○レンサ球菌とブドウ球菌に対する抗毒素効果を期待し、クリンダマイシン600～900 mg静注8時間ごとの追加も考慮、A群溶血レンサ球菌による場合、免疫グロブリン静注療法が有益な可能性あり	臨床経過によるが、少なくとも外科的デブリドマンが不要となるまでは継続、最低でも10～14日間
筋骨格系での感染症			
化膿性関節炎	MRSAを含む黄色ブドウ球菌、レンサ球菌属（糖尿病患者では特にB群レンサ球菌）、淋菌（皮膚膿疱性病変、滑膜炎、関節炎の三徴）、グラム陰性桿菌（静注薬物常用者では緑膿菌）	外科的ドレナージに加え、抗菌薬の選択はグラム染色にもとづく 1. クラスター状グラム陽性球菌（ブドウ球菌様）：バンコマイシン15～20 mg/kg静注12時間ごと 2. グラム陰性球菌（Neisseria属様）：セフトリアキソン1～2 g静注24時間ごと 3. グラム陰性桿菌：セフェピム2 g静注8～12時間ごと、またはセフタジジム2 g静注8時間ごと 4. グラム染色陰性：バンコマイシン+セフトリアキソン、緑膿菌の高リスクであればバンコマイシン+セフェピムまたはセフタジジム	2～4週間

（つづく）

表 33-1 重症感染症で推奨される経験的治療（つづき）

病状	病原体	推奨されている抗菌薬と投与量（腎/肝機能正常患者）	治療期間
中枢神経系での感染症			
細菌性髄膜炎（市中感染）	肺炎球菌、髄膜炎菌、インフルエンザ菌	セフトリアキソン2g静注12時間ごと＋バンコマイシン15～20mg/kg静注8時間ごと（目標トラフ値は約20μg/mL）	原因菌による（7～21日間）
	Listeria属（年齢>50歳あるいは免疫不全）	○ Listeria属のリスクがあればアンピシリン2g静注4時間ごとを追加 ○ 免疫不全でありトリメトプリムのリスクがあればセフェピム2g静注8時間ごとの代わりにセフェピム2g静注8時間ごと、またはメロペネム2g静注8時間ごと ○ 重度のβラクタム系アレルギーがあればバンコマイシン＋モキシフロキサシンまたはクロロフェニコール（＋Listeria属のリスクがあればST合剤） ○ 成人で肺炎球菌が疑われる場合、抗菌薬投与の15～20分前からデキサメタゾン0.15mg/kg静注6時間ごとの投与を考慮	ステロイドは4日間、もしくは他の原因菌であることが判明した場合は中止
	緑膿菌		
髄膜炎（院内感染）	黄色ブドウ球菌、コアグラーゼ陰性ブドウ球菌、緑膿菌やAcinetobacter属を含むグラム陰性桿菌	バンコマイシン15～20mg/kg静注8時間ごと＋セフェピム2g静注8時間ごと、またはセフタジジム2g静注8時間ごと、またはメロペネム2g静注8時間ごと（痙攣の副作用が少ないためイミペネムよりメロペネムが望ましい）	原因菌による
血流感染症			
カテーテル関連血流感染	黄色ブドウ球菌、コアグラーゼ陰性ブドウ球菌、腸球菌、グラム陰性桿菌（大腿静脈からのライン留置やICU患者で多い）、Candida属（特に中心静脈栄養患者）	バンコマイシン15～20mg/kg静注12時間ごと ○ 重度で大腿静脈からのライン留置や耐性グラム陰性菌のリスクがある場合は、セフェピム1～2g静注8～12時間ごと、またはピペラシリン/タゾバクタム4.5g静注6時間ごと、またはイミペネム500mg静注6時間ごと、またはメロペネム1g静注8時間ごとの追加を考慮 ○ 重度でCandida属の高リスクであれば（中心静脈栄養、免疫不全、長期の抗菌薬曝露など）、エキノキャンディン系（カスポファンギン、ミカファンギン、anidulafungin）を考慮	原因菌と臨床経過による（通常、コアグラーゼ陰性ブドウ球菌では7日間、その他では14日間）。黄色ブドウ球菌では最低14日間

その他の感染症			
発熱性好中球減少症	口腔内と腸管内のレンサ球菌,緑膿菌を含むグラム陰性桿菌,Candida属,静脈ライン留置患者では黄色ブドウ球菌,コアグラーゼ陰性ブドウ球菌	1. セフェピム2g静注8時間ごと 2. ピペラシリン/タゾバクタム4.5g静注6時間ごと,またはイミペネム500mg静注6時間ごと,またはメロペネム1g静注8時間ごと 　○ 重度のβラクタムアレルギーではレボフロキサシン+アズトレオナム 　○ 低血圧や重症例,肺炎またはカテーテル関連感染,MRSAやペニシリン耐性レンサ球菌保菌者,最近のフルオロキノロン系予防投与を受けている場合は,バンコマイシンを追加.48時間後にMRSAが検出されなければバンコマイシン中止 　○ 抗菌薬投与後4〜7日間で解熱しない場合,抗真菌薬（エキノキャンディン系,ボリコナゾール,アムホテリシンB）を追加	好中球減少と解熱までの期間による
原因菌不明の重症敗血症	グラム陽性菌・陰性菌に標的を絞る	抗MRSA薬：バンコマイシン25〜30mg/kg静注で負荷投与後15〜20mg/kg静注12時間ごと.バンコマイシンの禁忌があればリネゾリド600mg経口静注12時間ごと.肺への感染が否定的な場合,ダプトマイシン6mg/kg静注24時間ごとも選択できる +βラクタム系（セフェピム2g静注8時間ごと,またはセフタジジム2g静注8時間ごと,またはピペラシリン/タゾバクタム4.5g静注6時間ごと,またはメロペネム1g静注8時間ごと,またはメロペネム500mg静注6時間ごと,またはメロペネム1g静注8時間ごと） +/−フルオロキノロン系（シプロフロキサシン400mg静注12時間ごと,またはレボフロキサシン750mg静注24時間ごと）,またはアミノグリコシド系,またはアズトレオナム1〜2g静注8時間ごと	臨床経過と同定された感染巣による

MSSA：メチシリン感受性黄色ブドウ球菌,MRSA：メチシリン耐性黄色ブドウ球菌,ESBL：基質特異性拡張型βラクタマーゼ

合併症
抗菌薬を選択するうえで，合併症の存在は大きな問題となり，特に免疫抑制の程度は重要である。HIV 感染，副腎皮質ステロイドや免疫修飾薬の使用，化学療法，臓器移植，悪性腫瘍，先天性免疫不全などの病歴があれば，疾病を引き起こす病原体は劇的に多様化する。免疫不全患者における感染症の詳細は他の章に譲る。

臨床状況と地域での耐性パターン
市中感染か院内/医療施設関連感染かを区別することは重要であり，後者は耐性菌が問題となることが多い。メチシリン耐性黄色ブドウ球菌(MRSA)や緑膿菌は院内肺炎の主要な原因菌であり，市中肺炎を起こすことはまれである[10]。医療施設関連感染症の患者では，その地域での耐性菌の出現パターンを知ることが，適切な抗菌薬の選択に非常に役立つ。

最近の抗菌薬曝露
患者の最近の抗菌薬曝露歴は必ず聴取すべきである。重篤なグラム陰性菌敗血症患者を対象とした最近の臨床試験では，過去 90 日以内に抗菌薬投与を受けた患者は，耐性菌の増殖，不適切な初期治療，高死亡率の傾向にあると報告されている[11]。特に，広域抗菌薬への曝露は，MRSA や多剤耐性の緑膿菌，*Acinetobacter* 属，腸内細菌科のリスクとなる。

耐性菌の既往がある場合
耐性菌の保菌(または以前の感染)の病歴がある場合は注意すべきである。MRSA 保菌者は侵襲性 MRSA 感染症へ進展するリスクが高い。ある研究によれば，入院時に鼻腔培養を採取した患者では，MRSA 保菌者の 19％が翌年に MRSA 感染症を発症したのに対し，非保菌者での発症は 2％と報告されている[12]。VRE 保菌者でも同様の結果と報告されている[13]。

重症度
患者の状態から重症度を見抜き，初期治療でどこまでカバーするか，どのタイミングで抗菌薬投与を行うかを決定する(詳細は後述)。重症敗血症における不適切な初期抗菌薬治療(例えば，数日後に *in vitro* で耐性が判明した場合)は死亡リスクが 5 倍増加する[14]。したがって，患者が重症である場合，広域抗菌薬で治療を開始することが好ましく，細菌学的検査の結果によりデエスカレーション(狭域化) de-escalation を行うべきである。反対に，軽症例であれば初期に広域抗菌薬を投与することは正当化できないであろう。

抗菌薬に対するアレルギー
抗菌薬投与前に，アレルギー歴を正確に聴取することは，重大な医療事故を避けるために重要である。アレルギー歴がある場合，その重症度やどの程度昔に起こった

かをはっきりさせる。例えば，アナフィラキシーの既往があれば通常いかなる場合でも再投与は避けるべきであり，遠い昔の軽度の皮疹や他のはっきりしない症状であれば再投与は安全であることが多い。なかでも，ペニシリンアレルギーが代表的であるが，皮膚テストが陽性となるのは，ペニシリンアレルギーだと主張する患者の10％以下である[15]。軽度の中毒症状（腹部不快感など）を薬物「アレルギー」とする不適切な診断を避けることで，将来的に必要な薬物が投与できないという状況を回避できる。皮膚テストや脱感作は救急現場では実践的ではないことが多いが，アレルギーの可能性があれば抗菌薬投与のリスクと効果を考慮しなければならない。しかし，ほとんどの状況では他の抗菌薬で代用可能である。

考慮すべき薬理学的要素
殺菌性か静菌性か
抗菌薬はその作用機序により区別されることが一般的である。細胞壁へ作用する薬物は殺菌性となる傾向があり，細胞死を引き起こす。代表薬としては，古くからβラクタム系がある。他の殺菌性薬物としてはダプトマイシン（細胞膜の脱分極を引き起こす），フルオロキノロン系（細菌のDNAを破壊する）などがある。蛋白合成に作用する薬物（テトラサイクリン系，マクロライド系，クリンダマイシンなど）は静菌性となる傾向があり，細菌を殺さずに成長を抑制する。しかし，この区別は絶対的なものではなく，臨床的な転帰は必ずしも作用機序と一致しない。抗菌薬が相対的に殺菌性か静菌性かは，細菌と最小発育阻止濃度 minimum inhibitory concentration〔MIC（抗菌薬が細菌の成長を阻害する最小の濃度と定義される）〕に依存する。例を挙げると，バンコマイシンは緩徐な殺菌性薬物と考えられていたが，腸球菌に対しては静菌的に作用するとされている。原則として，感染性心内膜炎や髄膜炎などの重症感染症に対しては殺菌性薬物を使用することが望ましい[16]。

殺作用の機序
抗菌薬による「殺作用」は，血中濃度がMICを超えている時間を長くすることで効果が高くなる時間依存性と，最高血中濃度がどれだけMICを上回ったかに効果が規定される濃度依存性の2つに大別される。時間依存性の薬物にはβラクタム系やバンコマイシン，濃度依存性の薬物にはアミノグリコシド系，フルオロキノロン系，メトロニダゾール，ダプトマイシンが含まれる。殺作用の機序は投与戦略と密接に関係してくる。時間依存性のβラクタム系では持続投与や投与時間を延長する（MICを上回る時間を長くするため）ことで，微生物学的そしておそらくは臨床的にも耐性菌による重症患者の転帰を改善させるというエビデンスが蓄積されつつある[17〜19]。濃度依存性であるアミノグリコシド系の1日1回の投与は，多くの

状況において従来行われていた8時間ごとの投与と同等の効果があり，副作用が少ない[20]。

組織移行性
適切な初期治療薬を選択するためには，最も疑われる感染巣の決定と同様に，抗菌薬のさまざまな組織への移行性や分布についての知識が必要となる。特定の抗菌薬は多くの状況下で病原体と適合するかもしれないが，感染巣において作用することができなければ臨床的には無効となる。組織移行性を欠く重要な例を次に示す。

- **中枢神経系**：第1世代および第2世代セファロスポリン系，マクロライド系，クリンダマイシン，ダプトマイシン，アミノグリコシド系は移行性が悪く，髄膜炎の治療には不適切である[21]。第3世代セファロスポリン系とカルバペネム系がよりよい選択となる
- **肺**：ダプトマイシンはサーファクタントにより不活性化されるため，肺炎の治療には無効である[22]。βラクタム系やフルオロキノロン系がよりよい選択となる
- **尿路**：モキシフロキサシンは尿中で適切な濃度に達しないため，尿路感染症の治療には無効である。フルオロキノロン系の中では，レボフロキサシンとシプロフロキサシンがよりよい選択となる

抗菌薬の代謝
ほとんどの抗菌薬は腎臓か肝臓で代謝され，これらの臓器障害は投与量に影響を及ぼし，別の抗菌薬を選択することを迫られる場合がある。特に腎機能障害時に投与量の調節がしばしば必要となり，抗菌薬投与前にクレアチニン値測定をルーチンに行うべきである。腎機能により投与量の調節が必要な薬物には，バンコマイシン，アミノグリコシド系，いくつかのβラクタム系があり，これを怠ると重大な副作用を引き起こす可能性がある。

併用療法
重症患者では，多種の病原体をカバーするための経験的治療として2剤以上の抗菌薬を併用することはよく行われる（例えば，バンコマイシンとセフェピムを併用しグラム陽性菌とグラム陰性菌をカバーする）。併用療法を考慮する理由は次のとおりである。

- **病原体に対する経験的治療の効果の精度を上げるため**：細菌学的検査の結果が未着で耐性菌のリスクがある重症患者では，同様のスペクトルを有する抗菌薬を2剤併用（典型的にはグラム陰性菌への活性）することは，少なくとも1つの抗菌薬が，原因と考えられる微生物に対して活性を有する可能性が高まる。院内肺炎に

対してグラム陰性菌への活性を有する2剤を併用する方法は合理的であり，緑膿菌の関与を疑う症例でしばしば考慮される(後述する「緑膿菌に対する経験的治療」を参照)

- **病原体へのシナジー効果を得るため**：抗菌薬の併用療法は *in vitro* ではシナジー効果が期待でき，単剤に比べて効果が高くなる。しかし，この効果は臨床的には一般的ではなく，アミノグリコシド系感受性の腸球菌や，ある種のレンサ球菌による感染性心内膜炎(βラクタム系とアミノグリコシド系のシナジー効果)など限られた場合に用いられている[23]。シナジー効果をねらってのアミノグリコシド系併用は，かつては黄色ブドウ球菌感染症や感染性心内膜炎でよく行われたが，その有用性に関するエビデンスは弱く，腎毒性に関する強いエビデンスから，近年行われることが減ってきている[24]
- **耐性の獲得を避けるため**：微生物によっては抗菌薬に曝露すると耐性を獲得しやすい傾向があるが，複数の抗菌薬を併用することでそのリスクを下げられることがある。例えば，HIVや結核である。この方法は，緑膿菌感染で考慮されることが多いが，通常の病原体であればむしろ例外的なことである

　併用療法を行う際には，重複する副作用を最小限にし，かつ薬理学的な拮抗作用を避けるために，異なる種類の抗菌薬を組み合わせるべきである(βラクタム系とフルオロキノロン系など)。特に，βラクタム系同士の併用はなるべく避けるべきである。

緑膿菌に対する経験的治療
もともと耐性を獲得しやすく，多くの抗菌薬に耐性があることで知られる非発酵性グラム陰性菌(緑膿菌など)をカバーする抗菌薬を，経験的治療で使用するかを考慮することは重要である。緑膿菌は肺炎やカテーテル関連感染症，尿路感染症，術後感染症など多くの院内感染の原因となる。囊胞性線維症や熱傷患者などの免疫不全患者(よく好中球減少時に発熱を起こす)で問題となることも多い。健常人が病院受診時に侵襲性緑膿菌菌血症を起こしていることはまれである。入院時にグラム陰性桿菌菌血症を呈していた4,114人を対象とした再調査では，免疫抑制状態ではない患者の経験的治療で緑膿菌をカバーすることが正当化されるのは，次に挙げる項目のうち2つ以上が該当する場合である。年齢90歳超，過去30日以内の抗菌薬治療歴，中心静脈カテーテル挿入中，尿道カテーテル挿入中の4項目である[26]。この研究によれば，グラム陰性桿菌菌血症のうち緑膿菌によるものは，該当項目がない場合は2％，1項目では8％，2項目では28％であった。

　緑膿菌の関与が疑われる重症感染症では，感受性が判明するまで系統の違う2種

類の抗菌薬を用いた「二重のカバー」による経験的治療を開始し，感受性判明後に単剤へと変更する方法が推奨されることが多い．その根拠（「併用療法」の項目で先述）は，どちらかの抗菌薬が細菌に対する活性作用の可能性を高めることにあり，重症敗血症やグラム陰性菌菌血症による死亡率改善と関連する[27]．

分離された緑膿菌の感受性判明後も2剤併用を継続することの利点に関しては，長年議論が続いている．グラム陰性菌または緑膿菌感染症に対するβラクタム系とアミノグリコシド系の併用療法に関する2つのメタ分析が2004年に発表されたが，相反する結果となっている．一方は臨床的有益性がなく腎毒性が増加するという結果であったが，もう一方は緑膿菌によるグラム陰性桿菌菌血症において死亡率を改善するという結果であった[28, 29]．このような不確実性にもかかわらず，好中球減少患者における菌血症，心内膜炎，髄膜炎，そしておそらくは肺炎も含む緑膿菌による重篤な感染症において，併用療法の継続を推奨する専門家は少なくない．経験的治療か根治治療かを問わず，併用療法を行うのであれば，βラクタム系にフルオロキノロン系かアミノグリコシド系を加えるべきである．緑膿菌に対する抗菌薬活性については後述する．

MRSAに対する経験的治療

経験的治療で適切な抗菌薬を選択する場合，メチシリン耐性黄色ブドウ球菌 methicillin-resistant *Staphylococcus aureus*（MRSA）をカバーする必要度により決定することが多い．これは，MRSAがもつ毒性と多くの抗菌薬に対する耐性が脅威となっているためである．MRSAに対し活性がある抗菌薬を初期治療で用いず，後にMRSA感染が明らかとなった場合には，死亡率上昇につながる[25]．MRSAは一般的に市中型と医療施設関連型に分類される．この2種は遺伝学的にも疫学的にも異なるが，その違いは曖昧になってきている．MRSAの危険因子として，MRSA保菌やMRSA感染症の既往，静脈ラインなど医療機器の留置，先行する抗菌薬投与，長期間の介護施設入所，免疫抑制状態，静注薬物常用，血液透析，長期間の入院がある．このような危険因子がある患者ではもちろん，重症患者ではMRSAを標的にした治療を考慮すべきである．MRSAに活性のある抗菌薬に関しては後述する．

抗菌薬投与のタイミング

重症患者では，適切なタイミングで抗菌薬投与を行うことが必要不可欠である．敗血症性ショック患者2,731人を対象とした後ろ向き研究では，抗菌薬投与開始までの時間が生存と強く相関しており，血圧低下の時点から抗菌薬投与が1時間遅れるごとに死亡率が7.6％ずつ上昇することがわかった[30]．同様の結果は，重症敗血症と敗血症性ショック患者を対象とした単一施設の前向きコホート研究でも報告され

ており，院内トリアージもしくは早期目標指向療法（EGDT）を開始してから1時間以上経過した遅いタイミングで抗菌薬投与を行った場合，院内死亡リスクが50％以上上昇するという結果であった[31]。細菌性髄膜炎や発熱性好中球減少症でも適切なタイミングに抗菌薬投与を行うことは，医学的救急・重症状態のひとつである。臨床医は抗菌薬投与前に血液培養を採取することに全力をつくさなければならないが（必要であれば脳脊髄液，喀痰，尿の培養も），重症患者の抗菌薬投与開始が遅れることがあってはならない。反対に安定している患者，特に長期間の抗菌薬投与が予想される患者では，抗菌薬投与前に適切な検体の培養を採取することはきわめて重要である。このような場合，検体を得るために侵襲的な検査や生検などが必要となることもある。これには，亜急性の感染性心内膜炎や骨髄炎が古くからある例として挙げられ，臨床症状は数週〜月単位で出現する。このような症例では，適切な検体採取前に抗菌薬を投与することは最終的に有害であることが判明しており，微生物学的検査を怠ることは長期にわたって過度に広域スペクトルの抗菌薬を投与することにつながる。

抗菌薬治療の継続

根治治療とデエスカレーション

感染症の原因菌が同定された場合，医療費の増加や，毒性と耐性菌の出現などを抑えるために，抗菌薬を狭いスペクトルのものへと変更すべきである。残念ながら日常の臨床では，院内肺炎を例に挙げると，デエスカレーション（狭域化）de-escalationに失敗することが多く，転帰が悪化する場合もある[32]。デエスカレーションの実施を決定することが，併発している感染症の存在により困難となることがある。多発する感染症がない場合，可能な限り狭域でシンプルな抗菌薬へと変更するために最大限の努力をしなければならない。

　治療における重要な原則は，検体からの陰性確認後48〜72時間の間に抗MRSA薬を適切なときに中止することである（検体は，抗菌薬投与前に適切に採取されたという前提）。MRSAは培地上で容易に発育する微生物であるため，MRSAが発育しない場合，他の微生物が原因であることが推定できる。同様に，検体が陽性とならない場合に，カルバペネム系などのグラム陰性菌に対して広域スペクトルをもつ抗菌薬も，中止もしくは狭域化することを考慮すべきである。

抗菌薬感受性の解釈

培養で原因菌が同定されると，Clinical and Laboratory Standards Institute（CLSI）

が公表しているガイドラインにのっとり，*in vitro* でさまざまな抗菌薬の存在下に微生物が発育できるか否かの能力を調べる感受性検査が行われることが通例である。「感受性あり」という結果は，推奨されている投与量で抗菌薬を使用した場合に微生物の発育を阻止できる可能性が高いということを示し，逆に「感受性なし」という結果はその可能性が低いという意味である。「中間」という結果は，薬物の最小発育阻止濃度（MIC）が血中もしくは組織で到達可能な濃度まで低下した際に，感受性のある微生物に比して反応率が低下してしまうことを示す（もしくは抗菌薬が移行しにくい部位では効果がない）。ある抗菌薬の MIC が 1 であるからといって，MIC が 2 と報告された別の抗菌薬より優れているとは必ずしもいえず，種々の抗菌薬の MIC で直接的な比較はしない。感受性結果は非常に有用であるが，重要な制限を受ける。

- **感受性のある抗菌薬がどれも同等の効果があるとは限らない**：さまざまな抗菌薬に感受性がある細菌でも，臨床的エビデンスがさらに相性のよい薬物を支持することも多い。例えば，メチシリン感受性黄色ブドウ球菌 methicillin-susceptible *Staphylococcus aureus*（MSSA）はバンコマイシンと nafcillin の両者に感受性があるが，nafcillin（とセファゾリン）は MSSA による重症感染症において，バンコマイシンに比べはるかに高い治療奏効率を誇る[33,34]。また，βラクタム系に対する重症アレルギーに対してのみ，nafcillin やセファゾリンではなくバンコマイシンを使用すべきである。同様に *C. difficile* は一律に静注/経口のメトロニダゾールと経口バンコマイシンの両方に感受性があるが，重症例においては経口バンコマイシンのほうが優れた治癒率を示す[35]。

- ***in vitro* では活性がある抗菌薬に対して，*in vivo* では耐性を誘導する酵素をもつ細菌がある**：例えば，カルバペネム系を除くほとんどすべてのβラクタム系に対し耐性を与える酵素，基質特異性拡張型βラクタマーゼ（ESBL）は，通常行われる検査では明らかにならないこともある。ESBL 産生 *Klebsiella* 属による菌血症を対象とした前向き研究では，カルバペネム系の使用により，*in vitro* で活性のある他の抗菌薬に比べて，短期間の死亡率を明らかに低下させるという結果を示した[36]。

- **染色体性誘導耐性は初期の感受性検査で判明しないことがある**：腸内細菌科の中には，抗菌薬治療中に染色体性の誘導βラクタマーゼを発現するものがある。初期には感受性ありと報告されるが，治療が失敗したり，第 4 世代セファロスポリン系やカルバペネム系以外のβラクタム系に対する耐性が生じることがある[37]。この現象は，"SPICE A" と呼ばれる細菌群，すなわち *Serratia* 属，*Pseudomo-*

nas 属，インドール陽性 *Proteus* 属，*Citrobacter* 属，*Enterobacter* 属，*Acinetobacter* 属で危惧される

治療期間
種々の感染症での最適な治療期間は，よくデザインされた臨床試験ではなく専門家の意見にもとづいている。最適な治療期間を定めたいくつかの重要な報告もあるが，より短期間の治療が重要視されることが多い。よく引用されるのは，気管支肺胞洗浄により診断された人工呼吸器関連肺炎 ventilator-associated pneumonia（VAP）に対する8日間と15日間の治療期間を比較した研究である。この研究では，両群に差はみられなかった[38]。軽度から中等度の市中肺炎に対する7日間，もしくはより短期の抗菌薬投与で治療が成功するというメタ分析もある[39]。最終的には，適切な治療期間は，治療に対する反応，原因菌特有の因子，宿主の因子により規定される。例を挙げると，免疫不全患者を除外した人工呼吸器関連肺炎に対する8日間の治療法を検討した臨床研究では，これらの患者群における最適治療期間は不明のままである。さらに，その臨床研究では，緑膿菌が原因の患者に短期間の治療方法では再発率の上昇がみられているため，このような状況では長期間の治療が推奨されることになる[40]。より短期間の治療を強調する臨床研究が多いが，いくつかの厄介な感染症（心内膜炎や骨髄炎など）では再発や治療失敗を最小限にするために，長期にわたる抗菌薬治療が必要なことは明白である。

臨床的な改善は，自覚症状の消失や検査値の正常化で評価されることが多い。画像上の改善は評価が難しいことがあり，臨床的改善とタイムラグが生じることもある。微生物学的治癒の重要点は感染症の種類によって異なる。例えば，菌血症で血液培養が陰性化しないということは，抗菌薬投与もしくは感染巣のコントロールのどちらか，または両者が不適切であることを示唆している。

投与経路
重症患者における初期治療では，一般的に抗菌薬の投与は経静脈的投与が望ましい。しかし，一部の抗菌薬は優れた生物学的利用率 bioavailability を有するため，経口薬への移行が容易なことがある。フルオロキノロン系，スルファメトキサゾール/トリメトプリム（ST合剤），メトロニダゾール，クリンダマイシン，アジスロマイシン，リネゾリドがこれに含まれる。βラクタム系は生物学的利用率が低い傾向にあり，重症あるいは厄介な感染症では不向きなことが多い。生物学的利用率が高い薬物でも，心内膜炎や髄膜炎，ブドウ球菌血症などのいくつかの重篤な感染症においては，一般的に経口薬の効果は小さくなると考えられている。

表 33-2　主要な抗菌薬の分類：βラクタム系

- 作用機序：細胞膜に存在するペニシリン結合蛋白と結合し、細胞壁合成を阻害（殺菌性）。時間依存性
- 薬物によりスペクトルはさまざまだが、通常 MRSA への活性はなく（ceftaroline を除く）、非定型細胞内寄生菌（Legionella 属、Mycoplasma 属、Chlamydia 属など）への活性もない
- ほとんどの経口βラクタム系は生物学的利用率が低く、最大の血中濃度も低くなる。重症感染症や包化した感染症では経静脈的に投与する
- ペニシリンアレルギーを有する患者のうち、実際は 85% 以上で安全に使用できる（理由は、黄のアレルギーではない、あるいは、ずっと以前にあったアレルギーが解消したなど）
- 臨床的にペニシリンとセファロスポリン系やカルバペネム系の交差反応は非常に稀だが、ペニシリンの皮膚試験が陰性になる患者のうちセファロスポリン系と反応するのは約 2%、カルバペネム系と反応するのは 1% 未満である
- ペニシリンとアストレオナムには交差反応はないが、セフタジジムとアストレオナムでは報告がある（同一の側鎖をもつため）

抗菌薬	抗菌スペクトル	おもな適応	コメント
ペニシリン系			
ペニシリン（静注、経口）	グラム陽性菌（多くのレンサ球菌、ブドウ球菌のごく一部、いくつかの腸球菌）、口腔内嫌気性菌のほとんど、梅毒。グラム陰性菌のカバーは狭い	扁桃炎など A 群溶血レンサ球菌による感染症、梅毒、感受性のあるレンサ球菌や腸球菌、黄色ブドウ球菌（ペニシリン感受性のある黄色ブドウ球菌は 10% 未満）による菌血症/心内膜炎	原因菌と感受性結果が出るまで、より広域の抗菌薬で治療が開始されていることがほとんどである
アミノペニシリン系 アモキシシリン（経口） アンピシリン（静注）	黄色ブドウ球菌を除く、一部のグラム陽性菌（レンサ球菌、腸球菌、Listeria 属）。グラム陰性菌のカバーは狭い	上気道感染症、副鼻腔炎、中耳炎、蜂巣炎、Listeria 属による感染症、尿路感染症、初期のライム病（ドキシサイクリンの代替）など。ほとんどの腸球菌感染症で第 1 選択となる	重症腸球菌感染症や心内膜炎では、シナジー効果を期待してアミノグリコシド系と併用することがある
抗ブドウ球菌のペニシリン系 nafcillin、oxacillin（静注） dicloxacillin（経口）	グラム陽性菌（MSSA とレンサ球菌）。MSSA 感染症の第 1 選択。MRSA には無効であり、通常はコアグラーゼ陰性ブドウ球菌も耐性。グラム陰性菌、嫌気性菌には無効	蜂巣炎など MSSA による感染症（骨髄炎、心内膜炎、菌血症など）	すべての重症 MSSA 感染症では静注で治療を遂行すべき
ペニシリン/βラクタマーゼ阻害薬			

注：βラクタマーゼ阻害薬により、主要なβラクタム系は、インフルエンザ菌や Moraxella 属などのグラム陰性菌、実質上すべての嫌気性菌に対するより広いスペクトルを獲得した

薬剤	スペクトラム	適応	注意点
アモキシシリン/クラブラン酸 (経口)	グラム陽性菌(MSSA、レンサ球菌、腸球菌)、グラム陰性菌の一部、嫌気性菌、緑膿菌とAcinetobacter属。－腸膿菌とAcinetobacter属に活性がないことに注意する	副鼻腔炎、呼吸器感染症、中耳炎、軟部組織感染症(動物咬傷を含む)など	適度に広域な経口薬で、生物学的利用率も良好
アンピシリン/スルバクタム (静注)	スペクトルはAcinetobacter属への活性があることを除き、アモキシシリン/クラブラン酸と同等(スルバクタムの構成成分が活性を有する)	アモキシシリン/クラブラン酸と同様だが、静注薬が望ましい場合に用いる。腹腔内感染症や婦人科感染症、誤嚥性肺炎、肺膿瘍など	大腸菌の耐性率が高いため、複数の菌による腹腔内感染症では注意を要する
ピペラシリン/タゾバクタム (静注)	アンピシリン/スルバクタムと同等(グラム陽性菌、グラム陰性菌、嫌気性菌のカバーにおいて)だが、緑膿菌を含むすべてのグラム陰性菌のカバーに優れている	院内/医療施設関連肺炎、糖尿病性足潰瘍を含む重症皮膚軟部組織感染症、腹腔内感染症、耐性菌の関与が疑われる重症尿路感染症	緑膿菌カバーでは4.5 g 6時間ごとの高用量が必要(通常は3.375 g 6時間ごと)

セファロスポリン系

注：腸球菌をカバーするセファロスポリン系はない(ceftaroline を除く)。セフタジジムとセフェピムのみが緑膿菌をカバーする。セフォキシチンとcefotetanのみが嫌気性菌をカバーする

第1世代 セファゾリン (静注) セファレキシン (経口)	グラム陽性菌カバーに適する(MSSAやレンサ球菌)。グラム陰性菌へは限定的(大腸菌、Proteus属、Klebsiella属)。嫌気性菌には無効	軽度から中等度の非化膿性蜂巣炎(MRSAが否定的な場合)。セファゾリンは手術前の予防投与に使われることが多い。尿路感染症(特に妊娠中)にも使用される	セファゾリンは、nafcillinアレルギー患者の重症MSSA感染症で第1選択となる(アレルギーが重症ではない場合)
第2世代 セフロキシム (経口 静注)	グラム陽性菌を第1世代を上回るグラム陰性菌(インフルエンザ菌、Enterobacter属、Neisseria属、嫌気性菌には無効	呼吸器感染症(上/下気道)、淋菌感染症、尿路感染症、ライム病(ドキシサイクリンの代替)	ペニシリン感受性肺炎球菌による市中肺炎の経口治療のオプションとして便利
セファマイシン系 cefoxitin (静注) cefotetan (静注)	グラム陰性菌と嫌気性菌、緑膿菌とグラム陽性菌への活性は低い	尿路感染症、重症ではない腹腔内感染症、骨盤内/婦人科感染症	Bacteroides fragilisの耐性が高いため、重症腹腔内感染症での使用は避ける

(つづく)

表33-2 主要な抗菌薬の分類：βラクタム系（つづき）

抗菌薬	抗菌スペクトル	おもな適応	コメント
第3世代 セフトリアキソン（静注） セフォタキシム（静注） セフポドキシム（経口）	グラム陽性菌（MSSA、レンサ球菌）、グラム陰性菌カバーに優れている（緑膿菌を除く）。嫌気性菌への活性は限られる	セフトリアキソンは市中肺炎（アジスロマイシンと併用）、市中髄膜炎、特発性細菌性腹膜炎、皮膚軟部組織感染症の一部、感受性のあるレンサ球菌による菌血症/心内膜炎、尿路感染症や腎盂腎炎、骨関節感染症、後期ライム病、淋菌感染症、骨盤内感染症など	少ないか耐性肺炎球菌の存在率は重要。髄膜炎（2 g静注12時間ごと）を除いて、セフトリアキソンは1日1回投与（1〜2 g）が広く使われている
第3/4世代 セフタジジム（静注）	緑膿菌と他のグラム陰性菌をカバー。グラム陽性菌と嫌気性菌には無効	緑膿菌の関与が疑われる多くの状況で用いられる	発熱性好中球減少症で経験的治療の選択薬になるが、レンサ球菌とブドウ球菌の活性にかけるため、セフェピムがよりよい選択となる
第4世代 セフェピム（静注）	グラム陽性菌（MSSA、レンサ球菌）、グラム陰性菌（緑膿菌株を含む）に対して広いスペクトルを有するが、嫌気性菌のカバーに欠ける	発熱性好中球減少症での経験的治療、院内肺炎、複雑性尿路感染症、院内髄膜炎など	高齢者や腎不全患者での脳症、意識障害、痙攣などの中枢神経系障害に留意
第5世代 ceftaroline（静注）	MRSA、バンコマイシン中等度耐性株または耐性黄色ブドウ球菌、レンサ球菌、バンコマイシン耐性株を含むEnterococcus faecalis（E. faeciumへの活性は乏しい）などのグラム陽性菌を広くカバー。グラム陰性菌のカバーはセフトリアキソンと同等（緑膿菌には無効）。嫌気性菌への活性は限定的	米国食品医薬品局（FDA）は複雑性皮膚軟部組織感染症と市中肺炎のみ認可（しかし、骨関節感染症や再発性MRSA菌血症など他の疾患で使用されることが増えている）	最新のセファロスポリン系（2010年に認可）であり、βラクタム系の中で唯一MRSAに対して活性を有する。また腸球菌にも活性を有する唯一のセファロスポリン系（しかし、これを目的に使用されることはほとんどない）

カルバペネム系

抗菌薬	抗菌スペクトル	おもな適応	コメント
イミペネム/シラスタチン メロペネム ドリペネム ertapenem（すべて静注）	最も広いスペクトルをもつ抗菌薬である。グラム陽性菌（MSSA、レンサ球菌、一部の腸球菌）とESBL産生菌を含むグラム陰性菌（ertapenemを除く）、嫌気性菌をカバーする	院内/医療関連施設関連肺炎、髄膜炎、腹腔内感染症、複雑性皮膚軟部組織感染症など、耐性グラム陰性菌による多くの重症感染症。ESBL産生菌に対しては最も信頼できる抗菌薬	ertapenemは緑膿菌への活性がないが、1日1回投与ですむという利点がある イミペネムは痙攣のリスクが高い

モノバクタム系

アストレオナム(静注)	緑膿菌を含む好気性グラム陰性菌に活性(耐性率は高い)。グラム陽性菌と嫌気性菌には無効	院内/医療施設関連肺炎、尿路感染症、腹腔内感染症、敗血症、皮膚・軟部組織感染症。他のグラム陽性菌に有効な抗菌薬と併用されることが多い	ペニシリンアレルギーとの交差反応がなく、副作用も少ない緑膿菌への二重のカバーの際に代替薬として考慮

すべてのβラクタム系の副作用：アナフィラキシーや皮疹などの薬物過敏症、間質性腎炎、消化器症状(悪心、下痢、C. difficile)、痙攣(特に腎不全患者で高用量を投与した場合)

MSSA：メチシリン感受性黄色ブドウ球菌、MRSA：メチシリン耐性黄色ブドウ球菌、ESBL：基質特異性拡張型βラクタマーゼ

表33-3 主要な抗菌薬の分類：非βラクタム系

抗菌薬	抗菌スペクトル	おもな適応	コメント
マクロライド系――作用機序：リボソームの50Sサブユニットに（可逆的に）結合（静菌性）			
アジスロマイシン エリスロマイシン クラリスロマイシン （経口/静注）	非定型細胞内寄生菌（Chlamydia属, Mycoplasma属, Legionella属）に対して優れている。グラム陽性菌（ブドウ球菌, レンサ球菌）。一部のグラム陰性菌。梅毒への活性は限られているい。一部の非結核性抗酸菌にも有効	アジスロマイシンが最もよく使われる症状：気管支炎、慢性閉塞性呼吸器疾患増悪、市中肺炎（入院が必要な患者でセフトリアキソンと併用）、副鼻腔炎、ペニシリンアレルギーのあるA群溶血性レンサ球菌性扁桃炎など	アジスロマイシンが非定型菌の第1選択となる 昨今、エリスロマイシンは消化管運動促進薬として使われることが多い
副作用：QT延長、消化器症状			
テトラサイクリン系、グリシルサイクリン系――作用機序：リボソームの30Sサブユニットに（可逆的に）結合（静菌性）			
ドキシサイクリン テトラサイクリン ミノサイクリン （経口/静注）	グラム陽性菌（MSSA、市中感染型MRSA）、グラム陰性菌の一部、非定型MRSA）。ライム病、野兎病、Vibrio属, Brucella属, Rickettsia属, Q熱、炭疽菌など、多くの珍しい病原体に活性がある	市中感染型MRSAが疑われる皮膚軟部組織感染症、呼吸器感染症、初期ライム病、他の診しい感染症。皮疹や発熱を伴う体調がすぐれない患者の経験的治療として併用されることが多い	レンサ球菌への活性は弱いため、蜂巣炎の治療ではβラクタム系と併用する 1日2回投与で食事による影響があるため、テトラサイクリンよりドキシサイクリンが好まれることが多い
チガサイクリン （静注）	グリシルサイクリン系は構造的にテトラサイクリン系に類似 広域スペクトル：グラム陽性菌（レンサ球菌, MRSA、バンコマイシン耐性腸球菌を含む）、グラム陰性菌、嫌気性菌、非定型菌、緑膿菌, Proteus属, Providencia属への活性に欠ける	複雑性腹腔内感染症、皮膚軟部組織感染症、肺炎 一部のESBLあるいはカルバペネマーゼ産生多剤耐性グラム陰性菌に対して用いられることがある（感受性の評価が必要）	警告：重症感染症に対して使用した際に死亡率上昇、院内肺炎や人工呼吸器関連肺炎の治療失敗率が高い 血中濃度が低いため（広く組織へ分布する）、菌血症では選択しにくい
副作用：光線過敏症、消化器症状、歯牙変色、小児での骨形成不全、催奇形性、脂肪肝、肝毒性			
リンコサミド系――作用機序：リボソームの50Sサブユニットに（可逆的に）結合（静菌性）			

33章 抗菌薬治療の原則

薬剤	スペクトラム・作用機序	適応・使用法	注意点
クリンダマイシン（経口，静注）	嫌気性菌（Bacteroides属は耐性がほとんど）と一部の市中感染型MRSAを含むグラム陽性球菌（レンサ球菌とブドウ球菌）に対して優れた活性がある．腸球菌へは無効．グラム陰性菌への活性はない	皮膚・軟部組織感染症，骨盤内感染症，肺膿瘍，副鼻腔炎，A群溶血レンサ球菌による毒素性ショック症候群や壊死性筋膜炎では，抗毒素効果を期待して使用されることがある（MRSAでのエビデンスは乏しい）	嫌気性菌（Bacteroides属は耐性率が高いため，腹腔内感染症での使用は避ける 黄色ブドウ球菌感染症では，誘導耐性を除外するためにDテストを施行する．中枢神経系へ移行しないため，脳膿瘍での使用は避ける

副作用：消化器不耐症．高率にC. difficile

| アミノグリコシド系 ゲンタマイシン トブラマイシン アミカシン（すべて静注） | 作用機序：リボソームの30Sサブユニットに不可逆的に結合（殺菌性） 緑膿菌を含む好気性グラム陰性菌，グラム陽性菌（シナジー効果が目的の場合を除く）と嫌気性菌には無効 | 重症グラム陰性菌感染症，特に緑膿菌が疑われる感染症（肺炎），菌血症，尿路感染症に対して，他の薬物と併用されることが多い．グラム陽性菌に対するシナジー効果を期待してβラクタム系と併用される（おもに心内膜炎） 1日に複数回の投与も行われる（従来は1日1回投与だが，シナジー効果が目的の場合は複数回投与） | 緑膿菌菌血症での単剤治療は，死亡率上昇と相関があるので避ける シナジー効果のエビデンスは，腸球菌あるいはレンサ球菌感染症で高い（MICによる）．黄色ブドウ球菌へのシナジー効果に関するエビデンスは乏しい |

副作用：腎毒性（投与3〜5日後に多く，通常は可逆性）．前庭・耳毒性（不可逆性）．長期投与を行う場合，最低2週間ごとの聴力検査を行う

フルオロキノロン系	作用機序：DNAジャイレースとトポイソメラーゼを阻害（殺菌性）

- フルオロキノロン系は非定型菌に対して良好な活性を有する（モキシフロキサシンとレボフロキサシン＞シプロフロキサシン）
- いずれも優れた生物学的利用率を有するため，可能な場合は経口で使用する
- いずれも結核菌への活性がある（モキシフロキサシンとレボフロキサシン＞シプロフロキサシン）ため，結核の可能性がある肺炎患者での使用は避ける（単剤治療による耐性獲得を避けるため）
- レボフロキサシンとモキシフロキサシンはレンサ球菌と一部のブドウ球菌に優れた活性を有するが，耐性を誘導しやすいため黄色ブドウ球菌感染症への使用は避ける

（つづく）

表 33-3 主要な抗菌薬の分類：非βラクタム系（つづき）

抗菌薬	抗菌スペクトル	おもな適応	コメント
シプロフロキサシン（経口・静注）	キノロン系の中で最もグラム陰性菌（緑膿菌を含む）のカバーに優れているが、グラム陽性菌へのカバーは実質上ない。嫌気性菌のカバーに欠ける。非定型細菌のカバーは非常に良好	尿路感染症と腎盂腎炎。院内肺炎などでは緑膿菌に対して他の抗菌薬と併用。骨関節感染症、前立腺炎、消化器/腹腔内感染症（メトロニダゾールと併用することが多い）。旅行者下痢症。炭疽菌へも有効	肺炎球菌への活性に欠けるため、市中肺炎の治療には使用しない
レボフロキサシン（経口・静注）	グラム陽性菌：レンサ球菌（特に肺炎球菌）、ブドウ球菌への活性は限られている。緑膿菌を含むグラム陰性菌のカバーは良好。非定型細菌のカバーは非常に良好	市中肺炎（単剤でも治療可能）、副鼻腔炎、気管支炎、尿路感染症、腎盂腎炎。院内肺炎などでは緑膿菌に対しては他の抗菌薬と併用	代替となる抗菌薬（ホスホマイシンやnitrofurantoin）が入手しやすいため、単純性尿路感染症では第2選択とすべき（大腸菌の耐性率が上昇していることも影響）
モキシフロキサシン（経口・静注）	レボフロキサシンと類似するが、緑膿菌への活性はない。グラム陽性菌、非定型細菌、嫌気性菌の活性は、キノロン系の中で最も強い	市中肺炎に対しての単剤治療。副鼻腔炎/気管支炎。尿中移行が悪いため、尿路感染症には使用しない	グラム陰性菌への活性はシプロフロキサシンに匹敵。腹腔内感染症への適応もあるが、Bacteroides 属の耐性が増加している。したがって、単剤での腹腔内感染症治療には用いない。肺炎球菌への効果も高めるため、肺炎での投与量は750 mg（経口・静注）
副作用：QT延長、腱断裂（特にステロイド内服中）、消化器不調症、軟便頻発、血糖調節異常（まれ）、めまい、頭痛、皮疹。催奇形性、トランスアミナーゼ上昇。フルオロキノロン系により、近年、網膜剝離のリスクが高くなっている。C. difficile での副作用の発生率が高い			
サルファ薬—作用機序：葉酸合成を阻害。単剤では静菌性だが、合剤では殺菌性となる			
スルファメトキサゾール/トリメトプリム（ST合剤）（経口・静注）	グラム陽性菌（ほとんどの市中感染型MRSAを含む黄色ブドウ球菌、一部の肺炎球菌、グラム陰性菌の一部にも活性を有するが緑膿菌には無効。嫌気性菌への活性は乏しい）。注目すべきその他の抗菌薬との違いは、Pneumocystis jirovecii、Nocardia 属、Toxoplasma 属、Listeria 属、Isospora 属、Stenotrophomonas 属に対する活性を有すること	ニューモシスチス肺炎（予防と治療どちらも第1選択）、市中感染型MRSAによる皮膚・軟部組織感染症、尿路感染症、ノカルジア症、ペニシリンアレルギー患者のListeria による感染症、Salmonella 属による感染症、旅行者下痢症、急性気管支炎、中耳炎など多岐にわたる	市中感染型MRSAに対する最良の経口抗菌薬（リネゾリドを除く）だが、レンサ球菌への活性が弱いため、蜂巣炎の経験的治療にはβラクタム系の併用を考慮。生物学的利用率が非常に良好なため、可能であれば経口薬を使用する。投与量は適応疾患と患者の体重で大きく変わる

	副作用：よくあるものは、過敏性反応（スルファメトキサゾールによる皮疹、消化器症状、用量依存性骨髄抑制、クレアチニン上昇、間質性腎炎と急性尿細管壊死による真の腎障害の両者）、高カリウム血症（用量依存性、特に慢性腎臓病で）、まれなものは、無菌性髄膜炎、メトヘモグロビン血症と溶血（グルコース-6-リン酸デヒドロゲナーゼ（G6PD）欠損症患者）、トランスアミナーゼ上昇と胆汁うっ滞（殺菌性）
ニトロイミダゾール系	作用機序：嫌気性菌に選択的に取り込まれ、電子伝達系の酵素により還元され、DNA 鎖を切断する（殺菌性）
メトロニダゾール（経口/静注）	嫌気性菌（C. difficile を含む）と原虫（Giardia 属、Trichomonas 属、赤痢アメーバ）、Helicobacter pylori (3剤併用の1つ)。好気性グラム陽性/陰性菌へは無効	嫌気性菌感染症に対して他の抗菌薬と併用することが多い（嫌気性菌は複数の菌による感染症の一端であることが多いため）。軽度から中等度の C. difficile による感染症や左記の原虫感染症でも使用される	嫌気性菌に対しては非常に優れた抗菌薬であるが、Propionibacterium acnes への活性にかけることに留意。生物学的利用率が非常に高い。副作用のため長期間の投与は認容されにくい

副作用：悪心、下痢、味覚異常、用量依存性または蓄積性と考えられる末梢神経障害、アルコールとの併用によるジスルフィラム様作用

MSSA：メチシリン感受性黄色ブドウ球菌、MRSA：メチシリン耐性黄色ブドウ球菌、ESBL：基質特異性拡張型 β ラクタマーゼ

表 33-4　主要な抗菌薬の分類：抗 MRSA 薬

- ここに掲載していない抗 MRSA 作用を有する静注抗菌薬として，ceftaroline，チゲサイクリン，キヌプリスチン/ダルホプリスチン，telavancin がある
- 一般的に市中感染型 MRSA は，スルファメトキサゾール/トリメトプリム（ST 合剤），ドキシサイクリン，クリンダマイシンなど，より多くの抗菌薬に感受性がある
- 下表に記載している抗菌薬はコアグラーゼ陰性ブドウ球菌への活性もある。ダプトマイシン，リネゾリド，チゲサイクリン，キヌプリスチン/ダルホプリスチンは，ほとんどの VRE に対する活性をもっている

抗菌薬	抗菌スペクトル	おもな適応	コメント
グリコペプチド系──作用機序：ペニシリン結合蛋白とまったく別の蛋白に結合し，グラム陽性菌の細胞壁合成を阻害（殺菌性）			
バンコマイシン（静注）	黄色ブドウ球菌（MRSA を含む），レンサ球菌，VRE 以外の腸球菌などのグラム陽性菌のみ。MRSA 感染症の標準的治療薬とされている。経口薬は消化管から吸収されないため，重度の *C. difficile* による感染症で使用される。グラム陰性菌と嫌気性菌には無効	菌血症，髄膜炎，肺炎，皮膚・軟部組織感染症などで，グラム陽性菌の関与が疑われていたり確定している多くの状況で使用。グラム陽性菌感染症で重度のβラクタムアレルギーがある場合は第 1 選択となる	MSSA 感染症に対する殺菌作用は nafcillin とセファゾリンに劣る。MIC 2 以上であれば MRSA への使用は避ける（治療の失敗を防ぐため）。典型的な投与量は 15 〜 20 mg/kg 12 時間ごと（実測体重）で，重症患者では増量する。腎機能により投与量を調節する。重症感染症での目標トラフ値は 15 〜 20 mg/L
副作用：ヒスタミン放出によるレッドマン症候群，腎毒性（急性尿細管壊死），耳毒性（可逆性），骨髄抑制（好中球減少＞血小板減少）			
オキサゾリジノン系──作用機序：他の蛋白合成阻害薬と異なる部位に結合し，リボソームを阻害する（静菌性）			
リネゾリド（経口/静注）	レンサ球菌，MRSA，VRE を含む実質上すべてのグラム陽性菌 結核菌に対しても良好な活性をもつ グラム陰性菌へは無効であり，嫌気性菌への活性は限られている	皮膚・軟部組織感染症，MRSA が疑われるか確定している院内肺炎，さまざまな VRE 感染症 結核治療の第 2 選択薬のひとつとして使用されることもある	経口薬は 100％吸収される 外来患者に使用するには医療費がかかりすぎる（副作用が長期に及ぶため）
副作用：骨髄抑制，特に血小板減少。モノアミンオキシダーゼ阻害薬であるため，選択的セロトニン再取り込み阻害薬使用時はセロトニン症候群のリスクが高くなるので同時に使用しない。長期使用はミトコンドリア毒性を引き起こす可能性がある（乳酸アシドーシス，末梢神経障害，視神経炎，失明）			
リポペプチド系──作用機序：細胞膜のイオンチャネルに結合し，細胞の脱分極を起こす（殺菌性）			
ダプトマイシン（静注）	MRSA，レンサ球菌，VRE を含む腸球菌などのグラム陽性菌にのみ活性を有する グラム陰性菌と嫌気性菌には無効	複雑性皮膚軟部組織感染症，MRSA 菌血症/心内膜炎，VRE によるさまざまな感染症に対して使用する	肺炎には使用できない（サーファクタントにより不活化されるため，肺実質での活性に欠ける）
副作用：筋毒性（筋肉痛，横紋筋融解）を起こすため，治療開始前（ベースライン）と 1 週間ごとのクレアチンキナーゼ測定が必要。またスタチンの休薬も必要となる。他に末梢神経障害，消化器症状，点滴刺入部の疼痛			

MSSA：メチシリン感受性黄色ブドウ球菌，MRSA：メチシリン耐性黄色ブドウ球菌，VRE：バンコマイシン耐性腸球菌

表 33-5　主要な抗菌薬の分類：抗緑膿菌薬

- 耐性率は施設によりさまざまであり，薬物を選択する際に考慮すべき重要な要素である
- 経験的治療においては併用療法を強く考慮すべきであるが，感受性判明後に2剤を継続することの利点に関しては意見が分かれる
- 併用療法は，βラクタム系とフルオロキノロン系またはアミノグリコシド系を組み合わせるべきである。アズトレオナムは重度のβラクタムアレルギーの場合に用いる

βラクタム系	非βラクタム系
ピペラシリン/タゾバクタム，ticarcillin/clavulanate	フルオロキノロン系：シプロフロキサシン，レボフロキサシン
ticarcillinはピペラシリンより耐性率が高いことに留意	モキシフロキサシンは緑膿菌への活性をもたない。シプロフロキサシンとレボフロキサシンは比較的耐性率が高いため，緑膿菌の経験的治療には単剤で使用せず，第2選択として使用する
カルバペネム系：メロペネム，イミペネム，ドリペネム	アミノグリコシド系
ertapenemは緑膿菌に活性がない。in vitro ではドリペネムが優れた有効性を示しているが，臨床的な利点については証明されていない	平均すると緑膿菌への活性は，アミカシン＞トブラマイシン＞ゲンタマイシン。転帰が悪いため，緑膿菌に対して単剤治療は行うべきではない
セフタジジム，セフェピム	ポリミキシン系：コリスチン(ポリミキシンE)，ポリミキシンB
両者とも緑膿菌に対して信頼できる活性をもつ	通常，耐性のない薬物がほかにない場合に，最終手段として用いる(ただし，昔から腎・神経毒性が高率)
アズトレオナム	
ほとんどの施設で耐性率が高い。そのため，ペニシリンアレルギーや経験的併用療法でのフルオロキノロン系やアミノグリコシド系の代替薬としてのみ使用する	

主要な抗菌薬の概要

主要な抗菌薬の作用機序，スペクトル，適応，副作用を表33-2～5に示す。

結論

今日では，かつてないほどの抗菌薬が使用可能になっているが，同様に病原体の多様性や多くの主要な抗菌薬への耐性も過去に例をみないほどになっている。初期治療における抗菌薬の選択や，その後の適切な治療の決定も複雑化してきているが，その両者は患者の転帰を決める非常に重要な要素である。医師はさまざまな要素，例えば患者背景(市中感染か，院内感染か)，免疫抑制の程度，疾患の重症度，耐性菌による感染症の既往や保菌の有無，最近の抗菌薬曝露などを，推定診断後に検討しなけれ

ばならない。敗血症で重篤な状態にある患者では，利用可能な抗菌薬の薬理学的特徴に関する知識が生死を分けることもある。感染症に関する問題が単純明快であることはまれであるが，賢明で情報にもとづく決断のもとに抗菌薬治療を行い，具合の悪い患者がすぐに健康体に戻るのをみる以上に満たされる医療は少ないだろう。

関連文献

文献	研究デザイン	結果
重症敗血症/敗血症性ショックでの経験的抗菌薬治療のタイミングおよび適切さの重要性について		
Kumar et al., *Chest*. 2009[14]	敗血症性ショック患者5,715人を対象とした多施設後ろ向きコホート研究	初期治療で適切な抗菌薬治療を受けた群の生存率は，不適切な抗菌薬治療を受けた群の5倍であった。不適切な初期抗菌薬治療は最も強く死亡と相関していた
Kumar et al., *Crit Care Med*. 2006[30]	14施設のICUにおける成人敗血症性ショック患者2,731人を対象とした後ろ向きコホート研究	低血圧が認知されてから1時間以内の有効な抗菌薬投与は生存率を上昇させ，その後6時間で抗菌薬投与が1時間遅れるごとに死亡率は7.6%上昇した。有効な抗菌薬投与が行われるまでの時間は，転帰に関する単一で最も強力な予後予測因子であった
Gaieski et al., *Crit Care Med*. 2010[31]	早期目標指向療法（EGDT）を施行した重症敗血症または敗血症性ショック患者261人を対象とした単一施設前向きコホート研究	トリアージ後もしくはEGDTが必要と認知されてから適切な抗菌薬投与が行われるまでに1時間以上遅れた場合，死亡リスク>50%上昇と相関していた
グラム陰性菌感染症：緑膿菌に対する併用療法，耐性，危険因子について		
Johnson et al., *Crit Care Med*. 2011[11]	重症敗血症または敗血症性ショックを呈したグラム陰性菌血症患者754人を対象とした単一施設後ろ向きコホート研究	抗菌薬曝露の既往歴（90日以内）がある患者は，グラム陰性菌の広域スペクトル抗菌薬に対して明らかに耐性をもちやすく，不適切な初期抗菌薬治療を受けることが多く（45% vs. 21%, $p<0.001$），院内死亡率も高かった（51% vs. 34%, $p<0.001$）
Schechner et al., *Clin Infect Dis*. 2009[26]	入院時にグラム陰性桿菌血症を発症していた患者4,114人を対象とした多施設後ろ向き研究	重度の免疫不全状態にないグラム陰性桿菌血症患者で，緑膿菌血症の予測因子は90歳以上，30日以内の抗菌薬投与，中心静脈カテーテル，尿路デバイス留置であった。リスクは，危険因子がなければ2%，1項目であれば8%，2項目であれば28%であった

文献	研究デザイン	結果
Micek et al., *Antimicrob Agents Chemother.* 2010[27]	グラム陰性菌菌血症による重症敗血症または敗血症性ショック患者760人を対象とした単一施設後ろ向きコホート研究	経験的治療で併用投与を受けた群は,単剤投与を受けた群と比べ,不適切な抗菌薬治療を受ける率が低く(22% vs. 36%, $p<0.001$),独立した院内死亡の予測因子となる
特定の感染症の最適治療について		
MSSA 菌血症: Schweizer et al., *BMC Infect Dis.* 2011[34]	MSSA 菌血症患者267人を対象とした,バンコマイシン,nafcillin,セファゾリンの転帰を比較した後ろ向きコホート研究	nafcillin とセファゾリンを投与された患者群は,バンコマイシン単剤群に比べて死亡率が79%低かった〔調整ハザード比(HR):0.21, 95%(CI)信頼区間:0.09〜0.47〕。初期治療としてバンコマイシンを投与され,nafcillin あるいはセファゾリンに変更した患者群ではバンコマイシンを継続した患者に比べて死亡率が69%低下した(調整 HR:0.31, 95% CI:0.10〜0.95)
Clostridium difficile: Zar et al., *Clin Infect Dis.* 2007[35]	*C. difficile* 関連下痢症患者172人を対象とした,10日間の経口メトロニダゾール群と経口バンコマイシン群を比較した単一施設無作為化試験。患者は重症度により層別化	軽度〜中等度では有意差はなかったが,重度では経口メトロニダゾール群に比べて経口バンコマイシン群の治癒率が高かった(97% vs. 76%, $p=0.02$)
ESBL 産生菌: Paterson et al., *Clin Infect Dis.* 2004[36]	*Klebsiella* 属による菌血症患者455人(うち85人が ESBL 産生菌による)を対象とした多施設前向き研究	カルバペネム系の使用は,in vitro で活性のある他の薬物に比べ,14日死亡率が有意に低下した(4.8% vs. 27.6%, $p=0.012$)
MRSA 肺炎: Wunderink et al., *Chest.* 2003[41]	MRSA による院内/医療施設関連肺炎で入院している成人患者を対象とした前向き多施設二重盲検比較対照試験において,静注リネゾリド群とバンコマイシン群(トラフ値で調整)に無作為に割りつけた	per-protocol 解析では,リネゾリド群は臨床的にも微生物学的にも治癒率が高く,腎毒性が低い傾向にあった。しかし,intention-to-treat 解析では臨床的あるいは微生物学的治癒,60日死亡率に差はなかった
人工呼吸器関連肺炎(VAP)の治療期間について		
Chastre et al., *JAMA.* 2003[38] PneumA Trial Group	フランスの51の ICU における気管支肺胞洗浄液の定量培養により診断された VAP 患者401人を対象とした前向き無作為化二重盲検試験。8日間と15日間の治療群を比較	死亡率と28日再発率に差はなく,8日間治療群では抗菌薬フリーの期間が増加。緑膿菌が原因の場合は8日間治療群では再発率が高く(40.6% vs. 25.4%, 15.2% 差。90% CI:3.9〜26.6%),死亡率に差はなかった。8日間治療群では多剤耐性菌の出現が少なかった

MSSA:メチシリン感受性黄色ブドウ球菌, ESBL:基質特異性拡張型βラクタマーゼ, MRSA:メチシリン耐性黄色ブドウ球菌

文献

1. Wisplinghoff H, Bischoff T, Tallent SM, et al. Nosocomial bloodstream infections in US hospitals: analysis of 24,179 cases from a prospective nationwide surveillance study. *Clin Infect Dis*. 2004;39(3):309.
2. Ramsey AM, Zilberberg MD. Secular trends of hospitalization with vancomycin-resistant enterococcus infection in the United States, 2000–2006. *Infect Control Hosp Epidemiol*. 2009; 30(2):184.
3. Won SY, Munoz-Price LS, Lolans K, et al.; Centers for Disease Control and Prevention Epicenter Program. Emergence and rapid regional spread of Klebsiella pneumonia carbapenemase-producing Enterobacteriaceae. *Clin Infect Dis*. 2011;53(6):532.
4. Gupta N, Limbago BM, Patel JB, et al. Carbapenem-resistant Enterobacteriaceae: epidemiology and prevention. *Clin Infect Dis*. 2011;53(1):60–67.
5. Bartlett JG. Narrative review: the new epidemic of Clostridium difficile-associated enteric disease. *Ann Intern Med*. 2006;145(10):758.
6. Martin GS, Mannino DM, Eaton S, et al. The epidemiology of sepsis in the United States from 1979 through 2000. *N Engl J Med*. 2003;348(16):1546–1554.
7. Dombrovskiy VY, Martin AA, Sunderram J, et al. Rapid increase in hospitalization and mortality rates for severe sepsis in the United States: a trend analysis from 1993 to 2003. *Crit Care Med*. 2007;35(5):1244–1250.
8. Kumar G, Kumar N, Taneja A, et al.; Milwaukee Initiative in Critical Care Outcomes Research Group of Investigators. Nationwide trends of severe sepsis in the 21st century (2000–2007). *Chest*. 2011;140(5):1223–1231.
9. Hall MJ, Williams SN, DeFrances CJ, et al. Inpatient care for septicemia or sepsis: a challenge for patients and hospitals. *NCHS Data Brief*. 2011;(62):1–8.
10. Jones RN. Microbial etiologies of hospital-acquired bacterial pneumonia and ventilator-associated bacterial pneumonia. *Clin Infect Dis*. 2012;51(suppl 1):S81–S87.
11. Johnson MT, Reichley R, Hoppe-Bauer J, et al. Impact of previous antibiotic therapy on outcome of Gram-negative severe sepsis. *Crit Care Med*. 2011;39(8):1859.
12. Davis KA, Stewart JJ, Crouch HK, et al. Methicillin-resistant *Staphylococcus aureus* (MRSA) nares colonization at hospital admission and its effect on subsequent MRSA infection. *Clin Infect Dis*. 2004;39(6):776.
13. Calfee DP, Giannetta ET, Durbin LJ, et al. Control of endemic vancomycin-resistant Enterococcus among inpatients at a university hospital. *Clin Infect Dis*. 2003;37(3):326.
14. Kumar A, Ellis P, Arabi Y, et al.; Cooperative Antimicrobial Therapy of Septic Shock Database Research Group. Initiation of inappropriate antimicrobial therapy results in a fivefold reduction of survival in human septic shock. *Chest*. 2009;136(5):1237–1248.
15. Gadde J, Spence M, Wheeler B, et al. Clinical experience with penicillin skin testing in a large inner-city STD clinic. *JAMA*. 1993;270(20):2456.
16. Leekha S, Terrell CL, Edson RS. General principles of antimicrobial therapy. *Mayo Clin Proc*. 2011;86(2):156–167.
17. Dulhunty JM, Roberts JA, Davis JS, et al. Continuous infusion of beta-lactam antibiotics in severe sepsis: a multicenter double-blind, randomized controlled trial. *Clin Infect Dis*. 2013; 56(2):236–244.
18. Chytra I, Stepan M, Benes J, et al. Clinical and microbiological efficacy of continuous versus intermittent application of meropenem in critically ill patients: a randomized open-label controlled trial. *Crit Care*. 2012;16(3):R113.
19. Roberts JA, Boots R, Rickard CM, et al. Is continuous infusion ceftriaxone better than once-a-day dosing in intensive care? A randomized controlled pilot study. *J Antimicrob Chemother*. 2007;59(2):285–291.
20. Barza M, Ioannidis JP, Cappelleri JC, et al. Single or multiple daily doses of aminoglycosides: a meta-analysis. *BMJ*. 1996;312(7027):338.

21. Nau R, Sorgel F, Eiffert H. Penetration of drugs through the blood-cerebrospinal fluid/blood–brain barrier for treatment of central nervous system infections. *Clin Microbiol Rev.* 2010;23(4):858–883.
22. Silverman JA, Mortin LI, Vanpraagh AD, et al. Inhibition of daptomycin by pulmonary surfactant: in vitro modeling and clinical impact. *J Infect Dis.* 2005;191(12):2149–2152.
23. Baddour LM, Wilson WR, Bayer AS, et al. Infective endocarditis: diagnosis, antimicrobial therapy, and management of complications: a statement for healthcare professions from the Committee on Rheumatic Fever, Endocarditis, and Kawasaki Disease, Council on Cardiovascular Disease in the Young, and the Councils on Clinical Cardiology, Stroke, and Cardiovascular Surgery and Anesthesia, American Heart Association: endorsed by the Infectious Diseases Society of America. *Circulation.* 2005;111(23):e394–e434.
24. Cosgrove SE, Vigliani GA, Fowler VG Jr, et al. Initial low-dose gentamicin for *Staphylococcus aureus* bacteremia and endocarditis is nephrotoxic. *Clin Infect Dis.* 2009;48(6):713–721.
25. Gomez J, Garcia-Vazquez E, Banos R, et al. Predictors of mortality in patients with methicillin-resistant *Staphylococcus aureus* (MRSA) bacteraemia: the role of empiric antibiotic therapy. *Eur J Clin Microbiol Infect Dis.* 2007;26(4):239–245.
26. Schechner V, Nobre V, Kaye KS, et al. Gram-negative bacteremia upon hospital admission: when should *Pseudomonas aeruginosa* be suspected? *Clin Infect Dis.* 2009;48(5):580.
27. Micek ST, Welch EC, Khan J, et al. Empiric combination antibiotic therapy is associated with improved outcome against sepsis due to Gram-negative bacteria: a retrospective analysis. *Antimicrob Agents Chemother.* 2010;54(5):1742–1748.
28. Paul M, Benuri-Silbiger I, Soares-Weiser K, et al. Beta lactam monotherapy versus beta lactam-aminoglycoside combination therapy for sepsis in immunocompetent patients: systematic review and meta-analysis of randomized trials. *BMJ.* 2004;328(7441):668.
29. Safdar N, Handelsman J, Maki DG. Does combination antimicrobial therapy reduce mortality in Gramnegative bacteraemia? A meta-analysis *Lancet Infect Dis.* 2004;4(8):519.
30. Kumar A, Roberts D, Woods KE, et al. Duration of hypotension before initiation of effective antimicrobial therapy is the critical determinant of survival in human septic shock. *Crit Care Med.* 2006;34(6):1589.
31. Gaieski DF, Mikkelsen ME, Band RA, et al. Impact of time to antibiotics on survival in patients with severe sepsis or septic shock in whom early goal-directed therapy was initiated in the emergency department. *Crit Care Med.* 2010;38(4):1045.
32. Ewig G. Nosocomial pneumonia: de-escalation is what matters. *Lancet Infect Dis.* 2011;11(3):155.
33. Chang FY, Peacock JE Jr, Musher DM, et al. Staphylococcus aureus bacteremia: recurrence and the impact of antibiotic treatment in a prospective multicenter study. *Medicine (Baltimore).* 2003;82(5):333.
34. Schweizer ML, Furuno JP, Harris AD, et al. Comparative effectiveness of nafcillin or cefazolin versus vancomycin in methicillin-susceptible *Staphylococcus aureus* bacteremia. *BMC Infect Dis.* 2011;11:279.
35. Zar FA, Bakkangagari SR, Moorthi KM, et al. A comparison of vancomycin and metronidazole for the treatment of Clostridium difficile-associated diarrhea, stratified by disease severity. *Clin Infect Dis.* 2007;45(3):302.
36. Paterson DL, Ko WC, Von Gottberg A, et al. Antibiotic therapy for Klebsiella pneumonia bacteremia: implications of production of extended-spectrum beta-lactamases. *Clin Infect Dis.* 2004;39(1):31.
37. Jacobson KL, Cohen SH, Inciardi JF, et al. The relationship between antecedent antibiotic use and resistance to extended-spectrum cephalosporins in group I beta-lactamase-producing organisms. *Clin Infect Dis.* 1995;21(5):1107.
38. Chastre J, Wolff M, Fagon JY, et al.; PneumA Trial Group. Comparison of 8 vs 15 days of antibiotic therapy for ventilator-associated pneumonia in adults: a randomized trial. *JAMA.* 2003;290(19):2588.

39. Li JZ, Winston LG, Moore DH, et al. Efficacy of short-course antibiotic regimens for community-acquired pneumonia: a meta-analysis. *Am J Med*. 2007;120(9):783.
40. American Thoracic Society; Infectious Diseases Society of America. Guidelines for the management of adults with hospital-acquired, ventilator-associated, and healthcare-associated pneumonia. *Am J Respir Crit Care Med*. 2005;171(4):388.
41. Wunderink RG, Rello J, Cammarata SK, et al. Linezolid vs vancomycin: analysis of two double-blind studies of patients with methicillin-resistant *Staphylococcus aureus* nosocomial pneumonia. *Chest*. 2003;124(5):1789.

34

免疫不全患者での感染症
infections in the immunocompromised host

M. Cristina Vazquez-Guillamet, Joshua J. Mooney, and Joe L. Hsu

背景

ここ数十年で,救急医が管理する免疫不全患者の感染症の範囲が広がってきている。これは,ヒト免疫不全ウイルス(HIV)感染者,癌患者,実質臓器や造血幹細胞の移植患者などで生存率が改善したことに加え,免疫抑制薬の使用や感染症予防が増加した結果である。そのため,これらの患者の早期診断と適切な抗菌薬療法が,治療の成功には必要不可欠である。

診断的評価

感染症の有無を確定するのに従来からよく用いられている早期の所見や症状があまりみられないことが,免疫不全患者の診療を困難にさせている。抗菌薬の選択法のゴールドスタンダードは培養検査であるが,侵襲性真菌症や発熱性好中球減少症の患者における陽性率は50％未満であり,判明するまでに数日を要する[1,2]。適切な抗菌薬による治療開始の遅れは死亡率上昇の原因であることが明らかにされているため,診断がはっきりしないことは特に問題である[3]。

　免疫不全患者に対し的確な評価を行う場合,「免疫抑制の実態」を把握することから始める。それは,免疫抑制の種類,現在の免疫抑制療法の内容,免疫抑制の程度(同種造血幹細胞移植前の抑制が骨髄を破壊するものかどうか,現在も行っているか),免疫抑制の期間(移植日,化学療法の最終日,もともとの悪性腫瘍の診断からの期間),感染症の予防である。免疫抑制下の患者は,免疫不全の種類(例えば,T細胞やB細胞の欠如,好中球減少症など)に応じた特有の病原体に罹患しやすくなっている。患者の病歴聴取では,感染症(多剤耐性菌による感染症,潜伏感染,日和見感染症など)と外科的処置(中心静脈カテーテル挿入など)に関して記録して

おく．HIV感染患者では，最近のCD4細胞数，抗レトロウイルス療法の有無，感染症予防についての認識が非常に重要である．免疫不全患者では多数の潜在的感染源を有している可能性がある．それは，ドナーからの感染症，院内感染症，細菌の再活性化，環境による感染症，市中感染症であり，それらすべてについて検査しなければならない．

　感染症コンサルテーションを行う際に，標準的な感染症の検査に加え，ポリメラーゼ連鎖反応 polymerase chain reaction(PCR)，抗原抗体反応〔アスペルギルスガラクトマンナン，$(1→3)$-β-D-グルカン，直接蛍光抗体法〕，特殊染色を用いた顕鏡検査といった培養によらない方法も，利用できるのであれば行うべきである．免疫抑制状態の患者では，感染症の発見に対する単純X線の感度は低いとされているため，感染源を特定するためには早期のCTも適応となる[4～8]．

ヒト免疫不全ウイルス感染患者での感染症

　ヒト免疫不全ウイルス human immunodeficiency virus(HIV)感染患者が危機的病態に陥ったときの死亡率は，非HIV感染患者の場合と同様にまで低下してきている[9,10]．危機的病態の患者が生存することと入院時の抗レトロウイルス療法は関連しない．だが，抗レトロウイルス療法は，高いCD4細胞数，ウイルスの高い抑制力，ニューモシスチス肺炎のような日和見感染症の発症率の低下と関連している[11]．これらの変化により，HIV感染患者の危機的病態の疫学は，日和見感染症から院内感染症，市中感染症，慢性疾患に合併する病態，免疫再構築症候群などを含めた医療に関連する中毒性の病態へと移ってきている[12]．抗レトロウイルス療法は，ウイルスの抑制が事前にわかっている危機的病態のHIV感染患者では続けるのが一般的であり，同時にこれらの患者では薬物の副作用(まれではあるが，ヌクレオシド系逆転写酵素阻害薬は乳酸アシドーシスの原因になる)，適切な投与量，薬理学的相互作用もモニタリングされるべきである[13]．

HIV陽性患者での敗血症

　HIV感染患者での敗血症によるICU入室は，1995年の12%から2000年の20%にまで上昇したが，死亡率は改善し続けている[11,14]．これらの敗血症性のエピソードの半分以上は呼吸器感染症によるもので，菌血症，カテーテル関連血流感染症，尿路感染症がこれに続く．全感染症の60%が黄色ブドウ球菌や緑膿菌などの院内感染病原体であり，それに日和見感染病原体，市中感染病原体が続く[15]．HIV感染患者の敗血症関連の死亡率は，免疫不全の程度よりも敗血症の重症度と関連している．

しかし，CD4 細胞数 200/mm³ 未満の場合や抗レトロウイルス療法を行っていない場合には，院内感染病原体や日和見感染病原体による感染リスクの上昇がみられる[15]。

HIV 陽性患者での感染症治療

いかなる免疫不全患者であっても，感染症治療は目標指向療法であり，重症敗血症のリスクがある患者に対しては，院内微生物をカバーする広域スペクトル抗菌薬による経験的治療が必要である。敗血症が疑われたり，抗レトロウイルス療法が導入されたばかりの HIV 感染患者では，免疫再構築症候群の可能性を考えなければならない。免疫再構築症候群 immune reconstitution inflammatory syndrome(IRIS)は抗レトロウイルス療法導入後(典型的には 90 日以降)に局所あるいは全身の炎症反応として現れ，患者の免疫反応の改善によって生じる。この症候群は，すでに存在している感染症を認識したことによる免疫反応(*Pneumocystis jirovecii* など)，あるいは臨床的特徴として認識されていなかった既存の感染症〔*Mycobacterium avium* complex(MAC)，結核菌，地域性の真菌感染症など〕がマスクされなくなったことにより生じる。診断は除外診断である。活動性の感染症や薬物性の反応(アバカビルによる過敏症など)は，まず除外しなければならない。免疫再構築症候群の治療は支持的治療であるが，起こっている感染症の治療と抗レトロウイルス療法を継続して行う。中等度から重度の免疫再構築症候群の場合，効果を支持する比較試験はないが，prednisone(1 mg/kg/日)が投与される。

HIV 陽性患者での呼吸器感染症

HIV 感染患者で ICU 入室の最も多い原因は呼吸器感染症である。臨床症状，X 線所見，CD4 細胞数が鑑別診断の一助となる(表 34-1)。肺炎球菌は最も多い起因菌である[35]。CD4 細胞数 200/mm³ 未満，もともとの肺疾患，好中球減少，最近受けた医療への曝露が，多剤耐性菌による感染症の危険因子となる[15]。

ニューモシスチス肺炎の発症率は予防的抗菌薬と抗レトロウイルス療法により低下してきたが，最も多い日和見呼吸器感染症であり，CD4 細胞数 200/mm³ 未満の患者では考慮しなければならない。喀痰の免疫蛍光抗体検査，高解像度胸部 CT でのスリガラス様陰影，これらと血清 β-D-グルカン，または血清 β-D-グルカンのみでも[36]，ニューモシスチス肺炎の診断では信頼できる非侵襲的検査である[19,20,22]。補助的な副腎皮質ステロイド投与(典型的には prednisone 40 mg 12 時間ごと)や，低換気療法(人工呼吸患者の気胸発症のリスクを最小限にするために行われる)が必要かどうかを判断するため，すべての患者に室内気での動脈血ガス分析を行うべき

(本文は p. 565 につづく)

表34-1 ヒト免疫不全ウイルス感染患者に多い感染症

病状	CD4細胞数 (mm³)	臨床症状	診断的検査 (感度/特異度)	推奨されている抗菌薬療法[a, 16]
肺での感染症				
肺炎	CD4細胞数<200であれば、院内感染のリスクは増大	急性発症 咳嗽 膿性痰 発熱 寒気 呼吸困難	● 血液と喀痰の培養 ● 気管内吸引物の培養 ● 尿中レジオネラ抗原(70〜80%/>99%)[17,18] ● 画像検査：胸部X線——片側性、局所性、区域性、あるいは大葉性の浸潤影土胸水貯留	1. セフトリアキソン1g静注24時間ごと＋アジスロマイシン500mg経口静注24時間ごと、またはレボフロキサシン750mg経口静注24時間ごと 2. 院内感染のリスクがあり、CD4細胞数<200または危機的病態：バンコマイシン15〜20mg/kg静注12時間ごと、またはリネゾリド600mg静注12時間ごと＋ピペラシリン/タゾバクタム4.5g静注6時間ごと、またはセフェピム1g静注8時間ごと＋レボフロキサシン750mg経口静注24時間ごと

ニューモシスチス肺炎	<200	亜急性発症
		乾性咳嗽
		呼吸困難
		発熱
			● (1→3)-β-D-グルカン(92%/65%)[19,20]
			● 動脈血ガス分析
			● 吸引痰のIFA(>55%/>90%)[21]
			● 喀痰のIFA(91〜100%/95〜100%)[19]
			● BALのIFA(>90%/99%)[21]
			● 画像検査：
			  ○ 胸部X線——正常あるいはびまん性間質性パターン
			  ○ 高分解能CT——両側性のスリガラス様陰影(100%/89%)[22]
				1. TMP/SMX 15〜20mg/kg/日静注6〜8時間ごとに分割して投与
				2. TMP/SMX DS(2倍量)錠2錠を経口8時間ごと、またはクリンダマイシン450mg 6時間ごと＋primaquine 15mg経口24時間ごと[23]
				3. Pao₂<70mmHgまたは肺胞気-動脈血酸素分圧較差>35mmHg：prednisone 40mg経口12時間ごと

肺結核肺炎	CD4細胞数に関係なく発症	亜急性発症
		咳嗽
		発熱
		寝汗
			● 喀痰の抗酸菌塗抹標本の検査と培養
			● 画像検査：胸部X線——肺胞性陰影とリンパ節腫脹、小結節影あるいは胸水貯留
			  ○ CD4細胞数低値：下葉の混濁
			  ○ CD4細胞数高値：上葉、空洞形成
				イソニアジド、リファンピシンまたはリファブチン、ピラジナミド、エタンブトールを体重にもとづく用量で投与[b]

高度の免疫抑制による肺炎 ● MAC ● CMV ● 地域性真菌 ● Cryptococcus 属	<50〜100	咳嗽 発熱 呼吸困難 寝汗 体重減少	● MAC 　○ 抗酸菌塗抹標本の検査/培養/核酸ハイブリダイゼーション検査―喀痰と血液 ● CMV 　○ CMV定量PCR ● 地域性真菌 ● Histoplasma 抗体と Blastomyces 抗体 　○ ブラストミセス症 　□ 喀痰培養 (75〜86%)[24] 　□ 尿中抗原 (89〜93%/79%)[25] ● Coccidioides 抗体 ● 尿中 Histoplasma 抗原 (75〜97%)[19] ● Cryptococcus 属 　○ 血清 Cryptococcus 抗原 (56〜96%/93〜100%)[26,27] ● 真菌培養	1. MAC：クラリスロマイシン 500 mg 経口 12 時間ごと，エタンブトール (体重にもとづく用量で)[b] とリファブチン 450 mg 経口 24 時間ごと[28] 2. CMV：ガンシクロビル 5 mg/kg 静注 12 時間ごと 3. 地域性の真菌 　i. 軽度〜中等度：フルコナゾール 400 mg 経口/静注 24 時間ごと (ブラストミセス症，コクシジオイデス症)，またはイトラコナゾール 200 mg 経口 8 時間ごと (ブラストミセス症，コクシジオイデス症，ヒストプラスマ症) 　ii. 重度：アムホテリシン B 脂質製剤 3〜5 mg/kg 静注 24 時間ごと 4. Cryptococcus 属 　i. 軽度〜中等度：フルコナゾール 400 mg 経口/静注 24 時間ごと 　ii. 重度：下記の中枢神経系病変の治療を参照
中枢神経系での感染症				
細菌性髄膜炎	CD4 細胞数と関係なく発症	急性発症 頭痛 発熱 髄膜症	● 血液培養 ● 腰椎穿刺：好中球増加，蛋白増加，ブドウ糖低下，グラム染色あるいは培養検査陽性 ● 画像検査：頭部 CT/MRI―HIV 感染患者では腰椎穿刺の前に行う	1. セフトリアキソン 2 g 静注 12 時間ごと＋バンコマイシン 15〜20 mg/kg 静注 8〜12 時間ごと＋アンピシリン 2 g 静注 4 時間ごと 抗菌薬の前に：肺炎球菌感染症の場合かそれが疑われる場合はデキサメタゾン 0.15 mg/kg 静注 6 時間ごと×4 日間
クリプトコッカス性髄膜炎	<100	亜急性発症 頭痛 発熱 倦怠感 錯乱 昏睡	● 血清 Cryptococcus 抗原 (83〜97%/93〜100%)[29] ● 腰椎穿刺：脳脊髄液の検査値は正常の場合がある．脳脊髄液 Cryptococcus 抗原 (93〜100%/93〜98%)，初圧をチェックする．墨汁染色[29] ● 画像検査：頭部 CT/MRI―正常，水頭症あるいは浮腫	1. アムホテリシン B 脂質製剤 5 mg/kg 静注 24 時間ごと＋フルシトシン 25 mg/kg/回 経口 6 時間ごと 2. 脳脊髄液圧 >25 cmH$_2$O の場合，初圧がその 50%あるいは正常圧 <20 cmH$_2$O になるまで圧を下げる

(つづく)

表34-1 ヒト免疫不全ウイルス感染患者に多い感染症（つづき）

病状	CD4 細胞数 (mm³)	臨床症状	診断的検査 (感度/特異度)	推奨されている抗菌薬療法[a, 16]
トキソプラズマ症	<100	亜急性発症 痙攣 局所神経脱落徴候 頭痛 錯乱、混迷 昏睡	・血清 Toxoplasma IgG が陽性 ・腰椎穿刺：脳脊髄液 Toxoplasma PCR（>33%/100%）[30] ・画像：頭部 CT か MRI あるいはその両方：周囲の浮腫を伴うリング状増強効果	1. pyrimethamine 200 mg 1 回経口。その後 75 mg 経口 24 時間ごと＋スルファジアジン 1 g（<60 kg）または 1.5 g（>60 kg）経口 6 時間ごと＋ロイコボリン 10～25 mg 経口 24 時間ごと
梅毒性髄膜炎	CD4 細胞数と関係なく発症	亜急性から慢性発症 頭痛 錯乱 視力低下 痙攣 神経局所症状	・血清 RPR、VDRL、FTA-ABS ・腰椎穿刺：リンパ球増加（>20/mL）、蛋白上昇、脳脊髄液 VDRL（53～70%/>99%）[31, 32] ・画像検査：頭部 CT/MRI——正常、脳底部あるいは側頭部の増強	1. ペニシリン G 300～400 万単位静注 4 時間ごと、またはペニシリン 2,400 万単位を持続投与
結核性髄膜炎	CD4 細胞数<200 であれば予後不良	亜急性 頭痛 発熱 錯乱 脳神経の症状	・腰椎穿刺：わずかあるいは軽度の好中球増加（早期）、リンパ球増加（後期）、蛋白上昇、ブドウ糖低下 ・連続した腰椎穿刺：抗酸菌塗抹標本の検査と培養 ・脳脊髄液の結核菌 PCR（56%/98%）[33] ・画像検査：頭部 CT/MRI——水頭症、脳底部の増強効果、脳膿瘍、結核腫	1. イソニアジド、リファンピシン、またはリファブチン、ピラジナミド、エタンブトールを体重にもとづく用量で投与 2. デキサメタゾン 12 mg/日、または prednisone 60 mg/日

a 用量は、腎機能と肝機能が正常の場合。
b 薬物相互作用があるため、感染症専門医あるいは薬剤師とともに開始する。

BAL：気管支肺胞洗浄、CMV：サイトメガロウイルス、FTA-ABS：梅毒トレポネーマ蛍光抗体吸収試験、IFA：間接蛍光抗体法、MAC：*Mycobacterium avium* complex、PCR：ポリメラーゼ連鎖反応、RPR：急速血漿レアギン試験、TMP/SMX：トリメトプリム/スルファメトキサゾール（ST 合剤）、VDRL：性病研究所
The Sanford guide to antimicrobial therapy. Sperryville, VA: Antimicrobial Therapy; 2012.[34]を参照。

である。動脈血ガス分析において動脈血酸素分圧（Pao$_2$）70 mmHg 未満あるいは肺胞気-動脈血酸素分圧較差 35 mmHg 超は，副腎皮質ステロイドが適応となる標準的なカットオフ値である[37]。

HIV 感染患者では，結核菌の一次感染と再活性化のリスクも高くなっている。結核菌感染を示唆する臨床症候がある患者は，空気感染隔離下におき，3 回続けて喀痰抗酸菌検体を採取する。結核菌感染症でよくある放射線学的画像パターンとして，CD4 細胞数が高い場合は上葉の空洞形成，CD4 細胞数が低い場合は中葉から下葉の浸潤影があるが，どちらのパターンもありうる。また，免疫不全が進行した HIV 感染患者（CD4 細胞数 50 〜 100/mm^3 未満）は，地域特有の真菌（*Histoplasma capsulatum*, *Coccidioides immitis* など），地理的な特性がある真菌（*Cryptococcus neoformans* など），MAC による肺感染症の高リスクでもある。

HIV 陽性患者での意識変容

意識変容は重度の HIV 感染患者によく現れる症状であり，感染性と非感染性病因の両方でみられる。鑑別診断を絞るうえで有用なのは，CD4 細胞数，ウイルス抑制の程度，血清トキソプラズマ抗体値，抗レトロウイルス療法の投与計画とその経過（表 34-1）である。

どの感染症でも知覚異常をきたすが，中枢神経系での脅威的な感染症には，髄膜炎（細菌性，クリプトコッカス性，結核性，梅毒性），ウイルス性脳炎（サイトメガロウイルス，単純ヘルペスウイルス），あるいは寄生虫感染症（トキソプラズマ症）と脳膿瘍（細菌性，真菌性）などの脳実質病変も含まれる。CD4 細胞数 200/mm^3 未満で局所所見を呈する患者はすべて頭部造影 CT を受けるべきであり，次の症状の有無を評価する。それは，トキソプラズマ脳症（CT でのリング状増強効果が特徴），中枢神経系リンパ腫（通常は単一の病変），進行性多巣性白質脳症（白質内のプラーク）である。頭部の画像診断に引き続き，細菌や真菌による髄膜炎，あるいはより無症候性に中枢神経系を侵す梅毒性や結核性の髄膜炎を評価するために，腰椎穿刺を行う。

HIV 感染患者における意識変容の非感染性の原因には，中枢神経系リンパ腫，HIV 関連認知症，中毒や薬物の副作用（エファビレンツなど），免疫再構築症候群，代謝性脳症などがある。

血液悪性腫瘍と造血幹細胞移植後の患者で生じる感染症

血液悪性腫瘍の患者において，悪性腫瘍は免疫不全，さらに病原体に対する易感染

性を引き起こす。例えば，急性リンパ芽球性白血病患者では急性骨髄性白血病患者にも増して細胞性免疫の欠損が起こる。多発性骨髄腫においては液性免疫の低下が起こる。慢性リンパ球性白血病は，T細胞と抗体の欠損が遷延する特徴がある。血液悪性腫瘍に対する化学療法は一律に骨髄抑制を起こし，著明な好中球減少が起こり，細菌や真菌に対する易感染性が生じる。化学療法に使われる薬物の中で，ダウノルビシンとシタラビンは遷延する重度の好中球減少を起こし，フルダラビンとアレムツズマブはT細胞(なかでもCD4細胞)やB細胞の機能を低下させる[38]。

　造血幹細胞移植患者においては，移植前処置療法が免疫不全の程度を決定する。骨髄破壊的な処置療法では宿主の骨髄を完全に抑制し，それが著明な免疫不全を引き起こすが，それに比べ非骨髄破壊的な処置療法は骨髄抑制が弱い。造血幹細胞移植後の免疫能改善は決まった過程をたどる。それは，生着前(0～1ヵ月)，徐々に宿主の液性応答が回復する生着後早期(1～3ヵ月)，細胞性免疫が回復する生着後後期(3ヵ月以降)である。細胞性免疫不全が移植後1～2年間続く患者もいる。移植片対宿主病が起こった場合，より長い積極的な免疫抑制が必要となり，感染のリスクが高くなる。

発熱性好中球減少症

好中球減少症は好中球絶対数(ANC)1,500/mm³未満と定義されており，重症の場合は500/mm³未満とされている(ANC＝[好中球の％＋桿状好中球の％]×[白血球数]/100)。発熱性好中球減少症は，ANC 500/mm³未満あるいは48時間以内にANC 500/mm³未満に減少することが予測され，発熱が38.3℃を超えるか1時間以上38℃を超える場合，と定義されている。ANCがこれ以上ないほどに下がること，好中球減少症の期間，ANC減少の速度は，感染症のリスクを決定づける。**表34-2**は，発熱性好中球減少症患者のリスク層別化の判定基準である[39,40]。

　発熱性好中球減少症の患者は，カテーテル関連血流感染症に罹患しやすい。ほかにも，消化管に起因する感染症(最も多いのは，粘膜炎や小腸結腸炎でのバクテリアルトランスロケーション)，肺，腎臓，軟部組織などの感染症にもかかりやすい。これら感染症に関する疫学では，グラム陰性桿菌からグラム陽性球菌へと変遷してきており(後者は血液培養の陽性率60～75％)，それはグラム陰性桿菌をターゲットとした抗菌薬の予防投与が普及したことに起因している[41]。一般的な病原体としては，コアグラーゼ陰性ブドウ球菌，黄色ブドウ球菌，レンサ球菌，腸球菌，*Corynebacterium jeikeium*，緑膿菌，腸内細菌科である。小腸結腸炎の患者では，潜在的な病原体として嫌気性菌(*Clostridium septicum*, *Clostridium tertium*, *Bacillus cereus*)が含まれる。好中球減少症の患者ではブレイクスルー感染症のリスクも

表 34-2　発熱性好中球減少症患者のリスクの分類

リスクの程度	好中球減少の期間	臨床症状	合併症	治療法
低リスク	<7日	発熱，安定	なし	外来患者：Augmentin® 875 mg 経口 1 日 2 回＋シプロフロキサシン 750 mg 経口を 1 日 2 回
高リスク	>7日	局所徴候あり，低血圧，呼吸不全	あり	入院患者：抗菌薬静注

Duthie R, Denning DW. Aspergillus fungemia: report of two cases and review. *Clin Infect Dis*. 1995;20:598-605.
Freifeld AG, Bow EJ, Sepkowitz KA, et al. Clinical practice guideline for the use of antimicrobial agents in neutropenic patients with cancer: 2010
Update by the Infectious Diseases Society of America. *Clin Infect Dis*. 2011;52:427-431: *The Sanford guide to antimicrobial therapy*. Sperryville, VA: Antimicrobial Therapy; 2012.[34]

高く，その結果，予防的抗菌薬(典型的にはフルオロキノロン系)のスペクトルにずれが生じ，レンサ球菌や嫌気性菌による感染症を引き起こす．例えば，緑色レンサ球菌によるブレイクスルー感染症は重症敗血症や急性呼吸促迫症候群を急速に引き起こしうる．

発熱性好中球減少症の診断と評価

検体検査　発熱性好中球減少症では，感染症が明らかになるのは 30 ～ 40％のみであるが[42]，たとえ患者が炎症所見を呈していない場合(髄膜刺激徴候がない，乾性咳嗽，白血球増加がないなど)でも，感染源があるものと考えなければならない．表 34-3 は臨床所見にもとづく診断検査の要点である．敗血症を伴う好中球減少症の宿主では，プロカルシトニン値(血清カットオフ値>0.5 μg/L)が細菌性かどうかを考える際に有用かもしれないが，それを細菌や真菌の局所感染やウイルスによる感染症で用いるべきではない[55,56]．血清プロカルシトニン濃度は発熱の 24 時間後にピークを迎える．

画像検査　CT 画像診断は，中枢神経系の局在所見がある場合や呼吸器あるいは腹部の症状がある場合に行うべきである．下腹部に症状がある患者では，好中球減少性小腸結腸炎としても知られる盲腸炎も考えられる．盲腸炎は，バクテリアルトランスロケーションを引き起こす化学療法関連の慢性炎症であり，びまん性の腸管壁の浮腫や穿孔を生じる．腹部 CT 画像により盲腸炎の程度や局所合併症の存在を明らかにする．

表34-3 血液悪性腫瘍と造血幹細胞移植後の患者でよくみられる感染症

時期	症状	病原体	診断的検査(感度/特異度)	推奨されている抗菌薬療法[a, 43]	非感染性の類似疾患
発熱性好中球減少症					
化学療法後7日、造血幹細胞移植後2週間	消化管:好中球減少性腸炎 CRBSI 皮膚 粘膜炎 気道性尿路感染症	GNR GPC 嫌気性菌 *Candida*属	・血液、喀痰、尿、脳脊髄液の培養。適切な方法を選ぶ ・培養によらない検査。適切な方法を選ぶ ・プロカルシトニン(カットオフ値>0.5 μg/L) ・画像検査:CT─最良の方法の第1選択、単純X線は無意味	1. メロペネム1g静注8時間ごと、またはピペラシリン/タゾバクタム4.5g静注6時間ごとにトブラマイシン15 mg/kg静注12時間ごと。またはリネゾリド600 mg静注12時間ごと±エキノキャンディン系 2. MRSAの定着が判明している場合は、CRBSI、肺炎、重症敗血症、粘膜炎に対しバンコマイシン 3. 中心静脈カテーテル投与の前にエキノキャンディン系(例:ミカファンギン100 mg静注24時間ごと、またはカスポファンギン75 mg1回静注、その後50 mg静注24時間ごと)	生着症候群
肺での感染症					
生着後早期(1〜3カ月)	細菌性肺炎	市中感染症 院内感染症 　MRSA 　緑膿菌 *Legionella*属 結核菌	・血液、喀痰培養 ・血清I型*Legionella*尿中抗原(重症肺炎において85%, 99%)[44] ・抗酸菌塗抹標本の検査と培養 ・画像検査:胸部X線─局所性、区域性あるいは胸水貯留性の浸潤影と胸水貯留	1. バンコマイシン15〜20 mg/kg静注8〜12時間ごと+ピペラシリン/タゾバクタム4.5g静注6時間ごと/メロペネム1g静注8時間ごと+アジスロマイシン500 mg静注24時間ごと ○感受性結果がわかるまではシプロフロキサシン/ゲンタマイシンの併用療法を考慮 2. 結核菌:イソニアジド、リファンピシン、またはリファブチン、ピラジナミド、エタンブトールを体重にもとづく用量で投与	びまん性肺炎 出血 薬物毒性 放射線肺炎 特発性肺炎症候群

	真菌性肺炎	Aspergillus属 非Aspergillus性糸状菌	・アスペルギルスガラクトマンナン血清(70〜82%/86〜92%), BAL(88%/87%)[19,45] ・画像検査：CT――「ハロー徴候」を伴う結節(>1 cm), 三日月徴候	1. ボリコナゾール6 mg/kg静注12時間ごと×2回. その後4 mg/kg静注12時間ごと 2. アムホテリシン脂質製剤5 mg/kg静注24時間ごと
	ウイルス性肺炎	P. jirovecii	表34-1および表34-4のニューモシスチス肺炎の項参照	
		CMV	・血清CMVの定量的PCR ・BAL CMV免疫組織化学的染色と培養 ・画像検査：CT――網状陰影, スリガラス様陰影, 小結節	1. ガンシクロビル5 mg/kg静注12時間ごと
		呼吸器ウイルス： ・RSV ・インフルエンザウイルス ・パラインフルエンザウイルス ・ヒトメタニューモウイルス	・鼻咽頭スワブ： ○ DFA RSV(15%/97%)[49] ○ DFAインフルエンザ(54%/98%)[50] ・特異的ウイルスのPCR ・画像検査：CT――びまん性スリガラス様陰影	1. インフルエンザ：重症度によってオセルタミビル75 mg, または150 mg経口12時間ごと 2. RSV, ヒトメタニューモウイルス, パラインフルエンザ：リバビリンのエアゾル吸入2 g 2時間かけて8時間ごと
生着後後期 (>3ヵ月)	細菌性肺炎	市中感染	上記の「生着後早期」の「細菌性肺炎」の項を参照	
				閉塞性細気管支炎症候群

(つづく)

表 34-3 血液悪性腫瘍と造血幹細胞移植後の患者でよく生じる感染症（つづき）

時期	病状	病原体	診断的検査（感度/特異度）	推奨されている抗菌薬療法[a, 43]	非感染症の類似疾患
		● Nocardia 属 ● MRSA ● 緑膿菌	● 顆粒の肉眼所見 ● 喀痰，生検標本，創部のグラム染色・修正抗酸染色・培養（侵襲的な生検標本：85～90%が陽性[51]）とPCRまたは16S rRNA（にもとづくPCR（90～100%)[52] ● 画像検査：CT――空洞形成を伴う結節性病変	1. Nocardia 属：併用療法。TMP/SMX 5 mg/kg 静注 8 時間ごととイミペネム 500 mg 静注 6 時間ごと 2. MRSA：バンコマイシン 15～20 mg/kg 静注 12 時間ごと，またはリネゾリド 600 mg 静注 12 時間ごと 3. 緑膿菌：ピペラシリン/タゾバクタム 4.5 g 静注 6 時間ごと，またはメロペネム 1 g 静注 8 時間ごと／セフェピム 1 g 静注 8 時間ごと ○感受性の結果がわかるまではシプロフロキサシン/ゲンタマイシンの併用療法を考慮	放射線肺線維症
播種性帯状疱疹[b]		● VZV	● VZV PCR――血清か皮膚のない病変部，あるいはその両方で ● VZV の培養：BAL ● 画像検査：CT――スリガラス様陰影，網状陰影，小結節影	1. アシクロビル 10 mg/kg 静注 8 時間ごと	
真菌性肺炎		● Aspergillus 属 ● 非 Aspergillus 性糸状菌	上記の「生着後早期」の「真菌性肺炎」の項を参照		

34章 免疫不全患者での感染症 571

消化管での感染症

生着後早期 (1〜3カ月)	下痢, 腹痛	● CMV ● C. difficile ● 腸内ウイルス	● CMVの定量的PCR ● C. difficileのためのEIA(75〜100%/PCR(87%/83〜100%)[53] PCR(87%/96%)[54] ● 便培養 ● 大腸内視鏡による生検 ● 画像検査：CT──大腸炎の程度を評価する	1. CMV：ガンシクロビル 5 mg/kg 静注 12 時間ごと 2. C. difficile： 　○ 軽度：メトロニダゾール 500 mg 経口 8 時間ごと 　○ 重度：バンコマイシン 125 mg 経口 6 時間ごと 　○ 敗血症性ショック：バンコマイシン 500 mg 経口 6 時間ごと＋メトロニダゾール 500 mg 静注/経口 8 時間ごと	静脈閉塞性疾患 粘膜炎 移植片対宿主病 ミコフェノール酸モフェチルの副作用
生着後後期 (>3カ月)	下痢, 腹痛	上記と同様だが発症率は低下する	上記と同様		移植片対宿主病 ミコフェノール酸モフェチルの副作用
生着後早期 (1〜3カ月)	肝機能検査値上昇	● CMV, HSV, VZV, アデノウイルス ● 肝脾カンジダ症 ● 細菌による敗血症 ● まれな例：Epstein-Barrウイルス、夏にはEhrlichia属 ● HCV	● CMV, HSV, VZV：血清PCR ● アデノウイルス：血清PCR ● 便中抗原 ● 血液培養 ● Ehrlichia属のPCR ● 画像検査：CT──肝脾カンジダ症では肝臓と脾臓内の結節性病変	1. CMV：ガンシクロビル 5 mg/kg 静注 12 時間ごと 2. HSV, VZV：アシクロビル 10 mg/kg 静注 8 時間ごと 3. Candida属：エキノキャンディン系(例：ミカファンギン 100 mg 静注 24 時間ごと、またはカスポファンギン 75 mg 1 回静注．その後 50 mg 静注 24 時間ごと 4. 細菌性敗血症で適合する抗菌薬：メロペネム 1 g 静注 8 時間ごと、またはピペラシリン/タゾバクタム 4.5 g 静注 6 時間ごと±バンコマイシン 15 mg/kg 静注 12 時間ごと、またはリネゾリド 600 mg 静注 12 時間ごと	移植片対宿主病 薬物の副作用 悪性腫瘍の再発 静脈閉塞性疾患(早期)

(つづく)

表 34-3　血液悪性腫瘍と造血幹細胞移植後の患者でよくみる感染症（つづき）

時期	病状	病原体	診断的検査（感度/特異度）	推奨されている抗菌薬療法[a,43]	非感染性の類似疾患
生着後後期	肝機能検査値上昇	・HCVによる肝硬変の進行 ・「生着後早期」の項と同様	・画像検査：超音波Doppler法——肝臓の結節度、肝細胞癌の評価	1. さまざまな薬物相互作用があるため、感染症専門家へのコンサルテーション	静脈閉塞性疾患以外は「生着後早期」の項と同様
尿生殖器での感染症					
生着後早期（1～3カ月）	血尿 排尿時痛 発熱 腹痛	BKウイルス GNR アデノウイルス CMV HSV	・尿と血清でのBKウイルスのPCR ・尿沈渣中のおとり細胞 ・検尿、検鏡、尿培養 ・CMV、HSV：血清PCR	1. 膀胱洗浄 2. メロペネム 1 g 静注 8 時間ごと	シクロホスファミドの毒性（移植後最初の2週間で多い）
生着後後期（>3カ月）	血尿	「生着後早期」の項と同様	「生着後早期」の項と同様		
中枢神経系での感染症					
生着後早期（1～3カ月）	意識変容 局所神経脱落徴候 市中感染細菌 髄膜炎徴候	・HSV ・真菌 ・Listeria属 ・市中感染細菌 ・HHV6[c] ・CMV ・VZV	・腰椎穿刺では初圧、白血球、グラム染色、細菌培養、抗酸菌培養、HSV PCR、脳脊髄液 Cryptococcus 抗原、HHV6 PCR ・画像検査：CT—脳炎（HSVでは特に側頭葉が侵される）、真菌の場合は脳実質の結節性病変	1. バンコマイシン 15 mg/kg 静注 12 時間ごと＋セフトリアキソン 2 g 静注 12 時間ごと＋アシクロビル 10 mg/kg 静注 8 時間ごと＋アンピシリン 2 g 静注 4 時間ごと 2. クリプトコックス性髄膜炎：アムホテリシンB脂質製剤 5 mg/kg 静注 24 時間ごと＋フルシトシン 25 mg/kg/回を経口 6 時間ごと	可逆性後頭葉白質脳症（薬物毒性—カルシニューリン阻害薬） 悪性腫瘍の再発

生着後後期 (>3 ヵ月)	意識変容 局所神経脱落徴候 痙攣 髄膜徴候	肺炎球菌 インフルエンザ菌 HSV Nocardia 属 トキソプラズマ症 脳膿瘍 Cryptococcus 属	腰椎穿刺では初圧、細胞数、グラム染色、細菌培養、抗酸菌培養、HSV PCR、脳脊髄液 Cryptococcus 抗原、脳脊髄液 Toxoplasma PCR、血清 Toxoplasma 検査 画像検査:CT、MRI—脳病変(土キンプラズマ属による局在病変(土増強効果)、脳膿瘍、真菌による病変	[生着後早期]の項と同様 1. Nocardia 属: TMP/SMX 5 mg/kg 静注 8 時間ごと+イミペネム 500 mg 静注 6 時間ごと 2. トキソプラズマ症: pyrimethamine 200 mg 1回経口。その後 75 mg 経口 24 時間ごと+スルファジアジン 1 g ((<60 kg) または 1.5 g (>60 kg) 経口 6 時間ごと+ロイコボリン 10~25 mg 経口 24 時間ごと

a 用量は、腎機能と肝機能が正常の場合。
b VZV 感染症は全身に播種し、肝炎、肺炎、脳炎、播種性血管内凝固(DIC)、血小板減少症を引き起こすが、必ずしも皮疹を生じるわけではない。
c HHV6 は、順行性健忘、著明あるいは臨床的にではないに明らかに明らかな症候群といった特徴をもつ移植後辺縁系急性脳炎 posttransplant acute limbic encephalitis (PALE) を引き起こす。

BAL: 気管支肺胞洗浄、CMV: サイトメガロウイルス、CRBSI: カテーテル関連血流感染症、DFA: 直接蛍光抗体法、EIA: 酵素免疫測定法、GNR: グラム陰性桿菌、GPC: グラム陽性球菌、HCV: C 型肝炎ウイルス、HHV6: ヒトヘルペスウイルス 6 型、HSV: 単純ヘルペスウイルス、MRSA: メチシリン耐性黄色ブドウ球菌、PCR: ポリメラーゼ連鎖反応、RSV: RS ウイルス、TMP/SMX: トリメトプリム/スルファメトキサゾール、VZV: 水痘帯状疱疹ウイルス
The Sanford guide to antimicrobial therapy. Sperryville, VA: Antimicrobial Therapy; 2012.[34] を参照。

造血幹細胞移植患者での感染症治療
抗菌薬療法
初期の精密検査と抗菌薬投与は，救急外来に来たら可能な限り早く行う。Infectious Diseases Society of America(IDSA)のガイドラインでは，初期の治療法としてβラクタム系抗菌薬を推奨している[39]。なお，セフェピムは次の理由から避けるべきである。それは，(a)他のβラクタム系と比べ全死因死亡率が高い[57]，(b)ピペラシリン/タゾバクタムやカルバペネム系と比べ効果が劣る[58]，(c)関係する嫌気性の病原体(Bacteroides 属)に対する効果が不十分[59]といったためである。多剤耐性グラム陰性桿菌〔基質特異性拡張型βラクタマーゼ extended spectrum β lactamase(ESBL)産生菌〕を疑う指標が少ない場合，カルバペネム系は抗菌薬やClostridium difficile に関連して下痢になる割合が高いため，ピペラシリン/タゾバクタムのほうが好まれる[58]。カルバペネム系の ertapenem は，緑膿菌には効果がないため避けるべきである。敗血症性ショックの状態にある好中球減少患者では，培養結果から抗菌薬の選択ができるようになるまでは，いかなる場合でも初期のβラクタム系薬療法にアミノグリコシド系(典型的なのはゲンタマイシン)の併用を考慮すべきである。危機的病態にある造血幹細胞移植患者あるいは耐性のグラム陽性球菌感染症〔口腔粘膜炎，埋め込み型カテーテール，メチシリン耐性黄色ブドウ球菌 methicillin-resistant Staphylococcus aureus(MRSA)の定着〕のリスクがある患者では，バンコマイシンの投与を開始する。

抗真菌薬療法
カンジダ血症のリスクが高い造血幹細胞移植患者には，抗真菌薬を追加する。危険因子としては，遷延する好中球減少症，頻回の入院，長引く抗菌薬療法，中心静脈カテーテルの留置(なかでも完全静脈栄養)などがある。抗真菌薬は，5日間の十分な抗菌薬療法でも発熱が続く場合や培養検査が陰性であった場合にも適応となる。これまでに，これといった好ましい抗真菌薬を決める説得力のある研究はない。とはいえ，アゾール耐性の Candida 属(Candida glabrata, Candida krusei)が増えてきていることや，アムホテリシン脂質製剤よりもエキノキャンディン系の副作用がより安全であることから，現在はエキノキャンディン系を最初に使うことが推奨されている[60]。理にかなった代替薬はボリコナゾールであろう。どちらの薬物も Aspergillus 属をカバーする[61]。

一般的に，カテーテル関連血流感染症は症状が少ないため，重症敗血症あるいは敗血症性ショックの徴候を呈していれば，中心静脈カテーテルを交換しておくべきである。迅速な静脈ラインの交換が不可能な場合，救急医は，抗菌薬投与前に血液培養の実施を考慮しておく必要があるかもしれない。これは，培養開始から「陽性

になるまでの時間」を評価するためである(「固形腫瘍患者でのカテーテル関連血流感染症」参照)[47]。

補助療法

コロニー刺激因子による治療をすでに開始している場合は,そのまま続けるべきである.しかし,最近のメタ分析では発熱性好中球減少症が起こった場合のコロニー刺激因子の効果は示されていない[62].最近のガイドラインでは,コロニー刺激因子は,年齢65歳超,遷延する重度の好中球減少症,敗血症性ショックなど,高リスクの患者で用いるよう提言されている[63].小腸結腸炎や,胆管感染症からの敗血症,壊死性筋膜炎,婦人科的な敗血症などでは,外科へのコンサルテーションを速やかに行うべきである.

造血幹細胞移植後に感染症が生じるタイミング

移植からの経過時間,その時点で行われている免疫抑制,以前の予防的抗菌薬投与といった情報は,疑わしい病原体の確定や,非感染性か感染性かを鑑別する際に有用である(図34-1).

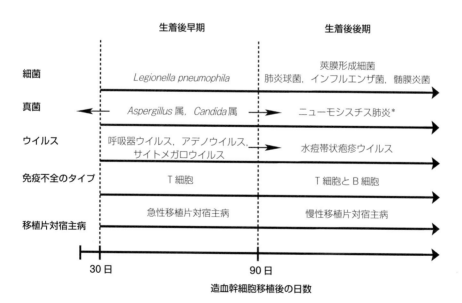

*ニューモシスチス肺炎の予防が適切になされていない場合,生着後後期だけではなく早期にも発症することがある.

図34-1 造血幹細胞移植後に生じる感染症のタイムライン

造血幹細胞移植後の生着後早期

生着前は入院中に起こるため，ここでは救急医に関連がある造血幹細胞移植後のことについてだけ述べる。生着後のごく初期に，移植片対宿主病が発症していなければ，免疫抑制は段階的に減らしていく。この時期は，呼吸器感染症が主たる感染症となる。市中感染の病原体に加え，造血幹細胞移植後の患者では，RSウイルス，インフルエンザウイルス，パラインフルエンザウイルス，ヒトメタニューモウイルスなどの呼吸器ウイルスのリスクが増加している[64]。そして，空気感染隔離や適切な抗ウイルス薬による治療(リバビリン，オセルタミビルなど)を行うには，迅速な診断が必須となってくる。RSウイルスやインフルエンザウイルスに対しては，PCRにもとづく診断と併せて，迅速なウイルス抗原検査が推奨されている(**表34-3**)。ガンシクロビル投与によるサイトメガロウイルスの予防は，サイトメガロウイルス症候群の発症を遅らせる。発熱，間質性肺炎，腸炎に加え，サイトメガロウイルスの再活性化は間接的に起こることが多い(ニューモシスチス肺炎との同時感染など)[65]。サイトメガロウイルスが疑われる場合には，ウイルス量を定量化するPCR検査が推奨されている。生着後早期ではアデノウイルス感染も起こり，劇症肝炎，肺炎，脳炎が生じることもある。

生着後早期の真菌感染症

肝脾カンジダ症(慢性播種性カンジダ症)は予防的抗真菌薬投与がなされていない患者において起こり，好中球減少から回復してきている患者が，腹痛，発熱，アルカリホスファターゼの上昇をきたしている場合に考慮すべきである。アスペルギルス症は，抗菌薬やフルコナゾールの長期投与にもかかわらず，発熱が持続する臨床的に安定した患者で疑われる。典型的な症状には，乾性咳嗽や胸膜痛などがある。真菌用と標準的な血液培養は診断的価値に変わりはないのが一般的であるが，地域特有の真菌(*Histoplasma* 属など)や糸状菌(*Fusarium* 属など)を分離すると診断しやすくなることがある[19]。血清中や気管支肺胞洗浄液中のアスペルギルスガラクトマンナンも診断に役立つ[66]。肺アスペルギルス症の胸部CTの典型像は，「ハロー徴候」，空洞形成，「三日月徴候」の有無に関係なく境界不明瞭な多発性の大結節(1 cm超)を呈する[67]。侵襲性肺アスペルギルス症の第1選択薬はボリコナゾールである。その他の侵襲性糸状菌(*Fusarium* 属，*Scedosporium* 属，ムーコル症の起因菌)は，肺，中枢神経系，上顎洞，皮膚，播種性病変の原因となり，アムホテリシン脂質製剤での治療が必要となることがある。

造血幹細胞移植後の生着後後期

造血幹細胞移植患者の約50％が慢性移植片対宿主病へと進行し，長期の免疫抑制が必要となる。生着後後期では細菌感染症の発症率は大きく低下するが，被包化された微生物（肺炎球菌など）は例外である（図34-1，表34-3）。水痘帯状疱疹ウイルスやニューモシスチス肺炎も，副腎皮質ステロイドを投与されている移植片対宿主病患者ではよくみられる。スルファメトキサゾール/トリメトプリム（ST合剤）の予防的投与がされていない患者では，*Nocardia*属や*Toxoplasma*属による感染症のリスクが高くなる。ST合剤による予防的投与が失敗に終わることもある（表34-3）。

固形腫瘍患者での感染症

固形腫瘍患者での免疫不全

全体的な感染症のリスクは血液腫瘍患者よりも低いが，固形腫瘍患者では腫瘍関連の免疫不全（皮膚粘膜の防御機構の破綻，細胞性や液性免疫の欠損など），あるいは化学療法，放射線療法，その他の免疫調整療法によって引き起こされる治療関連の免疫不全がある。高齢，栄養不良，併存する病態（慢性閉塞性肺疾患など），頻回な受診による曝露も感染症のリスクを増大させる。

固形腫瘍患者でのカテーテル関連血流感染症

中心静脈カテーテルは化学療法薬を投与するために必須であるが，カテーテル関連血流感染症 catheter-related blood stream infection をきたす。局所の炎症性変化（熱感，紅斑，膿性浸出液など）は信頼性に乏しく（感度3％未満），「陽性になるまでの時間 time-to-positivity」を明らかにすることが推奨されており，これは末梢と中心静脈カテーテルからの同時採血により行う[68]。「陽性になるまでの時間」は，定量的な評価〔カテーテル血と末梢血での細菌コロニー形成単位（CFU）の培養比が3:1〕と，時間的な評価（末梢血よりもカテーテル血での陽性が120分以上早い）により確定する[47,48]。典型的な細菌として，コアグラーゼ陰性ブドウ球菌（31％），メチシリン耐性率が増えてきている黄色ブドウ球菌（20％），*Candida*属（9％），バンコマイシン耐性率が増えてきている腸球菌（9％）がある[46,69]。

カテーテル関連血流感染症の治療

抗菌薬療法　抗菌薬としてはバンコマイシンあるいはダプトマイシンを選択すべきであり，発熱性好中球減少症あるいは重篤な状態，もしくはいずれもある場合には，抗緑膿菌作用のあるβラクタム系を選択すべきである〔カルバペネム系は基質

特異性拡張型βラクタマーゼ(ESBL)感染の既往がある場合に推奨されている」[70]。カンジダ血症のリスクにもとづき，経験的治療においてはエキノキャンディン系も含めるべきである。

カテーテルの管理 IDSA のガイドラインによると，ブドウ球菌，緑膿菌，*Candida* 属による感染症の場合は中心静脈カテーテルを抜去すべきとされている。しかし，その他の細菌(コアグラーゼ陰性ブドウ球菌，腸球菌)の場合や，重症敗血症ではないか，トンネル感染でない場合，あるいは出口部だけの感染の場合は，抗菌薬ロック療法 antibiotic lock therapy(ALT)や抗菌薬の全身投与によりカテーテルを温存できることもある[70,71]。

固形腫瘍患者での発熱性好中球減少症

固形腫瘍の患者では，血液悪性腫瘍患者と比べ，繰り返される化学療法のサイクルによって好中球減少の程度をより軽度に，より短くすることができる。また，血液悪性腫瘍患者と比べ，*Candida* 属，*Aspergillus* 属といった真菌感染症は少ない。

固形腫瘍患者での副腎皮質ステロイドの使用と日和見感染症のリスク

固形腫瘍患者，特に中枢神経系病変の患者では，長期の副腎皮質ステロイドの使用は多く，口腔咽頭カンジダ症，*Nocardia* 属，*Legionella* 属，結核，*Aspergillus* 属，地域性の真菌，*P. jirovecii* といった日和見感染症のリスクが高くなる。ニューモシスチス肺炎は固形腫瘍を有する非 HIV 患者の 2% 未満に生じるが，4 週間にわたり 1 日の prednisone 量(あるいは等価の副腎皮質ステロイド)が 15 mg を超えることと関連している[72,73]。

固形腫瘍を有する非 HIV 患者でのニューモシスチス肺炎の診断

非 HIV 患者では *P. jirovecii* を保有していることは少ないため，吸引痰の間接蛍光抗体法の診断的価値は低い。初期スクリーニング法として推奨されている方法は，(1→3)-β-D-グルカン，PCR による分析，高解像度胸部 CT 画像によるスリガラス様陰影の評価などである[74~76]。気管支肺胞洗浄は検体を採取するのに最もよい方法であり，ニューモシスチス肺炎が強く疑われる患者では行うべきである[77]。

固形腫瘍を有する非 HIV 患者でのニューモシスチス肺炎の治療

ST 合剤は非 HIV 患者のニューモシスチス肺炎治療の第 1 選択薬である。非 HIV 患者では限られたエビデンスしかないが，室内気における PaO_2 70 mmHg 未満が特徴である中等度から重度のニューモシスチス肺炎に対し，副腎皮質ステロイド

(prednisone 40 mg を 12 時間ごと)の併用が推奨されている．

固形腫瘍患者での敗血症

固形腫瘍患者での敗血症は ICU 入室の原因として多く，特に呼吸器，血流，腹部，尿路などの感染症により好中球減少をきたした場合によくみられる．これらの患者では ICU 入室のメリットがあるが，よく用いられる予後予測指標である APACHE II や III と Simplified Acute Physiology Score(SAPS)II などは，癌患者の院内死亡率を低く見積もることに注意しておくことは重要である[78]．進行癌の患者では，どの程度まで治療介入するかについて，ICU 治療の早期のうちに確認しておくべきである．

それぞれの固形腫瘍での一般的注意事項

好中球減少のない癌患者の感染症は，市中感染症，院内感染症ともに癌のタイプによって特定のものが予測される(表 34-4)．

肺癌

肺癌患者の 24％に肺炎が起こり，このうちの 27％が閉塞性肺炎である[79]．閉塞性肺炎は一般的に複数菌感染であるが，院内での曝露で黄色ブドウ球菌や腸内グラム陰性桿菌による感染症の発症率が上昇する．抗菌薬治療は，肺膿瘍あるいは気腫への進行を最小限にするために，ブドウ球菌，嫌気性菌，グラム陰性桿菌をカバーするものを選ぶべきである(バンコマイシン＋ピペラシリン/タゾバクタムなど)[80]．

乳癌

乳癌患者では術後の皮膚・軟部組織感染症のリスクがある(発症率 4 〜 12％)．リンパ浮腫は遅発性のブドウ球菌による蜂巣炎の原因となることがある[81,82]．抗菌薬治療はバンコマイシンを含めるべきであるが，最近の化学療法あるいは好中球減少がある場合には，緑膿菌のカバーを考慮する．抗菌薬治療開始から 72 時間以内に臨床的な改善が得られない場合は，液体貯留の評価をするために超音波検査による評価を行うべきである．

消化管癌

消化管癌の患者では，腸管閉塞や吻合部のリーク，腹腔内膿瘍，腹膜炎といった術後感染症のリスクがある．嫌気性菌(*Bacteroides* 属，*Clostridium* 属)はよくある混

(本文は p. 584 につづく)

表 34-4 固形腫瘍患者でよく生じる感染症

病状	病原体	診断的検査（感度/特異度）	推奨されている抗菌薬療法[a, 43]	非感染性の類似疾患
カテーテル関連血流感染症				
菌血症	・コアグラーゼ陰性ブドウ球菌（31%）[5] ・MRSAを含むブドウ球菌（20%） ・VREを含む腸球菌（9%）[41, 46]	・末梢/中心静脈カテーテル血液培養の「陽性になるまでの時間」 ○コロニー形成単位がカテーテル血で3倍：中心静脈カテーテル血/末梢血（75〜93%/97〜100%）[47, 48] ○末梢血よりもカテーテル血での「陽性」が120分以上早い（81〜93%/75〜92%）[30, 44]	1. バンコマイシン15 mg/kg 静注12時間ごと、またはダプトマイシン4〜6 mg/kg 静注24時間ごと（バンコマイシンのMIC≧2 μg/mLの場合） 2. ピペラシリン/タゾバクタム4.5 g 静注6時間ごと、またはメロペネム1 g 静注8時間ごと（多剤耐性感染症のリスクに応じて）	なし
真菌血症	・Candida属（9%）	・培養の観察結果にもとづく、起因菌に応じて心内膜炎に対する精密検査	1. エキノキャンディン系（例：カスポファンギン75 mg 1回静注、その後 50 mg 静注24時間ごと）	
好中球減少時の発熱（表 34-3 参照）				
副腎皮質ステロイド投与に関連する感染症				
肺炎	・P. jirovecii	・β-D-グルカン＞31.1 pg/mL（92%/86%）[19] ・動脈血ガス分析 ・吸引喀痰のIFA（50〜67%）[19] ・BALのIFAの診断能はHIV患者よりは劣る ・画像検査： ○胸部X線——正常またはすりガラス様陰影、局所性間質性パターン ○高分解能CT——HIV陽性よりはないが両側性すりガラス陰影、局在する浸潤影	表 34-1「肺での感染症」の「ニューモシスチス肺炎」の項を参照	放射線性肺炎 リンパ管への腫瘍の進展 薬物毒性
	・Aspergillus属/非Aspergillus系糸状菌	表 34-3「肺での感染症」内の「生着後早期」の「真菌性肺炎」の項を参照		

	地域性真菌感染症 ● H. capsulatum ● Coccidioides immitis ● Blastomyces dermatitis	● 地域性の真菌 ○ 尿中 Histoplasma 抗原(75〜97%)[19] ○ Coccidioides 抗体 ○ ブラストミセス症 □ 喀痰培養(75〜86%)[24] □ 尿中抗原(89〜93%/79%)[25]	1. 軽度〜中等度：フルコナゾール 400 mg 経口/静注 24 時間ごと、またはイトラコナゾール 200 mg 経口 8 時間ごとを 3 日間、その後 12 時間ごと 2. 重度：アムホテリシン脂質製剤 3〜5 mg/kg 静注 24 時間ごと	
	● Nocardia 属	表 34-3「肺での感染症」の「生着後期」内の「細菌性肺炎」に含まれる「Nocardia 属」の項を参照		
	● 結核菌	表 34-1「肺での感染症」の「結核性肺炎」の項を参照		
肺癌に関連する感染症				
肺炎	● 複数菌の混合感染 ● ブドウ球菌 ● 肺炎球菌 ● 腸内の GNR	● 血液培養 ● 喀痰培養 ● 画像検査： ○ 胸部 X 線——肺葉性の硬化像の再発 ○ CT——肺葉性の硬化像±気管支の「途絶像」	医療施設関連肺炎：バンコマイシン 15 mg/kg 静注 12 時間ごと+ピペラシリン/タゾバクタム 4.5 g 静注 6 時間ごと。感受性がわかるまでシプロフロキサシンノグンタマイシンによる併用療法も考慮 1. 市中肺炎：セフトリアキソン 1 g 静注 24 時間ごと、+アジスロマイシン 500 mg 経口/静注 24 時間ごと、またはレボフロキサシン 750 mg 経口/静注 24 時間ごと	放射線性肺炎 リンパ管への腫瘍の浸潤 薬物毒性
乳癌に関連する感染症				
蜂巣炎	● 黄色ブドウ球菌 ● レンサ球菌 ● 院内感染 ○ MRSA ○ 緑膿菌	● 血液培養 ● 画像検査：超音波検査——液体貯留の所見がある場合、または 72 時間の抗菌薬療法でも状態が変わらない場合	1. バンコマイシン 15 mg/kg 静注 12 時間ごと 2. 緑膿菌リスクがある場合、特に好中球減少のときはピペラシリン/タゾバクタム 4.5 g 静注 6 時間ごとを追加 3. 切開排膿については外科医にコンサルテーション（必要に応じて）	放射線性皮膚障害 リンパ浮腫 炎症性乳癌

（つづく）

表 34-4 固形腫瘍患者でよく生じる感染症（つづき）

病状	病原体	診断的検査（感度／特異度）	推奨されている抗菌薬療法[a, 43]	非感染性の類似疾患
消化管癌に関連する感染症				
二次性腹膜炎	●複数菌の混合感染 ●腸内のGNR ●嫌気性菌（*Bacteroides* 属、*Clostridium* 属、 ●*S. bovis* ●*Candida* 属（好中球減少があるか医療関連感染症の場合）	●血液培養 ●腹腔内の体液培養（腹水、膿瘍） ●画像検査：腹部/骨盤部のCT	1. セフトリアキソン 1〜2 g 静注 24 時間ごと＋メトロニダゾール 500 mg 静注 8 時間ごと、または 2. ピペラシリン/タゾバクタム 4.5 g 静注 6 時間ごと、またはメロペネム 1 g 静注 8 時間ごと 3. 経皮的カテーテル挿入または外科的ドレナージ	腸閉塞/イレウス 吻合部狭窄
腹腔内膿瘍				
尿生殖器癌に関連する感染症				
膀胱炎 腎盂腎炎 前立腺炎	●グラム陰性菌 ●大腸菌 ●*Proteus* 属 ●*Klebsiella* 属 ●*Enterobacter* 属 ●ESBL ●緑膿菌 ●腸球菌 ●*Candida* 属	●尿培養 ●血液培養	複雑性尿路感染症または腎盂腎炎： 1. 軽度──セフトリアキソン 1〜2 g 静注 24 時間ごと、またはシプロフロキサシン 400 mg 静注 12 時間ごと、またはレボフロキサシン 500 mg 静注 24 時間ごと 2. 重度──セフェピム 1 g 静注 8 時間ごと、またはセフタジジム 1 g 静注 8 時間ごと、または ESBL のリスクが高いか既往がある場合はカルバペネム系（イミペネム 500 mg 静注 6 時間ごと、またはメロペネム 1 g 静注 8 時間ごと） 3. バンコマイシン感受性の腸球菌に感染の既往がある場合、慢性的な尿道カテーテルがある場合、ステントが挿入されている場合は、バンコマイシンの追加投与（15 mg/kg 静注 12 時間ごと）を考慮	経皮的腎ラジオ波焼灼術後に生じる症候群 薬物性膀胱炎

頭頸部膿瘍に関連する急性感染症

創頸部感染症	・複数菌の混合感染 ・嫌気性菌 ・溶血レンサ球菌群	・血液培養 ・創部培養	1. 免疫が正常——アンピシリン/スルバクタム 3 g 静注 6 時間ごと 2. 免疫不全——バンコマイシン 15 mg/kg 静注 12 時間ごと＋ピペラシリン/タゾバクタム 4.5 g 静注 6 時間ごと 3. 外科的デブリドマンとドレナージのどちらか、または両方	気道狭窄を伴う放射線骨壊死または軟部組織壊死 血管損傷または浸潤のどちらか、または両方
歯原性感染症				

a 用量は、腎機能と肝機能が正常の場合。
ESBL：基質特異性拡張型βラクタマーゼ、GNR：グラム陰性桿菌、MRSA：メチシリン耐性黄色ブドウ球菌
The Sanford guide to antimicrobial therapy. Sperryville, VA: Antimicrobial Therapy; 2012.[34] を参照。

合感染病原体である．抗菌薬治療には広域にグラム陰性桿菌や嫌気性菌をカバーするものを含めるべきである(ピペラシリン/タゾバクタム，カルバペネム系など)．エキノキャンディン系による Candida 属への経験的治療も推奨されている．感染物の貯留が明らかになったときは，12時間以内に経皮的あるいは外科的ドレナージ(感染源コントロール)を施行する．

尿生殖器癌
尿生殖器癌の患者は感染症の発症率はより低い(5％未満)が，これらの患者の感染症は尿路閉塞あるいは尿路変更，もしくはその両方と関連している．危険因子がある患者(尿路系の処置，コントロール不良の糖尿病，バンコマイシン耐性腸球菌の保菌)では，抗菌薬治療は ESBL を含めたグラム陰性桿菌やバンコマイシン耐性腸球菌をカバーするものを使用する．回腸導管から得られた尿培養はほとんど有用ではない．これらの患者では，限局していた蜂巣炎にとどまらず，子宮，卵管卵巣，腹腔内あるいは骨盤部の膿瘍といった広範な感染症へと波及する創部感染症を起こすこともある．

頭頸部癌
頭頸部癌の患者では，口腔粘膜の破綻とそれに続く口腔内嫌気性細菌叢の汚染により，二次的な創部感染症がよく起こる(発症率 6 ～ 20％)[83]．管理としては，口腔内細菌叢に対する抗菌薬投与や，適応があれば診断的な培養検体を得る目的，あるいは感染源コントロールの目的で外科的ドレナージを行う．口咽頭内容物の誤嚥による肺炎は最も多い死因であり，胸部 X 線検査をルーチンに行うべきである[84]．

実質臓器移植後に生じる感染症

実質臓器移植患者での免疫不全
実質臓器移植のレシピエントは，強力な免疫抑制により拒絶反応を抑えることで生存率が改善されてきたが，それは感染症合併のリスクが上昇することでもある．免疫抑制の期間は次の3つに分けられる．それは，**導入期**(高用量の副腎皮質ステロイド±抗リンパ球抗体/IL-2受容体抗体)，**維持期**(副腎皮質ステロイド，代謝拮抗物質，カルシニューリン阻害薬)，**拒絶反応に対する治療期**(高用量の副腎皮質ステロイド，血漿交換，抗リンパ球抗体)である．維持期では免疫抑制は徐々に減らしていくが，環境への曝露が増加する小腸や肺での移植の場合には，強い免疫抑制が継続される．しかし，強い免疫抑制が継続されるにもかかわらず，小腸や肺のレシ

ピエントでは高率に移植後1年間で急性拒絶反応が生じる(それぞれ70％, 30％)[85,86]。急性拒絶反応に対する治療は感染症のリスクを増大させる。例えば，血漿交換療法は抗体を減少させ，被包化された細菌感染症のリスクが増大する。リンパ球除去療法は遷延するB細胞，T細胞の欠損を引き起こし，ウイルスや真菌感染症のリスクが増大する。一般的に，実質臓器移植患者は移植後のリンパ増殖性疾患に対する化学療法を行っていない限り，好中球減少症はまれにしか生じない。

実質臓器移植での感染症予防

造血幹細胞移植後の患者と同様に，移植からの経過時間，免疫抑制の程度，予防的抗菌薬投与といった情報は，臨床医が実質臓器レシピエントの感染症の病原体を鑑別するのに役立つ(図34-2)[87]。予防的抗菌薬投与の典型例には，*P. jirovecii*, *Nocardia* 属，*Listeria* 属，*Toxoplasma* 属に対するST合剤，サイトメガロウイルスや単純ヘルペスウイルスに対するバルガンシクロビルがある。肺移植を受けた患者は，イトラコナゾールあるいはボリコナゾールによる抗糸状菌薬予防投与を受けることが多い。

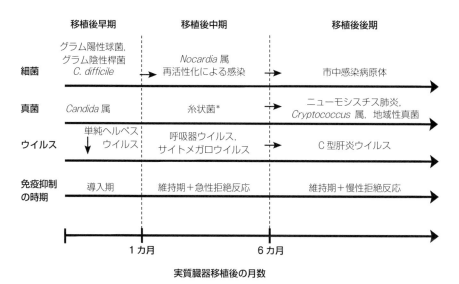

予防薬の投与：サイトメガロウイルス，単純ヘルペスウイルス，ニューモシスチス肺炎，*Nocardia* 属，日和見感染を起こす糸状菌に対して行う。
＊予防薬の投与により日和見感染の発症を遅らせる。

図34-2　実質臓器移植後に生じる感染症のタイムライン

移植後早期から中期の感染症

移植後早期(1ヵ月)は，ドナー由来の感染症，院内感染症(MRSA，緑膿菌，Candida属，C. difficile)，外科的合併症が主である。術後の感染性合併症は移植後中期まで遷延することがあり，抗菌薬での長期治療が必要となる。移植後中期(1～6ヵ月)においては，日和見感染病原体に対し脆弱になっており，それは大手術から回復してきていることや，導入療法が効果を発揮することで免疫抑制がより強くなるためである。

移植後早期から中期の真菌感染症

実質臓器移植のレシピエントでは，移植した臓器によって侵襲性真菌感染症の発症率が異なる。肺，小腸，肝臓の移植患者では発症率が最も高く，腎移植患者では最も低い[88]。肝臓移植では，複数の外科的介入，広域スペクトル抗菌薬の使用，完全静脈栄養といった危険因子があれば，Candida属による感染症の発症率は62～91%である[89]。小腸移植では，Candida属による感染症の発症率は85%である[90]。肺移植では，Aspergillus属による真菌感染症が最も多く，44%の患者で起こり，高い死亡率(65～80%)が予測される[89~91]。心臓移植患者では，侵襲性真菌感染症の発症率は3%である[90]。移植後中期では，よくみられる真菌と地域特有の真菌を考慮しなければならない。例えば，脳や肺の症状を呈する播種性クリプトコッカス症，肺，骨髄，肝臓，脾臓への播種性ヒストプラズマ症，皮膚，骨格系，脳へのコクシジオイデス症などである。P. jiroveciiの頻度は，ST合剤の予防的投与によって減少している。だが，この予防的投与がなされていない患者は，気管支肺胞洗浄液が陰性になることがあり，診断のためには生検を要する[92]。Aspergillus属による感染症は，非Aspergillus性糸状菌(症例の50%が全身に播種する)と比べ，肺に限局する傾向がある[93]。

侵襲性真菌症の診断

侵襲性真菌症の診断は，Aspergillus属が定着している肺移植患者では特に困難である。抗真菌薬での治療は，臨床症状，X線所見，培養結果，培養によらない分析方法にもとづき開始する(**表34-5**)。実質臓器移植患者では，カットオフ値0.5 indexである血清のアスペルギルスガラクトマンナン値は，感染除外の信頼できる検査ではない[45]。だが，気管支肺胞洗浄液でのアスペルギルスガラクトマンナンは診断的意義が高い。肺アスペルギルス症では，単純胸部CTで，「ハロー徴候」，空洞形成，「三日月徴候」の有無に関係なく多発性の肺結節を呈する。Cryptococcus属やP. jiroveciiといった地域性の真菌症では，培養によらない検査法が使用可能であり，一般的に検査性能も良好である(**表34-5**)[19]。

侵襲性真菌症の治療

多数の腹部手術の既往がある患者や，小腸，膵臓，肝臓の移植レシピエントといった高リスク患者のために，*Candida* 属に対する予防的投与は控えておく。耐性の糸状菌による感染症（ムーコル症，*Scedosporium* 属）へと進展させるトリアゾール系を用いた抗糸状菌薬による予防は，肺移植センターによって異なる[93]。非 *Aspergillus* 性糸状菌は，実質臓器移植患者の糸状菌感染症の27％に及ぶ[93]。侵襲性糸状菌感染症では，高い死亡率，薬物相互作用，さまざまな感受性パターンがあるため，迅速な微生物学的診断がカギとなる。ボリコナゾールは *Aspergillus* 属を治療する際の第1選択薬である。アムホテリシン脂質製剤は，非 *Aspergillus* 性糸状菌のほとんどすべてにおいて使用すべきである。また，抗真菌薬，マクロライド系，メトロニダゾール，ノルフロキサシンは免疫抑制薬と重大な薬物相互作用をきたすため，治療を開始する前に，移植医療に携わる薬剤師へのコンサルテーションを考慮すべきである。

移植後早期から中期での *C. difficile* による感染症

C. difficile は移植後中期まで遷延することがあり，13％の患者で下痢や劇症の大腸炎を生じる[97]。*C. difficile* による感染症の発症率は，腎移植の6％から心臓や肺移植の15％までと実質臓器移植の種類によって異なる[43,98,99]。免疫抑制薬であるミコフェノール酸モフェチルは移植患者で広く使われている。この薬物には抗菌活性があり，*C. difficile* による感染症との関連もあるので，事前の抗菌薬投与の有無は必須ではない。臨床症状（下痢，腹痛±発熱±イレウス）は抗菌薬投与中でも，投与を終え数週間たってからでも生じる。診断は，便中の *C. difficile* 毒素に対する酵素免疫測定法（EIA），あるいはPCRとEIA（*C. difficile* のグルタミン酸デヒドロゲナーゼの検出）を併せて行う。*C. difficile* によってイレウスをきたしているような非典型的な症状の場合，腹部CT像では大腸炎がみられる。軽度の場合，大腸の拡張所見の経過をみながら，経口メトロニダゾールの使用が可能である。重篤な発熱，顕著な白血球増加，栄養状態不良，急性腎障害などで特徴づけられる重症の場合，バンコマイシンの経口投与を始める。敗血症性ショック患者の治療では，高用量の経口バンコマイシンと経口あるいは静注でのメトロニダゾールが必要となる[100]。*C. difficile* 腸炎を起こした実質臓器移植レシピエントの13％で結腸切除術が必要になるため，外科医へのコンサルテーションを行うべきである[101]。

表 34-5 実質臓器移植後患者でよく起こる感染症

病状	病原体	症状	診断的検査（感度/特異度）	推奨されている抗菌薬療法[a, 43]	備考
実質臓器移植レシピエントの細菌感染症					
術後合併症 院内感染症	・MRSA ・緑膿菌 ・GNR ・Candida 属	発熱，咳嗽，AMS 腹痛 手術創感染，創傷離開	・血液，喀痰，または創部の培養 ・ドナーの培養結果をチェックする ・画像——胸部X線，あるいは胸部CTと胸腹部CTのどちらか，または両方	1. バンコマイシン 15 mg/kg 静注 8～12 時間ごと，またはリネゾリド 600 mg 静注 12 時間ごとピペラシリン/タゾバクタム 4.5 g 静注 6 時間ごと，またはメロペネム 1 g 静注 8 時間ごとエキノキャンディン系（ミカファンギン 100 mg 静注1日1回，またはカスポファンギン 70 mg 1回静注その後 50 mg 静注 24 時間ごと）	移植後早期から中期は院内感染とドナー由来の病原体が多くを占める 移植後後期には市中感染病原体が多くを占める 急速に呼吸不全，敗血症性ショックに進行する 気道部創傷離開，胆汁漏といった外科的合併症を評価する
消化管感染症［劇症型大腸炎（13%）］イレウス	・C. difficile	下痢 イレウス 腹痛 重度——高度の発熱，著明な白血球増加，栄養状態不良，急性腎傷害	・PCR または EIA による C. difficile 毒素の検出 ・画像検査：CT——大腸炎，大腸の拡張	1. 軽度——メトロニダゾール 500 mg 経口 8 時間ごと 2. 重度——バンコマイシン 125 mg 経口 6 時間ごと 3. 敗血症性ショック——バンコマイシン 500 mg 経口 6 時間ごと＋メトロニダゾール経口または静注	抗菌薬の先行投与がない場合はコフェノール酸モフェチルと関連している可能性がある 下痢を伴わない腹部膨満や痛みを呈する可能性がある 早期の外科コンサルテーション；実質臓器移植レシピエントの13%で大腸切除術が必要である

	病原体				
肺炎	● 院内感染病原菌（MRSA、緑膿菌、肺炎桿菌） ● Nocardia 属	咳嗽土喀痰 移植後後期に発症し、経過は亜急性（週単位）	● 血液培養 ● 喀痰染色と培養：Nocardia 属のための修正 AFB ● Nocardia PCR ● 画像検査：CT——大結節土空洞形成	1. 院内感染：バンコマイシン 15 mg/kg 静注 8～12 時間ごと、またはリネゾリド 600 mg 静注 12 時間ごと＋ピペラシリン/タゾバクタム 4.5 g 静注 6 時間ごと、またはメロペネム 1 g 静注 8 時間ごと。感受性の結果がわかるまでは、シプロフロキサシン/ゲンタマイシンの併用療法を考慮 2. Nocardia 属：TMP/SMX 5 mg/kg 静注 8 時間ごと＋イミペネム 500 mg 静注 6 時間ごと	CT/MRI により中枢神経系病変を必ず評価する（肺ノカルジアの 50% は脳へと播種する） その他の部位：皮下 bactrim®(TMP/SMX) の予防的投与にもかかわらずノカルジア症が進行する場合は増量する。TMP/SMX 5 mg/kg 静注 8 時間ごとにイミペネム 500 mg 静注 6 時間ごとを追加
肺炎 播種性感染症	● 結核菌	発熱、寝汗、体重減少、咳嗽 移植後 6〜12 カ月に発症し、経過は亜急性	● 抗酸菌塗抹標本の検査×3 回と抗酸菌培養 ● 結核菌 PCR ● 病理診断、塗抹検査、培養のための組織生検（胸膜など） ● 画像検査：CT——粟粒性パターン、浸潤影、まれに空洞形成、胸水貯留	リファンピシン、イソニアジド、ピラジナミド、エタンブトールを体重にもとづく用量で投与	結核菌が流行している地域からの移民や、結核菌への曝露歴があった場合に疑う 皮膚テストは有用ではない 病変が播種しやすい部位：リンパ節、皮膚、中枢神経系、骨髄など

（つづく）

表34-5 実質臓器移植後患者でよく起こる感染症（つづき）

病状	病原体	症状	診断的検査（感度/特異度）	推奨されている抗菌薬療法[a,43]	備考
実質臓器移植レシピエントの真菌感染症					
真菌性肺炎 播種性感染症	侵襲性糸状菌感染症： ・Aspergillus属 ・非Aspergillus性糸状菌	乾性咳嗽、発熱、胸膜痛 無症状 経過：亜急性	・アスペルギルスガラクトマンナン：血清>0.5 index[a]（22%/84%）[45] ・アスペルギルスガラクトマンナン：BAL（88%/87%）[19] ・真菌培養 ・画像検査：CT―結節影±ハロー徴候・浸潤影、空洞形成	1. Aspergillus属：ボリコナゾール6 mg/kg 静注12時間ごとに×2回、その後4 mg/kg 静注12時間ごと[b] 2. 非Aspergillus性糸状菌：アムホテリシンB脂質製剤5 mg/kg 静注24時間ごと	肺移植患者では、気管気管支アスペルギルス症で吻合部の離解が起こる可能性がある その他の部位：中枢神経系、皮膚、副鼻腔、眼窩
播種性感染症	・Candida属		・血液培養：真菌用ボトルは必要ない ・真菌眼内炎の眼科的評価	1. エキノキャンディン系（例：カスポファンギン70 mg 1回静注、その後50 mg 静注24時間ごと）	発症率：肝移植、小腸移植で最も高い
真菌性肺炎 播種性感染症	地域性の真菌感染症	表34-4「副腎皮質ステロイド投与に関連する感染症」の項を参照		表34-4「副腎皮質ステロイド投与に関連する感染症」の「肺炎」内の「地域性真菌」	播種性ヒストプラスマ症―肺、骨髄、肝臓、脾臓 播種性コクシジオイデス症―皮膚、骨格系、脳 播種性ブラストミセス症―肺、骨、皮膚、中枢神経系、尿生殖器（前立腺炎）

肺炎 播種性感染症 (中枢神経系は該当項を参照)	地理特有の真菌感染症： ・C. neoformans ・C. gattii	肺病変：無症状から急性呼吸促迫症候群(ARDS)まで 中枢神経系病変：意識変容、発熱、頭痛、局所神経脱落徴候、髄膜徴候はないことが多い	・Cryptococcus 属 ○血清中と脳脊髄液中の Cryptococcus 抗原(>90%、特に播種性病変)⁹⁴⁾ ○脳脊髄液真菌培養	1. アムホテリシン脂質製剤 5 mg/kg 静注 24 時間ごと＋フルシトシン 25 mg/kg/回を経口 6 時間ごと 2. 脳脊髄液圧 >25 cmH₂O であれば、初圧を 50%低下、また正常圧<20 cmH₂O になるまで圧を下げる	北米太平洋北西部では、腫瘤を生じさせる C. gattii による感染症の発症率が上昇している 無症候性肺感染症が髄膜への播種のきっかけになることがある 血清 Cryptococcus 抗原は脳脊髄液中の抗原よりも早く陽性になる 免疫再構築症候群は感染症の悪化と同様の所見を呈する。T 細胞を枯渇させる免疫抑制により発症率が高くなり、診断時の抗体価も高くなる⁹⁴⁾
ニューモシスチス肺炎	・P. jirovecii	表 34-4 「副腎皮質ステロイド投与に関連する感染症」の「肺炎」内の「P. jirovecii」の項を参照			TMP/SMX の予防的投与が中止されたときに発症する
実質臓器移植レシピエントのウイルス感染症					
肺炎	・CMV	乾性咳嗽、軽度の発熱、息切れ 経過：日単位	・CMV PCR――血清、BAL――施設間での標準化が進んでいる ・気管支鏡(シンシナリ法)±生検 ・画像検査：CT――網状の浸潤影、スリガラス様陰影、小結節	軽度～中等度：バルガンシクロビル 900 mg 経口 12 時間ごと 重度：ガンシクロビル 5 mg/kg 静注 12 時間ごと±CMV Ig	CMV は、拒絶反応、あるいはその再活性化のトリガーとなる CMV は日和見感染症を生じやすくする CMV：ドナー陽性/レシピエント陰性が最もリスクが高い

(つづく)

表 34-5 実質臓器移植後患者でよく起こる感染症（つづき）

病状	病原体	症状	診断的検査（感度/特異度）	推奨されている抗菌薬療法[8,43]	備考
肺炎	● インフルエンザ ● パラインフルエンザ ● RSV ● ヒトメタニューモウイルス	上気道感染症状 軽度から重度の息切れ パラインフルエンザを除いて季節後期に発症し、経週は急性	診断と治療については、表 34-3「肺炎での感染症」の「ウイルス性肺炎」内の「呼吸器ウイルス」の項を参照		インフルエンザワクチンは肺移植レシピエントでは有効性が劣る 患者の25%に細菌との重複感染が起こる 吸入リバビリンは気管支攣縮を引き起こす可能性がある 最新の季節性インフルエンザの感染症については www.cdc.gov を参照 飛沫感染隔離を行う

実質臓器移植レシピエントでの中枢神経系での感染症

病状	病原体	症状	診断的検査	推奨されている抗菌薬療法	備考
髄膜炎	● 肺炎球菌 ● 緑膿菌 ● Listeria 属 ● Cryptococcus 属 ● インフルエンザ菌 ● 結核菌	頭痛 発熱 髄膜徴候はないことがある 結核菌：脳神経症状を引き起こす頭蓋底髄膜炎	● 腰椎穿刺：初圧、ブドウ糖、蛋白、白血球、グラム染色、培養、Cryptococcus 抗原 ● 脳脊髄液の HSV と VZV PCR ● 抗酸菌塗抹標本の検査と培養 ● 血液培養	1. 経験的治療：セフトリアキソン2g静注8時間ごと、またはメロペネム2g静注8時間ごと＋バンコマイシン15mg/kg静注12時間ごと＋アシクロビル10mg/kg静注8時間ごと＋アンピシリン2g静注4時間ごと 2. 肺炎球菌感染症の場合やそれを疑う場合には、デキサメタゾン0.15mg/kg静注6時間ごとを4日間 3. Cryptococcus 属あるいは結核性髄膜炎の治療については表 34-1 を参照	GNR（緑膿菌など）を考慮 Cryptococcus 抗原は結果が出るまでに2〜3時間かかる 他の原因としてタクロリムスの副作用を考慮する

脳炎		● HSV ● VZV	意識変容 発熱 頭痛 局所神経脱落徴候	● 腰椎穿刺：初圧，ブドウ糖，蛋白，細胞数 ● 脳脊髄液の HSV と VZV PCR ● CT．MRI：側頭葉の浸潤像	1. アシクロビル 10 mg/kg 静注 8 時間ごと	
脳実質病変		● *Aspergillus* 属[a] ● 非 *Aspergillus* 糸状菌 ● *Nocardia* 属 ● トキソプラズマ症	頭痛 局所神経脱落徴候 痙攣 意識変容	● 実施可能であれば脳生検 ● アスペルギルスガラクトマンナン：脳脊髄液[95] ● 血清 *Toxoplasma* 抗体 ● 画像検査：頭部，副鼻腔，胸部の CT．頭部 MRI	1. *Aspergillus* 属：ボリコナゾール 6 mg/kg 静注 12 時間ごと×2 回．その後 4 mg/kg 静注 12 時間ごとｂエキノキャンディン系（例：カスポファンギン）75 mg 1 回静注．その後 50 mg 静注 24 時間ごと） 2. 非 *Aspergillus* 糸状菌：アムホテリシン B 脂質製剤 5 mg/kg 静注 24 時間ごと 3. *Nocardia* 属：TMP/SMX 5 mg/kg 静注 8 時間ごと＋イミペネム 500 mg 静注 6 時間ごと 4. トキソプラズマ症：pyrimethamine 200 mg 経口 1 回．その後 75 mg 経口 24 時間ごと＋スルファジアジン 1 g（<60 kg）または 1.5 g（>60 kg）経口 6 時間ごと＋ロイコボリン 10〜25 mg 経口 24 時間ごと	アスペルギルス症で中枢神経系が侵襲されると死亡率が高くなる ボリコナゾールはアムホテリシン B 脂質製剤よりも効果がある[95,96] TMP/SMX の予防的投与を中止すると，*Toxoplasma* の再活性化が生じることがある 通常，トキソプラズマ症は局所神経徴候を呈さない

（つづく）

表34-5 実質臓器移植後患者でよく起こる感染症（つづき）

病状	病原体	症状	診断的検査（感度/特異度）	推奨されている抗菌薬療法[43]	備考
肝臓移植患者に特異的な感染症					
1. 腹腔内膿瘍 2. 菌血症（特に維持透析中の患者） 3. ウイルス性肝炎 4. HCV再発	1と2：Candida属，VREを含む腸内細菌叢 1と2：皮膚細菌叢 3：CMV 3：HHV6 3と4：HCV	腹痛 発熱，悪寒，下痢 肝機能検査値の上昇	● 血液培養 ● 吸引物，排液の培養 ● CMV PCR ● HHV6 PCR ● HCV PCR ● 画像検査：腹部CT	1. ダプトマイシン8～10 mg/kg静注24時間ごと＋メロペネム1 gを8時間ごとにエキノキャンディン系（例：カスポファンギン70 mg 1回静注，その後50 mg静注24時間ごと，またはミカファンギン100 mg静注24時間ごと）	常にVREとCandida属を考慮する CMVとHHV6はHCV再発を助長する 最初の1年で患者の90％がHCVの再発を起こす
腎臓移植患者に特異的な感染症					
1. 50％に尿路感染症がみられる 2. 尿路からの菌血症 3. CMV大腸炎 4. 肝炎	1と2：GNR 1と2：Enterococcus属 1：Candida属 1：BKウイルス 1：C. urealyticum 3：CMV	無症状から腎盂腎炎までクレアチニン値の上昇 腹痛，下痢 肝機能検査値の上昇	● 尿検査，鏡検（BKウイルス感染ではおとり細胞），尿培養 ● BK PCR：尿と血液 ● 画像検査（超音波検査）：吻合不全，閉塞，漏れの評価 ● 血清 CMV PCR ● 大腸内視鏡と生検	1. セフェピム1 g静注8時間ごと 2. VRE：ダプトマイシン8 mg/kg静注24時間ごと 3. カンジダ尿：フルコナゾール200～400 mg経口24時間ごと，またはアムホテリシン脂質製剤3 mg/kg静注24時間ごと 1. 重症以外：バルガンシクロビル900 mg経口12時間ごと 2. 重度：ガンシクロビル5 mg/kg静注12時間ごと	Candida属による腎盂腎炎では死亡率が高い リネゾリドとエキノキャンディン系（ミカファンギン，カスポファンギンなど）は尿中移行性が悪い 尿道カテーテルを避ける

膵臓移植患者に特異的な感染症

1. 尿路感染症アルカリ尿	1〜3：GNR 1〜3：GPC 1〜3：Candida属	腹痛 気尿	・尿検査、尿鏡検、尿培養 ・穿刺液中の白血球、アミラーゼ、グラム染色。穿刺液の培養 ・画像検査：静注造影剤を用いた腹部造影CT	1. バンコマイシン 15 mg/kg 静注 12 時間ごと+ピペラシリン/タゾバクタム 4.5 g 静注 6 時間ごと+フルコナゾール 400 mg 経口 24 時間ごと	膵外分泌液は膀胱から小腸に排液される 仮性膵嚢胞の感染が考えられる場合は、嚢胞吸引だけを行うフルコナゾールは腹腔内へとわめて良好に移行する
2. 仮性膵嚢胞		アミラーゼ値、クレアチニン値の上昇			
3. 膵膜炎					
4. 腸管吻合部からの漏れ					

小腸移植患者に特異的な感染症

1. 腸炎	1：CMV 1：アデノウイルス 1：C. difficile 1：Cryptosporidium属	腹痛 発熱、悪寒 腸瘻からの排液量増加	・血清 CMV PCR ・C. difficile 毒素 PCR ・便中の寄生虫卵と虫体の検出 ・血液培養 ・穿刺 ・内視鏡検査と生検 ・画像検査：静注造影剤を用いた腹部造影CT	1. ピペラシリン/タゾバクタム 4.5 g 静注 6 時間ごと、またはセフェピム 1 g 静注 8 時間ごと+メトロニダゾール 500 mg 静注 8 時間ごと+エキノキャンディン系（例：カスポファンギン 70 mg 1 回静注、その後 50 mg 静注 24 時間ごと、またはミカファンギン 100 mg 静注 24 時間ごと）
2. バクテリアルトランスロケーションによる菌血症	1〜3：GNR 1〜3：嫌気性菌			
3. 腸管からのリークによる腹膜炎				

（つづく）

表34-5 実質臓器移植後患者でよく起こる感染症（つづき）

病状	病原体	症状	診断的検査（感度/特異度）	推奨されている抗菌薬療法[a, 43)]	備考
心臓移植患者に特異的な感染症					
1. 肺炎 2. 胸腔内感染 3. 吻合部感染 4. 手術創部感染 5. C. difficile 大腸炎	1. 細菌：ブドウ球菌, Pseudomonas 属, MDR GNR, Burkholderia cepacia, 肺炎球菌, M. hominis, C. pneumoniae ウイルス：CMV, 呼吸器ウイルス 真菌：Aspergillus 属, 非 Aspergillus 性糸状菌 2. 同様の細菌＋Candida 属 3. Aspergillus 属 4. MRSA, Candida 属, Pseudomonas 属	呼吸困難 咳嗽 胸痛 発熱 悪寒 創部からの排液/創部離解 下痢 腹痛	● 喀痰培養 ● 血清や BAL 中のガラクトマンナン抗原 ● 鼻咽頭のウイルス DFA ● 胸腔穿刺液分析と培養 ● 創部培養 ● C. difficile PCR ● 画像検査：胸部 CT	「細菌性肺炎」,「ウイルス性肺炎」,「真菌性肺炎」の治療の項を参照 重症度に応じた「C. difficile」の治療の項を参照	嚢胞性線維症患者では, 黄色ブドウ球菌（特に MRSA）, Pseudomonas 属, Burkholderia 属が定着しており, 経験的抗菌薬療法は以前の感受性結果にもとづいて判断する MDR GNR に対する併用療法は問題ないとされている 拒絶反応は肺炎と似た病態になることがある 真菌性肺炎では中枢神経系や副鼻腔の画像検査を考慮する
1. 肺炎 2. 縦隔炎を含む創部感染症	1と2：MRSA 1と2：Pseudomonas 属 1と2：大腸菌 2：CMV 1と2：Aspergillus 属 2：P. jirovecii	咳嗽 呼吸困難 発熱, 悪寒 胸痛 創部からの排液/創部離解	● 喀痰培養 ● 血清 CMV PCR ● 喀痰 P. jirovecii DFA ● 画像検査：胸部 CT	「細菌性肺炎」,「ウイルス性肺炎」,「真菌性肺炎」の治療の項を参照	心肺移植のレシピエントよりも感染のリスクはずっと低い

a 用量は正常の腎機能，肝機能にもとづく．
b 薬物相互作用があるため，感染症専門医あるいは薬剤師と共同で開始すること．ボリコナゾールはタクロリムスや抗てんかん薬との相互作用がある．
AFB：抗酸菌，BAL：気管支肺胞洗浄，CMV：サイトメガロウイルス，CNS：中枢神経系，DFA：直接蛍光抗体法，ELISA：酵素結合免疫測定法，GNR：グラム陰性
桿菌（例：肺炎桿菌，大腸菌），GPC：グラム陽性球菌，HCV：C型肝炎ウイルス，HD：血液透析，HHV6：ヒトヘルペスウイルス6型，HSV：単純ヘルペスウイルス，
MRSA：メチシリン耐性黄色ブドウ球菌，非 *Aspergillus* 性糸状菌・ムコール症・*Scedosporium* 属・*Fusarium* 属，PCR：ポリメラーゼ連鎖反応，RSV：RSウイルス，
TMP/SMX：トリメトプリム/スルファメトキサゾール（ST合剤），VRE：バンコマイシン耐性腸球菌，VZV：水痘帯状疱疹ウイルス
The Sanford guide to antimicrobial therapy. Sperryville, VA: Antimicrobial Therapy; 2012.[34] を参照．

移植後早期から中期のウイルス感染症
呼吸器ウイルス
移植後数週間でほとんどの患者は社会に復帰し，呼吸器ウイルスに曝露される。感染を起こす潜在的な病原体は（季節性を問わず），インフルエンザ，RSウイルス，ヒトメタニューモウイルスだが，実際はいかなる呼吸器ウイルスも肺炎を引き起こす。市中呼吸器ウイルス感染症は2～16％であり[102]，ウイルス感染の前駆症状から呼吸不全と症状は多様である。インフルエンザに対する感染防御抗体のワクチンは免疫が十分な宿主と同様の強さはなく，ワクチン接種を受けていても臓器移植患者では呼吸器疾患を生じる。RSウイルス，インフルエンザ，パラインフルエンザに対しては，迅速なウイルス抗原検査とPCRにもとづく診断とを一緒に行うことが推奨されている（表34-5）。下気道から検体を採取し，これらの検査を行うことで診断率がより高くなる。また，鼻咽頭スワブが直接蛍光抗体法で陰性であってもウイルス性肺炎を除外することはできない（鼻腔スワブの直接蛍光抗体法の感度は15％）。呼吸器ウイルスは，細菌の重複感染や拒絶反応の原因となることがある[103]。適切な抗ウイルス薬による治療（インフルエンザに対するオセルタミビル，RSウイルスやヒトメタニューモウイルスに対する吸入リバビリン）を開始し，空気感染隔離を行う。パラインフルエンザ感染症に対するリバビリン療法に関しては議論が分かれるところであるが，肺や心肺同時移植患者にメチルプレドニゾロンと免疫グロブリン静注とを併用で投与することは，肺機能の改善に関連する[104]。

サイトメガロウイルス感染症
移植後は，ほとんどの患者がサイトメガロウイルス病の予防のためにバルガンシクロビルの投与を受ける。実質臓器移植患者では，ドナーにサイトメガロウイルス感染症の既往があり，レシピエントで同ウイルスへの曝露がない場合〔ドナー陽性（D＋）/レシピエント陰性（R－）〕，ウイルスの再活性化が最も高い組み合わせとなる。対照的に，造血幹細胞移植患者では，D－/R＋の場合に最もリスクが高くなる。それは，レシピエントが骨髄移植後に以前の免疫を失うためである。そして，サイトメガロウイルス「感染」とは，血清中でウイルスの増殖が認められることである。一方，サイトメガロウイルス「病」とは，ウイルスによる終末器官の機能不全によって定義づけられている。これは，侵襲的な病態（大腸炎，肺炎，肝炎，網膜炎），あるいはサイトメガロウイルス症候群（発熱，倦怠感，白血球減少，血小板減少）を引き起こす[105]。一律に前もって予防的治療をされている患者では，晩期発症のサイトメガロウイルス病を起こすことがある。予防的治療が中止されれば（一般的に移植後3～6カ月），25％のD＋/R－の実質臓器移植患者が活動性のサイトメガロウイルス感染症を生じる。サイトメガロウイルスは移植臓器を侵食するため，腎移植されたレシピ

エントでは腎症，肺移植されたレシピエントでは肺炎を起こす可能性がある。サイトメガロウイルスに対する免疫調整の結果，移植臓器の拒絶反応や喪失のリスクと同様に，サイトメガロウイルスは細菌や真菌による感染症のリスクを増大させる[106]。

サイトメガロウイルスの診断　サイトメガロウイルス感染症(終末臓器の損傷を伴わないウイルス血症)は，疲労感や軽度の発熱といった非特異的な症状が特徴である。サイトメガロウイルス肺炎は，乾性咳嗽や息切れがみられることが多い。サイトメガロウイルスによる大腸炎では，腹痛と下痢を呈する。定量的PCRによるウイルス負荷検査は，感染のリスクがある患者(D＋/R－，D＋/R＋，D－/R＋)では行うべきである。血清のPCRが正常である患者(一般的にサイトメガロウイルスによる大腸炎でみられる)や，侵襲性の病態を診断するために，侵襲的検査や生検が必要な場合も患者によってはある。

サイトメガロウイルス病の治療と経過観察　重症度によるが，患者は経口のバルガンシクロビルによる外来治療を受けることも[107]，入院してガンシクロビルによる治療を受けることもある。2週間を超える十分なサイトメガロウイルス治療後も病状が変わらない，あるいはウイルス血症が悪化する患者では，ガンシクロビル耐性ウイルスによる感染症が疑われるので，ウイルスの遺伝子型を調査すべきである。

移植後中期の感染症の再活性化

この時期の強力な免疫抑制下にある状態では，結核，トキソプラズマ症(予防をされていない場合)，リーシュマニア症といった潜伏感染が再活性化する可能性がある。結核のリスクは出生国によって大きく変わってくるが，発症率(1.2～15%)は免疫が正常な患者群の約50倍を超える[108]。結核の症状には，乾性咳嗽，発熱，寝汗，体重減少があり，皮膚や軟部組織，リンパ節への播種性病変がよくみられる。結核の死亡率は30%といわれており，疫学的条件がそろえば，これらの症状は結核の疑いが濃厚となる。移植前の皮膚検査やインターフェロンγ遊離試験は，移植患者に関するものは現在研究中である。結核の診断は，抗酸菌塗抹標本の検査と培養によって行われる。治療については，迅速な空気感染隔離と同時に4種類の薬物投与が推奨されている(**表34-5**)。

　実質臓器移植におけるリーシュマニア症は非常にまれな疾患であるが(62例のみ報告されている)[109]，大抵は再活性化によって発症している(輸血や移植臓器によって感染することもある)。

　トキソプラズマ症は，移植された臓器を介しての感染(なかでも心臓)や，再活性化，ネコの排泄物への曝露により感染することがある。ST合剤による予防的投与を受けていない患者で発症している。感染は中枢神経系で起こり(中枢神経系に病

変がある移植患者の4〜29％がトキソプラズマ症に進展する)[110]，心臓(心筋炎)，肺(肺炎)，網膜(脈絡膜炎)でも起こる。頭痛や意識状態の変化と同時に発熱を呈することもある。診断には，血清学的検査での陽性，組織標本での寄生虫の存在，必要に応じてのPCR法の実施が参考になる。

移植後後期

移植後後期とは，移植後6ヵ月以降の時期である。この時期の感染症は，ほとんどが肺炎球菌や呼吸器ウイルスといった市中感染症である。市中肺炎は，免疫不全患者においても免疫が正常な患者においても同様の所見を呈するが，移植患者では急速に呼吸不全に進行する。初期の抗菌薬療法では，喀痰培養や血液培養の結果からデエスカレーション(狭域化)de-escalationができるまで，あるいは患者が臨床的に改善するまでは，院内感染病原体(MRSA，緑膿菌，肺炎桿菌)に対するカバーもしておく。この時期の患者は積極的な免疫抑制を受けており，予防的治療を中止した後には，ニューモシスチス肺炎か，サイトメガロウイルスや*Nocardia*属による感染症，あるいはそれらとニューモシスチス肺炎が合併するような晩期発症の感染症がみられることも特徴である。クリプトコッカス症は，有病率0.2〜5％，死亡率40％であり，移植を受けた患者群では重要な侵襲性真菌症となる[89]。これらは通常，移植後約1.5年で発症する[90]。患者は，肺に限局した症状(咳嗽，息切れ)を呈するか，あるいは中枢神経系にまで影響を及ぼす播種性の病態を呈する。また，炎症反応がなく，髄膜刺激徴候がはっきりしないため，発熱，頭痛，意識変容だけが所見となるようなこともある。腰椎穿刺での検査は，脳脊髄液の初圧や脳脊髄液のクリプトコッカス抗原まで含めて行う。クリプトコッカス性髄膜炎は，播種性の病態としてアムホテリシン脂質製剤と5-フルシトシンで最初の2週間を治療する。米国の地域によっては，救急医が地域性の真菌症も評価すべきである。例えば，オハイオ州やミシシッピ川渓谷ではヒストプラズマ症，南西部ではコクシジオイデス症，中西部・南東部・中南部ではブラストミセス症がある。診断は，血清学的検査や免疫法を用いた病理組織学的検査によって行う。

結論

免疫不全の人たちは高度に専門化された患者群であり，その管理を一般市中の医師が行うことが増えてきている。本章ではそれらの初期管理の指針を示したが，救急医がそのような患者の病態を管理する場合には，感染症専門医，腫瘍専門医，移植専門医に意見を聴くことをお勧めする。さらに，呼吸器科医，消化器科医，外科医を早期か

ら診療に加えることで，早期診断や標的療法の改善が容易になるであろう．患者の転帰を最良のものとするためには，感染しやすい病原体，適切な経験的抗菌薬療法と計画，患者の治療に対する多職種からのアプローチを理解しておくことが必要である．

関連文献

文献	研究デザイン	結果
ヒト免疫不全ウイルス（HIV）感染患者での感染症		
Gruden et al., *Am J Roentgenol*. 1997[22]	HIV に感染し，ニューモシスチス肺炎（PJP）が臨床的に強く疑われ，胸部の高分解能 CT（HRCT）を施行した成人 51 人を対象とした単一施設前向き試験．PJP の診断で読影者間に生じたばらつきを，肺胞気管支洗浄液所見あるいは臨床経過と比較検討した	12％の患者が PJP と診断された．胸部 HRCT 所見での斑状あるいは結節性のスリガラス様陰影は，PJP の診断では感度 100％，特異度 89％であった
Hirschtick et al., *N Engl J Med*. 1995[35]	HIV と非 HIV の成人 1,130 人を対象に，肺病変が起こるかを 64 カ月間観察した多施設前向き観察研究	細菌性肺炎発症は，HIV 感染群では 5.5 人/100 人年であるのに対し，非 HIV 群での発症は年間 0.9 人/100 人であり，HIV 感染群により多く発症した（$p<0.001$）．CD4 細胞数の減少と肺炎の発症率に関連がみられた
Bozzette et al., *N Engl J Med*. 1990[37]	HIV に感染し，PJP に対する標準的治療を受けている成人 353 人を対象に，副腎皮質ステロイドによる追加治療群（40 mg を 1 日 2 回，徐々に減量）と追加治療のない群に無作為に割りつけた多施設非盲検試験	副腎皮質ステロイドによる追加治療群は呼吸不全のリスクがより低く（14 ％ vs. 30 ％，$p=0.004$），31 日時点での死亡率（11％ vs. 23％，$p=0.009$），84 日時点での死亡率（16％ vs. 26％，$p=0.026$）も低かった．室内気で動脈血酸素分圧（PaO_2）74 mmHg 未満の軽度の患者群では臨床的な効果はなかった
血液悪性腫瘍と造血幹細胞移植後で生じる感染症		
Paul et al., *Cochrane Database Syst Rev*. 2010[58]	β ラクタム系抗菌薬（セフェピム，セフタジジム，ピペラシリン/タゾバクタム，イミペネム，メロペネム）を比較している 2010 年までの全無作為化比較試験（2 つのみ二重盲検試験）をメタ分析．主要評価項目は全死因死亡率とした	セフェピムは他の β ラクタム系と比較して死亡のリスクが高く〔相対リスク（RR）：1.39，95％信頼区間（CI）：1.04～1.86〕，重複感染率が高かった．ピペラシリン/タゾバクタムは他の抗菌薬と比較して死亡率が低かった（RR：0.56，95％ CI：0.34～0.92）．カルバペネム系は *C. difficile* による下痢症の発症率が高かった

（つづく）

文献	研究デザイン	結果
Walsh et al., *N Engl J Med.* 2004[60]	発熱性好中球減少症の患者を対象に，カスポファンギン群とアムホテリシンB群を比較した多施設無作為化二重盲検試験。評価項目を臨床的複合エンドポイントとした	治療開始時に真菌感染症があるカスポファンギン群では，統計学的に有意で良好な治療反応がみられ（51.9％ vs. 25.9％，$p=0.04$），治療7日目では良好な生存率（92.6％ vs. 89.2％，$p=0.05$）がみられた。さらに，治療中止率が低く（10.3％ vs. 14.5％，$p=0.03$），腎障害が少なかった（2.6％ vs. 11.5％，$p<0.001$）
Freifeld et al., *N Engl J Med.* 1999[111]	低リスクの発熱性好中球減少症患者での抗菌薬投与を，経口群（シプロフロキサシン＋アモキシシリン／クラブラン酸）あるいは静注群（セフタジジム）に無作為に割りつけた単一施設での無作為化プラセボ対照二重盲検試験	調整値では，経口群の71％，静注群の67％で治療の成果がみられた。治療の失敗は，静注群では追加薬を必要とし（32％ vs. 13％，$p<0.0001$），経口群では忍容性の低下が原因であった（16％ vs. 8％，$p=0.07$）。これに鑑み，最近のガイドラインでは，低リスクの発熱性好中球減少症患者には，外来での処方に経口薬を推奨している
固形腫瘍患者での感染症		
Tasaka et al. *Chest* 2007[36]	PJPの診断目的で肺胞気管支洗浄を受けた患者295人を対象とした単一施設後ろ向き研究。57人がPJP患者（77％が非HIV患者），222人が非PJP患者であった	$(1→3)$-β-D-グルカンは最も信頼できる血清マーカーであり，31.1 pg/mLをカットオフ値とすると，PJPの診断能は感度92.3％，特異度86.1％であった
Raad et al., *Ann Intern Med.* 2004[47]	中心静脈カテーテルと末梢静脈からの血液培養で同一微生物が同定された191人を対象とし，陽性になるまでの時間差を評価した単一施設前向き研究。カテーテルの先端部分の血液培養あるいは定量的血液培養が，カテーテル関連血流感染症（CRBSI）を診断する際のゴールドスタンダードとして用いられている	中心静脈カテーテルと末梢から採血し，それぞれの培養で陽性になるまでの時間差が120分以上の場合，短期留置のCRBSIでは感度81％，特異度92％であり，長期留置のCRBSIでは感度93％，特異度75％であった
Fernandez-Hidalgo et al., *J Antimicrob Chemother.* 2006[71]	115のCRBSIエピソードがある98人を対象とした，抗菌薬ロック療法の有効性を検討した単一施設後ろ向き前向き混合試験。主要評価項目は1カ月後の血液培養陰性とした	抗菌薬ロック療法は，抗菌薬の全身投与と併せて行うと82％のエピソードでカテーテル温存ができ，特にコアグラーゼ陰性ブドウ球菌の治療を行った際に最も効果的であった（温存率84％）。ブドウ球菌性CRBSIの治療を行った際は温存率が55％であり，有効性が劣っていた

文献	研究デザイン	結果
実質臓器移植後に生じる感染症		
Asberg et al., *Am J Transplant*. 2007[107)]	サイトメガロウイルス病で実質臓器の移植を受けた成人を対象に，バルガンシクロビルのガンシクロビルに対する非劣性を評価した。実薬対照群との非盲検並行群間での多施設無作為化比較試験。主要評価項目は治療の成果，つまり21日時点での血中ウイルスの消失とした。その後は両群ともにバルガンシクロビルで治療した	患者321人がガンシクロビル5 mg/kg 静注，あるいはバルガンシクロビル900 mg 経口12時間ごとに，無作為に割りつけられた。患者の70%以上が腎移植のレシピエントで腸管サイトメガロウイルス病に罹患していた(28～29%)。intention-to-treat(ITT)解析において，ウイルスの消失はバルガンシクロビル群では45.1%，ガンシクロビル群では48.4%に及んだ。49日時点での治療の成果は85.4% vs. 84.1%で副作用は同等であった

文献

1. Bodey GP. The emergence of fungi as major hospital pathogens. *J Hosp Infect*. 1988;11(suppl A):411–426.
2. Duthie R, Denning DW. Aspergillus fungemia: report of two cases and review. *Clin Infect Dis*. 1995;20:598–605.
3. Morrell M, Fraser VJ, Kollef MH. Delaying the empiric treatment of candida bloodstream infection until positive blood culture results are obtained: a potential risk factor for hospital mortality. *Antimicrob Agents Chemother*. 2005;49:3640–3645.
4. Blum U, Windfuhr M, Buitrago-Tellez C, et al. Invasive pulmonary aspergillosis. MRI, CT, and plain radiographic findings and their contribution for early diagnosis. *Chest*. 1994;106: 1156–1161.
5. Caillot D, Casasnovas O, Bernard A, et al. Improved management of invasive pulmonary aspergillosis in neutropenic patients using early thoracic computed tomographic scan and surgery. *J Clin Oncol*. 1997;15:139–147.
6. Kuhlman JE, Fishman EK, Siegelman SS. Invasive pulmonary aspergillosis in acute leukemia: characteristic findings on CT, the CT halo sign, and the role of CT in early diagnosis. *Radiology*. 1985;157:611–614.
7. Mori M, Galvin JR, Barloon TJ, et al. Fungal pulmonary infections after bone marrow transplantation: evaluation with radiography and CT. *Radiology*. 1991;178:721–726.
8. Staples CA, Kang EY, Wright JL, et al. Invasive pulmonary aspergillosis in AIDS: radiographic, CT, and pathologic findings. *Radiology*. 1995;196:409–414.
9. Adlakha A, Pavlou M, Walker DA, et al. Survival of HIV-infected patients admitted to the intensive care unit in the era of highly active antiretroviral therapy. *Int J STD AIDS*. 2011;22: 498–504.
10. Dickson SJ, Batson S, Copas AJ, et al. Survival of HIV-infected patients in the intensive care unit in the era of highly active antiretroviral therapy. *Thorax*. 2007;62:964–968.
11. Powell K, Davis JL, Morris AM, et al. Survival for patients With HIV admitted to the ICU continues to improve in the current era of combination antiretroviral therapy. *Chest*. 2009;135:11–17.
12. Akgun KM, Pisani M, Crothers K. The changing epidemiology of HIV-infected patients in the intensive care unit. *J Intensive Care Med*. 2011;26:151–164.

13. Huang L, Quartin A, Jones D, et al. Intensive care of patients with HIV infection. *N Engl J Med.* 2006;355:173–181.
14. Nickas G, Wachter RM. Outcomes of intensive care for patients with human immunodeficiency virus infection. *Arch Intern Med.* 2000;160:541–547.
15. Greenberg JA, Lennox JL, Martin GS. Outcomes for critically ill patients with HIV and severe sepsis in the era of highly active antiretroviral therapy. *J Crit Care.* 2012;27:51–57.
16. Kaplan JE, Benson C, Holmes KH, et al. Guidelines for prevention and treatment of opportunistic infections in HIV-infected adults and adolescents: recommendations from CDC, the National Institutes of Health, and the HIV Medicine Association of the Infectious Diseases Society of America. *MMWR Recomm Rep.* 2009;58:1–207; quiz CE201–204.
17. Den Boer JW, Yzerman EP. Diagnosis of Legionella infection in Legionnaires' disease. *Eur J Clin Microbiol Infect Dis.* 2004;23:871–878.
18. Helbig JH, Uldum SA, Bernander S, et al. Clinical utility of urinary antigen detection for diagnosis of community-acquired, travel-associated, and nosocomial legionnaires' disease. *J Clin Microbiol.* 2003;41:838–840.
19. Hsu JL, Ruoss SJ, Bower ND, et al. Diagnosing invasive fungal disease in critically ill patients. *Crit Rev Microbiol.* 2011;37:277–312.
20. Sax PE, Komarow L, Finkelman MA, et al. Blood (1- > 3)-beta-D-glucan as a diagnostic test for HIV-related *Pneumocystis jirovecii* pneumonia. *Clin Infect Dis.* 2011;53:197–202.
21. Cruciani M, Marcati P, Malena M, et al. Meta-analysis of diagnostic procedures for *Pneumocystis carinii* pneumonia in HIV-1-infected patients. *Eur Respir J.* 2002;20:982–989.
22. Gruden JF, Huang L, Turner J, et al. High-resolution CT in the evaluation of clinically suspected *Pneumocystis carinii* pneumonia in AIDS patients with normal, equivocal, or nonspecific radiographic findings. *AJR Am J Roentgenol.* 1997;169:967–975.
23. Smego RA, Jr., Nagar S, Maloba B, et al. A meta-analysis of salvage therapy for Pneumocystis carinii pneumonia. *Arch Intern Med.* 2001;161:1529–1533.
24. Martynowicz MA, Prakash UB. Pulmonary blastomycosis: an appraisal of diagnostic techniques. *Chest.* 2002;121:768–773.
25. Durkin M, Witt J, Lemonte A, et al. Antigen assay with the potential to aid in diagnosis of blastomycosis. *J Clin Microbiol.* 2004;42:4873–4875.
26. Meyohas MC, Roux P, Bollens D, et al. Pulmonary cryptococcosis: localized and disseminated infections in 27 patients with AIDS. *Clin Infect Dis.* 1995;21:628–633.
27. Pappas PG, Perfect JR, Cloud GA, et al. Cryptococcosis in human immunodeficiency virus-negative patients in the era of effective azole therapy. *Clin Infect Dis.* 2001;33:690–699.
28. Benson CA, Williams PL, Currier JS, et al. A prospective, randomized trial examining the efficacy and safety of clarithromycin in combination with ethambutol, rifabutin, or both for the treatment of disseminated Mycobacterium avium complex disease in persons with acquired immunodeficiency syndrome. *Clin Infect Dis.* 2003;37:1234–1243.
29. Tanner DC, Weinstein MP, Fedorciw B, et al. Comparison of commercial kits for detection of cryptococcal antigen. *J Clin Microbiol.* 1994;32:1680–1684.
30. Cingolani A, De Luca A, Ammassari A, et al. PCR detection of Toxoplasma gondii DNA in CSF for the differential diagnosis of AIDS-related focal brain lesions. *J Med Microbiol.* 1996; 45:472–476.
31. Castro R, Prieto ES, da Luz Martins Pereira F. Nontreponemal tests in the diagnosis of neurosyphilis: an evaluation of the Venereal Disease Research Laboratory (VDRL) and the Rapid Plasma Reagin (RPR) tests. *J Clin Lab Anal.* 2008;22:257–261.
32. Hart G. Syphilis tests in diagnostic and therapeutic decision making. *Ann Intern Med.* 1986; 104:368–376.
33. Pai M, Flores LL, Pai N, et al. Diagnostic accuracy of nucleic acid amplification tests for tuberculous meningitis: a systematic review and meta-analysis. *Lancet Infect Dis.* 2003;3:633–643.
34. *The Sanford guide to antimicrobial therapy.* Sperryville, VA: Antimicrobial Therapy; 2012.

35. Hirschtick RE, Glassroth J, Jordan MC, et al. Bacterial pneumonia in persons infected with the human immunodeficiency virus. Pulmonary Complications of HIV Infection Study Group. *N Engl J Med*. 1995;333(13):845–851.
36. Tasaka S, Hasegawa N, Kobayashi S, et al. Serum indicators for the diagnosis of pneumocystis pneumonia. *Chest*. 2007;131(4):1173–1180.
37. Bozzette SA, Sattler FR, Chiu J, et al. A controlled trial of early adjunctive treatment with corticosteroids for *Pneumocystis carinii* pneumonia in the acquired immunodeficiency syndrome. *N Engl J Med*. 1990;323(21):1451–1457.
38. Hillmen P, Skotnicki AB, Robak T, et al. Alemtuzumab compared with chlorambucil as first-line therapy for chronic lymphocytic leukemia. *J Clin Oncol*. 2007;25:5616–5623.
39. Freifeld AG, Bow EJ, Sepkowitz KA, et al. Clinical practice guideline for the use of antimicrobial agents in neutropenic patients with cancer: 2010 Update by the Infectious Diseases Society of America. *Clin Infect Dis*. 2011;52:427–431.
40. Klastersky J. Management of fever in neutropenic patients with different risks of complications. *Clin Infect Dis*. 2004;39(suppl 1):S32–S37.
41. Wisplinghoff H, Seifert H, Wenzel RP, et al. Current trends in the epidemiology of nosocomial bloodstream infections in patients with hematological malignancies and solid neoplasms in hospitals in the United States. *Clin Infect Dis*. 2003;36:1103–1110.
42. Pizzo PA. Evaluation of fever in the patient with cancer. *Eur J Cancer Clin Oncol*. 1989;25(2):S9–S16.
43. Munoz P, Giannella M, Alcala L, et al. Clostridium difficile-associated diarrhea in heart transplant recipients: is hypogammaglobulinemia the answer? *J Heart Lung Transplant*. 2007;26:907–914.
44. Blazquez RM, Espinosa FJ, Martinez-Toldos CM, et al. Sensitivity of urinary antigen test in relation to clinical severity in a large outbreak of Legionella pneumonia in Spain. *Eur J Clin Microbiol Infect Dis*. 2005;24:488–491.
45. Pfeiffer CD, Fine JP, Safdar N. Diagnosis of invasive aspergillosis using a galactomannan assay: a meta-analysis. *Clin Infect Dis*. 2006;42:1417–1427.
46. Edwards JR, Peterson KD, Mu Y, et al. National Healthcare Safety Network (NHSN) report: data summary for 2006 through 2008, issued December 2009. *Am J Infect Control*. 2009;37:783–805.
47. Raad I, Hanna HA, Alakech B, et al. Differential time to positivity: a useful method for diagnosing catheter-related bloodstream infections. *Ann Intern Med*. 2004;140:18–25.
48. Flynn PM, Shenep JL, Barrett FF. Differential quantitation with a commercial blood culture tube for diagnosis of catheter-related infection. *J Clin Microbiol*. 1988;26:1045–1046.
49. Englund JA, Piedra PA, Jewell A, et al. Rapid diagnosis of respiratory syncytial virus infections in immunocompromised adults. *J Clin Microbiol*. 1996;34:1649–1653.
50. Chartrand C, Leeflang MM, Minion J, et al. Accuracy of rapid influenza diagnostic tests: a meta-analysis. *Ann Intern Med*. 2012;156:500–511.
51. Couble A, Rodriguez-Nava V, de Montclos MP, et al. Direct detection of Nocardia spp. in clinical samples by a rapid molecular method. *J Clin Microbiol*. 2005;43:1921–1924.
52. Palmer DL, Harvey RL, Wheeler JK. Diagnostic and therapeutic considerations in Nocardia asteroides infection. *Medicine (Baltimore)*. 1974;53:391–401.
53. Planche T, Aghaizu A, Holliman R, et al. Diagnosis of Clostridium difficile infection by toxin detection kits: a systematic review. *Lancet Infect Dis*. 2008;8:777–784.
54. van den Berg RJ, Bruijnesteijn van Coppenraet LS, Gerritsen HJ, et al. Prospective multicenter evaluation of a new immunoassay and real-time PCR for rapid diagnosis of Clostridium difficile-associated diarrhea in hospitalized patients. *J Clin Microbiol*. 2005;43:5338–5340.
55. Kim DY, Lee YS, Ahn S, et al. The usefulness of procalcitonin and C-reactive protein as early diagnostic markers of bacteremia in cancer patients with febrile neutropenia. *Cancer Res Treat*. 2011;43:176–180.
56. Schuttrumpf S, Binder L, Hagemann T, et al. Utility of procalcitonin concentration in the eval-

uation of patients with malignant diseases and elevated C-reactive protein plasma concentrations. *Clin Infect Dis.* 2006;43:468-473.
57. Sanz MA, Lopez J, Lahuerta JJ, et al. Cefepime plus amikacin versus piperacillin-tazobactam plus amikacin for initial antibiotic therapy in haematology patients with febrile neutropenia: results of an open, randomized, multicentre trial. *J Antimicrobial Chemotherapy.* 2002;50:79-88.
58. Paul M, Yahav D, Bivas A, et al. Anti-pseudomonal beta-lactams for the initial, empirical, treatment of febrile neutropenia: comparison of beta-lactams. *Cochrane Database Syst Rev.* 2010:CD005197.
59. King A, Boothman C, Phillips I. Comparative in vitro activity of cefpirome and cefepime, two new cephalosporins. *Eur J Clin Microbiol Infect Dis.* 1990;9:677-685.
60. Walsh TJ, Teppler H, Donowitz GR, et al. Caspofungin versus liposomal amphotericin B for empirical antifungal therapy in patients with persistent fever and neutropenia. *N Engl J Med.* 2004;351: 1391-1402.
61. Walsh TJ, Pappas P, Winston DJ, et al. Voriconazole compared with liposomal amphotericin B for empirical antifungal therapy in patients with neutropenia and persistent fever. *N Engl J Med.* 2002;346: 225-234.
62. Berghmans T, Paesmans M, Lafitte JJ, et al. Therapeutic use of granulocyte and granulocyte-macrophage colony-stimulating factors in febrile neutropenic cancer patients. A systematic review of the literature with meta-analysis. *Support Care Cancer.* 2002;10:181-188.
63. Smith TJ, Khatcheressian J, Lyman GH, et al. 2006 update of recommendations for the use of white blood cell growth factors: an evidence-based clinical practice guideline. *J Clin Oncol.* 2006;24:3187-3205.
64. Chemaly RF, Ghosh S, Bodey GP, et al. Respiratory viral infections in adults with hematologic malignancies and human stem cell transplantation recipients: a retrospective study at a major cancer center. *Medicine.* 2006;85:278-287.
65. Freeman RB, Jr. The 'indirect' effects of cytomegalovirus infection. *Am J Transplant.* 2009;9:2453-2458.
66. Walsh TJ, et al. Treatment of aspergillosis: clinical practice guidelines of the Infectious Diseases Society of America. *Clin Infect Dis.* 2008;46(3):327-360.
67. Greene RE, Schlamm HT, Oestmann JW, et al. Imaging findings in acute invasive pulmonary aspergillosis: clinical significance of the halo sign. *Clin Infect Dis.* 2007;44:373-379.
68. Safdar N, Maki DG. Inflammation at the insertion site is not predictive of catheter-related bloodstream infection with short-term, noncuffed central venous catheters. *Crit Care Med.* 2002;30:2632-2635.
69. Wisplinghoff H, Bischoff T, Tallent SM, et al. Nosocomial bloodstream infections in US hospitals: analysis of 24,179 cases from a prospective nationwide surveillance study. *Clin Infect Dis.* 2004;39:309-317.
70. Mermel LA, Allon M, Bouza E, et al. Clinical practice guidelines for the diagnosis and management of intravascular catheter-related infection: 2009 Update by the Infectious Diseases Society of America. *Clin Infect Dis.* 2009;49:1-45.
71. Fernandez-Hidalgo N, Almirante B, Calleja R, et al. Antibiotic-lock therapy for long-term intravascular catheter-related bacteraemia: results of an open, non-comparative study. *J Antimicrob Chemother.* 2006;57(6):1172-1180.
72. Sepkowitz KA. Opportunistic infections in patients with and patients without Acquired Immunodeficiency Syndrome. *Clin Infect Dis.* 2002;34:1098-1107.
73. Yale SH, Limper AH. Pneumocystis carinii pneumonia in patients without acquired immunodeficiency syndrome: associated illness and prior corticosteroid therapy. *Mayo Clin Proc.* 1996;71:5-13.
74. Azoulay E, Bergeron A, Chevret S, et al. Polymerase chain reaction for diagnosing pneumocystis pneumonia in non-HIV immunocompromised patients with pulmonary infiltrates. *Chest.* 2009;135:655-661.

75. Hardak E, Brook O, Yigla M. Radiological features of Pneumocystis jirovecii Pneumonia in immunocompromised patients with and without AIDS. *Lung*. 2010;188:159-163.
76. Tasaka S, Tokuda H, Sakai F, et al. Comparison of clinical and radiological features of pneumocystis pneumonia between malignancy cases and acquired immunodeficiency syndrome cases: a multicenter study. *Intern Med*. 2010;49:273-281.
77. LaRocque RC, Katz JT, Perruzzi P, et al. The utility of sputum induction for diagnosis of Pneumocystis pneumonia in immunocompromised patients without human immunodeficiency virus. *Clin Infect Dis*. 2003;37:1380-1383.
78. den Boer S, de Keizer NF, de Jonge E. Performance of prognostic models in critically ill cancer patients—a review. *Crit Care*. 2005;9:R458-R463.
79. Kohno S, Koga H, Oka M, et al. The pattern of respiratory infection in patients with lung cancer. *Tohoku J Exp Med*. 1994;173:405-411.
80. Perlman LV, Lerner E, D'Esopo N. Clinical classification and analysis of 97 cases of lung abscess. *Am Rev Respir Dis*. 1969;99:390-398.
81. Keidan RD, Hoffman JP, Weese JL, et al. Delayed breast abscesses after lumpectomy and radiation therapy. *Am Surg*. 1990;56:440-444.
82. Olsen MA, Chu-Ongsakul S, Brandt KE, et al. Hospital-associated costs due to surgical site infection after breast surgery. *Arch Surg*. 2008;143:53-60; discussion 61.
83. Papac RJ. Medical aspects of head and neck cancer. *Cancer Invest*. 1985;3:435-444.
84. Weber RS, Hankins P, Rosenbaum B, et al. Nonwound infections following head and neck oncologic surgery. *Laryngoscope*. 1993;103:22-27.
85. Abu-Elmagd K, Reyes J, Bond G, et al. Clinical intestinal transplantation: a decade of experience at a single center. *Ann Surg*. 2001;234:404-416; discussion 416-417.
86. Christie JD, Edwards LB, Kucheryavaya AY, et al. The Registry of the International Society for Heart and Lung Transplantation: 29th adult lung and heart-lung transplant report–2012. *J Heart Lung Transplant*. 2012;31:1073-1086.
87. Fishman JA. Infection in solid-organ transplant recipients. *N Engl J Med*. 2007;357:2601-2614.
88. Singh N. Fungal infections in the recipients of solid organ transplantation. *Infect Dis Clin North Am*. 2003;17:113-134, viii.
89. Silveira FP, Husain S. Fungal infections in solid organ transplantation. *Med Mycol*. 2007;45:305-320.
90. Pappas PG, Alexander BD, Andes DR, et al. Invasive fungal infections among organ transplant recipients: results of the Transplant-Associated Infection Surveillance Network (TRANSNET). *Clin Infect Dis*. 2010;50:1101-1111.
91. Singh N, Paterson DL. Aspergillus infections in transplant recipients. *Clin Microbiol Rev*. 2005;18:44-69.
92. Fishman JA. Prevention of infection caused by Pneumocystis carinii in transplant recipients. *Clin Infect Dis*. 2001;33:1397-1405.
93. Husain S, Alexander BD, Munoz P, et al. Opportunistic mycelial fungal infections in organ transplant recipients: emerging importance of non-Aspergillus mycelial fungi. *Clin Infect Dis*. 2003;37:221-229.
94. Singh N, Forrest G. Cryptococcosis in solid organ transplant recipients. *Am J Transplant*. 2009;9(suppl 4):S192-S198.
95. Herbrecht R, Denning DW, Patterson TF, et al. Voriconazole versus amphotericin B for primary therapy of invasive aspergillosis. *N Engl J Med*. 2002;347:408-415.
96. Schwartz S, Ruhnke M, Ribaud P, et al. Improved outcome in central nervous system aspergillosis, using voriconazole treatment. *Blood*. 2005;106:2641-2645.
97. Riddle DJ, Dubberke ER. *Clostridium difficile* infection in solid organ transplant recipients. *Curr Opin Organ Transplant*. 2008;13:592-600.
98. Gunderson CC, Gupta MR, Lopez F, et al. Clostridium difficile colitis in lung transplantation. *Transplant Infect Dis*. 2008;10:245-251.

99. Keven K, Basu A, Re L, et al. Clostridium difficile colitis in patients after kidney and pancreas-kidney transplantation. *Transplant Infect Dis.* 2004;6:10–14.
100. Cohen SH, Gerding DN, Johnson S, et al. Clinical practice guidelines for Clostridium difficile infection in adults: 2010 update by the society for healthcare epidemiology of America (SHEA) and the infectious diseases society of America (IDSA). *Infect Control Hosp Epidemiol.* 2010;31:431–455.
101. Dallal RM, Harbrecht BG, Boujoukas AJ, et al. Fulminant Clostridium difficile: an underappreciated and increasing cause of death and complications. *Ann Surg.* 2002;235:363–372.
102. Kim YJ, Boeckh M, Englund JA. Community respiratory virus infections in immunocompromised patients: hematopoietic stem cell and solid organ transplant recipients, and individuals with human immunodeficiency virus infection. *Semin Respir Crit Care Med.* 2007;28:222–242.
103. Ison MG. Respiratory viral infections in transplant recipients. *Antivir Ther.* 2007;12:627–638.
104. Liu V, Dhillon GS, Weill D. A multi-drug regimen for respiratory syncytial virus and parainfluenza virus infections in adult lung and heart-lung transplant recipients. *Transplant Infect Dis.* 2010;12:38–44.
105. Humar A, Michaels M. American Society of Transplantation recommendations for screening, monitoring and reporting of infectious complications in immunosuppression trials in recipients of organ transplantation. *Am J Transplant.* 2006;6:262–274.
106. Rubin RH. The pathogenesis and clinical management of cytomegalovirus infection in the organ transplant recipient: the end of the 'silo hypothesis'. *Curr Opin Infect Dis.* 2007;20:399–407.
107. Asberg A, Humar A, Rollag H, et al. Oral valganciclovir is noninferior to intravenous ganciclovir for the treatment of cytomegalovirus disease in solid organ transplant recipients. *Am J Transplant.* 2007;7(9):2106–2113.
108. Munoz P, Rodriguez C, Bouza E. Mycobacterium tuberculosis infection in recipients of solid organ transplants. *Clin Infect Dis.* 2005;40:581–587.
109. Basset D, et al. Visceral leishmaniasis in organ transplant recipients: 11 new cases and a review of the literature. *Microbes Infect.* 2005;7(13):1370–1375.
110. Singh N, et al. Infections of the central nervous system in transplant recipients. *Transpl Infect Dis.* 2000;2(3):101–111.
111. Freifeld A, Marchigiani D, Walsh T, et al. A double-blind comparison of empirical oral and intravenous antibiotic therapy for low-risk febrile patients with neutropenia during cancer chemotherapy. *N Engl J Med.* 1999;341(5):305–311.

35

熱傷・軟部組織感染症
burn and soft tissue infection

Carla M. Carvalho and Paul Maggio

熱傷

背景
米国において，熱傷により医療処置を必要とする人は年間45万人に及び，そのうち4万人が入院し，3万人が熱傷センターでの特殊な治療を受けている。2012年のデータでは，熱損傷による死者は年間3,400人と推定されている[1]。住宅火災で最も多いとされる原因は3つあり，タバコの不注意，放火，加温器の不適切な使用や欠陥品であると考えられている[2,3]。死亡率に影響する因子には，60歳超，熱傷受傷面積(TBSA)が40%超，吸入損傷(IHI)がある[4]。

診断的評価
熱損傷の面積と深達度を正確に確定することは困難なことが多いが，これらのパラメータは熱傷患者の蘇生やトリアージの指針として重要である。損傷の深達度は不均一なものが典型的であり，特に急性期においては軟部組織損傷の範囲は外見上明白でない可能性がある。加えて，熱傷範囲は熱傷創の増悪として知られる経過のとおり，時間経過とともに深くなる可能性がある。

　熱傷はI～IV度に分類される。この分類はいまだに用いられているが，臨床的にもっと有意義なのは表層(または表皮)，真皮表層，真皮深層，全層に分類する方法である(表35-1)。いずれの分類も熱傷による皮膚への深達度にもとづいている。表層またはI度熱傷は表皮のみを含む。II度熱傷は表皮と真皮を部分的に含み，それぞれ真皮の表層と深層に達している部分がある。全層性熱傷もしくはIII度熱傷は表皮，真皮および皮膚の下の皮下脂肪を含んでいる。

　熱傷に侵された熱傷受傷面積 total body surface area(TBSA)を計算することは，より高度な医療を必要とする患者を同定するのに有用である。TBSAの計算は

表 35-1 熱傷の深達度

深達度	原因	皮膚などの状態	知覚状況	治癒までの期間
表皮	紫外線曝露 火炎	皮膚に傷がない，ピンク色か赤色 圧迫すると白くなる	有痛性	3〜6日
真皮表層	熱湯（こぼれたり，はねたりしたとき） 接触	水疱（傷がなかったり破けていたりする） 湿潤，液がしみ出していることも 圧迫すると白くなる	温度によっては痛い，空気に触れると痛い	7〜14日
真皮深層	熱湯（こぼれたとき） 炎 接触 石油/潤滑油 化学薬品 電気	水疱（簡単に破ける） 液がしみ出す，または乾燥 色はさまざま（斑状，チーズのような白色，赤色） 圧迫しても色は変化しない	圧迫のみ感じる，有痛性のことも	>14日
全層	浸水 炎 接触 石油/潤滑油 化学薬品 電気	ろう白色，革のような灰色，黒焦げ，黒色 乾燥，弾力がない 圧迫しても白くならない	強く圧迫した場合のみ	治癒しない（TBSA>2%なら）

Mertens DM, Jenkins ME, Warden GD. Outpatient burn management. *Nurs Clin North Am*. 1997;32: 343-364；and Peate WF. Outpatient management of burns. *Am Fam Physician*. 1992;45:1321-1330. より引用。

成人に対しては「9の法則」が用いられ，小児や乳幼児に対しては Lund-Browder チャートが使用されている[5]。より小さい熱傷や斑状の熱傷に対しては，患者の手掌が用いられる。指も含めた患者の掌側面は TBSA 約 1% に相当する。American Burn Association の熱傷センターへの搬送基準の概要を表 35-2 に示す[6]。

吸入損傷 inhalation injury (IHI) の発症率は熱傷患者の 1.5〜19.6% と報告されており，死亡率の独立予測因子であり，熱傷患者の主要な死亡原因である[7〜9]。咳嗽，吸気性喘鳴，顔面熱傷，焦げた鼻毛のある熱傷患者で，特に密閉空間で熱傷を受けた場合には，IHI が疑われる。熱への直接曝露や化学刺激による上気道の傷害により上気道浮腫が起こり，急性期の気道閉塞がもたらされることがある。IHI 患者で，煤煙粒子に乗って下気道へと運ばれる化学物質が引き起こす肺実質障害とは異なっている。気道の障害は，軽度の剥離から，上皮層の完全な脱落，円柱形成，気道閉塞とさまざまである。上気道障害や煤煙，紅斑，浮腫，炎症などの所見の診断に光ファイバーの喉頭鏡や気管支鏡を用いるのは標準的である。

表 35-2　American Burn Association による熱傷センターへの搬送基準

1. 体表面積の 10％超の真皮熱傷
2. 顔面，手，足，外陰部，会陰部，主要な関節部の熱傷
3. すべての年齢のⅢ度熱傷
4. 電撃傷（落雷を含む）
5. 化学熱傷
6. 気道熱傷
7. 熱傷治療へのアドヒアランス不良や回復の遅れ，生命予後に影響を与えるような既往歴を有する患者
8. 病状と生命予後に影響を与える外傷を合併している患者。外傷が命にかかわるような場合，まず患者の状態を安定させる
9. 小児医療の質（人材や設備）が保証されていない病院に搬送された小児熱傷
10. 社会的・精神的に特別なケアや，リハビリテーションを要する患者

Burn Center Referral Criteria. American Burn Association. より引用。

治療指針

熱傷患者の管理は複合的で，医師・看護師・セラピスト・栄養士を含んだチームによる統合された長期の医療を必要とする。急性期の治療戦略では，IHI を強く疑い，正常な血行動態を維持し，適切な輸液蘇生に取り組まなければならない。

　IHI により患者の気道は急速に危うくなるかもしれない。早期の気管挿管は以下の状況では必要とされる。すなわち，上気道の開通性が脅かされた場合や，ガス交換や肺コンプライアンス（伸張性）が障害された場合，新たな嗄声など気道浮腫の増悪を示唆する重大な徴候がある場合，円周性の頸部熱傷など浮腫の増悪が臨床上予測される場合，患者の精神状態によって気道の保護が妨げられる場合である。気道障害における予防的ステロイドや抗菌薬投与への適応基準は決まっていない。

　IHI 患者は肺炎の高リスク群であり，肺炎は ICU における合併症や死亡の主要な原因である。IHI 患者において肺炎を正確に診断するのは難しい。胸部 X 線写真の読影は困難となることがあり，炭素を含んだ痰は化膿性の分泌物で隠れてしまうこともある。それゆえ，白血球数や体温，胸部 X 線の所見，痰の培養結果について注意深く考察する必要がある。IHI においては抗菌薬が過剰に処方される傾向がある。ある研究によれば，Clinical Pulmonary Infection Score を用いて肺炎の診断が確定した IHI 患者では，20％が偽陽性であった[10]。人工呼吸器関連肺炎 ventilator-associated pneumonia（VAP）を起こした IHI 患者は多剤耐性菌獲得のリスクがより高くなる。気管吸引物の監視培養をルーチンに行うことにより，この VAP での多剤耐性菌の原因を予測できることが示されており，その感度は 83％，特異度は 96.2％であった[11]。

　重篤な熱傷患者では，典型的には体の総水分量は不変であるが，液体の移動により細胞内と間質の水分量が増加し，循環血液量は減少する。TBSA 20％超の熱傷患者における初期輸液蘇生では，失われた体液の補給に必要な量を算出するのに，

よく知られた公式が用いられている。一般的に用いられる Parkland の公式では，24 時間に必要とされる晶質液は TBSA(%)あたり 4 mL/kg とされており，このうち半分を 8 時間で投与し，残り半分を 16 時間で投与する[12]。

公式は急性期での最初の蘇生目標を設定するのに役立つが，輸液療法は最終的に組織灌流にもとづいて滴定されるべきである。熱傷蘇生の軍のガイドラインには，1 時間ごとの輸液量と喪失量が組み込まれており，死亡率や腹部コンパートメント症候群の合併率を大きく改善させた[13]。蘇生の指針として循環血漿量のモニタリングを行うことにより，晶質液静注の総量が減り，目標とする尿量をうまく維持できるようになる[14]。

最近の研究では，輸液蘇生の指標として，脳性(B 型)ナトリウム利尿ペプチド brain(B-type)natriuretic peptide(BNP)の役割を検討したものがある。そのうちの後ろ向き研究には，熱傷患者 38 人の BNP 値を研究したものがある[15]。3 日目に BNP 高値となった患者では，輸液量が減量され，sequential organ failure assessment(SOFA)スコアが大きく低下した。この研究によれば，これらの患者では毛細血管漏出が軽度であったため，血管内のうっ血がより増強し，結果として BNP が高値となったことで，この結果が説明できるとしている。この結果は BNP などのマーカーが蘇生期の輸液量を調整するのに役立つ可能性があることを示唆している。

熱傷患者は身体ストレス反応の典型例である。なぜなら，熱傷はほかの致死的疾患とくらべ，より長期に，かつより強い侵襲を伴うことが多いからである。免疫学的かつ内分泌学的機能の変化は熱傷患者の強烈なストレス反応の特徴であり，この状況での血糖管理は初期の重要な治療戦略となる[15~18]。近年，熱傷患者 40 人(糖尿病患者 24 人，非糖尿病患者 16 人)の前向き研究で，糖尿病患者では皮膚移植を行ったにもかかわらず熱傷創部の閉鎖が遅延したことが示されている[19]。NICE-SUGAR study は，インスリン強化療法を受けている患者において，血糖を 81～108 mg/dL に維持した群では 180 mg/dL 以下を目標に維持した群と比較して，90 日死亡率が上昇したことを示した研究であり，これは熱傷患者における血糖管理の指標として有用である[20]。

化学熱傷の患者では治療の際に独特の問題がある。皮膚の損傷および皮膚欠損に加え，全身毒性の可能性がある。ほとんどの酸では十分な洗浄が必要で，洗浄はしばしば数時間に及ぶこともある。発症時および洗浄中の定期的な pH 測定の有用性は定まっていない。フッ化水素酸の場合，フッ素イオンは全身性に吸収され，カルシウムなどの陽イオンと結合し，致死的な結果を引き起こす場合がある。治療は臨床経過によって決まる。局所の単発症状のある患者では，グルコン酸カルシウム懸濁液を患部に使用すればよい。全身毒性の徴候がある患者では，グルコン酸カルシウムの動注も必要となる(第 49 章参照)。

皮膚・軟部組織感染症

背景

皮膚・軟部組織感染症 skin and soft tissue infections(SSTI)は米国では毎年1,400万人の外来患者がおり，86万9,000人の入院患者がいる。SSTIによる入院患者数は2000～2004年の間に29％上昇しており，この原因は市中感染型メチシリン耐性黄色ブドウ球菌 methicillin-resistant *Staphylococcus aureus*(CA-MRSA)の出現によるものと考えられる[21]。MRSAに関する調査は，米国疾病管理予防センター(CDC)によって実行されており，その情報はオンラインでアクセス可能である[22]。

SSTIの範囲はさまざまであり，表層の蜂巣炎から，致死的な壊死性軟部組織感染症 necrotizing soft tissue infection(NSTI)までを含めた疾患である。分類図は1998年に米国で作成されている。米国食品医薬品局(FDA)は，SSTIを，単純性皮膚・軟部組織感染症と複雑性皮膚・軟部組織感染症の2つの大まかなカテゴリーに分けている[23]。一般的に，単純性の感染は抗菌薬または外科的ドレナージのどちらか一方のみで治療可能である。複雑性感染症はより深部の組織まで及んでおり，より広範囲の外科的処置を必要としている。単純性と複雑性という言葉は今も使われ続けているが，FDAは2010年に分類の改訂を行っている。現在，これらの感染症はそれぞれ，より軽度の皮膚感染症と，急性細菌性皮膚および皮膚構造感染症 acute bacterial skin and skin structure infections(ABSSSI)として知られている。より軽度の皮膚感染症には表層皮膚の膿瘍や膿痂疹が含まれる。一方，ABSSSIには蜂巣炎から巨大な皮膚膿瘍，創部感染，熱傷創の感染が含まれており，これは少なくとも75 cm^{2}の発赤や硬結・紅斑によって定義されている。

もうひとつの重要なSSTIの分類では，非NSTIとNSTIの鑑別が可能である。NSTIには，壊疽性筋膜炎やsynergistic necrotizing cellulitis，クロストリジウム筋壊死，Fournier壊疽が含まれる。救急に搬送された患者はときに感染症が表層組織を越えて進行していることがあるため，NSTIよりも先にSSTIを診断する必要はない。NSTIは急速に進行し，重症敗血症や多臓器不全を起こして死に至り，その死亡率は20～60％に及ぶ[24,25]。死亡率上昇をもたらす因子についてはよくわかっていないが，白血球が30,000以上，根治治療の前に高度看護施設などの外部施設から搬送された患者である場合は，死亡率上昇の独立予測因子となることが多変量解析によって証明されている[26]。

診断的評価

ABSSSIや軽度の皮膚感染症は救急でしばしば認められる。蜂巣炎は皮膚や表層の

軟部組織へ限局性に拡大する紅斑が特徴的であり，よくみられる軽度の皮膚感染症である。蜂巣炎は皮膚欠損や表層の創の結果として生じ，通常は発熱を伴わない。β群溶血性レンサ球菌が一般的な病原菌であり，頻度は少ないが，黄色ブドウ球菌も原因となる。治療は抗菌薬療法のみである。皮膚膿瘍もしくは深部膿瘍は真皮や軟部組織の中の膿汁が貯留しており，蜂巣炎や紅斑を伴うこともあるし，伴わないこともある。特に免疫不全患者の膿瘍は特発性のことがあり，また体表の咬傷や皮膚損傷，もしくは外科的切開から進行することもある。膿瘍は複数の菌による感染が典型的であり，黄色ブドウ球菌が単一の原因菌となるのは25％にすぎない。治療は切開ドレナージと抗菌薬療法である。不十分なドレナージではNSTIへと進行するリスクがある。

　NSTIの診断は難しい場合がある。静注薬物使用や肥満，糖尿病，免疫抑制，悪性腫瘍，肝硬変などのリスク因子のある患者ではNSTIの疑いが高くなる[27]。臨床所見はわずかで非特異的な場合もあり，捻髪音や表皮剥離，紅斑といった古典的症状は発症後24〜48時間では生じない可能性がある。亜急性のNSTIでは症状が軽度であったり，創の辺縁からの排膿だけのこともある。疼痛・腫脹・発熱，白血球増加はしばしば病気の進行とともに出現し，大規模連続症例検討でよく報告される所見である。疼痛の程度は検査結果と合致しないこともあり，糖尿病やその他の神経障害のある患者では症状に乏しいかもしれない。

　NSTIには緊急かつ集中的な外科的介入が必要で，最適な結果を得るには迅速な診断が必要となる。NSTIの"hard sign"（水疱，捻髪音，皮膚壊死，X線写真でのガス像）は50％超の患者で認めないことがあるため，数種類の追加検査は診断の確定に有用である。非NSTIとNSTIを比較したある研究では，白血球＞15,400/μLと血清ナトリウムイオン（Na^+）濃度＜135 mmol/LがNSTIと関連していることがわかった[26]。この検査値の感度は高く，陰性適中率が99％であったが，特異度は低く，陽性適中率はわずか26％であった。2004年，Laboratory Risk Indicator for Necrotizing Fasciitis（LRINEC）スコアが，NSTIの診断を確立するための臨床評価の補助として作成された[27]。LRINECスコアは，C反応性蛋白（CRP），白血球，ヘモグロビン，Na^+，血糖，血清クレアチニンといったNSTIに関連する独立した検査結果をもとにしている。LRINECスコアが6以上でNSTIのPPVは92％，NPVは96％であった。この結果は後にほかの研究でも正しいことが証明されており，患者209人を対象とした多施設研究では，LRINECスコアが6以上の患者で死亡率や患部の切断率が上昇することが示されている[28,29]。

　特に所見が明らかでないバイタルサインの安定した患者において，画像所見はNSTIの診断や感染の範囲の描出に有用かもしれない。単純X線写真では皮下のガ

ス貯留を示すことはまれであり，これらの検査結果は慎重に解釈しなければならない。CT も有用かもしれないが，依然として MRI が最も感度の高い画像検査である[30]。重要なことは，NSTI の診断はしばしば診察や血液検査の結果で判断可能であり，画像検査の結果を待つことで外科的治療が遅れるようなことがあってはならない，ということである。

治療指針

SSTI の患者の治療を成功させるには，次の4つの治療原則を守る必要がある。(1) 壊死性の SSTI なのか非壊死性の SSTI なのかの鑑別診断を迅速に行う，(2) リスクに応じた特定の菌やすべての患者に対して MRSA をカバーした，広域スペクトルの抗菌薬による経験的治療を早期に開始する，(3) NSTI に対する早期デブリドマンと，膿瘍に対する外科的ドレナージを行う，(4) 培養検査による原因菌の特定と，抗菌薬治療の de-escalation を行う[31]。

MRSA は，重症 SSTI の特定できる原因菌のなかで最も頻度が高い[32]。近年，米国で行われた多施設研究では，皮膚感染症で救急に搬送された患者 422 人のうち 320 人から MRSA が報告されている。現在，市中感染型 MRSA(CA-MRSA) は，救急での SSTI や NSTI の原因菌として一般的である。ある研究では，CA-MRSA 感染症全体のうち SSTI が 74％ を占めていた[33]。すべての重症 SSTI 症例では，バンコマイシンやリネゾリド，ダプトマイシンなどの抗 MRSA 抗菌薬の時宜を得た経験的投与が必要であり，それにより転帰も改善する[34]。SSTI や NSTI の他の原因菌は臨床上，急激な増悪と関連している。これらには，*Streptococcus pyogenes*，*Clostridium* 属，*Vibrio* 属が含まれている[35]。SSTI や NSTI は複数の菌でも起こることがある。MRSA 以外の菌に対する抗菌薬選択についての厳密な研究結果はないが，グラム陽性菌，グラム陰性菌，嫌気性菌をカバーすべきであろう。典型的な抗菌薬は，イミペネム，メロペネム，ピペラシリン/タゾバクタムなどであり，抗 MRSA 薬と併用する。最後に，レンサ球菌やブドウ球菌の感染には毒素産生が関与するため，重症の SSTI や NSTI のすべての患者で，リネゾリドやクリンダマイシンといった抗毒素作用をもつ抗菌薬を加えるべきである。

NSTI の治療の主力は外科的デブリドマンである。複数の研究で，早期の積極的デブリドマンにより転帰の改善が裏づけられている[36,37]。最近の後ろ向き研究では，救急一般外科で治療を受けた NSTI 患者の手術までの時間の中央値は 8.6 時間で，52 人の患者の総死亡率は 9.6％ であった[38]。手術までの時間と死亡率とも，ほかの研究に比較して低値であり，このことは NSTI の早期診断と外科的介入により死亡率が低くなる可能性を示しているかもしれない。外科的デブリドマンでは感染巣の

十分なコントロールを適切に行うために壊死したすべての組織を摘出するが，その切開の数や大きさに関して特定の外科的治療を支持する前向きデータはない．外科的治療の基本原則は次のとおりである．(1)切除範囲は組織の肉眼的所見によって通常は手術中に決定する．(2)壊死性筋膜炎に対しては軟部組織の全層もしくは筋膜の切除を行う．(3)連続する創の観察とデブリドマンを行う．(4)病変が会陰や陰嚢にも及んでいる場合は，人工肛門形成などで便の排泄路を変更させる．必要であれば，壊死組織の追加デブリドマンを 24 時間以内に手術室で行うことを推奨する研究者もいる[39]．NSTI の患者において，続けて手術を行うことはあまりない．

　NSTI の患者において，救命診療は治療の重要な要素である．患者は重症敗血症や敗血症性ショックを伴っていることが多いので，抗菌薬治療や外科的治療に加えて，積極的な蘇生，適切な血行動態管理，血糖管理といった早期目標指向療法（EGDT）が推奨されている[40,41]．

結論

熱損傷や軟部組織感染症では治療の際に生じる独特の問題がある．実際の熱傷範囲を確かめるのは初期治療では難しいかもしれないし，治療も複雑である．だが，的を絞った蘇生や熱傷創の早期切除，局所的抗菌薬，進歩した ICU ケア，多職種による統合された治療アプローチといったものがすべて，この 50 年間で熱傷患者の生存率を着実に改善させている．

　軟部組織感染症の早期診断や NSTI と非 NSTI との鑑別は，治療指針では最も重要である．非 NSTI の治療には抗菌薬治療の指針となる微生物学を理解することが必要となる一方で，NSTI の治療には迅速で積極的な外科的介入が必要である．

関連文献

文献	研究デザイン	結果
熱傷		
Ryan et al., *N Engl J Med.* 1998[4]	急性熱傷患者 1,665 人を対象とした後ろ向き研究（1990～1994年）研究に導き出された死亡率の予測式を使って，1995～1996 年にかけて 530 人の患者を前向きに検討	全体で 96％が生存退院した．死亡の危険因子は，年齢が 60 歳超，体表面積(TBSA)40％超，吸入損傷(IHI)の 3 つであった．危険因子が 0 のとき，1 つのとき，2 つのとき，3 つのときの死亡率の予測値はそれぞれ，0.3％，3％，33％，90％であった

文献	研究デザイン	結果
Brusselaers et al., *Burns*. 2012[11]	IHIがあって人工呼吸管理が必要な熱傷患者53人を対象とした，1つの熱傷ユニットにおける前向き研究（2002～2010年）	患者46人（86.8％）の人工呼吸器関連肺炎（VAP）の70のエピソード。VAPになる前の人工呼吸管理期間の中央値は7日間であった。23のエピソード（32.9％）のうち少なくとも1つは多剤耐性菌（MDR）によるものだった
		後にVAPになった場合，MDRが原因となる可能性を予測するために行った培養（週3回）の感度と特異度はそれぞれ83％と96.2％であった
Salinas et al., *Crit Care Med*. 2011[14]	輸液反応性モデルを作成するために行った蘇生に関する前向き研究で，熱傷がTBSA＞20％の患者39人が対象。このモデルはコンピュータによる意思決定支援システム（CDSS）に組み込まれ，32人の重症熱傷患者で用いられた	ICU入室後24時間以内の晶質液の総量は対照群で14,973±10,681 mLだったのに対し，CDSS群では9,679±4,776 mLに減った（$p<0.05$）。ICU入室後の全蘇生期間を通した晶質液の総量は対照群で21,316±12,974 mLだったのに対し，CDSS群では13,088±5,644 mLに減った（$p<0.05$）。尿量の目標値を達成した患者数はCDSS群のほうが多かった
皮膚・軟部組織感染症（SSTI）		
Wong et al., *Crit Care Med*. 2004[27]	SSTI患者と壊死性軟部組織感染症（NSTI）患者を，発生コホートdevelopmental（$n=314$）と検証コホートvalidation（$n=140$）に分けて観察した後ろ向き研究	単変量および多変量ロジスティック回帰により，重要な予測因子（白血球，ヘモグロビン，Na^+，血清クレアチニン，C反応性蛋白）を特定した。LRINECスコア＞6の場合，NSTIの陽性適中率は92％，陰性適中率は96％であった
Moet et al., *Diagn Microbiol Infect Dis*. 2007[32]	SENTRY Antimicrobial Surveillance Program（1998～2004年）の報告。3大陸（欧州，ラテンアメリカ，北米）でSSTI入院患者の原因菌を集め前向きに研究）	おもな原因菌は黄色ブドウ球菌（すべての地域で最も頻度が高かった），緑膿菌，大腸菌，*Enterococcus* 属であった。メチシリン耐性黄色ブドウ球菌（MRSA）が原因である率は，北米で最も頻度が高く（35.9％），ラテンアメリカ（29.4％），欧州（22.8％）と3大陸間でかなりばらつきがあった
Moran et al., *N Engl J Med*. 2006[42]	SSTIで救急外来を受診した患者422人を対象とした多施設前向き研究	MRSAは救急のSSTI患者で最も頻度が高い原因菌である。患者422人のうち320人で黄色ブドウ球菌がみつかった（76％）。黄色ブドウ球菌がみつかった患者のうち249人でMRSAが確認された（78％）。全患者でいえば，59％にMRSAがみつかった

文献

1. Burn Incidence and Treatment in the United States: 2012 Fact Sheet. American Burn Association; 2012.
2. Fast Facts About Smoke Alarms and Fires, National Fire Protection Association. National Fire Protection Association.
3. Fire in the United States 2003–2007. In: FEMA, ed. 15th ed. 2009.
4. Ryan CM, Schoenfeld DA, Thorpe WP, et al. Objective estimates of the probability of death from burn injuries. *N Engl J Med*. 1998;338:362–366.
5. Lund CC, Browder NC. The estimation of areas of burns. *Surg Gynecol Obstet*. 1944;79:352–358.
6. Burn Center Referral Criteria. American Burn Association.
7. Haik J, Liran A, Tessone A, et al. Burns in Israel: demographic, etiologic and clinical trends, 1997–2003. *Isr Med Assoc J*. 2007;9:659–662.
8. Shirani KZ, Pruitt BA Jr, Mason AD, Jr. The influence of inhalation injury and pneumonia on burn mortality. *Ann Surg*. 1987;205:82–87.
9. Smith DL, Cairns BA, Ramadan F, et al. Effect of inhalation injury, burn size, and age on mortality: a study of 1447 consecutive burn patients. *J Trauma*. 1994;37:655–659.
10. Pham TN, Neff MJ, Simmons JM, et al. The clinical pulmonary infection score poorly predicts pneumonia in patients with burns. *J Burn Care Res*. 2007;28:76–79.
11. Brusselaers N, Logie D, Vogelaers D, et al. Burns, inhalation injury and ventilator-associated pneumonia: value of routine surveillance cultures. *Burns*. 2012;38:364–370.
12. Baxter CR, Shires T. Physiological response to crystalloid resuscitation of severe burns. *Ann N Y Acad Sci*. 1968;150:874–894.
13. Ennis JL, Chung KK, Renz EM, et al. Joint theater trauma system implementation of burn resuscitation guidelines improves outcomes in severely burned military casualties. *J Trauma*. 2008;64:S146–S151; discussion S51–S52.
14. Salinas J, Chung KK, Mann EA, et al. Computerized decision support system improves fluid resuscitation following severe burns: an original study. *Crit Care Med*. 2011;39:2031–2038.
15. de Leeuw K, Nieuwenhuis MK, Niemeijer AS, et al. Increased B-type natriuretic peptide and decreased proteinuria might reflect decreased capillary leakage and is associated with a better outcome in patients with severe burns. *Crit Care*. 2011;15:R161.
16. Atiyeh BS, Gunn SW, Dibo SA. Metabolic implications of severe burn injuries and their management: a systematic review of the literature. *World J Surg*. 2008;32:1857–1869.
17. Jeschke MG, Chinkes DL, Finnerty CC, et al. Pathophysiologic response to severe burn injury. *Ann Surg*. 2008;248:387–401.
18. Wolfe RR, Durkot MJ, Allsop JR, et al. Glucose metabolism in severely burned patients. *Metabolism*. 1979;28:1031–1039.
19. Schwartz SB, Rothrock M, Barron-Vaya Y, et al. Impact of diabetes on burn injury: preliminary results from prospective study. *J Burn Care Res*. 2011;32:435–441.
20. Finfer S, Chittock DR, Su SY, et al. Intensive versus conventional glucose control in critically ill patients. *N Engl J Med*. 2009;360:1283–1297.
21. Edelsberg J, Taneja C, Zervos M, et al. Trends in US hospital admissions for skin and soft tissue infections. *Emerg Infect Dis*. 2009;15:1516–1518.
22. MRSA Surveillance. Centers for Disease Control and Prevention. http://www.cdc.gov/mrsa
23. Guidance for industry acute bacterial skin and skin structure infections: developing drugs for treatment. In: Administration USFaD, ed. 2010.
24. Cuschieri J. Necrotizing soft tissue infection. *Surg Infect (Larchmt)*. 2008;9:559–562.
25. Salcido RS. Necrotizing fasciitis: reviewing the causes and treatment strategies. *Adv Skin Wound Care*. 2007;20:288–293; quiz 94–95.
26. Wall DB, de Virgilio C, Black S, et al. Objective criteria may assist in distinguishing necrotiz-

ing fasciitis from nonnecrotizing soft tissue infection. *Am J Surg*. 2000;179:17–21.
27. Wong CH, Khin LW, Heng KS, et al. The LRINEC (Laboratory Risk Indicator for Necrotizing Fasciitis) score: a tool for distinguishing necrotizing fasciitis from other soft tissue infections. *Crit Care Med*. 2004;32:1535–1541.
28. Chao WN, Tsai SJ, Tsai CF, et al. The Laboratory Risk Indicator for Necrotizing Fasciitis score for discernment of necrotizing fasciitis originated from *Vibrio vulnificus* infections. *J Trauma Acute Care Surg*. 2012;73:1576–1582.
29. Su YC, Chen HW, Hong YC, et al. Laboratory risk indicator for necrotizing fasciitis score and the outcomes. *ANZ J Surg*. 2008;78:968–972.
30. Brothers TE, Tagge DU, Stutley JE, et al. Magnetic resonance imaging differentiates between necrotizing and non-necrotizing fasciitis of the lower extremity. *J Am Coll Surg*. 1998;187:416–421.
31. Napolitano LM. Severe soft tissue infections. *Infect Dis Clin North Am*. 2009;23:571–591.
32. Moet GJ, Jones RN, Biedenbach DJ, et al. Contemporary causes of skin and soft tissue infections in North America, Latin America, and Europe: report from the SENTRY Antimicrobial Surveillance Program (1998–2004). *Diagn Microbiol Infect Dis*. 2007;57:7–13.
33. Naimi TS, LeDell KH, Como-Sabetti K, et al. Comparison of community- and health care-associated methicillin-resistant *Staphylococcus aureus* infection. *JAMA*. 2003;290:2976–2984.
34. Ruhe JJ, Smith N, Bradsher RW, et al. Community-onset methicillin-resistant *Staphylococcus aureus* skin and soft-tissue infections: impact of antimicrobial therapy on outcome. *Clin Infect Dis*. 2007;44:777–784.
35. May AK. Skin and soft tissue infections: the new surgical infection society guidelines. *Surg Infect (Larchmt)*. 2011;12:179–184.
36. Freischlag JA, Ajalat G, Busuttil RW. Treatment of necrotizing soft tissue infections. The need for a new approach. *Am J Surg*. 1985;149:751–755.
37. Sudarsky LA, Laschinger JC, Coppa GF, et al. Improved results from a standardized approach in treating patients with necrotizing fasciitis. *Ann Surg*. 1987;206:661–665.
38. Gunter OL, Guillamondegui OD, May AK, et al. Outcome of necrotizing skin and soft tissue infections. *Surg Infect (Larchmt)*. 2008;9:443–450.
39. McHenry CR, Piotrowski JJ, Petrinic D, et al. Determinants of mortality for necrotizing soft-tissue infections. *Ann Surg*. 1995;221:558–563; discussion 63–65.
40. Dellinger RP, Levy MM, Rhodes A, et al. Surviving sepsis campaign: international guidelines for management of severe sepsis and septic shock: 2012. *Crit Care Med*. 2013;41:580–637.
41. Rivers E, Nguyen B, Havstad S, et al. Early goal-directed therapy in the treatment of severe sepsis and septic shock. *N Engl J Med*. 2001;345:1368–1377.
42. Moran GJ, Krishnadasan A, Gorwitz RJ, et al. Methicillin-resistant *S. aureus* infections among patients in the emergency department. *N Engl J Med*. 2006;355:666–674.

36

敗血症のバイオマーカー
biomarkers in sepsis

David M. Maslove

背景

Biomarkers Definition Working Group によれば，バイオマーカーとは「正常な生理学的作用，疾病の引き起こされる過程，治療介入に対する薬理学的な反応などの指標として客観的な測定かつ評価が可能な特徴的所見」である[1]。この定義には発熱や白血球増加症というような基本的な徴候があてはまるが，それでだけでなく詳細な診断や重症度の推定を行ったり，個々の症状に応じた治療の決定に必要な情報を得るのに有用である血液検査や組織所見などにもバイオマーカーという言葉がよく使用される。例えば，心臓病学の領域では，血清トロポニン濃度の上昇は心筋障害の指標となる。また，癌治療の領域では，乳房腫瘍の生検結果がHER2受容体陽性であれば，トラスツズマブの治療に対する反応が良好である可能性が高いことを示す指標となる。

敗血症 sepsis におけるバイオマーカーの役割は，心臓病学や腫瘍学の領域ほど確立されたものではないが，近年多くの関心を集めつつある。2001年の consensus conference definition of sepsis 改訂版では，C反応性蛋白（CRP），プロカルシトニンが信頼できるバイオマーカーとして有用性を認められるようになった[2]。より最近では，重症度による敗血症患者の分類，輸液負荷，抗菌薬投与などの治療を行う時期や期間の指標として，バイオマーカーが使用されるようになっている。今では170種類以上の敗血症に対するバイオマーカーが存在しているが，実際に前向き臨床試験が十分に行われているものは数例しかない[3]。

現在あるバイオマーカーは敗血症の診断に重要な役割を果たすことが証明されているかもしれない。しかし，それらにより診断されている敗血症は，高感度だが低特異度の臨床パラメーターによって従来より定義される症候群にすぎない[4]。現在の敗血症の診断基準では，患者の同定も曖昧にならざるをえず，またリスクによる

患者の分類も十分にできない。最終的な目的は，バイオマーカーを用いることで，現在は多くの点において主観的なままである敗血症の診断業務を，定量的かつ厳密に行えるようにすることである。この目的に向けて，敗血症でのバイオマーカーの役割を調査する 24 以上の臨床治験が現在も進行中であり，治療の指標となるような使用法が今も模索されている[5]。

敗血症での特定のバイオマーカー

乳酸

乳酸 lactate は，輸液蘇生が必要な敗血症患者を同定するバイオマーカーとして広く用いられている[6]。敗血症での血清乳酸値の上昇には多くの機序がさまざまな面で働いている。例えば，解糖系の活性化，サイトカインとカテコールアミンの活性増強，細菌のエンドトキシンによる乳酸産生のアップレギュレーションなどである[7〜9]。

敗血症性ショック septic shock では，組織への酸素供給量が不十分になることで嫌気性の細胞代謝となり，解糖系が働かなくなることで，ピルビン酸がクエン酸（トリカルボン酸）回路に入らずに乳酸へと変換される。敗血症での高乳酸血症は，組織の酸素化が十分であっても，チアミン不足や細菌エンドトキシンの存在，肝不全につづいて生じる乳酸クリアランス低下などが原因で生じることもある[8〜10]。高乳酸血症それ自体は非特異的な所見である，というのは出血性ショックや心原性ショックなど敗血症以外のショックでも乳酸値は上昇するからである。

動脈血乳酸値は，すべての臓器から産生される乳酸の総量を反映している。静脈血乳酸値は動脈血よりも採取しやすく，同時に採取した動脈血中の乳酸値とよく相関しており，平均して約 0.18 mmol/L 高い[11]。感染症患者では，血中乳酸値と死亡率は比例している[12]。現在の Surviving Sepsis guidelines では，血中乳酸値が 4 mmol/L 以上の場合には，急速輸液の実施が推奨されている。それは，その濃度を超えると死亡リスクが急速に上昇するからである[12, 13]。ごく最近の研究では，たとえ正常と考えられている範囲内であっても，乳酸値は 28 日死亡率の予後を予測する指標になると報告されている[14]。

転帰予測の指標としての乳酸の役割について，28 の研究を分析した最近のシステマティックレビューでは，次のように結論づけている。乳酸値の上昇はその後の臓器不全や 28 日死亡率とよく相関しているが，生存者と死亡者で乳酸値が重複する部分があり，それは両者を高い精度で分類できるような特定のカットオフ値を設定できないことを意味している[15]。なお，敗血症の救急管理で，予後をよりよく予

測する指標は血中乳酸クリアランスの速度で，それは次の式で求められる．

（入院時の乳酸値－経過観察中の乳酸値）/入院時の乳酸値

　前向きに収集した患者データを対象とした後ろ向き研究では，6時間後の乳酸クリアランスが少なくとも10%あった患者の死亡率が19%なのに比べ，乳酸値の上昇が続いている患者では死亡率が60%であった[16]．乳酸クリアランスについての前向き研究では，最初の6時間での10%以上の乳酸値低下は生存率を予測する非常によい指標であり，乳酸値が10%低下するごとに死亡率が11%低下することを突き止めている[17]．このように，連続的に行う乳酸値測定は「定量的」な蘇生戦略の一部に組み込まれることが多く，乳酸値が正常化するまでボーラスでの輸液負荷が続けて行われる．ある研究では，乳酸値を指標とした蘇生戦略は，中心静脈血酸素飽和度（$ScvO_2$）の正常化を目標とした蘇生戦略に対して，非劣性だったと報告されている[18]．この研究で乳酸クリアランスを実施した患者群では，中心静脈ラインも留置されており，そのため中心静脈圧を8 mmHg以上にすることを目標とする早期目標指向療法 early goal-directed therapy（EGDT）の影響を大きく受けている[19]．敗血症性ショックでは，他のショック病態と比べ，乳酸クリアランスが生存率とよりよく相関している[20]．

コルチゾール

敗血症のように生理学的にストレスのある状態では，視床下部－下垂体－副腎系が活性化されてコルチゾール cortisol の分泌が増加する[21]．敗血症での血中コルチゾール値の予測値を評価する目的で特別にデザインされた前向き研究では，入院時と迅速副腎皮質刺激ホルモン（ACTH）刺激試験（250 μg）後の血中コルチゾール値にもとづき，3つの予後群に分類している[22]．予後良好群（死亡率：26%）では刺激前のコルチゾール値は低く，ACTH刺激に対する反応も問題なかった（9 μg/dL超の上昇）．一方，予後が最も悪かった群（死亡率：82%）では刺激前のコルチゾール値が高く，ACTH刺激に対しての反応がなかった．両群の間に位置する中間群（死亡率：67%）では，刺激前のコルチゾール値が低く，ACTH刺激に対する反応が不十分であるか，刺激前コルチゾール値が高く，かつACTH刺激に対する反応が十分であるかのいずれであった．

　引き続き行われた敗血症性ショック患者を対象とした研究では，ACTHに無反応な患者群ではヒドロコルチゾンとフルドロコルチゾンの投与によって死亡率が改善したと報告されている（63% vs. 53%，$p=0.02$）[23]．しかし，より軽症の患者も含めて行ったその後のCORTICUS trialでは，この結果を再現することはできなかっ

た[24]。現在の Surviving Sepsis guidelines では，グルココルチコイドに反応しやすい患者を同定するために，ACTH 刺激試験をルーチンに行うことは推奨していない。だが，十分な輸液蘇生を行い，血管収縮薬を用いても血圧低下が持続する患者に対しては，ステロイドの投与を推奨している[13]。

C 反応性蛋白

C 反応性蛋白 C-reactive protein(CRP)は，おもに肝臓から分泌される五量体蛋白で，補体カスケードを活性化し，細胞性免疫を刺激する働きをもつ[25]。CRP は急性期反応物質なので，急性期や慢性期の炎症状態で非特異的に増加する。そのため，敗血症だけでなく，外傷，熱傷，手術，慢性の免疫性炎症疾患，癌などの他の原因でも CRP は増加する[25]。

敗血症の診断に関しては，かなり古くから多くの小規模研究が行われており，CRP は感度が高いが(71〜100％)，特異度に欠ける(40〜85％)ことが示されている[25]。CRP は炎症性刺激が生じてから 4〜6 時間以内に上昇しはじめ，敗血症では抗菌薬治療の効果を表す指標になる[25,26]。早期に十分な量の抗菌薬投与を行うと CRP は速やかに低下し，予後がよいことを表す指標となる。なお，抗菌薬治療を行っているにもかかわらず，CRP が上昇したり低下速度が遅い場合には，より広域スペクトルの抗菌薬への切り替えを早急に検討するか，コントロール不良の感染源がないか検索する必要がある[26〜28]。

CRP 値は敗血症の重症度とよく相関することが示されており，全身性炎症反応症候群(SIRS)，敗血症，重度の敗血症，敗血症性ショックのそれぞれで有意に数値が異なる[25,29]。ICU 入室患者を対象とした前向き研究では，CRP 値の上昇は，ICU 滞在期間，障害された臓器の数，感染症発症率，死亡率と非常によく相関していた。入院時に CRP 値が 1 mg/dL 未満の患者と比較して，10 mg/dL 超の患者では，合併率〔呼吸不全(65％ vs. 28.8％)，腎不全(16.6％ vs. 3.6％)，凝固障害(6.4％ vs. 0.9％)〕，死亡率(36％ vs. 21％)のいずれも高い発症率を示していた[30]。CRP 値は，発熱や白血球増加症などのように従来からの感染徴候よりも敗血症の診断能に優れており，特に高齢患者の診断で高く評価されている[27,28,31]。

プロカルシトニン

カルシトニンは甲状腺で発現しており，骨ホメオスターシスにおいて中心的な役割を果たしているホルモンだが，感染症や炎症において重要な役割を果たしていることはあまり知られていない[32]。それとは対照的に，より大きな前駆体のプロカルシトニン procalcitonin は細菌感染が起きるとそれに反応して，全身で広く発現す

る[33,34]。感染症では，この"hormokine［訳注：サイトカインのような働きをするホルモン］"の産生が数千倍にまで上昇する。この事実が発見されてから，プロカルシトニンの敗血症バイオマーカーとしての潜在的な有用性について，広く研究が行われるようになった[32]。

動物実験では，エンドトキシン曝露後3時間以内にプロカルシトニン値の上昇がはじまり，約24時間後にピークとなり，最大で1週間は循環血液中に残存していた[35]。重要なのは，プロカルシトニンは上昇後にそのまま高値を保ち，適切な抗菌薬治療に反応した場合は低下してくるということである。逆にプロカルシトニン値が基準値に戻らない場合には，抗菌薬が必要な細菌をカバーできていないことを反映しており，転帰がさらに悪化する指標となる[36,37]。腎不全の状態では，敗血症がなくてもプロカルシトニン値は上昇することがあるが，血液透析の導入により低下する[38]。その他の非特異的炎症マーカー（白血球数，CRP，赤血球沈降速度など）とは異なり，プロカルシトニンは通常，慢性的な炎症やグルココルチコイド投与の影響を受けないが[34]，ショック状態では感染の有無にかかわらず上昇することがある[39]。プロカルシトニンの測定に悪影響を与えてしまう薬物もあり，なかでも有名なのはポリクローナル抗体やモノクローナル抗体である[34]。プロカルシトニン値の測定は通常，血液検体を用いて，免疫組織化学的方法により検査機器で行う[40]。健康な成人では通常，血漿プロカルシトニン値は検出感度以下（0.05 μg/L 未満）である。患者背景や測定方法にもよるが，0.25 〜 0.50 μg/L を超えると感染症が示唆される所見である。重度の敗血症や敗血症性ショックのときには，10 μg/L を超えることもある。

プロカルシトニンに関する初期の臨床研究では，敗血症と非感染性 SIRS との鑑別に重点がおかれていた。初期のころの18本の論文をプールしたメタ分析では[41]，成人の重篤患者においてプロカルシトニンの診断能は乏しいことが示された。感度と特異度はともに71％で，サマリー受信者動作特性（ROC）曲線下面積は0.78であった。尤度比は陽性尤度比：3.03，陰性尤度比：0.43であり，検査前確率がそれほど高くない場合に，確実に敗血症を診断・除外するには不十分という結果であった。

こうした初期の頃の研究結果にもかかわらず，最近になって行われた研究では，プロカルシトニン値が敗血症の疾患重症度とよく相関する結果が出るようになってきている[34]。ICU入室患者255人を対象とした前向き研究では，プロカルシトニン値が敗血症の重症度とよく関連していた（プロカルシトニンのそれぞれの中央値。敗血症疑い：1.5 μg/L，重度の敗血症：4.5 μg/L，敗血症性ショック：13.1 μg/L）[42]。救急に搬送された患者も含めて入院中の免疫不全状態の敗血症患者1,156人を対象とした多施設研究では，プロカルシトニン値がICU患者群（カットオフ値：

0.85 μg/L に対して 26% vs. 45%）と，それ以外の入院患者群（カットオフ値：0.12 μg/L に対して 8% vs. 20%）の両方で死亡率とよく相関していた[43]。また，プロカルシトニンは免疫不全状態の ICU 患者で敗血症を同定するのに有用であることも証明された（感度：100%，特異度：63%，カットオフ値：0.5 μg/L）[44]。

　プロカルシトニン値が抗菌薬療法による効果を直に反映しているというデータが出てから，ICU での適切な抗菌薬使用を求める動きが大きくなったこともあり，プロカルシトニンの役割がより詳しく研究されるようになってきている[45〜47]。PRO-RATA trial[48]のような大規模研究では，毎日のプロカルシトニン値にもとづいて抗菌薬投与のタイミングや期間を決定することで，全治療期間を短縮することができるという結果がでている。この研究では，細菌感染が疑われた内科系・外科系 ICU 患者 630 人を対象に，プロカルシトニン値に応じて（図 36-1 を参照）抗菌薬を開始・終了する群と，国際的または各国のガイドラインに従って主治医の判断で抗

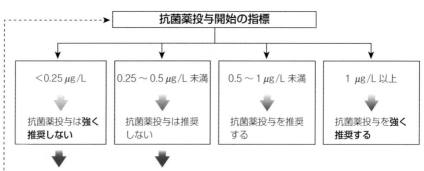

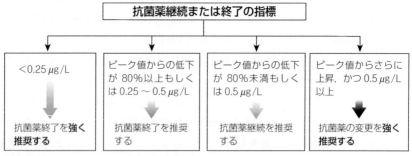

図 36-1　プロカルシトニン値に応じた抗菌薬投与の開始と継続または終了

Bouadma L, Luyt CE, Tubach F, et al. Use of procalcitonin to reduce patients' exposure to antibiotics in intensive care units(PRORATA trial): a multicentre randomised controlled trial. *Lancet.* 2010;375:463-474. より引用。

菌薬の開始・終了を判断した群に無作為に分けている．非劣性試験では，28日死亡率，60日死亡率のいずれでも有意差はなかった．プロカルシトニン値を参考に抗菌薬治療を行った群では，全投与期間が10.3日（標準偏差：7.7），対照群では13.3日（標準偏差：7.6）であった（抗菌薬投与期間は23％減少していた）．二次エンドポイントの分析でも，再発，重複感染，多剤耐性菌の出現率に有意差はなかった．プロカルシトニン値にもとづく抗菌薬投与のアルゴリズムを分析した14の無作為化臨床試験のシステマティックレビューでも同じような結論であり，プロカルシトニン値にもとづいて抗菌薬投与をした群と，従来の標準的な抗菌薬投与をした群で死亡率に有意差はなかった．しかし，抗菌薬投与期間は有意に減少していた．

　現在のSurviving Sepsis Campaign guidelinesは，敗血症の診断と治療におけるプロカルシトニン値の使用に関し，最新の研究結果が反映されるように改訂を行っている．このガイドラインでは，プロカルシトニン値が低い場合に，感染症を疑う所見のない患者に対し，経験的な抗菌薬投与の中止を控えめに推奨している．しかし，敗血症と非感染性SIRSとの鑑別目的でのプロカルシトニン値の活用について，ガイドラインの著者らはエビデンスが不十分であることを理由に支持しないとしている．

心筋マーカー

　心疾患の既往がなかったとしても，敗血症と敗血症性ショック患者では最大で半数に，ある程度の可逆性の心筋障害が生じることが知られている[49〜51]．トロポニンIは心筋傷害とよく相関することで知られている心筋バイオマーカーであり，脳性（B型）ナトリウム利尿ペプチド〔BNPやBNP前駆体N末端（NT-proBNP）〕は心室の拡張障害とよく相関する指標である．いずれも敗血症におけるバイオマーカーとしてこれまで研究が続けられている[52]．

　PROWESS studyに登録された重度の敗血症患者の一部598人を対象とした研究では，登録時点で75％がトロポニンI陽性であった[53]．多変量ロジスティック回帰モデルをもとにした研究では，入院時のトロポニンI値が28日死亡率に対する独立した予測因子（陽性例：32.2％ vs. 陰性例：13.6％）となっている．敗血症性ショックの患者に対して行われた別の前向き研究では，トロポニンIの陽性例では，左室心拍出量が減少（陽性：46％ vs. 陰性：62％）し，強心薬や血管収縮薬による補助を必要とする例が多く（陽性：94％ vs. 陰性：53％），死亡率も上昇していた（陽性：56％ vs. 陰性：24％）[54]．

　左室の機能障害がない状態でも，BNPとNT-proBNPは敗血症で有意に増加し，

ある小規模研究では，急性うっ血心不全のときと同じレベルにまで上昇すると報告されている[55]。12の前向きコホート研究論文を対象とした最近のメタ分析では，敗血症患者の予後予測因子としてBNPとNT-proBNPの有用性を調査している。その結果，ナトリウム利尿ペプチド値の上昇は，全死因死亡率の強力な予測因子であることがわかった（オッズ比：8.65）[56]。

新規のバイオマーカー

敗血症に対する多くのバイオマーカーがこれまでに研究されているが，採算のとれる検査として利用可能なものはほとんどない。インターロイキン6（IL-6），IL-8，IL-10や単球走化性蛋白1（MCP-1）といった多くのサイトカインが敗血症における生存率の予測に役立つことがわかっているが，プロカルシトニン値の診断的有用性を上回るような利点はあまりない[57,58]。終末糖化産物受容体 receptor of advanced glycation end product（RAGE）や骨髄細胞に発現する誘発性受容体 triggering receptor expressed on myeloid cell 1（TREM-1）といった可溶性の受容体も，敗血症の予後を予測するバイオマーカーとして期待されているが，さらなる研究がまだ必要である[57,59]。プロカルシトニンと同様にカルシトニン遺伝子ファミリー由来のプロアドレノメデュリン proadrenomedullin は，CRPやプロカルシトニンよりも肺炎において高い診断精度をもつことが示されており，肺炎の研究分野ではバイオマーカーとして期待されている[6,60,61]。

診断へのアプローチ

敗血症は生理学的にも複雑な病態であり，単一の検査のみで疾患の同定や，重症度の分類が十分にできるようなものではない。そのため，診断へのアプローチを適切に行うには，臨床所見を用いることにより，敗血症の検査前確率を高め，自分の知りたい結果が確実に得られるようにバイオマーカー検査を行う必要がある。

　救急では，高体温や低体温，白血球の増加や減少といった従来から用いられてきた敗血症の徴候が，感染症と非感染性の経過を鑑別するのに依然役立っているが，高齢者や免疫不全患者では特異性に欠けることがある。これらの症例では，プロカルシトニン値が0.5 µg/L超であれば細菌感染を示唆しており，さらに高値であればより特異性が高く，より重度であることを示唆している。この場合，速やかに適切な抗菌薬治療を開始することが重要であり，その他のバイオマーカーの結果が完全に得られない状態でも，治療開始の決定をしなければならない。細菌培養検査の

結果とまったく同様に，初診時のプロカルシトニン値やCRP値は最初の数日間の治療を入院させて行うかどうか決めるときに重要な役割を果たしており，検査値の継続的なモニタリングは治療開始24時間以内に再評価を行う場合に有用である。

血中乳酸値を継続的に測定することは，敗血症患者の初期蘇生治療の指標に有用であり，乳酸値が高い状態が持続する予後の悪い患者の同定にも役立ち，ICU入室の判断材料になる。乳酸クリアランスに関する研究では，生存率改善の指標としてのカットオフ値を10%に設定しているが，生存症例の多くでは約40%以上のクリアランスを示しており，乳酸値が正常化した症例では死亡率はもっと低くなっている。

ICUでは敗血症の発現がはっきりと認識できないことがある。というのも，SIRSの基準を満たす症例は頻繁に遭遇するからである。治療しても改善に乏しかったり，新たに状態が悪化する敗血症患者では，CRPやプロカルシトニンのようなマーカーがあると，抗菌薬のカバーする範囲を変更するか，治療されていない感染源や新たな感染源の検索を行うかなどの判断を急いで行うのに役に立つ。しかし，このような状況ではプロカルシトニン値の特異性が低くなることがある。市中感染症と比較すると，ICU入室中の敗血症患者に生じる院内感染ではプロカルシトニン値が有意に低くなることが報告されている(院内：$2.9\,\mu/L$，市中：$6.6\,\mu g/L$)[37]。

これまで述べてきた検査に加えて，さらに新しい技術を用いた敗血症の診断方法についてもその可能性が探られている。例えば，心拍数変動のコンピュータ解析[62]，細菌DNAのポリメラーゼ連鎖反応(PCR)増幅[63]，そしてハイスループットのゲノム解析技術[64~66]などである。究極的には，バイオマーカーの最も有効な活用法は，疾患の重症度や死亡率を予測できることではなく，個々の患者に応じて最も高い効果を上げられるようなテーラーメイド治療を提供できるようになることである。

関連文献

文献	研究デザイン	結果
乳酸		
Nguyen et al., *Crit Care Med.* 2004[17]	重度の敗血症や敗血症性ショックで救急に搬送された患者111人を対象とした前向き観察研究	生存例では死亡例に比べて6時間後の乳酸クリアランスが有意に高かった(38% vs. 12%, $p=0.005$)。乳酸値が10%低下するごとに死亡率は11%低下する

(つづく)

文献	研究デザイン	結果
Jones et al., *JAMA*. 2010[18] EMShockNet	重度の敗血症や敗血症性ショックで救急に搬送された患者 300 人を対象とした多施設無作為化比較試験	蘇生を行うに際して，乳酸クリアランスを指標とした群と中心静脈血酸素飽和度($Scvo_2$)を指標とした群では，死亡率に有意差はなかった
コルチゾール		
Annane et al., *JAMA*. 2000[22]	敗血症におけるコルチゾール値の予後予測因子としての有用性を調べた前向きコホート研究。副腎皮質刺激ホルモン(ACTH)刺激試験の前後でコルチゾール値を測定	刺激前のコルチゾール値が高く($>34\,\mu g/dL$)，刺激後の増加量が低い($<9\,\mu g/dL$)群で死亡率が最も高かった。刺激前が低値($\leq 34\,\mu g/dL$)で，刺激後の増加量が高い($>9\,\mu g/dL$)群では死亡率が最も低かった
Sprung et al., *N Engl J Med.* 2008[24] CORTICUS	敗血症性ショック患者 499 人を対象とした，ヒドロコルチゾンに関する多施設無作為化比較試験	ヒドロコルチゾン群とプラセボ群では死亡率に有意差はなかった(34.3 % vs. 31.5 %, $p=0.51$)。ACTH 刺激に対する反応は，ヒドロコルチゾン投与に対する反応と相関しなかった
C 反応性蛋白(CRP)		
Lobo et al., *Chest.* 2003[30]	内科系・外科系 ICU に搬送された患者 313 人を対象とした前向きコホート研究	C 反応性蛋白(CRP)値$>10\,mg/dL$の患者では，CRP 値$<1\,mg/dL$の患者と比較して死亡率が有意に高かった(36% vs. 21%, $p<0.05$)。48 時間後の CRP 値の低下量は生存率上昇を予測する因子となる
プロカルシトニン		
Tang et al., *Lancet Infect Dis.* 2007[41]	敗血症と非感染性 SIRS の鑑別におけるプロカルシトニンの役割を，ほぼ ICU で調査した 18 の研究のメタ分析	敗血症と非感染性 SIRS の鑑別に対するプロカルシトニンの診断精度は，感度 71%，特異度 71%で，サマリー受信者動作特性(ROC)曲線下面積は 0.78 であった
Giamarellos-Bourboulis et al., *J Hosp Infect.* 2011[43]	救急も含む敗血症の入院患者 1,156 人を対象とした前向き多施設観察研究	ICU 患者(カットオフ値：$0.85\,\mu g/L$に対して 26% vs. 45%)，それ以外の入院患者(カットオフ値：$0.12\,\mu g/L$に対して 8% vs. 20%)の両方でプロカルシトニン値は死亡率とよく相関していた。プロカルシトニン値は ICU 患者のほうが高かったので，カットオフ値を高く設定する必要があった

文献	研究デザイン	結果
Bouadma et al., *Lancet*. 2010[48] PRORATA	細菌感染が疑われる ICU 患者 630 人を対象とした比較試験。抗菌薬投与を，プロカルシトニン値を指標に行う群と，主治医の判断で行う群に分けた	28 日死亡率に差はなかった(21% vs. 20%)。プロカルシトニン値を指標にした群のほうが，抗菌薬を投与しなかった日数が多かった (14.3 日 vs. 11.6 日, $p<0.0001$)
心筋マーカー		
John et al., *J Crit Care*. 2010[53] PROWESS subgroup	PROWESS study に登録した患者の後ろ向き研究。重度の敗血症に対して，ヒト組換え型活性化プロテイン C(rhAPC)を投与した群とプラセボ群での大規模無作為化比較試験	患者 598 人のうち 75% ではトロポニン I 陽性(≧0.06 ng/mL)であり，28 日死亡率の独立した予測因子であった[オッズ比(OR): 2.0, 95%信頼区間(CI): 1.15～3.54, $p<0.0001$]
Wang et al., *Crit Care*. 2012[56]	救急と ICU での敗血症患者($n=$ 1,865)を対象とした 12 の前向きコホート研究のメタ分析	BNP/NT-proBNP が上昇すると死亡率も上昇した(OR: 8.65, 95% CI: 4.94～15.13, $p<0.00001$, プール感度: 79%, プール特異度: 60%)

BNP：脳性(B 型)ナトリウム利尿ペプチド，NT-proBNP：BNP 前駆体 N 末端

文献

1. Biomarkers and surrogate endpoints: preferred definitions and conceptual framework. *Clin Pharmacol Ther*. 2001;69:89–95.
2. Levy MM, Fink MP, Marshall JC, et al. 2001 SCCM/ESICM/ACCP/ATS/SIS International Sepsis Definitions Conference. *Crit Care Med*. 2003;31:1250–1256.
3. Pierrakos C, Vincent JL. Sepsis biomarkers: a review. *Crit Care*. 2010;14:R15.
4. Zhao H, Heard SO, Mullen MT, et al. An evaluation of the diagnostic accuracy of the 1991 American College of Chest Physicians/Society of Critical Care Medicine and the 2001 Society of Critical Care Medicine/European Society of Intensive Care Medicine/American College of Chest Physicians/American Thoracic Society/Surgical Infection Society sepsis definition. *Crit Care Med*. 2012;40:1700–1706.
5. ClinicalTrials.gov. ClinicalTrials.gov. http://clinicaltrials.gov (Accessed 5 Oct 2012).
6. Schuetz P, Haubitz S, Mueller B. Do sepsis biomarkers in the emergency room allow transition from bundled sepsis care to personalized patient care? *Curr Opin Crit Care*. 2012;18:341–349.
7. Gibot S. On the origins of lactate during sepsis. *Crit Care*. 2012;16:151.
8. Kjelland CB, Djogovic D. The role of serum lactate in the acute care setting. *J Intensive Care Med*. 2010;25:286–300.
9. Michaeli B, Martinez A, Revelly JP, et al. Effects of endotoxin on lactate metabolism in humans. *Crit Care*. 2012;16:R139.
10. Leverve XM. Energy metabolism in critically ill patients: lactate is a major oxidizable substrate. *Curr Opin Clin Nutr Metab Care*. 1999;2:165–169.
11. Younger JG, Falk JL, Rothrock SG. Relationship between arterial and peripheral venous lactate levels. *Acad Emerg Med*. 1996;3:730–734.
12. Trzeciak S, Dellinger RP, Chansky ME, et al. Serum lactate as a predictor of mortality in patients with infection. *Intensive Care Med*. 2007;33:970–977.

13. Dellinger RP, Levy MM, Rhodes A, et al. Surviving Sepsis Campaign: international guidelines for management of severe sepsis and septic shock: 2012. *Crit Care Med*. 2013;41:580–637.
14. Wacharasint P, Nakada T, Boyd JH, et al. Normal-range blood lactate concentration in septic shock is prognostic and predictive. *Shock*. 2012;38:4–10.
15. Borthwick H-A, Brunt LK, Mitchem KL, et al. Does lactate measurement performed on admission predict clinical outcome on the intensive care unit? A concise systematic review. *Ann Clin Biochem*. 2012;49:391–394.
16. Arnold RC, Shapiro NI, Jones AE, et al. Multicenter study of early lactate clearance as a determinant of survival in patients with presumed sepsis. *Shock*. 2009;32:35–39.
17. Nguyen HB, Rivers EP, Knoblich BP, et al. Early lactate clearance is associated with improved outcome in severe sepsis and septic shock. *Crit Care Med*. 2004;32:1637–1642.
18. Jones AE, Shapiro NI, Trzeciak S, et al. Lactate clearance vs central venous oxygen saturation as goals of early sepsis therapy: a randomized clinical trial. *JAMA*. 2010;303:739–746.
19. Rivers E, Nguyen B, Havstad S, et al. Early goal-directed therapy in the treatment of severe sepsis and septic shock. *N Engl J Med*. 2001;345:1368–1377.
20. Jansen TC, van Bommel J, Mulder PG, et al. Prognostic value of blood lactate levels: does the clinical diagnosis at admission matter? *J Trauma*. 2009;66:377–385.
21. Bendel S, Karlsson S, Pettilä V, et al. Free cortisol in sepsis and septic shock. *Anesth Analg*. 2008;106:1813–1819.
22. Annane D, Sébille V, Troché G, et al. A 3-level prognostic classification in septic shock based on cortisol levels and cortisol response to corticotropin. *JAMA*. 2000;283:1038–1045.
23. Annane D, Sébille V, Charpentier C, et al. Effect of treatment with low doses of hydrocortisone and fludrocortisone on mortality in patients with septic shock. *JAMA*. 2002;288:862–871.
24. Sprung CL, Annane D, Keh D, et al. Hydrocortisone therapy for patients with septic shock. *N Engl J Med*. 2008;358:111–124.
25. Póvoa P. C-reactive protein: a valuable marker of sepsis. *Intensive Care Med*. 2002;28:235–243.
26. Schmit X, Vincent JL. The time course of blood C-reactive protein concentrations in relation to the response to initial antimicrobial therapy in patients with sepsis. *Infection*. 2008;36:213–219.
27. Cox ML, Rudd AG, Gallimore R, et al. Real-time measurement of serum C-reactive protein in the management of infection in the elderly. *Age Ageing*. 1986;15:257–266.
28. Lobo SM. Sequential C-reactive protein measurements in patients with serious infections: does it help? *Crit Care*. 2012;16:130.
29. Luzzani A, Polati E, Dorizzi R, et al. Comparison of procalcitonin and C-reactive protein as markers of sepsis. *Crit Care Med*. 2003;31:1737–1741.
30. Lobo SMA, Lobo FRM, Bota DP, et al. C-reactive protein levels correlate with mortality and organ failure in critically ill patients. *Chest*. 2003;123:2043–2049.
31. Póvoa P, Coelho L, Almeida E, et al. C-reactive protein as a marker of infection in critically ill patients. *Clin Microbiol Infect*. 2005;11:101–108.
32. Müller B, Becker KL. Procalcitonin: how a hormone became a marker and mediator of sepsis. *Swiss Med Wkly*. 2001;131:595–602.
33. Müller B, White JC, Nylén ES, et al. Ubiquitous expression of the calcitonin-i gene in multiple tissues in response to sepsis. *J Clin Endocrinol Metab*. 2001;86:396–404.
34. Foushee JA, Hope NH, Grace EE. Applying biomarkers to clinical practice: a guide for utilizing procalcitonin assays. *J Antimicrobial Chemotherapy*. Published Online First: 24 July 2012.
35. Becker KL, Nylén ES, White JC, et al. Procalcitonin and the calcitonin gene family of peptides in inflammation, infection, and sepsis: a journey from calcitonin back to its precursors. *J Clin Endocrinol Metab*. 2004;89:1512–1525.
36. Charles PE, Tinel C, Barbar S, et al. Procalcitonin kinetics within the first days of sepsis: relationship with the appropriateness of antibiotic therapy and the outcome. *Crit Care*. 2009;13:R38.

37. Karlsson S, Heikkinen M, Pettilä V, et al. Predictive value of procalcitonin decrease in patients with severe sepsis: a prospective observational study. *Crit Care.* 2010;14:R205.
38. Dahaba AA, Rehak PH, List WF. Procalcitonin and C-reactive protein plasma concentrations in nonseptic uremic patients undergoing hemodialysis. *Intensive Care Med.* 2003;29:579-583.
39. Reynolds SC, Shorr AF, Muscedere J, et al. Longitudinal changes in procalcitonin in a heterogeneous group of critically ill patients*. *Crit Care Med.* 2012;40:2781-2787.
40. de Wolf HK, Gunnewiek JK, Berk Y, et al. Comparison of a new procalcitonin assay from roche with the established method on the Brahms Kryptor. *Clin Chem.* 2009;55:1043-1044.
41. Tang BMP, Eslick GD, Craig JC, et al. Accuracy of procalcitonin for sepsis diagnosis in critically ill patients: systematic review and meta-analysis. *Lancet Infect Dis.* 2007;7:210-217.
42. Castelli GP, Pognani C, Cita M, et al. Procalcitonin, C-reactive protein, white blood cells and SOFA score in ICU: diagnosis and monitoring of sepsis. *Minerva Anestesiol.* 2006;72:69-80.
43. Giamarellos-Bourboulis EJ, Tsangaris I, Kanni T, et al. Procalcitonin as an early indicator of outcome in sepsis: a prospective observational study. *J Hosp Infect.* 2011;77:58-63.
44. Bele N, Darmon M, Coquet I, et al. Diagnostic accuracy of procalcitonin in critically ill immunocompromised patients. *BMC Infect Dis.* 2011;11:224.
45. Riedel S. Procalcitonin and antibiotic therapy: can we improve antimicrobial stewardship in the intensive care setting? *Crit Care Med.* 2012;40:2499-2500.
46. Schuetz P, Chiappa V, Briel M, et al. Procalcitonin algorithms for antibiotic therapy decisions: a systematic review of randomized controlled trials and recommendations for clinical algorithms. *Arch Intern Med.* 2011;171:1322-1331.
47. Schuetz P, Müller B, Christ-Crain M, et al. Procalcitonin to initiate or discontinue antibiotics in acute respiratory tract infections. *Cochrane Database Syst Rev.* 2012;9:CD007498.
48. Bouadma L, Luyt CE, Tubach F, et al. Use of procalcitonin to reduce patients' exposure to antibiotics in intensive care units (PRORATA trial): a multicentre randomised controlled trial. *Lancet.* 2010;375: 463-474.
49. Vieillard-Baron A, Caille V, Charron C, et al. Actual incidence of global left ventricular hypokinesia in adult septic shock. *Crit Care Med.* 2008;36:1701-1706.
50. Smeding L, Plötz FB, Groeneveld ABJ, et al. Structural changes of the heart during severe sepsis or septic shock. *Shock.* 2012;37:449-456.
51. Court O, Kumar A, Parrillo JE, et al. Clinical review: Myocardial depression in sepsis and septic shock. *Crit Care.* 2002;6:500-508.
52. Noveanu M, Mebazaa A, Mueller C. Cardiovascular biomarkers in the ICU. *Curr Opin Crit Care.* 2009;15:377-383.
53. John J, Woodward DB, Wang Y, et al. Troponin-I as a prognosticator of mortality in severe sepsis patients. *J Crit Care.* 2010;25:270-275.
54. Mehta NJ, Khan IA, Gupta V, et al. Cardiac troponin I predicts myocardial dysfunction and adverse outcome in septic shock. *Int J Cardiol.* 2004;95:13-17.
55. Maeder M, Ammann P, Kiowski W, et al. B-type natriuretic peptide in patients with sepsis and preserved left ventricular ejection fraction. *Eur J Heart Fail.* 2005;7:1164-1167.
56. Wang F, Wu Y, Tang L, et al. Brain natriuretic peptide for prediction of mortality in patients with sepsis: a systematic review and meta-analysis. *Crit Care.* 2012;16:R74.
57. Lichtenstern C, Brenner T, Bardenheuer HJ, et al. Predictors of survival in sepsis: what is the best inflammatory marker to measure? *Curr Opin Infect Dis.* 2012;25:328-336.
58. Harbarth S, Holeckova K, Froidevaux C, et al. Diagnostic value of procalcitonin, interleukin-6, and interleukin-8 in critically ill patients admitted with suspected sepsis. *Am J Respir Crit Care Med.* 2001;164:396-402.
59. Su L, Han B, Liu C, et al. Value of soluble TREM-1, procalcitonin, and C-reactive protein serum levels as biomarkers for detecting bacteremia among sepsis patients with new fever in intensive care units: a prospective cohort study. *BMC Infect Dis.* 2012;12:157.
60. Courtais C, Kuster N, Dupuy AM, et al. Proadrenomedullin, a useful tool for risk stratifica-

tion in high Pneumonia Severity Index score community acquired pneumonia. *Am J Emerg Med*. 2013;31(1):215–221.
61. Christ-Crain M, Morgenthaler NG, Stolz D, et al. Pro-adrenomedullin to predict severity and outcome in community-acquired pneumonia. *Crit Care*. 2006;10:R96.
62. Bravi A, Green G, Longtin A, et al. Monitoring and Identification of Sepsis Development through a Composite Measure of Heart Rate Variability. *PLoS ONE*. 2012;7:e45666.
63. Dierkes C, Ehrenstein B, Siebig S, et al. Clinical impact of a commercially available multiplex PCR system for rapid detection of pathogens in patients with presumed sepsis. *BMC Infect Dis*. 2009;9:126.
64. Srinivasan L, Harris MC. New technologies for the rapid diagnosis of neonatal sepsis. *Curr Opin Pediatr*. 2012;24:165–171.
65. Wong HR, Cvijanovich NZ, Allen GL, et al. Validation of a gene expression-based subclassification strategy for pediatric septic shock. *Crit Care Med*. 2011;39:2511–2517.
66. Wong HR, Salisbury S, Xiao Q, et al. The pediatric sepsis biomarker risk model. *Crit Care*. 2012;16:R174.

Section 9
酸塩基障害と電解質・水バランスの異常

37　酸塩基障害
38　電解質異常
39　横紋筋融解症
40　急性腎傷害と腎代替療法

37

酸塩基障害
acid–base disorder

Tara Scherer and Corey Slovis

背景

酸塩基のホメオスターシスは蛋白質の機能に影響を与える。つまり，言い換えると組織と臓器の機能に影響を与える。酸塩基障害は重症患者によく生じ，それを即座に認識し，被害を防ぐために補正しなければならない。最適な細胞機能はpH 7.35～7.45で発揮される。そして，体内にはpHを厳格に制御する代償機能が備わっている。酸塩基平衡障害 acid-base disturbance について述べる場合，pHはそれを的確に説明するのに有用である。酸血症はpH 7.35以下のことを意味し，一方のアルカリ血症はpH 7.45以上のことを指す。アシドーシスは水素イオン濃度が上昇する過程を意味し，一方のアルカローシスは水素イオン濃度が低下する過程を意味している。酸塩基障害のある患者は，酸性かアルカリ性のどちらか，または正常なpHとなる[1,2]。

　酸塩基障害はまず第一に呼吸性か代謝性に分類される。呼吸性の障害は，二酸化炭素分圧（P_{CO_2}）の変化によって生じる。P_{CO_2}は，呼吸性アシドーシスでは上昇し，呼吸性アルカローシスでは低下する。代謝性の障害はまず重炭酸イオン（HCO_3^-）の濃度変化から生じる。HCO_3^-は，代謝性アルカローシスでは上昇し，代謝性アシドーシスでは低下する。呼吸性・代謝性それぞれの障害には，最初のpHの傾きとは反対方向へとpHを傾かせる代償機能が存在する。例えば，代謝性アシドーシスでは過換気によってP_{CO_2}を低下させ，代償性に呼吸性アルカローシスを導き，結果としてpHを上昇させる方向に補正する。本章では，酸塩基障害を素早くみつけ，その原因を特定する手段について概説していく。

酸塩基平衡障害へのアプローチ

血液ガス分析

血液ガス分析の結果は，患者の酸塩基の状態を迅速に判断する指標となる。血液ガスの値には，pH，P_{CO_2}，酸素分圧（P_{O_2}）の値が含まれている。古くから，血液ガスは動脈穿刺によって採取されてきた。動脈血ガスでは，pH 7.36〜7.44，HCO_3^- 21〜27 mEq/L，P_{CO_2} 35〜45 mmHg，P_{O_2} 80〜100 mmHg が基準値とされている。動脈血ガスでは，pH，P_{CO_2}，P_{O_2} は直接的に測定しているが，一方で HCO_3^- は Henderson-Hasselbalch の式を用いて算出している。近年では，静脈血ガス測定が，より低侵襲でもあり，動脈血採取に取って代わるものとして勧められている。正常血圧患者を対象に行われた研究では，静脈血 pH と HCO_3^- の値は動脈血の値として代用することが可能であると示している[3〜8]。動静脈血の pH と HCO_3^- の値は同じではないが，その違いはほとんどない。救急患者 246 人を対象とした大規模前向き研究では，動脈血と静脈血を同時採取したものは，pH と HCO_3^- で高い相関関係を示した（それぞれ $r=0.97$，$r=0.95$）[7]。また別の研究では，正常心拍出量の患者 26 人，中等度の心拍出量減少がある患者 36 人，重度の循環不全がある患者 5 人，心停止患者 38 人から動脈血と中心静脈血が採取された。正常心拍出量の患者では，静脈血は動脈血に比べ pH が 0.03 低く，P_{CO_2} が 5.7 mmHg 高かった。重度の循環不全や心停止の患者では，pH と P_{CO_2} ではっきりとした違いがあった[5]。その違いは，より低血圧の患者に生じる動脈と静脈のシステムの逸脱に起因するものと考えられている。具体的には，低血圧は組織レベルでの低灌流を引き起こし，引いては毛細血管レベルでの血液への二酸化炭素の溶解量を増やす原因となっている。心停止した患者 16 人の動静脈の血液ガスの結果を比較した別の研究では，静脈の pH は同時に採取した動脈血より 0.3 低い値であった[9]。大ざっぱにいうと，ショックや呼吸困難から冠動脈虚血や心停止をきたした患者には動脈血を用いるべきであり，一方で静脈血はその他すべての患者，つまり糖尿病性やアルコール性ケトアシドーシスなどの患者に用いることが可能である。

　P_{O_2} は動静脈血の正確な相関関係が明らかになっていない。多様な病態の救急患者 95 人を対象とした前向き研究では，静脈血ガスの pH，P_{CO_2}，HCO_3^- は動脈血ガスの代用として信頼できることが示されている（静脈血は動脈血より，pH は 0.02〜0.04 低く，P_{CO_2} は 3〜8 mmHg 高く，HCO_3^- は 1〜2 mEq/L 高い）。しかし，P_{O_2} においては代用できないことが報告されている[6]。

　血液ガス値の解釈方法として，簡単な 3 つのステップを次に示す[10]。

1. アシドーシスかアルカローシスか？

pH≤7.35 であればアシドーシス，pH＞7.45 であればアルカローシスであることを示している。

2. そのアシドーシスもしくはアルカローシスは，呼吸性か代謝性か？

もし P_{CO_2} と pH が反対方向に動いていたら，それはおもに呼吸性の変化である。P_{CO_2} と pH が同一方向に動いていれば，おもに代謝性の変化である。

3. 呼吸性アシドーシスもしくはアルカローシスであれば，それは呼吸性の要素だけか？ あるいは代謝性の要素も混在しているのか？

純粋に急性の呼吸性の変化であれば，P_{CO_2} 10 mmHg の変化ごとに pH は反対方向に 0.08±0.02 動くはずである。例えば，P_{CO_2} が 50 mmHg（10 mmHg の上昇）であれば pH は 7.32（0.08 の低下）になる。このルールがあてはまらない場合は，代謝性の要素も混在しているということである。もし pH が予期せず高い場合には代謝性アルカローシスの混在があり，逆に予期せず低い場合は代謝性アシドーシスの混在がある。

代謝性アシドーシス

酸塩基障害の迅速な認識と解釈は，適切な患者管理と処置を可能にする。酸塩基障害を解釈する複数のアプローチがあったにもかかわらず[14〜16]，元来，内科医は酸塩基分析[11〜13]を苦手としてきた。代謝性アシドーシスは救急で遭遇する酸塩基異常で最も頻度の高いものである。基礎的な代謝検査（BMP）［訳注：7〜8項目からなる血液生化学検査。検査項目には，Na^+, K^+, Cl^-, (Ca^{2+}), HCO_3^-, BUN，クレアチニン，ブドウ糖がある］と血液ガスの値を用いて代謝性アシドーシスの解釈と管理を行うために，簡略化した5つのアプローチを次に示す。

1. BMP で異常値を判別する。

まずアニオンギャップを計算する前に，酸塩基障害によく付随して起こる異常値，例えば高カリウム血症などを確認する。

2. アニオンギャップを計算する。

アニオンギャップ anion gap（AG）は，血清中の測定可能な陽イオンと陰イオンの差である[17〜19]。BMP の値を用いた次の式により，AG は求められる。

$$AG = Na^+ - (HCO_3^- + Cl^-)$$

AG の基準値は 8〜12±2 である。この値は測定されない陰イオンの存在を示し

ている。AG の増加や開大は血中の HCO_3^- や pH の値にかかわらず代謝性アシドーシスが存在していることを示している。
3. **AG が開大もしくは正常なアシドーシスがある場合は，「隠れた」呼吸性の要素を評価するために 15 のルールを適用する**[20]。

　代謝性アシドーシスを認める際には，適切な呼吸性代償もしくは最初から代謝性と同時に呼吸性の要素があるのかどうかを判別するために，さらなる追加の評価が必須となる。代謝性アシドーシスに対して適切な呼吸性代償があれば，Pco_2 を下げて低い pH を補正するために呼吸数は増える。

　15 のルールは，HCO_3^- 濃度にもとづいて想定される Pco_2 と pH の代償を予測するのに用いられる。次に示すように HCO_3^- ＋15 は Pco_2 や pH の後ろ 2 桁と等しくなることを 15 のルールと呼ぶ。

$$HCO_3^- + 15 = Pco_2 \pm 2$$
$$HCO_3^- + 15 = pH の後ろ 2 桁 \pm 0.02$$

Pco_2 と pH が予測値と等しければ，適切な二次性の呼吸性アルカローシスを伴った純粋な代謝性アシドーシスが存在する。15 のルールがあてはまらなければ，同時に一次的な呼吸性の要素があるはずである。予測値より低い Pco_2 であれば一次性の呼吸性アルカローシスが代謝性アシドーシスに加えて存在している。予測値より高い Pco_2 であれば一次性の呼吸性アシドーシスが代謝性アシドーシスに加えて存在している。

　15 のルールがあてはまる例を次に示す。

$$HCO_3^- = 20, Pco_2 = 35, pH = 7.35$$
$$HCO_3^- + 15 = Pco_2 \pm 2 \rightarrow 20 + 15 = 35$$

15 のルールを用いて予測される Pco_2 の ±2 の範囲内に実際の Pco_2 があるので，適切な呼吸性代償のある純粋な代謝性アシドーシスである。また，pH の後ろ 2 桁も予測される pH の 0.02 の範囲内にある。

　次は，15 のルールがあてはまらない例を示す。

$$HCO_3^- = 10, Pco_2 = 20, pH = 7.32$$
$$HCO_3^- + 15 = Pco_2 \pm 2 \rightarrow 10 + 15 = 25$$

予測される Pco_2 は 25(±2)であるが，実測した Pco_2 は 20 である。したがって，15 のルールはあてはまらず，同時に呼吸性の過程も存在することになる。実測した Pco_2 が予測した Pco_2 より低い値なので代謝性アシドーシスに加えて一次性の呼

吸性アルカローシスも併存している。

　15のルールから推測されるように，HCO_3^-が10より下回り5に達すれば，P_{CO_2}は15に等しくなるはずである［訳注：式の計算と合わないが，下記にもあるようにHCO_3^-が10を下回れば15のルールは適用できないと思われる］。BMPの間にHenderson-Hasselbalchの式を用いてHCO_3^-を推定できることを思い起こせば，血清中の二酸化炭素を直接的に測定した値はHCO_3^-の代わりに用いられる。二酸化炭素は血清中のHCO_3^-と二酸化炭素の他の形式〔血中に溶解している二酸化炭素や炭酸（H_2CO_3）など〕の両方の形で存在している。重炭酸緩衝系は二酸化炭素とHCO_3^-のバランスを保つために存在しており，次の式によって表される。

$$CO_2 + H_2O \leftrightarrow H_2CO_3 \leftrightarrow H^+ + HCO_3^-$$

代謝性アシドーシス（H^+上昇）の患者では，代償的に過換気になることで二酸化炭素の喪失を増やし，この方程式では左向きの反応となる。呼吸性アシドーシス（二酸化炭素上昇）の患者では，右向きの反応となり同時にHCO_3^-を上昇させる。Winterの式（下記）は，代謝性アシドーシスの状況下で上昇したHCO_3^-をP_{CO_2}へ変換する呼吸性代償を評価するために用いられている[20]。

$$P_{CO_2} = 1.5 \times HCO_3^- + 8 \pm 2$$

15のルールはこの式から外挿されているが，成人でのP_{CO_2}最低値は約15であり，HCO_3^-が10を下回ってしまうと，もはや15のルールをあてはめることはできなくなる［訳注：P_{CO_2}の最低値が25であれば，説明も辻褄が合うと思われる。HCO_3^-がここまで低下してしまうと，このルールの適用は難しいということか］。その場合は，代わりにWinterの式を用いるべきである。例えば，HCO_3^-が8の患者ならばP_{CO_2}は20になるはずである。

4. アシドーシスであれば，「隠された代謝性の要素」を評価するためにΔギャップを確認する。

　次のステップはΔギャップを計算して，さらなる一次性の代謝性アシドーシスを評価することである。単純なAGの場合，AGが1 mmol/L上昇するごとにHCO_3^-±4において付随して1 mmol/Lの低下があるはずである[21〜23]。Δギャップは，AGの上昇とHCO_3^-の濃度の低下で定義されている[24]。

$$Δギャップ = ΔAG - ΔHCO_3^-$$
$$ΔAG = 実測したAG - 正常上限AG$$
$$ΔHCO_3^- = 正常下限HCO_3^- - 実測したHCO_3^-$$

この方法では，正常上限 AG は 15 mmol/L として，正常下限 HCO$_3^-$ は 25 mmol/L として定義する。ΔHCO$_3^-$ が ΔAG に等しく Δ ギャップが 0 であれば，隠された代謝性アシドーシスの過程は存在しないことになる。HCO$_3^-$ が予測よりも高ければ Δ ギャップはプラスとなり，さらなる代謝性アルカローシスが存在することになる。HCO$_3^-$ が予測よりも低ければ Δ ギャップはマイナスとなり，付随的な一次性の非 AG 代謝性アシドーシスが存在することになる。

5. 原因不明の高 AG があれば，浸透圧ギャップを確認する。

原因不明の高 AG 代謝性アシドーシスやアルコール依存症の既往がある患者の場合，エチレングリコールやメタノールなどのような容積浸透圧モル濃度の計算では算出されない浸透圧活性物質が存在するかどうか判断するために浸透圧ギャップを計算すべきである。

$$浸透圧ギャップ＝実測した血漿浸透圧－算出した血漿浸透圧$$
$$算出した血漿浸透圧＝(Na^+ \times 2)＋(ブドウ糖/18)＋(BUN/2.8)＋(アルコール/4.6)$$

高 AG 代謝性アシドーシスの状況下で標準的な浸透圧ギャップは 10 かそれ以下であり，10 より大きい場合には中毒量のアルコールの存在があることはよく知られている。これは適切な指標である一方，標準的な浸透圧ギャップをもっと正確に算出すると，約 −2±6 であり，全体の 95% がこの範囲内に入ってもともとの浸透圧ギャップは −10 〜 +14 である。このように，標準的な浸透圧ギャップ測定は間違った結果を導き出す可能性がある。例えば，もともとの浸透圧ギャップが −5 で，算出した浸透圧ギャップが 12 の患者では，真の浸透圧ギャップは 17 となる[25]。患者の浸透圧ギャップの基準値がわからなければ，算出した浸透圧ギャップが実際に上昇しているのかどうかを確かめるのは困難である。

治療指針

代謝性アシドーシスはよく救急でみられ，HCO$_3^-$ の喪失や不揮発酸の蓄積により生じる。重度のアシドーシスは循環器系（不整脈，心収縮力低下，動脈拡張）や神経系（昏睡や痙攣）を荒廃させていく。また，重症低血圧やショックによって重度のアシドーシスはよく起こり，それによる酸性の代謝産物によってさらに増悪する。

高 AG 代謝性アシドーシス

硫酸，リン酸や有機陰イオンもしくは弱酸性蛋白のように測定不能な陰イオンの存在から生じる高 AG 代謝性アシドーシスは，BMP では測定されない[26]。高 AG 代謝性アシドーシスの一般的な原因は，**KULT**(ketone ケトン，**u**remia 尿毒症，lactate 乳酸, toxin 毒素), もしくはもっとわかりやすい MUDPILES 〔methanol メタノール, uremia 尿毒症, DKA 糖尿病性ケトアシドーシス(それに飢餓性ケトアシドーシスを伴うアルコール性ケトアシドーシス), phenformin(それにメトホルミン), paracetamol(アセトアミノフェン), Isoniazid イソニアジド(INH)と iron 鉄, lactic acidosis 乳酸アシドーシス, ethylene glycol エチレングリコール, salicylate サリチル酸, solvent 溶解剤〕などの暗記法を用いて思い起こすことが可能である。

高 AG 代謝性アシドーシスの原因

1. 乳酸アシドーシス
   a．A 型乳酸アシドーシス：ショック，重度の低酸素血症や貧血により生じる全身の循環障害
   b．B 型乳酸アシドーシス
      ⅰ．B1 型(潜在的疾患)：肝臓や腎臓の機能障害による乳酸クリアランスの障害，もしくは痙攣，低体温によるシバリング，過度な運動，虚血性大腸炎による乳酸産生の上昇
      ⅱ．B2 型(薬物性/中毒性)：メトホルミン，リネゾリド，イソニアジド(INH)，HIV 製剤
      ⅲ．B3 型(代謝の先天性異常)
2. ケトアシドーシス：糖尿病性ケトアシドーシス，アルコール性ケトアシドーシス，飢餓性ケトアシドーシス
3. 腎不全：有機陰イオン(尿素，リン酸，硫酸)の排出低下
4. 毒物摂取：メタノール，エチレングリコール，トルエン，サリチル酸誘導体

乳酸アシドーシス　　乳酸アシドーシス lactic acidosis は高 AG 代謝性アシドーシスのうち最もありふれたものであり，乳酸濃度 5 mmol/L より高く，pH 7.35 より低いと定義されている[27]。乳酸は最もありふれた嫌気性代謝産物(いわゆる A 型の乳酸アシドーシス)であり，その上昇は重度の低酸素，痙攣，敗血症，ショック，青酸カリ中毒を含めさまざまな状況下で認められることがある。重度の乳酸アシドーシスの患者では 10 日で 80％の致死率となる[28]。乳酸アシドーシスの治療で柱になるのは，潜在的あるいは現在進行している疾患の是正と積極的な蘇生である。なお，炭酸水素ナトリウム($NaHCO_3$)のような緩衝剤による補充療法については，まだ見解が分かれている。ある前向き無作為化比較試験では，乳酸アシドーシスで血行動態が不安定な患者 14 人を対象に，炭酸水素ナトリウムと塩化ナトリウムが含まれた輸液の投与を行っている。炭酸水素ナトリウムの輸液はアシドーシスの是正に役立つ一方で，血行動態への反応は，カテコールアミンへの反応も含め同じ結果であった[29]。同様の研究デザインで患者 10 人を対象に行われた別の研究でも，

同じ結果であった[30]。これらを含めた多くの研究結果から，現在のガイドラインでは，pHが7.15より低下したりHCO$_3^-$が5 mEq/L以下にならない限り，乳酸アシドーシスの患者に対する炭酸水素ナトリウムでの治療は避けることが推奨されている。その場合には，HCO$_3^-$濃度の小さな変化が重大かつ潜在的・致命的な血清pHの低下へと導くことがある[26]。

糖尿病性ケトアシドーシスとアルコール性ケトアシドーシス　これらのケトアシドーシスでは，高AG代謝性アシドーシスが細胞でのブドウ糖利用の低下により起こり，脂肪酸代謝とケト酸産生へとつながっていく。糖尿病性ケトアシドーシスdiabetic ketoacidosis(DKA)は相対的なインスリン欠乏により起こり，アルコール性ケトアシドーシスは飢餓状態の結果として起こる。DKAでは治療の中心が輸液蘇生とインスリンの供給となり，管理においては炭酸水素ナトリウムの役割についてまだ結論が出ていない。ある前向き研究では，重症DKA患者(pH 6.9〜7.14) 21人を対象に，炭酸水素ナトリウム投与群と非投与群に無作為に割りつけ[31]，炭酸水素ナトリウムの投与群では，臨床的な治癒過程で何らよい効果は認められなかった[31]。他にも，pH 6.9未満のDKA患者を対象に，炭酸水素ナトリウムの効果が前向き非無作為化試験で調査されている。これらの研究では，心血管虚脱を防止するために，慎重に考慮して炭酸水素ナトリウムを投与することが推奨されている[32]。

アルコール性ケトアシドーシスalcoholic ketoacidosis(AKA)では，治療の中心は輸液蘇生となる。つまり，ブドウ糖，カリウム，マグネシウムの充足や，血管内ビタミンと最も大事なチアミンの補給である。同様の飢餓性ケトアシドーシスは，妊娠悪阻のある妊娠早期の女性でみられうるということを留意しておく。

尿毒症　尿毒症uremiaにより腎機能が低下すると，腎臓はアンモニウムイオンや水素イオンを排出する能力を失い，非AG開大性代謝性アシドーシスとなる。アンモニアは肝臓で尿素に変換され，尿素はその後，尿中へ排泄される。腎不全の進行に伴って，腎臓は尿素やリン酸，硫酸や他の有機酸を効果的に排出する能力を失い，その結果として，高AG代謝性アシドーシスとなる[33]。治療は血液透析であり，窒素老廃物を除去することによってアシドーシスを補正する。

毒性アルコール類　メタノールやエチレングリコールのような有毒アルコールの摂取は，有毒な代謝産物の蓄積とそれに伴う高AG代謝性アシドーシスを引き起こすことがある。フロントガラス・ワイパーの洗浄液や「密造酒」のような製品から摂取されるメタノールの代謝によって，ギ酸エステルや有機酸が形成され，それがアシドーシス，失明，膵臓損傷を引き起こす可能性がある。ギ酸エステルはアルコールデヒドロゲナーゼによって代謝され形成される。メタノール中毒におけるアシドーシスは，ギ酸エステルをプロトン化し，もっと組織透過性のある非荷電分子の

ギ酸へと変化させる．治療は炭酸水素ナトリウムを投与し，アシドーシスの補正を行うことから始める．それによってギ酸産生を減少させ，その結果，組織の透過性と損傷は軽減される．その他の治療手段は4-methylpyrazole（ホメピゾール）である．ホメピゾールはアルコールデヒドロゲナーゼの競合的阻害薬であり，ギ酸の産生を抑制する．中毒代謝物質を除去するために，血液透析が重度の症例では適応となる[34]．

不凍液の主要な成分であるエチレングリコールは，高AG代謝性アシドーシスを引き起こす可能性がある別の重要な有毒アルコールである．摂取後，アルコールデヒドロゲナーゼがエチレングリコールを代謝し，グリコール酸とシュウ酸になる．その結果，代謝性アシドーシスと腎障害がそれぞれ生じる．エチレングリコール摂取に対する治療は，メタノールの場合と同じである（炭酸水素ナトリウム，4-methylpyrazole，血液透析）．最近の研究では，生理学的薬物動態モデルにもとづいた治療的介入を組み合わせることで，有毒アルコール摂取の治療アルゴリズムを評価している．十分な投与が早期に行われていれば，ホメピゾールは血液透析よりも効果的であることがその研究で判明した．しかし，もうすでに腎障害が起きていたり，有毒代謝産物が産生されてしまっているような場合では，血液透析が適切な治療となる[35]．

その他の有毒物質　イソニアジドは結核の治療に使われていた薬物であり，γ-アミノ酪酸（GABA）の合成を抑制し，痙攣発作の閾値を下げる．イソニアジドを過量に内服した患者は，難治性の痙攣となることがよくある．高AG代謝性アシドーシスは，痙攣発作そのものによる結果と，乳酸からピルビン酸への変換で重要な補因子となるニコチンアミドアデニンジヌクレオチド（NAD）にイソニアジドが干渉する結果である．イソニアジドはピリドキシンにも結合し，それを不活性化する．ピリドキシンはGABAの産生に必須の補因子であり，イソニアジドを過量に内服した場合では，GABAの蓄積を枯渇させることで痙攣発作が引き起こされる．このような過量内服の場合には，GABA蓄積を再度満たすためにピリドキシンによる治療が必要である[36]．

急性鉄中毒も高AG代謝性アシドーシスを引き起こす．これは，鉄イオンの水和などにより，その過程で3つの水素イオンが放出されるためである．鉄はまたミトコンドリアの機能不全も引き起こし，その結果，嫌気性代謝から乳酸が産生される．鉄の過量内服の治療はデフェロキサミンによるキレート化である[37]．

また，高AG代謝性アシドーシスは，サリチル酸を過量に内服した場合でもみられることがある．サリチル酸は酸化リン酸エステルを切断し，嫌気性代謝の増加を引き起こす．そして，それに関連した乳酸アシドーシスやケトアシドーシスを生じ

させる。尿のアルカリ化のための炭酸水素ナトリウム投与と，適応がある場合の血液透析が治療の中心となる。尿のアルカリ化は腎臓でのサリチル酸の排泄を促進する。つまり，アルカリ尿ではサリチル酸はイオン化され，再吸収が制限される「閉じ込められたイオン」となる[38]。

最後に，トルエンなどの溶媒を吸収することで，その溶媒が馬尿酸へと代謝されれば高AG代謝性アシドーシスとなることがある。これに対する治療は支持療法となる[39]。

非AG開大性代謝性アシドーシス

非AG開大性代謝性アシドーシスが生命を脅かすことはまれであり，基礎疾患の是正によって改善されるのが一般的である。非AG開大性代謝性アシドーシスの最も一般的な原因は，腎臓もしくは消化管系での塩基喪失である。AG開大の原因は，**HARDUP** という暗記法を用いれば覚えられるかもしれない。HARDUPとは，高カロリー栄養法 **h**yperalimentation，過換気 **h**yperventilation，アセタゾラミド **ac**etazolamide，尿細管性アシドーシス **r**enal tubular acidosis(RTA)，下痢 **d**iarrhea，尿管瘻 **u**reteral diversion，膵液瘻 **p**ancreatic fistula である。

消化管が原因の場合 HCO_3^- を豊富に含んだ消化液の喪失は，下痢，尿管瘻，膵液瘻で起こる。重度の下痢では過度の消化液喪失となり，非AG開大性代謝性アシドーシスとなる。治療は補充とさらなる喪失の防止からなる。尿管瘻(例えば，回腸導管)では，尿からの塩化物イオンが腸に入る際に非AG開大性代謝性アシドーシスとなる。腸の粘膜は塩素イオン(Cl^-)を再吸収し HCO_3^- と交換する陰イオン交換体をもっている。これによって消化管での HCO_3^- の喪失が増加する[40]。また，膵液は HCO_3^- を豊富に含んでおり，膵液瘻がある場合には膵液が喪失する。治療は膵液瘻の修復である[41]。

腎臓が原因の場合 尿細管性アシドーシス renal tubular acidosis(RTA)は，腎臓が体内の酸を十分に管理できなくなったときに生じる。遠位(1型)RTAでは H^+ の分泌に障害があり，多くの原因がある。成人で最も一般的な病因は，ループスのような自己免疫的な障害である。小児では，遺伝性の遠位RTAがあることが多い。近位(2型)RTAでは HCO_3^- の再吸収障害があり，過度の HCO_3^- の喪失が生じる。近位RTAは，多発性骨髄腫，家族性疾患，アミロイドーシス，重金属中毒，腎移植によって起こることがある。薬物，特にアセタゾラミドのような炭酸脱水酵素阻害薬は，HCO_3^- の腎臓での再吸収を阻害することで近位RTAと同じような病態となることがある[42]。4型RTAは低アルドステロン症の場合に起こり，アンモニウムイオン(NH_4^+)の分泌が減り，低カリウム血症などの電解質異常を引き起こす(現在，3型RTAは分類から除外されている)。HCO_3^- の腎性喪失は，例えば重度の

喘息やCOPDの患者で過換気の状態が長く続いた場合にも起こることがあり，その結果として代償性代謝性アシドーシスが生じる。もし呼吸状態が（例えば，鎮静や人工呼吸器で）早期に是正されるのであれば，潜在的な代謝性アシドーシスが明らかとなるであろう[43]。

医原性の場合　生理食塩液のようにCl^-が豊富でHCO_3^-に乏しい輸液を急速に投与した場合でも，非AG開大性代謝性アシドーシスが生じることがある。生理食塩液のCl^-濃度は154〜155 mmol/Lであり，pHは5.5である。正常な血漿Cl^-濃度は100 mmol/LでありpHは7.4である。輸液蘇生での生理食塩液の大量投与は，高クロール血性非AG開大性代謝性アシドーシスとなることがある。AGの公式ではCl^-が原因で非AG開大となる。高Cl^-濃度の輸液投与の中止後か，あるいは乳酸リンゲル液のようにもっとpHが中性に近いものに切り替えた後に，アシドーシスの改善がみられる[44,45]。また，酸（塩酸や塩化アンモニウム）の医原性の追加は，非AG開大性代謝性アシドーシスを引き起こすことがある。

代謝性アルカローシス

代謝性アルカローシスは，血清中HCO_3^-濃度の一次性の上昇によって定義されている。とはいえ，代謝性アシドーシスほど生じることはないが，重度のアルカリ血症も同様に危険である。神経性の合併症には，異常な精神状態，昏睡，痙攣などがあり，心血管系の合併症では，不整脈と動脈血管収縮のリスク上昇などがある。そして，それらは冠血流を減少させる可能性がある。また，アルカリ血症は，低カリウム血症，低カルシウム血症，低リン酸血症と関連している。

代謝性アルカローシスは，消化管または腎臓の経路から，あるいは外因性の塩基投与などにより酸を失うことによって生じる。代謝性アルカローシスは，クロール反応性とクロール不応性に分類できる。

1. **クロール反応性**
   a. 消化管からの喪失：嘔吐，下痢
   b. 濃縮性アルカローシス
   c. 利尿薬
2. **クロール不応性**
   a. 高アルドステロン症
   b. 低カリウム血症
   c. 外因的なアルカリ負荷

クロール/生理食塩液の反応性の条件

胃液には高い濃度で水素イオンが含まれている。嘔吐や経鼻胃管からの吸引による胃液の損失は，代謝性アルカローシスを引き起こす可能性がある。治療は体液補充と胃液喪失の予防が中心となり，カリウム補充が必要になることがある。まれに起こる先天的なクロール喪失性の下痢は，Cl^-/HCO_3^-輸送体欠損に起因している。この場合，大量のCl^-は便とともに排出され，止痢薬に不応性の代謝性アルカローシスになる。

濃縮性アルカローシスは，サイアザイド系またはループ利尿薬を使用した場合に生じることがある。これらの利尿薬は，HCO_3^-喪失に釣り合わないナトリウムイオン(Na^+)とCl^-の排泄を強める。治療には輸液の投与が必要である。

クロール/生理食塩液の不応性の条件

高アルドステロン症では結果的に酸の腎性喪失が生じる。アルドステロンは直接，皮質集合管のNa^+とCl^-の再吸収を高める。これは，H^+とK^+の分泌を促進する陰性荷電の環境をつくり出し，集合管管腔側のH^+-ATPaseもまた刺激する。原発性高アルドステロン症は副腎の過形成と腺腫にみられる。二次性高アルドステロン症は，うっ血性心不全，慢性腎不全，肝不全がある状態で生じる。アルドステロン過多はBartter症候群においてもみられる。低カリウム血症をもつ患者では，カリウム補充によって経細胞的にH^+/K^+のイオン交換が生じてアルカローシスが改善される[46]。

アセタゾラミドは近位尿細管でHCO_3^-の再吸収を減少させ，重篤患者における代謝性アルカローシスの補正によく使われる[47]。大量のHCO_3^-の摂取が重度の代謝性アルカローシスの原因となる症例が報告されている。もし患者がpH 7.7を超える重度の代謝性アルカローシスもしくは不整脈があれば，希塩酸が適応となるであろう。希塩酸を用いるときには，1時間ごとにpHのチェックをしつつ，中心静脈ラインから100 mL/hrで投与しなければならない[48]。

呼吸性アシドーシス

呼吸性アシドーシスは，P_{CO_2}の一次的な増加と定義されている。病因は，気道，肺，中枢神経系，神経筋系の疾患から生じる。気道が原因の場合には気道閉塞や気道痙攣がある。肺が原因の場合は，COPD，喘息，肺水腫，気胸，腫瘍，感染がある。麻薬，鎮静催眠薬，および脳腫瘍は，呼吸中枢を抑制する。筋疾患と神経症を含む神経筋疾患は，呼吸性アシドーシスを引き起こす。治療は潜在的な原因を取り除い

たり補正したりする一方で，十分な酸素化と非侵襲的陽圧換気(NPPV)か気管挿管のどちらかを使った換気を確実に行うことである[1]。

呼吸性アルカローシス

呼吸性アルカローシスは，一次的に P_{CO_2} が低下したときに生じる。鑑別診断は良性の変化と病理的原因を広く含む。正常な妊娠，高地での居住，不安，疼痛，離脱症状は呼吸性アルカローシスを引き起こす。呼吸性アルカローシスの病的原因には，敗血症，肺塞栓症，低酸素症，およびサリチル酸の過剰投与がある。サリチル酸中毒による呼吸性アルカローシスは呼吸中枢の刺激によって生じる。呼吸性アルカローシスの治療は，その潜在的な原因の改善を目指すこととなる[2]。

混合性酸塩基平衡障害

数多くの病態が混合性酸塩基平衡障害では存在する。最も重要なのは，(1)高 AG 代謝性アシドーシスと一次性の呼吸性アルカローシス，(2)高 AG 代謝性アシドーシスと呼吸性アシドーシス，(3)高 AG 代謝性アシドーシスと代謝性アルカローシスである。

　一次性の呼吸性アルカローシスを伴った高 AG 代謝性アシドーシスは，外傷性出血による低血圧と苦痛のために過換気となっている患者で最もよくみられる。この混合障害は，アルコール性ケトアシドーシス(AKA)の患者や離脱症状で過換気となった患者にもみられる。アスピリン中毒(サリチル酸)と敗血症(乳酸アシドーシス)でも，この酸塩基異常は考慮すべきである。

　一次性の呼吸性アシドーシスに高 AG 代謝性アシドーシスが合併している例は，アシドーシスを適切に代償できない患者でみられる。このような病態は，重度のアシドーシスや脳浮腫もしくは頭蓋内圧亢進，中枢神経系抑制薬(オピオイドなど)使用中の患者でみられることがある。治療の中心は，潜在性の原因を是正することと支持療法，そしてしばしば換気の補助である。

　最後に，一次性の代謝性アルカローシスに高 AG 代謝性アシドーシスが合併した例は，腎不全〔尿細管性アシドーシス(RTA)〕もしくは糖尿病性ケトアシドーシス(DKA)，嘔吐(濃縮性アルカローシス)，あるいは同様の酸血症患者で炭素水素ナトリウム静注療法を受けている患者で認められる。

結論

酸塩基平衡障害は重篤疾患の患者で認められることが多い。本章で概説した体系的なアプローチ法は，酸塩基障害に対する迅速な認識と対応が可能となるように意図しており，細胞環境を最適化して患者の予後を改善するためである。

関連文献

文献	研究デザイン	結果
動脈血ガス(ABG) vs. 静脈血ガス(VBG)		
Gennis et al., *Ann Emerg Med*. 1985[3]	末梢 VBG 検体の有用性を判定するために，救急患者 171 人を対象とした前向き研究	平均静脈血 pH は動脈血のそれより 0.056 低く，ABG と VBG には直線的な関係が示された
Kelly et al., *Emerg Med J*. 2001[4]	動静脈血 pH の相関関係を判定するために，救急患者 246 人を対象とした前向き研究	動脈血と静脈血の pH には高い相関関係がある($r=0.92$)。静脈血 pH は動脈血 pH の代用として受け入れられている
Adrogue et al., *N Engl J Med*. 1989[5]	動静脈の差を評価するため，正常心拍出量の患者 26 人，中等度から重度の循環不全のある患者 41 人，心停止患者 38 人を対象とした前向き研究	正常心拍出量群では静脈血 pH は 0.03($p<0.05$)低く，P_{CO_2} は 0.8($p<0.05$)高い。重度の循環不全や心停止の患者群では，動静脈血の pH と P_{CO_2} で大きな差が認められた
Malatesha et al., *Emerg Med J*. 2007[6]	動静脈血での検体の一致率を判定するために，救急患者 95 人を対象とした前向き研究	pH，HCO_3^-，P_{CO_2} の静脈血での評価は ABG 分析の代用として信頼がおける。P_{O_2} での一致率は低かった〔95 % 信頼区間(CI)：-32.9 〜 145.3〕
Brandenburg et al., *Ann Emerg Med*. 1998[7]	VBG で ABG の代用が可能かどうかを判定するために，糖尿病性ケトアシドーシス(DKA)患者 38 人を対象とした前向き研究	動静脈血の pH と HCO_3^- の結果には高い相関があり，一致率も高かった(それぞれ $r=0.9689$ と $r=0.9543$)
McCanny et al., *Am J Emerg Med*. 2012[8]	ABG と VBG 値の相関を調べるために，急性増悪した慢性閉塞性肺疾患(COPD)患者 89 人を対象とした前向き研究	動静脈血で P_{CO_2} の平均差は 8.6 mmHg(-7.84 〜 25.05)で中等度の一致率であった。pH の分析では，ほぼ同じ値が示された。VBG を用いて高二酸化炭素血症の程度を判定するには不十分な一致率であった
Weil et al., *N Engl J Med*. 1986[9]	ABG と VBG の差を評価するために，心停止患者 16 人を対象とした前向き研究	動脈血 pH は 7.41 で，静脈血 pH は 7.15($p<0.001$)であった。ABG は，心停止患者の酸塩基状態を示す適切な指標とはならない

文献	研究デザイン	結果
乳酸アシドーシスでの炭酸水素ナトリウム治療の役割		
Cooper et al., *Ann Intern Med*. 1990[29)	炭酸水素ナトリウムが血行動態を改善させるかどうかを判定するために，乳酸アシドーシス患者14人を対象とした前向き盲検無作為化交差試験	炭酸水素ナトリウムは，乳酸アシドーシス患者の血行動態を改善させない。平均動脈圧に変化なし
Mathieu et al., *Crit Care Med*. 1991[30)	炭酸水素ナトリウムが血行動態と組織の酸素化を改善させるかどうかを判定するために，乳酸アシドーシス患者10人を対象とした前向き盲検無作為化交差試験	炭酸水素ナトリウムは，乳酸アシドーシス患者の血行動態または組織の酸素化を改善させなかった
糖尿病性ケトアシドーシス（DKA）での炭酸水素ナトリウム治療の役割		
Morris et al., *Ann Intern Med*. 1986[31)	炭酸水素ナトリウムが予後の検査値を回復させるかどうかを判定するために，重度のDKA患者21人を対象とした前向き無作為化試験	炭酸水素ナトリウムは，ブドウ糖やケトンの低下率を高めることはなく，DKAの改善期間も短縮しない

文献

1. Adrogue HJ, Madias NE. Management of life-threatening acid–base disorders. First of two parts. *N Engl J Med*. 1998;338:26–34.
2. Adrogue HJ, Madias NE. Management of life-threatening acid–base disorders. Second of two parts. *N Engl J Med*. 1998;338:107–111.
3. Gennis PR, Skovron ML, Aronson ST, et al. The usefulness of peripheral venous blood in estimating acid–base status in acutely ill patients. *Ann Emerg Med*. 1985;14:845–849.
4. Kelly AM, McAlpine R, Kyle E. Venous pH can safely replace arterial pH in the initial evaluation of patients in the emergency department. *Emerg Med J*. 2001;18:340–342.
5. Adrogue H, et al. Assessing acid–base status in circulatory failure: differences between arterial and central venous blood. *N Engl J Med*. 1989;320:1312–1316.
6. Malatesha G, et al. Comparison of arterial and venous pH, bicarbonate, P_{CO_2} and P_{O_2} in initial emergency department assessment. *Emerg Med J*. 2007;24(8):569–571.
7. Brandenburg MA, Dire DJ. Comparison of arterial and venous blood gas values in the initial emergency department evaluation of patients with diabetic ketoacidosis. *Ann Emerg Med*. 1998;31:459–465.
8. McCanny P, Bennett K, et al. Venous vs arterial blood gases in the assessment of patients presenting with an exacerbation of chronic obstructive pulmonary disease. *Am J Emerg Med*. 2012;30:896–900.
9. Weil M, Rachow E, et al. Difference in acid–base state between venous and arterial blood during cardiopulmonary resuscitation. *N Engl J Med*. 1986;315:153–156.
10. Isenhour JL, Slovis CM. Arterial blood gas analysis: a simple, 3-step approach: When should you suspect a mixed acid–base disturbance? *J Respir Dis*. 2008;29:74–82.
11. O'Sullivan I, Jeavons R. Survey of blood gas interpretation. *Emerg Med J*. 2005;22:391–392.
12. Schreck D, et al. Diagnosis of complex acid–base disorders: physician performance versus the microcomputer. *Ann Emerg Med*. 1986;15:164–170.

13. Austin K, Jones P. Accuracy of interpretation of arterial blood gases by emergency medicine doctors. *Emerg Med Australas.* 2010;22:159–165.
14. Haber R. A practical approach to acid–base disorders. *West J Med.* 1991;155(2):146–151.
15. Palmer B. Approach to fluid and electrolyte disorders and acid–base problems. *Prim Care.* 2008;35(2):195–213.
16. Carmody JB, Norwood VF. A clinical approach to paediatric acid–base disorders. *Postgrad Med J.* 2012:88:143–151.
17. Emmett M, Narins R. Clinical use of the anion gap. *Medicine.* 1977;56:38–54.
18. Gabow P, et al. Diagnostic importance of an increased serum anion gap. *N Engl J Med.* 1980;303:854–858.
19. Oh M, Carroll H. The anion gap. *N Engl J Med.* 1977;297:814–817.
20. Albert MS, Dell RB, Winters RW. Quantitative displacement of acid base equilibrium in metabolic acidosis. *Ann Intern Med.* 1967;66:312–322.
21. Narins R, Emmett M. Simple and mixed acid–base disorders: a practical approach. *Medicine.* 1980;59:161–187.
22. Dubose T. Clinical approach to patients with acid–base disorders. *Med Clin North Am.* 1983;67:799–813.
23. Goodkin D, et al. The role of the anion gap in detecting and managing mixed metabolic acid–base disorders. *Clin Endocrinol Metab.* 1984;13:333–349.
24. Wrenn K. The delta gap: an approach to mixed acid–base disorders. *Ann Emerg Med.* 1990;19:1310–1313.
25. Hoffman RS, Smilkstein MJ, Howland MA, et al. Osmol gaps revisited: normal values and limitations. *J Toxicol Clin Toxicol.* 1993;31(1):81–93.
26. Gauthier P, Szerlip H. Metabolic acidosis in the intensive care unit. *Crit Care Clin.* 2002;18:289–308.
27. Mizock B, Falk J. Lactic acidosis in critical illness. *Crit Care Med.* 1992;20:80–93.
28. Stacpoole P, Wright E, et al. Natural history and course of acquired lactic acidosis in humans: the DCA-lactic acidosis study group. *Am J Med.* 1994;97:47–54.
29. Cooper DJ, et al. Bicarbonate does not improve hemodynamics in critically ill patients who have lactic acidosis. *Ann Intern Med.* 1990;112:492–498.
30. Mathieu D, et al. Effects of bicarbonate therapy on hemodynamics and tissue oxygenation in patients with lactic acidosis: a prospective, controlled clinical study. *Crit Care Med.* 1991;19(11):1352–1356.
31. Morris LR, et al. Bicarbonate therapy in severe diabetic ketoacidosis. *Ann Intern Med.* 1986;105:836–840.
32. Kitabchi A, et al. Hyperglycemic crises in adult patients with diabetes: a consensus statement from the American Diabetes Association. *Diabetes Care.* 2006;29(12):2739–2748.
33. Walls J. Metabolic acidosis and uremia. *Perit Dial Int.* 1995;15(5):S36–S38.
34. Burns M, et al. Treatment of methanol poisoning with intravenous 4-methylpyrazole. *Ann Emerg Med.* 1997;30(6):829–832.
35. Corley R, McMartin K. Incorporation of therapeutic interventions in physiologically based pharmacokinetic modeling of human clinical case reports of accidental or intentional overdosing with ethylene glycol. *Toxicol Sci.* 2005;85(1):491–501.
36. Morrow L, et al. Acute isoniazid toxicity and the need for adequate pyridoxine supplies. *Pharmacotherapy.* 2006;26(10):1529–1532.
37. Britton R, et al. Iron toxicity and chelation therapy. *Int J Hematol.* 2002;76(3):219–228.
38. O'Malley G. Emergency department management of the salicylate-poisoned patient. *Emerg Med Clin North Am.* 2007;25(2):333–346.
39. Dickson R, Luks A. Toluene toxicity as a cause of elevated anion gap metabolic acidosis. *Respir Care.* 2009;54(8):1115–1117.

40. Davidsson T, et al. Long-term metabolic and nutritional effects of urinary diversion. *Urology*. 1995;46:804–809.
41. Callery M, et al. Prevention and management of pancreatic fistula. *J Gastrointest Surg*. 2009;13(1):163–173.
42. Heller I, et al. Significant metabolic acidosis induced by acetazolamide. Not a rare complication. *Arch Intern Med*. 1985;145(10):1815–1817.
43. Morris C, Low J. Metabolic acidosis in the critically ill: Part 2. Causes and treatment. *Anaesthesia*. 2008;63:396–411.
44. Kellum J. Saline induced hyperchloremic metabolic acidosis. *Crit Care Med*. 2002;30:259–261.
45. Prough D, Bidani A. Hyperchloremic metabolic acidosis is a predictable consequence of intraoperative infusion of 0.9% saline. *Anesthesiology*. 1999;90:1247–1249.
46. Khanna A, Kurtzman N. Metabolic alkalosis. *J Nephrol*. 2006;19(suppl 9):S86–S96.
47. Mazur J, et al. Single versus multiple doses of acetazolamide for metabolic alkalosis in critically ill medical patients: a randomized, double-blind trial. *Crit Care Med*. 1999;27:1257–1261.
48. Mennen M, Slovis C. Severe metabolic alkalosis in the emergency department. *Ann Emerg Med*. 1988;17(4):354–357.

38

電解質異常
electrolyte disorder

Katy M. Deljoui and Michael T. McCurdy

背景

電解質異常は重篤な患者によくみられ，罹患率や死亡率の上昇に関連している。本章では，日常診療で遭遇する電解質異常について再検討し，それらを治療管理するための系統的なアプローチを提示する。

ナトリウムの異常

低ナトリウム血症
疫学
低ナトリウム血症 hyponatremia は日常診療でよくみられる電解質異常である。単独でみられることもあれば，他の疾患の合併症として現れることもある。有病率は，患者人口，臨床的な状況，それぞれによって定められたナトリウムイオン (Na^+) の基準値によって異なる。一般的な Na^+ 濃度の基準値は 135～145 mEq/L と考えられている。低ナトリウム血症は通常，135 mEq/L 未満と定義されている。

Na^+ は細胞外の主要な陽イオンであり，細胞膜を自由に通過することはできない。そのため，低ナトリウム血症の状態になるには，水分の摂取量が排泄量を上回らなければならない。しかし，健常人では水分摂取量が腎臓のナトリウム排泄能を超えることは滅多にない。低ナトリウム血症の一般的な原因は，腎機能障害，抗利尿ホルモン (ADH) やバソプレシンの不適切な分泌である[1]。

病歴と身体所見
低ナトリウム血症の臨床症状では，頭痛，痙攣発作，昏睡がみられる。体液の移動により脳浮腫を引き起こした場合には，死に至ることさえある。症状の重症度は，発症までの時間と低下した血清 Na^+ 濃度値の大きさに関連している[2]。

診断的評価

真の低ナトリウム血症は常に低浸透圧血症であるが，等～高浸透圧血症も起こることがある。高浸透圧性低ナトリウム血症 hyperosmolar hyponatremia（>295 mOsm/kg）は，典型的には高血糖や浸透圧利尿薬（例えば，マンニトール）など他の有効な浸透圧物質により引き起こされる。治療には，影響を与えている点滴を中止すること，さらに場合によっては75～100 mg/dL/hrで血糖値を下げることが含まれる。等浸透圧性低ナトリウム血症 iso-osmolar hyponatremia（280～295 mOsm/kg）は，高脂血症，高蛋白血症により引き起こされ，偽性低ナトリウム血症 pseudohyponatremia とも呼ばれる。たいてい無症候性であり，特別な治療は必要としない。この項の残りの部分では，低浸透圧性ナトリウム血症（<280 mOsm/kg）に焦点をあてていく。

低浸透圧性低ナトリウム血症 hypoosmolar hyponatremia は，循環血液量が増加，正常，減少のそれぞれで存在する。循環血液量減少性低ナトリウム血症 hypovolemic hyponatremia は腎性または腎外性の水分と塩分の喪失により生じる。腎外性の場合は，嘔吐と下痢により生じるのが典型的である。ほかに注目すべき病因として，熱傷，外傷，膵炎が挙げられる。腎外性の喪失の場合，体はADHを放出し，Na^+濃度を維持しようとつとめる。しかし，最終的に塩分より多くの水分が体内に蓄えられることにより，高張尿（尿中Na^+<10 mEq/L）となり，低ナトリウム血症に至る。一方，腎性の喪失の原因としては，ミネラルコルチコイドの不足，過剰な利尿薬の使用，浸透圧利尿，中枢性塩類喪失症候群が含まれる[3]。腎性の場合には，尿中Na^+濃度（>20 mEq/L，たいてい>40 mEq/L）と尿浸透圧（>100 mOsm/kg，しばしば>300 mOsm/kg）の両者の不適切な上昇がみられる。

等容量性低ナトリウム血症 isovolemic hyponatremia は，水分のみが体内に保持されることによって生じる（塩分は保持されない）。除外診断ではあるが，よく知られている典型的な例として抗利尿ホルモン分泌異常症候群 syndrome of inappropriate antidiuretic hormone secretion（SIADH）が挙げられる。SIADH は，利尿薬の使用，甲状腺機能低下症，副腎不全を除き，臨床的に正常な循環血液量で生じる低浸透圧性低ナトリウム血症と定義されている。SIADH では，尿中Na^+濃度（>20 mEq/L）と尿浸透圧（>100 mOsm/kg，一般的に>300 mOsm/kg）が上昇する[4]。SIADH の病因は，髄膜炎，悪性腫瘍（子宮頸癌，リンパ腫，白血病，気管支癌），薬物〔シクロホスファミド，ビンクリスチン，ビンブラスチン，選択的セロトニン再取り込み阻害薬（SSRI）〕，肺病変，肉芽腫など，多岐にわたる[5]。他のまれな原因として，心因性多飲症，甲状腺機能低下症，副腎不全またはグルココルチコイドの分泌不全が挙げられる。

循環血液量増加性低ナトリウム血症 hypervolemic hyponatremia は，水分の保持量が塩分より多くなるときに生じ，うっ血性心不全，肝硬変，ネフローゼ症候群で生じることが最も多い[6]。これらの疾患では体が塩分を保持しようとつとめ，結果的に尿中 Na^+ 濃度が低値となり（＜20 mEq/L），高浸透圧尿（＞500 mOsm/kg）となる。注目すべきは，急性または慢性腎不全もまた循環血液量増加性低ナトリウム血症に至るということである。しかし，これらの腎不全の場合には，尿中 Na^+ 濃度は一般的に上昇し（＞20 mEq/L），等張尿となる[7]。

治療指針

循環血液量減少性低ナトリウム血症の補正には，塩分と水分の両方の補給が必要となる。治療するうえで考慮すべき要素は，症状の重症度と持続時間である。慢性的な低ナトリウム血症（または発症時期がわからない無症候性の低ナトリウム血症）では，追加のナトリウム投与を避け，水制限を行い，Na^+ 濃度を 0.5 mEq/L/hr 以下での速度で補正することを目標に治療する。そして，急速なナトリウム補正による神経学的合併症を避ける必要がある。比較的軽度で急性の低ナトリウム血症では，Na^+ 濃度は 1 mEq/L/hr[8] または 24 時間で 8 mEq/L[9] を超えて補正すべきではない。急性の症状（痙攣，意識障害など）が出現した場合には，高張食塩液を Na^+ 濃度が 2 mEq/L/hr かつ 24 時間で 12 mEq/L を超えないように投与する[10]。慢性低ナトリウム血症の急速な補正で最も恐ろしい合併症は，橋中心髄鞘崩壊症 central pontine myelinolysis（CPM）である。この疾患は，細胞内外の浸透圧を等しくするために，水分が脳細胞内に急に取り込まれることによって生じる[11,12]。CPM は，構音障害と嚥下障害を伴う不全対麻痺または不全四肢麻痺として発症するのが典型的である。剖検では，CPM の患者はびまん性の脱髄所見を呈することが多い。

症状の重症度と持続時間が明確になったら，Na^+ 不足量，体内総水分量（TBW），目標とする Na^+ 濃度上昇率を計算する。

- Na^+ 不足量＝TBW×（目標とする Na^+ 濃度－測定された Na^+ 濃度）
- TBW＝体重(kg)×Y 係数
  〔Y＝0.6 L/kg（小児，成人男性）。0.5 L/kg（成人女性，高齢男性）。0.4 L/kg（高齢女性）〕

例えば，体重 50 kg の女性で，血清 Na^+ 濃度が 112 mEq/L で症状があり，最初の 24 時間で Na^+ 濃度を約 10 mEq 上昇させたい（目標とする血清 Na^+ 濃度は 122 mEq/L）とする。この場合，Na^+ 不足量は次のように計算される。

$$(50\ kg \times 0.5\ L/kg) \times (122\ mEq/L - 112\ mEq/L) = 250\ mEq$$

患者は症状があるので，1 L あたり 500 mEq の Na$^+$ を含む 3% 高張食塩液の使用が可能である．最初の 24 時間で 3% 高張食塩液 500 mL（すなわち 250 mEq × [1,000 mL/500 mEq]）を約 20 mL/hr で投与する．

一般的な指針として，1 L の輸液により上昇する血清 Na$^+$ 濃度（mEq/L）は次の式で推定される．

- 1 L の輸液により上昇する Na$^+$ 濃度（mEq/L）＝（投与した Na$^+$ 濃度−測定された Na$^+$ 濃度）/（TBW＋1）

もし上記の患者の症状が重篤でなく，代わりに生理食塩液（154 mEq/L）が使われた場合（1 L の輸液により），期待される Na$^+$ 濃度の上昇は，

$$(154 - 112)/(25 + 1) = 1.6 \text{ mEq/L}$$

となる．

等容量性低ナトリウム血症の補正は通常，水制限と，バランス異常の根本原因（SIADH，甲状腺機能低下症，副腎不全など）の補正によって実現されている．塩の錠剤での処方を考慮したり，尿量が少ないときにはループ利尿薬の使用が必要になることもある．難治性の場合には，バソプレシン受容体拮抗薬（バプタン系）を使用してもよいであろう．抗利尿ホルモン（ADH）は，V_{1a}，V_{1b}，V_2 を含む多様な受容体をもっている．V_2 受容体は抗利尿作用を調節し，V_{1a} と V_{1b} 受容体は血管収縮作用が強い[13,14]．バプタン系は，Na$^+$ に影響を与えることなく選択的に水利尿を生じさせる．そのために，口渇感が強まり，患者の飲水量は増えるが，予期される Na$^+$ の上昇は制限され，自由水の喪失により低ナトリウム血症は補正される．今のところ，2 種類のみのバプタン系が米国で利用可能となっている．それは，トルバプタンと conivaptan である．トルバプタンは V_2 受容体に選択的な経口薬であり，プラセボとの比較試験では Na$^+$ 濃度を有意に上昇させることが示されている．しかし，トルバプタンには重大な副作用があり，それは低ナトリウム血症をきわめて急速に補正してしまうことである[15]．対して conivaptan は V_2 と V_{1a} 受容体を阻害し，静注，経口どちらの投与法も可能である．静注[16]と経口[17]での試験によれば，プラセボと比較して統計学的に有意な Na$^+$ 濃度の上昇を示している．しかし，conivaptan には次のような作用があるので気をつけなければならない．それは，降圧作用と，V_{1a} 阻害によって肝硬変患者で静脈瘤出血のリスクを高める作用である．バプタン系を日常の臨床で使用することを推奨する前にまだより多くの研究が必要である．追加治療の選択肢として，集合管を ADH に対して不応性にして，腎性尿崩症を効率的に引き起こすテトラサイクリン系抗菌薬であるデメチルクロルテトラサイ

クリン(600〜1,200 mg/日)か，ADHの分泌を抑制して，中枢性尿崩症に似た症状を引き起こすフェニトイン〔ジフェニルヒダントイン(6時間ごとに40 mg/kg)〕の投与が挙げられる[18,19]。

循環血液量増加性低ナトリウム血症の補正は，水制限(600〜1,000 mL/日)，原因疾患(心不全，腎不全，肝硬変，ネフローゼ症候群など)の治療，余分な塩分の制限を中心に行う。ループ利尿薬と併用してバプタン系の使用を考慮してもよいかもしれない[20]。

高ナトリウム血症
疫学
高ナトリウム血症 hypernatremia は，Na^+ が体内の水分量を超えたときに生じる。先述の低ナトリウム血症は，低浸透圧・等浸透圧・高浸透圧のどれにもなりうるが，高ナトリウム血症は常に高浸透圧となる[21,22]。高浸透圧血症は口渇感や水分摂取を刺激するので，口渇感を感じる作用機序に異常があるときや，水分摂取が制限されるときにのみ高ナトリウム血症は生じる。それゆえ，高齢者や身体障害者は，重篤な入院患者と同様に高ナトリウム血症のリスクが最も高い。ICUに新規に入室する患者の2〜6%は高ナトリウム血症を呈している[23]。そして，内科系ICU患者の6〜26%，外科系ICU患者の4〜10%は，入院中(たいてい最初の週)に高ナトリウム血症を呈する。このことが重要なのは，入院患者での高ナトリウム血症の進行が，死亡率の独立した危険因子であると示されているからである[24〜29]。

病歴と身体所見
高ナトリウム血症の症状は，細胞内の水分がより高張な細胞外へ移動し，その際に神経細胞が脱水状態になることで現れる。症状としては，嗜眠，易刺激性，意識障害，腱反射亢進，筋痙攣が多い。高ナトリウム血症は，高血糖を引き起こすブドウ糖代謝異常に関連している可能性がある[30,31]。そして，重度の場合，最終的には急性腎不全を伴う横紋筋融解症を引き起こす[32,33]。最終的に高ナトリウム血症は心機能低下に関連している[34]。

診断的評価
低ナトリウム血症と同様に高ナトリウム血症も，循環血液量の減少，正常，増加のどれでも起こりうる。循環血液量減少性高ナトリウム血症 hypovolemic hypernatremia は体内の低張液を喪失(水分の不足が Na^+ の不足を超える)したときに生じる。これは，消化器からの喪失(嘔吐，下痢など)と腎性の喪失(内因性腎疾患，利尿薬の使用など)で一般的にみられる。身体診察での異常は，たいてい体重の10〜15%の水分が失われるまで明らかにならない。なぜなら，細胞内から細胞外へ水分

が移動し，循環血液量を保持しようとするからである．

　等容量性高ナトリウム血症 isovolemic hypernatremia は，口渇感を感じることができないとき，すなわち先天性または後天性視床下部の障害〔頭蓋咽頭腫，原発性または転移性の視床下部腫瘍（乳癌，肺癌など），血管病変，外傷〕があるときに生じるのが典型的である[35]．他の原因としては，中枢性と腎性の尿崩症が挙げられる．中枢性尿崩症 central diabetes insipidus（CDI）は，ADHの産生か分泌のどちらかが障害されることによって生じ，頭部外傷や下垂体手術の後に生じることが多い．腎性尿崩症 nephrogenic diabetes insipidus（NDI）は，ADHに対する腎臓の反応性が障害されることによって生じる．いずれの場合においても，尿量はおよそ3 mL/kg/hr まで増量し，尿比重はたいてい 1.000 〜 1.003 を呈する．

　循環血液量増加性高ナトリウム血症 hypervolemic hypernatremia は，3％生理食塩液または炭酸水素ナトリウム（$NaHCO_3$）のような高張液の大量投与や，低張性の感知できない喪失（発熱性疾患，呼吸窮迫，消化器からの喪失など）に対する生理食塩液の投与により，生理的，二次的な医原性のものによって生じる．それはまた偶発的な塩分の摂取や，減多にないが，ミネラルコルチコイド過剰（Cushing症候群など）でも生じることがある．

治療指針

　高ナトリウム血症の治療管理の第一歩は，循環血液量の評価である．循環血液量減少性高ナトリウム血症は，等容量性または循環血液量増加性の場合と治療方針が異なる．循環血液量が減少しているときの臨床的な徴候は，口渇感の増加，眼球陥没，粘膜の乾燥，安静時または立位時の頻脈，低血圧，乏尿などが挙げられる．また，血行動態モニタリングでわかることは，非常に低値の中心静脈圧，人工呼吸器下の患者の動脈圧の変化，自発呼吸のある患者の下肢挙上での血圧の上昇などである．生化学検査では，ヘマトクリット値の上昇，高尿酸血症，高浸透圧尿，低ナトリウム尿（腎外性の場合）が明らかになる．

　循環血液量減少性高ナトリウム血症の治療は，循環血液量の不足を補正するために晶質液による輸液蘇生から開始する．輸液蘇生は，起立性低血圧，頻脈，尿量の改善といった症状消失まで施行すべきである．循環血液量の不足が補正されたら，次のステップは自由水の不足分を計算する．それは，次の計算式で求められる．

- 自由水の不足分（L）＝ TBW ×〔（測定された血清 Na^+ 濃度/140）－ 1〕

　自由水の不足は，5％ブドウ糖液や Na^+ 濃度が少ない点滴（0.45％生理食塩液など）で補正することが可能である[36]．低ナトリウム血症と同様に，急速な補正は脳浮腫の原因となる可能性があるため，補正は徐々に行うことが必須である[37,38]．慢性ま

たは経過がわからない症例では，0.5 mEq/L/hr または 24 時間で 8～10 mEq/L を超えない速度で補正する。急性ナトリウム血症は症状が出現前の 48 時間以内に Na^+ の上昇がみられた場合にのみ診断される。これらの場合では，2～3 mEq/L/hr または 24 時間で 12 mEq/L まで急速補正することは適切とされる[39]。例えば，40 歳の女性で体重 50 kg，Na^+ 160 mEq/L の場合，TBW は 50 kg×0.5 L/kg＝25 L となる。総水分量の不足は 25 L×[(160/140)－1]＝3.6 L となる。このように 3.6 L の補液により 160 から 140 mEq/L まで(または，20 mEq まで)ナトリウムの値を低下させなければならない。この症例が急性の経過ではないと仮定すると，補正速度は 0.5 mEq/hr 以下，すなわち 40 時間以上，または約 90 mL/hr の速度で補正する必要がある。これに一般的に約 30 mL/hr の不感蒸泄を加えると，計 120 mL/hr の速度で補正する。

尿崩症によって引き起こされる高ナトリウム血症の場合は，尿 1 mL に対して 0.5～0.75 mL の水で喪失分を補正すべきである。中枢性尿崩症(CDI)の場合では，バソプレシン(6～12 時間ごとに 5～10 単位筋注)，デスモプレシン酢酸塩もしくはデスモプレシン(DDAVP)(12 時間ごとに 1～2 μg を皮下注または静注)を考慮してもよい。これらの薬物は，腎臓の集合管に作用して水の再吸収を増加させる ADH の類似物質である。

表 38-1　低ナトリウム血症の治療

	治療	補正速度または投与量
循環血液量減少性低ナトリウム血症		
● 亜急性	● 生理食塩液	● 1 mEq/L/hr または 8～10 mEq/L/日
● 急性	● 高張食塩液	● 2 mEq/L/hr または 12 mEq/L/日
● 慢性	● 水制限	● 0.5 mEq/L/hr または 4～6 mEq/L/日
等容量性低ナトリウム血症		
	● 基礎疾患の治療	
	● 水制限	
	● 塩分の補充	
	● バプタン系	● トルバプタン 15～60 mg/日を経口
	● デメクロサイクリン	● 300 mg を 6～12 時間ごとに経口
	● フェニトイン(ジフェニルヒダントイン)	● 600～1,200 mg/日を経口
循環血液量増加性低ナトリウム血症		
	● 基礎疾患の治療	
	● 水制限	● 1 日に必要とする水分量の 50～60%
	● バプタン系	
	● ループ利尿薬	

表38-2 高ナトリウム血症の治療

	治療	補正速度または投与量
循環血液量減少性高ナトリウム血症		
●急性	●自由水の補充	●2 mEq/L/hr または 12 mEq/L/日
●慢性	●自由水の補充	●0.5 mEq/L/hr または 4〜6 mEq/L/日
	●バソプレシン	●5〜10単位を6〜12時間ごとに筋注
	●デスモプレシン	●1〜2 μg を12時間ごとに皮下注/静注
等容量性高ナトリウム血症		
	●水の補充	
	●ループ利尿薬	
循環血液量増加性高ナトリウム血症		
	●水の補充	
	●ループ利尿薬	
	●透析	

　等容量性または循環血液量増加性高ナトリウム血症の場合は，ループ利尿薬の使用にかかわらず，自由水(5%ブドウ糖液など)の補液だけを行う．腎不全では透析が必要かもしれない．
　ナトリウム血症の治療概要を表 38-1 と表 38-2 に示す．

カリウムの異常

低カリウム血症
疫学
　Na^+ は細胞外での主要な陽イオンであったが，カリウムイオン(K^+)は細胞内での主要な陽イオンである．これらの正に荷電した粒子の濃度差が細胞内外の電位差をつくり出し，これは膜電位として知られている．膜電位は，神経伝達と筋収縮で重要となる放電，つまり活動電位を発生させている．このため，血清 K^+ 濃度は，非常に狭い範囲に保持されている．低カリウム血症 hypokalemia(血清 K^+ 濃度の低下)では，K^+ は細胞内から細胞外へ移動する．その結果，細胞膜が過分極となり，脱分極しにくくなって活動電位は発生しにくくなる．

病歴と身体所見
　低カリウム血症では，全身性の筋力低下，麻痺性イレウス，心伝導の異常などが現れる．低カリウム血症に伴う心電図変化では，ST 低下，T 波の平坦化，U 波の増大がある[40]．重度の場合では，PR 間隔延長と QRS 幅の拡大がみられる場合もある．

診断的評価
　おもに3つの機序により低カリウム血症は引き起こされる．それは，細胞内への

K^+移動の増加，カリウムの摂取不足，K^+喪失の増加である。インスリン，アドレナリン，β_2作動薬，α作動薬はすべて，K^+を細胞内へ移動させる[41,42]。飢餓や栄養失調はカリウムの摂取不足を引き起こす。利尿薬，胃腸障害はK^+の喪失を増加させる。利尿薬投与は，K^+損失の最も一般的な原因である。サイアザイド系とループ利尿薬はNa^+の再吸収を阻害することにより，集合管へ運ばれるNa^+を増やす。その結果，電気化学的勾配によりK^+が排泄されやすい状態になる[43]。一般に考えられていることとは一致しないかもしれないが，嘔吐や経鼻胃管の吸引に合併する低カリウム血症は，消化液の喪失ではなく，実際には腎性のK^+喪失の増加によって生じている。胃液が減少することにより循環血液量が減少し，その結果レニン-アンジオテンシン系が刺激され，アルドステロンの分泌量が増加する。そして次はアルドステロンの増加が，原発性または二次性アルドステロン症と同様に，K^+を排泄する代わりにNa^+の再吸収を増加させる。

治療指針
無症候性低カリウム血症の治療は，時間をかけた経腸補正により数日間かけて安全に達成される。重度の低カリウム血症の患者では，最大推奨速度10～20 mEq/hrで非経口的補正が行われる。塩化カリウムが一般的に用いられているが，リン酸カリウムも使用が可能である。生命に危険がある状態では，塩化カリウムを最大40 mEq/hrで中心静脈から投与する。可能であれば，ICUで行うのが望ましい[44]。低カリウム血症の補正中は，重度で一過性の高カリウム血症を生じやすいので，治療が続く間はテレメトリーを用いて厳密なモニタリングを行う必要がある[45]。低リン酸血症と低マグネシウム血症は低カリウム血症と合併することが多く，K^+濃度を補正するために治療しなければならない[46]。

高カリウム血症
疫学
高カリウム血症 hyperkalemia は，致死的な電解質異常になる可能性がある。そのため，迅速な認識と治療が最優先される。高カリウム血症は低カリウム血症とは逆に，カリウム摂取量の増大，細胞内から細胞外へのK^+移動，腎臓での排泄不全により生じる。入院患者のカリウム摂取の増加は医原性の典型例であり，カリウムの誤った過量静注が原因として挙げられる。細胞内から細胞外へのK^+移動は，アシドーシス，細胞の崩壊により生じる。K^+排泄の減少は，腎不全，副腎不全により生じることが多い。

病歴と身体所見
重度の高カリウム血症は，知覚異常，弛緩性麻痺を生じる筋力低下，深部腱反射の

減弱を引き起こす．しかし，一般的に横隔膜の運動は抑制されない．脳神経も減多に障害されない[47]．心電図では，テント状T波，QRS幅の拡大，正弦波，QT間隔の短縮をきたす．未治療の場合には，心室細動や心静止に至る[48]．

診断的評価

見立てによる診断に頼ることが多いが，高カリウム血症の患者90人を対象とした後ろ向き再調査によれば，高カリウム血症に関連した変化を明らかにする心電図検査の感度は約80％と見積もられている[49]．高カリウム血症に対する心電図検査の感度は，電解質異常の重症度に伴って上昇するが，正常な心電図結果が重度の高カリウム血症でも報告されている[50]．それゆえ，心電図の変化は，重度の高カリウム血症で即座に治療を開始すべき必要不可欠な条件とはならない．

治療指針

血清K^+濃度がどのくらいかにかかわらず，心電図の変化に気づいた場合や，K^+濃度が6.5〜7 mEq/Lを超える場合には，即座に治療を開始しなければならない[51]．その際に，治療の目標は3つある．(1)K^+による細胞膜への興奮作用を拮抗する．(2)細胞外環境から細胞内へK^+を移動させる．(3)体内のK^+排泄を高める，である．

グルコン酸カルシウムまたは塩化カルシウムは，高カリウム血症による心筋への影響を拮抗し，不整脈を防ぐためにまず投与すべきである．古典的には，グルコン酸カルシウムを1アンプル(10％溶液10 mLで1 gまたは4.6 mEq含有)投与することを推奨している．2〜5分かけて投与し，2〜3分で期待される効果が出現する[52,53]．グルコン酸カルシウムは塩化カルシウムより好まれる傾向がある．それは，塩化カルシウムはグルコン酸カルシウムと比較して濃縮されており(10％溶液10 mLで13.6 mEq)，そのためにグルコン酸カルシウムは静注された周辺部位の血管外漏出による組織壊死をより起こしにくい[54]．2回目の投与は，心電図上で改善がみられなかったり，最初の改善後に再度異常がみられた場合に，最初の投与から5分後にグルコン酸カルシウムを投与する．1アンプルの作用時間は30〜60分である[55]．注目すべきは，ジギタリス配糖体を内服している患者にカルシウムの静注を繰り返すと，突然死があったと報告がされていることである[56,57]．これらの症例は伝聞によるものではあるが，このような患者ではカルシウム静注を完全に回避するか，少なくともカルシウム投与中に厳格なモニタリングを行うといった，慎重さが求められる．

インスリンは細胞内にK^+を移動させることにより，血清K^+濃度を低下させる．効果は容量により影響され[58]，細胞膜のNa^+,K^+-ATPaseポンプに作用する[59]．レギュラーインスリン10単位が標準的な量である．そして，K^+を15〜30分かけて細胞外から細胞内に移動させ，効果は発現から最低でも4〜6時間は持続する[60]．

いくつかの研究では，この投与量でK$^+$を約0.6 mEq/L低下させることが示されている。インスリンによる低血糖を防ぐために，50％ブドウ糖液を25 g静注するのが一般的である。しかし，インスリンの血清K$^+$に対する効果は1時間でピークに達するため，1回のブドウ糖投与ではその後の低血糖を防ぐには不十分かもしれない。このため，最初のブドウ糖の投与後，さらに追加投与を始めることを推奨している者もいる[61]。インスリンは，高血糖の患者（普段の血糖値＞250 mg/dL）ではブドウ糖の投与なしで用いるべきであり，これらの患者では高血糖それ自体が，高カリウム血症の原因となることがある[62]。

　炭酸水素ナトリウムの投与は，高カリウム血症の緊急時の治療としては賛否両論である。炭酸水素ナトリウムは典型的に8.4％溶液（1 mEq/mL）で用いられており，1アンプル50 mL（50 mEq）を5分間かけて静注される。インスリンのように炭酸水素ナトリウムはカリウムを細胞外から細胞内へ移動させることが前提となっている。理論上，炭酸水素ナトリウムはNa$^+$/H$^+$交換輸送体に作用し，水素イオン（H$^+$）が細胞外へ移動するのを促進する。この結果，より多くのNa$^+$が電気勾配を保つために細胞内へ移動する。高カリウム血症では，細胞内のNa$^+$濃度が上昇することにより，Na$^+$,K$^+$-ATPaseポンプが活性化し，K$^+$を細胞外から細胞内へ移動させる。重要なことはNa$^+$/H$^+$交換輸送体は定常状態では不活性にみえるが，アシドーシスの状態では活性化していることである[63]。高カリウム血症で炭酸水素ナトリウムの有効性を示す根拠については，1950〜1970年代に実施されたわずかな臨床研究の結果にもとづいている[64,65]。以降の研究では，炭酸水素ナトリウムの短時間またはボーラス投与は急性期において効果がないことが示されている[66〜69]。それに対して炭酸水素ナトリウムの長時間の投与（4〜6時間）はK$^+$濃度を約0.6 mEq/L低下させたという報告もある[70]。アシドーシスを伴った高カリウム血症の患者に対して，禁忌ではないが炭酸水素ナトリウムの急性効果は限定的であり，K$^+$濃度が著明に，または急速な変化をもたらさないことは予側しておくべきである。

　β_2作動薬により，血清K$^+$濃度はより効果的に低下する[71〜78]。β_2作動薬（サルブタモールなど）は，インスリンのように，Na$^+$,K$^+$-ATPaseポンプを刺激し，K$^+$を細胞外から細胞内へ移動させる。推奨投与量は，生理食塩液4〜8 mLに対してサルブタモール10〜20 mgである。それを10〜20分以上かけて吸入する。静注，定量吸入器の場合もある。ほとんどは30分以内に作用が発現し，最大2時間は効果が持続する。血清K$^+$濃度は通常，サルブタモール10〜20 mgにつき0.5〜1.2 mEq/L低下する。

　ポリスチレンスルホン酸ナトリウム（ケイキサレート®）は陽イオン交換樹脂であり，Na$^+$と消化管で分泌されたK$^+$を交換することにより，体内からK$^+$を排泄する。

この薬物は，一般的に1〜2g/kg経口または注腸で投与する．注腸で投与する場合には，便秘を防ぐためにソルビトールと併用する．効果にばらつきはあるが，ポリスチレンスルホン酸ナトリウム1gあたり，K^+を約0.65mEq/L取り除くことができる[79,80]．ただし，使用にあたっては，2つの重要な懸念事項がある．1つ目は効果発現までに時間がかかることである．経口投与では効果発現まで2時間以上かかる．効果が最大に達するまで6時間以上かかることもある．注腸投与では効果発現の時間はより早いが，消化管内を通過する時間が短いため，経口と比較して効果が小さいことがある[81]．2つ目は薬物毒性の可能性である．多数の報告で，ポリスチレンスルホン酸ナトリウムは，経腸[82〜85]，経口投与[86〜90]ともに腸管壊死を引き起こしたと報告されている．正確な壊死の発症率は不明だが，治療を受けた全患者の0.1〜0.3%と推定されている．それは，腹部術後，腸管損傷，それ以外の腸管機能障害など「リスクのある」患者にほとんど発生している[91]．1953年に報告された4人の腎不全患者と1人の健常人を対象とした症例検討により，便の成分にK^+が結合し，K^+低下の効果があったと示され，その後，米国食品医薬品局（FDA）は1958年にポリスチレンスルホン酸ナトリウムをはじめて認可した[92]．1961年に行われた大規模な研究では，水に溶解したポリスチレンスルホン酸ナトリウムを経口または経腸で，急性と慢性の腎疾患患者を対象に使用している．22〜32の症例では，血清K^+濃度は経口で平均1mEq/L低下し，経腸で平均0.8mEq/L低下した[93]．しかし，その後すぐにポリスチレンスルホン酸ナトリウムは生命に危険を及ぼす腸管塞栓を引き起こし，そのときには，便秘に対して70%ソルビトールと浸透圧性緩下剤が併用された．追跡研究では，下剤との併用により腸管塞栓が減少したと報告されているが[94]，腸管壊死の合併症の報告は増え続けた．腸管壊死の正確な機序は不明だが，ポリスチレンスルホン酸ナトリウム自体ではなく，70%ソルビトールが腸管壊死の原因である可能性が報告されている[95]．2007年以降，FDAはソルビトールの含有量を70%から33%の製剤に設計し直すよう，製造会社すべてに要請している．

ある研究では今，33%に再設計した製剤でさえも，安全性に疑問がもたれている[96]．このような理由により，ポリスチレンスルホン酸ナトリウムの使用を考慮する前に，利尿薬や透析などを徹底的に実施してみるのが統一された推奨事項である[97,98]．しかし重要なことに，ポリスチレンスルホン酸ナトリウムは，自然災害や人災などの過酷な状況下では，急性高カリウム血症の治療において重要な役割を今も果たしている．このような状況では透析が利用できる施設はない．そして，ポリスチレンスルホン酸ナトリウムは，利尿薬の効果が期待できない慢性腎不全の患者では特に，K^+除去の唯一の選択肢となる可能性がある．近年では，イラクの軍事

施設，ハリケーン「カトリーナ」襲来直後，ハイチの地震後に使用されている[99～102]。

血清 K^+ 濃度が上記の治療を行っても上昇するようであれば，腎機能が温存されている患者に対しループ利尿薬を試験的に使用する。末期腎不全（ESRD）と難治性の患者には透析を考慮しなければならない。K^+ が含まれていない透析液で血液透析を行うことにより，血清 K^+ 濃度を約 1.5 mEq/L までに低下させることができる[66]。しかし，透析後には常に血清 K^+ 濃度の再上昇が生じる。透析から 1 時間後には除去した量のうち 35％が打ち消され，6 時間後には細胞内と血清の K^+ 濃度が釣り合うために，約 70％が上昇する。再上昇の規模は，透析前の K^+ 濃度に比例すると考えられている[103]。重度の高カリウム血症で透析中に心室性不整脈を生じるリスクがあり，そのリスクが催不整脈をきたすほどの K^+ の血管内への移動に起因する場合，そのような患者には心電図での持続的なモニタリングが透析中にも推奨されている[104]。

カリウム血症の治療概要を**表 38-3** と**表 38-4** に示す。

表 38-3 低カリウム血症の治療

	治療	補正速度または投与量
低カリウム血症		
● 無症候性	● 塩化カリウムを経口	● 20～80 mEq/日
● 症候性	● 塩化カリウムを静注	● 10～20 mEq/hr
● 重篤	● 塩化カリウムを静注	● 40 mEq/hr（中心静脈投与）

表 38-4 高カリウム血症の治療

	治療	補正速度または投与量
高カリウム血症	● グルコン酸カルシウム	● 2～5 分かけて 1 アンプルを静注
	● インスリンとブドウ糖液	● レギュラーインスリン 10 単位と 50％ブドウ糖液 50 mL（25 g ブドウ糖）を静注
	● 炭酸水素ナトリウム	● 3～5 分かけて 1 アンプルを静注
	● サルブタモール	● 4 mL の生理食塩液にサルブタモール 10 mg を溶解して吸入
	● ポリスチレンスルホン酸ナトリウム	● 1～2 g/kg を経口または注腸
	● ループ利尿薬	● フロセミド 40 mg を静注
	● 透析	

カルシウムの異常

低カルシウム血症
疫学
カルシウムは体内で最も豊富にある電解質であり，3つの形態で存在する．それは，(1)キレート化，(2)イオン化，(3)蛋白結合型である．イオン化しているもの(Ca^{2+})が最も生理学的に活性化している状態であり，それゆえ，Ca^{2+}測定が必要になってくる．2つのホルモン〔副甲状腺ホルモン(PTH)，カルシトニン〕は，体内のカルシウムバランスの調節を行う．PTHは低カルシウム血症 hypocalcemia に反応して放出され，破骨細胞を刺激し，腸管での吸収を高め，腎排泄を減少させることにより，血中のCa^{2+}濃度を上昇させる．逆に，カルシトニンは破骨細胞の活性を阻害し，Ca^{2+}の腎排泄を促進する．

病歴と身体所見
Ca^{2+}は，筋収縮の興奮，神経伝達，心筋機能，凝固系において主要な役割を果たしているので，低カルシウム血症によりそれらへの作用が変化する．手足の感覚異常，口周囲のしびれ，筋痙攣，痙攣，不安，過敏性，精神疾患，低血圧，低心拍出量，QT間隔の延長は，低カルシウム血症ですべてみられる場合がある．QT間隔の延長は，徐脈，心ブロック，心室細動に進行することがある[105]．

診断的評価
低カルシウム血症は血清Ca^{2+}濃度を測定することによって診断する．血清の蛋白濃度が総血清濃度に影響するため，Ca^{2+}濃度は生理的活性の高いカルシウム量のより正確な評価となる．Ca^{2+}濃度が 1.1 mmol/L 未満のとき，低カルシウム血症と診断する(体内のCa^{2+}濃度の基準値は 1.1〜1.4 mmol/L または 4.5〜5.6 mg/dL．1 mmol/L は約 4 mg/dL に相当する)．低カルシウム血症の一般的な原因は，副甲状腺機能低下症，高リン酸血症(横紋筋融解症や腎疾患によって過剰になったリン酸がカルシウムと結合)，大量の輸血(抗凝固薬のクエン酸がカルシウムと結合)である[106]．

治療指針
低カルシウム血症で重度の症状がある場合には，10〜20分かけてカルシウム(元素として)200 mg を緩徐に投与する．グルコン酸カルシウムは末梢静脈から投与することもできるが，中心静脈から投与される塩化カルシウムでは分子量3倍のCa^{2+}が供給可能である(カルシウム含有量は，10%グルコン酸カルシウム 10 mL は 94 mg で，10%塩化カルシウム 10 mL は 272 mg)．あまり切迫していない状況では，カルシウム元素をブドウ糖液や生理食塩液で希釈し，4〜6時間かけて 0.5〜1.5 mg/

kg/hr で投与することもある[107]）。

　マグネシウムイオン（Mg^{2+}）濃度も同時に検査し，補充すべきである。なぜなら，低マグネシウム血症はPTH分泌を妨げ，かつ終末器官でのPTH抵抗を誘発する。このように，低マグネシウム血症は，低カルシウム血症の補正を困難な状態にしてしまう[108]。Ca^{2+}とH$^+$は，アルブミン分子内の負に荷電した部位と最終的には競合して結合する。この結合はpHに依存しているためpHが急に上昇すると（例えば，アルカリ治療によるアルカリ化），蛋白からH$^+$が遊離し，その代わりに蛋白がカルシウムと結合して，Ca^{2+}は急激に低下する可能性がある[109]。このため，低カルシウム血症と代謝性アシドーシスが同時に存在する場合には，アシドーシスの補正を試みる前にカルシウム補充を実施する。

高カルシウム血症
疫学
高カルシウム血症 hypercalcemia は通常，悪性腫瘍や原発性副甲状腺機能亢進症に付随してみられる。高カルシウム血症で外来通院する患者の90％は，副甲状腺機能亢進症が原因である。対して，入院患者の高カルシウム血症の65％は癌が原因である[110,111]。高カルシウム血症の他の原因としては，甲状腺機能亢進症，Addison病，サイアザイド系利尿薬の使用が挙げられる。

病歴と身体所見
高カルシウム血症の症状は多様でしばしば非特異的である。患者は，悪心・嘔吐，便秘の症状を訴えることが多い。倦怠感や疲労が一般的であり，精神状態の変化や昏睡もみられることがある。PR間隔の延長やQT間隔の短縮などの不整脈が生じることもある。心ブロックや心停止も報告されているが，頻度としてはまれである[112]。

診断的評価
低カルシウム血症と同様に，高カルシウム血症も血清値の測定によって診断する。軽度の高カルシウム血症は，総血清Ca^{2+}濃度が12 mg/dLと定義されており，たいていは無症候性である。血清Ca^{2+}濃度が12～16 mg/dLでは，衰弱，悪心・嘔吐，腹痛などの非特異的な症状が現れることがある。認知機能障害，人格変化，錯乱，幻覚，精神疾患，昏迷，昏睡は，16 mg/dLを超えた場合に生じることがある。

治療指針
高カルシウム血症の患者は，多尿（高カルシウム尿症）と経口摂取の減少から循環血液量が減少していることが多い。そのため，最初の治療として点滴投与が挙げられている。循環血液量減少性高ナトリウム血症と同様に，まず循環血液量の不足を計

算し,生理食塩液(一般的に 1 〜 2 L を 1 時間かけて静注)を用いて補正する.糸球体濾過量(GFR)が増加すれば,腎臓の Ca^{2+} 排泄も増加する.患者の循環血液量が正常とわかれば,ループ利尿薬を加えることにより,腎臓からの Ca^{2+} の排泄がさらに促進できるかもしれない[113].フロセミドはよく用いられ,脱水を補正したら 2 時間ごとに 20 〜 40 mg 静注する.

カルシトニンは,一次治療で効果がなかった場合に用いられることがある.標準的な投与法は,4 IU/kg を 12 時間ごとに皮下注または筋注にて投与する.作用機序は骨吸収を抑制し,Ca^{2+} の腎排泄を強化する.大きな利点は作用発現が速いことであり,投与後 2 〜 4 時間以内に反応が現れる.ただ残念なのは,その作用の影響が軽度にとどまることである(期待できるのは,血清 Ca^{2+} 濃度を 1 〜 3 mg/dL 低下させることで,その効果は 4 〜 6 時間後,遅くても 12 〜 24 時間後).また,2 〜 3 日後にタキフィラキシーを生じることが知られている[114,115].ビスホスホネート系はよい代替薬であり,破骨細胞の活性を抑制する.パミドロン酸(ビスホスホネート系)は数年にわたって用いられており,多くの患者で十分な忍容性もあり,腎疾患を伴った患者にも使われている.パミドロン酸はヒドロキシアパタイトに結合するピロリン酸アナログであり,骨結晶破壊と骨吸収を抑制する[116].標準的な投与法は,生理食塩液 500 mL に 60 〜 90 mg を混合し,1 〜 2 時間かけて投与する.作用発現までに最大 48 時間かかるのは残念だが,効果は 2 〜 4 週間持続する.これらの理由により,パミドロン酸は急性期の高カルシウム血症よりも,むしろ慢性期の治療に適している[117].

追加の治療には mithramycin が挙げられ,破骨細胞の RNA 合成を抑制する抗菌薬である.24 〜 48 時間後に Ca^{2+} 濃度を低下させる効果が現れるが,肝毒性,腎不全,骨髄抑制などの強い副作用があるため使用できる場面は限られる[118].重度の高カルシウム血症で上記の治療に反応がない場合には,透析を考慮してもよい[119].

カルシウム血症の治療概要を表 38-5 と表 38-6 に示す.

表 38-5 低カルシウム血症の治療

治療		補正速度または投与量
低カルシウム血症		
● 軽度	● 10%グルコン酸カルシウム (10 mL = 94 mg カルシウム元素)	● カルシウム元素 0.5 〜 1.5 mg/kg/hr(または 0.1 mL/kg/hr)を 4 〜 6 時間以上かけて静注
● 重度	● 10%塩化カルシウム (10 mL = 272 mg カルシウム元素)	● カルシウム元素 200 mg(または 7.5 mL)を中心静脈から 10 〜 20 分かけて投与

低マグネシウム血症も同時に補正する.

表38-6 高カルシウム血症の治療

	治療	補正速度または投与量
高カルシウム血症	●生理食塩液	●1〜2Lをボーラス投与
	●ループ利尿薬	●フロセミド20〜40 mgを静注
	●カルシトニン	●4 IU/kgを12時間ごとに皮下注/筋注
	●パミドロン酸	●60〜90 mgを500 mL生理食塩液に溶解し，1〜2時間かけて投与
	●mithramycin	●25〜50 μg/kgを静注
	●透析	

マグネシウムの異常

低マグネシウム血症
疫学
低マグネシウム血症 hypomagnesemia は入院患者の12%にみられ，ICUでの重篤患者では60〜65%にみられる[120]。よくみられる原因は，栄養欠乏，消化管からの喪失，腎性喪失，内分泌と代謝の異常が挙げられる。カルシウムと同様にマグネシウムも3つの形態で存在している。それは，(1)イオン化(61%)，(2)蛋白結合型(33%)，(3)複合化(6%)である。腎臓はおもにマグネシウムイオン(Mg^{2+})の恒常性を担っている。なぜなら，Mg^{2+}の再吸収は尿流量に比例しているからである。尿量が増えると，マグネシウムの排泄が促進する。加えて，サイアザイド系とループ利尿薬は腎臓のMg^{2+}再吸収を阻害することでよく知られている。最後に，多くの薬物，とりわけアルコールは腎性Mg^{2+}喪失を引き起こす[121]。

病歴と身体所見
Mg^{2+}欠乏は，多くの場合，低カリウム血症，低カルシウム血症，代謝性アルカローシスと関連してみられる。このように症候は，多くの場合，多様で非特異的である。心イベントとしては，PR間隔とQT間隔の延長，QRS幅の拡大がみられ，不整脈(特に torsades de pointes)を引き起こす[122]。神経筋異常では，全身性の衰弱，痙攣，テタニー，嗜眠，昏睡が含まれる。

診断的評価
正常なMg^{2+}の血清濃度はほとんどの場合で1.7〜2.1 mg/dL(1.4〜1.8 mEq/L)である。低マグネシウム血症の診断は，患者の病歴聴取により確定していく。Mg^{2+}の喪失は，たいてい消化管や腎臓からの喪失である。しかし，どちらか不確定な場合には，Mg^{2+}排泄率を計算したり，24時間かけてMg^{2+}排泄量を測定することにより，2つの原因のどちらで消費されているかを見分けられるようになる。1日あ

たり 10 〜 30 mg 以上排泄されていたり，総量の 2% 以上が排泄されている場合には，腎臓からの排泄が有力である[123, 124]。

治療指針
患者が無症候性であれば，経口補充は 0.4 mEq/kg/日の維持必要量でたいていは十分である。補充には酸化マグネシウム（49.6 mEq/g）が用いられるのが一般的である。もし患者が症候性であれば，硫酸マグネシウム（8.12 mEq/g）を 8 〜 24 時間かけて 1 〜 2 mEq/kg 静注することが推奨されている。重篤な不整脈の出現時には，3 〜 5 分間かけて 25 〜 50 mg/kg の硫酸マグネシウムを投与し，引き続き，25 〜 50 mg/kg/hr で 4 〜 6 時間投与する[125]。

高マグネシウム血症
疫学
高マグネシウム血症 hypermagnesemia が生じるのはまれであり，実際は医原性に生じるのが典型的である。低マグネシウム血症の執拗な補正や，妊娠高血圧腎症と早期分娩の治療で生じる傾向がある[126]。中心静脈栄養の過量投与や，浣腸，下剤，制酸薬の使用でもみられることがある。特に，腎臓病の患者は高マグネシウム血症をきたしやすい[127]。

病歴と身体所見
高マグネシウム血症の症候には，潮紅，呼吸抑制，肺水腫，低血圧，深部腱反射の消失を伴う脱力，麻痺などがある。高マグネシウム血症と関連のある心電図所見には，PR 間隔と ST 間隔の延長が含まれ，それらは徐脈，房室ブロック，心停止にも進行することがある。

診断的評価
重度の場合を除いて，高マグネシウム血症の診断は採血で行われる。血清 Mg^{2+} 濃度が 0.95 mmol/L または 2.2 mg/dL 以上と通常は定義されている。

治療指針
高マグネシウム血症のほとんどの症例が医原性であるため，一次治療では高マグネシウム血症を引き起こしている原因を取り除く。また，利尿薬を用いることで腎排泄を促進することができる。重度の場合には，グルコン酸カルシウムが，心臓と神経系の症状に対して一時的な拮抗作用をもつ。前述の治療がうまくいかない場合には，透析も考慮してみる。

マグネシウム血症の治療概要を**表 38-7** と**表 38-8** に示す。

表 38-7 低マグネシウム血症の治療

	治療	補正速度または投与量
低マグネシウム血症		
● 軽度	● 酸化マグネシウム (49.6 mEq/g)	● 0.4 mEq/kg/日（または 8 mg/kg/日）を経口
● 中等度	● 硫酸マグネシウム (8.12 mEq/g)	● 1〜2 mEq/kg（または 125〜250 mg/kg）を 8〜24 時間かけて静注
● 重度	● 硫酸マグネシウム (8.12 mEq/g)	● 25〜50 mg/kg を 3〜5 分かけて静注した後に，25〜50 mg/kg/hr を 4〜6 時間かけて静注

表 38-8 高マグネシウム血症の治療

	治療
高マグネシウム血症	● 外因の除去 ● 利尿薬 ● 透析

関連文献

文献	研究デザイン	結果
バプタン系の使用		
Schrier et al., *N Engl J Med.* 2006[15)] SALT-1 and SALT-2	等容量性と循環血液量増加性の低ナトリウム血症の患者 448 人を対象に行った，前向き多施設無作為化二重盲検比較試験。経口トルバプタン 15 mg，30 mg，60 mg/日を 30 日間投与した群とプラセボ群を比較	最初の 4 日間（$p<0.001$）と 30 日間をとおして（$p<0.001$），血清 Na^+ 濃度は経口トルバプタン群で有意に高かった
Zeltser et al., *Am J Nephrol.* 2007[16)]	等容量性と循環血液量増加性の低ナトリウム血症の患者 84 人を対象に行った，前向き多施設無作為化二重盲検比較試験。conivaptan 20 mg を静注し，40 mg/日または 80 mg/日を 4 日間継続した群とプラセボ群を比較	血清 Na^+ 濃度は conivaptan 静注群とプラセボ群の両群で有意に高かった（$p<0.0001$）
Annane et al., *Am J Med Sci.* 2009[17)]	等容量性と循環血液量増加性の低ナトリウム血症の患者 83 人を対象に行った，前向き多施設無作為化二重盲検比較試験。conivaptan 20 mg か 40 mg を 1 日 2 回×5 日間を経口投与した群とプラセボ群を比較	conivaptan 経口群では，プラセボ群と比較して血清 Na^+ 濃度が急速かつ長期間の増加が有意であった（$p=0.0001$）

（つづく）

文献	研究デザイン	結果
高カリウム血症での炭酸水素ナトリウム投与		
Schwarz KC et al., Circulation. 1959[64]	アシドーシス，高カリウム血症，心電図変化がみられる尿毒症患者4人を対象に，5%炭酸水素ナトリウムを静注した症例報告	K^+ 濃度の低下，pH の上昇，心電図の異常な変化が正常な状態へ戻ることが，一連の定量的評価によって示された
Allon et al., Am J Kid Dis. 1996[68]	透析患者8人を対象に，1時間後の K^+ 濃度を次の6つの群で比較した前向き単一施設交差試験。(1)炭酸水素ナトリウム静注，(2)生理食塩液静注，(3)10%ブドウ糖液含有の炭酸水素ナトリウム＋インスリン投与，(4)10%ブドウ糖液含有の生理食塩液＋インスリン投与，(5)炭酸水素ナトリウム＋吸入用サルブタモール投与，(6)生理食塩液＋吸入用サルブタモール投与	(1)(2)の群はどちらも K^+ 濃度が低下しなかった（$p=0.6$）。(3)(4)の群は両群とも同じくらい K^+ 濃度が低下した（$p=0.65$）。(5)(6)群も両群で同じくらい K^+ 濃度を低下させた（$p=0.18$）
Blumberg A et al., Kidney Int. 1992[70]	血液透析を受けている高カリウム血性末期腎不全患者12人を対象とした観察研究。1時間で8.4%炭酸水素ナトリウムを静注し，その後の5時間で1.4%炭酸水素ナトリウムを静注。重炭酸イオン（HCO_3^-）濃度，pH，K^+ 濃度を，1時間，4時間，6時間おきに測定	HCO_3^- 濃度と pH は上昇した。4時間（$p<0.05$），6時間（$p<0.01$）でのみ K^+ 濃度は低下した。このうちの半数は，循環血液量の増加によるものである
高カリウム血症でのポリスチレンスルホン酸ナトリウム投与		
Evans et al., Lancet. 1953[92]	腎不全患者4人と健常人のボランティア1人を対象とした症例報告。ナトリウムを加えたスルホン酸型交換樹脂〔ポリスチレンスルホン酸ナトリウム（ケイキサレート®の前駆体）〕を経口投与	便中の成分に結合して K^+ は排泄され，カリウム低下効果がみられた
Scherr et al., N Engl J Med. 1961[93]	高カリウム血症の患者32人を対象とした症例報告。22人にポリスチレンスルホン酸ナトリウムを水とともに20〜60 g/日を経口投与（1〜6日間）。8人に10〜160 g/日を注腸投与（1〜4日間）	経口投与群は24時間あたり平均で K^+ 濃度が 1 mEq/L 低下した。注腸投与群では 0.8 mEq/L の低下であった。重篤な副作用はみられなかった
Harel et al., Am J Med. 2013[98]	ポリスチレンスルホン酸ナトリウムの副作用に関するシステマティックレビュー。1948〜2011年の研究が対象（MEDLINE，EMBASE，CENTRAL，他に30の研究）	58症例についての報告。そのうち41症例はソルビトールが使用され，残りの17症例では使用されていない。結腸の大半が損傷（76%）したり，主症状が腸管壊死（62%）といった副作用がみられた。消化管損傷による死亡率は33%であった

文献

1. Anderson RJ, Chung H-M, Kluge R, et al. Hyponatremia: a prospective analysis of its epidemiology and the pathogenetic role of vasopressin. *Ann Intern Med*. 1985;102:164–168.
2. Arieff AI, Llach F, Massry SG. Neurologic manifestations and morbidity of hyponatremia, correlation of brain water and electrolytes. *Medicine (Baltimore)*. 1976;55:121–129.
3. Wijdicks EF, Ropper AH, Hunnicutt EJ, et al. Atrial natriuretic factor and salt wasting after aneurysmal subarachnoid hemorrhage. *Stroke*. 1991;22:1519–1524.
4. Fried LF, Palevsky PM. Hyponatremia and hypernatremia. *Med Clin North Am*. 1997;81:585–609.
5. Kapoor M, Chan GZ. Fluid and electrolyte abnormalities. *Crit Care Clin*. 2001;17:503–529.
6. Schrier RW. Pathogenesis of sodium and water retention in high output and low output cardiac failure, nephrotic syndrome, cirrhosis, and pregnancy. *N Engl J Med*. 1988;319:1127–1134.
7. Spalding HK, Goodwin SR. Fluids and electrolyte disorders in the critically ill. *Semin Anesth Perioper Med Pain*. 1999;18:15–26.
8. Cluitmans FH, Meinders AE. Management of severe hyponatremia: rapid or slow correction? *Am J Med*. 1990;88:161–166.
9. Adrogue HJ, Madias NE. Hyponatremia. *N Engl J Med*. 2000;342:1581–1589.
10. Rose BD. *Clinical Physiology of Acid–base and Electrolyte Disorders*. 4th ed. New York: McGraw-Hill; 1994:651–694.
11. Sterns RH, Thomas DJ, Herndon RH. Brain dehydration and neurologic deterioration after rapid correction of hyponatremia. *Kidney Int*. 1989;35:69–75.
12. Sterns RH, Riggs JE, Schochet SS Jr. Osmotic demyelination syndrome following correction of hyponatremia. *N Engl J Med*. 1986;314:1535–1542.
13. Verbalis JG, Goldsmith SR, Greenberg A, et al. Hyponatremia treatment guidelines 2007: expert panel recommendations. *Am J Med*. 2007;120:S1.
14. Greenberg A, Verbalis JG. Vasopressin receptor antagonists. *Kidney Int*. 2006;69:2124–2130.
15. Schrier RW, Gross P, Gheorghiade M, et al.; SALT Investigators. Tolvaptan, a selective oral vasopressin V2-receptor antagonist, for hyponatremia. *N Engl J Med*. 2006;355:2099–2112.
16. Zeltser D, Rosansky S, van Rensburg H, et al.; Conivaptan Study Group. Assessment of the efficacy and safety of intravenous conivaptan in euvolemic and hypervolemic hyponatremia. *Am J Nephrol*. 2007;27:447–457.
17. Annane D, Decaux G, Smith N. Efficacy and safety of oral conivaptan, a vasopressin-receptor antagonist, evaluated in a randomized, controlled trial in patients with euvolemic or hypervolemic hyponatremia. *Am J Med Sci*. 2009;337:28–36.
18. White MG, Fetner CD. Treatment of the syndrome of inappropriate secretion of antidiuretic hormone with lithium carbonate. *N Engl J Med*. 1975;292:390–392.
19. Forrest JN, Cox M, Hong C, et al. Superiority of demeclocycline over lithium in the treatment of chronic syndrome of inappropriate secretion of antidiuretic hormone. *N Engl J Med*. 1978;298:173–177.
20. Chawla R. Hyponatremia. In: Chawla R, Subhash T, eds. *ICU Protocols: A Stepwise Approach*. India: Springer; 2012:433–440.
21. Rose BD. *Clinical Physiology of Acid–Base and Electrolyte Disorders*. 5th ed. New York: McGraw-Hill; 2001.
22. Kumar S, Berl T. Sodium. *Lancet*. 1998;352:220–228.
23. Funk GC, Lindner G, Druml W, et al. Incidence and prognosis of dysnatremias present on ICU admission. *Intensive Care Med*. 2010;36:304–311.
24. Lindner G, Funk GC, Schwarz C, et al. Hypernatremia in the critically ill is an independent risk factor for mortality. *Am J Kidney Dis*. 2007;50:952–957.
25. Darmon M, Timsit JF, Francais A, et al. Association between hypernatremia acquired in the ICU and mortality: a cohort study. *Nephrol Dial Transplant*. 2010;25:2510–2515.

26. Lindner G, Funk GC, Lassnigg A, et al. Intensive care-acquired hypernatremia after major cardiothoracic surgery is associated with increased mortality. *Intensive Care Med*. 2010;36:1718–1723.
27. Stelfox HT, Ahmed SB, Khandwala F, et al. The epidemiology of intensive care unit-acquired hyponatremia and hypernatremia in medical-surgical intensive care units. *Crit Care*. 2008;12:R162.
28. Stelfox HT, Ahmed SB, Zygun D, et al. Characterization of intensive care unit acquired hyponatreamia and hypernatremia following cardiac surgery. *Can J Anaesth*. 2010;57:650–658.
29. O'Donoghue SD, Dulhunty JM, Bandeshe HK, et al. Acquired hypernatremia is an independent predictor of mortality in critically ill patients. *Anesthesia*. 2009;64:514–520.
30. Bratusch-Marrain PR, DeFronzo RA. Impairment of insulin-mediated glucose metabolism by hyperosmolality in man. *Diabetes*. 1983;32:1028–1034.
31. Hoorn EJ, de Vogel S, Zietse R. Insulin resistance in an 18-year-old patient with Down syndrome presenting with hyperglycemia coma, hypernatremia, and rhabdomyolysis. *J Intern Med*. 2005;528:285–288.
32. Alonso PC, Matute SS, Urena SF, et al. Rhabdomyolysis secondary to hypernatremia. *An Pediatr (Barc)*. 2010;73:223–224.
33. Denman JP. Hypernatremia and rhabdomyolysis. *Med J Aust*. 2007;187:527–528.
34. Kozeny GA, Murdock DK, Euler DE, et al. In vivo effects of acute changes in osmolality and sodium concentration on myocardial contractility. *Am Heart J*. 1985;109:290–296.
35. Robertson GL, Aycinena P, Zerbe RL. Neurogenic disorders of osmoregulation. *Am J Med*. 1982;72:339–353.
36. Chawla R. Hypernatremia. In: Chawla R, Subhash T, eds. *ICU Protocols: A Stepwise Approach*. India: Springer; 2012:441–446.
37. Haddow JE, Cohen DL. Understanding and managing hypernatremic dehydration. *Pediatr Clin North Am*. 1974;21:435–441.
38. Adrogue HJ, Madias NE. Hypernatremia. *N Engl J Med*. 2000;342:1493–1499.
39. Lindner G, Funk GC. Hypernatremia in critically ill patients. *J Crit Care*. 2013;28:216.e11–216.e20.
40. Gennari F. Hypokalemia. *N Engl J Med*. 1998;339:451–458.
41. Fulop M. Hyperkalemia in diabetic ketoacidosis. *Am J Med Sci*. 1990;299:164–169.
42. Williams ME, Gervino EV, Rosa RM, et al. Catecholamine modulation of rapid potassium shifts during exercise. *N Engl J Med*. 1985;312:823–827.
43. Tannen RL. Potassium disorders. In: Kokko JP, Tannen RL, eds. *Fluids and Electrolytes*. 3rd ed. Philadelphia, PA: WB Saunders; 1996:111–199.
44. Subhash T. Hypokalemia and Hyperkalemia. In: Chawala R, Subhash T, eds. *ICU Protocols: A Stepwise Approach*. India: Springer; 2012.
45. Kruse JA, Carlson RW. Rapid correction of hypokalemia using concentrated intravenous potassium chloride infusions. *Arch Intern Med*. 1990;150:613–617.
46. Dyckner T. Relation of cardiovascular disease to potassium and magnesium deficiencies. *Am J Cardiol*. 1990;65:44–46.
47. Weiner ID, Wingo CS. Hyperkalemia: a potential silent killer. *J Am Soc Nephrol*. 1998;9:1535–1543.
48. Fisch C. Relation of electrolyte disturbances to cardiac arrhythmias. *Circulation*. 1973;47:408–419.
49. Montague BT, Ouellette JR, Buller GK. Retrospective review of the frequency of ECG changes in hyperkalemia. *Clin J Am Soc Nephrol*. 2008;3:324–330.
50. Szerlip HM, Weiss J, Singer I. Profound hyperkalemia without electrocardiographic manifestations. *Am J Kidney Dis*. 1986;7:461–465.
51. Weisberg LS. Potassium Homeostasis. In: Carlson RW, Geheb MA, eds. *Principle and Practice of Medical Intensive Care*. Philadelphia, PA: Saunders; 1993.

52. Schwartz AB. Potassium-related cardiac arrhythmias and their treatment. *Angiology*. 1978;29: 194–205.
53. Bisogno JL, Langley A, Von DMM. Effect of calcium to reverse the electrocardiographic effects of hyperkalemia in the isolated rat heart: a prospective, dose–response study. *Crit Care Med*. 1994;22:697–704.
54. Semple P, Booth C. Calcium chloride: a reminder. *Anesthesia*. 1996;51:93.
55. Weisberg LS. Management of severe hyperkalemia. *Crit Care Med*. 2008;36:3246–3251.
56. Bower JO, Mengle HAK. The additive effect of calcium and digitalis. A warning with a report of two deaths. *JAMA*. 1936;106:1151–1153.
57. Shrager MW. Digitalis intoxication: a review and report of forty cases, with emphasis on etiology. *AMA Arch Intern Med*. 1957;100:881–893.
58. DeFronzo RA, Felig P, Ferrannini E, et al. Effects of graded doses of insulin on splanchnic and peripheral potassium metabolism in man. *Am J Physiol*. 1980;238:E421–E427.
59. Clausen T, Everts ME. Regulation of the Na/K-pump in skeletal muscle. *Kidney Int*. 1989;35: 1–13.
60. Allon M, Takeshian A, Shanklin N. Effect of insulin-plus-glucose infusion with or without epinephrine on fasting hyperkalemia. *Kidney Int*. 1993;43:212–217.
61. Allon M, Copkney C. Albuterol and insulin for treatment of hyperkalemia in hemodialysis patients. *Kidney Int*. 1990;38:869–872.
62. Goldfarb S, Cox M, Singer I, et al. Acute hyperkalemia induced by hyperglycemia: hormonal mechanisms. *Ann Intern Med*. 1976;84:426–432.
63. Kamel KS, Wei C. Controversial issues in the treatment of hyperkalemia. *Nephrol Dial Transplant*. 2003;18:2215–2218.
64. Schwarz KC, Cohen BD, Lubash GD, et al. Severe acidosis and hyperpotassemia treated with sodium bicarbonate infusion. *Circulation*. 1959;19:215–220.
65. Fraley DS, Adler S. Correction of hyperkalemia by bicarbonate despite constant blood pH. *Kidney Int*. 1977;12:354–360.
66. Blumberg A, Weidmann P, Shaw S, et al. Effect of various therapeutic approaches on plasma potassium and major regulating factors in terminal renal failure. *Am J Med*. 1988;85:507–512.
67. Gutierrez R, Schlessinger F, Oster JR, et al. Effect of hypertonic versus isotonic sodium-bicarbonate on plasma potassium concentration in patients with end-stage renal disease. *Miner Electrolyte Metab*. 1991;17:297–302.
68. Allon M, Shanklin N. Effect of bicarbonate administration on plasma potassium in dialysis patients: interactions with insulin and albuterol. *Am J Kidney Dis*. 1996;28:508–514.
69. Kim HJ. Combined effect of bicarbonate and insulin with glucose in acute therapy of hyperkalemia in end-stage renal disease patients. *Nephron*. 1996;72:476–482.
70. Blumberg A, Weidmann P, Ferrari P. Effect of prolonged bicarbonate administration on plasma potassium in terminal renal failure. *Kidney Int*. 1992;41:369–374.
71. Brown MJ, Brown DC, Murphy MB. Hypokalemia from beta2-receptor stimulation by circulating epinephrine. *N Engl J Med*. 1983;309:1414–1419.
72. Montoliu J, Lens XM, Revert L. Potassium-lowering effect of albuterol for hyperkalemia in renal failure. *Arch Intern Med*. 1987;147:713–717.
73. Allon M, Dunlay R, Copkney C. Nebulized albuterol for acute hyperkalemia in patients on hemodialysis. *Ann Intern Med*. 1989;110:426–429.
74. Montoliu J, Lens XM, Revert L. Treatment of hyperkalemia in renal failure with salbutamol inhalation. *J Intern Med*. 1990;228:35–37.
75. Liou HH, Chiang SS, Wu SC, et al. Hypokalemic effects of intravenous infusion or nebulization of salbutamol in patients with chronic renal failure. *Am J Kidney Dis*. 1994;23:266–270.
76. Kemper MJ, Harps E, Müller-Wieffel DE. Hyperkalemia: therapeutic options in acute and chronic renal failure. *Clin Nephrol*. 1996;46:67–69.
77. Halperin ML. Potassium. *Lancet*. 1998;352:135–142.

78. Mandelberg A, Krupnik Z, Houri S, et al. Salbutamol metered-dose inhaler with spacer for hyperkalemia: how fast? How safe? *Chest.* 1999;115:617–622.
79. Frohnert PP, Johnson WJ, Mueiier GJ, et al. Resin treatment of hyperkalemia I. Exchange properties of a cation exchange resin (calcium cycle). *J Lab Clin Med.* 1968;71:834–839.
80. Frohnert PP, Johnson WJ, Mueiier GJ, et al. Resin treatment of hyperkalemia II. Clinical experience with a cation exchange resin (calcium cycle). *J Lab Clin Med.* 1968;71:840–846.
81. Emmett M, Hootkins RE, Fine KD, et al. Effect of three laxatives and a cation exchange resin on fecal sodium and potassium excretion. *Gastroenterology.* 1995;108:752–760.
82. Rogers RB, Li SC. Acute colonic necrosis associated with sodium polystyrene sulfonate (Kayexalate) enemas in critically-ill patients: case report and review of the literature. *J Trauma.* 2001;51: 395–397.
83. Rashid A, Hamilton SR. Necrosis of the gastrointestinal tract in uremic patients as a result of sodium polystyrene sulfonate (Kayexalate) in sorbitol: an under-recognized condition. *Am J Surg Pathol.* 1997;21: 60–69.
84. Scott TR, Graham SM, Schweitzer EJ, et al. Colonic necrosis following sodium polystyrene sulfonate (Kayexalate)–sorbitol enema in a renal transplant patient. Report of a case and review of the literature. *Dis Colon Rectum.* 1993;36:607–609.
85. Wootton FT, Rhodes DF, Lee WM, et al. Colonic necrosis with kayexalate-sorbitol enemas after renal transplantation. *Ann Intern Med.* 1989;111:947–949.
86. Abraham SC, Bhagavan BS, Lee LA, et al. Upper gastrointestinal tract injury in patients receiving kayexalate (sodium polystyrene sulfonate) in sorbitol: clinical, endoscopic, and histopathologic findings. *Am J Surg Pathol.* 2001;25:637–644.
87. Cheng ES, Stringer KM, Pegg SP. Colonic necrosis and perforation following oral sodium polystyrene sulfonate (resonium A/kayexalate) in a burn patient. *Burns.* 2002;28:189–190.
88. Dardik A, Moesinger RC, Efron G, et al. Acute abdomen with colonic necrosis induced by kayexalate-sorbitol. *South Med J.* 2000;93:511–513.
89. Gardiner GW. Kayexalate (sodium polystyrene sulfonate) in sorbitol associated with intestinal necrosis in uremic patients. *Can J Gastroenterol.* 1997;11:573–577.
90. Roy-Chaudhury P, Meisels IS, Freedman S, et al. Combined gastric and ileocecal toxicity (serpiginous ulcers) after oral kayexalate in sorbitol therapy. *Am J Kidney Dis.* 1997;30:120–122.
91. Watson M, Abbott KC, Yuan CM. Damned if you do, damned if you don't: potassium binding resins in hyperkalemia. *Clin J Am Soc Nephrol.* 2010;5:1723–1726.
92. Evans BM, Evans BM. Ion-exchange resins in the treatment of anuria. *Lancet.* 1953;262:791–795.
93. Scherr L, Ogden DA, Mead AW, et al. Management of hyperkalemia with a cation-exchange resin. *N Engl J Med.* 1961;264:115–119.
94. Flinn RB, Merrill JP, Welzan WR. Treatment of the oliguric patient with a new sodium ion-exchange resin and sorbitol: a preliminary report. *N Engl J Med.* 1961;264:111–115.
95. Lillemoe KD, Romolo JL, Hamilton SR, et al. Intestinal necrosis due to sodium polystyrene (Kayexalate) in sorbitol enemas: clinical and experimental support for the hypothesis. *Surgery.* 1987;101:267–272.
96. McGowan CE, Saha S, Chu G, et al. Intestinal necrosis due to sodium polystyrene sulfonate (Kayexalate) in sorbitol. *South Med J.* 2009;102:493–497.
97. Sterns RH, Rojas M, Bernstein P, et al. Ion-exchange resins for the treatment of hyperkalemia: are they safe and effective? *J Am Soc Nephrol.* 2010;21:733–735.
98. Harel Z, Harel S, Shah PS, et al. Gastrointestinal adverse events with sodium polystyrene sulfonate (Kayexalate) use: a systematic review. *Am J Med.* 2013;126:264e.
99. Kopp JB, Ball LK, Cohen A. Kidney patient care in disasters: lessons from hurricanes and earthquakes of 2005. *Clin J Am Soc Nephrol.* 2007;2:814–824.
100. Centers for Medicare and Medicaid Services. *Preparing For Emergencies: A Guide for People*

on Dialysis. CMS publication No. 10150. Baltimore, MD: Department of Health and Human Services, Centers for Medicare and Medicaid Services; 2007.
101. Miller AC, Arquilla B. Chronic diseases and natural hazards: impact of disasters on diabetic, renal and cardiac patients. *Prehosp Disaster Med*. 2008;23:185–194.
102. Amundson D, Dadekian G, Etienne M, et al. Practicing internal medicine onboard the USNS COMFORT in the aftermath of the Haitian earthquake. *Ann Intern Med*. 2010;152:733–737.
103. Zehnder C, Gutzwiller JP, Huber A, et al. Low-potassium and glucose-free dialysis maintains urea but enhances potassium removal. *Nephrol Dial Transplant*. 2001;16:78–84.
104. Ahmed J, Weisberg LS. Hyperkalemia in dialysis patients. *Semin Dial*. 2001;14:348–356.
105. Shane E, Irani D. Hypercalcemia: pathogenesis, differential diagnosis, and management. In: Favus MJ, ed. *Primer on the Metabolic Bone Diseases and Disorders of Mineral Metabolism*. Philadelphia, PA: Lippincott-Raven; 1996:217–219.
106. Wilson RF, Binkley LE, Sabo FM Jr, et al. Electrolyte and acid–base changes with massive blood transfusions. *Am Surg*. 1992;9:535–544.
107. Weiss-Guillet E-M, Takala J, Jakob SM. Diagnosis and management of electrolyte emergencies. *Best Pract Res Clin Endocrinol Metab*. 2003;17(4):623–651.
108. Cholst IN, Steinberg SF, Tropper PJ, et al. The influence of hypermagnesemia on serum calcium and parathyroid hormone levels in human subjects. *N Engl J Med*. 1984;310:1221–1225.
109. Suki WN, Massry MG, eds. *Therapy of Renal Diseases and Related Disorders*. 2nd ed. Norwell, MA: Kluwer Academic Publishers; 1991.
110. Fisken RA, Heath DA, Somers S, et al. Hypercalcemia in hospital patients: clinical and diagnostic aspects. *Lancet*. 1981;1:202–207.
111. Klee GG, Kao, PC, Heath, H III. Hypercalcemia. *Endocrinol Metab Clin North Am*. 1988;17:573–600.
112. Bajorunas DR. Clinical manifestations of cancer-related hypercalcemia. *Semin Oncol* 1990;17(2)(suppl 5): 16–25.
113. Suki WN, Yium JJ, Von Minden M, et al. Acute treatment of hypercalcemia with furosemide. *N Engl J Med*. 1970;283:836–840.
114. Kammerman S, Canfield RE. Effect of porcine calcitonin on hypercalcemia in man. *J Clin Endocrinol Metabol*. 1970;31:70–75.
115. Wisneski LA. Salmon calcitonin in the acute management of hypercalcemia. *Calcif Tissue Int*. 1990;46(suppl):S26–S30.
116. McCurdy MT, Shanholtz CB. Oncologic Emergencies. *Crit Care Med*. 2012;40:2212–2222.
117. Wimalawansa SJ. Optimal frequency of administration of pamidronate in patients with hypercalcemia of malignancy. *Clin Endocrinol (Oxf)*. 1994;41:591–595.
118. Smith IE, Powles TJ. Mithramycin for hypercalcemia associated with myeloma and other malignancies. *BMJ*. 1975;1:268–269.
119. Bilezikian JP. Management of acute hypercalcemia. *N Engl J Med*. 1992;326:1196–1203.
120. Wong ET, Rude RK, Singer FR, et al. A high prevalence of hypomagnesemia and hypermagnesemia in hospitalized patients. *Am J Clin Pathol*. 1983;79:348–352.
121. Elisaf M, Merkouropoulos M, Tsianos EV, et al. Pathogenetic mechanisms of hypomagnesemia in alcoholic patients. *J Trace Elem Med Biol*. 1995;9:210–214.
122. Dyckner T. Serum magnesium in acute myocardial infarction. Relation to arrhythmias. *Acta Med Scand*. 1980;207:59–66.
123. Al Ghamdi SM, Cameron EC, Sutton RA. Magnesium deficiency: pathophysiologic and clinical overview. *Am J Kidney Dis*. 1994;24:737–752.
124. Elisaf M, Panteli K, Theodorou J, et al. Fractional excretion of magnesium in normal subjects and in patients with hypomagnesemia. *Magnes Res*. 1997;10:315–320.
125. Agus ZA, Wasserstein A, Gold Farb S. Disorders of calcium and magnesium homeostasis. *Am J Med*. 1982;72:473–488.

126. Morisaki H, Yamamoto S, Morita Y, et al. Hypermagnesemia-induced cardiopulmonary arrest before induction of anesthesia for emergency cesarean section. *J Clin Anesth*. 2000;12:224–226.
127. Schelling JR. Fatal hypermagnesemia. *Clin Nephrol*. 2000;53:61–65.
128. Mordes JP, Wacker WE. Excess magnesium. *Pharmacol Rev*. 1977;29:273–300.

39

横紋筋融解症
rhabdomyolysis

Audrey K. Wagner and Deborah M. Stein

背景

横紋筋融解症 rhabdomyolysis は，横紋筋壊死とその後の細胞内成分(ミオグロビン，電解質，クレアチンキナーゼ，他の筋小胞体蛋白など)の体循環への放出を特徴とする症候群である[1]。横紋筋融解症の病因は，物理的なものから代謝性，毒素性，遺伝性まで多岐にわたる。臨床像は，診断マーカー上昇のみの無症候性のものから，循環血液量減少性ショック，腎不全，重度の電解質異常，不整脈，コンパートメント症候群，播種性血管内凝固(DIC)といった生命にかかわるものまで幅広い。

疫学

横紋筋融解症の正確な発症率は不明であるが，外傷では85%に及ぶ患者が横紋筋融解症を発症すると報告されている[2]。年齢に関係なく発症し，性差は認められない[3~5]。筋肉量が多い男性では重篤な臨床経過をたどり，診断マーカーも大きく変動するが，予後に関しては男女で明らかな差はない[6]。興味深いのは，災害とは関係のない横紋筋融解症で入院した患者には男性が多いことが，いくつかの研究で明らかになっている[7~12]。それは，おそらく男性のほうが外傷の発生が多いことを反映しているのであろう。

約15〜50%の横紋筋融解症患者が急性腎傷害 acute kidney injury(AKI)へと進行し，これは最も危惧される合併症である[7,9,11,13]。横紋筋融解症に関連して発生する急性腎傷害は，米国での急性腎傷害の全症例の7〜10%を占めている[14]。横紋筋融解症での急性腎傷害への進行は予後不良の徴候であり，40〜59%の死亡率とも関連している[7,8,10]。ただ，生存する患者のほとんどは腎機能が改善し，長期間の透析は必要ないとされていることが不幸中の幸いである[1]。

表 39-1 横紋筋融解症の原因

過度の筋活動	代謝異常	麻薬など
● 運動や激しい活動	● 糖尿病性ケトアシドーシス	● コカイン
● 痙攣	● 高浸透圧症	● ヘロイン
外傷	● 高血糖	● アンフェタミン
● 圧迫外傷/クラッシュ症候群	● 甲状腺機能低下	● phencyclidine
熱傷	● 高/低ナトリウム血症	**薬物**
コンパートメント症候群	● 低カリウム血症	● スタチン
虚血	● 低リン酸血症	● 抗精神病薬
● 血管閉塞	**自己免疫疾患**	● 鎮静薬
● 鎌状赤血球症	● 多発筋炎	● サリチル酸塩
電撃傷	● 皮膚筋炎	**毒性物質**
● 落雷	**遺伝的異常**	● アルコール
● 電気ショック	● McArdle 病	● 有毒アルコール
● 電気的カルディオバージョン	● カルニチン欠損	● 虫咬傷
	● ホスホフルクトキナーゼ欠損	● ヘビ咬傷
低体温/高体温	● 筋ジストロフィ	**感染/敗血症**
● 悪性高熱	**圧迫**	● 破傷風
● 神経遮断薬性悪性症候群	● 長期安静臥床（長時間手術を含む）	● *Legionella* 属
	特発性疾患	● レンサ球菌
		● ブドウ球菌

病因

横紋筋融解症は，広範囲に及ぶ損傷，疾患，毒素，遺伝の影響によって引き起こされる。表 39-1 には，よくみられる病因を分類し，典型例を挙げてある[2,13,14]。一般的な原因は，(1)外傷，(2)薬物/アルコール，(3)圧迫/絶対安静，(4)虚血，(5)痙攣の 5 つである[7~11,13,15]。

病歴と身体所見

明確な外傷や圧迫損傷を受けた患者では，横紋筋融解症の進行に関する症候が明らかになりやすい。外傷のない横紋筋融解症の患者では，身体所見や症状が目立たないこともある。

横紋筋融解症で一般によくみられる症状には，筋痛や筋肉の腫脹，脱力，暗色尿などがある[2,13,14]。筋肉群では，腓腹筋，大腿筋，下部背筋などに生じることが多い[2,16]。筋痛は広範囲に広がることも特定の筋肉に限局することもある。そして，軽度，重度のこともあり，重大なのはどちらでもないことであり，それは結果的に

横紋筋融解症と診断された患者の50%に及ぶ[11, 13]。全身症状には，発熱，不快感，悪心・嘔吐などがある[2, 16]。

　外傷歴のない患者では，身体所見は非特異的であることが多い。腫脹があっても，輸液蘇生後にしか腫脹が明らかにならなかったり増強しないこともある[13]。患者は痛みのため頻脈になり，脱水や損傷した筋肉への体液移動がみられることもある。関連する筋区画の腫脹の有無にかかわらず，痛み，蒼白，感覚異常，脈の触知不能など，手足の虚血徴候も示唆的な所見として挙げられる。紫斑や圧迫壊死などの皮膚所見は，横紋筋融解症をよく引き起こす圧迫損傷の可能性がある。期間が不明あるいは長期間，動けなかったり反応がなかったりして発見された患者を，横紋筋融解症と診断することは妥当といえる。

　コンパートメント症候群は横紋筋融解症の原因と結果の両方になることがあるため，特に注意が必要である。横紋筋融解症の治療を受けた患者では筋区画ごとの持続的なモニタリングが必要である。なぜなら，この症候群を示す検査所見は，損傷した筋肉に輸液が到達するまで発現しないことがあるからである。コンパートメント症候群に対しては，少しでも懸念があれば圧測定を開始し，筋膜切開のために外科へのコンサルテーションを行っておくとよい。

診断的評価

横紋筋融解症の診断で忘れてはならないのは，個人差があることである。これを念頭におけば，診断のための検査は比較的容易である。

クレアチンキナーゼ

血清クレアチンキナーゼ(CK)と特別な筋同位酵素であるCK-MMは，最も鋭敏な筋損傷マーカーであり，横紋筋融解症に対して広く行われている検査である[17]。血清クレアチンキナーゼは筋損傷の発生から2～12時間以内に上昇し始め，1～3日でピークに達し，筋損傷がおさまって3～5日で減少する[14]。横紋筋融解症では，クレアチンキナーゼの診断的なカットオフ値は存在しないが，正常範囲上限の5倍以上では強く疑われる[17]。クレアチンキナーゼ値が予想よりも減少しない場合は，損傷が続いているか，コンパートメント症候群の可能性が高い。

尿検査

ミオグロビン尿は横紋筋融解症の結果としてほぼ限定的にみられ，血漿ミオグロビン値が0.5～1.5 mg/dLに達するときに起こり始める[1, 13]。救急において，横紋筋

融解症が疑われたら最初に選択する検査は，尿試験紙法と顕微鏡分析である．尿検査で潜血陽性ならば，顕微鏡で赤血球がないことと合わせて横紋筋融解症が示唆される．しかし，尿潜血に対する試験紙法の感度は14〜82％の範囲であると報告されており[13,18]，顕微鏡での赤血球の存在は，特に外傷に付随するミオグロビン尿を除外することができないため，この診断方法の有効性は限定的である．

クレアチンキナーゼと血清ミオグロビン

クレアチンキナーゼは，横紋筋融解症の診断とモニタリングで最も感度の高い検査と一般的に認められているが，病因から考えて血清ミオグロビンが経過観察に好ましいマーカーであると主張する研究者もいる．しかし，腎障害がない状態でのクレアチンキナーゼ値とミオグロビン値の相関関係に対する研究では，まったく異なる結果が報告されている[8,9,19,20]．それらの有効性に対する議論は排出速度が根拠となっている．すなわち，ミオグロビンは半減期12時間であるのに対し，クレアチンキナーゼは42時間である[21]．ある著者は素早いミオグロビンの排出が筋損傷マーカーとしての感度を下げており[22]，長く持続するクレアチンキナーゼ上昇が信頼性を高めていると主張している[12]．一方，他の著者によれば，ミオグロビンのほうが急速に排出されるため正確であると主張している[19]．検査の費用と有効性についてはさらなる検討が必要である．血清ミオグロビンを直接測定するための分析キットは存在するが，高価で簡単に利用できるわけではなく，多くの病院では現実的ではない．こういった理由から，クレアチンキナーゼがより一般的に使用される診断マーカーとなっている．

追加検査

横紋筋融解症の合併症を評価する検査には，心電図，血算，基本的な代謝分析，カルシウム，リン，尿酸，アルブミン，凝固検査，トロポニン，動脈血ガス分析などがある．

カリウム

高カリウム血症は生命にかかわる合併症であり，壊死した筋細胞内から放出される高濃度のカリウムによって生じる[14]．横紋筋融解症の一部として生じる急性腎傷害と代謝性アシドーシスは，高カリウム血症を増悪させることもある．

リンとカルシウム

横紋筋融解症の早期には細胞から放出されるリンが高リン酸血症をもたらし，その次にカルシウムが損傷した組織に沈着し，その後の低カルシウム血症を引き起こす[16]．後期にはカルシウムは細胞から放出され，当初の低カルシウム血症による続

発性副甲状腺機能亢進症も影響して，高カルシウム血症が起こる．このことから，テタニーや高カリウム血症による心電図変化がある場合を除いては，最初の低カルシウム血症は補正すべきではない．これを処置すると転移性の石灰化という結果になることもある[14,16,23]．

血液尿素窒素(BUN)/クレアチニン

疑いや確定に関係なく，横紋筋融解症のすべての患者は腎機能検査を行うべきである．なぜなら，急性腎傷害は重大な疾患であり，合併症としても多いからである．原則として，クレアチニンのいかなる上昇でも腎機能増悪の徴候と解釈すべきであり，急性腎傷害に注意すべきである．いくつかの研究では，この仮説を支持することができなかったが，クレアチニンの上昇は腎障害と損傷された筋から放出されるクレアチニン前駆体を関連づける可能性がある[13,14]．

アニオンギャップ/凝固異常

他の検査結果異常には，アニオンギャップ上昇と低アルブミン血症がある．アニオンギャップの上昇は，筋細胞からの乳酸や尿酸，その他の酸性物質が放出された結果である．予後不良の前兆となる血清アルブミン値の低下は，傷害された毛細血管から間質組織へアルブミンが漏出することによって発生する[16]．凝固異常では，播種性血管内凝固(DIC)が重篤な横紋筋融解症によく生じる合併症であり，高リスクの患者ではDICの検出のために血算と凝固検査を行うべきである[14]．

治療指針

横紋筋融解症の診療は，(1)根本原因を同定し治療する，(2)続発する合併症を最小限にとどめることからなる．横紋筋融解症の病因についての詳細な論考は本章の範疇を超えるので，ここでは合併症を最小限にとどめることに焦点をあてて述べていく．

　横紋筋融解症での急性腎傷害の病因には，腎前性と腎性の2つがある．腎前性腎不全は，損傷した筋肉に体液が貯留して循環血液量が減少することで生じる．腎性腎不全は，尿細管上皮細胞に対するミオグロビンの細胞毒性と尿円柱形成による遠位ネフロンの閉塞により生じる．急性腎傷害の患者では，血行動態の安定を維持するだけではなく，腎血流量，尿量，毒素排出率を増やしてミオグロビンによる腎損傷を防ぐためにも輸液が必要である．

　急性腎傷害の予防にもつながる横紋筋融解症の治療があればよいが，そのような治療へと導いてくれるような強力なエビデンスは存在しない．利用可能なデータの多くは後ろ向き研究と症例報告からのものである．こういった研究の利点は限定的となってしまい，母集団の不均質さと対照群の欠如のせいで結果を比較することが

困難である．そのうえ研究者は，それぞれ異なる横紋筋融解症や腎障害の定義（クレアチニン値＞1.5 mg/dL というものから血液透析が必要な状態まで）を採用し，勧めている治療手段にもばらつきが多い．

輸液のタイミングとその量

公表されているデータにもとづけば，輸液蘇生は可能な限り早く開始することが勧められているが，理想的には損傷を受けてから6時間以内，適切であれば病院前でもよいとされている[1, 2, 17, 24]．いくつかの症例報告では，腎障害のリスクを下げるために早期の積極的な輸液を支持している[25〜27]．2003年にトルコで起きた地震の挫滅被害者16人を対象とした報告によれば，救出から輸液蘇生開始までの待ち時間を比較したところ，血液透析が必要だった患者（平均9.2時間）は透析が不要だった患者（平均3.7時間）よりも明らかに長い時間待たされていた．また，透析が必要な被災者は明らかに輸液量が少なかった（1日目に 11±2.5 L vs. 21.8±2.7 L）[28]．地震災害傷病者に関する別の報告でも結果は同様であった[5, 29]．

　蘇生のための適切な輸液量はよくわかっていない．非対照研究において特定の輸液量や尿量の目標値を比較しているが，蘇生に直接有効な確立された公式（熱傷患者における Parkland の公式のような）は存在しない．輸液投与のガイドラインでは，開始量として一般的に2〜3Lを1〜1.5時間かけて投与し，続いて 200〜700 mL/hr の流量で利尿が得られるまで継続するよう勧めている．輸液量は約 300 mL/hr の尿量を目標に設定すべきである[17, 24, 30, 31]．

　高齢患者とうっ血性心不全患者は積極的な輸液蘇生を許容できない可能性があり，容量過多の徴候を綿密にモニタリングすべきであると覚えておくことは重要である．侵襲性もしくは非侵襲性の血行動態モニタリングは，輸液投与の指標としてどちらも有効である．尿量を注意深く観察するための尿道カテーテルをすべての重症患者に留置しておく．

輸液の選択

晶質液の選択を論点にして取り組んだ唯一の前向き無作為化単盲検研究では，doxylamine（第1世代抗ヒスタミン薬）過量摂取により横紋筋融解症となった患者28人を対象に，生理食塩液と乳酸リンゲル液を投与して比較した[32]．生理食塩液の群はより多くの炭酸水素ナトリウムと利尿薬が必要だったが，クレアチンキナーゼ値が正常化するまでの平均時間は両群で有意差はなかった（乳酸リンゲル液群96時間，生理食塩液群120時間）．しかし，研究の小規模さが有意差を検出しにくくさせていることも考えられる．注目すべきは，乳酸リンゲル液群では高カリウム血症に伴

う問題は一切みられなかったことと，乳酸は代謝性アシドーシスの原因ではなく，むしろ保護的に作用しているようにみえることである。

炭酸水素ナトリウムとマンニトール

横紋筋融解症の診療で論点となることが多いのは，（もし挙げるとすれば）炭酸水素ナトリウムとマンニトールの役割である。この論点に直接返答している研究はごくわずかである。これはひとつには，大多数の横紋筋融解症に関する研究では炭酸水素ナトリウムとマンニトール両方の使用が報告されているのに，晶質液のみ投与された患者の限られたデータしか提供されていないからである。そのうえ，炭酸水素ナトリウムとマンニトールのそれぞれの効果を評価している対照研究が存在しない。このことが，急性腎傷害予防における両者の相対的重要性を規定することを難しくしている[28,33]。

横紋筋融解症の治療では，炭酸水素ナトリウムとマンニトールの両方に理論上の利点がある。炭酸水素ナトリウムは尿をアルカリ化する。これはミオグロビンの可溶性を増加させ，重要な尿糖蛋白であるTamm-Horsfall蛋白の沈殿を制限することにより，尿細管の損傷と尿円柱形成を減らすと考えられている[1,34]。再吸収されない溶質（炭酸水素ナトリウム）は利尿を促進させ，横紋筋融解症でよくみられる高カリウム血症の治療でも有用である[34]。こういった利点に加えて，炭酸水素ナトリウムは代謝性アシドーシスも改善させる。代謝性アシドーシスは，重篤な横紋筋融解症患者で発症することがあり，生理食塩液の大量投与によっても生じる[1,31]。

マンニトールは横紋筋融解症の治療では，損傷した筋から間質液を抽出し，循環血液量と尿量を増加させる浸透圧利尿薬として使用されている。理論上はミオグロビンの排出を増加させ，尿細管を保護する。筋肉での浸透圧効果をとおして，マンニトールはコンパートメント症候群の予防と治療の一助になる[26]。ある研究では，マンニトールはフリーラジカルによる酸化障害から腎臓を保護することもできると示唆しているが[35]，少なくとも1種類の動物モデルでは証明されなかった[36]。

晶質液単独群と炭酸水素ナトリウム/マンニトール（BIC/MAN）群の効果を評価した2つの英語の対照研究が存在する。1つは，外傷センター（レベル1）でICUに5年間入院した成人外傷患者を対象とした後ろ向き研究であり，382人の患者がクレアチンキナーゼ最高値＞5,000であった。外科医の裁量で154人（40％）の患者がBIC/MANにより治療され，228人（60％）の患者には投与されなかった。2群間で急性腎傷害（クレアチニン値＞2.0 mg/dLと定義）の発症，透析，死亡率に有意差はなかった。しかし，2群間でクレアチンキナーゼ最大値に有意差があったことは注目に値する。BIC/MAN群ではクレアチンキナーゼ最大値が平均23,500まで上昇し，

投与しなかった群では最大値は平均9,800であった。その後のクレアチンキナーゼ最大値によるサブグループ分析では急性腎傷害の発生，透析の必要性，死亡率に有意差はなかったが，クレアチンキナーゼ値>30,000に上昇した患者では，BIC/MAN群のほうが予後が改善する傾向が明らかになった。この発見は，重篤な横紋筋融解症患者ではBIC/MANにより効果が得られることを示唆している。しかし，著者らは，BIC/MANはクレアチンキナーゼ値>5,000の患者で急性腎傷害，透析，死亡を予防することはないと総合的に結論づけ，外傷後の横紋筋融解症での使用を再評価することを推奨している[12]。

この研究の利点は，その研究規模と対照群の存在である。しかし，無作為化研究ではなく，輸液蘇生の種類や質，タイミングについてのデータは公表されておらず，輸液蘇生の質に対するBIC/MANの相対的な重要性について結論を出すのは難しい。

2つ目のより小規模な研究では，横紋筋融解症の予防における生理食塩液投与群と生理食塩液/炭酸水素ナトリウム/マンニトール(SBM)投与群の有効性を評価した。横紋筋融解症(クレアチンキナーゼ値>500と定義)から腎不全(定義なし)に進行するリスクがあるICU患者を対象としたこの後ろ向き研究には24人の患者しか含まれておらず，15人はSBMにより，9人は生理食塩液のみにより治療された。どちらの群も人口統計学的属性は同様であり，最初のクレアチニン値の平均も同様であったが，最初のクレアチンキナーゼ値には有意差があった(SBM群の平均クレアチンキナーゼ値3,351 IU/L，生理食塩液の群では1,747 IU/L)。2群間で予後に有意差はなく，急性腎傷害が増悪した患者もなく，軽度の高窒素血症はすべて寛解した[37]。著者らは，腎障害の進行は予防処置で完全に防ぐことができ，一度適切な生理食塩液の負荷がなされればマンニトールや炭酸水素ナトリウムの追加は不要であると結論づけている[37]。しかし，この研究は軽度の横紋筋融解症患者を対象にしており，重症例での適応には限界がある。

推奨される輸液投与のまとめ

横紋筋融解症治療における最適な輸液成分についての無作為化比較試験がないため，特定の輸液蘇生法に対し賛否を述べることは難しい。27の研究(横紋筋融解症での急性腎傷害の予防治療を評価)を対象に行った2013年のシステマティックレビューでは，炭酸水素ナトリウムとマンニトールもしくはそのどちらかを組み合わせた輸液療法が，輸液のみの治療よりも優れているという高レベルのエビデンスは存在しないという結論が出されている[24]。このレビューでは，横紋筋融解症で急性腎傷害を予防する輸液のタイミング，用量，種類について次のように推奨してい

る[24]。

1. 輸液投与は可能な限り早く開始すべきであり，理想的には筋損傷から6時間以内が望ましい
2. 病状により目標達成のために十分な量の輸液を投与できない場合を除き，最初の24時間は尿量を1時間あたり300 mL以上に維持する速度で輸液を投与すべきである
3. 炭酸水素ナトリウム静注はアシドーシスを補正するのに必要な場合のみ行うべきである
4. マンニトールは，輸液投与により尿量300 mL/hrを維持できない場合にのみ投与すべきであり，尿量が増加しない患者では中止すべきである

マンニトールと炭酸水素ナトリウムの理論上の効果と，いくつかの研究が有効性を示唆していることから，数多くの発表されたレビュー，推奨，ガイドラインは，マンニトールと炭酸水素ナトリウムの使用を，特に重症患者において，いまだに支持している[1, 24, 31, 38]。

投与量
炭酸水素ナトリウムとマンニトールの投与に関して標準化された処方は存在しない。炭酸水素ナトリウムについての一般的な投与量は，44〜50 mEqを0.45％生理食塩液1Lに加える，もしくは88〜132 mEqを0.5％ブドウ糖液1Lに加えるというものである。推奨されている輸液速度は100 mL/hr[17]から0.9％生理食塩液とともに上記の処方の1Lを交互にというものまでさまざまであるが，およそ500 mL/hrまでとされている[1, 38]。マンニトールについては，20％溶液を0.04〜0.1 g/kg/hrで輸液に追加し，1日上限を200 gから最大800 gに漸増する[1, 17, 38]。これ以上の投与量は浸透圧性のネフローゼから急性腎傷害を引き起こす[1]。

リスク
炭酸水素ナトリウムとマンニトールもしくはその一方を使用することには付随するリスクがある。アルカリ化することの第1のリスクは，横紋筋融解症早期の低カルシウム血症を増悪させることである[34]。これを軽減するために，アセタゾラミドの投与もしくは炭酸水素ナトリウムの投与中止によって血清pHを7.5未満に維持することが勧められている。上述したように，カルシウムは症候性の低カルシウム血症である場合を除いて投与すべきではない。

マンニトール使用のリスクは高浸透圧状態が促進されることであり，血清浸透圧と浸透圧ギャップをモニタリングする必要がある。マンニトールによる治療は，無尿の患者と同様に乏尿が持続もしくは進行する患者には禁忌となる。浸透圧ギャッ

プが 55 mOsm/kg 超に増加，もしくは十分な利尿効果がない場合にはマンニトールは中止すべきである[1]。

腎代替療法

横紋筋融解症の場合，腎代替療法には 2 つの適応がある。1 つ目は，すべての患者で腎代替療法を開始するような標準的な適応である。例えば，乏尿性の急性腎傷害の進行，症候性の体液過剰，重篤な電解質異常（特に高カリウム血症），もしくはアシドーシスである。2 つ目は横紋筋融解症に特異的である。それは，血漿からのミオグロビン除去，つまり腎臓を障害する影響を減らすためのものである。

通常行われる血液透析は，効果的に効率よく電解質異常や代謝性アシドーシス，体液過剰を補正する。しかし，ミオグロビンは分子量（15.7 kDa）と構造的な特性から効果的に除去することができない[39]。いくつかの症例報告において，持続的腎代替療法はミオグロビンをうまく除去することが示されている[40〜43]。これは対流性の（対義語は拡散性の）濾過法によると考えられている。super high-flux 膜や "high-cutoff" 膜の使用によってミオグロビンがより有効に除去されることが示されている[44〜46]。

しかし，これらの症例報告は予後についてのデータを提示していない。前向き研究がないため，腎代替療法によるミオグロビンの除去が横紋筋融解症の臨床経過に影響を及ぼすかどうかはわかっていない[19]。問題を難しくしているのは，ミオグロビンの代謝がよくわかっていないということである。いくつかの研究では，腎機能はミオグロビン・クリアランス率や腎外性の排出メカニズムに影響がないことを示している[21,47]。病因となるミオグロビンを血漿から除去することは理論上有効であり，おそらく横紋筋融解症での急性腎傷害の予防に何らかの役割を果たすであろうが，現在のところ勧められる介入手段はない。

結論

横紋筋融解症の診断で心がけておくことは，常に疑うことを忘れないことである。一度疑いが生じれば，診断と治療は比較的容易である。この疾患はさまざまな臨床像を呈するため，動けずにいた時間が長時間もしくは経過時間が不明な患者に対しては，常に横紋筋融解症を疑うべきである。本章で述べた治療の考え方についてよく理解しておけば，もちろん最も重要なのは迅速で迷いのない輸液蘇生ではあるが，患者の予後を改善する助けになるであろう。

関連文献

文献	研究デザイン	結果
急性腎傷害の予防		
Brown et al., *J Trauma*. 2004[12]	ICUの外傷患者2,083人を対象とした後ろ向きコホート研究。そのうち1,771人にクレアチンキナーゼ（CK）異常（＞520）があった。患者は外科医の判断にもとづき晶質液のみ，あるいは炭酸水素ナトリウム/マンニトール（BIC/MAN）による治療を受けた	CK＞5,000の患者の中で，BIC/MAN投与群と非投与群において，腎障害（22％ vs. 18％，$p=0.27$），透析（7％ vs. 6％，$p=0.57$），死亡率（15％ vs. 18％，$p=0.37$）のそれぞれに有意差はなかった。しかし，両群ともCK値は有意に変化し（それぞれ 24,500 vs. 9,800，$p<0.0001$），CK＞30,000の患者ではBIC/MAN投与群で良好な転帰を示す有意な傾向はみられなかった（急性腎傷害：46％ vs. 63％，$p=0.41$，透析の必要性：13％ vs. 38％，$p=0.12$，死亡率：29％ vs. 63％，$p=0.09$）
Scharman and Troutman, *Ann Pharmacother*. 2013[24]	27の研究を対象に行ったシステマティックレビュー。横紋筋融解症患者における急性腎傷害や急性腎不全の予防に対する輸液投与法について評価した	早期（6時間以内）の輸液投与が重要であった。好ましい輸液の種類や炭酸水素ナトリウムの使用（マンニトールの使用にかかわらず）について，晶質液単独投与を超えるエビデンスはなかった。適切な輸液量について評価した研究はなかった
Cho et al., *Emerg Med J*. 2007[32]	前向き無作為化単盲検研究。doxylamine中毒による横紋筋融解症患者28人を対象として生理食塩液と乳酸リンゲル液の有効性を比較した	尿クレアチニンが正常化する時間に有意差はなかった（乳酸リンゲル液群96時間 vs. 生理食塩液群120時間，$p=0.058$）。しかし，乳酸リンゲル液群は有意に炭酸水素ナトリウムや利尿薬の必要量が減り，生理食塩液の群よりアルカリ化された尿がみられた
Homsi et al., *Ren Fail*. 1997[37]	横紋筋融解症のICU患者24人を対象とした後ろ向きコホート研究。15人に生理食塩液/マンニトール/炭酸水素ナトリウム（SMB）を投与し，9人に生理食塩液のみを投与した	CKの最大値はSMB群3,351±1,693，生理食塩液の群で1,747±2,345であった。入院時のクレアチニン値は両群で同様であった（1.6 vs. 1.5）。両群とも最初に腎機能障害を増悪させることなく腎不全が改善した。SMB投与群が予後を改善するようにはみえなかったが，研究は対象数が少なくCK値が低いため限定的である

文献

1. Bosch X, Poch E, Grau JM. Rhabdomyolysis and acute kidney injury. *N Engl J Med.* 2009;361(1):62–72.
2. Huerta-Alardín AL, Varon J, Marik PE. Bench-to-bedside review: rhabdomyolysis – an overview for clinicians. *Crit Care.* 2005;9(2):158–169.
3. Sever MS, Erek E, Vanholder R, et al. Lessons learned from the Marmara disaster: time period under the rubble. *Crit Care Med.* 2002;30(11):2443–2449.
4. Hatamizadeh P, Najafi I, Vanholder R, et al. Epidemiologic aspects of the Bam earthquake in Iran: the nephrologic perspective. *Am J Kidney Dis.* 2006;47(3):428–438.
5. Oda J, Tanaka H, Yoshioka T, et al. Analysis of 372 patients with Crush syndrome caused by the Hanshin-Awaji earthquake. *J Trauma.* 1997;42(3):470–475.
6. Sever MS, Erek E, Vanholder R, et al. Effect of gender on various parameters of crush syndrome victims of the Marmara earthquake. *J Nephrol.* 2004;17(3):399–404.
7. Ward MM. Factors predictive of acute renal failure in rhabdomyolysis. *Arch Intern Med.* 1988;148(7):1553–1557.
8. de Meijer AR, Fikkers BG, de Keijzer MH, et al. Serum creatine kinase as predictor of clinical course in rhabdomyolysis: a 5-year intensive care survey. *Intensive Care Med.* 2003;29(7):1121–1125. Epub May 24, 2003.
9. Melli G, Chaudhry V, Cornblath DR. Rhabdomyolysis: an evaluation of 475 hospitalized patients. *Medicine (Baltimore).* 2005;84(6):377–385.
10. Veenstra J, Smit WM, Krediet RT, et al. Relationship between elevated creatine phosphokinase and the clinical spectrum of rhabdomyolysis. *Nephrol Dial Transplant.* 1994;9(6):637–641.
11. Woodrow G, Brownjohn AM, Turney JH. The clinical and biochemical features of acute renal failure due to rhabdomyolysis. *Ren Fail.* 1995;17(4):467–474.
12. Brown CV, Rhee P, Chan L, et al. Preventing renal failure in patients with rhabdomyolysis: do bicarbonate and mannitol make a difference? *J Trauma.* 2004;56(6):1191–1196.
13. Gabow PA, Kaehny WD, Kelleher SP. The spectrum of rhabdomyolysis. *Medicine (Baltimore).* 1982;61(3):141–152.
14. Bagley WH, Yang H, Shah KH. Rhabdomyolysis. *Intern Emerg Med.* 2007;2(3):210–218.
15. Fernandez WG, Hung O, Bruno GR, et al. Factors predictive of acute renal failure and need for hemodialysis among ED patients with rhabdomyolysis. *Am J Emerg Med.* 2005;23(1):1–7.
16. Giannoglou GD, Chatzizisis YS, Misirli G. The syndrome of rhabdomyolysis: pathophysiology and diagnosis. *Eur J Intern Med.* 2007;18(2):90–100.
17. Khan FY. Rhabdomyolysis: a review of the literature. *Neth J Med.* 2009;67(9):272–283.
18. Young SE, Miller MA, Docherty M. Urine dipstick testing to rule out rhabdomyolysis in patients with suspected heat injury. *Am J Emerg Med.* 2009;27(7):875–877.
19. Mikkelsen TS, Toft P. Prognostic value, kinetics and effect of CVVHDF on serum of the myoglobin and creatine kinase in critically ill patients with rhabdomyolysis. *Acta Anaesthesiol Scand.* 2005;49(6): 859–864.
20. Shigemoto T, Rinka H, Matsuo Y, et al. Blood purification for crush syndrome. *Ren Fail.* 1997;19(5):711–719.
21. Lappalainen H, Tiula E, Uotila L, et al. Elimination kinetics of myoglobin and creatine kinase in rhabdomyolysis: implications for follow-up. *Crit Care Med.* 2002;30(10):2212–2215.
22. Beetham R. Biochemical investigation of suspected rhabdomyolysis. *Ann Clin Biochem.* 2000;37(Pt 5):581–587.
23. Knochel JP. Serum calcium derangements in rhabdomyolysis. *N Engl J Med.* 1981;305(3):161–163.
24. Scharman EJ, Troutman WG. Prevention of kidney injury following rhabdomyolysis: a systematic review. *Ann Pharmacother.* 2013;47(1):90–105.

25. Reis ND, Michaelson M. Crush injury to the lower limbs. Treatment of the local injury. *J Bone Joint Surg Am*. 1986;68(3):414-418.
26. Better OS, Stein JH. Early management of shock and prophylaxis of acute renal failure in traumatic rhabdomyolysis. *N Engl J Med*. 1990;322(12):825-829.
27. Ron D, Taitelman U, Michaelson M, et al. Prevention of acute renal failure in traumatic rhabdomyolysis. *Arch Intern Med*. 1984;144(2):277-280.
28. Gunal AI, Celiker H, Dogukan A, et al. Early and vigorous fluid resuscitation prevents acute renal failure in the crush victims of catastrophic earthquakes. *J Am Soc Nephrol*. 2004;15(7):1862-1867.
29. Shimazu T, Yoshioka T, Nakata Y, et al. Fluid resuscitation and systemic complications in crush syndrome: 14 Hanshin-Awaji earthquake patients. *J Trauma*. 1997;42(4):641-646.
30. Slater MS, Mullins RJ. Rhabdomyolysis and myoglobinuric renal failure in trauma and surgical patients: a review. *J Am Coll Surg*. 1998;186(6):693-716.
31. Malinoski DJ, Slater MS, Mullins RJ. Crush injury and rhabdomyolysis. *Crit Care Clin*. 2004;20(1):171-192.
32. Cho YS, Lim H, Kim SH. Comparison of lactated Ringer's solution and 0.9% saline in the treatment of rhabdomyolysis induced by doxylamine intoxication. *Emerg Med J*. 2007;24(4):276-280.
33. Altintepe L, Guney I, Tonbul Z, et al. Early and intensive fluid replacement prevents acute renal failure in the crush cases associated with spontaneous collapse of an apartment in Konya. *Ren Fail*. 2007;29(6):737-741.
34. Zager RA. Rhabdomyolysis and myohemoglobinuric acute renal failure. *Kidney Int*. 1996;49(2):314-326.
35. Odeh M. The role of reperfusion-induced injury in the pathogenesis of the crush syndrome. *N Engl J Med*. 1991;324(20):1417-1422.
36. Zager RA. Combined mannitol and deferoxamine therapy for myohemoglobinuric renal injury and oxidant tubular stress. Mechanistic and therapeutic implications. *J Clin Invest*. 1992;90(3):711-719.
37. Homsi E, Barreiro MF, Orlando JM, et al. Prophylaxis of acute renal failure in patients with rhabdomyolysis. *Ren Fail*. 1997;19(2):283-288.
38. Vanholder R, Sever MS, Erek E, et al. Rhabdomyolysis. *J Am Soc Nephrol*. 2000;11(8):1553-1561.
39. Bellomo R, Daskalakis M, Parkin G, et al. Myoglobin clearance during acute continuous hemodiafiltration. *Intensive Care Med*. 1991;17(8):509.
40. Cruz DN, Bagshaw SM. Does continuous renal replacement therapy have a role in the treatment of rhabdomyolysis complicated by acute kidney injury? *Semin Dial*. 2011;24(4):417-420. doi: 10.1111/j.1525-139X.2011.00892.x. Epub Jul 29, 2011.
41. Bastani B, Frenchie D. Significant myoglobin removal during continuous veno-venous haemofiltration using F80 membrane. *Nephrol Dial Transplant*. 1997;12(9):2035-2036.
42. Amyot SL, Leblanc M, Thibeault Y, et al. Myoglobin clearance and removal during continuous venovenous hemofiltration. *Intensive Care Med*. 1999;25(10):1169-1172.
43. Zhang L, Kang Y, Fu P, et al. Myoglobin clearance by continuous venous-venous haemofiltration in rhabdomyolysis with acute kidney injury: a case series. *Injury*. 2012;43(5):619-623.
44. Naka T, Jones D, Baldwin I, et al. Myoglobin clearance by super high-flux hemofiltration in a case of severe rhabdomyolysis: a case report. *Crit Care*. 2005;9(2):R90-R95.
45. Heyne N, Guthoff M, Krieger J, et al. High cut-off renal replacement therapy for removal of myoglobin in severe rhabdomyolysis and acute kidney injury: a case series. *Nephron Clin Pract*. 2012;121(3-4):c159-c164.
46. Premru V, Kovač J, Buturović-Ponikvar J, et al. High cut-off membrane hemodiafiltration in myoglobinuric acute renal failure: a case series. *Ther Apher Dial*. 2011;15(3):287-291.
47. Wakabayashi Y, Kikuno T, Ohwada T, et al. Rapid fall in blood myoglobin in massive rhabdo-

myolysis and acute renal failure. *Intensive Care Med.* 1994;20(2):109–112.

40

急性腎傷害と腎代替療法
acute kidney injury and renal replacement therapy

Emilee Willhem-Leen and Glenn Chertow

背景

急性腎傷害 acute kidney injury(AKI)は重篤な状態でよくみられる。近年の大規模な前向き多国間共同研究によれば,重篤な患者のうち5.7%が経過中にAKIを発症すると報告している[1]。重篤な状態に伴うAKIは悪い予後をもたらす。AKIを発症している重篤な患者の院内死亡率や短期(90日)死亡率は45〜60%である[1〜3]。幸いなことに,入院中にAKIを発症した重篤な患者で退院時に生存している大半は,長期の透析を必要としていない[1]。本章では,一般的なAKIの定義,分類,病因,そしてAKI患者に対する適切な救急初療室での診断と治療的介入について概説する。

定義

重篤な患者の場合は,搬送されてきた時点ですでにAKIを発症していたり,疾患の経過中にAKIに進行することがある。AKIに関する共通の定義は存在しないが,次の事項にもとづいて診断されることが多い。

- 輸液蘇生あるいは利尿薬の投与にもかかわらず,尿量が減少している(12時間で200 mL未満)
- 尿毒症〔血液尿素窒素(BUN)の上昇(>80 mg/dL)〕,あるいは尿毒症の臨床的症状(心嚢液貯留,心膜炎,意識変容など)がみられる
- 血清クレアチニン serum creatinine(sCr)が基準となる値よりも上昇している。留意しておきたいのは,sCrは腎傷害が生じてから12〜24時間は上昇しないこと,救急外来にいる間に劇的に上昇することはないと考えられること

急性腎傷害の分類

sCr 濃度は AKI の最適かつ早期のマーカーとはならない。その理由として、(1) sCr 濃度は糸球体濾過量 glomerular filtration rate(GFR)が急激に変化している患者の腎機能を正確に反映していないこと、(2)重篤な状態によって筋肉が消耗されることで低い値を示してしまうこと、が挙げられる。このような制限があるため、さまざまな基準が AKI の重症度を分類するために提唱されている。

RIFLE 基準

RIFLE 基準〔Risk, Injury, Failure, Loss, ESRD(end-stage renal disease)〕は、救急外来で腎傷害を評価するのに有用な3つの重症度(R, I, F)と、入院患者を評価するのに標準的に適用されている2つの腎機能レベル(L と E)で構成されている。

- **RISK(リスク)**：sCr が 1.5 倍上昇し、GFR は 25％まで低下している。あるいは 0.5 mL/kg/hr 未満の尿量が 6 時間続く状態
- **INJURY(損傷)**：sCr が 2 倍上昇し、GFR は 50％まで低下している。あるいは 0.5 mL/kg/hr 未満の尿量が 12 時間続く状態
- **FAILURE(機能不全)**：sCr が 3 倍上昇し、GFR は 75％まで低下している。あるいは 0.3 mL/kg/hr 未満の尿量が 24 時間続く。または無尿が 12 時間続く状態
- **LOSS(腎機能喪失)**：腎機能の完全な喪失が 4 週間以上続く状態
- **ESRD(末期腎不全)**：腎機能の完全な喪失が 3 カ月以上続く状態

AKIN 基準

Acute Kidney Injury Network(AKIN)基準は、RIFLE 基準にもとづいているが、利用しやすく明瞭にするために RIFLE 基準を簡略化したものである。

- AKI に対する AKIN 基準の定義
  - **Stage 1**：sCr の基準値から 1.5 倍上昇(sCr の 0.3 mg/dL 以上の上昇)。あるいは 0.5 mL/kg/hr 未満の尿量が 6 時間続く状態
  - **Stage 2**：sCr の基準値から 2 倍上昇。あるいは 0.5 mL/kg/hr 未満の尿量が 12 時間続く状態
  - **Stage 3**：sCr の基準値から 3 倍上昇で、sCr が 4 mg/dL 以上(0.5 mg/dL 以上の急上昇を伴っているもの)。あるいは 0.3 mL/kg/hr 未満の尿量が 24 時間続くか、無尿が 12 時間続く状態
- AKIN 基準と RIFLE 基準の比較
  - **Stage 1** は RIFLE 基準の RISK に相当する
  - **Stage 2** は RIFLE 基準の INJURY に相当する

○ Stage 3 は RIFLE 基準の FAILURE に相当する

KDIGO 基準

Kidney Disease Improving Global Outcome(KDIGO)基準は，sCr あるいは尿量のいずれかにもとづき腎傷害を3段階に分けて定義している。

- **Stage 1**：sCr の基準値から 1.5〜1.9 倍上昇(sCr の 0.3 mg/dL 以上の上昇)。あるいは 0.5 mL/kg/hr 未満の尿量が 6〜12 時間続く状態
- **Stage 2**：sCr の基準値から 2.0〜2.9 倍上昇し，0.5 mL/kg/hr 未満の尿量が 12 時間を超えて続く状態
- **Stage 3**：sCr の基準値から 3 倍上昇し，4.0 mg/dL 以上まで sCr が上昇。あるいは腎代替療法を開始し，0.3 mL/kg/hr 未満の尿量が 24 時間以上続くか，無尿が 12 時間以上続いている状態

AKI の基準を単純化するために，われわれは AKIN 基準あるいは KDIGO 基準の利用を推奨している。ただ残念ながら，救急外来の現場では AKI の正確な Stage 分類は不可能と思われる。なぜなら，sCr の基準値は利用できないことが多く，尿量の観察には 6〜24 時間かかるからである。しかし，これらの基準が利用できるのであれば，集中治療医や腎臓内科医にもこれらの情報を与え，迅速なトリアージと予後予測に役立てることができる。例えば，もし sCr 値の基準値が 1.0 mg/dL であるとわかっている患者が敗血症で救急外来にいたとする。そして，初回の sCr 値が 2.5 mg/dL で，評価と管理をする最初の 2 時間で尿量が 50 mL 未満であれば，彼または彼女は(AKIN 基準と KDIGO 基準では)少なくとも Stage 2 の AKI が遷延していることになる。1 つの Stage だけで ICU 入室の必要性を決められる AKI の基準はないが，救急外来から腎臓内科医へのコンサルテーションは，Stage 2 または 3 の AKI 患者に対しては考慮すべきである。

急性腎傷害の病因

AKI は，多くの要因によって起こるとされる多種多様な疾患である。これらの要因は，腎前性，腎性，腎後性の病因に分類されるのが典型的である。

腎前性急性腎傷害

腎前性急性腎傷害 prerenal AKI は，腎灌流が減少することで生じる。増悪させる状態として，循環血液量減少性ショック(通常，消化管出血または重度の熱傷)，心

原性ショック(通常,左室あるいは両室不全),肝硬変(肝腎症候群を含む),敗血症/全身性炎症反応症候群(SIRS)が挙げられる。特に他にも危険因子がある患者では,利尿薬と他の薬物〔アンジオテンシン変換酵素(ACE)阻害薬と非ステロイド性抗炎症薬(NSAID)〕によっても腎前性の病態を悪化させる可能性がある。典型的な腎前性 AKI では,尿中ナトリウムイオン(Na^+)濃度が低く(20 mmol/L 未満),尿中ナトリウム排泄率 fractional excretion of sodium (FE_{Na}) が 1% 未満の状態にある。これは,身体が水分を貯留しようとし,あるいは喪失した水分量を取り戻そうとして,Na^+をしきりに必要としている状態を意味している。

腎性急性腎傷害

腎性急性腎傷害 intrarenal AKI の病因には,血管性,糸球体性,尿細管性/間質性の疾患が含まれる。AKI と関連の深い血管病変では,アテローム塞栓症(血管造影や外科的/血管内処置と関連したものが多い),血管炎,血栓塞栓症〔溶血性尿毒症症候群(HUS),血栓性血小板減少性紫斑病(TTP),悪性高血圧,強皮症腎クリーゼなど〕が含まれる。AKI へと進行する糸球体病変では,腎炎症候群〔たいていは積極的な尿沈渣を含む尿検査でわかる(赤血球円柱や白血球円柱などの細胞円柱)〕とネフローゼ症候群(たいていは重度の蛋白尿を伴う)がある(表 40-1)。尿細管性/間質性の疾患は,入院患者の AKI の原因として最もよくみられ,急性尿細管

表 40-1 尿沈渣または尿顕微鏡所見の臨床的意義

尿沈渣または尿顕微鏡所見	臨床的意義
尿試験紙法による潜血反応	赤血球が陰性の場合,遊離ヘモグロビンあるいは遊離ミオグロビンの存在を示唆する
白血球エステラーゼ試験	好中球の崩壊——膿尿を示唆する
亜硝酸塩の陽性	腸内細菌叢によって産生される硝酸レダクターゼの存在を示唆する
赤血球	特に変形赤血球がある場合では,糸球体の損傷を示唆している。変形のない赤血球は,腎結石または悪性腫瘍による場合が多い
白血球	好中球がある場合,細菌の感染症や保菌,または急性間質性腎炎(AIN)を示唆する 好酸球はアレルギー性 AIN を示唆するが,その診断には感度も特異度もあまりない
細胞円柱	
硝子円柱	非特異的ではあるが,脱水を示唆する
褐色の顆粒円柱	急性尿細管壊死(ATN)を示唆する
赤血球円柱	糸球体性血尿の診断になる。糸球体腎炎を示唆している
白血球円柱	腎炎の診断になる。腎盂腎炎あるいは非感染性間質性腎炎を示唆している

壊死（ATN），急性間質性腎炎（AIN）が含まれる。そして，これらほど頻繁ではないが，多発性骨髄腫は腎症や腫瘍崩壊症候群を引き起こすことがある。

急性尿細管壊死 acute tubular necrosis（ATN）は，入院している AKI 患者で最もよくみられる原因であり，院内発症 AKI の 45％近くにまでのぼる[2]。ATN のよくある原因には，腎虚血，敗血症，腎毒性物質がある。腎毒性物質には，放射線造影剤，ヘム色素（横紋筋融解症や溶血の患者など），癌化学療法で選択される薬物（プラチナ製剤など），抗菌薬（アムホテリシン B，アミノグリコシド系など）が含まれる。ATN は，長期化または重度の腎前性病態の後に生じることがあるため，その時点で 2 つの発症過程を区別することは困難である。一般的に腎前性疾患の改善は，脱水や低血圧を補正することで可能である（血行動態の乱れている要因が，心不全，肝硬変，あるいは敗血症による場合は除く）。傷害の原因部位が不明な場合，尿検査が 2 つの病因（ATN と腎前性）の区別に役立つことがある。つまり，ATN は $FE_{Na}>1\%$（反対に $<1\%$ は腎前性の病態でみられる）で，褐色の顆粒円柱がみられる。後述するが，尿中の好中球ゼラチナーゼ関連リポカリン（NGAL）や他の腎尿細管傷害に関するマーカーによって，今後，ATN はより迅速に判別されるようになるであろう。

急性間質性腎炎 acute interstitial nephritis（AIN）は，尿細管性/間質性 AKI のもうひとつの原因であるが，ATN と比べると非常にまれである。AIN は薬物曝露によって生じるのが典型的で，よく害をなすものとして NSAID や抗菌薬（ペニシリン系とセファロスポリン系）が挙げられる。あまり多くはないものの，AIN は感染症や全身性疾患〔サルコイドーシス，Sjögren 症候群，全身性エリテマトーデス（SLE）など〕により生じることもある。AIN の診断には，尿検査や尿顕微鏡検査で膿尿と白血球円柱が確認できる必要がある。

腎後性急性腎傷害

腎後性急性腎傷害 postrenal AKI は尿流の閉塞により生じ，尿管の圧迫によるものが典型的であるが，他の原因（結石，乳頭壊死など）によって生じることもある。比較的よく疑われる原因として，骨盤内の悪性腫瘍（結腸直腸癌，卵巣癌や子宮頸癌，後腹膜リンパ節腫脹など）がある。一般的には，慢性腎臓病 chronic kidney disease（CKD）の既往がない場合，sCr の変化で診断するためには閉塞が両側腎臓に及んでいなければならない。

病歴と身体所見

腎疾患はすべての臓器系に影響を与えるため，包括的な病歴聴取と身体所見をとら

なければならない．特に優先しなければならないのは，循環血液量の過多（息切れ，浮腫）と臨床的な尿毒症所見（ミオクローヌス，羽ばたき振戦，心膜摩擦音）がみられるような病態に対し，緊急または至急の透析適応を評価することである（表 40-2）．

診断的評価

救急外来の AKI 患者には，次の診断的検査が必要である．

- 尿量の正確な測定，必要であればカテーテルの留置も含む
- sCr，カリウムイオン（K^+），塩素イオン（Cl^-），重炭酸イオン（HCO_3^-），尿素窒素を含めた生化学検査
- 適切な顕微鏡的評価と反射的な尿培養検査を含む尿検査
- クレアチニンと Na^+ を含めた尿中電解質の検査（ループ利尿薬で治療されている患者では尿中尿素の検査）
- 随時尿での尿蛋白/クレアチニン比の定量化
- 尿閉が考えられる場合には，ベッドサイドで排尿後の残尿量検査
- 腎臓の超音波検査

表 40-2　対象を絞った病歴聴取と身体所見

病歴	身体所見
病歴 - 慢性腎臓病（CKD）または末期腎不全（ESRD） - 糖尿病（特に，長期の発症，コントロール不良，微小血管や大血管での合併症（糖尿病性網膜症など）がある場合） - 高血圧（特に，長期の発症またはコントロール不良，またはそれらが合併した場合） - 自己免疫疾患（特に，全身性エリテマトーデス（SLE）または全身性硬化症） - 毒物の摂取（エチレングリコールなど） - 尿路閉塞や前立腺肥大症，活動性の腹部悪性腫瘍またはリンパ腫 **症状** - 活動性の感染症 - コントロールできていない高血圧：頭痛，霧視，胸痛，意識変容 - 循環血液量過多：息切れ，起座呼吸，浮腫 - 尿毒症：衰弱，食欲不振，嘔吐，筋収縮，意識変容 **その他** - 尿の変化：血尿，尿量減少，尿に泡や泡状物質が増加 - 側腹部痛	- バイタルサインの異常：低血圧または高血圧，低酸素症（肺水腫を示唆する） - 循環血液量過多：頸静脈圧の上昇，ラ音，浮腫，S_3（Ⅲ音）ギャロップによる心雑音 - 尿毒症：意識の変容，羽ばたき振戦，心膜摩擦音，尿の悪臭 - 全身性疾患：発熱，関節痛，肺の異常所見

急性腎傷害での新たなバイオマーカー

シスタチンC

シスタチンC cystatin Cは，CKDでの予後の精度と死亡率予測を向上させられる点で評価されている推定GFR(eGFR)でsCrの代わりとなる濾過機能マーカーである[4]。最近の研究によれば，sCrとの比較でシスタチンCのみを用いた場合に，eGFRが改善することは示されていないが，2つの指標を組み合わせることで，より正確なeGFR値が求められたとされている[5]。米国では，シスタチンCの臨床使用は今のところできない。

好中球ゼラチナーゼ関連リポカリン

尿中や血清中の好中球ゼラチナーゼ関連リポカリン neutrophil gelatinase associated lipocalin (NGAL) は，今後期待されるAKIの潜在的なバイオマーカーのひとつである。NGALは腎尿細管上皮細胞から産生され，細胞傷害に対する反応で血清中や尿中に放出される。その結果，AKIでは血清と尿でのNGAL濃度が上昇する。米国では，NGALの臨床使用は今のところできない。

治療指針

高カリウム血症

重度のAKIと高カリウム血症の患者や，急速な血清K^+濃度の上昇がみられる患者，高カリウム血症がいつ起きてもおかしくないと臨床的に予測される患者(クラッシュ症候群や四肢虚血の患者など)では，内科的治療が重要である。だが，それは一時的なものであり，ほとんどの症例では，血液透析(HD)または持続的腎代替療法(CRRT)による治療的介入が続けて行われる。なお，内科的治療には次のものが含まれる。それは，心筋細胞へのK^+の作用に対する拮抗(カルシウム静注など)，カリウムの細胞外から細胞内への流入(インスリンとブドウ糖，炭酸水素ナトリウム，β_2作動薬など)，体内から腎臓や消化管を通じてのカリウム排泄(ループ利尿薬，陽イオン交換樹脂など)などである。高カリウム血症やAKIの患者の中には，これらの治療が実際には複数の効果を発揮している場合もある。例えば，ループ利尿薬は，高カリウム血症，高クロール血性代謝性アシドーシス，循環血液量過多の補正に役立っている。

利尿薬に反応性がある患者での循環血液量過多

乏尿または無尿のAKI患者は，すでに循環血液量が過多した状態で救急外来を訪れる場合がある。腎傷害の程度とそれに伴う代謝性異常の程度により，迅速な透析が必要か否かを決定する。早急に透析を行う必要がなければ，ループ利尿薬の静注を試みるべきであり，反応がない場合（尿量が0.5 mL/kg/hr 未満，または循環血液量過多を改善するには不十分な尿量）は通常，より重度の腎傷害を意味しており，より緊急の診断と治療が必要なことを示す。腎傷害が進行している患者では，sCrは機能低下の程度を反映していないであろうし，必要とされる利尿薬の用量も予想より多くなるであろう。

非無尿性患者の酸血症

代謝性アシドーシスは，AKI患者でよくみられる所見である。AKIの病因によって決まる尿細管機能不全の部位とともに，AKIで観察される代謝性アシドーシスは，遺伝性または慢性の尿細管機能不全でみられる病態とよく似ている。例えば，閉塞性腎症の患者は遠位（1型）尿細管性アシドーシス（RTA）に進行することがある。幸いなことに，急性期においては，AKIの患者と代謝性アシドーシスの患者の治療は，ほとんど常に同じである。

　HDあるいはCRRTは迅速に代謝性アシドーシスを補正できる（病因が何であっても）とはいえ，酸の分泌障害，または重炭酸イオン（HCO_3^-）の再生成障害（GFRが減少している状況ではよくある）による高クロル血性代謝性アシドーシスがあるAKI患者では，炭酸水素ナトリウム含有製剤静注で保存的管理が可能である。軽度～中等度のHCO_3^-欠乏では，1 Lあたり3アンプルの炭酸水素ナトリウム（150 mEq）を含む等張液製剤を1～2 mL/kg/hrで投与することは，ひとつの治療戦略となる。透析待機中の重度の代謝性アシドーシス患者では，炭酸水素ナトリウムのボーラス投与が必要になるかもしれない。重度の乳酸アシドーシス患者に対する炭酸水素ナトリウムの投与は一般的に推奨されていない。むしろ，乳酸アシドーシスの根本的原因（敗血症性ショックなど）を取り除くことに注意すべきである。

急性腎傷害での透析の適応

救急外来で透析導入の決断をする場合，たいていは相談できる腎臓専門医とともに共同で行う。次に示すのは，AKI患者での透析に対し，一般的に受け入れられている適応基準である。

- 高カリウム血症，または血清カリウム値の急激な上昇
- 乏尿または無尿患者の酸血症
- アルコールや薬物の中毒
- 利尿薬抵抗性の循環血液量過多
- 臨床的な症状を示す尿毒症(心膜炎，意識状態の変化など)

　救急外来で透析導入した患者と，入院経過中のより遅い段階で透析導入した患者の予後を比較した研究は今のところ存在しない．だが，いくつかの質の高い観察研究や無作為化比較試験では，重篤な患者で早期に透析あるいは血液濾過を導入することで，ICU 滞在期間と全生存率といった短期予後が改善する可能性が示されている．いくつかの大学病院で ICU 患者を対象とした研究では，BUN の目標値をより高い値(>76 mg/dL)まで許容した群と，より低い BUN(≤ 76 mg/dL)で透析を受けた群を比較し，低い BUN 目標値の群での生存退院のオッズ比が 1.85 であった[6]．

腎代替療法の種類

血液透析

血液透析 hemodialysis(HD)は，入院患者で最も一般的に行われている腎代替療法である．透析は間欠的(1週間に3回の実施が典型的)な治療法であるが，急性疾患あるいは他の臨床的な適応により必要があれば連日行うことも可能である．電解質，溶質，尿毒性物質は拡散によって除去される．患者の血液はポンプによって引き出され，半透膜に沿って対向流に流れ，膜の反対側にはさまざまな電解質(濃度は正確に調整されている)を含んだ透析液が流れる．透析には静脈ラインが必要であり，典型的には動静脈瘻(シャント)あるいは人工血管による方法があるが，一時的あるいは恒久的な透析カテーテルを留置する方法で実施されることもある．透析は，電解質，酸塩基，循環血液量の異常を急速に処理できるが，大量の血管内容量を除去する場合には患者の血圧によって制限される．

持続的腎代替療法

持続的腎代替療法 continuous renal replacement therapy(CRRT)は重症患者に対する低流量の持続的な治療法で，短期の間欠的な施行では十分な水分除去が達成できないか，透析による大量の水分シフトに耐えることができそうにない患者に対して行われる．CRRT は，間欠的な透析では不十分と考えられる異化が亢進した患者において，十分な溶質除去が可能となる．溶質の除去は，拡散(透析)，対流(血液濾過)，あるい

はこの2つを組み合わせて行われる。血管へのアクセスは一般的にカテーテルを必要とし，CRRTではもともとあった患者のシャントあるいは移植された人工血管を通しては施行できない。この方法は，そのほとんどが集中治療の現場で行われる。

持続的低効率連日血液透析

持続的低効率連日血液透析 sustained low-efficiency daily dialysis（SLEDD）は，長期の透析時間と，CRRTで用いる緩徐な血流にHDの拡散除去を組み合わせた混合療法である。これは，緩徐な水分除去，血行動態の安定化，有効な溶質除去ができる治療が必要な患者に用いられている。施設（病院）によっては，SLEDDがCRRTとして利用されている場合もあり，これら2つの治療法の臨床的転帰はおおよそ似ている。

特に考慮しておくこと

造影剤腎症

多くの救急医にとって，認知された造影剤腎症 contrast-associated nephropathy のリスクは，特定の画像検査の使用を制限する判断と傾かせる（特にCKDやAKIの患者）。しかし，実診療では，造影剤腎症の真のリスクはやや過大評価されており，腎機能障害がある患者で，生命を救うことになるかもしれない必要な診断や治療的処置が不適切に否定されるという形跡がある[7]。AKI患者に造影剤を投与するか差し控えるかの決断は，腎臓専門医と合同で行うべきである。造影剤腎症のリスクが最も高い患者（CKDやAKIがすでに発症している患者や，糖尿病患者）に造影剤が投与される場合，予防的前処置を考慮することには意味がある。前処置のひとつの方法は，造影剤を投与する6〜12時間前に炭酸水素ナトリウム含有の生理食塩液を1mL/kgで投与し，造影剤投与後も12時間継続することである。また，リスクを下げるためにアセチルシステインを造影剤投与前日と投与日に経口あるいは静注で投与するのも適切な処置である。ただし，この治療戦略に対するエビデンスはまちまちであり，専門家によるコンセンサスもほとんどなくなってきていることに注意すべきである[8]。

結論

AKIは重篤な患者でよく遭遇し，悪い予後をもたらす。これらの患者を早期に同定することと，どの患者にHDが必要とされるかを判断することが，救急医にとっ

ての優先事項となる。本章で述べた分類基準の適用と，（救急外来でみられる急性期の AKI では，sCr の有意な上昇に達しないので）尿量に常に注意を向けることで，目標はかなり迅速に達成される。

関連文献

文献	研究デザイン	結果
Uchino et al., JAMA. 2005[1]	23 カ国の 54 の病院で急性腎傷害（AKI）を伴う ICU 患者 1,738 人を対象とした前向き観察研究	ICU 患者の 5.7％に重度の AKI が発症していた。AKI を伴った重篤な患者の院内死亡率は 60.3％であった。生存者のうち，退院時に透析を必要とする患者は 13.8％であった
Liu et al., Clin J Am Soc Nephrol. 2006[6] PICARD	慢性腎臓病（CKD）の併発がない AKI の重篤な患者 243 人を対象とした前向き観察研究。腎代替療法導入時に BUN が低い群（≦76 mg/dL）と高い群（＞76 mg/dL）で比較した	年齢と疾患重症度の調整後，BUN が高い群での死亡に対する相対リスク（RR）は 1.85〔95％信頼区間（CI）：1.16～2.96〕であった
Zhang et al., Am J Kidney Dis. 2011[9]	血清と尿中のシスタチン C を用いて AKI の予測を行った 13 の研究のメタ分析	血清シスタチン C の AKI の予測に関する感度は 86％，特異度は 82％であった。尿中シスタチン C は，血清シスタチン C に比べ予測指標として劣る
Elahi et al., Eur J Cardiothorac Surg. 2004[10]	心臓手術後に持続的腎代替療法（CRRT）を必要とする AKI を発症した患者 43 人を対象とした後ろ向きコホート研究。分析は，「早期」CRRT 群（対象はフロセミド投与にもかかわらず 8 時間かけても尿量＜100 mL）と，「晩期」CRRT 群〔対象は BUN＞30 mmol/L，クレアチニン値＞250 mmol/L，またはカリウムイオン（K^+）濃度＞6 mEq/L〕に割りつけて行った	「早期」CRRT 群の患者は，「晩期」CRRT 群の患者と比較して，ICU 滞在期間と入院期間が短く，死亡率が低下（22％ vs. 43％，$p<0.05$）していた
Demirkilic et al., J Card Surg. 2004[11]	心臓手術後の連続登録患者 61 人を対象に，早期 CRRT 群（1996～2001 年。フロセミド投与にもかかわらず 8 時間かけても尿量＜100 mL）か，晩期 CRRT 群（1992～1996 年。血清クレアチニン値＞5.5 mg/dL，または血清 K^+ 濃度≧5.5 mEq/L。治療に抵抗性）に割りつけた前向き非無作為化試験	早期 CRRT 群では，ICU 滞在期間と入院期間が短く，ICU 死亡率と全死亡率が低下し，すべてが統計学的に有意であった。特に，院内死亡率は晩期 CRRT 群が 56％なのに比べ，早期 CRRT 群では 24％であった（$p=0.016$）

（つづく）

文献	研究デザイン	結果
Sugahara and Suzuki, Hemodial Int. 2004[12]	冠動脈バイパス術（CABG）術後の患者28人を対象とした，早期と晩期（従来）でのCRRT導入を比較した無作為化比較試験。早期CRRT群の患者は3時間連続して尿量が30 mL/hrを下回った場合に導入され，晩期CRRT群の患者は2時間連続して尿量が20 mL/hrを下回った場合に導入された	14日間の生存率は，晩期CRRT群では14%であったのに比べ，早期CRRT群では86%であった（$p < 0.01$）

文献

1. Uchino S, Kellum JA, Bellomo R, et al. Acute renal failure in critically ill patients: a multinational, multicenter study. *JAMA*. 2005;294(7):813-818.
2. Prescott GJ, Metcalfe W, Baharani J, et al. A prospective national study of acute renal failure treated with RRT: incidence, aetiology and outcomes. *Nephrol Dial Transplant*. 2007;22(9):2513-2519.
3. Liano F, Pascual J. Epidemiology of acute renal failure: a prospective, multicenter, community-based study. Madrid Acute Renal Failure Study Group. *Kidney Int*. 1996;50(3):811-818.
4. Shlipak MG, Sarnak MJ, Katz R, et al. Cystatin C and the risk of death and cardiovascular events among elderly persons. *N Engl J Med*. 2005;352(20):2049-2060.
5. Inker LA, Schmid CH, Tighiouart H, et al. Estimating glomerular filtration rate from serum creatinine and cystatin C. *N Engl J Med*. 2012;367(1):20-29.
6. Liu KD, Himmelfarb J, Paganini E, et al. Timing of initiation of dialysis in critically ill patients with acute kidney injury. *Clin J Am Soc Nephrol*. 2006;1(5):915-919.
7. Chertow GM, Normand SL, McNeil BJ. "Renalism": inappropriately low rates of coronary angiography in elderly individuals with renal insufficiency. *J Am Soc Nephrol*. 2004;15(9):2462-2468.
8. Kshirsagar AV, Poole C, Mottl A, et al. N-acetylcysteine for the prevention of radiocontrast induced nephropathy: a meta-analysis of prospective controlled trials. *J Am Soc Nephrol*. 2004;15(3):761-769.
9. Zhang Z, Lu B, Sheng X, et al. Cystatin C in prediction of acute kidney injury: a systemic review and meta-analysis. *Am J Kidney Dis*. 2011;58(3):356-365.
10. Elahi MM, Lim MY, Joseph RN, et al. Early hemofiltration improves survival in post-cardiotomy patients with acute renal failure. *Eur J Cardiothorac Surg*. 2004;26(5):1027-1031.
11. Demirkilic U, Kuralay E, Yenicesu M, et al. Timing of replacement therapy for acute renal failure after cardiac surgery. *J Card Surg*. 2004;19(1):17-20.
12. Sugahara S, Suzuki H. Early start on continuous hemodialysis therapy improves survival rate in patients with acute renal failure following coronary bypass surgery. *Hemodial Int*. 2004;8(4):320-325.

Section 10
内分泌系の集中治療

- 41 重症患者の血糖管理
- 42 糖尿病性ケトアシドーシスと高浸透圧性高血糖状態
- 43 副腎不全
- 44 甲状腺クリーゼと粘液水腫性昏睡

41

重症患者の血糖管理
glycemic control in the critically ill

Daniel Runde and Jarone Lee

背景

血糖管理は，集中治療において最も多くの議論が重ねられてきたテーマのひとつである。血糖値の上昇は，合併症や死亡の増加と深く関係していることが多くのエビデンスで示されている[1〜4]。また，持続する高血糖は，あらゆる重症患者の予後不良とも相関し，その例として，手術後，心筋梗塞，脳卒中，神経外傷，敗血症などが挙げられる[5〜10]。高血糖により生じる病態生理学的な変化は，免疫から創傷治癒まで多様な生体反応に影響を及ぼす。しかし，これまでの多くの研究にもかかわらず，高血糖は重症度の指標のひとつなのか，それとも高血糖そのものが直接的に病態を悪化させた結果として予後不良となるのか，血糖値を制御し調節することがはたして重症患者の予後を改善させるのか，まだ不明な点がある。そして，血糖管理をめぐる論争の最大の問題は，厳密な血糖管理によってしばしば起こる低血糖が，たとえ一時的であっても，重症患者にとって致命的な合併症となる点である[11]。

高血糖の病態生理

ストレス性高血糖は，糖尿病患者でも非糖尿病患者でも重篤な病態であれば起こりうる。外傷，出血，低酸素，心筋梗塞，感染症など，生理学的ストレスに対する生体反応として高血糖は起こる[12〜16]。このストレス反応は，コルチゾール，アドレナリン，ノルアドレナリンの急激な上昇や，腫瘍壊死因子α(TNFα)，インターロイキン1(IL-1)，IL-6など，ホルモンや炎症性サイトカインの複雑な相互作用を介している。交感神経-副腎系と同様に，視床下部-下垂体-副腎系も主要な役割を果たす[17〜19]。このような変化が，糖新生やグリコーゲン分解を促進し，インスリン抵抗性を代謝的に増強している[2,20]。

短時間の高血糖は、微小血管レベルで虚血に陥った組織へのブドウ糖運搬を結果的に改善させ、ストレスに対し順応できる場合がある[21]。免疫反応で主要な役割を果たすマクロファージも、エネルギー供給源をブドウ糖に依存しており、最適な機能を果たすためには十分なブドウ糖が必要である[22,23]。また、基礎、動物、ヒトの研究において、高血糖が初期の虚血性心筋障害を制御する可能性が指摘されている[24,25]。

　一方で、遷延する高血糖は、細胞レベルでさまざまな副作用を引き起こすことが知られている。in vitro では、高血糖がグルコース-6-リン酸デヒドロゲナーゼ(好中球による活性酸素の産生を減少させる)の活性を阻害することが明らかになっている[26,27]。これは理論上、高血糖によって免疫反応や殺菌作用が低下することを示唆している[28]。また心筋虚血では、慢性の高血糖が心筋細胞の壊死を助長するとされている[29]。

高血糖と臨床的転帰

さまざまな疾患で救急を受診する患者において、高血糖と臨床的な予後不良の関連性を示す多くのエビデンスがある。そのうち、特に急性冠症候群、神経損傷、敗血症について述べる。

急性冠症候群

急性心筋梗塞患者では、入院時の高血糖が、心筋梗塞の再発リスク、うっ血性心不全の合併、将来の心血管系イベントの発症、死亡率上昇に関連することがいくつかの研究により示されている[30,31]。糖尿病あるいは発症時に高血糖であった急性心筋梗塞患者の長期予後を追跡した研究では、より厳密な血糖管理を行った患者において、死亡率の有意な低下が得られたという[32]。

神経損傷

虚血性脳卒中の患者において、来院時の高血糖が長期の神経学的予後ならびに死亡率上昇の独立した予後不良因子であることが複数の研究で示されている[7~10,33,34]。血栓溶解療法を受けた患者においても、高血糖が出血の合併の増加と関係していた[35]。また、これらの研究結果は、発症時の患者の糖尿病の有無や病状には無関係であった。

　同様に頭部外傷患者においても、入院時の高血糖は短期および長期的な神経学的予後不良ならびに死亡率の上昇に関係している。重症頭部外傷患者に関する研究で

は，高血糖と Glasgow Coma Scale および神経学的な予後良好には負の相関があった[9]。

敗血症

敗血症患者では，たとえ中等度の高血糖であっても，合併症の増加や入院期間の延長など，臨床的な転帰不良に関連していた[3, 16, 19, 36~38]。

低血糖の病態生理

高血糖とは対照的に，低血糖は数時間から数日の一過性であったとしても，その悪影響は重症患者の合併症の大幅な増加や潜在的な死亡率の上昇に寄与する。特に，脳はブドウ糖の持続的な供給に依存しており，その供給が少しでも中断されたり，減少したりすると，判断力の障害，錯乱，痙攣，昏睡をきたし，ときに死にさえつながる。低血糖の程度や持続時間によっては，神経学的後遺症を残すことは明らかだが，その閾値について明確な基準はない[39, 40]。心臓も低血糖に対して敏感である。低血糖に対する最初の生体反応のひとつは，心拍数，心収縮力，1回心拍出量の増加であり，短時間で心臓の仕事量を劇的に増加させる。この仕事量の増加は，健常人では大きな問題にならないが，冠動脈病変を有する重症患者では心筋虚血を起こす可能性がある。さらに，低血糖は心筋の伝導異常をきたし，QT 延長や心室再分極遅延により，心房細動や心室頻拍などの不整脈発生のリスクを増加させる[41]。

低血糖と臨床的転帰

観察研究と無作為化比較試験の双方において，中等度の低血糖であっても予後不良と死亡率の上昇に関連しているという確固たるエビデンスがある。これは，内科系疾患でも外科系疾患でも同じであり，入院の契機になった患者の疾病や病態とは無関係であるようだ[42~45]。最近の後ろ向き症例対照研究では，内科系 ICU 患者における軽度の低血糖について検討したところ，たった1回の軽度の低血糖のエピソードであったとしても，死亡率上昇の独立した危険因子になると報告されている〔オッズ比(OR)：2.98〕[46]。

重症患者の血糖管理をめぐる論争

高血糖と臨床的な転帰不良が関係しているとすれば，厳密な血糖管理が患者の予後

を改善させるはずだと考えられ、20年以上にわたって盛んに研究されてきた。初期の研究は、急性心筋梗塞に対する治療や心臓外科手術などを受ける糖尿病患者に限定されていた。DIGAMI studyは、糖尿病の有無にかかわらず高血糖を呈した急性心筋梗塞患者を対象に研究を行った[32]。この研究では、無作為に抽出した入院患者にインスリンを静注し、退院後にも外来で継続して3カ月のインスリン皮下注射による血糖管理を行ったところ、1年後の生存率はインスリン治療群で劇的に改善した〔7.5％絶対リスク減少率(ARR)、生存に関する治療必要数(NNT) = 13〕。しかし、入院中と退院後3カ月時点の死亡率に有意差がなかったことから、入院中の血糖管理が予後にどの程度寄与したかは不明であり、注意を要する。CREATE-ECLA trialでは血糖値の目標に関しては言及されていないが、多施設の急性心筋梗塞患者20,000人を対象にインスリンとブドウ糖輸液の投与による血糖管理の効果を検討したところ、死亡率、心停止、心筋梗塞の再発、心原性ショックの発症に差はなかった[47]。別の同様な研究では、心臓外科手術後の患者およそ2,500人を対象に、持続的インスリン静注と間欠的インスリン皮下注による血糖管理で無作為に割りつけて比較検討した。インスリン静注群では、死亡率の低下は認めなかったが、深部胸骨感染にわずかながら統計学的に有意な減少を認めた(0.8% vs. 2.0%)[48]。

2001年のLeuven intensive insulin therapy trialでは、重症の外科系ICU患者1,548人を対象に、正常範囲を目標とする厳密な血糖管理(70 ～ 110 mg/dL)によって、死亡率が42％低下し(3.4% ARR、生存に関するNNT = 30)、敗血症の発症が46％減少した(3.6% ARR、血流感染の予防に関するNNT = 28)ことを報告している[49]。この研究の発表以降、厳密な血糖管理がICUにおける標準的治療として急速に世界中に普及した。2006年には、同じ研究グループが重症の内科系ICU患者1,200人を対象として、同様の厳密な血糖管理の効果について検討したが[50]、前の研究とは異なり、この研究では死亡率や血流感染の発症に差が認められなかった。サブグループ分析を行った著者らは、ICU滞在3日未満の患者群では厳密な血糖管理により死亡率が低下していたが、ICU滞在が3日を超えた厳密な血糖管理群では偶然に死亡率が上昇していたため、血糖管理の効果が相殺されてしまったのだろうと解釈している。

その後、2001年のLeuven trialの結果を再現しようと複数の研究が行われたが、厳密な血糖管理による死亡率の低下を示すことはできなかった。それどころか、これらの研究のほとんどにおいて、厳密な血糖管理によって低血糖の合併が上昇しており、少なくとも1つの研究では、厳密な血糖管理を行った群で死亡率が上昇したため、早期に研究が中止されている[51〜59]。質の高いシステマティックレビューにおいても同様であり、周術期の糖尿病患者や虚血性脳卒中などに患者背景を限定し

ても，厳密な血糖管理の効果を示すことができなかった．また，厳密な血糖管理を行った群では低血糖の合併頻度が増加することが強調されている[38, 60~62]．これらの研究結果を受けて，重症患者の治療において厳密な血糖管理を避ける傾向になってきている[24, 63, 64]．

重症患者の厳密な血糖管理の効果に関する一連の研究は，2012年の画期的な多施設共同研究であるNICE-SUGAR studyをもって終結した．この研究は，3日以上のICU滞在を要した6,000人以上の内科系および外科系ICU患者を対象として，厳密な血糖管理(80～100 mg/dL)と従来の血糖管理(180 mg/dL未満)に無作為に割りつけて比較したものである[45]．Leuven trialとは結果がまったく異なり，厳密な血糖管理を行った群において90日総死亡率(主要評価項目)が有意に高かった〔27.5% vs. 24.9%，死亡に関する副作用発現必要症例数(NNH)＝38〕．重篤な低血糖の合併率も厳密な血糖管理を行った群で顕著に高かった(6.9% vs. 0.5%，NNH＝15)[65]．また，内科系，外科系いずれでも，すべての評価項目(ICU滞在日数/入院日数，人工呼吸管理日数，腎代替療法の導入)で差を認めなかったことは重要である．これらの研究の結果，血糖値110 mg/dL未満を目標としたICUにおける積極的な血糖管理は，もはや決して推奨されないものになってしまった．理想とする血糖値の目標はいまだ不明確ではあるが，遷延する高血糖を避け，低血糖のリスクを考慮した結果，集中治療における血糖管理では，140～180 mg/dLを血糖値の目標として設定することが多い．

結論

重症患者の血糖管理に関する大多数のデータは，ICUで行われた研究によるものである．それと同時に，救急における重症患者の血糖管理についてのデータは少ない[66, 67]．最新のICUにおける研究のエビデンスからは，血糖値の目標は140～180 mg/dLが推奨されることになる．

しかし，多くの救急外来では，この目標を維持する血糖管理を安全に行うためのスタッフやプロトコル，設備などが不足している．軽度の血糖値上昇よりも低血糖のほうがはるかに危険であることは明らかである．インスリンは「高リスク」な薬物の5本の指に入り，致命的な医療ミスの1/3はインスリン療法に関連しているといわれるほどである[68]．設備が限られる救急外来では，もう少し緩やかな160～220 mg/dL程度を目標とした血糖管理が適切かもしれない．

まとめとして，高血糖とさまざまな重症患者(敗血症，急性心筋梗塞，脳卒中，周術期)の予後不良との明確な関連を示す数多くの研究がある一方で，その因果関

係については不明である。高血糖は合併症や死亡率上昇の原因ではなく，重症敗血症における乳酸値のように，高血糖そのものが独立した重症度の指標である可能性がある。因果関係にかかわらず，数時間や数日の単位で急速に発症した高血糖は予後不良と関係しているようである。一方，ごく短時間であっても低血糖は重症患者において致命的となる。明確に定義された血糖管理プロトコルが開発され，持続的血糖値モニタリングの導入や，高度な訓練を受けたICUスタッフが細心の注意を払ったとしても，厳密な血糖管理下で低血糖の発症を適切に予測し，回避することはいまだ不可能であり，現代の医療の限界である。この限界を理解し，医原性低血糖による害をわずかでも許容しないことが重要であり，高血糖と予後不良の関連を認識しながらも，厳密な血糖管理を避けることが最新の血糖管理では妥当とされている。

関連文献

文献	研究デザイン	結果
内科系および外科系ICU患者		
NICE-SUGAR Investigators, *N Engl J Med.* 2012[45]	ICU患者6,104人を対象とした多施設無作為化比較試験。厳密な血糖管理と従来の血糖管理について評価した	厳密な血糖管理群において死亡リスクが3.4％上昇した〔オッズ比(OR)：1.14〕。低血糖のイベントが6.3％増加し，ICU滞在期間，入院期間，腎代替療法の導入に差はなかった
Preiser et al. *Intensive Care Med.* 2009[52] Glucontrol Study	2004～2006年における，ICU患者1,101人を対象とした多施設無作為化比較試験。厳密な血糖管理（80～110 mg/dL）と緩やかな血糖管理（140～200 mg/dL）について評価した	早期に研究中止となった。厳密な血糖管理群において低血糖が6.0％増加した（8.7％ vs. 2.7％）。死亡率，ICU滞在期間，入院期間，人工呼吸管理日数，腎代替療法の導入に差はなかった
De La Rosa et al. *Crit Care.* 2008[55]	ICU患者504人を対象とした前向き単一施設無作為化比較試験。厳密な血糖管理と従来の血糖管理について評価した	厳密な血糖管理群において低血糖が6.8％増加した（8.5％ vs. 1.7％）。死亡率，ICU滞在期間，入院期間，人工呼吸管理日数，腎代替療法の導入，感染症合併率に差はなかった
Treggiari et al. *Crit Care.* 2008[56]	2001～2005年における，厳密な血糖管理を行ったICU患者10,456人を対象とした前向き観察研究	厳密な血糖管理の開始後，低血糖の発症が4倍に増加した。死亡率の上昇傾向がみられた

文献	研究デザイン	結果
Arabi et al. Crit Care. Med. 2008[57]	ICU 患者 523 人を対象とした前向き単一施設無作為化比較試験。厳密な血糖管理と従来の血糖管理について評価した	厳密な血糖管理群において低血糖が 25.5％増加した(28.6％ vs. 3.1％)。死亡率，ICU滞在期間，入院期間，人工呼吸器管理日数，腎代替療法の導入，感染症の合併率に差はなかった

外科系 ICU 患者

Van den Berghe et al. N Engl J Med. 2001[49]	外科系 ICU 患者 1,548 人を対象とした前向き単一施設無作為化比較試験。厳密な血糖管理と従来の血糖管理について評価した	厳密な血糖管理群において 1 年後の死亡率が 3.4％低下した。総入院死亡率が 34％，血流感染が 46％，重篤疾患多発ニューロパチーが 44％減少した

内科系 ICU 患者

Park et al., Crit Care. 2012[46]	内科系 ICU 患者 313 人を対象とした後ろ向き症例対照研究。軽度の低血糖の死亡率に対する影響を検証した	軽度の低血糖は入院死亡率上昇の独立した危険因子であった(OR：3.43)。1 回の軽度の低血糖のエピソードは死亡率上昇に関連していた(OR：2.98)
Brunkhorst et al., N Engl J Med. 2008[54]	内科系 ICU 患者 537 人を対象とした前向き多施設無作為化比較試験。厳密な血糖管理と従来の血糖管理，pentastarch と乳酸リンゲル液の輸液蘇生について評価した	副作用のため早期に研究中止となった。厳密な血糖管理群において低血糖のイベントが 12.9％増加した(17％ vs. 4.1％)。致命的な低血糖のイベントが 3.2％，入院期間延長につながる低血糖のイベントが 2.1％増加した
Van den Berghe et al., N Engl J Med. 2006[50]	内科系 ICU 患者 1,200 人を対象とした前向き単一施設無作為化比較試験。厳密な血糖管理と従来の血糖管理について評価した	死亡率に差はなかった。厳密な血糖管理群において，新たな腎障害の合併率が低下，人工呼吸器離脱が改善，ICU滞在期間および入院期間が短縮した

心臓・胸部外科 ICU 患者

Furnary et al., Ann Thorac Surg. 1999[48]	開心術後の糖尿病患者 2,467 人を対象とした前向き介入研究。持続インスリン静注と従来の血糖値 200 mg/dL 未満を目標とする管理を比較した	持続インスリン静注群で深部胸骨感染が減少した〔相対リスク(RR)：0.34〕
Agus et al., N Engl J Med. 2012[58]	心肺バイパス術後の小児患者 980 人を対象とした多施設無作為化比較試験。厳密な血糖管理と従来の血糖管理について評価した	死亡率，感染症の合併，入院期間，臓器不全スコアに差はなかった

文献

1. Badawi O, Waite MD, Fuhrman SA, et al. Association between intensive care unit-acquired dysglycemia and in-hospital mortality. *Crit Care Med.* 2012;40:3180–3188.
2. Dungan K, Braithwaite SS, Preiser JC. Stress hyperglycemia. *Lancet.* 2009;373:1798–1807.
3. Falciglia M, Freyberg RW, Almenoff PL, et al. Hyperglycemia-related mortality in critically ill patients varies with admission diagnosis. *Crit Care Med.* 2009;37:3001–3009.
4. Bagshaw SM, Egi M, George C, et al. Australia New Zealand Intensive Care Society Database Management Committee: early blood glucose control and mortality in critically ill patients in Australia. *Crit Care Med.* 2009;37:463–470.
5. Yendamuri S, Fulda GJ, Tinkoff GH. Admission hyperglycemia as a prognostic indicator in trauma. *J Trauma.* 2003;55:33–38.
6. Bruno A, Levine SR, Frankel MR, et al. Admission glucose level and clinical outcomes in the NINDS rt-PA Stroke Trial. *Neurology.* 2002;59:669–674.
7. Capes SE, Hunt D, Malmberg K, et al. Stress hyperglycemia and prognosis of stroke in non-diabetic and diabetic patients: a systematic overview. *Stroke.* 2001;32:2426–2432.
8. Capes SE, Hunt D, Malmberg K, et al. Stress hyperglycaemia and increased risk of death after myocardial infarction in patients with and without diabetes: a systematic overview. *Lancet.* 2000;355:773–778.
9. Young B, Ott L, Dempsey R, et al. Relationship between admission hyperglycemia and neurologic outcome of severely brain-injured patients. *Ann Surg.* 1989;210:466–472.
10. Rovlias A, Kotsou S. The influence of hyperglycemia on neurological outcome in patients with severe head injury. *Neurosurgery.* 2000;46:335–342.
11. Fahy BG, Sheehy AM, Coursin DB. Glucose control in the intensive care unit. *Crit Care Med.* 2009;37(5):1769–1776.
12. Bochicchio GV, Bochicchio KM, Joshi M, et al. Acute glucose elevation is highly predictive of infection and outcome in critically injured trauma patients. *Ann Surg.* 2010;252:597–602.
13. Gale SC, Sicoutris C, Reilly PM, et al. Poor glycemic control is associated with increased mortality in critically ill trauma patients. *Am Surg.* 2007;73:454–460.
14. Melamed E. Reactive hyperglycaemia in patients with acute stroke. *J Neurol Sci.* 1976;29:267–275.
15. Kernan WN, Viscoli CM, Inzucchi SE, et al. Prevalence of abnormal glucose tolerance following a transient ischemic attack or ischemic stroke. *Arch Intern Med.* 2005;165:227–233.
16. Marik PE, Raghavan M. Stress-hyperglycemia, insulin and immunomodulation in sepsis. *Intensive Care Med.* 2004;30(5):748–756.
17. Marik PE. Critical illness related corticosteroid insufficiency. *Chest.* 2009;135:181–193.
18. Chernow B, Rainey TR, Lake CR. Endogenous and exogenous catecholamines in critical care medicine. *Crit Care Med.* 1982;10:409–416.
19. Oswald GA, Smith CC, Betteridge DJ, et al. Determinants and importance of stress hyperglycaemia in non-diabetic patients with myocardial infarction. *Br Med J (Clin Res Ed).* 1986;293:917–922.
20. Marik PE, Bellomo R. Stress hyperglycemia: an essential survival response! *Crit Care.* 2013;17(2):305.
21. Losser MR, Damoisel C, Payen D. Bench-to-bedside review: glucose and stress conditions in the intensive care unit. *Crit Care.* 2010;14:231.
22. Lang CH, Dobrescu C. Gram-negative infection increases noninsulin-mediated glucose disposal. *Endocrinology.* 1991;128:645–653.
23. Meszaros K, Lang CH, Bagby GJ, et al. In vivo glucose utilization by individual tissues during nonlethal hypermetabolic sepsis. *FASEB J.* 1988;2:3083–3086.
24. Malfitano C, Alba Loureiro TC, Rodrigues B, et al. Hyperglycaemia protects the heart after myocardial infarction: aspects of programmed cell survival and cell death. *Eur J Heart Fail.* 2010;12:659–667.

25. Frustaci A, Kajstura J, Chimenti C, et al. Myocardial cell death in human diabetes. *Circ Res.* 2000;87:1123–1132.
26. Lin Y, Rajala MW, Berger JP, et al. Hyperglycemia-induced production of acute phase reactants in adipose tissue. *J Biol Chem.* 2001;276:42077–42083.
27. Perner A, Nielsen SE, Rask-Madsen J. High glucose impairs superoxide production from isolated blood neutrophils. *Intensive Care Med.* 2003;29:642–645.
28. Rassias AJ, Marrin CA, Arruda J, et al. Insulin infusion improves neutrophil function in diabetic cardiac surgery patients. *Anesth Analg.* 1999;88:1011–1016.
29. Fiordaliso F, Leri A, Cesselli D, et al. Hyperglycemia activates p53 and p53-regulated genes leading to myocyte cell death. *Diabetes.* 2001;50:2363–2375.
30. Wahab NN, Cowden EA, Pearce NJ, et al. Is blood glucose an independent predictor of mortality in acute myocardial infarction in the thrombolytic era? *J Am Coll Cardiol.* 2002;40:1748–1754.
31. Norhammar AM, Ryden L, Malmberg K. Admission plasma glucose. Independent risk factor for long-term prognosis after myocardial infarction even in nondiabetic patients. *Diabetes Care.* 1999;22:1827–1831.
32. Malmberg K. Prospective randomised study of intensive insulin treatment on long term survival after acute myocardial infarction in patients with diabetes mellitus. DIGAMI (Diabetes Mellitus, Insulin Glucose Infusion in Acute Myocardial Infarction) Study Group. *BMJ.* 1997;314:1512–1515.
33. Yang S, Zhang S, Wang M. Clinical significance of admission hyperglycemia and factors related to it in patients with acute severe head injury. *Surg Neurol.* 1995;44:373–377.
34. Weir CJ, Murray GD, Dyker AG, et al. Is hyperglycaemia an independent predictor of poor outcome after acute stroke? Results of a long-term follow up study. *BMJ.* 1997;314:1303–1306.
35. Demchuk AM, Morgenstern LB, Krieger DW, et al. Serum glucose level and diabetes predict tissue plasminogen activator-related intracerebral hemorrhage in acute ischemic stroke. *Stroke.* 1999;30:34–39.
36. Whitcomb BW, Pradhan EK, Pittas AG, et al. Impact of admission hyperglycemia on hospital mortality in various intensive care unit populations. *Crit Care Med.* 2005;33(12):2772–2777.
37. Krinsley JS. Association between hyperglycemia and increased hospital mortality in a heterogeneous population of critically ill patients. *Mayo Clin Proc.* 2003;78(12):1471–1478.
38. Ling Y, Li X, Gao X. Intensive versus conventional glucose control in critically ill patients: a meta-analysis of randomized controlled trials. *Eur J Intern Med.* 2012;23(6):564–574.
39. Raichle ME. The pathophysiology of brain ischemia. *Ann Neurol.* 1983;13(1):2–10.
40. Fujioka M, Okuchi K, Hiramatsu KI, et al. Specific changes in human brain after hypoglycemic injury. *Stroke.* 1997;28(3):584–587.
41. Frier BM, Schernthaner G, Heller SR. Hypoglycemia and cardiovascular risks. *Diabetes Care.* 2011;34(suppl 2):S132–S137.
42. Duning T, van den Heuvel I, Dickmann A, et al. Hypoglycemia aggravates critical illness-induced neurocognitive dysfunction. *Diabetes Care.* 2010;33:639–644.
43. D'Ancona G, Bertuzzi F, Sacchi L, et al. Iatrogenic hypoglycemia secondary to tight glucose control is an independent determinant for mortality and cardiac morbidity. *Eur J Cardiothorac Surg.* 2011;40(2):360–366. doi: 10.1016/j.ejcts.2010.11.065
44. Vespa P, McArthur DL, Stein N, et al. Tight glycemic control increases metabolic distress in traumatic brain injury: a randomized controlled within-subjects trial. *Crit Care Med.* 2012;40:1923–1929.
45. NICE-SUGAR Study Investigators; Finfer S, Liu B, et al. Hypoglycemia and risk of death in critically ill patients. *N Engl J Med.* 2012;367(12):1108–1118.
46. Park S, Kim DG, Suh GY, et al. Mild hypoglycemia is independently associated with increased risk of mortality in patients with sepsis: a three year retrospective observational study. *Crit Care.* 2012;16:R189.

47. Mehta SR, Yusuf S, Diaz R, et al. Effect of glucose-insulin-potassium infusion on mortality in patients with acute ST-segment elevation myocardial infarction: the CREATE-ECLA randomized controlled trial. *JAMA*. 2005;293:437–446.
48. Furnary AP, Zerr KJ, Grunkemeier GL, et al. Continuous intravenous insulin infusion reduces the incidence of deep sternal wound infection in diabetic patients after cardiac surgical procedures. *Ann Thorac Surg*. 1999;67(2):352–360; discussion 360–362.
49. Van den Berghe G, Wouters P, Weekers F, et al. Intensive insulin therapy in critically ill patients. *N Engl J Med*. 2001;345(19):1359–1367.
50. Van den Berghe G, Wilmer A, Hermans G, et al. Intensive insulin therapy in the medical ICU. *N Engl J Med*. 2006;354(5):449–461.
51. Ingels C, Debaveye Y, Milants I, et al. Strict blood glucose control with insulin during intensive care after cardiac surgery: impact on 4-years survival, dependency on medical care, and quality-of-life. *Eur Heart J*. 2006;27:2716–2724.
52. Preiser JC, Devos P, Ruiz-Santana S, et al. A prospective randomized multicenter controlled trial on tight glucose control by intensive insulin therapy in adult intensive care units: the Glucontrol study. *Intensive Care Med*. 2009;35:1738–1748.
53. Brunkhorst F, Kuhnt E, Engel C, et al. Intensive insulin therapy in patient with severe sepsis and septic shock is associated with an increased rate of hypoglycemia—results from a randomized multicenter study (VISEP). *Infection*. 2005;33:19.
54. Brunkhorst FM, Engel C, Bloos F, et al. Intensive insulin therapy and pentastarch resuscitation in severe sepsis. *N Engl J Med*. 2008;358:125–139.
55. De La Rosa Gdel C, Donado JH, Restrepo AH, et al. Grupo de Investigacion en Cuidado intensivo: GICI-HPTU. Strict glycaemic control in patients hospitalised in a mixed medical and surgical intensive care unit: a randomised clinical trial. *Crit Care*. 2008;12(5):R120.
56. Treggiari MM, Karir V, Yanez ND, et al. Intensive insulin therapy and mortality in critically ill patients. *Crit Care*. 2008;12(1):R29.
57. Arabi YM, Dabbagh OC, Tamim HM, et al. Intensive versus conventional insulin therapy: a randomized controlled trial in medical and surgical critically ill patients. *Crit Care Med*. 2008;36(12):3190–3197.
58. Agus MS, Steil GM, Wypij D, et al. SPECS Study Investigators. Tight glycemic control versus standard care after pediatric cardiac surgery. *N Engl J Med*. 2012;367(13):1208–1219.
59. Buchleitner AM, Martínez-Alonso M, Hernández M, et al. Perioperative glycaemic control for diabetic patients undergoing surgery. *Cochrane Database Syst Rev*. 2012;9:CD007315.
60. Bellolio MF, Gilmore RM, Stead LG. Insulin for glycaemic control in acute ischaemic stroke. *Cochrane Database Syst Rev*. 2011;(9):CD005346.
61. Kansagara D, Fu R, Freeman M, et al. Intensive insulin therapy in hospitalized patients: a systematic review. *Ann Intern Med*. 2011;154(4):268–282.
62. Jacobi J, Bircher N, Krinsley J, et al. Guidelines for the use of an insulin infusion for the management of hyperglycemia in critically ill patients. *Crit Care Med*. 2012;40(12):3251–3276.
63. Samokhvalov A, Farah R, Makhoul N. Glycemic control in the intensive care unit: between safety and benefit. *Isr Med Assoc J*. 2012;14(4):260–266.
64. NICE-SUGAR Study Investigators; Finfer S, Chittock DR, Su SY. Intensive versus conventional glucose control in critically ill patients. *N Engl J Med*. 2009;360(13):1283–1297.
65. Cohen J, Goedecke E, Cyrkler JE, et al. Early glycemic control in critically ill emergency department patients: pilot-trial. *West J Emerg Med*. 2010;11(1):20–23.
66. Lee JH, Kim K, Jo YH, et al. Feasibility of continuous glucose monitoring in critically ill emergency department patients. *J Emerg Med*. 2012;43(2):251–257.
67. Hellman R. A systems approach to reducing errors in insulin therapy in the inpatient setting. *Endocr Pract*. 2004;10(suppl 2):100–108.
68. Henderson WR, Chittock DR, Dhingra VK, et al. Hyperglycemia in acutely ill emergency patients—cause or effect? *CJEM*. 2006;8(5):339–343.

42

糖尿病性ケトアシドーシスと 高浸透圧性高血糖状態
diabetic ketoacidosis and
hyperosmolar hyperglycemic state

Catherine T. Jamin and Jeffrey Manko

背景

糖尿病性ケトアシドーシス diabetic ketoacidosis(DKA)と高浸透圧性高血糖状態 hyperosmolar hyperglycemic state(HHS)は,ときに致死的となりうる糖尿病の合併症である。ここ数十年,DKA もしくは HHS と診断された患者の数は 2 倍近くになったが,同期間における年齢調整死亡率は約半分になっている[1,2]。この転帰の改善は,救急現場における早期認識と早期治療介入によるところが大きい。

DKA と HHS は,インスリンの作用とその拮抗ホルモン(グルカゴン,コルチゾール,カテコールアミン,成長ホルモンなど)との作用の不均衡に特徴づけられている[3]。この不均衡は,糖新生を活性化し,末梢組織での糖の利用や脂肪分解を阻害し,ケト酸産生も増やす。その結果,DKA では高血糖,ケトン血症,代謝性アシドーシスの三徴を呈する。一方で,HHS の患者では,脂肪分解やケトン生成を制限するのに十分なインスリンの作用はあるものの,組織に糖を取り込むのには不十分な状態と考えられている(**図 42-1**)。その両方の病態では,明らかな浸透圧利尿により,HHS では体内総水分量(TBW)のうち 8〜10 L,DKA では 3〜6 L が喪失されると考えられており,それが重度の脱水と電解質異常を引き起こす。

病歴と身体所見

DKA もしくは HHS の患者は,多尿,強い口渇感,脱力感,脱水を呈すると従来からいわれている。HHS は,数日〜数週間かけて知らない間に発症していることが多い一方で,DKA は数時間のうちに症状が明確になる傾向がある。DKA 患者は,腹痛,悪心・嘔吐を主訴とする一方で,HHS 患者は,意識障害や錯乱を主訴とすることが多い。身体所見はともに脱水の所見がおもで,低血圧,頻脈,毛細血管再

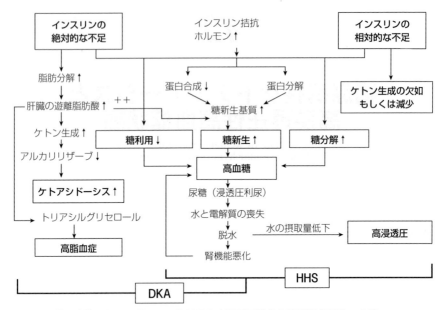

図 42-1 糖尿病性ケトアシドーシス(DKA)と高浸透圧性高血糖状態(HHS)の病態
Copyright © 2006 American Diabetes Association From Diabetes Care Vol 29, Issue 12, 2006. Information updated from Kitabchi AE, Umpierrez GE, Miles JM, et al. Hyperglycemic crises in adult patients with diabetes. Diabetes Care. 2009;32:1335. From American Diabetes Association.

充満時間(CRT)延長，皮膚ツルゴール低下などを呈する．DKA では，息が果実の香りのする深い呼吸であったり，Kussmaul 呼吸や腹部圧痛を訴えるのが一般的である．HHS では，巣症状，痙攣，昏睡などの神経学的所見を伴うことが多い．両方の病態の原因として，感染症は最もよくみられる．また，不十分なインスリン，薬物，重度の生理学的ストレス(心筋虚血，脳卒中，膵炎など)も原因となる[3]．

診断的評価

DKA や HHS が疑われるときは，血糖値，一般的な生化学検査，血清浸透圧，静脈血ガス，血清乳酸値を含んだ血液検査やケトン体の検出を行わなければならない．血算，尿検査，血液・尿培養検査，胸部 X 線検査，心電図検査も，合併症や原因疾患を探し出すのに役立つ．

高血糖は 2 つの病態に共通しているが，その程度は HHS 患者のほうが顕著である(表 42-1)．しかし，血糖値が 300 mg/dL 未満の DKA 患者もいるため，臨床的に DKA が疑われる患者には，必ずアニオンギャップ(AG)と血中ケトン体の検査

表 42-1 糖尿病性ケトアシドーシス(DKA)と高浸透圧性高血糖状態(HHS)の診断基準

	DKA			HHS
	軽度(血糖>250 mg/dL)	中等度(血糖>250 mg/dL)	重度(血糖>250 mg/dL)	血糖>600 mg/dL
動脈血 pH	7.25～7.30	7.00～<7.24	<7.00	>7.30
HCO_3^- (mEq/L)	15～18	10～<15	<10	>18
尿中ケトン[a]	陽性	陽性	陽性	少量
血中ケトン[a]	陽性	陽性	陽性	少量
有効血漿浸透圧[b]	さまざま	さまざま	さまざま	>320 mOsm/kg
アニオンギャップ[c]	>10	>12	>12	さまざま
意識状態	清明	清明・やや混濁	昏迷・昏睡	昏迷・昏睡

[a] ニトロプルシド反応試験
[b] 有効血漿浸透圧：$[Na^+(mEq/L) \times 2] + [ブドウ糖(mg/dL)/18]$
[c] アニオンギャップ：$Na^+ - (HCO_3^- + Cl^-)$

Adrogué HJ, Lederer ED, Suki WN, Eknoyan G. Determinants of plasma potassium levels in diabetic ketoacidosis. *Medicine (Baltimore)*. 1986;65(3):163. より引用。
Copyright © 2006 American Diabetes Association From Diabetes Care Vol 29, Issue 12, 2006. Information updated from Kitabchi AE, Umpierrez GE, Miles JM, et al. Hyperglycemic crises in adult patients with diabetes. *Diabetes Care*. 2009;32:1335. From American Diabetes Association.

を行う[3,4]。

ケトン体

DKA 患者では，肝臓による脂肪分解により，ケトン体，特にアセト酢酸，β-ヒドロキシ酪酸，アセトンが生成される。通常，血中のケトンを同定するためには，ニトロプルシド試薬が用いられる。よく用いられる方法であるが，β-ヒドロキシ酪酸を同定することができないので，偽陰性になることがある。そのため，可能ならば β-ヒドロキシ酪酸を直接測定すべきである。

高アニオンギャップ代謝性アシドーシス

DKA 患者では，AG が増加し，動脈血 pH<7.3 の代謝性アシドーシスを認める。

$$AG = Na^+ - (HCO_3^- + Cl^-)$$

AG は，カチオンとアニオンの差を表しており，DKA ではケト酸の存在により増加する。AG の基準値は 7～11 であり，12 を超えた場合に増加と考えられている。低アルブミン血症の患者では，陰性荷電のアルブミン分子の減少により，AG は減少する[5]。そのため，低アルブミン血症がある DKA の患者では，次の式で補正す

べきである。

$$補正 AG = AG + [2.5 \times (4 - アルブミン)]$$

動脈血ガス vs. 静脈血ガス

最近の研究では，末梢血の静脈血ガスを用いて，救急外来における患者のアシドーシスの程度を正確に評価できるとしている[6~8]。動脈血ガスと比べて，静脈血ガスはpHが約0.02～0.04低く検出される。基本的には，動静脈における血液ガスは同値であるが，もし静脈血ガスを患者の酸塩基平衡の評価に用いるのであれば，定期的に相関関係を確認する必要がある。

浸透圧

DKAの場合と異なり，HHSでは著明な高浸透圧となる。この高浸透圧は，高血糖による浸透圧利尿が自由水を喪失させた結果起こる。血漿浸透圧は次の式で計算できる。

$$血漿浸透圧 = [Na^+ (mEq/L) \times 2] + [ブドウ糖(mg/dL)/18)] + (BUN/2.8) + (アルコール/4.6)$$

血漿浸透圧が320を超える場合，昏迷・昏睡を含む意識障害を生じることがある。HHSの患者で，血漿浸透圧が正常にもかかわらず意識変容などの神経学的異常がある場合には，隠れている他の原因を探す必要がある[9,10]。

カリウム

血清カリウムイオン(K^+)濃度が上昇していたとしても，DKAやHHSの患者では，たいてい3～5mg/kgのK^+を喪失している[11,12]。このK^+の喪失は，さまざまな理由で起き，摂取不足や尿と腸管からの喪失もその原因である[12]。血清K^+濃度上昇は，インスリン不足，高血糖，アシドーシスにより，細胞内への通常の取り込みが減少するためである[12]。DKAやHHSの治療を行うことで，細胞内への取り込みが回復し，K^+血中濃度は急速に減少するが，不整脈や呼吸筋疲労を引き起こす可能性がある。このような治療に伴う合併症を避けるために，治療開始後は頻回にK^+濃度をフォローすべきである[11]。DKAの管理におけるプロトコル(**図42-2**)でも，K^+補正と血清K^+>3.3mEq/Lになるまで，インスリンの使用は保留するよう記載されている[3]。

42章 糖尿病性ケトアシドーシスと高浸透圧性高血糖状態

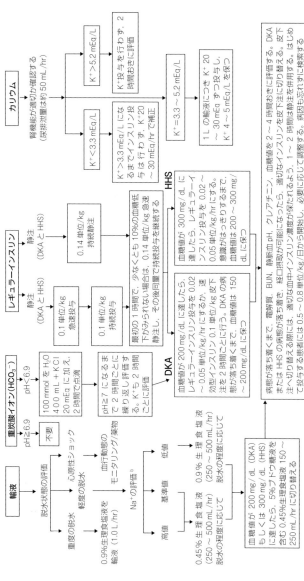

図 42-2 治療指針

糖尿病性ケトアシドーシス(DKA)の診断基準:血糖値 250 mg/dL,動脈血 pH<7.3,HCO₃⁻ 15 mEq/L,中等度のケトン血症あるいはケトン尿症。
高浸透圧性高血糖状態(HHS)の診断基準:血糖値>600 mg/dL,動脈血 pH>7.3,HCO₃⁻ >15 mEq/L,軽度のケトン血症あるいはケトン尿症。
a 15〜20 mL/kg/hr
b 血清 Na⁺ 濃度を参考に高血糖を補正していく(血糖値が基準値の 100 から)100 上昇するごとに,1.6 mEq の Na⁺ を補正して加えなければならない)。
Copyright © 2006 American Diabetes Association From Diabetes Care Vol 29, Issue 12, 2006. Information updated from Kitabchi AE, Umpierrez GE, Miles JM, Fisher JN. Hyperglycemic crises in adult patients with diabetes. Diabetes Care. 2009;32:1335. From American Diabetes Association.

ナトリウム

DKA と HHS で高血糖が存在する場合，初期には浸透圧較差により細胞内から水の移動が起き，ナトリウムイオン（Na^+）の血中濃度が低下する。この高血糖の浸透圧較差による血清 Na^+ 濃度の変化は，次の式で補正が可能である。

$$補正 Na^+ = Na^+ 測定値 + 0.016 \times (血糖 - 100)$$

DKA や HHS ともに高ナトリウム血症が存在する場合は，相当量の自由水喪失を意味している。

リン

DKA や HHS の患者では，細胞外へのリンの移動により，血清リン濃度は正常かもしくは上昇していることがある。しかし，尿中への喪失や摂取不足により，多くの場合は体内のリンは減少している[13]。K^+ と同様，インスリン治療により，このみかけ上の高リン酸血症は化けの皮が剥げ，リンが細胞内に移動することで血中濃度は低下する。DKA 患者のリン補正に関しては，まだ十分な有益性が示されていないが，心機能低下や貧血，呼吸不全，または血清リン濃度が 1 mg/dL 未満の患者では，補正すべきである[3, 14, 15]。

鑑別疾患

高 AG 代謝性アシドーシスの患者を評価する際には，乳酸アシドーシス，飢餓状態，アルコール性ケトアシドーシスまたは尿毒症性アシドーシス，薬物なども鑑別の候補に挙がる。DKA の患者では，乳酸が生成されるために乳酸値が上昇するが，これはケトン体の生成過程での副産物であり，原発性の乳酸アシドーシスの患者（敗血症など）ほど高くはならない。飢餓やアルコール性ケトアシドーシスの患者もまた，ケトン体が検出されるが，高血糖や尿糖を伴わない。尿毒症性アシドーシスや薬物摂取でも高 AG 代謝性アシドーシスになることがあるが，高血糖，ケトン血症，尿糖は伴わないことが多い。

治療指針

輸液

DKA や HHS のすべての患者は，脱水状態になるので輸液蘇生が必要になる。自由水の不足分は 24 時間以内に補正すべきであり，次の式で計算が可能である。

自由水の不足分(L)＝[体内総水分量〔体重(kg)×Y 係数〕]×[(血清 Na⁺濃度/140)－1]
Y 係数＝0.6(男性)または 0.5(女性)

輸液蘇生のみで，末梢でのインスリン抵抗性とインスリン拮抗ホルモンの作用が減少し，高血糖の改善もみられる[16]。DKA と HHS では，循環血液量の負荷と組織灌流の改善の観点から等張液が推奨されている[3]。膠質液は高価なわりに予後改善を示す根拠がない。一方，高張液は，高浸透圧，高ナトリウム血症，高クロール血症を増悪させる[17～19]。結果，生理食塩液が初期の輸液蘇生の第 1 選択肢となる。だが，生理食塩液による蘇生で高クロール血性代謝性アシドーシスになった場合には，Plasma-Lyte，乳酸リンゲル液，Hartmann 輸液が有効なことがある。しかし，これらの輸液に変更することを支持する確固たるエビデンスはない[20～22]。

DKA と HHS での輸液蘇生の投与速度は，通常 15 ～ 20 mL/kg/hr もしくは最初の 1 時間で 1 ～ 1.5 L を投与すべきであり，その後 24 時間以内の自由水補正を目標とする[3]。Na⁺が正常もしくは Na⁺＞140 mg/dL の患者においては，初期の輸液としては 0.45％生理食塩液が適している。一方，Na⁺＜140 mg/dL の患者においては，0.9％生理食塩液を使用する[3]。最初の 1 時間が経過したら，生理食塩液の輸液速度としては 250 ～ 500 mL/hr が適当だが，患者の血行動態，脱水の程度，尿量，腎機能と心機能，電解質濃度，浸透圧補正をみて調節すべきである[3]。血糖値が，DKA では 200 mg/dL，HHS では 300 mg/dL に低下したところで，低血糖を避けるために 5％ブドウ糖液を輸液蘇生に加えるべきである。インスリンは，アシドーシスが改善され，かつ K⁺濃度が 3 mEq/L 以上のときに使うべきである(図 42-2)。

インスリン

DKA と HHS の治療において，インスリン療法は輸液と同様に重要な治療である。レギュラーインスリンは持続投与が典型的であり，0.14 単位/kg/hr 以上の投与速度であればボーラス投与の必要はない[23]。もしくは，0.1 単位/kg のボーラス投与を行った後に，0.1 単位/kg/hr で持続投与を行う。また，点滴静注の代わりに速効型インスリンの皮下注を行うことの有用性も報告されている[24～26]。その研究では，重度のアシドーシス，ショック，昏睡を伴わない軽度～中等度の DKA 患者を対象に，アスパルトやリスプロのような短時間作用型のインスリンを 1 ～ 2 時間ごとに皮下注することで治療が成功したことを示している[24～26]。インスリン療法は，ICU に入室することなく治療を行うことができる一方で，どのような患者に対してこの

表 42-2　インスリンの種類

インスリンの種類	作用発現	最大作用時間	作用持続時間	投薬時期
食事の前後に投与(短時間作用型)				
アスパルト〔速効型(ノボラピッド)〕	5～15分	1時間	3～5時間	食前もしくは食後の20分以内
レギュラー(短時間作用型)	30分	2～4時間	5～8時間	食前30分
常時投与(持続型)				
グラルギン〔持続型(ランタス)〕	1.5～2時間	なし	24時間	12時間もしくは24時間ごと
NPH(中間型)	1～2時間	4～12時間	12～18時間	1日に1～2回

治療法を行うべきか，普及には今後さらなる研究が必要である。

　DKA や HHS の治療において，インスリンの持続静注から皮下注への移行は重要な問題である。DKA では通常，高血糖が代謝性アシドーシスよりも早い時期に改善する。インスリンの投与は，DKA ならば 200 mg/dL，HHS ならば 300 mg/dL まで血糖値が低下したところで，5％ブドウ糖液を輸液に加えながら，症状がよくなるまで継続すべきである。American Diabetes Association(ADA)によれば，DKA と HHS の治療終了は次の目標値に達したときと定義されている[3]。

- HHS：血糖値 250～300 mg/dL
    - 正常な意識状態で正常な浸透圧
- DKA：血糖値 200 mg/dL 未満であり，以下のうち 2 項目が該当
    - AG≦12 mEq/L
    - 重炭酸イオン(HCO_3^-)≧15 mEq/L
    - 静脈血 pH＞7.3

　これらの条件を満たしていれば，インスリンの投与経路を静注から皮下注に変更してもよい。その際には，最初の 1～2 時間は持続静注も並行して行うとよい。もともと糖尿病の治療を受けていた患者の場合は，通常のインスリン量に変更し，今までインスリン治療を受けていなかった患者においては，0.5～0.8 単位/kg/日の量で治療を開始する。いずれにおいても，インスリンの種類によって投与量を調節することに注意しなくてはならない。インスリンの種類，作用発現時間，最大作用時間，作用持続時間，投薬時間については，表 42-2 にまとめてある。

カリウム

DKA や HHS の患者では通常，血清 K^+ 濃度は正常もしくは高値を示すが，たいていの場合は K^+ の喪失を伴っている。DKA と HHS の治療を開始すると，その喪失は明らかになる。そのため，初期の血清 K^+ 濃度が 3.3 mEq/L 未満である患者においては，不整脈や呼吸筋障害を防ぐためにも，インスリン治療に先立って K^+ 濃度も補正しておく[3,11,12]。ADA では，DKA と HHS の治療中の K^+ 濃度を 4～5 mEq/L に保ち，また初期 K^+ 濃度は 5 mEq/L の範囲で補正をするよう推奨している[3]。

炭酸水素ナトリウム

最近の無作為化試験では，pH 6.9～7.14 の代謝性アシドーシスを伴う DKA 患者に対し，炭酸水素ナトリウムを投与することの有用性を示すことができていない[27]。また，44 の研究を対象にしたシステマティックレビューにおいても，DKA の治療に炭酸水素ナトリウムを使用しても，血糖管理や臨床症状で改善を認めなかったとしている[28]。さらに，後ろ向き研究では，DKA と HHS の治療で炭酸水素ナトリウムを使用することは，一過性のケトーシスの増悪やカリウム補正量の増加，小児では脳浮腫の増悪や入院日数の延長など，予後を悪化させる可能性を示している[28]。特に，pH<6.9 の患者に炭酸水素ナトリウムを投与した前向き無作為化試験は今もない。ADA は，アシドーシスによる主要臓器への影響を考えて，静脈血 pH>7.0 を目標に，蒸留水 400 mL に炭酸水素ナトリウム 100 mmol と塩化カリウム 20 mEq を加え，200 mL/hr で 2 時間投与することを推奨している[3]。

合併症

DKA と HHS の治療で最も一般的な合併症は，低血糖と低カリウム血症である。電解質や代謝の異常をきたすこれらの患者は，血中の電解質や糖などの頻回なモニタリングが可能な ICU での管理が望ましい。蘇生に大量の生理食塩液を用いた場合に，高クロール血性代謝性アシドーシスを呈することもあるが，ほとんどの場合は体内で自然に補正され，これが重大な影響を及ぼすことは少ない[29]。

特に，小児において起こりうる重大な合併症のひとつに脳浮腫がある。治療開始後 12～24 時間以内に生じる症状には，頭痛，嗜眠，意識レベルの低下があり，病態が急速に進行し，痙攣，失禁，脳ヘルニアへと移行する。脳浮腫をきたした際の死亡率は 20～40％と高い[3]。最善の治療は予防である。輸液に関しては，高浸透圧の患者に対し Na^+ 負荷となるので注意を要する。また，DKA ならば 200 mg/dL，HHS ならば 300 mg/dL に血糖が達した際には，5％ブドウ糖液を輸液に加える[3]。もし脳浮腫を疑う所見がみられた場合は，すぐに専門家へのコンサルテーションが必要である。

結論

DKA や HHS のすべての患者には，ICU もしくはそれ相応の治療と積極的な蘇生が必要である。救急における適切な治療により，AG が正常化し，pH＞7.25 を保持でき，気道の問題がない患者であれば，ICU でなくても十分に監視が行き届いた病棟であれば管理も可能である。重度の酸血症や低カリウム血症がある患者や，気道確保が難しい患者，腎不全や心不全が基礎疾患にあり輸液耐容性のない患者，敗血症などによって DKA や HHS に至った他の合併症がある場合には，速やかに ICU での治療を開始すべきである。救急から ICU への受け渡しにおいては，患者に関する重要な情報をしっかりと伝えることが肝心である。その中には，合併症や意識状態，喪失している水分量や輸液による蘇生の状況，インスリンの必要性や AG の補正状況，電解質異常やその補正状況などが含まれる。

関連文献

文献	研究デザイン	結果
インスリン		
Kitabchi et al., *Diabetes Care*. 2008[23]	糖尿病性ケトアシドーシス（DKA）患者 37 人を対象とした後ろ向き無作為化試験。(1) インスリン 0.07 単位/kg ボーラス投与＋0.07 単位/kg/hr で持続投与，(2) ボーラス投与なしで 0.07 単位/kg/hr で持続投与，(3) ボーラス投与なしで 0.14 単位/kg/hr で持続投与，の 3 群を比較	3 群間で DKA の治療時間に有意差はなかった
炭酸水素ナトリウム		
Morris et al., *Ann Intern Med*. 1986[27]	患者 21 人を対象とした後ろ向き無作為化試験。pH 6.9〜7.14 の患者に炭酸水素ナトリウムを投与した群と投与しなかった群で比較	pH，ケトン体，炭酸水素ナトリウム，血糖の変化に 2 群間で有意差はなかった
Chua et al., *Ann Intensive Care*. 2011[28]	44 の研究のシステマティックレビュー。DKA の成人と小児の患者を対象に，炭酸水素ナトリウムの投与群と非投与群で転帰の比較を行っている。pH＜6.85 の患者は含まれていない	2 つの無作為化比較試験では，炭酸水素ナトリウム投与群で投与 2 時間後にアシドーシスの一時的な改善を認めたが，血糖値改善や臨床的有用性は認めなかった。小児を対象とした後ろ向き研究では，炭酸水素ナトリウム投与群で脳浮腫のリスク増大や入院期間の延長がみられ，弱いエビデンスではあるが，一時的なケトアシドーシスの増悪や K^+ 補充量の増加を認めた

文献

1. http://www.cdc.gov/diabetes/statistics/dkafirst/fig7.htm (Accessed Feb 20, 2012)
2. Wang J, Williams DE, Narayan KM, et al. Declining death rates from hyperglycemic crisis among adults with diabetes, U.S., 1985–2002. *Diabetes Care.* 2006;29(9):2018.
3. Kitabchi AE, Umpierrez GE, Miles JM, et al. Hyperglycemic crises in adult patients with diabetes. *Diabetes Care.* 2009;32(7):1335.
4. Miles JM, Gerich JE. Glucose and ketone body kinetics in diabetic ketoacidosis. *Clin Endocrinol Metab.* 1983;12:303–319.
5. Feldman M, Soni N, Dickson B. Influence of hypoalbuminemia or hyperalbuminemia on the serum anion gap. *J Lab Clin Med.* 2005;146(6):317.
6. Gokel Y, Paydas S, Koseoglu Z, et al. Comparison of blood gas and acid–base measurements in arterial and venous blood samples in patients with uremic acidosis and diabetic ketoacidosis in the emergency room. *Am J Nephrol.* 2000;20(4):319.
7. Brandenburg MA, Dire DJ. Comparison of arterial and venous blood gas values in the initial emergency department evaluation of patients with diabetic ketoacidosis. *Ann Emerg Med.* 1998;31(4):459.
8. Malatesha G, Singh NK, Bharija A, et al. Comparison of arterial and venous pH, bicarbonate, PCO_2 and PO_2 in initial emergency department assessment. *Emerg Med J.* 2007;24(8):569.
9. Umpierrez GE, Kelly JP, Navarrete JE, et al. Hyperglycemic crises in urban blacks. *Arch Intern Med.* 1997;157:669–675.
10. Kitabchi AE, Fisher JN. Insulin therapy of diabetic ketoacidosis: physiologic versus pharmacologic doses of insulin and their routes of administration. In: Brownlee M, ed. *Handbook of Diabetes Mellitus.* New York: Garland ATPM Press; 1981:95–149.
11. Abramson E, Arky R. Diabetic acidosis with initial hypokalemia. Therapeutic implications. *JAMA.* 1966;196(5):401.
12. Adrogué HJ, Lederer ED, Suki WN, et al. Determinants of plasma potassium levels in diabetic ketoacidosis. *Medicine (Baltimore).* 1986;65(3):163.
13. Kebler R, McDonald FD, Cadnapaphornchai P. Dynamic changes in serum phosphorus levels in diabetic ketoacidosis. *Am J Med.* 1985;79(5):571.
14. Fisher JN, Kitabchi AE. A randomized study of phosphate therapy in the treatment of diabetic ketoacidosis. *J Clin Endocrinol Metab.* 1983;57:177–180.
15. Winter RJ, Harris CJ, Phillips LS, et al. Diabetic ketoacidosis: induction of hypocalcemia and hypomagnesemia by phosphate therapy. *Am J Med.* 1979;67:897–900.
16. Waldhausl W, Klenberger G, Korn A, et al. Effects of rehydration on endocrine derangements and blood glucose concentration. *Diabetes.* 1979;28:577–584.
17. Martin HE, Smith K, Wilson MI. The fluid and electrolyte therapy of severe diabetic acidosis and ketosis; a study of twenty-nine episodes (twenty-six patients). *Am J Med.* 1958;24:376–389.
18. Perel P, Roberts I. Colloids versus crystalloids for fluid resuscitation in critically ill patients. *Cochrane Database Syst Rev.* 2007;17:CD000567.
19. Bauer M, Kortgen A, Hartog C, et al. Isotonic and hypertonic crystalloid solutions in the critically ill. *Best Pract Res Clin Anaesthesiol.* 2009;23:173–181.
20. Chua HR, Balasubramanian V, Stachowski E, et al. Plasma-lyte 148 vs 0.9% saline for fluid resuscitation in diabetic ketoacidosis. *J Crit Care.* 2012;27:138–145.
21. Van Zyl DG, Rheeder P, Delport E. Fluid management in diabetic-acidosis-Ringer's lactate versus normal saline: a randomized controlled trial. *Q J Med.* 2012;105:337–343.
22. Dhatariya K. Editorial. Diabetic Ketoacidosis. *Brit Med J.* 2007;334:1284–1285.
23. Kitabchi AE, Matteri R, Murphy MB, et al. Is a priming dose of insulin necessary in a low-dose insulin protocol for the treatment of diabetic ketoacidosis? *Diabetes Care.* 2008;31(11):2081–2085.
24. Umpierrez GE, Latif K, Stoever J, et al. Efficacy of subcutaneous insulin lispro versus contin-

uous intravenous regular insulin for the treatment of diabetic ketoacidosis. *Am J Med.* 2004; 117:291–296.
25. Umpierrez GE, Latif KA, Cuervo R, et al. Treatment of diabetic ketoacidosis with subcutaneous aspart. *Diabetes Care.* 2004;27:1873–1878.
26. Ersoz HO, Ukinc K, Kose M, et al. Subcutaneous lispro and intravenous regular insulin treatments are equally effective and safe for the treatment of mild and moderate diabetic ketoacidosis in adult patients. *Int J Clin Pract.* 2006;60:429–433.
27. Morris LR, Murphy MB, Kitabchi AE. Bicarbonate therapy in severe diabetic ketoacidosis. *Ann Intern Med.* 1986;105(6):836.
28. Chua HR, Schneider A, Bellomo R. Bicarbonate in diabetic ketoacidosis—a systematic review. *Ann Intensive Care.* 2011;1:23.
29. Adrogue HJ, Wilson H, Boyd AE III, et al. Plasma acid–base patterns in diabetic ketoacidosis. *N Engl J Med.* 1982;307:1603–1610.

43

副腎不全
adrenal insufficiency

Thomas B. Perera

背景

　副腎は左右それぞれの腎臓の頭側に位置し，小さくて不規則な形をしている。それぞれの副腎は2つの異なった構造，すなわち，内側の髄質と外側の皮質に分けられる。さらに皮質は，球状帯，束状帯，網状帯の3つに分けることができる。球状帯はミネラルコルチコイドとしてアルドステロンを産生し，束状帯はグルココルチコイドとしてコルチゾールを，網状帯は性ホルモンとしてアンドロゲンを産生している。髄質はアドレナリンやノルアドレナリンといったカテコールアミン産生にかかわっている。

　コルチゾールはさまざまな効果をもっていて，例えば，血糖値の上昇，糖新生の促進，免疫抑制，骨形成の抑制，脂肪や蛋白や炭水化物の代謝促進などがある。アルドステロンは腎臓で作用し，ナトリウムイオン(Na^+)や水の再吸収を促進させ，カリウムイオン(K^+)の排出を促す。副腎不全 adrenal insufficiency とは，身体が必要としている量に見合ったステロイドホルモンを副腎が産生できていない状態と定義されている。副腎不全は重篤な疾患においては危機的な状態をまねくことがあり，高リスク患者（低血圧，ショック，敗血症など）では発症率が約30〜40％に及ぶ[1]。

　副腎でのコルチゾール産生は，視床下部–下垂体–副腎系をとおして調節されている。視床下部が，低コルチゾールなどの外的環境に反応して副腎皮質刺激ホルモン放出ホルモン corticotropin-releasing hormone(CRH)を分泌する。その結果，下垂体でコルチコトロピン〔副腎皮質刺激ホルモン adrenocorticotropic hormone (ACTH)〕が分泌され，これがコルチゾールの産生と分泌を調節する。体内のコルチゾールの95％は蛋白に結合しており，残り5％の遊離コルチゾールが身体に影響を与えている。健常人なら1日のコルチゾール分泌は40〜80 μmol で明らかな概日リズムがある。重度の身体的あるいは精神的ストレスがあると CRH と ACTH

の分泌が促され，血清コルチゾール濃度は2〜3倍になる。

　アルドステロン産生はレニン-アンジオテンシン-アルドステロン系(RAAS)で調節されている。RAASは血管収縮と細胞外血液量の調節にかかわっている。レニンは腎糸球体の輸入細動脈を取り囲む特殊な細胞から分泌される酵素である。この特殊な細胞は血流や血圧の変化に応じてレニン産生を調節している。低血圧などのさまざまな原因によって腎血流が減少すると，レニンの産生と分泌が増加する。レニンによって血漿蛋白であるアンジオテンシノーゲンはアンジオテンシンIに変換され，引き続いてアンジオテンシン変換酵素(ACE)によって(血管収縮作用のある)アンジオテンシンIIになる。アンジオテンシンIIは副腎にある受容体に作用してアルドステロン分泌を促し，結果としてNa^+と水の再吸収を引き起こす。

　副腎髄質は副腎の約10％を占め，交感神経系のなかでも不可欠な部位である。髄質細胞はクロム親和性細胞としても知られ，アドレナリン，ノルアドレナリン，ドパミンといったクロム親和性顆粒をもっていて，交感神経刺激によってこれらを放出する。一般的に副腎不全患者では，副腎髄質に機能不全は生じない。

病因

　副腎不全を認識することは，治療を行ううえで最も難しいことである。経過中にみられる特徴ある所見としては，敗血症やその他の急性のストレス因子がある状態で，輸液不応性の低血圧が挙げられる。しかし，この所見はとらえにくい。医療従事者の目標は，この病態を認識して患者がショックになる前に治療を開始することであり，治療をいったん開始してしまえばそれほど難しいことはない。

　亜急性または慢性でみられる副腎不全の症状としては，疲労感，食欲不振，悪心・嘔吐，筋肉痛，体重減少，ときに起立性低血圧(<110 mmHg)などがある。90％以上の症例では皮膚の過剰な色素沈着(ACTHの分泌増加による)がみられ，日光曝露，長期の摩擦，圧迫などを受けやすい部分や手掌の皺に多い[2]。

　副腎不全には，原発性(一次性)〜三次性の3タイプがある。原発性副腎不全は副腎実質の破壊や機能不全によって生じる。だが，90％以上の副腎機能が失われないと(臨床的に)明らかにならない[3]。副腎が直接損傷されるので，グルココルチコイドとミネラルコルチコイドの分泌に影響を及ぼし，すべて破壊されたときには交感神経系も同様に影響を受ける。米国では，原発性副腎不全の最も多い原因(80％)は自己免疫性副腎炎(Addison病)で，そのうち半数は多腺性自己免疫症候群I型またはII型で，副腎不全に加えて糖尿病と甲状腺機能低下症を合併することがある。世界的にみれば，原発性副腎不全の最も多い原因は，副腎結核による副腎の破壊で

ある。

　二次性(と三次性)の副腎不全は，ACTH 分泌にかかわる下垂体や視床下部への何らかの障害によって生じる。例えば，下垂体や視床下部の腫瘍，サルコイドーシス，結核のような浸潤性病変，手術，放射線，外傷，分娩後下垂体壊死(Sheehan 症候群)などが原因となる。二次性副腎不全はグルココルチコイド産生だけに影響を与える(ACTH がかかわるのはコルチゾールの産生と分泌のみ)。ミネラルコルチコイド分泌や交感神経系の機能は影響されない。

　二次性副腎不全の最も多い病因は，長期のグルココルチコイド治療による低アルドステロン症［訳注：低コルチゾールまたは低 ACTH 症の間違いと思われる］である。グルココルチコイドを投与すると内因性のコルチゾール産生が抑制され，副腎の応答性が低下し萎縮する。ACTH 分泌抑制の程度は，グルココルチコイドの投与量，期間，頻度による。個人差はあるものの，prednisone 換算で 7.5 mg/日を超える量のステロイドを 3 週間以上投与された場合に副腎不全を考えるべきである[4,5]。吸入や局所でのステロイド使用でも副腎不全を引き起こす[6,7]。シトクロム P450 酵素(CYP3A4)を抑制するような薬物投与(ジルチアゼム，プロテアーゼ阻害薬，アゾール系抗真菌薬)やグレープフルーツジュースを摂取している患者では，グルココルチコイドの生物学的半減期が延びているため，副腎機能の抑制が強く現れることが

表 43-1　副腎不全の原因

原発性(一次性)：副腎の傷害(ミネラルコルチコイドとグルココルチコイドの両方の分泌が影響を受ける)
- 自己免疫性副腎炎：孤立性または多腺性自己免疫症候群 I 型または II 型を合併
- 感染症
  - 結核，サイトメガロウイルス(CMV)による感染症，ヒストプラズマ症，パラコクシジオイデス症，ヒト免疫不全ウイルス(HIV)と後天性免疫不全症候群(AIDS)，梅毒
- 副腎実質の破壊
  - 出血：外傷，血液凝固，敗血症，髄膜炎菌血症(Waterhouse-Friderichsen 症候群)
  - 転移：肺癌，乳癌，大腸癌
  - 両側性浸潤：リンパ腫，サルコイドーシス，アミロイドーシス
- 薬物誘発性
  - etomidate，ケトコナゾール，suramin，リファンピシン，dilantin，バルビツレート系，ミトタン

二次性：下垂体での副腎皮質刺激ホルモン(ACTH)分泌障害(グルココルチコイドが影響を受ける)
- 分娩後下垂体壊死(Sheehan 症候群)
- 下垂体の腫瘍，外傷，手術後(Cushing 症候群の治療後)
- 浸潤性病変(サルコイドーシス，結核，好酸球性肉芽腫)

三次性：視床下部での副腎皮質刺激ホルモン放出ホルモン(CRH)分泌の障害(グルココルチコイドが影響を受ける)
- 長期のグルココルチコイド使用後
- 視床下部の腫瘍，外傷，手術後

ある[8]。長期のグルココルチコイド使用後に副腎が完全に機能回復するには、6〜12カ月を要することがある[9]。三次性副腎不全は視床下部で産生されるCRHが不足しているときに生じる（表43-1）。

特に考慮しておくこと

ヒト免疫不全ウイルス(HIV)と後天性免疫不全症候群(AIDS)

HIV患者を検査すると、そのうち5〜20%で副腎不全を認める[10]。有病率はHIVの進行とともに上昇する。HIVそれ自体かHIVに関連した感染症〔結核、サイトメガロウイルス(CMV)による感染症、非結核性抗酸菌症(*Mycobacterium avium-intracellulare*)〕や悪性腫瘍(Kaposi肉腫、リンパ腫)によって原発性副腎不全が生じる。HIVではまた、下垂体に影響を与える感染症(トキソプラズマ症、CMVによる感染症)、副腎に影響を与える薬物(ケトコナゾール、megestrol acetate)、コルチゾールの分解を促す薬物(リファンピシン、フェニトイン、オピオイド)などによって二次性副腎不全となる[11]。AIDS患者の病理解剖では、50%以上の症例で副腎損傷を認め、30%程度の症例に下垂体関連の損傷が認められている[12]。

etomidate

etomidateは、急速挿管・迅速気道確保 rapid sequence intubation(RSI)での第1選択麻酔薬である。血行動態に影響がないため重症患者に特に好んで使用されている。しかし、11β-ヒドロキシラーゼという酵素が抑制されてしまうため、副腎内で11β-デオキシコルチゾールをコルチゾールに変換できなくなり、コルチゾールが減少する。重症患者に対するetomidateの持続静注は死亡率を上昇させることから、回避されるようになってきている[13]。また、etomidateの単回投与によって4〜24時間にわたって副腎抑制が起きるという研究室レベルのエビデンスがある。etomidateの単回投与の12時間後に行った検査では、患者の80%で副腎機能の抑制があったという研究もある[14]。しかし、臨床的な影響については、今なお議論が続いている。これまでにあった小規模後ろ向き研究の大多数では、etomidateの使用によって転帰に有意差はなかった。2012年に行われた大規模なメタ分析とシステマティックレビューでは、重篤な患者に対するetomidate使用による、死亡にかかわる相対リスクは1.2(95%信頼区間：1.04〜1.42)であった[15]。外傷患者において肺炎の高リスクになる(56% vs. 26%)というetomidateに関する小規模研究もある[16]。明確なエビデンスはないが、他の麻酔導入薬が手に入る状況であれば、そちらを使ったほうが賢明かもしれない。一部の臨床家はetomidateを使用した挿管の

後，24〜48時間の間は副腎機能低下を補塡する目的でステロイドを投与しているが，ステロイド追加によっても患者予後は変わらないことが複数の小規模研究で示されている。

敗血症

感染が起こると，炎症，凝固，免疫の反応が惹起され，これらが互いにかかわり合いながら，感染を除去または抑制して組織の損傷を修復している。しかし，宿主防御が無制御または無秩序な状態では逆効果となり，ホメオスターシスの回復どころか臓器機能の障害を促すことになりかねない。敗血症の一部では当初の原因(例えば肺炎)よりも，過度に攻撃的かつ長期化した免疫防御が，予後を決定づけているのではないかと考えられている。

また，感染は視床下部-下垂体-副腎系を刺激してグルココルチコイド分泌を増やす。グルココルチコイドは保護的に働き，免疫防御反応をさまざまなレベルで抑制(サイトカインの産生抑制など)する。敗血症で死亡した患者は回復した患者に比べて，長期にわたって非常に高い血中濃度の炎症性サイトカインにさらされていたとする研究が複数ある[17,18]。サイトカインはグルココルチコイド受容体のコルチゾール親和性を減らすことで，濃度依存的に目標組織のグルココルチコイド抵抗性をもたらすと示唆する研究もある[19]。最後に，サイトカインのような炎症性メディエータは視床下部-下垂体-副腎系に働きかけ，直接的に副腎不全の一因となることも知られている。

これらの関係から，すべての重症敗血症性ショックではステロイドを投与すべきだと以前は考えられていた。初期の治療や研究では「高用量ステロイド(30 mg/kgのメチルプレドニゾロン)」を用いていたが，大きな効果はなかった。その後の研究でも「高用量ステロイド」の効果は認められず，さらにその後の研究では有害であるとされた[20,21]。グルココルチコイド療法の副作用として，高血糖，重複感染，筋力低下，高ナトリウム血症，上部消化管出血，精神異常，創傷治癒の遅延などがあった。

ごく最近の研究では，「低用量ステロイド(200〜300 mgのヒドロコルチゾンまたはその換算)」の効果に焦点をあてている。輸液療法や昇圧薬に反応しない敗血症性ショックでのグルココルチコイド補充療法について，ショックから離脱までの期間と，死亡率に対する効果について研究されている。「低用量ステロイド」研究の代表的なものでは，ショックからの離脱は早くなるものの，28日死亡率には有意差がなかった[22]。2002年に行われたランドマーク的な研究では，コルチコトロピン刺激に対して通常に反応する群(responder)と，反応に乏しい群(non-responder)に分けて調査されている。この研究では，28日死亡率はコルチコイド療法を行ったすべての患者で改善(61% vs. 55%)し，non-responder群でも改善(63% vs. 53%)が認められ，副作用の増加はみられなかった[23]。この研究により，Surviving Sepsis Campaign in 2004でステロイド療法が記載されることになった。

2008年に行われた追跡調査では，敗血症に対するステロイド療法に再び疑問が投げかけられた[24]。この大規模研究でも，敗血症性ショック患者をresponder群とnon-responder群に分けたが，non-responder群ではグルココルチコイド療法群とプラセボ群で有意差はなかった(39% vs. 36%)。ショック離脱期間は治療群で短かったが(3.3日 vs. 5.8日)，死亡率の改善は立証できず，高血糖，高ナトリウム血症，重複感染の頻度がステロイド治療群で上昇した。

現在，Surviving Sepsis Campaign guidelines(SSCG)2012では，適切な輸液と昇圧薬を使っても血行動態が安定しない場合に，200 mg/日のヒドロコルチゾンの投与を推奨している。ACTH刺激試験は，ステロイド療法を開始する要件にはならない(後述)[25]。

診断的評価

副腎不全の診断では血中コルチゾール濃度の測定を行う。ストレスがない場合であれば，朝に1回だけコルチゾール濃度を測定すれば十分である。3 μg/dL未満の場合に副腎不全と診断し，4～10 μg/dLの場合は副腎不全を疑い，20 μg/dLを超えていれば除外する。しかし，何らかのストレスがあればコルチゾール濃度は上昇するので，この診断基準は救急診療やICUの現場では役に立たない。敗血症患者においては，随時血中濃度で10 μg/dL未満を副腎不全の指標とし，33 μg/dLを超えていれば副腎不全は否定的とされている[26]。重度の敗血症性ショック患者を対象に，副腎不全を診断する複数の方法を評価した研究によると，標準的なACTH刺激試験(ACTH 250 μgを投与して60分後に測定した血中コルチゾール濃度が，ベースラインから9 μg/dL以内の上昇にとどまる)が，副腎機能低下を示唆する最もよい指標であったと結論づけている[27]。1 μgの「低用量」ACTH刺激試験も施行されることがある。この繊細な検査は生命予後の予測因子となることが示されているが，すぐには利用できず広く認められたものではない[28]。American College of Critical Care Medicineが最近になって推奨しているのは，ACTH 250 mg［訳注：250 μgの間違いと思われる］の刺激試験で血中コルチゾール濃度上昇が9 μg/dL未満であったときか，コルチゾールの随時血中濃度が10 μg/dL未満であったときには，重症患者で副腎不全と診断する最善の基準としている[26]。また，これらの試験は副腎不

全かはっきりしない患者のみに施行するよう推奨されている。つまり，ステロイド治療を受けている敗血症性ショック患者のすべてに刺激試験が必要というわけではない。

治療指針

集中治療での副腎不全の管理としては，ストレス因子の改善や蘇生と並行して，グルココルチコイド投与を行うことである。第1選択薬はヒドロコルチゾンで，グルココルチコイド作用とミネラルコルチコイド作用の両方をもつ。原発性副腎不全でみられるミネラルコルチコイド作用不全による電解質異常の適切な治療にもなる。ミネラルコルチコイドであるフルドロコルチゾンについて検討されたことがあるが，緊急の状況での補充は必須ではないと考えられている。デキサメタゾンはコルチゾール濃度に影響を与えないため，ACTH刺激試験をする場合にはよい。しかし，ミネラルコルチコイド作用をもたないため，重症患者，特に電解質異常を伴う患者では適当ではない。ヒドロコルチゾンを投与した場合には，高血糖や低血糖になりやすいため血糖値のモニタリングを行う。また，高ナトリウム血症にならないようにモニタリングし，高張食塩液の投与は避ける。

　急性副腎不全（副腎クリーゼ）では，ヒドロコルチゾン50〜100 mg静注を6時間ごとに行う。または，50〜100 mgの投与後に20 mg/hrの持続静注を行う。典型的には4〜6時間以内に効果がみられる。敗血症性ショックに合併した副腎不全を疑う状況での標準的な投与方法はまだ確立されていない。一般的には，ヒドロコルチゾンを200〜300 mg/日で投与するか，50 mgを6時間ごとに投与する。漸減しながら，またはそのまま5〜7日間にわたって継続することが多い[25,29]。副腎不全の既往がある患者では，急激にストレスがかかった状態や緊急処置を行う際には，ヒドロコルチゾン100 mgの単回静注が推奨されている。

結論

重症患者においては，副腎不全は重篤な合併症となることがあるため，低血圧，ショック，敗血症が遷延する場合には，鑑別診断に挙げて検討することが重要である。敗血症で昇圧薬抵抗性の場合には，まずステロイド投与を考慮するとよい。

関連文献

文献	研究デザイン	結果
etomidate		
Chan et al., *Crit Care Med.* 2012[15]	無作為化比較試験と観察研究のシステマティックレビュー。副腎不全(1,303人)と死亡率(865人)へのetomidateの影響を評価したメタ分析	etomidate投与群では，副腎不全のリスク上昇〔相対リスク(RR)：1.33, 95％信頼区間(CI)：1.22〜1.46〕と，死亡率上昇(RR：1.20, 95% CI：1.02〜1.42)がみられた
Asehnoune et al., *Intensive Care Med.* 2012[16]	ヒドロコルチゾンを投与した外傷患者149人を対象とした二重盲検無作為化試験のサブ解析。etomidate投与群と対照群の比較	etomidateは院内肺炎と関連があった。etomidate群のうち49人(51.6%)と，対照群のうち16人(29.6%)で28日以内に院内肺炎を発症した
敗血症		
The VA Systemic Sepsis Cooperative Study Group. *N Engl J Med.* 1987[20]	短期間，高用量のメチルプレドニゾロンを投与した敗血症性ショック患者223人を対象とした無作為化比較試験	死亡率に有意差はなかった(p=0.97)。14日以内に2度目の感染を診断されたのは治療群で有意に少なかった(p=0.03)
Annane et al., *JAMA.* 2002[23]	ヒドロコルチゾン群，フルドロコルチゾン群，プラセボ群での無作為化比較試験。299人をACTH 250 μg刺激試験の反応により2群に分け，7日間かけて実施	ACTH刺激試験のnon-responder群において，治療群では死亡率が63〜53%に低下(p=0.02)。より早く昇圧薬から離脱できた(p=0.001)
Sprung et al., *N Engl J Med.* 2008[24] CORTICUS	ヒドロコルチゾン群とプラセボ群を比較した無作為化比較試験。499人をACTH 250 μg刺激試験の反応により2群に分け，5〜6日間かけて漸減	全体でも，non-responder群のみでも，敗血症性ショック患者での生存率，ショック離脱までの期間に有意差はなかった。ヒドロコルチゾン群ではショック離脱した例に限ってはショック離脱期間を早めた
フルドロコルチゾン		
The COIITSS Study Investigators. *JAMA.* 2010[29]	ヒドロコルチゾンで治療中の敗血症性ショック患者509人を対象に，厳格な血糖コロール群とフルドロコルチゾン追加群を検討した無作為化比較試験	フルドロコルチゾン群で死亡率に有意差はなかった(p=0.50)

文献

1. Gary P, Zaloga MD, Paul Marik MD. Hypothalamic-Pituitary-adrenal insufficiency. *Crit Care Clin*. 2001;17:25–41.
2. Dunlop D. Eighty-six cases of addison's disease. *Br Med J*. 1963;2(5362):887.
3. Munver R, Volfson IA. Adrenal insufficiency: diagnosis and management. *Curr Urol Rep*. 2006;7:80–85.
4. Bouillon R. Acute adrenal insufficiency. *Endocrinol Metab Clin North Am*. 2006;35:76797.
5. Marik PE. Critical illness-related corticosteroid insufficiency. *Chest*. 2009;135:181–193.
6. Hengge UR, Ruzicka T, Schwartz RA, et al. Adverse effects of topical glucocorticosteroids. *J Am Acad Dermatol*. 2006;54(1):1–15.
7. Zollner EW. Hypothalamic-pituitary-adrenal axis suppression in asthmatic children on inhaled corticosteroids (Part 2). *Pediatr Allergy Immunol*. 2007;18:469.
8. Varis T, Kivisto KT, Backman JT, et al. The cytochrome P450 3A4 inhibitor itraconazole markedly increases the plasma concentrations of dexamethasone and enhances its adrenal-suppressant effect. *Clin Pharmacol Ther*. 2000;68:487–494.
9. Axelrod L. Perioperative management of patients treated with glucocorticoids. *Endocrinol Metab Clin North Am*. 2003;32:367–383.
10. Masharani U, Schambelan M. The endocrine complications of acquired immunodeficiency syndrome. *Adv Intern Med*. 1993;38:323–336.
11. Prasnthai V, Sunthornyothin S, Phowthongkum P, et al. Prevalence of adrenal insufficiency in critically ill patients with AIDS. *J Med Assoc Thai*. 2007;90:1768.
12. Eledrisi MS, Verghese AC. Adrenal Insufficiency in HIV Infection: a review and recommendations. *Am J Med Sci*. 2001;321(2):137–144.
13. Wagner RL, White PF, Kan PB, et al. Inhibition of adrenal steroidogenesis by the anesthetic etomidate. *N Engl J Med*. 1984;310:1415–1421.
14. Vinclair M, Broux C, Faure P, et al. Duration of adrenal inhibition following a single dose of etomidate in critically ill patients. *Intensive Care Med*. 2008;34:714–719.
15. Chan CM, Mitchell AL, Shorr AF. Etomidate is associated with mortality and adrenal insufficiency in sepsis: a meta-analysis*. *Crit Care Med*. 2012;40(11):2945–2953.
16. Asehnoune K, Mahe PJ, Seguin P. Etomidate increases susceptibility to pneumonia in trauma patients. *Intensive Care Med*. 2012;38(10):1673–1678.
17. Hermus ARMM, Sweep CGJ. Cytokines and the hypothalamic-pituitary-adrenal axis. *J Steroid Biochem Mol Biol*. 1990;37:867–871.
18. Damas P, Ledoux D, Nys M, et al. Cytokine serum level during severe sepsis in human IL-6 as a marker of severity. *Ann Surg*. 1992;215:356–362.
19. Kam JC, Szefler SJ, Surs W, et al. Combination IL-2 and IL-4 reduces glucocorticoid receptor-binding affinity and T cell response to glucocorticoids. *J Immunol*. 1993;151:3460–3466.
20. The Veterans Administration Systemic Sepsis Cooperative Study Group. Effect of high-dose glucocorticoid therapy on mortality in patients with clinical signs of systemic sepsis. *N Engl J Med*. 1987;317:659–665.
21. Cronin L, Cook DJ, Carlet J, et al. Corticosteroid treatment for sepsis: a critical appraisal and metaanalysis of the literature. *Crit Care Med*. 1995;24:1430–1439.
22. Cicarelli DD, Viera JE, Martin Besenor FE. Early dexamethasone treatment for septic shock patients: a prospective randomized clinical trial. *Sao Paulo Med J*. 2007;125:237–241.
23. Annane D, Sebille V, Charpentier C, et al. Effect of treatment with low doses of hydrocortisone and fludrocortisone on mortality in patients with septic shock. *JAMA*. 2002;288:862–870.
24. Sprung CL, Annane D, et al. Hydrocortisone therapy for patients with septic shock. *N Engl J Med*. 2008;10;358:111–124.
25. Dellinger P, Levy M, Rhodes A. Surviving sepsis campaign: international guidelines for management of severe sepsis and septic shock: 2012. *Crit Care Med*. 2013;41:580–637.

26. Marik PE, Pastores SM, Annane D, et al. Recommendations for the diagnosis and management of corticosteroid insufficiency in critically ill adult patients: consensus statements from an international task force by the American College of Critical Care Medicine. *Crit Care Med*. 2008;36:1937–1949.
27. Salgado DR, Verdeal JCR, Rocco JR. Adrenal function testing in patients with septic shock. *Crit Care*. 2006;10:R149.
28. Siraux V, De Backer D, Yalavatti G. Relative adrenal insufficiency in patients with septic shock: comparison of low-dose and conventional corticotropin tests. *Crit Care Med*. 2005;33: 2479–2486.
29. The COIITSS Study Investigators. Corticosteroid treatment and intensive insulin therapy for septic shock in adults: randomized controlled trial. *JAMA*. 2010;303:341–348.

44

甲状腺クリーゼと粘液水腫性昏睡
thyroid storm and myxedema coma

James Lantry III, John E. Arbo, and Geoffrey K. Lighthall

背景

甲状腺中毒症と粘液水腫性昏睡は，甲状腺機能障害の両極であるとともに，いずれも致命的な症候群である。病態が早期に認識されなければ急速に悪化し，合併症と死亡率の著しい上昇をもたらす[1]。診断と治療の遅れは，症状がともに非特異的であることが原因のひとつになっている[2]。治療成功の鍵は，これらの病態に対する洞察力を養うことであり，集中治療が可能な環境へ患者を早期に移送し，的確な治療を迅速に開始することが重要である[3,4]。

甲状腺中毒症

甲状腺機能亢進症とは甲状腺ホルモンの産生が増加した状態を意味するが，甲状腺中毒症 thyrotoxicosis は過剰な甲状腺ホルモン分泌によって生じる病的な状態と定義されている[3]。米国における甲状腺機能亢進症の有病率は約1.3%である[2,5,6]。このうち，甲状腺中毒症の症状を呈するのはわずか0.5%である[5]。甲状腺中毒症患者のうち，さらに重篤で致命的な病態である甲状腺クリーゼ thyroid storm へと進行するのは1～2%である[7,8]。甲状腺中毒症と甲状腺クリーゼの境界は明確ではなく，議論に尽きないが，やや主観的でもある。甲状腺クリーゼの診断基準を標準化するための取り組みとして，各臓器別(体温調節，循環器，消化器，神経系など)の障害の程度についてスコア化して評価する方法がある[9]。実際の臨床において，甲状腺中毒症を呈する患者を診療する際には，甲状腺クリーゼへ進行する可能性を常に評価しなければならない(表44-1)。

甲状腺中毒症の最も多い原因はGraves病(Basedow病)である。これは，自己抗体が甲状腺濾胞細胞の表面に存在する甲状腺刺激ホルモン thyroid-stimulating

表 44-1 甲状腺クリーゼの診断基準

臨床所見	点数
体温調節障害	
体温（℃）	
37.2～37.7	5
37.8～38.2	10
38.3～38.8	15
38.9～39.3	20
39.4～39.9	25
≧40	30
中枢神経系障害	
なし	0
軽度（興奮）	10
中等度（せん妄，精神症状，極端な無気力）	20
重度（痙攣，昏睡）	30
消化器/肝機能障害	
なし	0
中等度（下痢，悪心・嘔吐，腹痛）	10
重度（原因不明の黄疸）	20
循環器系障害	
頻脈（回/min）	
90～109	5
110～119	10
120～129	15
130～139	20
≧140	25
うっ血性心不全	
なし	0
軽度（下腿浮腫）	5
中等度（湿性ラ音）	10
重度（肺水腫）	15
心房細動	
なし	0
あり	10
誘発因子	
なし	0
あり	10

点数と評価：45点以上は強く甲状腺クリーゼが疑われる。25～44点は甲状腺クリーゼに進行する可能性がある。25点未満は甲状腺クリーゼは否定的。
Burch HB, Wartofsky L. Life-threatening thyrotoxicosis. Thyroid storm. *Endocrinol Metab Clin North Am*. 1993;22(2):263-277. より引用。

hormone(TSH)受容体に結合し，甲状腺ホルモンであるトリヨードチロニン(T_3)とチロキシン(T_4)の異常分泌を起こすことにより生じる[3]。Graves病は30～40歳の成人に好発し，関節リウマチなどの他の自己免疫疾患，喫煙，感情的ストレス，*Yersinia enterocolitica* 感染症などが契機となって発症することが知られている[7]。双生児の研究によれば，Graves病の約80％は遺伝による影響が示唆されている[3]。2番目に多い原因は，孤立性の中毒性甲状腺腫や中毒性多結節性甲状腺腫 toxic multinodular goiter(TMNG)などの甲状腺結節による異常なホルモン分泌である。TMNGは女性に多く，加齢に伴ってその頻度は増加する[3]。

　Graves病とTMNGの有病率は，食事のヨウ素摂取量によって決定される[10]。十分なヨウ素摂取量がある場合，Graves病は甲状腺中毒症の約80％を占める。一方で，ヨウ素摂取量が不足している場合，TMNGの発症が増加し，約50％を占めるようになる[10,11]。甲状腺中毒症の約10％の症例では，甲状腺細胞の炎症や甲状腺炎がその発症に関係しており，放射線照射，薬物の副作用，橋本病に認められるような自己抗体などが原因となる[1]。亜急性甲状腺炎は，de Quervain甲状腺炎とも呼ばれ，急性上気道感染に伴う一過性の甲状腺機能亢進であり，頸部の腫脹，易疲労，全身倦怠感を認める。甲状腺中毒症はde Quervain甲状腺炎の患者の約50％に合併し，誘因となった疾病の発症から8ヵ月以内に改善するのが一般的である[10]。出産後甲状腺炎は，一過性の甲状腺機能亢進症の原因のひとつであり，出産後3～6ヵ月に約5～10％の頻度で認める[12]。また，甲状腺機能低下症の治療のための甲状腺ホルモン製剤も甲状腺中毒症の原因となりうる[13,14]。

　甲状腺中毒症の原因は数多くあるが，甲状腺クリーゼをきたす頻度が最も高いのはGraves病である[15]。しかし，原因にかかわらず甲状腺ホルモンの過剰な分泌によって，どんな患者でも甲状腺クリーゼを発症する可能性はある。造影剤やアミオダロンなどのヨウ素を含む薬物による過剰なヨウ素曝露も例外ではない[1]。安定している甲状腺中毒症であっても，誘因があれば甲状腺クリーゼを発症する。最も多い誘因は，感染症または手術によるストレスである[10]。日本の入院患者を対象とした最近の研究では，甲状腺クリーゼの発症頻度は10万人年あたり0.2人であった。しかし，診断されずに見逃されている症例が相当数あると思われ，真の発症頻度は不明である[16]。

病態生理と臓器特異的な障害

下垂体由来の甲状腺刺激ホルモン(TSH)は，T_3とT_4の両方の分泌を誘導する[2]。これらはともに基礎代謝を調節するが，T_3はT_4の3～4倍の活性がある[3]。体内を循環しているT_3のうち，TSHによって分泌が制御されるのは約20％だけで，

残りは肝臓や腎臓において T_4 から T_3 に変換されたものである[5,17]。甲状腺中毒症における血中の過剰な甲状腺ホルモンは，全身にさまざまな副作用を及ぼす。この障害の範囲と程度によって，甲状腺クリーゼを診断する（表44-1）。

過剰な甲状腺ホルモンの作用により，頻脈，緊張，不安といった交感神経緊張状態となる[15]。この代謝活性の増加は，熱不耐症，発汗増加，脂肪分解の促進をきたし，基礎体重の15％もの体重減少を認めることもある[7]。

循環器症状としては，頻脈，上室性あるいは心室性不整脈，収縮期血圧の上昇，脈圧の増大などがある[18]。それ以前に健康であっても，甲状腺中毒症によって新たに拡張型心筋症やうっ血性心不全を発症することが報告されている[1]。このようなアドレナリン過剰状態では心筋酸素需要が増加し，ときに冠動脈攣縮をきたして狭心症や心筋梗塞を発症することもある。脂肪分解やケトン体生成による酸血症，酸素の需要と供給の不均衡による組織の代謝性アシドーシスなど，甲状腺中毒症は重大な代謝異常を引き起こすこともある[1]。

呼吸器症状としては，呼吸困難や起座呼吸などがあり，呼吸筋疲労，高心拍出性心不全，肺うっ血などが原因となっている[15]。しかし，より頻度が高い症状は，安静時の頻呼吸であり，今後，呼吸不全に進行し悪化していく前兆ともいえる[1,7]。一方で，強い呼吸努力はアドレナリン刺激や酸血症に対する呼吸性代償の結果のこともある[1]。

消化器症状としては，腸蠕動亢進により，下痢，悪心・嘔吐を認める[8]。これらによる体液減少は起立性低血圧や循環虚脱を助長し，ショック状態をさらに増悪させる[1]。消化管運動の神経調節障害は，胃麻痺や偽性腸閉塞症の原因となる[7]。

血液学的異常としては，過凝固能亢進，白血球増加，貧血がある。過凝固能亢進は，フィブリノーゲン，第VIII，IX因子，プラスミノーゲン活性化因子インヒビター1，von Willebrand因子の増加が原因である[1]。中等度の白血球増加と左方移動はよくみられ，約22％で症候性貧血を認める[3]。また，エリスロポエチンの血中濃度上昇による二次的な赤血球増加や，血小板血栓形成が促進されることもある[19]。血栓塞栓性合併症は，甲状腺中毒症に関連した死亡の約18％を占める[18]。

甲状腺中毒性周期性四肢麻痺 thyrotoxic periodic paralysis（TPP）は，甲状腺中毒症のまれな合併症であり，甲状腺中毒症患者の約0.1〜0.2％にみられる。アジア人では1.8〜2.0％と発症率が高く，男性が有意に多い（20：1）[1,20]。TPPは，一過性に繰り返す四肢近位筋の弛緩性麻痺，深部腱反射の減弱，房室ブロックや心静止などの心臓刺激伝導系異常を特徴とする[20]。TPPの筋肉所見の特徴的な分布は，甲状腺中毒症患者の約50％で認められるような易疲労感や，おもに全身に脱力をきたすミオパチーとは異なる[7]。近位筋の脱力も甲状腺中毒症の特徴といえるかも

しれないが，TPP と比べると軽度である[21]。

病歴と身体所見

甲状腺中毒症と診断されていない，あるいはコントロール不良の甲状腺中毒症患者が，全身性の侵襲あるいはストレスに曝露されて甲状腺クリーゼを発症することが最も多い[14,15]。感染症が最も多い誘因であるが，症例報告によると，あらゆるすべての身体的ストレスによって発症しうるとされている[1]。どのような誘因であっても，甲状腺クリーゼは治療されなければ，みな致命的となる。適切に治療されたとしても，その死亡率は約 50％にものぼる[8]。この高い死亡率は，重篤な多臓器不全をきたすことが原因である[13]。

　甲状腺クリーゼの重要な4つの所見は，(1)感染症とは考えにくい多量の発汗を伴う発熱，(2)うっ血性心不全をきたす洞性頻脈あるいは上室性不整脈(発作性上室頻拍や心房粗動，心房細動)，(3)消化器症状(嘔吐，下痢，イレウス)，(4)中枢神経系症状(興奮，不穏，錯乱，せん妄や昏睡)である[1,7,22]。検査所見や画像所見は非特異的であり，その診断は臨床所見にもとづく。

　診察所見として，甲状腺の腫大が認められる。甲状腺機能亢進症の病態によっては結節を認めることがある。さらに，甲状腺の血流増加により血管雑音を聴取することもある[15]。皮膚は温かく湿潤でやわらかく，毛髪や爪は軟化し，ときに爪床の分離(爪甲剥離症)や脱毛症を合併する[2,7]。重度の色素沈着や隆起性の非対称性皮膚病変が存在することもある[23]。この皮疹は，多くは下肢にみられ，強い前脛骨粘液水腫を伴う[7]。四肢は腫脹し，ときにばち指も認める[18]。Graves 病では眼症(眼瞼遅滞，眼瞼後退，眼球突出)をきたし，複視や霧視から焦燥感や灼熱感を感じることもある[15]。閉眼困難は，適切に治療されなければ角膜潰瘍や視力低下をきたす[24]。精神症状，せん妄など，精神状態の異常を認めこともある[11]。患者は，情動不安定となり，熱不耐，動悸，不安，倦怠感を訴え，細かく速い安静時振戦が出現することもある[10]。そして，強い食欲にもかかわらず，体重減少を認めるようになる(**表 44-2**)[15]。

検査と画像所見

救急において甲状腺中毒症を疑った場合の検査として，TSH と遊離 T_4 の測定は必須である。TSH 値は，過剰な甲状腺ホルモンによってネガティブフィードバックを受け，ときに感度以下(0.01 μIU/L 未満)にまで減少する[3]。TSH 検査では，結果が対数目盛で報告され，遊離 T_4 のわずかな変化が TSH 値の変化に大きく反映されるようになっている。そのため，甲状腺ホルモンの過剰に対して感度が高い[25]。

表 44-2　甲状腺中毒症の臨床症状

器官	症状	徴候
神経精神系	不安 倦怠感 不眠 錯乱 情緒不安定 昏睡	反射亢進 微小振戦 筋萎縮 脱力 周期性四肢麻痺
心血管系	動悸 胸痛	洞性頻脈 心房細動 うっ血性心不全 心尖拍動亢進
呼吸器系	呼吸困難	ラ音
消化器系	体重減少 嚥下困難 過食 排便回数増加 下痢	腸蠕動音亢進
尿生殖器系	性欲減退 希発月経 無月経	女性化乳房 くも状血管腫
眼	複視 球後圧 眼の違和感	眼球突出 眼筋麻痺 結膜充血
皮膚	脱毛	手掌紅斑 爪甲剥離症 前脛骨粘液水腫 温かく湿潤した皮膚
内分泌系	熱不耐 頸部腫脹	甲状腺腫大

　甲状腺中毒症が疑われる場合，TSH と血清遊離 T_4 をともに検査することで，TSH の低下の原因が，他の間接的な原因（グルココルチコイドやドパミンの使用など）によるものではなく，甲状腺機能異常であることが確認でき，診断精度が向上する[3,10]。甲状腺中毒症患者の 95％では T_4 の上昇を認め，残りの 5％では遊離 T_3 が上昇し，T_4 は正常範囲内となる[7]。後者は早期の Graves 病や TMNG でみられるパターンである。甲状腺中毒症が鑑別疾患として強く疑われる場合，感度を上げるために専門家は遊離 T_3 も測定することを推奨している[10]。T_3 と T_4 の比率は，甲状腺の代謝が亢進しているのか，低下しているのかを鑑別するのに役立つ[18]。Graves 病や TMNG の患者では遊離 T_3/T_4 比が上昇する（>20）一方で，甲状腺炎

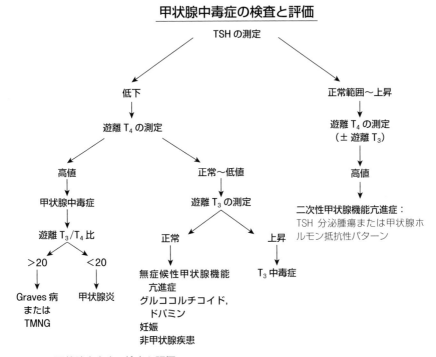

図 44-1　甲状腺中毒症の検査と評価
TSH：甲状腺刺激ホルモン，TMNG：中毒性多結節性甲状腺腫
Franklyn JA, Boelaert K. Thyrotoxicosis. *Lancet*. 2012;379:1155-1166.; Reid JR, Wheeler SF. Hyperthyroidism: diagnosis and treatment. *Am Fam Physician*. 2005;72(4):623-630. を参照して作成。

の患者では遊離 T_3/T_4 比が低下する（<20）[15]。肝疾患，ホルモン製剤の使用中，妊婦などでは，遊離甲状腺ホルモンへの無為な蛋白結合を引き起こす可能性があるため，T_3 あるいは T_4 の検査は推奨されていない（図 44-1）[7]。

　その他の検査値の異常としては，糖新生の増加やインスリン耐性による高血糖がある。グリコーゲン貯蔵が枯渇すると，深刻な低血糖に進行する[1]。肝障害は，乳酸デヒドロゲナーゼ（LDH），アスパラギン酸アミノトランスフェラーゼ〔GOT（AST）〕，ビリルビンの蓄積をきたす[7]。脂肪分解と脱水によるケトーシスでは酸血症となる[26]。体液移動による血液濃縮と骨吸収の増加により，高カルシウム血症もよくみられる[15]。この骨代謝亢進は，アルカリホスファターゼ（ALP）の上昇に反映される[15]。

　甲状腺クリーゼの発症を防ぐためには，早期の甲状腺中毒症の診断が重要である。甲状腺クリーゼは臨床診断であるが，病歴と身体所見から甲状腺中毒症を疑ったと

きには，検査所見から裏づけをとることができる[1]。甲状腺クリーゼの誘因（感染など）は当初は明らかではなくても，診断，評価と同時進行で患者の全身状態の安定化を行わなければならない[27]。甲状腺受容体抗体の検査は，甲状腺中毒症の評価に必要となることは少ない。しかし，妊婦では，核医学検査ができないので，その数値が Graves 病と妊娠甲状腺中毒症の鑑別に有用である[11,28]。また，母体の TSH は胎盤関門を通過し，胎児に直接的な影響を与える。そのため，妊娠22〜26週に TSH を測定し，積極的な胎児モニタリングの必要性を検討することが推奨されている[3]。最後に，眼球突出を有する患者の10%は，抗体検査のみで Graves 病と診断されることがあるが，TSH と T_4 が異常値とは限らない[15]。

核医学検査と超音波検査は，甲状腺機能亢進が原因の甲状腺中毒症（Graves 病や中毒性多結節性甲状腺腫など）と，甲状腺機能亢進が原因ではない甲状腺中毒症（甲状腺炎，甲状腺ホルモン製剤の内服など）を鑑別するのに有用である[3,15]。放射性ヨウ素摂取検査では，テクネチウム99m（^{99m}Tc）あるいは放射性ヨウ素[29]を用いて，甲状腺のナトリウム/ヨウ素共輸送体の活性を評価する[17]。それぞれの核種で検査についての利点がある。放射性ヨウ素はホルモン産生経路に取り込まれるため，実際の生理的な反応をより正確に反映する。テクネチウム99m は同様の検査結果がより短時間で得られるが，その代わりに放射線による被曝は増加する[10]。集積の測定は，投与後4時間と24時間に行われる[29]。集積の分布は甲状腺中毒症の原因を反映し，鑑別診断を絞りこむために有用である[3]。超音波検査では，甲状腺血流の増加（甲状腺動脈血流/甲状腺面積で計算される）が4〜8%であることにより Graves 病と破壊性甲状腺炎を区別できる。これは，感度，特異度が，それぞれ84%，90%と高い[10]。この診断方法は，術者の技術に左右されるが，放射線検査ができない妊婦や授乳婦では有用な選択肢である[22]。

鑑別診断

甲状腺クリーゼを疑うべきなのは，意識変容，アドレナリン過剰状態，前述したような全身状態の変化を認める患者である[8]。鑑別診断としては，一般的な感染症，敗血症，不安発作，抑うつ，褐色細胞腫，心房細動/粗動，慢性疲労症候群，Plummer-Vinson 症候群，各種の悪性腫瘍などがある[2,8,11,18]。メタンフェタミン，コカイン，他の栄養補給剤の使用は，臨床像を混乱させるので，極力除外すべきである[30]。たいていの場合，甲状腺機能検査は鑑別診断の絞りこみに有用である。しかし，正常甲状腺疾患症候群，妊娠，妊娠悪阻など，ある特定の病態においては，TSH 値が低下し，T_4 の分析にも影響することがある[2,7,22]。さらにグルココルチコイド，ドパミン，ヘパリンの使用は，TSH 値を低下させることがあり，診断を困

難にする原因となる[22]。

治療指針

　甲状腺中毒症の急性期治療のポイントは，アドレナリン過剰状態を緩和し，甲状腺ホルモンの産生と分泌を制御すること。そして，末梢組織における T_4 から T_3 への変換を阻害し，誘因となっている疾患を治療することである[12,27]。根本治療は放射性ヨウ素あるいは外科手術（甲状腺亜全摘など）である。

　β 遮断薬は，初期治療に用いる薬物として，甲状腺中毒症による循環器合併症を軽減させる効果がある。プロプラノロールは，末梢組織における T_4 から T_3 への変換を阻害する作用も併せもつため，第1選択薬とされている[8]。β 遮断薬の投与によって心拍数と心拍出量を改善し，心筋酸素消費量を減少させる[27]。すでに心不全を呈している患者では，突然に症状が悪化することが懸念されるため，β 遮断薬投与の前に持続的な血行動態のモニタリングや，症例によっては心臓超音波検査が必要である[31]。喘息や慢性閉塞性呼吸器疾患（COPD）など閉塞性肺疾患の既往がある患者に β 遮断薬が投与されると，反応性に気道や呼吸器症状が悪化する危険性もある[15]。このような患者では，メトプロロールやエスモロールのような β_1 選択性薬物がプロプラノロールの代替薬として妥当である。アミオダロンはヨウ素を含むため，抗不整脈薬としての投与は禁忌である。

　抗甲状腺薬は，70年以上にわたって甲状腺ホルモンの血中濃度を低下させるために使用されてきた[15]。プロピルチオウラシルとチアマゾールが米国では使用可能であり，組織で代謝されてチアマゾールに変化する carbimazole が欧州やアジアで使用されている[3,7,27]。これらはいずれも甲状腺におけるホルモン産生を阻害し，経口摂取で高い生体内利用率をもち，摂取後1～2時間以内に速やかに効果を発現する[32]。プロピルチオウラシルはさらに末梢組織における T_4 から T_3 への変換を阻害し，活性ホルモン濃度を低下させる効果も併せもつ[12]。チアマゾールは投与回数が1日1回であることが利点であり，内服アドヒアランスが向上する。また，プロピルチオウラシルに比較して10～12倍の速効性があり，より速い甲状腺機能の正常化が期待できる[27]。この3つの薬物は，すべて免疫調整効果を有し，ナチュラルキラー（NK）細胞やT細胞などの免疫細胞，自己抗体を減少させ，Graves病患者にとって利点となりうる[32]。

　いくつかの無作為化試験が行われ，治療用量の違いや治療の組み合わせの効果について検証がなされている。ある無作為化比較試験では，Graves病患者においてチアマゾール 10 mg と 40 mg の効果を比較したところ，ともに6週間以内に甲状腺機能の正常化が得られた（85％ vs. 92％）。しかし，高用量群では合併症が多かっ

た(25% vs. 15.5%)[33]。別の無作為化比較試験では，新規に診断されたGraves病患者を対象としてチアマゾール15 mgと30 mg，プロピルチオウラシル300 mgの効果を12カ月間かけて比較した。軽度あるいは中等度の患者（遊離T_4 7 ng/dL未満）では，すべての群において治療効果は同等であった。重度の患者（遊離T_4 7 ng/dL超）では，チアマゾール30 mgがプロピルチオウラシル，低用量チアマゾールより有効であった[34]。

　プロピルチオウラシルとチアマゾールの副作用は14〜52%の患者に発現する。これらは用量依存性であり，発熱，皮疹，蕁麻疹，関節痛などの限局した症状が多く，他の薬物に変更することにより寛解する[33, 34]。重大な副作用のひとつである無顆粒球症は，3剤いずれの抗甲状腺薬でも起こり，その頻度は0.5%である。この副作用が生じた場合は，直ちにすべての抗甲状腺薬を中止する[27]。この合併症は，通常，治療開始後3カ月以内に発現し，口腔咽頭感染と合併することが多いので注意するように患者に指導する[18]。その他にはまれな合併症であるが，肝機能障害や抗好中球細胞質抗体(ANCA)関連血管炎の合併も知られており，いずれも直ちに内服を中止しなければならない[32]。このような理由から，抗甲状腺薬を甲状腺中毒症の初期治療として用いる場合，外科的切除や放射線療法の適応ではない患者に限定して使用する。おもな適応は，軽度から中等度の症状の若年者や，甲状腺の腫大が軽度の患者，小児や思春期の患者，妊婦や授乳婦などである[3]。または，外科的切除や放射線療法を予定している患者に対し，根本的治療の待期中に行う初期治療として，薬物療法を開始することがある[32]。中毒性多結節性甲状腺腫患者では，治療の遅れによって高率に再発するため，抗甲状腺薬による初期治療（手術や放射性ヨウ素内服に先行して）は利点が大きい[32]。しかし，チアマゾールやプロピルチオウラシルを放射性ヨウ素治療に先駆けて使用し，その治療開始の約1週間前まで継続していると，甲状腺へのヨウ素取り込みが減少し，治療失敗につながることがあるので注意が必要である[35]。しかし，これによって甲状腺のヨウ素取り込みが低下しても，健常な甲状腺組織の障害を最小限にするための長期的な甲状腺機能低下症に対する予防効果は小さい[35]。

　抗甲状腺薬を内服できない患者に対し，リチウムは代替薬として甲状腺ホルモン分泌を抑制する[8]。リチウムはヨウ素と同じような機序で甲状腺に取り込まれる[32]。しかし，その効果は一時的で，長期的な治療効果については不明である[18]。

　ほかに，短期間の症状緩和に使用可能な薬物がある[7]。グルココルチコイドは，末梢組織におけるT_4からT_3への変換を阻害するために使われることがあり，二次性副腎不全を合併している症例でも有用である[32]。Graves病眼症にも長期間(6〜8週間)のグルココルチコイド投与が有効である[3]。コレスチラミンは陰イオン

交換樹脂のひとつであり，甲状腺ホルモンと結合して腸肝循環に入り，便中へのホルモン排泄を増加させる[8]。過塩素酸カリウムは甲状腺へのヨウ素輸送の競合的阻害薬であり，ヨウ素誘発性の甲状腺中毒症の患者に使用される[31]。また極端な例だが，腹膜透析，血漿交換，血液透析によっても甲状腺ホルモンの血中濃度を低下させることができる[18]。

重要な支持療法は，解熱薬の投与，冷却，循環血液量の補正である[8]。サリチル酸は甲状腺結合蛋白を低下させ，遊離甲状腺ホルモンを増加させるので，発熱に対してはアセトアミノフェンが使用される[7,15]。甲状腺中毒症に合併するWernicke脳症を予防するために，総合ビタミン剤とともにビタミンB_1を投与すべきである[26]。感染症，心筋障害や他のストレス要因に対する治療は，最善の治療指針にもとづいて進める[27]。

特殊な患者
妊婦
妊婦の500人に1人がGraves病を合併し，流産，早産，低体重出生児，子癇など重要な合併症の原因となる[3,11]。5％を超える体重減少，甲状腺腫，眼病，あるいは爪甲剥離症を有する妊婦は，Graves病を疑って評価する必要がある[7,11]。妊娠による生理学的なホルモン変化は，診断を困難にする。例えば，甲状腺結合グロブリン産生の増加が遊離T_4濃度を低下させたり，ヒト絨毛性ゴナドトロピン(hCG)が妊娠初期にTSHの産生を低下させることがある。さらに，甲状腺中毒症の古典的症状である脈圧の増大や熱不耐は，正常妊娠でも出現しうる症状である[3,7,28]。妊婦の場合は治療が難しく，プロピルチオウラシルもチアマゾールも胎盤を通過するため，胎児に甲状腺機能低下症と甲状腺腫をきたしうる[27]。どちらかといえば，プロピルチオウラシルのほうが望ましい。それは，より多く蛋白に結合するため胎児循環に入りにくく[18]，チアマゾールのように胎児の真皮の形成不全や消化管閉鎖のリスクを上昇させない[31]からである。治療の目標は，効果を有する最少量のプロピルチオウラシルにより，正常から甲状腺中毒域にわずかにかかる程度の高値でT_4を制御することである[27]。甲状腺中毒症の症状は妊娠中に改善させることが可能であり，30％もの妊婦は妊娠後期には抗甲状腺薬の内服を中止している[11]。流産のリスクが上昇するので，甲状腺摘出術は妊娠中期まで保留，あるいは重度の非代償性患者のみを適応とする[27]。甲状腺機能異常の既往歴がある妊婦の10％は，産褥期に甲状腺中毒症を合併する[3]。また，Graves病を合併した妊婦の80％は，次の妊娠でGraves病が再燃する可能性があり，50％が恒久的な甲状腺中毒症となる[3]。

高齢者

高齢者の甲状腺中毒症は，臨床症状がときに単一の臓器症状（心不全や心房細動など）だけで，眼病変や活動亢進などの目立つ症状に欠けることが多いため，診断が難しい[7]。70％の甲状腺中毒症の高齢者は無症状で甲状腺腫大も認めず，無気力や全身倦怠感など，抑うつ的な症状を認めることさえある[7]。このような臨床症状は「無症候性甲状腺機能亢進症」といわれ，強心薬に反応しない心血管疾患として長期間にわたって原因が検索された後で，やっと診断されることもある[36]。

アミオダロン

アミオダロンはヨウ素を含む抗不整脈薬であり，投与した患者の6～10％に甲状腺中毒症を引き起こす[3]。この状態は，薬物の心血管系に対する副作用を倍増させ，甲状腺疾患の既往のある患者では，さらに予後不良となる[37]。診断は他の甲状腺中毒症と同様である。しかし，患者がアミオダロンを内服する契機となったもともとの上室性あるいは心室性不整脈の病態と，甲状腺ホルモンの過剰による症状を注意して区別しなくてはならない[3]。アミオダロンが関連する甲状腺疾患には2種類ある[38]。1型は，ヨウ素誘発型の甲状腺中毒症であり，すでに甲状腺結節が存在する患者や自己免疫性甲状腺疾患を有する患者に発症する。2型は，アミオダロンによって甲状腺自体が破壊されるものである[3,38]。1型では，カラーDopplerで血流の増加が認められ，抗甲状腺薬や過塩素酸カリウムで治療する[11,37]。グルココルチコイドは2型に有用で，ときに完全寛解が得られる[10]。この分類は常に明確なわけではないので，専門家は6～12ヵ月はこれら3剤の併用を推奨している。アミオダロンの半減期は長く，また治療すべきもとの複雑な病態もあるので，循環器専門医と内分泌専門医へのコンサルテーションを続けながら治療することが望ましい[37]。

粘液水腫性昏睡

甲状腺機能低下症は，米国の人口の約4.6％にも及び，心身ともに活動を低下させてしまう全身の代謝速度の減少が特徴である[39]。粘液水腫性昏睡 myxedema coma は，未治療の甲状腺機能低下症のまれな合併症であり，重度に抑制され代償できなくなった甲状腺機能低下により，熱産生の恒常性が維持できなくなる状態である[40]。甲状腺機能低下症は，女性に多く，男性の4倍である。粘液水腫性昏睡の報告の80％は女性であり，大半は60歳以上である[40]。診断に有用な検査結果の特徴としては，著明に低下したT_3とT_4，TSH上昇である[41]。しかし，検査所見は疾患の臨床的な重症度とはほとんど相関しない[42]。そのために診断の遅れの原因となり，かつての死亡率は60～70％であった[41]。最近では，内科医の教育の進歩もあっ

て，この疾患を早期に認知できるようになり，死亡率は20〜25％までに改善している[31,41]。危険因子に関する最新の総説では，高い死亡率と相関する条件として，高齢，血行動態の不安定，重篤な徐脈，呼吸不全（気管挿管を要する），低体温，敗血症，Glasgow Coma Scale 低値，APACHE II スコア高値が報告されている[43]。なかでも，sequential organ failure assessment（SOFA）スコアは最も予後に相関し，第3病日のSOFAスコアが6点以上であれば，死亡を感度91.7％，特異度100％で予測できるとも報告されている。

粘液水腫性昏睡は，重大な全身性ストレス因子によって発症するのが最も一般的であり，患者は甲状腺機能の低下が診断されていないか，あるいは治療が不十分であったりすることが多い。感染症（特に肺炎，尿路感染症，蜂巣炎）が最も頻度の高い要因である[1]。冬期の低体温も多くの症例で原因になっていると考えられている[44]。甲状腺機能低下症でよくみられる熱産生の低下と体温調節の破綻は年齢に影響され，季節性の発症がみられる[1]。その他の粘液水腫性昏睡の要因としては，脳血管障害，うっ血性心不全，消化管出血，鎮静薬やリチウムなどの中枢神経系抑制薬の使用，重症患者における甲状腺ホルモン製剤の内服中断などがある[14,26,45]。また，生のチンゲンサイには甲状腺でのヨウ素吸収を阻害するシアン酸，ニトリル，オキサゾリジンなどが含まれており，最近の報告では大量摂取による粘液水腫クリーゼの発症について詳述されている[46]。

病態生理と臓器特異的な障害

甲状腺ホルモンは生体におけるほぼすべての細胞の代謝と発達に影響している[11]。甲状腺機能低下症では，不適切な甲状腺ホルモン産生と末梢における T_4 から活性ホルモンである T_3 への変換の低下が起きている[47]。甲状腺機能低下症に罹患している患者では，中枢体温の維持と循環の恒常性の維持をいずれも自律神経に依存している[39,48]。循環血液量の減少（脱水，出血），呼吸の悪化（感染），中枢神経系への障害（薬物）は，いずれもこの機序をさらに脅かし，粘液水腫性昏睡を引き起こす[40]。

甲状腺機能低下症では，低体温，徐脈，低血圧，呼吸性アシドーシス，精神的な抑うつから昏睡状態まで，臨床的にさまざまな生理学的機能の低下を示す[44]。呼吸障害としては，低酸素症や高二酸化炭素症に対する中枢神経系の感受性を低下させたり，気道障害〔巨大舌，呼吸筋疲労，鼻咽腔の非圧痕性浮腫（粘液水腫）など〕を生じさせる[41]。血管透過性亢進により，胸水や腹水貯留を引き起こす。腎障害では，体液貯留と低ナトリウム血症をきたす。また，陰性の変力作用と変時作用によって難治性の心原性ショックとなる[41]。

病歴と身体所見

　粘液水腫性昏睡は，類似の症状を呈する他の致死的疾患（心不全，低体温，呼吸不全など）との鑑別が困難なことがある[42]。状態が不安定で，意識変容や敗血症を伴う患者では，この疾患に気づくことはさらに難しくなる[41]。診断のためには，甲状腺ホルモン内服の既往や最近の内服中断の有無に注意して詳細な病歴を聴取し，臨床的に疑いを持ち続けることが重要である[1]。

　身体所見としては，皮膚乾燥，脆弱爪，脱毛，腱反射減弱，甲状腺腫など甲状腺機能低下症の古典的な所見に注意することが重要である[49]。また，ムチン沈着によって，手の腫脹，眼瞼下垂，眼瞼周囲浮腫，巨大舌，喉頭浮腫，他の非圧痕性浮腫をきたした[44,48]。以前のGraves病の治療が原因となった甲状腺機能低下症では，Graves病眼症の存在もわずかな手がかりとなる。Graves病眼症は，甲状腺中毒症の治療では改善しないので，以前に甲状腺ホルモンを低下させる治療を受けた証拠といえる[41]。頸部正中の手術創などの甲状腺手術の既往，過去の放射性ヨウ素治療の既往にも注意して診察する[44]。

　粘液水腫性昏睡の診断に昏睡状態は必須の条件ではないが，認知機能の低下，無気力，傾眠などを含めたある程度の中枢神経系の症状がすべての患者で認められる[1]。重度の甲状腺機能低下症によくみられる電解質異常（低ナトリウム血症）が合併し，これにより意識変容が悪化することがある[41]。中枢神経系が抑制される病因としては，高二酸化炭素症をきたすほどの呼吸抑制，脳血流の減少，低血糖を伴う脳の糖代謝低下などが影響していると考えられている[48]。中枢神経系機能の低下，低ナトリウム血症，低血糖，低酸素血症，脳血流の低下はときに全身性痙攣をきたし，早期に治療されなければてんかん重積状態へと進行して，その臨床像はさらに複雑になる[41,44]。

　低酸素症や高二酸化炭素症への生理的反応の低下は，健常な肺の患者にも肺胞低換気をきたす[4]。粘液水腫性昏睡や短期間の甲状腺機能低下症であっても，低酸素による換気ドライブが抑制されることを示す研究もある。これは，甲状腺ホルモン投与により改善するが，高二酸化炭素性呼吸不全には影響しない[41]。低体温，肥満性の低換気症候群，巨大舌の合併は，ときに人工呼吸管理を要する原因となる[44]。粘液水腫における呼吸不全の重症度にもよるが，適切なレボチロキシンによる治療を開始しても，3〜6カ月もの期間にわたり人工呼吸管理が必要になることがある[41]。

　非代償性の甲状腺機能低下による循環器系への影響としては，徐脈，低血圧，脈圧の狭小化がある[41]。一般的な心電図所見としては，洞性徐脈，完全房室ブロック，QT延長，非特異的ST異常などがある[4]。心嚢液の有無を評価するためにも，早期の心臓超音波検査が推奨されている[44]。全体的に心機能は低下するが，粘液水腫

性昏睡において顕在化した心不全がみられることはまれである[41]。非代償性に甲状腺機能が低下した重症例では，拡張型心筋症と左心不全を合併することがある[43]。適切なチロキシン投与を開始することで，心拍出量と駆出率は改善を認める[48]。

消化管運動障害は便秘を引き起こし，治療をしない場合には麻痺性イレウスに進行する[42]。腹痛，悪心，食欲低下の合併により，急性腹症の症状と誤ることがある[4]。不必要な開腹手術で侵襲を与えると，生理学的ストレスを悪化させ，粘液水腫性昏睡を非代償性のものに重症化させてしまう(**表44-3**)[41]。

表44-3 粘液水腫性昏睡の臨床症状

器官	症状	徴候
神経精神系	意識変容 腱反射の減弱 抑うつ，精神症状 筋肉痛 脱力	錯乱 無気力，傾眠 昏睡 体重増加 疲労感 記銘力障害
心血管系	心囊液貯留 心原性ショック うっ血性心不全(晩期)	心尖拍動消失 徐脈 拡張期血圧上昇(早期) 低血圧(晩期)
呼吸器系	胸水貯留	過換気 咽頭の粘液水腫
消化器系	腸蠕動低下 麻痺性イレウス 粘液水腫性巨大結腸(晩期) 腹水貯留 神経原性口咽頭嚥下障害	腹部膨満 宿便貯留 便秘 食欲低下 悪心
尿生殖器系	膀胱障害 月経過多	全身浮腫
眼	眼瞼下垂	複視 眼瞼周囲浮腫 Graves病眼症
皮膚	脱毛症 浮腫	皮膚の乾燥，低温，蒼白 巨大舌 脆弱爪 薄毛 非圧痕性浮腫
内分泌系	低体温	寒冷不耐症 甲状腺腫大

検査と画像所見

非代償性の甲状腺機能低下症が疑われた場合，救急ではTSHと遊離T_4を測定する。早期の甲状腺機能低下症では，まずT_3の産生が低下するので生理的な状態を維持するために末梢組織におけるT_4からT_3への変換が増加する[48]。T_3とT_4は，親和性の高いチロキシン結合グロブリン thyroxine-binding globulin（TBG）や，より豊富に存在するが親和性の低いアルブミンと蛋白結合して末梢循環に入る[2]。遊離ホルモンのみが受容体と結合でき，生物学的活性を有する[39]。病的な状態でなければ，T_4の0.03％，T_3の0.5％が蛋白非結合である[48]。甲状腺機能低下症の臨床像とT_4低下によって，診断を確定するのが典型的である[26]。しかし，結合蛋白の量や親和性の変化によって，甲状腺ホルモンの数値は偽正常化することがあり，診断を惑わす[48]。特に，肝炎やHIVなどの一部の感染症，エストロゲンの上昇（妊娠など）によってチロキシン結合グロブリンが増加するため，甲状腺機能低下症の診断基準の落とし穴となる[2]。

TSH上昇は，甲状腺機能低下の特異的なマーカーである[14]。しかし，二次性や中枢性の甲状腺機能低下症では，TSHの感度が低くなる[49]。このような病態では，視床下部-下垂体-甲状腺系の機能不全により，TSH放出ホルモンの産生が低下し，血清TSHが低下する[48]。最も一般的な原因は下垂体への直接の障害（下垂体腺腫など）であるが，サルコイドーシス，ヘモクロマトーシスなどの全身性疾患も視床下部-下垂体-甲状腺系を障害する[48]。中枢性甲状腺機能低下症は粘液水腫性昏睡の約5％を占め，TSHは正常から低値を示す[4]。グルココルチコイドや，ドパミンなどの昇圧薬の使用は，TSH分泌を低下させることがある[41]。

甲状腺機能低下症で一般的に認められるその他の検査異常は，糸球体濾過量（GFR）の著しい低下である[41]。これは，腎血流の減少と，糸球体の輸入/輸出細動脈の双方での血管抵抗の上昇が原因となる。GFRの減少は，血清クレアチニン値を上昇させ，低ナトリウム血症が合併するリスクを高める[42]。これは，T_3とT_4が有するアルドステロン様作用の消失により，近位尿細管細胞のNa^+,K^+ポンプにおけるナトリウム排泄が増加するためと考えられている[4]。腎機能障害もまた，自由水排出障害と粘液水腫の発症に影響する[44]。チロキシンの投与により，腎機能は回復することが示されている[41]。

脂質クリアランスが低下することもあり，高コレステロール血症や高トリグリセリド血症が生じる[48]。酸素需要の低下とエリスロポエチンの低下により正球性貧血となる一方，チロキシンの低下が von Willebrand因子の産生にも影響し，出血や凝固時間の遷延をきたす血液凝固異常，血小板粘着性の低下，活性化部分トロンボプラスチン時間（aPTT）の延長をきたす[1,41]。クレアチンホスホキナーゼ（CK），

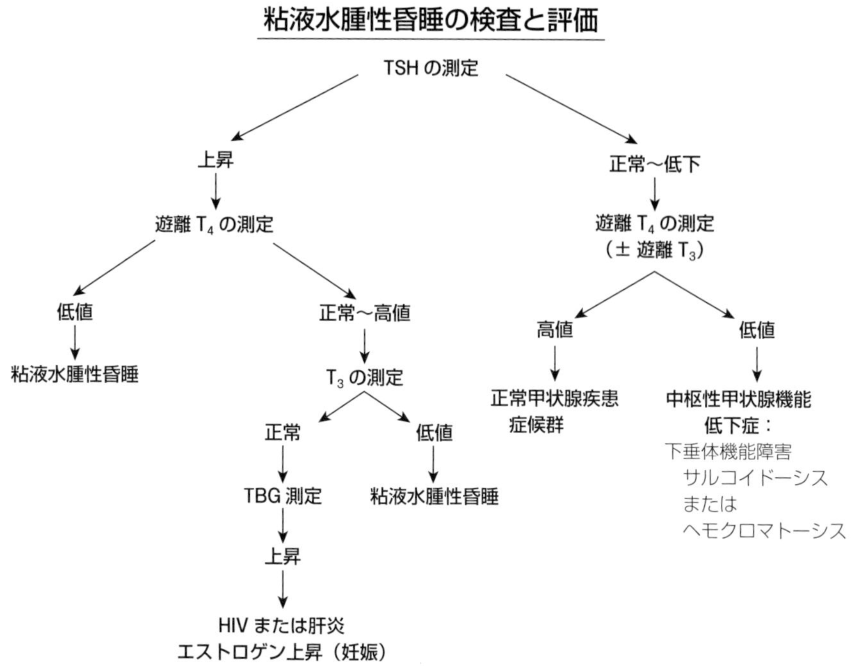

粘液水腫性昏睡の検査と評価

```
                    TSHの測定
                   ┌────┴────┐
                  上昇      正常〜低下
                   │          │
              遊離T₄の測定   遊離T₄の測定
                   │       (±遊離T₃)
              ┌────┴────┐    ┌────┴────┐
            低値     正常〜高値 高値      低値
             │         │      │         │
         粘液水腫性   T₃の測定  正常甲状腺  中枢性甲状腺機能
           昏睡        │     疾患症候群    低下症：
                  ┌───┴──┐              下垂体機能障害
                 正常   低値              サルコイドーシス
                  │     │                または
              TBG測定  粘液水腫性          ヘモクロマトーシス
                  │    昏睡
                 上昇
                  │
             HIVまたは肝炎
           エストロゲン上昇（妊娠）
```

図44-2　粘液水腫性昏睡の検査と評価

TBG：チロキシン結合グロブリン，TSH：甲状腺刺激ホルモン

Sarlis NJ, Gourgiotis L.Thyroid emergencies. *Rev Endocr Metab Disord*. 2003;4:129-136.; Bello F, Bakari AG. Hypothyroidism in adults: a review and recent advances in management. *J Diabetes Endocrinol*. 2012;3(5):57-69.; Wartofsky L. Myxedema coma. *Endocrinol Metab Clin North Am*. 2006;35:687-698. より引用.

LDH，AST の上昇を認めることもあり，糖新生の低下による低血糖をきたすこともある（**図 44-2**）[40,45,49]。

鑑別診断

粘液水腫性昏睡には古典的な症状がなく，抑うつ的な精神症状や不安定な血行動態といった症状しかみられないこともある[39]。初期症状からはさまざまな鑑別診断が必要になり，副腎不全，うっ血性心不全，肝性脳症，低体温，敗血症性ショックなどは同様の症状を呈しうる[4]。粘液水腫性昏睡と同様の神経学的徴候は，脳血管障害，てんかん重積状態，髄膜炎においても起こりうる[1]。

治療指針

粘液水腫性昏睡の患者は，ICUに適切なタイミングで入室させ，積極的な循環管

理を行うことが望ましい[1]。治療の遅れは死亡リスクを上昇させるため，検査による診断確定に先立って治療を開始しなければならない[31]。甲状腺ホルモンの早期投与，臓器不全の治療，合併症の治療（感染症と低体温が最も頻度が高い）の3段階の治療計画が推奨されている[47]。

専門家のコンセンサスでは，非代償性粘液水腫性昏睡の治療においては早期の甲状腺ホルモン投与が不可欠であるとされている。しかし，その適切な投与量やタイミングに関してはまだ定まっておらず，無作為化比較試験や臨床試験によるエビデンスが不足している[4,40,41]。T_4からT_3への変換による酸素需要の増大により，致死的不整脈や心筋虚血を発症することがある。このため，注意しながら慎重にモニタリングを行う必要があり，治療開始時期の見極めも必要である[1,42]。持続的な血行動態のモニタリングは必須であり，血行動態が不安定になれば治療を早期に中止する[1]。

甲状腺ホルモン補充のための薬物には，レボチロキシン（LT_4）とリオチロニン（LT_3）がある[4]。粘液水腫性昏睡では消化管吸収が期待できないことが多いため，レボチロキシンの非経口投与が望ましい[1]。リオチロニンと比較して，レボチロキシンは循環器合併症が少ない。しかし，レボチロキシンは活性を得るために末梢組織において脱ヨウ素化されることが必要であるが，重症患者ではこの代謝経路は抑制されている[4]。また，レボチロキシンは血液脳関門を通過しにくいため，神経学的症状の改善には時間を要する[41]。そのため，5'-脱ヨウ素化酵素が抑制されている可能性がある重症患者では，生物活性，速効性，血液脳関門の通過性が優れるリオチロニンを使用したほうがよい[1,40,41]。ただし，昇圧薬を併用している場合，リオチロニンの投与によって心筋虚血や致死的不整脈などの循環器合併症のリスクをさらに上昇させる[42,48]。

専門家によっては，両方の薬物の併用を提唱している。早期に開始して，リオチロニンの高い生体内利用率と，レボチロキシンによる相対的な血行動態の安定性を組み合わせる[1,42]。リオチロニンとレボチロキシンの経静脈投与により治療を開始し，長期的な治療としてはレボチロキシンの経口投与に切り替えることで，単剤で使用するより併用のほうが投与量を減らすことができる[4]。いずれの薬物も経口投与のほうが循環器合併症が多くなるため，患者が臨床的にいったん安定してから経口投与へ適切に切り替えることが提唱されている[41]。

最適な治療戦略，特に治療用量については議論が続いている[1]。治療用量に関係なく，安定した血行動態は24時間以内に，正常な体温制御は2～3日以内に回復することが多い[50]。呼吸不全や腎障害は，完全に改善するには数週～数カ月を要する[4]。TSHの減少は臨床的な回復を示すマーカーとして有用であり，さらなる治療を開始する目安となる[41]。

粘液水腫性昏睡の支持療法としては，高二酸化炭素症の補正や呼吸補助筋の萎縮に対する補助のための人工呼吸管理，早期の広域スペクトル抗菌薬投与，積極的な輸液蘇生，合併する電解質異常など（低ナトリウム血症や低血糖など）の補正がある[48]。低体温に対する治療として，急速に復温することは末梢血管の拡張により低血圧を助長することがあるので注意を要する[42]。甲状腺ホルモンの投与はコルチゾールのクリアランスを増加させるため，リオチロニンやレボチロキシンで治療する場合は，臨床的に改善するまでヒドロコルチゾンを必ず投与しておくべきである[4]。また，粘液水腫性昏睡と副腎不全の臨床的特徴は類似や重複が多いため，甲状腺ホルモンに対する反応がよくない場合，副腎不全の合併を考慮して治療を開始すべきである[44,45]。低血圧は甲状腺ホルモンの投与により速やかに改善することが多いが，少量の昇圧薬を併用することもある[44]。

特殊な患者

橋本病のまれな合併症として，橋本脳症がある[51]。この病態は，亜急性または急性の脳症であり，痙攣，脳卒中様の症状，ミオクローヌス，振戦など，粘液水腫性昏睡と類似の症状をきたす[52]。検査所見では，甲状腺特異抗体の上昇，脳脊髄液中の蛋白細胞乖離，脳波異常を認める[53]。しかし，患者の甲状腺機能は正常範囲であり，治療の第1選択薬はステロイドである[51]。

結論

甲状腺クリーゼと粘液水腫性昏睡は，甲状腺機能異常の両極の病態である[1]。非特異的な症状を呈するが，非常に死亡率の高い疾患であるため，早期の診断が重要である[4,7]。臨床的に早期に疑うことができれば，適切な検査と多面的な治療を早めに開始することが可能となり，両疾患の合併症と死亡率を低下させることができる[50]。救急においては，積極的な血行動態と呼吸の補助を行い，集中治療へつなげることが，治療の成功の鍵である[8,47]。

関連文献

文献	研究デザイン	結果
甲状腺クリーゼ		
Hollowell et al., J Clin Endocrinol Metab. 2002[6] NHANES III Survey	民族と地理的分布を考慮して選出された米国の成人17,353人を対象にした調査	人口の4.6%が甲状腺機能低下症（症候性0.3%，無症候性4.3%），1.3%が甲状腺機能亢進症（症候性0.5%，無症候性0.7%）であった

（つづく）

文献	研究デザイン	結果
Burch et al., *Endocrinol Metab Clin North Am.* 1993[9]	致命的な甲状腺中毒症についての総説	発熱，誘因因子，中枢神経系・消化器・循環器の障害にもとづく，甲状腺クリーゼの診断スコアリングの開発。45点以上は甲状腺クリーゼの疑い，25〜44点は甲状腺クリーゼの可能性あり，25点未満では甲状腺クリーゼは否定的であった
Reinwein et al., *J Clin Endocrinol Metab.* 1993[33] European Multicentre Study Group on Antithyroid Drug Treatment	Graves病患者309人の治療に関する前向き無作為化試験。チアマゾール10 mgと40 mgを比較した	6週間以内の甲状腺機能正常化はチアマゾール10 mg群85％，40 mg群92％であった。高用量では副作用の発生頻度が増加した（25％ vs.15.5％，$p<0.01$）。再燃率に有意差はなかった
Nakamura et al., *J Clin Endocrinol Metab.* 2007[34]	新たにGraves病と診断された396人を無作為に3群に分け，チアマゾール（15 mg，30 mg），プロピルチオウラシル（300 mg）により12カ月間治療した。副作用も評価。チアマゾールの低用量群と高用量群，プロピルチオウラシル群を比較した	軽度〜中等度（遊離$T_4<7$ ng/dL）では治療効果は3群ですべて同じであった（$p<0.03$）。重度（遊離$T_4>7$ ng/dL）では，チアマゾール30 mg群がプロピルチオウラシル群と15 mg群より有効であった（$p<0.05$）。副作用はプロピルチオウラシル300 mg群52％，チアマゾール30 mg群30％，15 mg群は14％と少なかった
Walter et al., *BMJ.* 2007[35]	システマティックレビューと14の無作為化比較試験のメタ分析（1,306人）。放射性ヨウ素治療に併用する抗甲状腺薬（チアマゾール，プロピルチオウラシル）の効果について調査した	放射性ヨウ素治療と抗甲状腺薬の併用により，治療失敗のリスクが上昇したが〔相対リスク（RR）：1.28，$p=0.006$〕。放射性ヨウ素治療後の甲状腺機能低下のリスクは軽減した（RR：0.68，$p=0.006$）
粘液水腫性昏睡		
Dutta et al., *Crit Care.* 2008[43]	粘液水腫性昏睡の患者23人を対象に観察研究。合併症と死亡の予測因子について調査した。L-チロキシンの経口投与と静注の効果を比較した	治療開始時と第3病日のSOFAスコアが6点以上の場合では，感度91.7％，特異度100％で死亡を予測した。経口と静注でL-チロキシンの効果に差はなかった

文　献

1. Klubo-Gwiezdzinska J, Wartofsky L. Thyroid emergencies. *Med Clin North Am*. 2012;96:385–403.
2. Pimental L, Hansen KN. Thyroid disease in the emergency department: a clinical and laboratory review. *J Emerg Med*. 2005;28(2):201–209.
3. Franklyn JA, Boelaert K. Thyrotoxicosis. *Lancet*. 2012;379:1155–1166.

4. Wartofsky L. Myxedema coma. *Endocrinol Metab Clin North Am*. 2006;35:687–698.
5. Bahn RS, Burch HB, Cooper DS, et al. Hyperthyroidism and other causes of thyrotoxicosis: management guidelines of the American Thyroid Association and American Association of Clinical Endocrinologists. *Thyroid*. 2011;21(6):593–649.
6. Hollowell JG, Staehling NW, Flanders WD, et al. Serum TSH, T_4 and thyroid antibodies in the United States population (1988–1994): National Health and Nutrition Examination Survey (NHANES III). *J Clin Endocrinol Metab*. 2002;87:489–499.
7. McKeown NJ, Tews MC, Gossain VV, et al. Hyperthyroidism. *Emerg Med Clin North Am*. 2005;23:669–685.
8. Migneco A, Ojetti V, Testa A, et al. Management of thyrotoxic crisis. *Eur Rev Med Pharmacol Sci*. 2005;9:69–74.
9. Burch HB, Wartofsky L. Life-threatening thyrotoxicosis. Thyroid storm. *Endocrinol Metab Clin North Am*. 1993;22(2):263–277.
10. Seigel SC, Hodak SP. Thyrotoxicosis. *Med Clin North Am*. 2012;96:175–201.
11. Cooper DS. Hyperthyroidism. *Lancet*. 2003;362:459–468.
12. Reid JR, Wheeler SF. Hyperthyroidism: diagnosis and treatment. *Am Fam Physician*. 2005;72(4):623–630.
13. Iglesias P, Devora O, Garcia-Arevalo J, et al. Severe hyperthyroidism: etiology, clinical features and treatment outcome. *Clin Endocrinol (Oxf)*. 2010;72:551–557.
14. Veloski C, Brennan KJ. Critical care endocrinology. In: Criner GJ, ed. *Critical Care Study Guide*. 2nd ed. New York: Springer; 2010:638–661.
15. Nayak B, Burman K. Thyrotoxicosis and thyroid storm. *Endocrinol Metab Clin North Am*. 2006;35:663–686.
16. Akamizu T, Satoh T, Isozaki O, et al. Diagnostic criteria, clinical features, and incidence of thyroid storm based on nationwide surveys, Japan Thyroid Association, *Thyroid*. 2012;22(7):661.
17. Ross DS. Radioiodine therapy for hyperthyroidism. *N Engl J Med*. 2011;364:542–550.
18. Streetman DD, Khanderia U. Diagnosis and treatment of Graves' disease. *Ann Pharmacother*. 2003;37:1100–1109.
19. Homonick M, Gessl A, Ferlitsch A, et al. Altered platelet plug formation in hyperthyroidism and hypothyroidism. *J Clin Endocrinol Metab*. 2007;92:3006–3012.
20. Pothiwala P, Levine SN. Thyrotoxic periodic paralysis: a review. *J Intensive Care Med*. 2010;25(2):71–77.
21. Lin SH. Thyrotoxic periodic paralysis. *Mayo Clin Proc*. 2005;80(1)99–105.
22. McDermott MT. In the clinic: hyperthyroidism. *Ann Intern Med*. 2012;1:1–16.
23. Dabon-Almirante CL, Surks MI. Clinical and laboratory diagnosis of thyrotoxicosis. *Endocrinol Metab Clin North Am*. 1998;27:25–35.
24. Burch HB, Wartofsky L. Graves' ophthalmopathy: current concepts regarding pathogenesis and management. *Endocr Rev*. 1993;14:747–793.
25. Hadlow NC, Rothacker KM, Wardrop R, et al. The relationship between TSH and free T_4 in a large population is complex and nonlinear and differs by age and sex. *J Clin Endocrinol Metab*. 2013;98(7):2936–2943.
26. Sarlis NJ, Gourgiotis L. Thyroid emergencies. *Rev Endocr Metab Disord*. 2003;4:129–136.
27. Pearce EN, Braverman LE. Hyperthyroidism: advantages and disadvantages of medical therapy. *Surg Clin North Am*. 2004;84:833–847.
28. Varon J, Acosta P. *Handbook of Critical and Intensive Care Medicine*. New York, NY: Springer; 2010.
29. Kusic Z, Becker DV, Saenger EL, et al. Comparison of technetium–99m and iodine 123 imaging of thyroid nodules: correlation with pathologic findings. *J Nucl Med*. 1990;31:393–399.
30. Raptis S, Fekete C, Sarkar S, et al. Cocaine- and amphetamine-regulated transcript co-con-

tained in thyrotropin-releasing hormone (TRH) neurons of the hypothalamic paraventricular nucleus modulates TRH-induced prolactin secretion. *Endocrinology.* 2004;145:1695–1699.
31. Bondugulapati L, Adlan M, Premawardhana L. Review- thyroid emergencies. *Sri Lanka J Crit Care.* 2011;2(1):1–12.
32. Fumarola A, Di Fiore A, Dainelli G, et al. Medical treatment of hyperthyroidism: state of the art. *Exp Clin Endocrinol Diabetes.* 2010;118(10):678–684.
33. Reinwein D, Benker G, Lazarus JH, et al. A prospective randomized trial of antithyroid drug dose in Graves' disease therapy. European Multicenter Study Group on Antithyroid Drug Treatment. *J Clin Endocrinol Metab.* 1993;76(6):1516–1521.
34. Nakamura H, Noh JY, Itoh K, et al. Comparison of methimazole and propylthiouracil in patients with hyperthyroidism caused by Graves' disease. *J Clin Endocrinol Metab.* 2007; 92(6):2157–2162.
35. Walter MA, Briel M, Christ-Crain M, et al. Effects of antithyroid drugs on radioiodine treatment: systematic review and meta-analysis of randomised controlled trials. *BMJ.* 2007; 334(7592):514.
36. Palacious A, Cohen MAA, Cobbs R. Apathetic hyperthyroidism in middle age. *Int J Psychiatry.* 1991;21(4):393–400.
37. Bogazzi F, Bartalena L, Martino E. Approach to the patient with amiodarone-induced thyrotoxicosis. *J Clin Endocrinol Metab.* 2010;95(6):2529–2535.
38. Thomas Z, Bandali F, McCowen K, et al. Drug-induced endocrine disorders in the intensive care unit. *Crit Care Med.* 2010;38(6):S219–S230.
39. Vaidya B, Pearce SH. Management of hypothyroidism in adults. *Br Med J.* 2008;337:284–289.
40. Wall CR. Myxedema coma: diagnosis and treatment. *Am Fam Physician.* 2000;62(11):2485–2490.
41. Kwaku MP, Burman KD. Myxedema coma. *J Intensive Care Med.* 2007;22:224–231.
42. Fliers E, Wiersinga WM. Myxedema coma. *Rev Endocr Metab Disord.* 2003;4:137–141.
43. Dutta P, Bhansali A, Masoodi SR, et al. Predictors of outcome in myxedema coma: a study from a tertiary care center. *Crit Care.* 2008;12:R1.
44. Mathew V, Misgar RA, Ghosh S, et al. Myxedema coma: a new look into an old crisis. *J Thyroid Res.* 2011;2011:493462.
45. Beynon J, Akhtar S, Kearney T. Predictors of outcome in myxoedema coma. *Crit Care.* 2008;12:111.
46. Chu M, Seltzer TF. Myxedema coma induced by ingestion of raw bok choy. *N Engl J Med.* 2010;362(20):1945–1946.
47. Nicoloff JT, LoPresti JS. Myxedema coma. A form of decompensated hypothyroidism. *Endocrinol Metab Clin North Am.* 1993;22:279–290.
48. Bello F, Bakari AG. Hypothyroidism in adults: a review and recent advances in management. *J Diabetes Endocrinol.* 2012;3(5);57–69.
49. Gaitonde DY, Rowley KD, Sweeney LB. Hypothyroidism: an update. *S Afr Fam Pract.* 2012; 54(5):384–390.
50. Goldberg PA, Inzucchi SE. Critical issues in endocrinology. *Clini Chest Med.* 2003;24:583–606.
51. Schiess N, Pardo CA. Hashimoto's encephalopathy. *Ann N Y Acad Sci.* 2008;1142:254–265.
52. Mocellin R, Walterfang M, Velakoulis D. Hashimoto's encephalopathy: epidemiology, pathogenesis and management. *CNS Drugs.* 2007;21(10):799–811.
53. Fatourechi V. Hashimoto's encephalopathy: myth or reality? An endocrinologist's perspective. *Best Pract Res Clin Endocrinol Metab.* 2005;19(1):53–66.

Section 11
毒物に対する集中治療

    45   心毒性
    46   肺毒性
    47   薬物性高体温症
    48   代謝抑制物質
    49   腐食剤
    50   抗凝固薬
    51   薬物の乱用
    52   アルコール離脱

45

心毒性
cardiotoxin

Nicholas J. Connors and Silas W. Smith

背景

不整脈，心不全，高血圧に対しては数多くの薬物療法がある。2011年には，高血圧だけで4,240万人以上が内服治療を受けており，アンジオテンシン変換酵素（ACE）阻害薬，β遮断薬，カルシウム拮抗薬，アンジオテンシンⅡ受容体拮抗薬（ARB）に対する処方箋は，単剤処方や多剤併用処方のものすべてを含めて5億900万を超えている[1]。このような状況下では，意図的な過量摂取，薬物の処方ミス，他剤との相互作用によって心毒性が生じる可能性が高い。

　心血管系以外の薬物でも，ナトリウムイオン（Na^+）やカリウムイオン（K^+）のチャネルを阻害する作用や，ムスカリン作用をもつ薬物があり，それらによっても心毒性は生じることがある。そして，医薬品のみだけではなく，自然にある物質，職業的に接触する物質，周囲環境にある物質の曝露によっても心毒性が生じることがある。小児では，自宅で保護者の処方されている薬物を誤って飲んでしまったり，他の家を訪れた際に同様のことをしてしまったりするリスクがある[2]。中毒事故管理センターに寄せられる事例は，心血管系薬物にかかわるもので毎年90,000例以上になり，全体では成人で5.7％，小児で2.2％を占めている。そして，死亡率は全体での割合に比べて非常に高く，11％に達する[3]。本章では，救急で遭遇することが最も多い心毒性（カルシウム拮抗薬，β遮断薬，強心配糖体，レニン-アンジオテンシン系阻害薬などによる）に対して，診断的評価と治療をどのように行っていくかを述べていく。

病歴と身体所見

心毒性患者の初期症状は，無症状のときもあれば重篤な状態のときもあり，実にさ

まざまである。その患者個人の情報（年齢，合併症，アレルギーなど薬物に対する感受性など）や，心毒性が引き起こされた状況（薬物の種類，意図的かどうか，用量，剤形，一緒に内服したものがないか）の詳細については，救急外来でいつでも聴取できるとは限らないし，それがまた信頼できるものだという保証もない。だが，適切な治療を行うためにできる限り検索していくべきである。心血管系に関連する症状（胸痛，呼吸困難，動悸など）とそれらの発症時期だけでなく，その他の臓器（中枢神経系，肺など）が原因となっている症状やわかりにくい訴え（脱力感，悪心，食欲不振，倦怠感など）にも耳を傾けて適切に病歴を聴取する必要がある。

　身体診察では特に心拍数や呼吸数，血圧，酸素飽和度といったバイタルサインを繰り返し評価することがまず大事である。循環異常に伴う意識障害（興奮，せん妄，抑うつ，昏睡）や痙攣発作（bupropion，局所麻酔薬，メチルキサンチン，鎮静薬・催眠薬の離脱症状，交感神経作用薬など）といった症状は中毒を直接的もしくは間接的に示唆するものであり，身体診察では中枢神経系の評価も行うべきである。有名な例では，カルシウム拮抗薬中毒の患者では重度の低血圧と徐脈にもかかわらず意識レベルが保たれているという状況がある。さらに，循環器，呼吸器，血管系など，臓器ごとの検索を重点的に行い，灌流異常や循環にどのくらい余裕があるのかを評価する必要がある。**コリン作動性**（多量の気管支分泌物と気管支痙攣を伴う徐脈，発汗過多，排尿障害，縮瞳，流涙，嘔吐），**抗ムスカリン性**（頻脈，頻呼吸，瞳孔散大，皮膚のほてり，尿貯留，せん妄），**交感神経刺激作用**（頻脈，高血圧，頻呼吸，高体温，瞳孔散大，精神運動性興奮）などの中毒症候群（トキシドローム）を特定するために，循環器系症状とそれ以外の症状との組み合わせにも注意を払っておかなければならない。今述べたような焦点を絞った身体診察に加えて，ベッドサイドでの血糖測定（「6番目のバイタルサイン」）も速やかに行い，カルテに記載しておくべきである。高血糖はカルシウム拮抗薬による中毒，そしてそれが重症であることを示唆している。それに対して低血糖はβ遮断薬による中毒でみられることがある[4]。

鑑別診断

心毒性をもつ物質は無数にある。乱用物質（アルコール，ニコチンなど），動植物由来の物質（アコニチン，コルヒチン，リシン，毒素，ベラトリンなど），化学療法薬（アルキル化薬，アントラサイクリン系，代謝拮抗薬，モノクローナル抗体，タキサン系，ビンカアルカロイド系など），周囲環境由来の物質（一酸化炭素，フルオロカーボン，粒子状大気汚染物質など），金属（ヒ素，カドミウム，コバルト，鉛など），

栄養代謝にかかわる物質(チアミナーゼ)など，その他にも多くの物質で心毒性について詳しい報告がされている。酸塩基平衡障害，自律神経系機能障害，電解質異常，血液学的異常や低酸素症(低酸素血症，組織中毒性低酸素症など)を引き起こす毒物は，二次的に心血管系の機能にも異常を引き起こす。これらの物質による中毒によって心循環が不安定になり，中毒性高体温症(抗コリン作動性のクリーゼ，悪性高熱症，神経遮断薬悪性症候群，ミトコンドリア内の脱共役によるもの，鎮静薬・催眠薬の離脱症候群，セロトニン症候群，交感神経作用薬による中毒，甲状腺中毒症など)を伴うことがある。

低血圧，徐脈を引き起こす薬物としては，抗不整脈薬，強心配糖体(ジゴキシン)，β遮断薬，カルシウム拮抗薬，イミダゾリン誘導体(クロニジン，デクスメデトミジン，guanfacine，グアナベンズ，オキシメタゾリン，テトラヒドロゾリン)，硝酸薬やレニン-アンジオテンシン系阻害薬がある。あまり一般的ではないが，抗痙攣薬(カルバマゼピン，フェニトインなど)，バルビツレート系やオピオイド系でも徐脈や低血圧が引き起こされることがある。他にも心毒性は，ナトリウム拮抗薬(カルバマゼピン，コカイン，環系抗うつ薬，局所麻酔薬，ジフェンヒドラミン，ラモトリギン，ベンラファキシン，その他のVaughan-Williams分類でIA群とIC群に分類される抗不整脈)やカリウム拮抗薬(抗精神病薬，メサドン，選択的セロトニン再取り込み阻害薬など)や直接的もしくは間接的にコリン作用を発揮する薬物でも引き起こされることがある。

アドレナリン再取り込み阻害薬，アンフェタミン系とその誘導体，カチノン系とその類似体，コカイン，phencyclidine(PCP)，ピペラジン系などの交感神経刺激作用をもつ薬物は，頻脈や高血圧を引き起こすことがある。メチルキサンチン系(カフェイン，テオフィリン，theobromine)，大麻のアナログ，モノアミンオキシダーゼ阻害薬も同様の効果を示す。抗ヒスタミン薬，環系抗うつ薬，スコポラミンなど抗ムスカリン作用をもつ薬物は，心臓のペースメーカ細胞に対する迷走神経作用を阻害する。α遮断薬，末梢作用性のカルシウム拮抗薬，硝酸薬などの血管拡張薬は，代償性の反応として反射性の頻脈を引き起こす。最後に，鎮静薬・催眠薬〔バルビツレート系，ベンゾジアゼピン系，アルコール，γ-ヒドロキシ酪酸(GHB)〕，オピオイド，降圧薬(クロニジン，β遮断薬などその他)からの離脱症候群によっても，交感神経刺激作用による心毒性が引き起こされる。

診断的評価

心毒性を生じた患者に対しては心電図検査をすぐに行う必要がある。心房伝導を遅

延させる薬物（キニジンなど）ではP波にノッチが出現する．β遮断薬や強心配糖体，カルシウム拮抗薬，コリン性作動薬，マグネシウムは，洞結節の伝導を阻害してさまざまなブロックを引き起こす．環系抗うつ薬やその他のナトリウム拮抗作用をもつ薬物は心筋細胞の脱分極を阻害する．そして，その阻害作用はおもに右室に対して働き，それにより心電図上ではQRS幅が延長する．延長したQRS幅の最後の40 msは右室の脱分極を反映したものになる．aV_R誘導ではR波が出現し，I誘導とaV_L誘導ではS波が出現する．高カリウム血症や高マグネシウム血症でもQRS幅は延長する．カリウム拮抗作用をもつ薬物はQT/QTcを延長させる作用をもち，後脱分極，心室頻脈，心室細動に対して脆弱な不整脈基質を発生させる．必ずしも心毒性の指標となるものではないが，ジゴキシンやその他の強心配糖体では再分極の異常が引き起こされ，「ジギタリス効果 dig effect」とも呼ばれるSTの盆状降下が出現する．この状態で心室期外収縮が生じている場合は，心筋の被刺激性を示唆しており，非常に危険であるため，抗ジゴキシン特異的Fab断片（DSFab）投与の適応となる．

　ベッドサイドでの超音波検査は，心毒性を引き起こした患者の血行動態を評価するのに有用な手段である[5]．陰性変力作用による心毒性の場合は，全体的に心室壁運動が低下し心拍出量も減少する．逆に，心室壁運動が亢進している場合には，アドレナリン刺激作用による影響や末梢の血管拡張作用に対しての代償反応の影響が考えられる．さらに，超音波検査と同時に循環血液量の評価を行うこともできる[6]．

　血液検査では，特に電解質（Na^+，K^+，Cl^-，Ca^{2+}など）の測定が必要で，電解質の補充や治療介入を行ううえで参考になる．DSFabの投与が可能になる以前は，急性ジゴキシン中毒では血清K^+濃度が5.0〜5.5 mEq/Lになると死亡率が50％，5.5 mEq/Lを超えると死亡率が100％と報告されている（K^+濃度の上昇は，Na^+,K^+-ATPase阻害による）[7]．また，β遮断薬の過量摂取でも血清K^+濃度の上昇がみられる[8]．腎排泄性の薬物（アテノロール，ジゴキシンなど）については，クレアチニンとBUNを測定することで，毒性の強さの程度や効果の持続時間を把握する参考になることがある．その情報が必要な理由としては，一般的な薬物（アセトアミノフェン，サリチル酸，アルコールなど）を一緒に摂取している場合，それらについては血中濃度などの評価が可能であるが，心毒性をきたす薬物については（ジゴキシンやテオフィリンといった特定の薬物を除いて），血中濃度の測定が不可能だからである．

治療指針

心毒性を引き起こした患者の治療では、いくつかの点で注意が必要である。まずは、十分な酸素化と換気、循環血液量を保つことが重要である。血糖値もこまめに確認しなければならない。このようなストレス下では、心筋の代謝基質としてブドウ糖よりも脂肪酸が多く消費されることで心筋の収縮力が低下するからである[9]。心毒性により血行動態が不安定になるのは珍しいことではない。血圧の上昇にはニトログリセリン、ニトロプルシドやフェントラミンなどの短時間作用型の薬物で対応する。血圧が低下した場合には、ノルアドレナリン、フェニレフリン、アドレナリンのような心筋収縮を直接増強させる作用もしくは血管を収縮させる作用をもち、かつ滴定可能な薬物で対応する。これらの薬物は、間接的に作用するドパミンのような薬物よりも高い有効性が証明されている[10,11]。

体内からの除去

治療開始時には、血行動態を安定化させた後のより根本的な治療を検討しておく必要がある。治療による効果と不利益を考慮しておくことで、中毒物質の薬物動態を変えるような治療（胃洗浄、活性炭投与、腸洗浄、尿のアルカリ化、透析による体外除去など）を行うのかどうかの参考になる。特に、消化管に重大な障害が生じる場合、腸管での吸収が持続する場合や、徐放性製剤を内服した場合、抗ムスカリン作動性薬物もしくはオピオイドを一緒に内服している場合には、どの治療を選択するかの判断が重要となってくる。重症となりうる中毒症例においては、1時間以内の胃洗浄[12]、活性炭投与（1 g/kg）[13]、腸洗浄（便が透明になるまで、1～2 L/hrでポリエチレングリコールにより洗浄）[14]のように積極的に除染を行うことで、体内への中毒物質の吸収を大幅に減少させて予後の改善につながることもある。

支持療法：一時的ペーシング・IABP・ECMO

心毒性により循環を保てない徐脈になった場合には、まずアトロピン静注と経皮的ペーシングが選択されるが、心毒性による陰性変力作用が持続するため、通常は満足する結果が得られないことが多い。実際には、ジゴキシン中毒の場合は一時的ペーシングによりさらに状態が悪化することがあるため[15]、このような特殊な場合には一時的ペーシングは行わないようにするか、もしくは一時的ペーシングを行う前にジゴキシン中毒を想定して、あらかじめDSFabを投与すべきである。心毒性を引き起こすような中毒症例における大動脈内バルーンパンピング（IABP）の役割については十分なデータがない。だが、中毒に陥っていて薬物療法に反応しない場合に、

血行動態と十分な臓器血流を保つのに役立つことを示唆する小規模連続症例研究の報告もある[16~18]。同様に，薬物性の心原性ショックや通常治療に反応しない薬物性の心停止に対して体外式膜型人工肺(ECMO)によって心肺機能を代替することで救命し得た症例報告もある[19]。

特定の解毒薬

心毒性を引き起こす薬物のリストは数えきれないほど多いのに対して，特定の解毒薬はほとんど存在しない。つまり，特定の中毒に対しての適応を米国食品医薬品局(FDA)から認可されているものは滅多にない(例えば，解毒薬は後述のDSFabのみ)。過剰投与の犠牲となった患者を対象に，無作為化もしくは症例対照研究を行うのは倫理的にも実際的にも困難なため，高いレベルのエビデンスのものはほとんどない。特定の解毒薬を用いた治療戦略は，医学的な状況，医学書，専門家の意見，治療ガイドラインの内容を十分に吟味したものとして示されているが，それでも治療を行う医師や施設によって実際の治療の仕方は大きく異なっている。

カルシウム

ジゴキシンにより引き起こされると予測される細胞内Ca^{2+}の上昇と，ジゴキシン中毒にしたイヌの実験で報告されたカルシウムによる副作用の結果にもとづくと[20]，ジゴキシン中毒で高カリウム血症になった場合にカルシウムの投与は避けるべきである(DSFabでの治療が必要)。カルシウムの静注は，カルシウム拮抗薬やβ遮断薬の中毒による直接的ないし間接的なL型Ca^{2+}チャネル阻害作用を拮抗させる場合に適応となる。動物実験ではカルシウム塩の投与によって，カルシウム拮抗薬やβ遮断薬の作用による心収縮力減少，血圧低下，心拍出量減少が改善することが証明されている[21~23]。ヒトでの連続症例研究や症例報告では，伝導障害や徐脈に対しての効果はなく，β遮断薬による中毒に対してのデータが不足してはいるが，動物実験でのデータを支持する結果が出ている[24, 25]。カルシウムは10％グルコン酸カルシウム(10 mLあたり4.3 mEqのCa^{2+})として末梢静脈から投与，もしくは10％塩化カルシウム(10 mLあたり13.6 mEqのCa^{2+})として中心静脈から投与される。どちらの投与方法でも血中に入るとCa^{2+}が速やかに遊離する[26]。より高用量で開始する場合もあるようだが，10％塩化カルシウムでは1 g(10 mL)，10％グルコン酸カルシウムでは3 g(30 mL)で開始するのが妥当である[27, 28]。治療効果を保つためには20～60分ごとに投与を繰り返す必要がある。高カルシウム血症による悪影響を軽減させるためには，血清のカルシウムとリン酸の濃度，水分バランスの厳密なモニタリングが必要である。

抗ジゴキシン特異的 Fab 断片

抗ジゴキシン特異的 Fab 断片 digoxin-specific fab fragment(DSFab)〔訳注：日本では未発売〕は，ジゴキシンによる心毒性に対して安全で効果的な解毒薬である。DSFab の投与が可能になる以前は，ジゴキシン中毒で一時的ペーシングが必要になるような患者の死亡率は23％を超えていた[15,29,30]。DSFab の投与適応は次のとおりである[27]。

- 成人で10 mg 以上のジゴキシンを摂取した場合(小児では4 mg)
- 血清ジゴキシン濃度 15 ng/mL 以上，もしくは摂取6時間後でも 10 ng/mL 以上の場合
- ショック状態，あるいは血行動態が不安定な場合
- 不整脈の進行や徐脈性不整脈があり，アトロピンに反応しない場合。新たな異所性不整脈の所見がある場合(心室期外収縮など)
- 急性ジゴキシン中毒で血清 K^+ 濃度が 5.0 mEq/L 以上の場合
- 主要な臓器障害による症状がある場合(意識障害など)
- 慢性ジゴキシン中毒で重度の消化器症状あるいは腎機能障害がある場合

DSFab の投与量はジゴキシンの摂取量，もしくは体内に摂取された後の血中ジゴキシン濃度にもとづいて決められる。投与量は次の2つの式のいずれかで計算が可能。

$$DSFab の投与バイアル数＝[摂取量(mg)×0.8]/(1 バイアルあたり 0.5 mg のジゴキシンを中和可能)$$

$$DSFab の投与バイアル数＝[血中ジゴキシン濃度(ng/mL)]×[体重(kg)]/100$$

緊急性のない場合には，投与バイアル数(小数点以下は切り上げ)を30分以上かけて点滴静注する。摂取した状況についての情報が限られていたり，状態が不安定である場合には，急性中毒では 10～20 バイアル，慢性中毒では 3～6 バイアル(小児では 1～2 バイアル)が経験的に使用されている。治療開始時，ジゴキシンによる陽性心筋変力作用が突然なくなることで，約3％の確率で心不全の症状が増悪することがあるが[29]，その後，血中の遊離ジゴキシン濃度のリバウンドが起こることで[31]，症状は改善することが多い。DSFab の投与中は低カリウム血症になることがあるため，電解質の厳密なモニタリングが必要である。

グルカゴン

グルカゴンは，G 蛋白受容体に結合しサイクリックアデノシン一リン酸(cAMP)の産生を促進し，心臓の陽性変力作用と陽性変時作用を増強させる。グルカゴンを投

与すると，βアドレナリン作用やCa^{2+}チャネル阻害作用とは別に，独立してcAMPが増加する。健常人での実験では，グルカゴンにより，心拍数，心係数，平均血圧が上昇したが，体血管抵抗は変わらないと報告されている[32]。β遮断薬やカルシウム拮抗薬の過量摂取の場合，グルカゴンの有効性を評価しているものは連続症例報告に限られている[33]。よく用いられる投与方法は，最初に50 μg/kg（極量：10 mg）をボーラスで投与し，その後3～5分ごとに繰り返す方法である[28]。持続静注の場合は，毒性の拮抗に必要な量が1時間ごとの投与量（2～5 mg/hr，極量：10 mg/hrなど）で示されている。副作用として悪心・嘔吐があるため，あらかじめ予期して対処し，症状を軽減するようにする。

正常血糖を維持しながらの高用量インスリン投与

心筋細胞の酸化的代謝に必要なエネルギーは，安静時には遊離脂肪酸（FFA），食後はブドウ糖，運動中には乳酸とFFAである。心筋が虚血に陥るとカテコールアミンが増加することで，脂肪細胞が刺激を受けてFFAの産生が増加，また膵臓β細胞からのインスリン分泌は減少する。血漿FFA値の上昇と不整脈や死亡率の上昇が相関していることは実験でわかっており，インスリンとブドウ糖を静注することで，心筋細胞による脂肪酸の取り込みを減少させて，ブドウ糖の取り込みを増加させることがわかっている[34]。β遮断薬やカルシウム拮抗薬の中毒にしたイヌの実験では，正常血糖を維持しながらの高用量インスリン投与 high-dose insulin euglycemia（HIE）は死亡率の改善という点でグルカゴンやアドレナリンよりも優れており，心筋の収縮力を増強させた[35,36]。β遮断薬の中毒にしたブタの実験では，高用量のインスリン投与（最大10単位/kg/hr）は，アドレナリン＋バソプレシン投与群とプラセボ群に比べて死亡率と心拍出量を改善させることができた[37,38]。カルシウム拮抗薬中毒になり，治療に反応しない心原性ショックとなった患者5人を対象とした症例報告では，インスリンのボーラス投与に続いて0.1～1.0単位/kg/hrのインスリン持続投与を行うことで，血管収縮薬を減らすことができ，全員が生存している[39]。重度のカルシウム拮抗薬中毒患者7人を対象とした前向き観察研究では，0.5～2.0単位/kg/hrのインスリン持続投与によって6人が生存し，6人の中でも最初にインスリンのボーラス投与を受けた患者では血行動態も改善していた[40]。β遮断薬，環系抗うつ薬，カルシウム拮抗薬による中毒（単剤もしくは他剤との併用）で心原性ショックとなった患者の連続症例報告では，HIE（最大16単位/kg/hr）によって92％が生存し，それに加えて血行動態の改善と血管収縮薬の減量もすることができた[41]。

最初に0.5～1.0単位/kgのインスリンをボーラスで静注，続いてブドウ糖を必要なだけ補充する。一般的には，その後1単位/kg/hrでインスリン持続投与を行い，

5％ブドウ糖の輸液も一緒に行うことで血糖を正常範囲内に保つようにするが，慎重にカリウムの補充も行い，30分ごとに簡易血糖測定を行う必要がある[40]。実際の症例では，インスリンの量を10単位/kg/hrまで増量した例も報告されている[42]。インスリンの心筋への陽性変力作用は遅れて出現（大体15～45分）するため，早めに治療を開始しなければならない。また，強心薬/昇圧薬の投与も同時に行い，インスリンの効果が出始めたら徐々に減量していく方法が推奨されている。救急外来でHIEを開始した場合は速やかにICUへ移動し，長時間にわたるブドウ糖の投与を行い，その間も頻繁なモニタリングが必要である[39]。

静注用脂肪乳剤

静注用脂肪乳剤 intravenous lipid emulsion（ILE）は，中毒患者に対し登場してきた新しい治療法である（通常は20％濃度で使用）。ILEの作用機序についてはよくわかっていないが，その効果を説明するためにいろいろな説明がされているが，どれが正しいかはまだはっきりとしていない。"lipid sink" や "lipid conduit" と呼ばれる機序により，血漿中の外因性物質（自然には存在しない物質）を分離して，目的臓器から血中へ拡散するような濃度勾配をつくり出し，体内からの除去や体内の他組織への再分布を促すという説[43, 44]，心筋の代謝経路が変更されてFFAからATPへの変換が促進されるという説，心筋収縮にかかわるイオンチャネルを活性化するなどの説がいわれている。実際の生体では分配係数LogD（生理学的pHにおけるイオン化の影響を考慮した親油性の指標）のほうが親油性を表すよい指標ではあるが，in vitro の実験ではより高い分配係数LogP（単純な脂溶性の指標）と再分布率をもつ薬物でILEの効果は大きいことが報告されている[45]。ラットとイヌの動物実験では，ブピバカイン[43, 46]やベラパミル[47]，またはその他の心毒性をもつ薬物を致死量投与したところ，死亡率が低下したと報告されている。ILEに関する最初の臨床報告は，局所麻酔薬の静注による痙攣発作や薬物不応性の心停止に対して用いられてよい結果が得られたというものである[48]。その他には，抗精神病薬，β遮断薬，bupropion，環系抗うつ薬，カルシウム拮抗薬，コカイン，局所麻酔薬の中毒により心血管系症状を引き起こした症例でILEが効果を示したと，成人と小児の両方で報告されている[49～52]。

痙攣発作を起こしたり，血行動態が不安定になったりしたブピバカイン中毒において，ILEの投与は専門家にも支持されている。最初の1分でILEを1.5 mL/kg静注し，循環が破綻した状態が持続するときには3～5分ごとに繰り返し投与する。続いて0.25 mL/kg/min（低血圧が持続するときには2倍でもよい）で血行動態が安定するまで持続投与する[53]。このプロトコルは，その他の局所麻酔薬中毒や心毒性をもつ薬物の重症例に対しての治療として標準化されてきている。

注意すべき点としては，経口摂取による中毒の場合，あまりに早い段階でILEの投与を行うと，消化管からの吸収，体内への再分布をかえって促進して中毒による症状がひどくなる可能性がある。理論的には，脂溶性解毒薬や同時に行うその他の治療の効果も損なわれてしまう[54,55]。ILEの効果が他の治療よりも優れているというエビデンスはまだ不足しており，ILEは通常の治療がうまくいかない場合の最後の手段と位置づけられている。その他のILEの副作用としては，アレルギー性過敏反応（卵や大豆アレルギーによるもの），脂肪塞栓，肺毒性，高アミラーゼ血症，膵炎，急性心筋梗塞，凝固障害を起こす可能性があり，また血液検査の結果に影響を及ぼし，正常であっても異常と判定されてしまう可能性もある。

ナロキソン

ナロキソンは，クロニジンの過量摂取に対する拮抗薬としてこれまでも使用されてきた。ナロキソンは内因性オピオイドに拮抗する効果をもち，特に治療前の血中濃度が高い患者に対しては効果的である[56]。ナロキソンによる治療に反応するのは，クロニジン中毒症例の半分以下ではあるが[57,58]，中枢神経系と血行動態に対する効果を考慮すれば，試験的に少量から投与して治療の反応をみてもよいと思われる。その結果，さらに高用量での投与や，その後の持続投与が必要になる場合もある[56]。二重盲検比較対照試験でナロキソンを前投与もしくは同時に投与した結果，急性カプトプリル中毒による血圧低下を軽減することができたという報告もある[59,60]。しかし，レニン-アンジオテンシン系阻害薬の過量摂取による急性中毒や，慢性的な高血圧の既往のある患者では，逆にナロキソンは十分な効果を発揮できなかった[61~63]。

炭酸水素ナトリウム

炭酸水素ナトリウムは，環系抗うつ薬や他の薬物中毒によって引き起こされるNa^+チャネル阻害作用とQRS幅拡大に対して2種類の治療効果を発揮する。1つ目は，Na^+の補充により（高張食塩液のように）Na^+チャネルの阻害作用を軽減する作用。2つ目は，炭酸水素ナトリウムによって血液がアルカリ化することで血中に遊離した薬物の非イオン化を促進し，Na^+チャネルへ結合する薬物の割合を低下させる作用である[64]。炭酸水素ナトリウムは循環不全を軽減したり，痙攣によって血液が酸性化し，Na^+チャネル阻害作用が増強されるのを防ぐ作用がある。最初に7.5～8.4%の炭酸水素ナトリウムを1～2 mEq/kgで静注，続いて5%ブドウ糖液1Lあたり132～150 mEqとして150～200 mL/hrで持続投与を行い，QRS幅が100 ms以下になるか，pHが7.45～7.55になるまで継続する。QRS幅がまた開大するときには，再投与を行う。炭酸水素ナトリウム投与によって，アルカリ血症による低カリウム血症の出現が予想されるため，その際には適宜補充する[65,66]。

実験的に用いられている解毒薬

メチレンブルーは一酸化窒素に対する抗酸化物質として作用すると予測されているが，薬物療法に反応しないβ遮断薬やアムロジピンによる血管拡張性ショックの治療目的で使用した事例がこれまでに報告されている。投与法は10〜20分間で1〜2 mg/kgを投与，その後1 mg/kg/hrで持続投与する[67,68]。

結論

心毒性を引き起こした重症患者の治療では，原因薬物を同定し，それによる作用を拮抗させること，適切な方法で体内から除去すること，そして薬物療法や補助的療法によって積極的な全身管理を実施することが大事である。原因薬物に的を絞った解毒治療には，カルシウム，抗ジゴキシン特異的Fab断片(DSFab)，グルカゴン，正常血糖を維持しながらの高用量インスリン投与(HIE)，静注用脂肪乳剤(ILE)，ナロキソン，炭酸水素ナトリウムなどがあり，病歴や臨床所見，心電図所見，血液検査の結果にもとづいて行う。はじめに体内からの排出を促す治療を行い，循環を安定化させたら直ちにICUに移動し，厳密なモニタリングと治療を継続する必要がある。

関連文献

文献	研究デザイン	結果
カルシウム		
Ramoska et al., *Ann Emerg Med*. 1993[24]	地域の中毒事故管理センター3施設でカルシウム拮抗薬(CCB)の過量摂取患者139人を対象とした連続症例研究	23人にカルシウムが投与された。洞徐脈を呈していた11人のうち7人では心拍数が増加した。血圧低下がみられた20人のうち16人で血圧が上昇した
Howarth et al., *Hum Exp Toxicol*. 1994[25]	CCB過量摂取患者15人を対象とした記述的症例研究	カルシウムを静注された11人のうち，7人は治療に反応して心拍数増加と血圧上昇がみられた。3人は治療に反応せず，1人は死亡した
抗ジゴキシン特異的Fab断片(DSFab)		
Antman et al., *Circulation*. 1990[29]	ジゴキシン中毒患者150人を対象とした多施設非盲検研究	80%では症状が完全に改善，10%は部分的に改善した。治療に反応しなかった15人のうち5人は入院時点で「危篤状態」，4人は投与量が不十分，5人はジゴキシン中毒でなかった。そして，残りの1人は実際に治療に反応しなかった

(つづく)

文献	研究デザイン	結果
グルカゴン		
Parmley et al., *N Engl J Med*. 1968[32)]	心臓カテーテル検査を受ける患者の中から選んだボランティア21人を対象としたグルカゴンの非盲検研究	グルカゴン投与後1～3分以内に,心拍数,動脈圧,心係数のいずれもが増加した
Love et al., *Chest*. 1998[33)]	アトロピンに反応しない徐脈患者9人を対象とした連続症例研究	9人中8人はグルカゴン静注に効果があった。効果のなかった1人はジゴキシン中毒であった
正常血糖での高用量インスリン投与(HIE)		
Kerns et al., *Ann Emerg Med*. 1997[36)]	プロプラノロールを投与されたイヌ27頭を対象に,グルカゴン投与群,アドレナリン投与群,HIE群,生理食塩液を投与する対照群に分けて調べた無作為化比較試験	HIE群では6頭中6頭(100%)が生存,グルカゴン投与群では6頭中4頭,アドレナリン投与群では6頭中1頭が生存した。HIEは心筋収縮力を増強させた
Holger et al., *Clin Toxicol(Phila)*. 2007[37)]	プロプラノロールを投与されたブタ10頭を対象に,HIE群,バソプレシンとアドレナリンの2剤を投与した群に分けて調べた無作為化比較試験	10単位/kg/hrの量でHIE群では5頭中5頭(100%)が生存,バソプレシンとアドレナリンを投与された群では平均1.6時間で5頭中5頭すべてが死亡した。心拍出量と心拍数ともにHIE群では有意に高かった
Yuan et al., *J Toxicol Clin Toxicol*. 1999[39)]	HIEに伴うCCB中毒で治療に反応しない心原性ショックの患者5人を対象とした連続症例研究	インスリンを0.1～1.0単位/kg/hrで持続投与し,5人すべてが生存した。インスリンの持続投与中は血行動態も改善していた
Holger et al., *Clin Toxicol*. 2011[41)]	高用量インスリン(1～10単位/kg/hr)を投与した中毒性の心原性ショック患者12人を対象とした連続症例の観察研究	12人中11人は生存(1人は治験計画から逸脱したためHIEを中止)。12人中6人は低血糖になった。12人中8人が低カリウム血症(<3.0 mEq/L)になった
静注用脂肪乳剤(ILE)		
Weinberg et al., *Anesthesiology*. 1998[43)]	ILEをあらかじめ投与してからブピバカインをさまざまな濃度で投与,もしくはブピバカインを投与してからILEを投与したラット36匹の分析	ILEの濃度が高くなるのに比例してブピバカインの50%致死量(LD_{50})も増加した
French et al., *Clin Toxicol(Phila)*. 2011[45)]	ILE投与が体外異物へ与えうる影響を *in vitro* で分析	高いLogP(親油性)と再分布率を示す薬物ほど,ILEと強く結合していた
Geib et al., *J Med Toxicol*. 2012[50)]	ILEを投与した薬物中毒による心毒性患者9人を対象とした後ろ向き多施設診療録調査	薬物が原因で心血管系が破綻した患者のうち55%が生存したが,臨床的に問題となる副作用もみられた

文献	研究デザイン	結果
ナロキソン		
Bamshad et al., *Vet Hum Toxicol*. 1990[57]	クロニジンを過量摂取した小児患者25人を対象とした連続症例研究	10人がナロキソンを投与された。50%は症状が改善し、ナロキソンによる合併症もなかった
炭酸水素ナトリウム		
Brown., *Med J Aust*. 1976[65]	環系抗うつ薬中毒の小児患者11人を対象とした連続症例研究	環系抗うつ薬による不整脈に対し、炭酸水素ナトリウムが効果を示した
Hoffman et al., *Am J Emerg Med*. 1993[66]	環系抗うつ薬を過量摂取してICUに入室し、炭酸水素ナトリウムによる治療を受けた患者91人を対象とした後ろ向き研究	炭酸水素ナトリウムは、21人中20人で血圧低下の改善、49人中39人でQRS幅延長の改善、85人中40人で意識障害の改善に寄与した

文献

1. *The Use of Medicines in the United States: Review of 2011*. Parsippany, NJ: IMS Institute for Healthcare Informatics; 2012:1–46.
2. McFee RB, Caraccio TR. "Hang Up Your Pocketbook"—an easy intervention for the granny syndrome: grandparents as a risk factor in unintentional pediatric exposures to pharmaceuticals. *J Am Osteopath Assoc*. 2006;106(7):405–411.
3. Bronstein AC, et al. 2011 Annual Report of the American Association of Poison Control Centers' National Poison Data System (NPDS): 29th Annual Report. *Clin Toxicol (Phila)*. 2012;50(10):911–1164.
4. Levine M, et al. Assessment of hyperglycemia after calcium channel blocker overdoses involving diltiazem or verapamil. *Crit Care Med*. 2007;35(9):2071–2075.
5. Dinh VA, et al. Measuring cardiac index with a focused cardiac ultrasound examination in the ED. *Am J Emerg Med*. 2012;30(9):1845–1851.
6. Haydar SA, et al. Effect of bedside ultrasonography on the certainty of physician clinical decision making for septic patients in the emergency department. *Ann Emerg Med*. 2012;60(3): 346–358 e4.
7. Bismuth C, et al. Hyperkalemia in acute digitalis poisoning: prognostic significance and therapeutic implications. *Clin Toxicol*. 1973;6(2):153–162.
8. Rosa RM, et al. Adrenergic modulation of extrarenal potassium disposal. *N Engl J Med*. 1980; 302(8):431–434.
9. Stanley WC, Recchia FA, Lopaschuk GD. Myocardial substrate metabolism in the normal and failing heart. *Physiol Rev*. 2005;85(3):1093–1129.
10. Knudsen K, Abrahamsson J. Epinephrine and sodium bicarbonate independently and additively increase survival in experimental amitriptyline poisoning. *Crit Care Med*. 1997;25(4): 669–674.
11. Teba L, et al. Beneficial effect of norepinephrine in the treatment of circulatory shock caused by tricyclic antidepressant overdose. *Am J Emerg Med*. 1988;6(6):566–568.
12. Vale JA, et al. Position paper: gastric lavage. *J Toxicol Clin Toxicol*. 2004;42(7):933–943.
13. Chyka PA, et al. Position paper: single-dose activated charcoal. *Clin Toxicol (Phila)*. 2005;43(2):61–87.
14. Position paper: whole bowel irrigation. *J Toxicol Clin Toxicol*. 2004;42(6):843.

15. Taboulet P, et al. Acute digitalis intoxication—is pacing still appropriate? *J Toxicol Clin Toxicol*. 1993;31(2):261–273.
16. Janion M, et al. Is the intra-aortic balloon pump a method of brain protection during cardiogenic shock after drug intoxication? *J Emerg Med*. 2010;38(2):162–167.
17. Siddaiah L, et al. Intra-aortic balloon pump in toxic myocarditis due to aluminum phosphide poisoning. *J Med Toxicol*. 2009;5(2):80–83.
18. Van Reet B, Dens J. Auto-intoxication with flecainide and quinapril: ECG-changes, symptoms and treatment. *Acta Cardiol*. 2006;61(6):669–672.
19. Johnson NJ, et al. A review of emergency cardiopulmonary bypass for severe poisoning by cardiotoxic drugs. *J Med Toxicol*. 2013;9(1):54–60.
20. Bower JO, Mengle HAK. The additive effect of calcium and digitalis: a warning, with a report of two. *JAMA*. 1936;106(14):1151–1153.
21. Love JN, Hanfling D, Howell JM. Hemodynamic effects of calcium chloride in a canine model of acute propranolol intoxication. *Ann Emerg Med*. 1996;28(1):1–6.
22. Gay R, et al. Treatment of verapamil toxicity in intact dogs. *J Clin Invest*. 1986;77(6):1805–1811.
23. Hariman RJ, et al. Reversal of the cardiovascular effects of verapamil by calcium and sodium: differences between electrophysiologic and hemodynamic responses. *Circulation*. 1979;59(4):797–804.
24. Ramoska EA, et al. A one-year evaluation of calcium channel blocker overdoses: toxicity and treatment. *Ann Emerg Med*. 1993;22(2):196–200.
25. Howarth DM, et al. Calcium channel blocking drug overdose: an Australian series. *Hum Exp Toxicol*. 1994;13(3):161–166.
26. Martin TJ, et al. Ionization and hemodynamic effects of calcium chloride and calcium gluconate in the absence of hepatic function. *Anesthesiology*. 1990;73(1):62–65.
27. Marraffa JM, Cohen V, Howland MA. Antidotes for toxicological emergencies: a practical review. *Am J Health Syst Pharm*. 2012;69(3):199–212.
28. Kerns W II. Management of beta-adrenergic blocker and calcium channel antagonist toxicity. *Emerg Med Clin North Am*. 2007;25(2):309–331; abstract viii.
29. Antman EM, et al. Treatment of 150 cases of life-threatening digitalis intoxication with digoxin-specific Fab antibody fragments. Final report of a multicenter study. *Circulation*. 1990;81(6):1744–1752.
30. Bismuth C, et al. Acute digitoxin intoxication treated by intracardiac pacemaker: experience in sixty-eight patients. *Clin Toxicol*. 1977;10(4):443–456.
31. Ujhelyi MR, Robert S. Pharmacokinetic aspects of digoxin-specific Fab therapy in the management of digitalis toxicity. *Clin Pharmacokinet*. 1995;28(6):483–493.
32. Parmley WW, Glick G, Sonnenblick EH. Cardiovascular effects of glucagon in man. *N Engl J Med*. 1968;279(1):12–17.
33. Love JN, et al. A potential role for glucagon in the treatment of drug-induced symptomatic bradycardia. *Chest*. 1998;114(1):323–326.
34. Oliver EF, Opie LH. Effects of glucose and fatty acids on myocardial ischaemia and arrhythmias. *Lancet*. 1994;343(8890):155–158.
35. Kline JA, et al. Insulin is a superior antidote for cardiovascular toxicity induced by verapamil in the anesthetized canine. *J Pharmacol Exp Ther*. 1993;267(2):744–750.
36. Kerns W, et al. Insulin improves survival in a canine model of acute b-blocker toxicity. *Ann Emerg Med*. 1997;29(6):748–757.
37. Holger JS, et al. Insulin versus vasopressin and epinephrine to treat beta-blocker toxicity. *Clin Toxicol (Phila)*. 2007;45(4):396–401.
38. Cole JB, et al. A blinded, randomized, controlled trial of three doses of high-dose insulin in poison-induced cardiogenic shock. *Clin Toxicol (Phila)*. 2013;51(4):201–207.
39. Yuan TH, et al. Insulin-glucose as adjunctive therapy for severe calcium channel antagonist

poisoning. *J Toxicol Clin Toxicol.* 1999;37(4):463–474.
40. Greene SL, et al. Relative safety of hyperinsulinaemia/euglycaemia therapy in the management of calcium channel blocker overdose: a prospective observational study. *Intensive Care Med.* 2007;33(11):2019–2024.
41. Holger JS, et al. High-dose insulin: a consecutive case series in toxin-induced cardiogenic shock. *Clin Toxicol.* 2011;49(7):653–658.
42. Engebretsen KM, et al. High-dose insulin therapy in beta-blocker and calcium channel-blocker poisoning. *Clin Toxicol (Phila).* 2011;49(4):277–283.
43. Weinberg GL, et al. Pretreatment or resuscitation with a lipid infusion shifts the dose-response to bupivacaine-induced asystole in rats. *Anesthesiology.* 1998;88(4):1071–1075.
44. Shi K, et al. The effect of lipid emulsion on pharmacokinetics and tissue distribution of bupivacaine in rats. *Anesth Analg.* 2013;116(4):804–809.
45. French D, et al. Partition constant and volume of distribution as predictors of clinical efficacy of lipid rescue for toxicological emergencies. *Clin Toxicol (Phila).* 2011;49(9):801–809.
46. Weinberg G, et al. Lipid emulsion infusion rescues dogs from bupivacaine-induced cardiac toxicity. *Reg Anesth Pain Med.* 2003;28(3):198–202.
47. Bania TC, et al. Hemodynamic effects of intravenous fat emulsion in an animal model of severe verapamil toxicity resuscitated with atropine, calcium, and saline. *Acad Emerg Med.* 2007;14(2):105–111.
48. Rosenblatt MA, et al. Successful use of a 20% lipid emulsion to resuscitate a patient after a presumed bupivacaine-related cardiac arrest. *Anesthesiology.* 2006;105(1):217–218.
49. Cave G, Harvey M, Graudins A. Intravenous lipid emulsion as antidote: a summary of published human experience. *Emerg Med Australas.* 2011;23(2):123–141.
50. Geib AJ, Liebelt E, Manini AF. Clinical experience with intravenous lipid emulsion for drug-induced cardiovascular collapse. *J Med Toxicol.* 2012;8(1):10–14.
51. Presley JD, Chyka PA. Intravenous lipid emulsion to reverse acute drug toxicity in pediatric patients. *Ann Pharmacother.* 2013;47(5):735–743.
52. Arora NP, et al. Usefulness of intravenous lipid emulsion for cardiac toxicity from cocaine overdose. *Am J Cardiol.* 2013;111(3):445–447.
53. Neal JM, Mulroy MF, Weinberg GL. American Society of Regional Anesthesia and Pain Medicine checklist for managing local anesthetic systemic toxicity: 2012 version. *Reg Anesth Pain Med.* 2012;37(1):16–18.
54. Perichon D, et al. An assessment of the *in vivo* effects of intravenous lipid emulsion on blood drug concentration and haemodynamics following oro-gastric amitriptyline overdose. *Clin Toxicol (Phila).* 2013;51(4):208–215.
55. Harvey M, Cave G, Shaw T. Effect of intravenous lipid emulsion and octreotide on enteric thiopentone absorption; a pilot study. *Clin Toxicol (Phila).* 2013;51(2):117–118.
56. Seger DL. Clonidine toxicity revisited. *J Toxicol Clin Toxicol.* 2002;40(2):145–155.
57. Bamshad MJ, Wasserman GS. Pediatric clonidine intoxications. *Vet Hum Toxicol.* 1990;32(3):220–223.
58. Nichols MH, King WD, James LP. Clonidine poisoning in Jefferson County, Alabama. *Ann Emerg Med.* 1997;29(4):511–517.
59. Ajayi AA, et al. Effect of naloxone on the actions of captopril. *Clin Pharmacol Ther.* 1985;38(5):560–565.
60. Millar JA, et al. Attenuation of the antihypertensive effect of captopril by the opioid receptor antagonist naloxone. *Clin Exp Pharmacol Physiol.* 1983;10(3):253–259.
61. Varon J, Duncan SR. Naloxone reversal of hypotension due to captopril overdose. *Ann Emerg Med.* 1991;20(10):1125–1127.
62. Barr CS, Payne R, Newton RW. Profound prolonged hypotension following captopril overdose. *Postgrad Med J.* 1991;67(792):953–954.
63. Bernini GP, et al. Naloxone does not antagonize the antihypertensive effect of chronic capto-

pril therapy in hypertensive patients. *Cardiovasc Drugs Ther.* 1989;3(6):829–833.
64. Sasyniuk BI, Jhamandas V. Mechanism of reversal of toxic effects of amitriptyline on cardiac Purkinje fibers by sodium bicarbonate. *J Pharmacol Exp Ther.* 1984;231(2):387–394.
65. Brown TC. Sodium bicarbonate treatment for tricyclic antidepressant arrhythmias in children. *Med J Aust.* 1976;2(10):380–382.
66. Hoffman JR, et al. Effect of hypertonic sodium bicarbonate in the treatment of moderate-to-severe cyclic antidepressant overdose. *Am J Emerg Med.* 1993;11(4):336–341.
67. Jang DH, Nelson LS, Hoffman RS. Methylene blue in the treatment of refractory shock from an amlodipine overdose. *Ann Emerg Med.* 2011;58(6):565–567.
68. Aggarwal N, et al. Methylene blue reverses recalcitrant shock in beta-blocker and calcium channel blocker overdose. *BMJ Case Rep.* 2013;2013.

46

肺毒性
pulmonary toxin

Hong K. Kim and Rama B. Rao

背景

呼吸器には，重要な生理学的機能が数多くある．最も重要な機能である「ヘモグロビンの酸素化」は，肺胞上皮細胞を通して行われる．酸素の代わりに肺胞内に侵入することで毒性を発揮する物質は，窒息性ガスと呼ばれる．このガスには，炭化水素，希ガス，窒素，二酸化炭素が含まれている．窒息性ガスを吸入すると，吸入酸素濃度（F_{IO_2}）が21％以下となり，酸素分圧が低下する．これらのガスを吸入しても肺実質の大部分は傷害されず，窒息性ガスの曝露環境から隔離することで肺胞内のガス交換は回復する．

　肺胞に損傷や炎症などを生じさせて，肺傷害を引き起こす吸入性の毒物は刺激性ガスと呼ばれる．これらのガスは，肺胞上皮細胞の完全性をさまざまな機序で破壊する．塩素（Cl_2），アンモニア（NH_3）は酸や塩基となり，炎症を引き起こして肺サーファクタントを破壊する．オゾン（O_3）や窒素酸化物（NO_x）は反応性に富んだフリーラジカルやその中間代謝物を産生し，ときには曝露から数時間後に炎症による損傷を引き起こすことがある．これらのガスは，大気汚染や高い確率で喘息や症候性の気道疾患を引き起こす主要な要因となっている．

窒息性ガス

窒息性ガスの発生源には，工業関連で産生される希ガスや農業関連で産生されるメタンなどが含まれる．院内では，麻酔導入の際に患者の顔面にマスクを長時間押しつけていたことで生じた亜酸化窒素による窒息，窒素ガスが誤って吸入酸素用のラインに混入することで生じた窒息などの医原性による事例がある．そのほかに，ガスではないものによる事例もあり〔例：ドライアイスなどの固体（CO_2），液体窒素

などの液体（N_2）など］[1]，通常は限られた状態で固体・液体が気体へと変化する過程で生じる[2~4]。ときには，窒息性ガスにより多数の人が巻き込まれる事例もある。西アフリカのカメルーンにある炭酸を含む火山湖であるニオス湖では，湖からの大量の二酸化炭素流出により，半径10 km圏内に居住する1,700人以上の住民と数千に及ぶ家畜が窒息死している[5,6]。

治療指針

窒息性ガスは有効なF_{IO_2}を低下させるため，症状や身体所見は低酸素症と似ている。症状は，意識変容，失神，昏睡，痙攣，心停止などである。組織の低酸素が広範囲に及んだ場合には，終末器官にまで障害が広がることで重症化し，死亡率も高くなる。通常，窒息性ガスは換気機能には影響せず，二酸化炭素による窒息を除けば，呼吸抑制や呼吸停止に陥るまで高二酸化炭素血症とはならない。窒息性ガスによる症状が現れた場合，第1の治療は原因となる窒息性ガスから患者を隔離し，十分に酸素化の回復と換気を行うことである。長時間の低酸素症による多臓器障害が生じたときには，治療は支持療法に限られる。窒息性ガスは一次的肺損傷を引き起こすことがないため，組織低酸素症による終末器官傷害が生じていなければ完全な回復が見込める。

刺激性ガス

刺激性ガスを吸入すると肺胞上皮細胞が破壊され，肺胞でのガス交換が障害される。気道が最初に傷害を受ける原因は，以下の2つのうち1つもしくは両方に起因する。それは，刺激性ガスが肺胞液に溶解することで産生される酸や塩基による場合と，生成される多数のフリーラジカル，特に活性酸素種による場合がある[7~9]。肺傷害の正確な機序はまだわかっていないが，刺激性ガスから産生された有毒な最終産物は細胞に直接的な傷害を与え，急性呼吸促迫症候群（ARDS）に至る炎症性カスケードを開始させると考えられている。水溶性の高い刺激性ガス，例えば高濃度のアンモニアなどは粘膜上皮に速やかに炎症を引き起こすため，曝露された人はすぐに症状が現れ，結果としてガスの発生源から速やかに避難することができる。一方，水溶性の低い塩素ガスやホスゲン，窒素酸化物などはこのように粘膜上皮での炎症がすぐには生じないため，曝露された人は症状が現れるのに時間がかかり，結果として刺激性ガスへの曝露時間が長くなる傾向がある。

刺激性ガスは，塩素ガス（Cl_2）とホスゲン（$COCl_2$）の2種類がよく知られている。第一次世界大戦では，同盟国と連合国がこれらのガスを化学兵器として使用してい

たが，今日では医薬品や合成樹脂，化学繊維，殺虫剤などの製造に用いられている[8,10]。刺激性ガスへの曝露の多くは，大量の死傷者を出す業務事故，工場災害，輸送中の事故によって起きる[8~14]。家庭内の曝露例では，塩素ガスによるものがよく知られており，ときどき起こる典型的なものとしては洗剤同士の不適切な混合や，塩素消毒したプールの水の誤った取り扱いなどが原因で起きる（下記参照）[8,12,15,16]。

塩素ガス（Cl_2）

塩素ガスへの曝露例の大部分は，職場や工業関連の事故で生じるが，それ以外の曝露例は塩酸（HCl）を含む酸性洗剤を次亜塩素酸ナトリウム（NaOCl）を含むアルカリ性洗剤や漂白剤と混合することで生じる[12,15,17,18]。塩素ガスは黄緑色のガスで，はっきりとそれとわかる臭いがあり，空気の約2倍重い。塩素ガスは地面近くに滞留し，空気の流れによって周囲に拡散する。肺胞液に溶解すると塩酸や次亜塩素酸，発生期酸素〔化学反応により放出された酸素（O^-）〕が生成され肺傷害が引き起こされる[8]。発生期酸素はフリーラジカルの産生能力があり，それによりさらに肺傷害を引き起こすため，塩素ガスによる肺傷害の過程は非常に複雑である。

　塩素ガス吸入による肺毒性の重症度は，軽度な気道傷害から致死的なものまでさまざまであり，大気中の濃度や曝露時間に影響を受ける[19]。これまでのデータでは，1～15 ppm で軽度～中等度の炎症を粘膜上皮や結膜で引き起こす。30 ppm 以上の塩素ガスを吸入すると，胸痛，咳嗽，息切れを引き起こし，40～60 ppm では急性肺水腫や化学性肺炎が生じる。通常 400 ppm 以上の濃度の塩素ガスに30分以上曝露されると死に至る。また，1,000 ppm 以上の濃度の場合は数分以内に致命的となる[7,8]。

　塩素ガスは水溶性がそれほど高くないので，結膜や鼻粘膜での炎症が軽度であったり，初発症状が遅れて出現することが多く，曝露時間が長くなってしまうことがある[8]。しかし，塩素ガスの曝露例では，低～中濃度の塩素ガスを短時間吸入し，咳嗽，息切れ，呼気性喘鳴などの症状を一過性に引き起こす場合がほとんどである[12,17,19~21]。長時間曝露されると，肺炎，肺水腫，ARDS などの重度の続発症状（吸入後4～8時間以降）が引き起こされる[7,9,21]。

クロラミン（NH_2Cl, $NHCl_2$, NCl_3）

クロラミンは，塩素が窒素化合物と反応することで産生される[22~24]。この反応はおもに塩素を使用した屋内プールで生じる。塩素は漂白剤として有機物（尿素やクレアチニン）や無機物（アンモニア）などの窒素化合物を殺菌・消毒するのに使用される[23~25]。家庭でのクロラミンの曝露は，2つの家庭用洗剤（漂白剤とアンモニア）

を混ぜたときに生じることが報告されている[23〜28]。また，塩素の濃度に応じて3種類のクロラミンが産生される。それは，モノクロラミン(NH_2Cl)，ジクロラミン($NHCl_2$)，トリクロラミン(NCl_3)である[23]。生理学的条件によりクロラミンが溶解すると(例えば，肺胞上皮細胞や粘膜上皮で)，次亜塩素酸($HOCl$)，アンモニア，活性酸素が生成され，眼，気道，粘膜上皮の傷害が引き起こされる。クロラミンは水溶性が高いため，症状はすぐに現れることが多い。そのため，曝露された人はすぐに避難して曝露時間が最小限に抑えられることが多い。なお，肺炎などの重大な合併症は，換気が不十分な狭い場所で曝露されたときに生じると報告されている[26〜28]。

ホスゲン($COCl_2$)

塩素ガスと同様に，ホスゲンは第一次世界大戦での登場以来，化学産業では重要な化合物であった。ホスゲンは，有機溶剤，染料，殺虫剤，医薬品の製造に使用されている[10,29]。ホスゲンへの曝露例も工業関連のものが大部分である[10,30,31]。ホスゲンは，合成樹脂やポリ塩化ビニルなどの塩化炭化水素の燃焼(家庭や車両の火災など)によっても生じる[30]。

ホスゲンとの接触により，アシル化と加水分解の2つの異なる反応が生じ，組織傷害が引き起こされる[29,32]。1つ目の反応は，アシル化(化合物にアシル基が付加される)によるものと考えられている。ホスゲンが高分子内の求核性の高い部位(アミノ基，ヒドロキシ基，チオール基，スルフヒドリル基)と反応すると，半永久的に蛋白やリポ蛋白を変性させて傷害する。2つ目の反応は，肺胞液内におけるホスゲンの加水分解であり，これにより塩酸(HCl)と二酸化炭素(CO_2)が産生され，最初に粘膜で炎症を引き起こす[32,33]。

ホスゲンの特徴的な臭いは「刈りたての干し草」と形容される(嗅覚閾値は0.4〜1.5 ppm)[29]。この臭いのために，有毒ガスに対し警戒するどころか，つい深呼吸をしてしまい，これが曝露時間の延長につながる。さらに，ホスゲンは水溶性がそれほど高くないため，粘膜炎症の初期症状が比較的軽い。結果，さらに曝露時間が長くなり，有毒ガスが下気道へとさらに深く侵入していくことになる[34]。

ホスゲンによる毒性症状は，肺水腫の早期，潜伏期，後期の3つに分けられる[35,36]。早期に現れる症状の重症度は，ホスゲンガスの濃度に依存する[29,32]。3〜5 ppm以上の濃度では，粘膜上皮の炎症，咳嗽，胸部絞扼感を引き起こす[10,29,31,32]。曝露初期は迷走神経反射を刺激し，促迫呼吸，徐脈，低血圧といったバイタルサインの異常を引き起こす[32,33]。続く潜伏期では，曝露後最大48時間まで症状が現れないことがある。最後に後期では，非心原性肺水腫や呼吸困難が進行する[10,29〜31,35,37]。

初期の粘膜炎症の重症度はホスゲンガスの濃度に依存しているのに対して，後期の肺水腫の重症度は濃度と曝露時間の積である総吸入量に依存している[29,32,38,39]。臨床的には，30〜150 ppm/min で曝露されると，潜伏期に肺で間質性炎症が起きて，150 ppm/min ではっきりとした肺水腫が生じる。推定致死量は，1％致死量（LD_1），50％致死量（LD_{50}），100％致死量（LD_{100}）がそれぞれ 300 ppm/min，500 ppm/min，1,300 ppm/min である[32,33]。

治療指針

刺激性ガスに対する基本的な治療方針は，患者を曝露環境から隔離し，十分な酸素化と換気による支持療法を行うことである。患者を隔離したら，服を脱いでもらい，他の有毒物質による曝露がないか，外傷がないかを診察しなければならない。刺激性ガスに対する解毒薬はなく，塩素ガス，クロラミン，ホスゲンに急性曝露された場合は除染の適応もない。皮膚や眼が液体毒物に曝露された場合には，除染処置を考慮しなければならない。眼や粘膜は，洗浄することで粘膜の炎症を軽減することができる。曝露による気道の炎症が明らかなときには，酸素吸入やβ作動薬のような気管支拡張薬を投与すべきである。

いくつかの研究では，刺激性ガスによる酸性の最終産物の中和と肺傷害の軽減について，炭酸水素ナトリウム（$NaHCO_3$）のネブライザー吸引の効果を調査している[40〜44]。一般的に，毒物の化学的中和は禁忌であり，特に酸性あるいはアルカリ性の薬物を摂取した際にはそうである。これは，化学反応による高熱の発生とガスの発生により初期の腐食性傷害を悪化させるおそれがあるからである。肺胞の表面積は広く，また肺胞内の刺激性ガスによる最終産物の濃度も低く，化学反応により発生した熱やガスは拡散してしまうという理由から，化学的に中和しても問題ないと主張する専門家もいる。しかし，刺激性ガスに曝露された際に，$NaHCO_3$のネブライザー吸引をルーチンに行うことを支持するエビデンスはない[40〜44]。ある症例報告（$n=3$）では，塩素ガスに曝露された症例で 3.75％ $NaHCO_3$ をネブライザー吸引したところ，速やかに咳嗽と呼吸困難症状が消失したと報告している[40]。しかし，塩素ガス，クロラミンに曝露された患者で 4.2％ $NaHCO_3$ をネブライザー吸引させた小規模な前向き研究（$n=22$）では，吸引による効果を証明できなかった[42]。塩素ガス以外の刺激性ガスに曝露された症例に，$NaHCO_3$を用いた化学的中和の研究はこれまでになされていない。明確なエビデンスがないため，実際には意識のある患者で許可が得られた場合に 4.2％未満の $NaHCO_3$ をネブライザー吸引させる短期間のトライアルを行い，効果が出た場合にのみ続行していると思われるが，結果にはそれほど影響はないであろう。

刺激性ガスを吸入した場合の最も重大な合併症は，急性呼吸促迫症候群 acute respiratory distress syndrome（ARDS）である。塩素ガスやホスゲンに曝露された場合，身体所見（ラ音）や胸部 X 線での肺炎や肺水腫の所見は，曝露後 8 ～ 48 時間ははっきりしないこともある[7, 9, 21, 30, 31, 33, 35, 45]。刺激性ガスを吸入して ARDS になる病因は，外傷や敗血症などによって生じる場合とは異なるにもかかわらず，結果として生じる炎症反応は似ていることから，一般的な ARDS と同様な治療が適用可能だと考えられている。特に 1 回換気量を 6 mL/kg に設定して，気道内のプラトー圧を 30 cmH$_2$O 未満に保つことで，炎症性マーカーの上昇を防ぎ予後を改善することができる[46, 47]。

　動物モデルの研究では，塩素ガスの曝露により引き起こされた ARDS や肺炎で，副腎皮質ステロイドの投与が酸素運搬と肺のコンプライアンスを改善し，場合によっては肺傷害のリスクを軽減させることが示されている[48～52]。これまで，刺激性ガスに曝露されたヒトの肺において，炎症を抑制するのに副腎皮質ステロイドがどのような役割を果たすのかを調査した研究はない。

　クロラミンや塩素ガスに曝露され，曝露後 8 時間の経過観察の間も無症状の患者は，十分な観察の下であれば退院可能である。ホスゲンに曝露された患者の場合は，遅発性の肺水腫や肺炎があるため，24 時間はモニターでの経過観察が必要である。

その他の吸入性毒物

詳細は成書に譲るが，サリチル酸塩，オピオイド，コカイン，一酸化炭素，陰性変力作用をもつ薬物（β 遮断薬やカルシウム拮抗薬など），その他の化学物質も肺毒性や ARDS を引き起こす[6, 53～58]。一般的に，これらの物質による肺傷害の治療は支持療法であり，サリチル酸塩などの場合には毒物の排出を促す治療が必要になることもある。

結論

窒息性ガスや刺激性ガスへの曝露は致死的となりうる。窒息性ガスに曝露されて医療機関に搬送された患者に支持療法が必要とされる期間は非常に短い。刺激性ガスに曝露された患者では，発症後早期もしくは遅発性に粘膜症状，呼吸器症状が出現する。そのため，刺激性ガスの特定，曝露された時間，症状の程度によって必要とされる支持療法の程度も変わってくる。吸入性毒物による救急患者は，その他の多くの緊急疾患患者と比べると頻度は少ないが，本章で提示した情報を知っておくことは，あらゆる重症患者を扱う救急医にとっては必要不可欠である。

関連文献

文献	研究デザイン	結果
炭酸水素ナトリウム（NaHCO$_3$）		
Vinsel, *J Emerg Med*. 1990[40]	塩素ガスの急性中毒に対してNaHCO$_3$吸引を行った症例報告	プールの塩素ガス装置からの塩素ガス漏れによる曝露例。咳嗽と呼吸困難の症状は，3.75% NaHCO$_3$（4 mL）の単回吸入で改善した
Douidar, *Pediatr Emerg Care*. 1997[41]	塩素ガスの急性中毒に対してNaHCO$_3$吸引を行った症例報告	塩素錠剤からのガスによる7歳女児の曝露例。サルブタモール吸入で改善がなく，3.75% NaHCO$_3$（4.25 mL）の単回吸入で症状（低酸素，咳嗽，鼻翼呼吸，陥没呼吸）が改善した
Aslan et al., *Inhal Toxicol*. 2006[42]	塩素ガス曝露例44例に対し，NaHCO$_3$吸入群と対照群で前向き二重盲検試験を行った。全症例に対し，標準治療としてステロイド静注とβ作動薬吸入を実施	NaHCO$_3$吸入群と対照群で臨床的結果に有意差はなかった。1秒量（FEV$_1$）は対照群と比較して治療群で有意に上昇していた（$p<0.05$）
Bosse, *J Toxicol Clin Toxicol*. 1994[43]	塩素ガス曝露例86例におけるpoison control center（PCC）での後ろ向き研究	すべての症例においてPCCのプロトコルに沿って5% NaHCO$_3$（5 mL）の吸入が行われた。3例で速やかな症状の改善がみられた。17例の入院患者で，肺炎，肺水腫が認められなかった
副腎皮質ステロイド		
Wang et al., *Intensive Care Med*. 2002[48]	動物での研究。塩素ガス曝露後にブデソニド（0.1 mg/kg）を吸入し，治療開始後の時間経過を検討	肺コンプライアンス，肺血管抵抗，酸素化ともにブデソニドによる治療開始後30分以内に有意に改善した
Wang et al., *Acta Anaesthesiol Scand*. 2005[49]	動物での研究。塩素ガス曝露後に，ベタメタゾン静注とブデソニド吸入の併用による治療効果を検討	プラセボ群と比較してステロイド投与群では，酸素化を示すマーカーが改善し，組織学的損傷も軽度であった
Demnati et al., *Toxicol Sci*. 1998[50]	動物での研究。塩素ガス曝露後にデキサメタゾン（300 μg/kg/日を7日間）を腹腔内投与し，肺機能，組織学的な変化を検討	デキサメタゾンの腹腔内投与により肺機能の増悪はなく，塩素ガス曝露14日後の肺胞液中の炎症細胞は減少した
Gunnarsson et al., *J Trauma*. 2000[51]	動物での研究。塩素ガス曝露後にベクロメタゾン（20 μg/kg）を吸入し，治療効果を検討	塩素ガス曝露後，速やかにベクロメタゾンを吸入することによって，肺-胸郭コンプライアンス，酸素化ともに改善した

（つづく）

文献	研究デザイン	結果
Smith et al., *Mil Med.* 2009[60]	動物での研究。ホスゲンによって肺損傷を引き起こしたブタに対し，メチルプレドニゾロン(12 mg/kg)静注とブデソニド(1 mg)吸入の併用による治療効果を検討	死亡率，肺水腫の出現率に有意差はなかった

文献

1. Harris PD, Barnes R. The uses of helium and xenon in current clinical practice. *Anaesthesia.* 2008;63(3):284-293.
2. Dunford JV, Lucas J, Vent N, et al. Asphyxiation due to dry ice in a walk-in freezer. *J Emerg Med.* 2009;36(4):353-356.
3. Kim DH, Lee HJ. Evaporated liquid nitrogen-induced asphyxia: a case report. *J Korean Med Sci.* 2008;23(1):163-165.
4. Musshoff F, Hagemeier L, Kirschbaum K, et al. Two cases of suicide by asphyxiation due to helium and argon. *Forensic Sci Int.* 2012;223(1-3):e27-e30.
5. Agency for Toxic Substances and Disease Registry. *Hazardous Substances Emergency Events Surveillance Annual Report.* 2009; http://www.atsdr.cdc.gov/HS/HSEES/annual2009.html. Accessed June 3, 2013.
6. Duberstein JL, Kaufman DM. A clinical study of an epidemic of heroin intoxication and heroin-induced pulmonary edema. *Am J Med.* 1971;51(6):704-714.
7. White CW, Martin JG. Chlorine gas inhalation: human clinical evidence of toxicity and experience in animal models. *Proc Am Thorac Soc.* 2010;7(4):257-263.
8. Winder C. The toxicology of chlorine. *Environ Res.* 2001;85(2):105-114.
9. Van Sickle D, Wenck MA, Belflower A, et al. Acute health effects after exposure to chlorine gas released after a train derailment. *Am J Emerg Med.* 2009;27(1):1-7.
10. Kumar A, Chaudhari S, Kush L, et al. Accidental inhalation injury of phosgene gas leading to acute respiratory distress syndrome. *Indian J Occup Environ Med.* 2012;16(2):88-89.
11. Henneberger PK, Ferris BG Jr, Sheehe PR. Accidental gassing incidents and the pulmonary function of pulp mill workers. *Am Rev Respir Dis.* 1993;148(1):63-67.
12. Cevik Y, Onay M, Akmaz I, et al. Mass casualties from acute inhalation of chlorine gas. *South Med J.* 2009;102(12):1209-1213.
13. Jones RN, Hughes JM, Glindmeyer H, et al. Lung function after acute chlorine exposure. *Am Rev Respir Dis.* 1986;134(6):1190-1195.
14. Wenck MA, Van Sickle D, Drociuk D, et al. Rapid assessment of exposure to chlorine released from a train derailment and resulting health impact. *Public Health Rep.* 2007;122(6):784-792.
15. Deschamps D, Soler P, Rosenberg N, et al. Persistent asthma after inhalation of a mixture of sodium hypochlorite and hydrochloric acid. *Chest.* 1994;105(6):1895-1896.
16. Babu RV, Cardenas V, Sharma G. Acute respiratory distress syndrome from chlorine inhalation during a swimming pool accident: a case report and review of the literature. *J Intensive Care Med.* 2008;23(4):275-280.
17. Gorguner M, Aslan S, Inandi T, et al. Reactive airways dysfunction syndrome in housewives due to a bleach-hydrochloric acid mixture. *Inhal Toxicol.* 2004;16(2):87-91.
18. Mrvos R, Dean BS, Krenzelok EP. Home exposures to chlorine/chloramine gas: review of 216 cases. *South Med J.* 1993;86(6):654-657.
19. Centers for Disease Control and Prevention. Chlorine gas exposure at a metal recycling facil-

ity—California, 2010. *MMWR Morb Mortal Wkly Rep.* 2011;60(28):951–954.
20. Agabiti N, Ancona C, Forastiere F, et al. Short term respiratory effects of acute exposure to chlorine due to a swimming pool accident. *Occup Environ Med.* 2001;58(6):399–404.
21. Mohan A, Kumar SN, Rao MH, et al. Acute accidental exposure to chlorine gas: clinical presentation, pulmonary functions and outcomes. *Indian J Chest Dis Allied Sci.* 2010;52(3):149–152.
22. Massin N, Hecht G, Ambroise D, et al. Respiratory symptoms and bronchial responsiveness among cleaning and disinfecting workers in the food industry. *Occup Environ Med.* 2007;64(2):75–81.
23. Levesque B, Duchesne JF, Gingras S, et al. The determinants of prevalence of health complaints among young competitive swimmers. *Int Arch Occup Environ Health.* 2006;80(1):32–39.
24. Kaydos-Daniels SC, Beach MJ, Shwe T, et al. Health effects associated with indoor swimming pools: a suspected toxic chloramine exposure. *Public Health.* 2008;122(2):195–200.
25. Florentin A, Hautemaniere A, Hartemann P. Health effects of disinfection by-products in chlorinated swimming pools. *Int J Hyg Environ Health.* 2011;214(6):461–469.
26. Gapany-Gapanavicius M, Molho M, Tirosh M. Chloramine-induced pneumonitis from mixing household cleaning agents. *BMJ (Clinical research ed.).* 1982;285(6348):1086.
27. Minami M, Katsumata M, Miyake K, et al. Dangerous mixture of household detergents in an old-style toilet: a case report with simulation experiments of the working environment and warning of potential hazard relevant to the general environment. *Hum Exp Toxicol.* 1992;11(1):27–34.
28. Tanen DA, Graeme KA, Raschke R. Severe lung injury after exposure to chloramine gas from household cleaners. *N Engl J Med.* 1999;341(11):848–849.
29. Grainge C, Rice P. Management of phosgene-induced acute lung injury. *Clin Toxicol (Phila).* 2010;48(6):497–508.
30. Gutch M, Jain N, Agrawal A, Consul S. Acute accidental phosgene poisoning. *BMJ Case Rep.* 2012;2012.
31. Lim SC, Yang JY, Jang AS, et al. Acute lung injury after phosgene inhalation. *Korean J Intern Med.* 1996;11(1):87–92.
32. Borak J, Diller WF. Phosgene exposure: mechanisms of injury and treatment strategies. *J Occupgiven Environ Med.* 2001;43(2):110–119.
33. Diller WF. Pathogenesis of phosgene poisoning. *Toxicol Ind Health.* 1985;1(2):7–15.
34. Rodgers GC Jr, Condurache CT. Antidotes and treatments for chemical warfare/terrorism agents: an evidence-based review. *Clin Pharmacol Ther.* 2010;88(3):318–327.
35. Diller WF. Early diagnosis of phosgene overexposure. *Toxicol Ind Health.* 1985;1(2):73–80.
36. Diller WF. Therapeutic strategy in phosgene poisoning. *Toxicol Ind Health.* 1985;1(2):93–99.
37. Diller WF. Late sequelae after phosgene poisoning: a literature review. *Toxicol Ind Health.* 1985;1(2):129–136.
38. Diller WF. Medical phosgene problems and their possible solution. *J Occup Med.* 1978;20(3):189–193.
39. Rinehart WE, Hatch T. Concentration-time product (CT) as an expression of dose in sublethal exposures to phosgene. *Am Ind Hyg Assoc J.* 1964;25:545–553.
40. Vinsel PJ. Treatment of acute chlorine gas inhalation with nebulized sodium bicarbonate. *J Emerg Med.* 1990;8(3):327–329.
41. Douidar SM. Nebulized sodium bicarbonate in acute chlorine inhalation. *Pediatr Emerg Care.* 1997;13(6):406–407.
42. Aslan S, Kandis H, Akgun M, et al. The effect of nebulized NaHCO3 treatment on "RADS" due to chlorine gas inhalation. *Inhal Toxicol.* 2006;18(11):895–900.
43. Bosse GM. Nebulized sodium bicarbonate in the treatment of chlorine gas inhalation. *J Toxicol Clin Toxicol.* 1994;32(3):233–241.

44. Pascuzzi TA, Storrow AB. Mass casualties from acute inhalation of chloramine gas. *Mil Med.* 1998;163(2):102–104.
45. Grainge C, Smith AJ, Jugg BJ, et al. Furosemide in the treatment of phosgene induced acute lung injury. *J R Army Med Corps.* 2010;156(4):245–250.
46. The Acute Respiratory Distress Syndrome Network. Ventilation with lower tidal volumes as compared with traditional tidal volumes for acute lung injury and the acute respiratory distress syndrome. *N Engl J Med.* 2000;342(18):1301–1308.
47. Parsons PE, Eisner MD, Thompson BT, et al. Lower tidal volume ventilation and plasma cytokine markers of inflammation in patients with acute lung injury. *Crit Care Med.* 2005;33(1):1–6; discussion 230–232.
48. Wang J, Zhang L, Walther SM. Inhaled budesonide in experimental chlorine gas lung injury: influence of time interval between injury and treatment. *Intensive Care Med.* 2002;28(3):352–357.
49. Wang J, Winskog C, Edston E, et al. Inhaled and intravenous corticosteroids both attenuate chlorine gas-induced lung injury in pigs. *Acta Anaesthesiol Scand.* 2005;49(2):183–190.
50. Demnati R, Fraser R, Martin JG, et al. Effects of dexamethasone on functional and pathological changes in rat bronchi caused by high acute exposure to chlorine. *Toxicol Sci.* 1998;45(2):242–246.
51. Gunnarsson M, Walther SM, Seidal T, et al. Effects of inhalation of corticosteroids immediately after experimental chlorine gas lung injury. *J Trauma.* 2000;48(1):101–107.
52. Peter JV, John P, Graham PL, et al. Corticosteroids in the prevention and treatment of acute respiratory distress syndrome (ARDS) in adults: meta-analysis. *BMJ.* 2008;336(7651):1006–1009.
53. Ettinger NA, Albin RJ. A review of the respiratory effects of smoking cocaine. *Am J Med.* 1989;87(6):664–668.
54. Fein A, Grossman RF, Jones JG, et al. Carbon monoxide effect on alveolar epithelial permeability. *Chest.* 1980;78(5):726–731.
55. Frand UI, Shim CS, Williams MH Jr. Heroin-induced pulmonary edema. Sequential studies of pulmonary function. *Ann Intern Med.* 1972;77(1):29–35.
56. Heffner J, Starkey T, Anthony P. Salicylate-induced noncardiogenic pulmonary edema. *West J Med.* 1979;130(3):263–266.
57. Heffner JE, Sahn SA. Salicylate-induced pulmonary edema. Clinical features and prognosis. *Ann Intern Med.* 1981;95(4):405–409.
58. Humbert VH Jr, Munn NJ, Hawkins RF. Noncardiogenic pulmonary edema complicating massive diltiazem overdose. *Chest.* 1991;99(1):258–259.
59. Gunnarsson M, Walther SM, Seidal T, et al. Exposure to chlorine gas: effects on pulmonary function and morphology in anaesthetised and mechanically ventilated pigs. *J Appl Toxicol.* 1998;18(4):249–255.
60. Smith A, Brown R, Jugg B, et al. The effect of steroid treatment with inhaled budesonide or intravenous methylprednisolone on phosgene-induced acute lung injury in a porcine model. *Mil Med.* 2009;174(12):1287–1294.

47

薬物性高体温症
toxicologic hyperthermic syndromes

Mai Takematsu and Rama B. Rao

背景

運動などの行動要因，感染，内分泌異常，暑熱環境への曝露といった要因によって体温の上昇は引き起こされる。薬物や違法薬物によっても，自律神経系や体温の冷却機能が侵され，体温の上昇が同様に引き起こされる。深部体温が41.1℃を超えると，生命に危険を及ぼしうる高体温となる。いわゆる意識障害を伴う熱中症である。

熱中症 heat stroke は，短時間での素早い診断と処置が求められる一刻を争う緊急疾患であり，冷却の遅れと死亡率は直結している[1]。患者に対する診断や処置の遅れは，多臓器不全のリスクとなり，肝合成能の低下や播種性血管内凝固（DIC）をきたすことが多くなる。1999～2003年の米国での報告によれば，熱中症による死亡者数は3,442人である。背景にある疾患が死亡原因の大部分を占めている一方で，4.2%は薬物性高体温によるものである[2]。本章では，一般的な薬物性高体温症とその治療について概説する（表47-1）。

高体温による興奮性せん妄

重症高体温症では興奮性せん妄を発症することがあり，迅速なバイタルサインの測定も難しくなるため，医療者側は対応に苦慮することになる。特に夏季期間中に興奮した患者に遭遇した場合は，高体温の原因検索を細心の注意を払って行う必要がある[3]。

病歴と身体所見

興奮性せん妄という用語は，言葉での呼びかけに反応しない，好戦的になる，意識障害を伴うなどのひどい興奮状態に陥った患者を表すのに用いられる。興奮性せん

表47-1 薬物性高体温症の原因

疾患名	原因の例	機序
高体温による興奮性せん妄	抗コリン薬中毒	筋緊張亢進 発汗障害
	交感神経作用薬による中毒	筋緊張亢進 血管の拡張障害
薬物性高体温症	セロトニン症候群 悪性症候群(NMS) 悪性高熱症(MH)	中枢でのセロトニン過剰 ドパミン作用の阻害 リアノジン受容体(RYR-1)の機能不全
その他の薬物関連高体温症	イソニアジド,テオフィリン,クロロキンによる薬物性のてんかん重積状態	筋緊張亢進
	酸化的リン酸化の脱共役	エネルギーが有効に活用されず,熱が産生される

妄の症例は薬物使用に関連するものが多い。コカインなどの交感神経刺激作用をもつ違法薬物がよくみられる原因である。そのような患者の典型的な症状は,多量の発汗,頻脈,高血圧,重度の興奮状態〔中毒症候群(トキシドローム)では交感神経刺激作用に分類される〕である[4]。コカインやその他の交感神経刺激作用をもつ薬物は血管を収縮させるため,効率的に冷却を行うのが困難となり,同時に筋緊張亢進とそれに伴う熱産生も引き起こされる。コカイン使用による死亡率は,気温が31.1℃を超えると上昇すると報告されている[5]。スコポラミンなどの中枢に作用する抗コリン薬でも体内の冷却作用は障害され,精神運動性興奮が引き起こされる。これらの患者には,意識障害,頻脈,皮膚の乾燥,散瞳,尿閉(抗コリン作用性中毒症候群)などの症状が現れる[6]。

診断的評価

興奮性せん妄の診断には2つの要素が必要である。1つ目は精神運動性興奮,2つ目は注意を集中する能力と注意対象を移動させる能力が障害されることである[4]。興奮性せん妄を引き起こす原因として,中毒によるものの他に感染や発作後状態,内分泌学的な緊急疾患も鑑別に入れなければならない。臨床検査では基本的な生化学検査と尿検査,せん妄の原因がわからない場合には血液培養が必要であり,身体症状として現れない合併症である横紋筋融解症を除外するためにもクレアチンキナーゼの検査は必要である。それに加えて,肝機能検査,凝固機能検査〔プロトロンビン時間(PT)/活性化部分トロンボプラスチン時間(aPTT)/プロトロンビン時間国際標準化比(PT-INR)〕,血算も高体温による肝障害や凝固因子の消費を伴う非特異的な臓器障害によって引き起こされるDICのスクリーニングに必要である[7]。

熱中症ではアシドーシスを合併することが多いため，動脈血/静脈血ガスや血清乳酸値の測定も必要である。もし自殺企図による服薬が疑われる場合には，血清サリチル酸やアセトアミノフェンの濃度も測定すべきである。

治療指針

速やかにベンゾジアゼピン系による鎮静を行うことで，体温測定，血行動態の安定化，そして治療にとって最も重要な急速冷却が容易になる。静脈ラインの確保ができない場合には，ミダゾラム（70 kg の成人で 10 mg）のようなベンゾジアゼピン系を筋注することによって速やかに鎮静が行われることもある。ロラゼパムの筋注［訳注：注射薬は国内未承認］が行われることもあるが，鎮静効果が最大になるのに 15 分以上かかってしまうことが多い。しかし，高体温を伴うてんかん重積状態の場合には，ロラゼパムは抗痙攣薬としてミダゾラムと同等の効果をもち，作用時間も長い。

　静脈ラインの確保ができた場合，成人であれば十分な鎮静が得られるまでジアゼパムを 10 mg ずつ 5 分ごとに静注する。それにより冷却も可能となり筋緊張も減少する。筋注でも静注でも繰り返しベンゾジアゼピン系を投与する場合には，呼吸状態の厳密なモニタリングを行う必要がある。興奮性せん妄患者に対してケタミンの筋注を使用した報告もあるが，その報告例は限られている。

　高体温の患者に対しては氷水に浸けたり，氷をくるんだ冷たく濡れたシーツで体全体を覆って，扇風機で風をあてながら冷却をするのが理想である。その際，深部体温は直腸温でモニタリングを行うのがよい。ときには熱産生を抑えるために気管挿管や鎮静・筋弛緩が必要になることもある。急激に通常体温に戻して低体温を誘発するのを避ける目的でも，深部体温が 38.5℃ 以下になったら，氷や氷水による冷却を中止する[8]。高体温になっている時間を減らすために，冷却は 15 分間以内に終えるのが理想である。

　氷水による膀胱洗浄，胸腔・腹腔洗浄などの侵襲的な冷却法は，緊急冷却が必要な高体温症になっている場合に十分な速度での冷却ができないので避けるべきである。同様に，冷たい毛布での冷却もリスクは低いが，冷却方法としては不十分であり避けるべきである。また，尿量や下大静脈の虚脱の具合，肺の状態をこまめに観察しながら血管内脱水の改善も行わなければならない[9]。

モニタリング

冷却が終了したら，ICU に移って血液検査などでのこまめな評価を行う必要がある。熱中症の場合，発症 24 時間以内に腎障害や凝固障害が起こることが多く，高体温

にさらされていた時間が長ければさらに悪化することもある。腎障害は熱射病患者の30〜50％にみられる[10]。肝機能検査で最初は正常にみえても，臓器障害が進行すると悪化することもある。

薬物性高体温症

セロトニン症候群

セロトニン症候群 serotonin syndrome（セロトニン中毒 serotonin toxicity）は，$5-HT_{1A}$，$5-HT_{2A}$ 受容体に対する過剰な刺激が原因で生じる。例えば，多量のセロトニン作動薬を投与された場合，2種類以上のセロトニン作動薬を内服している場合，あるセロトニン作動薬を中止して十分な時間をおかないうちに別のセロトニン受容体作動薬を開始した場合などである（**表47-2**）[11〜15]。

病歴と身体所見

セロトニン症候群は，自律神経症状，意識変容，筋緊張亢進の3つがおもな症状としてよく示される[16]。振戦，シバリング，腱反射亢進，筋クローヌスがセロトニン症候群で従来からよくみられるおもな症状であり，特に下肢に顕著で"dog shakes"と呼ばれることもある。筋クローヌスは外眼筋にもみられることがあり，"ping-pong gaze"と呼ばれる水平方向に往復を繰り返す眼球運動がみられる。重

表47-2　セロトニン症候群の原因になることがある薬物

セロトニン分解を阻害	モノアミンオキシダーゼ阻害薬（MAO-I） リネゾリド メチレンブルー
セロトニン再取り込みを阻害	選択的セロトニン再取り込み阻害薬（SSRI） bupropion（抗うつ薬） デキストロメトルファン（鎮咳薬） コカイン オピオイド：フェンタニル，ペチジン，ペンタゾシン
セロトニン前駆体	L-トリプトファン リセルグ酸ジエチルアミド（LSD）
セロトニン放出を増強	アンフェタミン，特にメチレンジオキシメタンフェタミン（MDMA） buspirone（抗不安薬） リチウム ミルタザピン（抗うつ薬）

Vasallo S, Delaney KA. Thermoregulatory principles. In: Nelson LS, Lewin NA, Howland MA, et al., eds. *Goldfrank's Toxicologic Emergencies*. 9th ed. New York: McGraw-Hill Medical Pub.; 2010:228-248. より引用。

症例では筋強直から高体温となり，意識障害を伴って中毒性高体温症となる。

　生命を脅かすようなセロトニン症候群の大部分は，モノアミンオキシダーゼ阻害薬（MAO-I）をすでに内服している患者がさらにセロトニン作動薬を内服したり新たに処方されたときに生じることが多い[17~19]。MAO-Iは，シナプス前の細胞内でのセロトニン分解を抑制し，シナプス間に放出されるセロトニンの量を増加させる。そこへさらにセロトニン作動薬が投与されると，セロトニン受容体が過剰に刺激されることとなる。重篤なセロトニン症候群の経過は通常とても早く，薬物の内服後数分～2時間に発症することが多い。

診断的評価

セロトニン症候群の診断は難しい。なぜなら，特異的なバイオマーカーはなく，セロトニン症候群に特徴的な症候が現れないまま受診することもあるからである。高体温や自律神経症状を伴わない軽度のセロトニン症候群も診断が難しい[16]。そのような症例では，四肢の多動やせん妄がみられることがある。その他に，下痢，高血圧，不眠，不穏といったセロトニン過剰による症状がみられることもあるが，患者のもともとの精神状態や身体症状のせいにされて誤診されることもある。

　セロトニン中毒を引き起こすとわかっている薬物の投与後すぐに症状が現れたのでなければ，セロトニン症候群は高体温症の鑑別の中のひとつとして，通常は除外的に診断される。診断目的の検査として広く受け入れられているものはない。しかし，Hunter Serotonin Toxicity Criteriaという基準は感度84％，特異度97％でセロトニン症候群を診断できると証明されている。このスクリーニング検査が陽性であるためには，セロトニン作動性の薬物を内服していなければならないし，**表47-3**で示す5つの症状のいずれかが現れている必要がある[20]。これらの基準を満たす患者では，セロトニン症候群を疑い，横紋筋融解症，腎不全，痙攣，DIC，肝機能障害などの高体温の合併症について評価を行う[8]。

治療指針

重症高体温症を呈したセロトニン症候群の診察時には，できるだけ早く冷却をはじめ，原因となっているセロトニン作動薬を中止しなければならない。ベンゾジアゼ

表47-3　セロトニン症候群のHunter criteria

セロトニン作動薬の内服歴と下記の症状のいずれか1つが必要となる
- 自発的なミオクローヌスがある
- 誘発性クローヌスがあり，興奮もしくは多量発汗がある
- 眼筋クローヌスがあり，興奮もしくは多量発汗がある
- 振戦と腱反射亢進がある
- 筋緊張亢進と38℃を超える発熱があり，誘発性クローヌスもしくは眼筋クローヌスがある

ピン系は，興奮や筋クローヌスなどの軽度～中等度の症状の大部分を軽減する作用がある。ベンゾジアゼピン系不応性の筋強直や高体温に対しては，筋弛緩の目的で筋弛緩薬（神経筋遮断薬）が検討されることもある[1]。

　セロトニン症候群による症状が軽度の場合には，支持療法と原因となっているセロトニン作動薬の中止もしくは減量を行うのが一般的である。鎮静のみではコントロール不十分な軽度～中等度症状のセロトニン過剰患者に対し，標的治療として，$5-HT_{1A}$と$5-HT_{2A}$受容体を非特異的に拮抗する抗ヒスタミン作用のあるシプロヘプタジンを投与したほうがよいとする報告もある。12 mg投与後，2時間ごとに2 mgを最大32 mg/日を投与し，症状が改善するまで続ける方法が推奨されている。軽度の症状が続く場合には，維持量として6時間ごとに8 mgを投与することが検討されることもある。セロトニン症候群の患者5人のうち2人がシプロヘプタジン4 mgを投与して2時間以内に症状が消失，残り2人はもう1度投与することで症状が改善したという症例報告もある［訳注：原文の表記のみではわかりにくいため，元文献を参照し加筆してある][21,22]。しかし，重症例でのシプロヘプタジンの有用性については，セロトニン症候群自体がまれで無作為化も難しいため，信頼性の高いデータが存在しない。

悪性症候群

悪性症候群 neuroleptic malignant syndrome（NMS）はまれではあるが，致死的となりうる疾患であり，抗精神病薬の内服やドパミン作動薬の中断などにより，線条体や視床下部のドパミン作動性受容体が遮断されることで生じる。視床下部のドパミン濃度の低下により深部体温のセットポイントが変わることで高体温症となり，線条体のドパミン受容体の遮断により筋強直と振戦が生じる[23]。抗精神病薬を内服している患者のうち，約0.2～1.4%でNMSを発症するといわれている[24,25]。

病歴と身体所見

NMSの大半は抗精神病薬を内服している患者で生じる。急激に内服量を増やした場合，ハロペリドールのような高力価の薬物の使用，静注，デポー製剤（筋注用徐放性製剤）などが原因で引き起こされる[23,24]。非定型抗精神病薬もNMSを引き起こすが，定型抗精神病薬より頻度は低い[26]。抗精神病薬の内服を開始して最初の数週間～数カ月はNMSのリスクが最も高いが，筋弛緩薬を使用している場合はいつでも生じうる。Parkinson病に対してのドパミン受容体作動薬の内服を中断することで，NMSが引き起こされる場合もあるが，こちらも頻度としては低い。

　NMSの4つの主症状は，意識障害（典型的には緩徐に発症する緊張病catatonia），「鉛管様硬直」や「歯車様硬直」と呼ばれる筋トーヌスの増加，高体温，高

血圧と低血圧を交互に繰り返すような頻脈を生じる自律神経障害の 4 つである．ある研究では，NMS 患者 340 人のうち，70.5％の患者で(1)意識障害，(2)筋強直，(3)高体温，(4)自律神経障害の順で症状が進行していた．それに加えて，83.6％の患者では高体温や自律神経症状が出現する前に，意識障害や筋強直の症状が出現していた[24, 27, 28]．また，NMS では最初に寡動が出現することも多い．

診断的評価

全身状態のよくない患者では，NMS は致死的となりうる病態であり，緊張病や筋強直の患者をみる際，特に高温環境に曝露されていた場合には，高体温が合併してないかを注意する必要がある．セロトニン症候群と同様に，NMS には診断の決め手となるバイオマーカーがない．Levenson and Caroff criteria などのさまざまな診断基準が提唱されているが[27]，広く受け入れられているものはない．最も頻繁に参照される基準は，"Diagnostic and Statistical Manual of Mental Disorders" の第 4 版に記述があるが，それによれば NMS の診断には抗精神病薬の使用により引き起こされる重度の筋強直と高体温が必須である．さらにそれだけではなく，発汗，高血圧，頻脈，失禁，嚥下障害，無言症，意識障害（錯乱から昏睡まで），白血球増加，クレアチンキナーゼ上昇といった筋傷害を示す検査所見のうち 2 つ以上が必要となる[29]．

セロトニン症候群と悪性症候群の鑑別

NMS とセロトニン症候群の鑑別は難しい．というのも，2 つの症候群は似ている臨床症状が多いからである．次に述べる臨床症状の違いは鑑別の役に立つかもしれない（**表 47-4**）．

　セロトニン症候群は，数分〜数時間で急速に症状が進行するのに対して，NMS では数日〜数週間で症状が進行する．セロトニン症候群は振戦にミオクローヌスという症状が加わるのに対して，NMS では寡動，無言症，徐々に発症する緊張病 catatonia が特徴的である．最後に，セロトニン症候群の大半は，原因となっている薬物を中止すると 24 〜 72 時間で症状が改善するのに対して，NMS では数週間にわたって症状が持続するという違いがある．

治療指針

生命を脅かすような 41.1℃を超える高体温（熱中症）を呈する NMS 患者では，興奮性せん妄の治療の場合と同様に積極的に治療を行う必要がある[8, 30, 31]．Parkinson 病の治療を突然中断するまで，ドパミン作動薬の中断によって症状が引き起こされた場合には，できるだけ早くドパミン作動薬を再開する必要がある．

　ベンゾジアゼピン系は，鎮静，筋弛緩に用いられる第 1 選択薬である．ブロモクリプチンや，まれではあるがダントロレンも用いられることがある．ブロモクリプ

表 47-4　セロトニン症候群と悪性症候群の鑑別

	セロトニン症候群	悪性症候群
病態	$5-HT_{1A}$ と $5-HT_{2A}$ 受容体への過剰刺激	ドパミン受容体の阻害
発症までの時間	数分〜数時間	数日〜数週間
症状改善までの時間	24〜96 時間	数日〜数週間
症状	意識障害 高体温 自律神経障害 筋強直 振戦("wet dog shakes")，ミオクローヌス，眼筋クローヌス	意識障害 高体温 自律神経障害 筋強直 寡動，無言症，緊張病，重度の筋強直（「鉛管様硬直」や「歯車様硬直」）

Vasallo S, Delaney KA. Thermoregulatory principles. In: Nelson LS, Lewin NA, Howland MA, et al., eds. *Goldfrank's Toxicologic Emergencies*. 9th ed. New York: McGraw-Hill Medical Pub.; 2010:228-248. より引用。

チンは中枢に作用するドパミン作動薬で，ベンゾジアゼピン系での治療や速やかな冷却でも症状が改善しない場合に投与される。しかし，ブロモクリプチンはもともと精神疾患がある場合にはドパミン作用により症状を増悪させてしまう可能性がある。NMS が改善するまでの間は，筋緊張の緩和に用いるベンゾジアゼピン系を使用することで一時的に症状を抑えることができる。ブロモクリプチンは経口薬のみ使用可能であり，1 回 2.5〜10 mg を 1 日 3〜4 回投与する。投与量は 1 日 3 回投与の場合，治療に反応するまで，もしくは最大 60 mg/日まで，24 時間ごとに 1 回あたり 2.5 mg ずつ増量することができる[23]。

　一般的に，支持療法，ベンゾジアゼピン系，ブロモクリプチンがあれば NMS による筋強直や自律神経障害の治療としては十分であるが，ベンゾジアゼピン系やブロモクリプチンに反応しない重度の筋強直に対しては，気管挿管して鎮静・筋弛緩による治療が必要になる。抗精神病薬の体内からの除去速度は遅いため，ドパミン作動薬による薬物療法は，症状が改善してからも最低 10 日間は続ける必要がある。ドパミン濃度が十分に戻っていない段階でドパミン作動薬を中止すると，NMS が再発するおそれがある。デポー製剤による NMS の場合，ブロモクリプチンは 2〜3 週間継続する必要がある[23]。もとの状態まで完全に改善するには数週間かかる。

　NMS の治療薬としてダントロレンが記載されている文献もあるが，ダントロレンの使用を支持するデータは限られており，非常にまれである。ダントロレンは悪性高熱症（MH）の治療で一般的に用いられており，筋小胞体からのカルシウムイオン（Ca^{2+}）放出を阻害する働きがある（詳細は「悪性高熱症」の項を参照）。

電気痙攣療法 electroconvulsive therapy（ECT）も NMS の治療としてこれまで提唱されている。ECT は，中枢性にドパミン作用を増強することで治療効果を発揮すると考えられている[32]。これまでの報告では，ECT を 3 〜 4 回行うことで NMS の症状は改善するとされており，治療開始から症状改善までの期間は平均して 6 日間である[33]。しかし，ECT に関するデータは限られており，高体温と臓器障害をきたしている状態では，この治療を行う適応とならない。

悪性高熱症

悪性高熱症 malignant hyperthermia（MH）は常染色体優性遺伝性疾患であり，吸入麻酔やスキサメトニウムを投与された患者に生じるのが典型的である。全身麻酔を施行された患者での MH 罹患率はいろいろ報告されているが，5,000 〜 62,000 人に 1 人の割合といわれている[34,35]。正常な筋肉では，筋細胞に活動電位が生じて電位依存性 Ca^{2+} チャネルが開き，筋小胞体のリアノジン受容体（RYR-1）を活性化し，細胞質への Ca^{2+} の放出が生じることで筋収縮が生じる。放出された Ca^{2+} は筋小胞体の Ca^{2+}-ATPase により小胞体へ再度取り込まれる。MH では，筋細胞におけるこの Ca^{2+} の経路が障害される。

　MH の病態は薬物誘発性に生じる骨格筋の代謝亢進である。MH にかかりやすい素因のある患者は，RYR-1 に突然変異がある。このような素因のある人では，吸入麻酔薬やスキサメトニウムにより，変異をもつ RYR-1 の活性が亢進され，骨格筋細胞内における Ca^{2+} の放出が増加する。Ca^{2+}-ATPase は細胞質内に大量に放出された Ca^{2+} を筋小胞体内に取り込むため，細胞内の ATP が消費されて枯渇する。結果として骨格筋全体が持続的に収縮し，非脱分極性筋弛緩薬に対して不応性の筋強直が生じ高体温となる。この過程もまた嫌気性代謝であるため，乳酸アシドーシスを引き起こし CO_2 の産生が増加する。

病歴と身体所見

MH の症状は，吸入麻酔の開始後やスキサメトニウム投与後すぐに現れるのが典型的だが，7 〜 8 時間遅れて生じた症例も報告されている[36]。素因のある患者でも，原因薬物への曝露後に常に MH が生じるわけではないので，後に原因薬物の曝露により MH の症状が現れたときに，今まで MH の既往がないからといって，その可能性を除外することはできない[37]。MH で最も早く現れる初期症状は，頻脈，呼気終末二酸化炭素（$ETCO_2$）の上昇，全身の骨格筋強直や咬筋の痙攣などである。MH の特徴である高体温は，症状が進む過程で最後までみられないこともある。

診断的評価

MH には容易に診断可能となる検査はない。筋弛緩薬を投与しても筋弛緩が得られ

ない場合に MH が疑われる。MH の診断に用いられるゴールドスタンダードの検査は in vitro contracture test（IVCT）である。この検査は，ハロタンやカフェインの存在下で筋線維の拘縮の有無をみるもので，異常な筋収縮がないかを診断する[35]。

　薬物性高体温症の MH 以外の鑑別は，表 47-1 にまとめてある。MH との鑑別のポイントは，関連薬物への曝露歴があることと筋弛緩薬投与に反応がないことである。セロトニン症候群と違って，MH における筋強直は筋緊張の亢進によって生じるのではない。

治療指針
高体温が生じると，5 分ごとに体温が 1〜2℃ずつ上昇していくため，深部体温の継続的なモニタリングが必要である[35]。高体温による興奮性せん妄やセロトニン症候群の治療と同様に，原因となる薬物の中止が必要である。高体温症が発症している場合もしくは進行している場合には，前述のように冷却の開始が必要である。

　ダントロレン投与が MH では救命可能なそして根治的な治療法となる。ダントロレンは筋小胞体からの Ca^{2+} 放出を阻害する働きがある。ダントロレンが MH の治療として導入されてから，MH の死亡率は 64％ から 5％ 未満に低下した[38]。初期投与量は 2.5 mg/kg 静注で 15 分ごとに 2〜3 mg/kg を症状が改善するまでもしくは累積投与量が 10 mg/kg となるまで投与する。再発を防ぐために，24〜48 時間は 1 mg/kg の静注を 4〜6 時間ごとに行うことが推奨されている[35]。

その他の薬物関連高体温症
致死性の高体温症は，身体の冷却能力を超えた熱産生が生じることによって引き起こされる。イソニアジドやテオフィリン，クロロキンのようなてんかん重積状態を引き起こすような薬物によっても過剰な熱産生が生じる。痙攣を止める，十分な換気を行う，速やかに冷却を行うことが根本的な治療である。薬物によって引き起こされる痙攣の多くは，フェニトインなどの従来の抗痙攣薬に対しては不応性であり，ベンゾジアゼピン系やその他の鎮静催眠薬が非常に効果的である。イソニアジドの過剰投与により引き起こされたてんかん重積状態では，神経伝達を十分に阻害する目的でピリドキシンによる治療が必要な場合もある。

　サリチル酸や dinitrophenol（非合法のやせ薬）など，酸化的リン酸化を脱共役する薬物も致死性の高体温症を引き起こす。アシドーシスが進行すると，ATP に変換することができなくなったエネルギーが熱として産生されて高体温となる。これらのどの症例においても初期治療としては，高体温症を早期に認知して速やかに冷却を行い，ベンゾジアゼピン系により精神運動性興奮を最小限にするなどの支持療

法を行うことである．重症の場合には，筋弛緩薬を用いて気管挿管管理とすることもある．

結論

高体温による興奮性せん妄，セロトニン症候群，悪性症候群（NMS），悪性高熱症（MH）には多くの共通する身体所見がある．これらの病態を鑑別することは難しく，患者の内服歴をどれだけ明確に把握しているかにかかっている．治療における重要な点は重篤な高体温症に対して速やかに冷却を行い，ベンゾジアゼピン系による支持療法を行うことである．薬物による高体温症において次に重要な点は，横紋筋融解症，急性腎傷害，高カリウム血症，肝障害，播種性血管内凝固（DIC）といった合併症を認識して積極的な治療を ICU で行うことである．

関連文献

文献	研究デザイン	結果
Dunkley et al., QJM. 2003[20]	新たに作成した Hunter criteria を前向きに収集したデータセットに適用．中毒専門医の診断との比較	Hunter criteria（感度 84%，特異度 97%）は Sternbach criteria（感度 75%，特異度 97%）よりも優れていた
Velamoor et al., J Nerv Ment Dis. 1994[28]	悪性症候群（NMS）での症状の出現順序を 340 例の症例をもとに検討し，報告している	70.5%の症例で（1）意識障害，（2）筋強直，（3）高体温，（4）自律神経障害の順で症状が出現した
Morrison and Serpel, Eur J Anaesthesiol. 1998[36]	手術開始 8 時間後に悪性高熱症（MH）の症状が出現した 36 歳男性の症例報告	高体温は後から現れる症状であり，呼気終末二酸化炭素（$ETCO_2$）の上昇や頻脈の出現時には早期に MH を疑うことの重要性を強調している

文献

1. Vasallo S, Delaney KA. Thermoregulatory principles. In: Nelson LS, Lewin NA, Howland MA, et al., eds. *Goldfrank's Toxicologic Emergencies*. 9th ed. New York: McGraw-Hill Medical Pub.; 2010:228–248.
2. Anonymous. Heat-related deaths—United States, 1999–2003. *MMWR Morb Mort Wkly*. 2006; 55:796–798.
3. Marzuk PM, Tardiff K, Leon AC, et al. Ambient temperature and mortality from unintentional cocaine overdose. *JAMA*. 1998;279:1795–1800.
4. Vilke GM, DeBard ML, Chan TC, et al. Excited elirium Syndrome (ExDS): defining based on a review of the literature. *J Emerg Med*. 2012:897–905.
5. Marzuk PM, Tardiff K, Leon AC, et al. Ambient temperature and mortality from unintention-

al cocaine overdose. *JAMA.* 1998;279(22):1795–1800.
6. Anonymous. Scopolamine poisoning among heroin users—New York City, Newark, Philadelphia, and Baltimore, 1995 and 1996. *MMWR Morb Mortal Wkly.* 1996;45:457–460.
7. Khatim Y, Mustafa O, Omer M, et al. Blood coagulation and fibrinolysis in heat stroke. *Br J Hematol.* 1985;61:517–523.
8. Proulx CI, Ducharme MB, Kenny GP. Effect of water temperature on cooling efficiency during hyperthermia in humans. *J Appl Physiol.* 2003;94(4):1317–1323.
9. Seraj MA, Channa AB, al Harthi SS, et al. Are heat stroke patients fluid depleted? Importance of monitoring central venous pressure as a simple guideline for fluid therapy. *Resuscitation.* 1991;21:33–39.
10. Yeo TP. Heat stroke: a comprehensive review. *AACN Clin Issues.* 2004;15(2);280–293.
11. Ruiz F. Fluoxetine and the serotonin syndrome. *Ann Emerg Med.* 1994;24(5):983–985.
12. Safferman AZ, Masiar SJ. Central nervous system toxicity after abrupt monoamine oxidase inhibitor switch: a case report. *Ann Pharmacother.* 1992;26(3):337–338.
13. Daniels RJ. Serotonin syndrome due to venlafaxine overdose. *J Accid Emerg Med.* 1998;15(5):333–334.
14. Gill M, LoVecchio F, Selden B. Serotonin syndrome in a child after a single dose of fluvoxamine. *Ann Emerg Med.* 1999;33(4):457–459.
15. Paruchuri P, Godkar D, Anandacoomarswamy D, et al. Rare case of serotonin syndrome with therapeutic doses of paroxetine. *Am J Ther.* 2006;13(6):550–552.
16. Sampson E, Warner JP. Serotonin syndrome: potentially fatal but difficult to recognize. *Br J Gen Pract.* 1999;49(448):867–868.
17. Smilkstein MJ, Smolinske SC, Rumack BH. A case of MAO inhibitor/MDMA interaction: agony after ecstasy. *J Toxicol Clin Toxicol.* 1987;25:1–2.
18. Smith B, Prockop DJ. Central-nervous-system effects of ingestion of l-tryptophan by normal subjects. *N Engl J Med.* 1962;267:1338–1341.
19. Oates JA, Sjoerdsma A. Neurologic effects of tryptophan in patients receiving a monoamine oxidase inhibitor. *Neurology.* 1960;10:1076–1078.
20. Dunkley EJ, Isbister GK, Sibbritt D, et al. The Hunter Serotonin Toxicity Criteria: simple and accurate diagnostic decision rules for serotonin toxicity. *QJM.* 2003;96(9):635–642.
21. Graudins A, Stearman A, Chan B. Treatment of the serotonin syndrome with cyproheptadine. *J Emerg Med.* 1998;16(4):615–619.
22. Lappin RI, Auchincloss EL. Treatment of the serotonin syndrome with cyproheptadine. *N Engl J Med.* 1994;331(15):1021–1022.
23. Bhanushali MJ, Tuite PJ. The evaluation and management of patients with neuroleptic malignant syndrome. *Neurol Clin.* 2004;22(2):389–411.
24. Addonizio G, Susman VL, Roth SD. Neuroleptic malignant syndrome: review and analysis of 115 cases. *Biol Psychiatry.* 1987;22(8):1004–1020.
25. Delay J, Pichot P, Lemperiere T, et al. A non-phenothiazine and non-reserpine major neuroleptic, haloperidol, in the treatment of psychoses. *Ann Med Psychol (Paris).* 1960;118(1):145–152.
26. Kontaxakis VP, Havaki-Kontaxaki BJ, Christodoulou NG, et al. Olanzapine-associated neuroleptic malignant syndrome. *Prog Neuropsychopharmacol Biol Psychiatry.* 2002;26(5):897–902.
27. Caroff SN, Mann SC. Neuroleptic malignant syndrome and malignant hyperthermia. *Med Clin North Am.* 1993;21(4):477–478.
28. Velamoor VR, Norman RM, Caroff SN, et al. Progression of symptoms in neuroleptic malignant syndrome. *J Nerv Ment Dis.* 1994;182(3):168–173.
29. American Psychiatric Association. *Diagnostic and Statistical Manual of Mental Disorders.* 4th ed. Washington, DC; 2000.
30. Armstrong LE, Crago AE, Adams R, et al. Whole-body cooling of hyperthermic runners: comparison of two field therapies. *Am J Emerg Med.* 1996;14(4):355–358.

31. Weiner JS, Khogali M. A physiological body-cooling unit for treatment of heat stroke. *Lancet.* 1980;1(8167):507–509.
32. Hermesh H, Aizenberg D, Weizman A. A successful electroconvulsive treatment of neuroleptic malignant syndrome. *Acta Psychiatr Scand.* 1987;75(3):237–239.
33. Nisijima K, Ishiguro T. Electroconvulsive therapy for the treatment of neuroleptic malignant syndrome with psychotic symptoms: a report of five cases. *J ECT.* 1999;15(2):158–163.
34. Ording H. Incidence of malignant hyperthermia in Denmark. *Anesth Analg.* 1985;64(7):700–704.
35. Rosenberg H, Davis M, James D, et al. Malignant hyperthermia. *Orphanet J Rare Dis.* 2007;2:21.
36. Morrison AG, Serpell MG. Malignant hyperthermia during prolonged surgery for tumour resection. *Eur J Anaesthesiol.* 1998;15(1):114–117.
37. Bendixen D, Skovgaard LT, Ording H, et al. Analysis of anaesthesia in patients suspected to be susceptible to malignant hyperthermia before diagnostic *in vitro* contracture test. *Acta Anaesthesiol Scand.* 1997;41(4):480–484.
38. Larach MG, Brandom BW, Allen GC, et al. Cardiac arrests and deaths associated with malignant hyperthermia in North America from 1987 to 2006. *Anesthesiology.* 2008;108(4):603–611.

48

代謝抑制物質
Metabolic Inhibitor

Lauren K. Shawn and Lewis S. Nelson

背景

人体の複雑な代謝経路には，毒物に対する多くの解毒機構がある。毒物は酵素を阻害したり，毒性のある代謝産物で正常な代謝経路を競合阻害したりして，多くの重要な代謝経路を阻害していく。さまざまな代謝経路に影響を及ぼす多くの毒素が知られているが，本章では，ミトコンドリアに影響を与え，代謝性アシドーシスを引き起こす薬物，すなわち，アスピリン，シアン化物，メタノール，メトホルミンについて述べていく。

アスピリン

アスピリンは一般の店頭でも販売されている医薬品であり，心臓保護の薬物としてだけではなく，鎮痛薬，解熱薬としても使用されている。血小板とプロスタグランジンの抑制のために治療で使用されているが，過剰摂取の場合，神経毒性がみられる。

病態生理

アスピリンは，酸解離定数(pK_a)3.5の弱酸である。すなわち，pH 3.5のアスピリン溶液で，50％のアスピリンがイオン化されていることを意味している。pK_aよりpHが低いとき，アスピリンのほとんどが非イオン化の形で存在し，細胞と細胞内膜の脂質二重層構造を自由に移動することができる。言い換えれば，組織と血液が生理的なpHでは，ほとんどのアスピリンはイオン化されて，細胞内外の区画間を容易に移動しないということである。しかし，pH 7.4では，少量のアスピリン（0.004％）は非イオンで存在し，脳に移動でき，酸血症ではその割合は増加する[1]。

実験的モデルでは，血液 pH を下げると，組織，特に脳へのサリチル酸の移動が起こる[2]。炭酸水素ナトリウムによって血液 pH を上昇させると，サリチル酸が組織から外に出て，血液中に移動する[2〜4]。これは，アスピリン中毒の患者を治療するうえで鍵となる概念である。

ミトコンドリアでは，イオン化したアスピリンは膜間腔に閉じ込められた水素イオンと結合し，アデノシン三リン酸(ATP)を合成するプロトン駆動力が妨げられ(酸化的リン酸化の脱共役)，その後には非イオンの形でミトコンドリアを出る。したがって，エネルギーではなく熱が産生され，重篤なアスピリン中毒患者では微熱がみられる。脳は，水をニューロンから排出するのに ATP に依存しており，ATP が欠乏した状態では，酸化的リン酸化の喪失が脳浮腫を引き起こす。

病歴と身体所見

治療域のサリチル酸の血清濃度は通常，15 〜 30 mg/dL の範囲である。血清濃度が 35 mg/dL になると，アスピリンは脳幹の呼吸中枢を刺激して過換気を引き起こし，呼吸性アルカローシスとなる。アスピリン中毒で最も早くみられる徴候は頻呼吸と過呼吸で，アスピリン中毒が疑われる患者の診察では呼吸数と呼吸の深さに注意を払うべきである。アスピリンは弱酸なので，アスピリン自体が治療域を上回る濃度になると，アニオンギャップ(AG)のある代謝性アシドーシスを引き起こす。さらに，好気性代謝を阻害し，脂肪酸代謝を増加させる作用により，他の有機酸とケト酸が蓄積する。アスピリン中毒やサリチル酸中毒の患者で従来からよくみられる血液ガス所見は，呼吸性アルカローシスと代謝性アシドーシスの混合型である(代謝性アシドーシスを呼吸性に代償するのとは対照的)。このタイプの酸塩基障害は，小児の患者では呼吸予備能が限られているので，明らかではないかもしれない。成人の場合では，呼吸性アルカローシスが減少することにより pH が「正常化」している場合，呼吸疲労や肺損傷が適切な換気を妨げている徴候であり，非常に憂慮すべき状態である。サリチル酸中毒の経過の後期にある酸血症の患者は，pH の低下により，より多くのアスピリンが脳内に入っていくので，慢性的な神経損傷と死亡のリスクが高くなる。

耳鳴や聴力低下の感覚は中毒の早期に生じる。免疫調節薬がまだ存在していない頃は，リウマチ疾患の患者では，耳鳴を引き起こさないよう少ない量にアスピリン量を調節するように指導されていることが多かった。

最も危惧され，重大となる中毒の症状は意識変容である。これは大脳浮腫の徴候であり，より積極的な治療(透析など)の適応となる。痙攣は死亡直前によくみられる症状である。血糖値が基準範囲内でも，脳内ブドウ糖の低下が生じたり，意識障

害を引き起こすことがある．酸化的リン酸化の脱共役により喪失したATPを補うために，サリチル酸に侵されたニューロンはより多くのブドウ糖を利用するので，脳脊髄液のブドウ糖は枯渇する[5]．

慢性サリチル酸中毒の症候は，気づくのに遅れることがあり，認識するのはもっと難しい場合がある．さらに，慢性サリチル酸中毒は高齢患者にみつかることが多く，彼らは意識障害，頻呼吸，頻脈，軽度のAGのあるアシドーシスがあり，感染症，栄養失調，心肺疾患，認知症に起因すると誤診されていることがある．サリチル酸中毒で入院した成人73人を対象とした連続症例研究では，27％が入院後72時間以上にわたって正しく診断されていなかったとし，この診断の遅れに関連した死亡率は25％であった．これらの患者の多くは，正しい診断の前に，意識変容に対する神経学的コンサルテーションを受けていた[6]．

アスピリン中毒は急性呼吸促迫症候群（ARDS）を引き起こし，肺毛細血管の透過性を亢進させる．この肺毒性は換気を悪化させ，呼吸性アルカローシスの減少を引き起こし，サリチル酸中毒による臨床効果を悪化させる．ARDSの患者は輸液負荷に耐えることができないので，炭酸水素ナトリウムの治療的使用が制限される．

治療指針
初期蘇生
サリチル酸中毒の患者は，注意深く治療しないと急速に機能不全に陥ることがある．アスピリン中毒では，過呼吸，頻呼吸，発汗のために大量の不感蒸泄が生じるので，体液量のモニタリングを行い，十分量の生理食塩液を来院時には投与する．サリチル酸中毒が疑われる患者全員に血清サリチル酸濃度の検査が必要で，初期の濃度が上昇していれば，繰り返し測定が必要となる．再検査の頻度は臨床症状と血中濃度の推移にもとづく．さらに必要な検査として，pHと二酸化炭素分圧（P_{CO_2}）を測定するための血液ガス（動脈あるいは静脈），血清カリウム濃度，血清アセトアミノフェン濃度（自傷行為が中毒の原因と考えられる患者），1～2時間ごとの尿pH測定（「アルカリ化」の項を参照）などである．アスピリンに関する酸塩基の生理学によると，pHとP_{CO_2}が「正常」だからといって安心はできない．

消化管の除染
嘔吐による誤嚥や意識障害の懸念がないのであれば，活性炭を投与すべきである．腸洗浄はアスピリンの薬塊を可溶化し吸収を容易にするので避けるべきである．アスピリンの薬塊が懸念されるか，アルカリ化にもかかわらずサリチル酸の血中濃度が高い状態のままであれば，活性炭を何回も投与することがある．

アルカリ化

サリチル酸中毒に特異的な解毒薬はないが，アルカリ化は治療の中心となる。血清のアルカリ化はとらえこまれたイオン化サリチル酸を脳の外へ排出するのを促進する。そのうえ，アルカリ尿はサリチル酸の排泄を促進し，この効果は尿のpHが5から8になるにつれ対数的に増加する[7]。サリチル酸に対し腎臓での特異的な取り込みのメカニズムはなく，荷電分子の受動的な再吸収は非常に制限されている。治療条件下ではサリチル酸の約10%が尿中にサリチル酸として排泄され，サリチル酸の大部分は腎排泄の前に肝臓で抱合型に代謝されている。過剰摂取では肝代謝に関与する酵素は飽和され，尿の非抱合型のサリチル酸が増加する。尿のアルカリ化は，血清クリアランスが影響されないので，抱合型サリチル酸の排泄に影響しない。血清と尿をアルカリ化するための典型例は，炭酸水素ナトリウムを1～2 mEq/kgボーラス投与し，続いて5%ブドウ糖液に150 mEqを混入し2回に分けて投与する。血清pH 7.5～7.55，尿pH 8くらいを目標に設定して調節する。

電解質の管理

アルカリ化は，血清中に水素イオン(H^+)を放出するため，カリウムイオン(K^+)を細胞内に移動させる。腎臓ではこの相対的低カリウム血症を感知し，H^+と交換でK^+再吸収を始める。そのため，炭酸水素ナトリウムの静注にもかかわらず，適切な尿のアルカリ化が妨げられてしまう。この生理学的反応を抑制し，尿のアルカリ化を維持するためにも，血清K^+濃度は正常レベルに保たれなければならない。

気道の管理

意識変容がある多くの患者は気道確保のために挿管されているが，サリチル酸中毒の場合では，過換気とその後に生じるCO_2貯留の不適切なマッチングにより，悲劇的な酸血症となる結果，脳内にはより多くのサリチル酸が移動する[8]。もし患者が注意深くモニタリングされておらず，人工呼吸器の補助を受けていないならば，鎮静は避けるべきである。人工呼吸器を装着している患者では，あらゆる努力をもって，pHの低下とP_{CO_2}の上昇を避けるべきであり，そのためにも挿管前の分時換気量と人工呼吸器の設定を一致させておく。経験ある医師が挿管を行い，急速導入の間もアルカリ血症を確実にするために，挿管直前には炭酸水素ナトリウムを1～2 mEq/kgをボーラス投与しておく。このとき患者には，分時換気量20～30 L/minの目標に伴い，大きな1回換気量と多くの呼吸数が必要とされる。これらの手順にもかかわらず，患者が適切なpHを維持できない場合や，人工呼吸器に関連した圧損傷を受けた場合は，血液透析が適応となる。

血液透析

文献や教科書によっては，透析の絶対適応として血清アスピリン濃度が100 mg/

dL を超えることを挙げているが，低い濃度の場合に体外への除去を必要としないことを意味するものではない．終末器官に損傷の徴候があったり，肺水腫，肺損傷で炭酸水素ナトリウムのさらなる使用を避けたりするときに，血液透析は適応となる．血清濃度は中枢神経系の濃度を過小評価することがあるので，これは意識変容を有する患者の場合に特にあてはまる．

シアン化物

シアン化物は化学性の窒息剤である．特に布地とプラスチック製品の燃焼による火災傷病者で最もよくみられる．しかし，シアン化物は即効性があり，致死的で，治療が可能な毒物なので，他の健常人の突然死とは区別すべきである．シアン化ナトリウムやシアン化カリウムのようなシアン化物は，宝石作り，プラスチック手工業，写真撮影，その他の工業で使用されている．シアン化物は水と反応し，気体のシアン化水素を発生する．シアン化物を含む有機物も存在する．アセトニトリルはシアン化メチルであり，アクリル爪接着剤の除去剤や他の類似した化粧品に一般的にみられる．経口摂取したときは，シトクロム P450 系によってシアン化水素とホルムアルデヒドに代謝され，毒性は遅れて現れる．

　医原性のシアン中毒は，ニトロプルシドが高血圧の治療に使用されたときに生じる可能性がある．1つのニトロプルシド分子には5つのシアン化物分子が含まれており，それが遊離される．急速静注や持続静注後，あるいは栄養不良の患者では，シアン化物やその代謝産物（チオシアン酸塩）の中毒が生じる可能性がある．

病態生理

急性シアン化物中毒は，吸入，経口，経皮，静脈の経路を介し生じる．毒性を生じるために必要なシアン化物の量は，シアン化物の形態や曝露の時間と経路によって異なる．270 ppm を上回る濃度のシアン化水素ガスの場合，即死となる可能性がある．200 mg のシアン化カリウム塩の摂取では，数分以内で死に至る[9]．シアン化物は非常に強力な毒物であり，急速に作用する数少ない致死的毒物である．

　シアン化物は複数の経路によって体内から除去される．おもな経路はロダネーゼ（チオ硫酸-シアン化物硫黄転移酵素）によるチオシアン酸塩への酵素的な分解である．この酵素は，シアン化物からチオシアン酸を形成するチオ硫酸のように，硫黄供与体からの硫黄基の転移を触媒する．急性中毒では，シアン化物を解毒するロダネーゼの能力は内因性の硫黄供与体の量により制限され，急速に枯渇する．チオシアン酸は，相対的に固有の毒性はほとんどなく尿中に除去される．

シアン化物は多くの酵素を阻害するが，最も重大な作用は，ミトコンドリア内のシトクロムオキシダーゼの阻害である．シトクロムオキシダーゼは，電子伝達系の鍵となる酵素であり，酸化的リン酸化はそれなしでは起こらない．シアン化物は，電子伝達系の複合体IVのシトクロム a_3 の部分に作用する．その結果，水素イオンは水を形成するために酸素と結合することができなくなる．そして，ATPを生成することができず，組織による酸素の利用率が低下していく．細胞の窒息は正常な血液酸素分圧にもかかわらず発生し，過剰な水素イオンが酸血症を引き起こすことになる．電子伝達系の停止は，還元型ニコチンアミドアデニンジヌクレオチド（NADH）が NAD^+ および H^+ へ戻る変換を阻害し，ピルビン酸から乳酸への変換を促進するため乳酸が蓄積していく．

病歴と身体所見

シアン化物の毒性は，直ちに重篤な神経障害と血行動態の不安定を引き起こす．アセトニトリルのような有機シアン化物が摂取されると，もとの化合物が代謝されてシアン化物を放出するので，何時間後かに遅れて症状が現れる．ニトロプルシド投与によるシアン化物中毒は，明らかな臨床症状が現れるのに数時間から数日かかることがある．

シアン化物中毒の中枢神経系の症候は，進行性の低酸素が関与するのが典型的であり，頭痛，不安，興奮，錯乱，嗜眠，痙攣，昏睡がある．最初に中枢性の頻呼吸が生じ，引き続き徐呼吸となる．心血管系の徴候は臨床経過の早期に変化することがある．しかし，徐脈と低血圧はたいてい死亡直前の所見である．

シアン化物による犠牲者は，静脈血の酸素化増加により皮膚が鮮紅色となることが古くから知られている．シアン化物中毒は，似たような響きの名前である「チアノーゼ」を呈することはほとんどない．シアンcyanideという言葉はギリシャ語のkyanos（紺青色）に由来し，熱によってプルシアンブルー〔ヘキサシアノ鉄（II）酸塩〕から分離される．

次のような場合，シアン中毒を強く疑わなければならない．それは，血行動態が不安定で昏睡状態にある火災傷病者，工場や研究所で働いていて突然虚脱した人，急速に虚脱したり食後に代謝性アシドーシスを呈する自殺患者などである．また，ニトロプルシドの投与を受けている患者で，意識変容，代謝性アシドーシス，異常なバイタルサインがあるときは，シアン化物中毒の診断を考慮すべきである．

シアン化物とニトロプルシド

ニトロプルシドは，一酸化窒素を放出する薬物であり，血管拡張薬として使用され

ている。標準的な投与速度は，3 μg/kg/min（0.25 〜 10 μg/kg/min）である。ニトロプルシド分子はゆっくりと遊離し，急速にチオシアン酸に代謝される 5 つのシアノ基が含まれている。健康人では，シアン化物の解毒は約 1 g/kg/min の速度で起こり，これはニトロプルシドナトリウム 2 g/kg/min の投与速度に相当する[10]。しかし，重大な病気や栄養失調では硫黄の貯蔵が枯渇している可能性もあるので，ICU の患者はシアン化物毒性のリスクが高い。数時間を超えて 15 μg/kg/min 以上の速度，または 4 μg/kg/min 以上で 12 時間以上のニトロプルシドの投与は，ロダネーゼのシアン化物の解毒能を超えることがある[11]。

チオ硫酸ナトリウムは，シアン毒性を防ぐためにニトロプルシドと同時投与されることが多い。ニトロプルシド 100 mg に対し 1 g のチオ硫酸ナトリウムを投与するのが典型的であり，シアン化物の蓄積を防止するのに十分である[11]。しかし，チオシアン酸は腎臓で除去されるので，腎機能障害を有する患者では蓄積してしまい，毒性を引き起こす可能性にも留意することが重要である。チオシアン酸の毒性症状は非特異的であり，悪心・嘔吐，疲労，めまい，錯乱，せん妄，痙攣などがある。極端なチオシアン酸濃度の上昇（＞200 g/mL）は，高血圧および頭蓋内圧上昇などの致死性作用が生じる。AG 代謝性アシドーシスは，チオシアン酸の毒性では発症しない。血液透析は血清からチオシアン酸を除去するので，チオシアン酸の重度の毒性症状がある患者では優先的に考慮すべきである。

臨床検査

シアン化物に対する臨床検査機器は，ほとんどの臨床現場では容易に利用できない。一般的には，患者の病歴と身体所見に加えて他の補助的な検査が治療の指針となる。AG 代謝性アシドーシス，乳酸濃度上昇，静脈酸素飽和度の上昇が予測される検査所見である[12]。しかし，シアン化物にはこれらの中で特異的な所見を示すものはない。一酸化炭素，硫化水素，アジ化ナトリウムのような他の代謝阻害因子は，敗血症，高心拍出量症候群，左右心内シャントのような臨床状態と同様に，酸素の取り込みを減少させる。同時に採取した動脈と静脈の血液ガスでは，動脈と静脈の酸素飽和度の差が減少している場合がある（＜10 mmHg）[13]。

血中シアン化物と血清乳酸濃度との間には有意な関連がある。シアン化物摂取の病歴が強く疑われる少数の患者群では，血清乳酸濃度が 8 mmol/L を超えている場合に，血中シアン化物が中毒濃度 1.0 g/mL を超えている関連性は，感度 94％，特異度 70％，陽性適中率 64％，陰性適中率 98％であった[14]。火災による傷病者を対象とした症例対照研究では，10 mmol/L 以上の乳酸はシアン化物中毒の敏感な指標であったとされている[15]。

治療指針
初期蘇生
シアン化物摂取患者は急速に致死的状態になることがあるので，初期蘇生には時間的制約がある。ほとんどの場合，病歴と臨床症状にもとづく解毒薬の経験的投与が必要となってくる。気道，呼吸，循環を中心とした蘇生は治療の中心となるが，解毒薬を適切な時期に投与することが最も重要である。患者には100%酸素を投与すべきである。意識変容をきたしている患者や，口腔咽頭熱傷の徴候がある火災による傷病者は，気道を保護するために気管挿管が必要である。適切な静脈輸液蘇生にもかかわらず持続する低血圧の治療には，昇圧薬が必要になることがある。

消化管の除染
in vitro の研究で，シアン化物は活性炭にそれほど吸着されないとされているが，毒物を摂取した可能性があれば，気道確保した患者に活性炭を投与するのは今でも妥当とされている。

薬物療法
シアン化物中毒が疑われた場合，ヒドロキソコバラミンまたはシアン化物解毒薬キットのいずれかがすぐに投与されなければならない。ビタミンB_{12}の前駆体であるヒドロキソコバラミンは，直接シアン化物に結合し(1:1)，シアノコバラミン(ビタミンB_{12})を形成する。ヒドロキソコバラミンには，皮膚，粘膜，尿で数日間続く赤みを帯びた変色など，いくつかの副作用がある[16]。比色の臨床検査は赤色に影響され，乳酸値のような一般的な臨床検査では異常な値になることがある。このために，ヒドロキソコバラミンを投与する前に採血しておく。一般的に影響を受ける検査と，どのくらい影響が続くかは，添付文書に示されている。ヒドロキソコバラミンの成人投与量は，5 g を 15 分以上かけて静注する。中毒の重症度および効果に応じて，追加の 5 g (総投与量 10 g) を投与してもよい。

　シアン化物解毒薬キットには，亜硝酸アミル，亜硝酸ナトリウム，チオ硫酸ナトリウムの3つの成分が含まれている。チオ硫酸塩と亜硝酸塩の両方それぞれが，シアン化物中毒の動物の実験モデルに単独で与えられたときに解毒効果をもっているが，それらを合わせて投与することで，より大きな効果が得られる[17]。チオ硫酸塩は，シアン化物をチオシアン酸に変換するロダネーゼに必要な硫黄原子を供給する。亜硝酸塩は，シアン化物がシトクロムa_3より優先的に結合するメトヘモグロビンを生成し，シトクロムオキシダーゼの機能を改善させる。亜硝酸アミルはガラス管に保存されており，砕いて，液体を断続的に吸入または人工呼吸器に導入する。静注用の亜硝酸ナトリウムが好まれて使用されており，亜硝酸アミルガラス管の使用は，静脈ラインが遅れたり，とれなかったりするケースでの代替薬である。標準的

なメトヘモグロビンの検査では，シアノメトヘモグロビンが検出されないことを銘記しておくのは重要である。したがって，さらなる低酸素症を引き起こすことなく，シアン化物と結合する最適なメトヘモグロビン濃度を規定することは困難である。副作用には，過度のメトヘモグロビンの形成に加えて，亜硝酸塩の血管拡張作用による低血圧と頻脈などがある。急速静注を避け，血圧モニタリングを行い，ガイドラインの投与量に従うことは，副作用の軽減になる。

　チオ硫酸ナトリウムはシアン化物解毒薬キットの第2の成分であり，シアン化物解毒において亜硝酸塩とヒドロキソコバラミンの双方に相乗的に作用する。チオ硫酸ナトリウムはメトヘモグロビン血症を引き起こすことがないので，一酸化炭素ヘモグロビンが高濃度といったメトヘモグロビン血症が危惧されるような患者に，亜硝酸塩を用いることなく投与することができる〔成人へのチオ硫酸ナトリウムの投与：10～30分以上かけて12.5 gを静注。成人への亜硝酸アミル（静脈ラインがない場合のみ）の投与：口の前で1アンプルを破砕し，15秒ごとに保持吸入と休薬を必要に応じて繰り返す。亜硝酸ナトリウムの静注が開始されるまで行う（必要に応じて）。成人への亜硝酸ナトリウム（$NaNO_2$）3%（30 mg/mL）の投与：10 mL（300 mg）を2～4分以上かけて静注〕。

メタノール

メタノールは，工業用および家庭用の一般的な製品である。例えば，フロントガラス・ワイパーの洗浄液，キャンプやビュッフェプラッターの調理用固形燃料（STERNO®），ガスライン不凍液，コピー機のインク，香料，などの原料にみられる。密造酒などで不適切な醗酵が生じた場合に大規模なアウトブレイクが発生する。適時に血清濃度を得ることができないため，治療は困難となることが多い。

病態生理

メタノールは摂取後に速やかに吸収される。また，吸入や皮膚から吸収されることもあるが，皮膚からの吸入経路はまれである。腎代謝されないが，除去半減期がほぼ30時間の遅い蒸発という経路で体外へ排出される。

　メタノールは，NAD^+から$NADH$とH^+の還元反応と共役し，アルコールデヒドロゲナーゼ（ADH）およびアルデヒドデヒドロゲナーゼによる連続的な酸化によりゆっくりとギ酸に代謝される[18]。ギ酸は酸化的リン酸化を阻害し，シトクロムオキシダーゼを抑制するミトコンドリア毒素である。網膜上皮と視神経はメタノールに特に敏感であり，影響を受けた患者は，ぼやけたりかすんだりする"snowfield vision"や全盲までの視覚障害が発生することがある。

病歴と身体所見

エチレングリコールやメタノールなどの毒性アルコール類は，高AG代謝性アシドーシスを引き起こす病態の鑑別診断に挙げられる。アルコールと同様に，メタノールは酩酊を引き起こす可能性があるが，動物実験では，その分子量が少ないので他のアルコールよりそれほど酩酊を引き起こさないことが示唆されている[19]。メタノール濃度25～50 mg/dLは中毒域ではあるが，酩酊を引き起こすほど高くはなく，特にアルコール耐性がある個人ではそうである。酩酊がないからといって中毒を除外してはならない。

　また，大脳基底核はギ酸に対し他に例がないほど敏感である。メタノールは，CTやMRIで孤立性の大脳基底核病変を呈する数少ない毒素のひとつである[20]。酸血症のある昏睡状態の患者では，大脳基底核での孤立性の梗塞が，メタノールの曝露を示唆していることがある。ある研究では，典型的な放射線学的病変が9例中6例に存在していたとされている。中枢神経系の病変は他にも，脳梁の壊死，頭蓋内出血が報告されている[21]。

臨床検査

地域の検査機関の機能は，メタノール中毒患者の治療に大きな影響を与える。メタノール濃度が臨床的に意味のある時間内(例えば，同じ日以内に)に確定できれば，管理や処置は容易となる。血中濃度を検査して報告してくれる機関に，多くの医師が患者を層別化するために検査委託をしているが，大きな制約があり，結果が出るのに数日かかっている。

　メタノールとその他の毒性アルコール類は，多くの場合，原因不明の高AG代謝性アシドーシスの患者の鑑別でまず考慮される。他の診断を除外するために，血清乳酸濃度，血清または尿中のケトン体濃度，サリチル酸濃度，アルコール濃度，腎機能検査を行う。毒性アルコール類は，正常な乳酸値とケトン体陰性を伴う高AG代謝性アシドーシスを発生することが従来から知られている。いったん毒性アルコールを鑑別診断で考慮した場合は，血清濃度を検査しておく。結果がたとえ何日かかっても，治療方針の決定に役立つことに変わりはない。

　アルコール摂取患者の診断でジレンマとなるのは，アルコール中毒とアルコール性ケトアシドーシス(AKA)を区別することである。なぜならば双方とも，高AG代謝性アシドーシスをきたすからである。輸液，ビタミンB_1(チアミン)，ブドウ糖液の投与後にAGの改善が得られることは，AKAを同定するひとつの方法であ

ることを銘記しておくとよい。
浸透圧ギャップ
浸透圧ギャップ osmolar gap をチェックすることは，潜在的な有毒アルコール中毒症患者の評価では重要事項のひとつと考えられている。しかし，結果の評価にはいくつかの制限がある。なお，血漿浸透圧の実測値と計算値の差を浸透圧ギャップとして定義しており，血漿浸透圧は次の式で求められる。

算出した血漿浸透圧＝(Na^+×2)＋(ブドウ糖/18)＋(BUN/2.8)
浸透圧ギャップ＝実測した血漿浸透圧－算出した血漿浸透圧

測定不能の浸透圧物質の存在から浸透圧に占めるアルコールの割合を推定できる。

算出した血漿浸透圧＝(Na^+×2)＋(ブドウ糖/18)＋(BUN/2.8)＋
(アルコール/4.6)

メタノール(または任意のアルコール)中毒では，毒性分子は測定はされるが計算されない浸透圧活性を有し，それで浸透圧ギャップが生じる。例えば，AG は，メタノールがギ酸に代謝されるまでは増加しない。代謝産物であるギ酸はまた，浸透圧活性を有するが，溶液中で解離したギ酸ナトリウムとして存在するため，その活性は浸透圧計算値ではナトリウムイオン(Na^+)とみなされる。その結果，最初は，浸透圧ギャップが上昇するが AG は正常であり，曝露後時間が進むにつれて，AG が増加し，浸透圧ギャップが低下する。

正常な浸透圧ギャップは約－2±6 であるが，95％の患者では－10 ～ 14 を示す[22]。患者の平常時の浸透圧ギャップが不明であるため，通常のギャップの測定結果は判断を誤らせるおそれがあり注意を要する。例えば，通常の浸透圧ギャップが－5 である患者で，この患者の浸透圧ギャップが 9 であれば，実際には 14 の浸透圧ギャップがある。患者の平常時の浸透圧ギャップが未知であるので，それらの初期の評価に計算されたギャップが上昇しているか否かを知ることは不可能である。

最終的に，大きな浸透圧ギャップは有毒なアルコール摂取を示唆するかもしれないが，アルコール性ケトアシドーシス，乳酸アシドーシス，腎不全，およびショックなどのよくある状態はすべて浸透圧ギャップが上昇している。ICU の患者は，診断の確定の有無にかかわらず，浸透圧ギャップが 20 近くであることが多い。そのため，浸透圧ギャップが正常だからといって有毒なアルコール曝露を完全に除外することはできないし，軽度の浸透圧ギャップの上昇では，診断を確定するほど十分に特異的とはいえない。しかし，非常に高い浸透圧ギャップ(＞30 mOsmol/L)であれば，アルコール中毒を強く示唆する。

治療指針
内科的治療
アルコールデヒドロゲナーゼ(ADH)の阻害は，有毒代謝産物のギ酸の生成を防ぐため，メタノール中毒での治療の中心となる[18]。アルコールあるいはホメピゾールの投与によってADHの阻害ができる。ADHは，メタノールよりもアルコールに対してより高い親和性をもっており，約100 mg/dLの血清アルコール濃度で完全に遮断される。ホメピゾールは，ADHの競合的阻害薬である。米国では，静注用アルコールの入手はもはや容易ではないが，他の解毒薬が使用できなかったり，透析が遅れるといった極端な場合には，経口用アルコールを使用することができる。

アルコール静注は従来より解毒薬の選択肢であったが，その使用によりICUのベッドが必要となり，またその投与により，精神状態の変化，気道の閉塞，電解質濃度の変化によって，病態を複雑にさせてしまった。経口または静注アルコール投与の目標は，アルコールに耐性のない人が酔う濃度，つまり血清濃度100 mg/dLである。ホメピゾールは，アルコール投与で一般的にみられる精神状態や電解質の変化には関与しない。その使用は，ICU入室を必要としない場合もある[23]。ホメピゾールは初回投与量として15 mg/kg，引き続き10 mg/kgを12時間ごとに4回を行う。重要なのは，ホメピゾールのこの投与計画は，メタノールではなくエチレングリコールの薬物動態にもとづいていることである。メタノールの半減期は，ADHが遮断されると50時間に達することがあり，ホメピゾール投与が制限されるおもな理由である。メタノールは腎臓から除去されず，むしろ呼気から除去される。その結果，患者はホメピゾールが1週間もの長期にわたり必要となる場合があり，経費がかかるうえに，複雑な投与レジメンが必要となる。ホメピゾールはCYP450酵素2E1を活性化することによって，使用の48時間後に自身の代謝を誘導する。48時間を超えて使用した場合，より多い用量(15 mg/kg)が結果的に必要となる[24]。このような例では，血液透析が望ましい治療法であるかもしれない。

血液透析
血液透析は，重度の酸血症患者，昏睡や腎不全などの終末器官損傷の徴候がある患者，および50 mg/dLを超えるメタノール濃度がある患者で適応となる。血液透析は，毒性アルコール類およびそれらの代謝産物を除去して，酸塩基平衡障害を補正することができる。どんな毒性アルコールの中毒患者であっても，適切な透析療法がタイミングよく受けられるように，必要であれば初期の段階で腎臓専門医へのコンサルテーションを行っておくべきである。大量摂取で，メタノールやエチレングリコールが高濃度となっている例では，複数回の透析だけでなく，透析間のホメピ

ゾールの投与も適応となる。透析後は，再発性アシドーシス，異常な視覚の変化，腎不全(エチレングリコール中毒の場合)についてもモニタリングを行っておくべきである。

葉酸

葉酸は，メタノール中毒が疑われる患者すべてに投与すべきである。葉酸は，副作用がほとんどなく，安価で水溶性のビタミンである。フォリン酸(ロイコボリン)も有効であることが示されている。動物の実験モデルでは，葉酸とフォリン酸は，ギ酸の除去を増強することが示されている[25]。わずかではあるがヒトの症例報告でも有益であることが示唆されている。ギ酸はテトラヒドロ葉酸と結合し，10-ホルミルテトラヒドロ葉酸デヒドロゲナーゼにより，二酸化炭素と水に代謝される。

メトホルミン

メトホルミンは，糖尿病を治療するために一般的に使用されている経口血糖降下薬である。その作用機序は糖新生の阻害であり，肝臓のブドウ糖産生を減少させる。しかし，それはまた，筋肉や脂肪細胞のブドウ糖輸送体(GLUT)による末梢でのブドウ糖の取り込みを増強させてしまう。患者が重篤な状態で糖の代謝需要が増加していない限り，メトホルミンの過剰摂取により低血糖を引き起こすことはない。最も危惧される毒性は，高乳酸血症と代謝性アシドーシスであり，一般的にメトホルミン関連乳酸アシドーシス metformin-associated lactic acidosis(MALA)と呼ばれている。

MALAはメトホルミン単独の急性過剰摂取後に発症することがある[26]。MALAは通常，メトホルミン治療中で腎機能障害を発症する患者に生じる。意図しない(不慮の)メトホルミン中毒患者は，意図的なメトホルミンの過剰摂取による患者とは比べられない[27]。これは，組織低酸素症や腎不全，または他の併存病変の原因が内科疾患ではないかと気をとられて，診断が遅延する可能性があるからである。メトホルミン治療中の患者は，MALAを防止するためにヨウ素造影剤の投与72時間後の内服が勧められている。しかし，研究者の中には，腎機能障害を有する糖尿病患者は，造影剤の静注を受ける前から危険にさらされていると主張している者もいる[28]。

病態生理

最近の動物実験や *in vitro* での研究では，メトホルミンはミトコンドリアに対して毒性をもつことが示されている。メトホルミンは肝細胞での乳酸の取り込みと消費

を減らす．しかし，メトホルミンは全身の酸素消費量を減らし，肝細胞以外の組織でも同様にミトコンドリアの機能不全の原因となる[29,30]．

　MALA の診断は異論の多いところでもある．Cochrane レビューではその存在をめぐって議論が交わされているが，その理由は，MALA と考えられているどのデータも，無作為化比較試験ではなく症例報告や連続症例研究に由来するからのようである[31]．メトホルミンに関する無作為化比較試験では，腎疾患の患者は除外されており，過剰摂取の影響に対する評価はされていない．そのような試験の中で，MALA の発生は基本的には存在しない．症例報告や連続症例研究，動物実験にもとづくエビデンスでは，MALA の存在を強く支持しており，AG 代謝性アシドーシスと乳酸の濃度が上昇している患者では考慮すべきである．

病歴と身体所見

MALA は致死性疾患であるが容易に診断を見落としやすい．初期の症状は，悪心・嘔吐，嗜眠，腹痛などであるが，それらは非特異的である．細心の病歴聴取により，脱水，最近かかった感染症，新規の内服薬あるいは静注造影剤を用いる検査を最近受けたかなど，腎機能障害の病因を評価すべきである．患者は，重度の代謝性アシドーシスと多臓器不全に進行することがある．

治療指針

炭酸水素ナトリウムの静注は，重炭酸イオン（HCO_3^-）の血清濃度が 5 mEq/L 未満の患者で適応となるが，MALA に関連した酸塩基異常を補正するには不十分と思われる．血液透析は重度の酸血症では治療の根幹となる．また，血液透析はメトホルミンを除去するには効果がないが，酸塩基の異常と，おそらく腎臓での合併症を是正する．

結論

ミトコンドリア毒素は酸化的リン酸化に重篤な障害を引き起こし，最後には多臓器不全から死に至る．初期の症状は非特異的であることが多く，非中毒性病因として容易に見過ごされてしまう．しかし，どの患者にも，AG 代謝性アシドーシス，乳酸上昇，疑わしい病歴などがあるので，これらの毒素に付随する検査と解毒薬の賢明な使用により迅速に評価すべきである．

関連文献

文献	研究デザイン	結果
アスピリン		
Hill, *Pediatrics*. 1971[2)]	動物実験	重炭酸ナトリウムは，筋肉，脳，肝臓のサリチル酸塩濃度を低下させる。二酸化炭素は反対の効果を示す
Rapoport et al., *J Clin Invest*. 1945[4)]	動物実験	サリチル酸塩は呼吸性アルカローシスの原因となり，鎮静薬は毒性を増加させる。そして，重炭酸ナトリウムの投与はpHを上昇させるが，二酸化炭素分圧(P_{CO_2})には影響しない
Thurston et al., *J Clin Invest*. 1970[5)]	動物実験	サリチル酸塩は脳内のブドウ糖濃度を低下させ，乳酸値を上昇させる。ブドウ糖の投与で生存率が改善する
Stolbach et al., *Acad Emerg Med*. 2008[8)]	サリチル酸中毒の患者3,144人を対象とした後ろ向き診療録再調査	不適切な人工呼吸管理が，呼吸性アシドーシス，酸血症，臨床的な悪化の原因となる。気管挿管されている患者すべてのpHは7.4未満であり，アシドーシスは最終転帰と関連していた
シアン化物		
Baud et al., *Crit Care Med*. 2002[14)]	シアン中毒患者11人を対象とした後ろ向き診療録再調査	血中シアン濃度＞1.0 g/mLに対する血清乳酸値＞8 mmol/Lは，感度94％，特異度70％，陽性適中率64％，陰性適中率98％であった
Baud et al., *N Engl J Med*. 1991[15)]	住宅火災現場から救出された傷病者109人を対象とした，治療開始前の血清シアン濃度の前向き症例対照研究	乳酸値＞10 mmol/Lはシアン中毒を鋭敏に反映し，乳酸値上昇は一酸化炭素濃度よりもシアン濃度のほうと関連が認められた
Borron et al., *Ann Emerg Med*. 2007[16)]	シアン中毒患者69人を対象とした前向き観察連続症例研究	ヒドロキソコバラミン投与後，シアン中毒患者の67％が生存。副作用としては皮膚や尿の変色，低血圧
メタノール		
McMartin et al., *Biochem Med*. 1975[18)]	動物実験	ギ酸はメタノール中毒における代謝性アシドーシスの原因である。ホメピゾール(4-メチルピラゾール)はギ酸生成を効果的に阻害し，アシドーシスを予防する

(つづく)

文献	研究デザイン	結果
Hoffman et al., *J Toxicol Clin Toxicol*. 1993[22]	血清中のアルコールと電解質の濃度の結果が得られた患者321人を対象とした前向き観察研究	浸透圧ギャップの基準値は−2±6。浸透圧ギャップ正常はアルコール中毒を否定できない
Brent et al., *N Engl J Med*. 2001[23]	メタノール中毒の治療としてホメピゾールが投与された患者11人を対象とした前向き観察連続症例研究	11人全例で代謝阻害がみられた。9人が生存。重要な副作用はなかった
McMartin et al., *J Pharmacol Exp Therap*. 1977[25]	動物実験	葉酸は二酸化炭素産生への代謝を促進し増加させる。葉酸欠乏はギ酸の代謝や排出を減少させる
メトホルミン		
Seidowsky et al., *Crit Care Med*. 2009[27]	メトホルミン関連乳酸アシドーシス(MALA)で入院した患者42人を対象とした後ろ向き単一施設MICU study	意図的なメトホルミン中毒は、意図しない(不慮の)中毒と比較して良好な転帰をたどった。多臓器不全は予後不良の因子であった
Owen et al., *Biochem J*. 2000[29]	実験レベルでの研究	メトホルミンは呼吸連鎖を阻害することにより糖新生を阻害する
Protti et al., *Crit Care (London, England)*. 2012[30]	動物実験	メトホルミンは全体の酸素消費量を阻害し、肝臓、腎臓、心臓のさまざまな組織におけるミトコンドリアの複合体Ⅰを阻害する
Salpeter et al., *Cochrane Database Syst Rev(Online)*. 2010[31]	347の前向き研究のメタ分析と、2型糖尿病患者にメトホルミンを使用した観察コホート研究	メトホルミンが乳酸アシドーシスを増加させる原因となるエビデンスはなかった。研究では、腎機能障害やメトホルミン過剰摂取の患者は除外されていた

文献

1. Flomenbaum NE. Salicylates. In: Nelson LS, Howland MA, Hoffman RS, et al., eds. *Goldfrank's Toxicologic Emergencies*. 9th ed. New York: McGraw-Hill; 2011.
2. Hill JB. Experimental salicylate poisoning: observations on the effects of altering blood pH on tissue and plasma salicylate concentrations. *Pediatrics*. 1971;47(4):658–665.
3. Hill JB. Salicylate intoxication. *N Engl J Med*. 1973;288(21):1110–1113.
4. Rapoport S, Guest GM. The effect of salicylates on the electrolyte structure of the blood plasma. I. Respiratory alkalosis in monkeys and dogs after sodium and methyl salicylate; the influence of hypnotic drugs and of sodium bicarbonate on salicylate poisoning. *J Clin Invest*. 1945;24(5):759–769.
5. Thurston JH, Pollock PG, Warren SK, et al. Reduced brain glucose with normal plasma glucose in salicylate poisoning. *J Clin Invest*. 1970;49(11):2139–2145.
6. Anderson RJ, Potts DE, Gabow PA, et al. Unrecognized adult salicylate intoxication. *Ann Intern Med*. 1976;85(6):745–748.
7. Kallen RJ, Zaltzman S, Coe FL, et al. Hemodialysis in children: technique, kinetic aspects related to varying body size, and application to salicylate intoxication, acute renal failure and some other disorders. *Medicine*. 1966;45(1):1–50.
8. Stolbach AI, Hoffman RS, Nelson LS. Mechanical ventilation was associated with acidemia in

a case series of salicylate-poisoned patients. *Acad Emerg Med*. 2008;15(9):866–869.
9. Kirk MA HC, Isom GE. Cyanide. In: Nelson LS, Howland MA, Hoffman RS, et al., eds. *Goldfrank's Toxicologic Emergencies*. 9th ed. New York: McGraw-Hill; 2011.
10. Schulz V. Clinical pharmacokinetics of nitroprusside, cyanide, thiosulphate and thiocyanate. *Clin Pharmacokinet*. 1984;9:239–251.
11. Rindone JP, Sloane EP. Cyanide toxicity from sodium nitroprusside: risks and management. *Ann Pharmacother*. 1992;26:515–519.
12. Johnson RP, Mellors JW. Arteriolization of venous blood gases: a clue to the diagnosis of cyanide poisoning. *J Emerg Med*. 1988;6(5):401–404.
13. Nelson L. Acute cyanide toxicity: mechanisms and manifestations. *J Emerg Nurs*. 2006;32(4 Suppl):S8–S11.
14. Baud FJ, Borron SW, Megarbane B, et al. Value of lactic acidosis in the assessment of the severity of acute cyanide poisoning. *Crit Care Med*. 2002;30(9):2044–2050.
15. Baud FJ, Barriot P, Toffis V, et al. Elevated blood cyanide concentrations in victims of smoke inhalation. *N Engl J Med*. 1991;325(25):1761–1766.
16. Borron SW, Baud FJ, Barriot P, et al. Prospective study of hydroxocobalamin for acute cyanide poisoning in smoke inhalation. *Ann Emerg Med*. 2007;49(6):794–801, 801 e791–e792.
17. Chen KK, Rose CL. Nitrite and thiosulfate therapy in cyanide poisoning. *J Am Med Assoc*. 1952;149(2):113–119.
18. McMartin KE, Makar AB, Martin G, et al. Methanol poisoning. I. The role of formic acid in the development of metabolic acidosis in the monkey and the reversal by 4-methylpyrazole. *Biochem Med*. 1975;13(4):319–333.
19. Wallgren H. Relative intoxicating effects on rats of ethyl, propyl and butyl alcohols. *Acta Pharmacol Toxicol*. 1960;16:217–222.
20. Hantson P, Duprez T, Mahieu P. Neurotoxicity to the basal ganglia shown by magnetic resonance imaging (MRI) following poisoning by methanol and other substances. *J Toxicol Clin Toxicol*. 1997;35(2):151–161.
21. Sefidbakht S, Rasekhi AR, Kamali K, et al. Methanol poisoning: acute MR and CT findings in nine patients. *Neuroradiology*. 2007;49(5):427–435.
22. Hoffman RS, Smilkstein MJ, Howland MA, et al. Osmol gaps revisited: normal values and limitations. *J Toxicol Clin Toxicol*. 1993;31(1):81–93.
23. Brent J, McMartin K, Phillips S, et al. Fomepizole for the treatment of methanol poisoning. *N Engl J Med*. 2001;344(6):424–429.
24. Wiener SW. Toxic alcohols. In: Nelson LS, Lewin N, Howland MA, Hoffman RS, et al., eds. *Goldfrank's Toxicologic Emergencies*. 9th ed. New York: McGraw-Hill; 2011.
25. McMartin KE, Martin-Amat G, Makar AB, et al. Methanol poisoning. V. Role of formate metabolism in the monkey. *J Pharmacol Exp Therap*. 1977;201(3):564–572.
26. Teale KF, Devine A, Stewart H, et al. The management of metformin overdose. *Anaesthesia*. 1998;53(7):698–701.
27. Seidowsky A, Nseir S, Houdret N, et al. Metformin-associated lactic acidosis: a prognostic and therapeutic study. *Crit Care Med*. 2009;37(7):2191–2196.
28. Nawaz S, Cleveland T, Gaines PA, et al. Clinical risk associated with contrast angiography in metformin treated patients: a clinical review. *Clin Radiol*. 1998;53(5):342–344.
29. Owen MR, Doran E, Halestrap AP. Evidence that metformin exerts its anti-diabetic effects through inhibition of complex 1 of the mitochondrial respiratory chain. *Biochem J*. 2000;348 (Pt 3):607–614.
30. Protti A, Fortunato F, Monti M, et al. Metformin overdose, but not lactic acidosis per se, inhibits oxygen consumption in pigs. *Crit Care (London, England)*. 2012;16(3):R75.
31. Salpeter SR, Greyber E, Pasternak GA, et al. Risk of fatal and nonfatal lactic acidosis with metformin use in type 2 diabetes mellitus. *Cochrane Database Syst Rev (Online)*. 2010(4): CD002967.

49

腐食剤
caustic

Payal Sud and Mark Su

背景

2010年のAmerican Association of Poison Control Centersの報告によれば，家庭用腐食性洗剤による中毒は201,750件が確認されている。酸，アルカリ，その他の腐食剤曝露のほとんどは経口摂取によるもので，85％は不慮の事故，90％以上が小児である[1]。意図的に摂取する症例は多くはないが，深刻な障害となる傾向がある[2,3]。急性障害としては食道穿孔，死亡があり，遅発性障害としては食道狭窄，食道癌がある[2,4]。

病態生理

腐食剤の接触による組織損傷の範囲は4つの因子によって規定される。それは，腐食剤の摂取量，特定の腐食剤の摂取，pH，滴定酸/アルカリ予備能 titratable acid/alkaline reserve (TAR) である[5,6]。強酸 (pH<3)，強アルカリ (pH>11) は重大な障害の原因となるが，ほぼ中性に近くてもフェノールのようにTARの高いものは重大な障害を引き起こす[6]。TARは，腐食剤を食道のpHに近いpH8まで滴定するために必要な塩酸や水酸化ナトリウムの量で表される[5]。ある物質の食道損傷の可能性を評価する際，TARはpHよりも正確である。しかし，TAR値は似たような物質でも大きな差があり，同じ物質でも固体と液体では異なる。患者の初療中にTAR値を入手することは救急医にとって不可能であるが，一般的な家庭用製品では公表されており，必要なときには入手することができる[5]。TARを救急で使用することは実用的ではないが，中性に近いpHをもつ物質でも重大な腐食性損傷を引き起こす原因となることを救急医が留意しておくことは重要である。

アルカリ

水酸化イオン（OH⁻）が組織深部に浸潤すると，強アルカリ（塩基）により組織の融解壊死をきたす。壊死組織は酵素により加水分解され，やわらかく化膿した腫瘤を形成する[7]。家庭内では，アルカリはオーブンクリーナーや排水溝洗剤〔従来は水酸化カリウム（KOH）が一般的だったが，現在は水酸化ナトリウム（NaOH）が一般的〕として使用され，少量でも腐食性損傷の原因となる。強アルカリを含む固形の腐食剤は粉末の洗濯用洗剤，食器用洗剤として使用され，固体は粘膜に長くとどまることから，少量であっても重大な損傷を引き起こす[8]。家庭用の水酸化アンモニウム（NH₄OH，さまざまな家庭用洗剤に使用されている）や次亜塩素酸ナトリウム（NaOCl，家庭用漂白剤に使用されている）は通常は希釈されており，故意などにより過量摂取しない限り食道に重大な損傷はきたさない。

最近になり北米でも入手できるようになってきたパック型液体洗剤は，重大な傷害の原因となる特性があるため，特に述べておく必要がある。2001年に欧州で生産され，2011年から北米においても入手可能となってきている。これらは，水溶性ポリビニール製パックに，非イオン性とイオン性の濃縮された液体洗剤，プロピレングリコール，アルコールが封入されている[9]。この洗剤のpHは生理学的状態に近いが（pH 7～9），食道，皮膚，眼に刺激性があり重大な傷害をきたす。最近の後ろ向き研究では，これらのパック型洗剤に曝露した患者の症状と転帰の列記が試みられている[9]。曝露の大部分が小児による誤飲であり，症状は嘔吐が最も多かった。なかには曝露後すぐに重篤な呼吸困難，中枢神経系機能低下をきたす小児もみられた。大部分の症例において継続観察は困難であり，長期予後については不明である。そのため注意深く治療する必要がある。

最後に，ボタン電池の誤飲は，食道粘膜に接触すると，水酸化カリウム，水酸化ナトリウムが漏れることがあるため，長く重大な問題としてとらえられてきた。最近の電池は，臨床的には懸念が残るが，より漏れにくくなっている[6]。

酸

酸は水素イオン（H⁺）を遊離し，これが組織を乾燥させる凝固壊死を引き起こし，強固な熱傷皮膚（焼痂）を形成する。実は焼痂には酸による損傷が深部に進行するのを防ぐ働きがある。家庭用強酸製品は塩酸（トイレ用やその他の洗剤）やフッ化水素酸（錆とり剤，壁やタイル用洗剤）を含んでいる[1]。フッ化水素酸の曝露では特有の臨床的症状が生じ，独特な診療ガイドライン（後述）がある。

病歴と身体所見

アルカリは融解壊死を引き起こし，酸は凝固壊死を引き起こすが，これらの曝露は類似している。腐食剤に曝露した患者を診療する際には，救急医は意図的な摂取かどうかということも含めた詳細な病歴聴取，すなわち摂取した製品の形状（固形か液体か），濃度，摂取量，摂取時刻を聴取しなければならない。そして，身体所見では次の事項を観察する。

- 悪心・嘔吐
- 口腔咽頭の浮腫や熱傷
- 流涎，嗄声，吸気性喘鳴
- 嚥下障害，嚥下時痛
- 心窩部痛，吐血

これらは食道，胃，気道の損傷を表す[10]。それぞれの所見に関する特異的な損傷パターンは，内視鏡検査および治療の項で述べる。

診断的評価

生化学検査

病歴，身体所見のみならず血液検査も行うべきである。2003年の研究では，経裂孔的食道切除術，胃全摘術のような外科的治療が必要となる重症食道損傷の信頼性のある指標として，動脈血pH<7.22，塩基欠乏12を挙げている[11]。同じ研究で，pH<7.11，塩基欠乏16.1は，組織壊死の程度とそれに続く乳酸産生に関連する重度のアシドーシスのため，外科的治療を行っても死に至る指標である。

画像検査

胸部および腹部X線検査は，明らかに食道穿孔している症例を除き，すべての腐食剤摂取症例において行われるべき検査である。しかし，その感度は低い[6]。CTはより感度が高いが，その適応は臨床的には強く穿孔が疑われるがX線検査では不明であった症例に限るべきである。食道造影検査も，造影剤の管外漏出像を可視化し食道穿孔を明らかにするために用いられることがある。造影剤の選択は議論の分かれるところであり，専門家によってはガストログラフィンのように漏出した際に縦隔や腹腔内に刺激の少ない水溶性の造影剤を用いたほうがよいという意見がある一方，誤嚥性肺炎を予防するためにバリウムを用いたほうがよいという専門家も

いる[6]。造影剤は，放射線科，中毒学，消化器科の専門家にコンサルテーションを行い，適切なものを選択すべきである。

　最近の研究では，食道損傷の程度を同定するには内視鏡よりもCTのほうが有用であるといわれているが，いまのところ内視鏡検査のほうが一般的である[12,13]。

内視鏡検査

救急医にとって最も難しい問題は，腐食剤を経口摂取した患者のうち直ちに内視鏡検査を要する患者を確定することである。内視鏡検査により食道損傷を悪化させるリスクはあるが，安全に帰宅できる患者と食道狭窄のリスクを減らすための手術や他のより大がかりな治療が必要となる重症患者を区別することができる。

　かつて硬性鏡による内視鏡検査は穿孔のリスクが高かった。新しい軟性鏡は穿孔のリスクは低く操作性もよいが[14]，内視鏡検査の適応とタイミングについてはいまだに結論が出ていない。腐食剤を経口摂取した患者での緊急内視鏡の適応を判断するための病歴と身体所見からなる指標を示した研究がいくつかあるが，それらの結論は大きく異なっている。小児378人を対象とした後ろ向き研究において，症状(嘔吐，過度の流涎，腹痛，口咽頭熱傷，嚥下障害，悪心，飲水拒否)と食道病変の重症度には統計学的な相関がみられた。そのため，すべての摂取患者において内視鏡検査が提唱された[15]。それに続く小児156人の後ろ向き研究でも，嘔吐とGrade II・IIIの食道病変との相関を除いては同様の結論が得られた[16]。

　同様の対象において正反対の見解を示した研究も2つ存在する。20歳未満の若年者79人を対象とした調査によると，嘔吐，流涎，吸気性喘鳴のすべてがみられない場合は，食道損傷が100%存在しない予測因子となるが，上記の3つの症状のうち2つ以上存在する場合の食道損傷の予測率は50%となる[10]。これらの見解をもとに，著者らは，すべての患者に内視鏡検査を施行するよりも臨床症状(嘔吐，流涎，吸気性喘鳴)が認められる患者に限定して施行するよう推奨している。もうひとつの小児85人を対象とした同様の前向き研究では，無症状であれば100%食道損傷がないことを予見でき，呼吸器症状や吐血の症状があれば食道損傷である可能性をかなりの確率で予見できると述べている[17]。この研究では，誤って摂取した無症状の患者に対しては内視鏡検査は控えるよう提唱している。これらの研究は，自殺目的の摂取については考慮していないが，自殺目的の症例では症状に関係なく内視鏡検査が必要であり，故意の摂取では食道損傷の有病率が高いことに関してはコンセンサスが得られている[1]。

　誤って摂取した患者で症状(呼吸器症状，流涎，吸気性喘鳴，嗄声，嚥下障害，嘔吐など)がない場合は，救急での適切な経過観察と経口摂取を試した後であれば，

安全に帰宅可能であるというコンセンサスが得られている[10]。故意もしくは不慮の摂取にかかわらず，有症状の患者に対しては，内視鏡検査による一定の消化管精査が必要である。自殺目的の患者の場合，無症状でも内視鏡検査の実施に関してコンサルテーションを行う必要がある。

内視鏡検査のタイミング

内視鏡検査を行わなければならない，もしくは避けなければならない期間について検討した研究がいくつかある。粘膜の脱落は受傷後4〜7日に起こるのが典型的であり，膠原線維の堆積は受傷後14日から起こり始める。そのため，受傷後5〜15日の間が内視鏡による穿孔が最も起こる時期と考えられている[3,14,18]。1991年の腐食剤を摂取した81人の前向きコホート研究では，内視鏡検査が合計381回（初回および継続観察を含む）施行されたが，内視鏡に近接した穿孔例は認めなかった[14]。穿孔は3人にみられ，それぞれ第9，11，15病日に起こっていた。また，これらの穿孔は硬性鏡の使用によるためと考えられた。この研究では，内視鏡検査が安全に施行されるのは受傷後6〜96時間の間であると結論づけている。注記として，食道粘膜の脆弱性があると仮定されるため，受傷後5〜15日に内視鏡検査を施行した患者はいないとされている。5〜15日に限定した内視鏡検査を評価した文献はなく，この時期に施行可能かどうかにかかわらず，内視鏡検査は可能な限りこの期間を避けるよう推奨されている[3,14,18]。

早期の内視鏡検査のメリットは，経鼻胃管 nasogastric tube(NGT)の留置（直視下に留置できる）であり，早期経管栄養が可能となる。早期の栄養開始は，腐食剤による損傷の治癒を早め，入院期間の短縮につながる[19]。経腸栄養は，小腸粘膜の保護，感染のリスク軽減，肝胆道系合併症の軽減，電解質や栄養素のモニタリング，費用対効果の面などから経静脈栄養よりも有用である[19]。

食道損傷の内視鏡的重症度評価

Grade Iは浮腫や発赤といった表層の損傷である。これらの損傷は狭窄や癌に進展することはなく，通常の食事が摂取できるようであれば安全に帰宅可能である。治療は不要である。

Grade IIaは，食道表層の潰瘍，痂皮，粘膜出血のように粘膜を越える損傷である。軟食の摂取が可能であり，経腸栄養のために経鼻胃管の挿入が必要とされることもある。Grade IIbはIIa損傷と似ているが，全周性の損傷である。

Grade IIIは深い潰瘍，組織壊死，重症出血，穿孔などである。IIbおよびIIIの損傷では穿孔，感染，狭窄のリスクが高くなり，40年間の追跡調査によれば，癌の発生リスクが1,000倍になる。

治療指針

気道管理
治療はまず気道管理から始める。腐食剤は重篤な気道浮腫を生じさせ，すぐに気道狭窄を引き起こす。嗄声，吸気性喘鳴，流涎は上気道損傷の徴候であり，救急では耳鼻咽喉科医によるファイバー喉頭鏡での声帯の観察が必要になる。研究はないが，気道浮腫に対してデキサメタゾン 10 mg を 1 回静注することが一致した意見として推奨されている[6]。浮腫が進行し，気道狭窄，呼吸障害が認められるようになった場合には，なるべくファイバー喉頭鏡を用いて経口気管挿管を施行する。

除染
腐食剤摂取においては通常，除染は禁忌であるが，眼や皮膚に付着した場合は必要不可欠となる。乾性，粉末状の腐食剤は，水に溶けるとさらに傷害が強くなるため，洗浄する前に皮膚から払い落とすべきである。眼に付着した場合は，Morgan® レンズと大量の生理食塩液や乳酸リンゲル液により眼の pH が生理的な pH (7.40) に近づくまで洗浄すべきである。視力は洗浄後に評価すべきであり，細隙灯で角膜糜爛や潰瘍の有無について評価する。眼損傷に関しては，抗菌薬の点眼と眼科医による継続診察が必要である。

活性炭は，しばしば消化管除染に用いられるが，腐食剤摂取患者においては禁忌である。活性炭の使用は，内視鏡での粘膜評価の妨げになり，穿孔が合併する場合には肺炎の原因となる。腐食剤摂取では中和することによって発熱し，さらに損傷が悪化するため決して行ってはならない。

食道損傷の治療
手術
手術は，穿孔，低血圧，代謝性アシドーシスが持続している患者に必要である[11, 20]。早期手術（摂取後 24 時間以内）は待期的手術に比べ，合併症率と死亡率が低い[20]。手術は，食道損傷の Grade II と III において必要となることがある[21]。

ステロイド
ステロイドは腐食剤摂取後の食道狭窄予防のために投与されてきたが，賛否の別れるところである。361 人のメタ分析では，ステロイド治療群の狭窄率 19％に対し，ステロイド非投与群では 41％だった[22]。その結果，この研究では重度の食道損傷患者に対してはステロイド投与を推奨している。しかし，ここでは Grade II と III を区別していない。なお，他の研究ではステロイドの有効性を示すことができてい

ない。例えば，Grade I 〜 III の小児 60 人を対象とした前向き研究では，ステロイド投与群と非投与群における食道狭窄合併の有意差は認められず，それぞれの重症度に分けて検討しても同様の結果であった[23]。最近の総説でも，ステロイド投与の有無によって食道狭窄合併に有意差はなかった[24]。ステロイド治療は有効性がないばかりか，すでに感染傾向にある患者の免疫力を低下させるため，有害であると報告されていることにも注意すべきである。そのため，最近のガイドラインでは食道狭窄に対するステロイドの予防的投与は推奨されていない[24]。

抗菌薬
食道損傷に対する抗菌薬の使用に関するデータは少ない。感染源がはっきりしている場合には抗菌薬を投与すべきである[6]。ステロイドが投与されている患者に対して抗菌薬を投与することは理にかなっているが，一般的に抗菌薬の予防的投与は推奨されていない。

経鼻胃管
経鼻胃管の留置は，食道損傷のために経口摂取ができない患者に対して必要となる。食道損傷がある患者に対する経鼻胃管挿入は，内視鏡ガイド下においてのみ行うべきである。

食道ステント
シリコン製の食道ステント留置は，狭窄を予防し食道管腔を保つ[3,6,25,26]。ステントは挿入時の損傷や胃食道逆流症増加の原因となり，治癒を妨げることもある。ステントの使用は症例ごとに決定すべきである[27]。

スクラルファート
腐食剤摂取におけるスクラルファート（粘膜保護薬）使用の有効性を示した科学的根拠はない[28]。

プロトンポンプ阻害薬と H_2 受容体拮抗薬
プロトンポンプ阻害薬と H_2 受容体拮抗薬は食道粘膜へ逆流する胃酸を減らすため，すべての症例において推奨されている[6]。

フッ化水素酸

フッ化水素酸 hydrofluoric acid（HF）は，オーブンクリーナー，錆とり，アルミニウム研磨剤，大型機械用洗剤，洗濯用洗剤など，多用途に用いられている。また，テフロン®やフレオン®の合成のみならず，プラスチック染料や電子機器の製造工場でも用いられている[1,6,29,30]。弱酸ではあるが，フッ化水素酸は腐食性とは無関係の特有な全身毒性をもつため，特に述べておく必要がある。

病態生理

フッ化水素酸水溶液はpKa 3.5の弱酸である[6]。フッ化水素酸中毒は摂取によっても生じるが，典型的には皮膚，眼，気道からの曝露によるものである。フッ化水素酸は組織に深く浸透し，H^+やフッ化イオン（F^-）を解離させる。F^-がカルシウムやマグネシウムと結合しフッ化カルシウム（CaF_2）などの不溶性結晶を形成し沈殿するため[31]，局所の低カルシウム血症や低マグネシウム血症が生じる[6,31~34]。フッ化水素酸曝露による疼痛は，H^+による腐食性熱傷やカルシウムの調整不全によって起こり，神経興奮や，痛みと虚血の原因となる血管攣縮を引き起こす[6,34]。

フッ化水素酸の深部への浸透は，曝露経路にかかわらず全身性の中毒を引き起こす。さらに，低カルシウム血症や低マグネシウム血症，高カリウム血症を引き起こす。これは，F^-により細胞内カルシウムイオン（Ca^{2+}）が上昇し，Ca^{2+}依存性K^+チャネルがカリウムイオン（K^+）の細胞外流出を引き起こすためと考えられている[35]。そして，低カルシウム血症，低マグネシウム血症，高カリウム血症は致死的不整脈を引き起こすことがある。

病歴と身体所見

皮膚汚染

フッ化水素酸による皮膚汚染では，疼痛や明らかな組織損傷は遅れて生じる。皮膚に発赤が現れ，次いでカルシウムの沈殿による皮膚の蒼白が起こる。疼痛は組織の変化よりも先に生じるため，手に強い痛みはあるが明らかな皮膚障害のない患者の臨床診断を行うことは困難である[6,36~38]。

吸入

フッ化水素酸を吸入した場合，軽い上気道の不快感から呼吸困難，低酸素血症，低カルシウム血症までさまざまな病態を生じる[39]。診療録の後ろ向き調査では，石油化学工場から排出されたフッ化水素酸を吸入した939人を対象とし，眼や喉の違和感，頭痛，息切れといった症状や，呼吸機能低下，低酸素血症，低カルシウム血症といった客観的所見も認められた[39]。

経口摂取

フッ化水素酸の経口摂取は，胃炎，低カルシウム血症や高カリウム血症による不整脈を含む全身性の中毒を引き起こす[40,41]。局所の組織損傷から気道損傷を起こすこともある。故意にフッ化水素酸を経口摂取した場合，死に至ることが多い[42,43]。

眼球汚染

フッ化水素酸は眼に対して高い腐食性があり，深く浸透し，角膜間質浮腫，結膜浮腫，出血，虚血，炎症，間質混濁を引き起こす[44,45]。長期的には角膜の血管新生や

ドライアイの原因となる。

診断的評価
生化学検査
血清カルシウム，マグネシウム，カリウムの検査は必須である。血清 pH 低値は全身性の中毒が悪化している徴候であり，これは血液ガスで測定する[31]。血清フッ素濃度は結果が出るまで時間がかかるため，臨床的には役に立たない[6]。

心電図
心電図検査は，低カルシウム血症（QTc 間隔延長）や高カリウム血症（テント状 T 波）を評価するために，フッ化水素酸に曝露した全患者で行う。

治療指針
除染
- **皮膚**：吸収を最小限に抑えるため，直ちに水で洗浄する。
- **吸入**：除染は不可能。
- **経口摂取**：死亡する可能性が高ければ胃洗浄を考慮する[6]。フッ化水素酸による全身毒性はその腐食性に比して高いものであり，フッ化水素酸の消化管洗浄による利益は経鼻胃管留置による穿孔のリスクよりも大きい[46,47]。医療従事者のフッ化水素酸の二次被害には十分に注意を払い，各人が保護器具を常に着用するようにする。活性炭はフッ化水素の吸着には効果的ではない[6]。
- **眼球**：生理食塩液，乳酸リンゲル液，水による洗浄。長時間の洗浄は有害であり，避けるべきである[44]。

内科的治療
- **経皮的投与**：2.5% グルコン酸カルシウム（静注用）と滅菌した水溶性潤滑剤を混合したカルシウムゲルを損傷部位に塗布する。損傷部位は手であることが多く，カルシウム吸収のため 30 分間手袋で保護する。薬物からのカルシウムはフッ化水素酸のフッ化イオンと結合し，患者本人のカルシウムやマグネシウムがフッ化イオンと結合するのを防ぐ。
- **皮下投与**：希釈したグルコン酸カルシウム液を組織内に注入することが長年の論点となっているが，コンパートメント症候群，感染，組織損傷のほうが効果を上回るため，もはや推奨されていない[6]。塩化カルシウムの皮内注射は，重大な組織壊死の原因となるため行うべきではない。
- **静脈内投与**：局所治療の効果がないときは，10% グルコン酸カルシウムを疼痛除去や低カルシウム血症の補正のために使用する[36,48,49]。フッ化水素酸に曝露した

患者では，マグネシウムの局所もしくは非経口投与が推奨される根拠は乏しい。
- **動脈内投与**：グルコン酸カルシウムの動注は，素早い鎮痛と組織の救済のために行われる[36,50]。この作用機序は，血管を拡張し，カルシウムを組織に供給することにより，フッ素イオンを除去するものと考えられている[36]。副作用として，局所感染，橈骨動脈攣縮，低マグネシウム血症がある[6,36,50]。

指を曝露したすべての患者は，痛みが再発した場合やカルシウムの反復投与のために，救急での経過観察が4〜6時間は必要である[6]。

それぞれの曝露形態に対する追加治療
- **吸入**：グルコン酸カルシウム液(2.5〜5%)の吸入。喉頭浮腫が存在する場合は，気道確保のために気管挿管し，陽圧換気が必要となる[6,51,52]。
- **経口摂取**：カルシウム塩の経口摂取が動物実験で試されているが，ヒトのデータはない[53,54]。
- **眼球汚染**：洗浄後に眼科検査が必要となるため，眼科専門医へのコンサルテーションを行う。カルシウムやマグネシウムは眼球に刺激を与えるため，1%グルコン酸カルシウム点眼薬の投与については賛否両論がある[29,45,51]。

重症中毒に対する治療
低カルシウム血症や低マグネシウム血症による不整脈は，カルシウムやマグネシウムの静注により治療する。高カリウム血症は標準的治療で積極的に治療すべきである。炭酸水素ナトリウムの静注による尿のアルカリ化は，フッ化物の排泄を促す[55]。大量輸液に耐えられない患者，重篤な患者，腎機能障害がある患者においては，フッ化物の排出のために血液透析が必要になることもある[56,57]。

結論

致死的な腐食剤曝露の大半は，故意によるもので成人に多い。誤って摂取する患者の大半は小児である。腐食剤曝露による組織損傷の広がりのリスクを層別化することは非常に難しい。特に注意すべきことは，摂取した製品の種類，故意の摂取かどうか，嘔吐，吸気性喘鳴，流涎といった症候である。消化器科や外科へのコンサルテーションを行い，相当量の摂取もしくは明らかな症状があるような場合には，早期から治療に参加してもらうべきである。腐食剤の経口摂取では，除染は通常禁忌であるが，眼球汚染や皮膚汚染では除染が重要である。フッ化水素酸曝露は全身性の中毒を予防するために除染を必要とし，その後カルシウム治療を行うのが適切である。

関連文献

文献	研究デザイン	結果
腐食剤		
Crain et al., *Am J Dis Child*. 1984[10]	腐食剤を経口摂取した79人(20歳未満)の後ろ向き調査	症状(嘔吐,流涎,吸気性喘鳴)が2つ以上の場合は50%に重大な食道損傷があり,症状が1つ以下では食道損傷は0例であった。口咽頭熱傷は食道損傷の程度とは関連がなかった
Cheng et al., *Surg Today*. 2003[11]	腐食剤を経口摂取した129人(平均年齢42.7歳)の後ろ向き調査	手術が必要になった患者の平均pH 7.22±0.12に対し,手術が不要だった患者の平均pHは7.38±0.06であった($p<0.001$)。手術を施行した患者のうち,生存例の平均pH 7.27±0.09,死亡例の平均pH 7.11±0.11であった($p<0.001$)。動脈血pH 7.22未満は重症であり,緊急手術を考慮する
Zargar et al., *Gastrointest Endosc*. 1991[14]	腐食剤を経口摂取した81人の前向き観察研究	軟性鏡による早期の内視鏡検査は安全であり,穿孔の原因とはならない。内視鏡検査は食道が最も脆弱な5～15病日では避けるべきである
Lamireau et al., *J Pediatr Gastroenterol Nutr*. 2001[17]	誤って腐食剤を摂取した小児85人の前向きコホート研究	先進国では,腐食剤を誤飲した小児が無症状の場合,食道損傷は100%ないと予見することができる
Peclova and Navratil, *Toxicol Rev*. 2005[24]	II度もしくはIII度の食道熱傷患者572人を対象に,ステロイド治療の有無を比較した10件(前向き2,後ろ向き8)のシステマティックレビュー	ステロイド投与の有無によって食道狭窄が起こるかどうかは不明
フッ化水素酸		
Hatzifotis et al., *Burns*. 2004[29]	フッ化水素酸により化学熱傷をきたした42人の後ろ向き調査	熱傷面積平均1%。上肢が最も多く,64%が手指であった。17%の患者が外科的デブリドマンを要し,14%が爪を除去した。死亡例はなかった。低カルシウム血症はカルシウムの内服,静注で治療した。皮膚汚染,吸入曝露,経口摂取,眼球汚染,全身性中毒の5つの簡潔なアルゴリズムを提示した

(つづく)

文献	研究デザイン	結果
De Capitani et al., *Sao Paulo Med J*. 2009[36)]	手の70％をフッ化水素酸で皮膚汚染した41歳男性の症例報告	局所治療が無効であったが、グルコン酸カルシウムの動注を行い、指の蒼白と浮腫が完全に回復した
Graudins et al., *Ann Emerg Med*. 1997[48)]	フッ化水素酸曝露に対するカルシウム局所治療が無効だった7例の症例報告	Bierブロック法でグルコン酸カルシウムを静注し、7人のうち4人で痛みは完全回復。痛みが残存した3人は動注により完全回復した。手術が必要となった症例はなく、副作用も最小であった

文献

1. Bronstein AC, Spyker DA, Cantilena LR, et al. 2010 Annual report of the American Association of Poison Control Centers' National Poison Data System (NPDS): 28th Annual Report. *Clin Tox*. 2011;49:910–941.
2. Gumaste VV, Dave PB. Ingestion of corrosive substances by adults. *Am J Gastroenterol*. 1992;87(1):1–5.
3. Ramasamy K, Gumaste VV. Corrosive Ingestion in Adults. *J Clin Gastroenterol*. 2003;37(2):119–124.
4. Moore WR. Caustic ingestions. Pathophysiology, diagnosis, and treatment. *Clin Pediatr (Phila)*. 1986;25(4):192–196.
5. Hoffman RS, Howland MA, Kamerow HN, et al. Comparison of titratable acid/alkaline reserve and pH in potentially caustic household products. *J Toxicol Clin Toxicol*. 1989;27(4–5):241–246.
6. Nelson LS, Lewin NA, Howland MA, et al. *Goldfrank's Toxicologic Emergencies*. 9th ed. New York, NY: McGraw-Hill; 2011.
7. Kumar V, Abbas AK, Fausto N, et al. *Robbins and Cotran Pathological Basis of Disease*. 8th ed. Pennsylvania: Saunders Elseveir; 2010.
8. Kirsh MM, Ritter F. Caustic ingestion and subsequent damage to the oropharyngeal and digestive passages. *Ann Thoracic Surg*. 1976;21:74–82.
9. Williams H, Bateman DN, Thomas SHL, et al. Exposure to liquid detergent capsules: a study undertaken by the UK National Poisons Information Service. *Clin Tox*. 2012;50:776–780.
10. Crain EF, Gershel JC, Mezey AP. Caustic ingestions. Symptoms as predictors of esophageal injury. *Am J Dis Child*. 1984;138(9):863–865.
11. Cheng YJ, Kao EL. Arterial blood gas analysis in acute caustic ingestion injuries. *Surg Today*. 2003;33:483–485.
12. Isbister GK, Page CB. Early endoscopy or CT in caustic injuries: a re-evaluation of clinical practice. *Clin Tox*. 2011;49:641–642.
13. Ryu HH, Jeung KW, Lee BK, et al. Caustic injury: can CT grading system enable prediction of esophageal stricture? *Clin Tox*. 2010;48:137–142.
14. Zargar SA, Kochhar R, Mehta S, et al. The role of fiberoptic endoscopy in the management of corrosive ingestion and modified endoscopic classification of burns. *Gastrointest Endosc*. 1991;37(2):165–169.
15. Gaudreault P, Parent M, McGuigan MA, et al. Predictability of esophageal injury from signs and symptoms: a study of caustic ingestion in 378 children. *Pediatrics*. 1983;71:667–770.
16. Previtera C, Giusti F, Guglielmi M. Predictive value of visible leasions (cheeks, lips, oro-

pharnyx) in suspected caustic ingestion: may endoscopy reasonably be omitted in completely negative pediatric patients? *Pediatr Emerg Care*. 1990;6(3): 176–178.
17. Lamireau T, Rebousissoux L, Denis D, et al. Accidental caustic ingestions in children: is endoscopy always mandatory? *J Pediatr Gastroenterol Nutr*. 2001;33(1):81–84.
18. Cheng HT, Cheng CL, Lin CH, et al. Caustic ingestion in adults: the role of endoscopic classification in predicting outcome. *BMC Gastroenterol*. 2008;8(31).
19. Chibishev A, Simonovska-Veljanovska N, Pereska Z. Artificial nutrition in therapeutic approach of acute caustic poisonings. *Maced J Med Sci*. 2010;3(2).
20. Javed A, Pal S, Krishnan EK, et al. Surgical management and outcomes of severe gastrointestinal injuries due to corrosive ingestion. *World J Gastrointest Surg*. 2012;4(5):121–125.
21. Estrera A, Taylor W, Mills LJ, et al. Corrosive burns of the esophagus and stomach: a recommendation for an aggressive surgical approach. *Ann Thor Surg*. 1986;41:276–283.
22. Howell JM, Dalsey WC, Hartsell FW, et al. Steroids for the treatment of corrosive esophageal injury: a statistical analysis of past studies. *Am J Emerg Med*. 1992;10:421–425.
23. Anderson KD, Rouse TM, Randolph JG. A controlled trial of corticosteroids in children with corrosive injury of the esophagus. *N Engl J Med*. 1990;323(10):637–640.
24. Peclova D and Navratil T. Do corticosteroids prevent oesophageal stricture after corrosive ingestion? *Toxicol Rev*. 2005;24(2):125–129.
25. Berkovits RN, Bose CE, Wijburg FA, et al. Caustic injury of the esophagus. *J Laryngol Otol*. 1996;110:1041–1045.
26. De Peppo F, Zaccara A, DallOglio L, et al. Stenting for caustic strictures. *J Pediatr Surg*. 1998; 22:54–57.
27. Sinar DR, Fletcher JR, Cordova CC, et al. Acute acid-induced esophagitis impairs esophageal persitalsis in baboons. *Gastroenterology*. 1981;80:1286.
28. Reddy AN, Budhraja M. Sucralfate therapy for lye-induced esophagitis. *Am J Gastroenterol*. 1988;83:71–73.
29. Hatzifotis M, Williams A, Muller M, et al. Hydrofluoric acid burns. *Burns*. 2004;30:156–159.
30. Huisman LC, Teijink JAW, Overbosch EH, et al. An atypical chemical burn. *Lancet*. 2001;358: 1510.
31. Boink AB, Wemer J, Meulenbelt J, et al. The mechanism of fluoride-induced hypocalcemia. *Hum Exp Toxicol*. 1994;13(3):149–155.
32. Greco RJ, Hartford CE, Haith LR, et al. Hyrdofluoric acid-induced hypocalcemia. *J Trauma* 1988;28:1593–1596.
33. Sanz-Gallen P, Nogue S, Munne P, et al. Hypocalcaemia and hypomagnesaemia due to hydrofluoric acid. *Occup Med*. 2001;51(4):294–295.
34. Thomas D, Jaeger U, Sagoschen I, et al. Intra-arterial calcium gluconate treatment after hydrofluoric acid burn of the hand. *Cardiovasc Intervent Radiol*. 2009;32:155–158.
35. Cummings CC, McIvor ME. Fluoride-induced hyperkalemia: the role of Ca^{2+}-dependent K^+ channels. *Am J Emerg Med*. 1988;6(1):1–3.
36. De Capitani EM, Hirano ES, Zuim Ide SC, et al. Fingers burns caused by concentrated hydrofluoric acid, treated with intra-arterial calcium gluconate infusion: case report. *Sao Paulo Med J*. 2009;127(6):379–381.
37. Anderson WJ, Anderson JR. Hydrofluoric acid burns of the hand: mechanism of injury and treatment. *J Hand Surg Am*. 1988;13(1):52–57.
38. Sheridan RL, Ryan CM, Quinby WC Jr, et al. Emergency management of major hydrofluoric acid exposures. *Burns*. 1995;21:62–64.
39. Wing JS, Brender JD, Sanderson LM, et al. Acute health effects in a community after a release of hydrofluoric acid. *Arch Environ Health*. 1991;46(3):155–160.
40. Stremski ES, Grande GA, Ling LJ. Survival following hydrofluoric acid ingestion. *Ann Emerg Med*. 1992;21(11):1396–1399.
41. Yu-Jang S, Li-Hua L, Wai-Mau C, et al. Survival after a massive hydrofluoric acid ingestion

with ECG changes. *Am J Emeg Med.* 2001;19(5):458–460.
42. Whiteley P, Aks SE. Case files of the toxicon consortium in Chicago: survival after intentional ingestion of hydrofluoric acid. *J Med Toxicol.* 2010;6:349–354.
43. Kao WF, Dart RC, Kuffner E, et al. Ingestion of low-concentration hydrofluoric acid: an insidious and potentially fatal poisoning. *Ann Emerg Med.* 1999;34(1).
44. McCulley JP, Whiting DW, Petitt MG, et al. Hydrofluoric acid burns of the eye. *J Occup Med.* 1983;25(6):447–450.
45. McCulley JP. Ocular hydrofluoric acid burns: animal model, mechanism of injury and therapy. *Trans Am Ophthalmol Soc.* 1990;88:649–684.
46. Baltazar RF, Mower MM, Reider R, et al. Acute fluoride poisoning leading to fatal hyperkalemia. *Chest.* 1980;78:660–663.
47. Manoguerra AS, Neuman TS. Fatal poisoning from acute hydrofluoric acid ingestion. *Am J Emerg Med.* 1986;4:362–363.
48. Graudins A, Burns MJ, Aaron CK. Regional intravenous infusion of calcium gluconate for hydrofluoric acid burns of the upper extremity. *Ann Emerg Med.* 1997;30(5):604–607.
49. Ryan JM, McCarthy GM, Plunkett PK. Regional intravenous calcium—an effective method of treating hydrofluoric acid burns to limb peripheries. *J Accid Emerg Med.* 1997;14:401–404.
50. Vance MV, Curry SC, Kunkel DB, et al. Digital hydrofluoric acid burns: treatment with intraarterial calcium infusion. *Ann Emerg Med.* 1986;15(8):890–896.
51. Schiettecatte D, Mullie G, Depoorter M. Treatment of hydrofluoric acid burns. *Acta Chir Belg.* 2003;103:375–378.
52. Kono K, Watanabe T, Dote T, et al. Successful treatments of lung injury and skin burn due to hydrofluoric acid exposure. *Int Arch Occup Environ Health.* 2000;73:S93–S97.
53. Heard K, Delgado K. Oral decontamination with calcium or magnesium salts does not improve survival following hydrofluoric acid ingestion. *J Toxicol Clin Toxicol.* 2003;41:789–792.
54. Heard K, Hill RE, Cairns CB, et al. Calcium neutralizes fluoride bioavailability in a lethal model of fluoride poisoning. *J Toxicol Clin Toxicol.* 2001;39(4):349–353.
55. Proudfoot AT, Krenzelok EP, Vale JA. Position paper on urine alkalinization. *J Toxicol Clin Toxicol.* 2004;42:1–26.
56. Berman L, Taves D, Mitra S, et al. Inorganic fluoride poisoning treatment by hemodialysis. *N Engl J Med.* 1973;289:922.
57. Juncos LI, Donadio JV. Renal failure and fluorosis. *JAMA.* 1972;222:783–785.

50

抗凝固薬
anticoagulant

Betty C. Chen and Lewis S. Nelson

背景

抗凝固薬の全身投与は血栓塞栓症の治療あるいは予防として広く用いられている。ワルファリンのようなビタミンK拮抗薬は，20世紀半ばから長きにわたり標準的な抗凝固療法として確立され，それから間もなくしてヘパリンが発見された。ごく最近の抗凝固療法の現状は，直接凝固因子阻害薬に広く置き換わってきている。これらの抗凝固薬は投与量の調整が簡便である一方で，ひどい出血性合併症を引き起こす可能性を秘めている。ビタミンK拮抗薬やヘパリンには拮抗薬が存在するが，新しい抗凝固薬には即効性のある拮抗薬は存在しない。

医療者と患者は抗凝固薬の全身投与の利益と不利益をよく考えて使用しなければならない。自然発生もしくは外傷による出血が抗凝固薬の最も重大な合併症である。頭蓋内出血，あるいは消化管出血のように圧迫止血できない部位の出血が致命的なイベントとして挙げられるが，局所的な小出血もよくみられる。

大出血をきたした場合には，止血処置と循環血液量の維持が最優先事項である。晶質液や赤血球液（PRBC）輸血は循環血液量の補充には有効であるが，抗凝固薬の拮抗にはならない。それどころか，クエン酸による低カルシウム血症や，血小板と凝固因子の希釈が凝固障害をさらに悪化させる。拮抗薬の使用は抗凝固薬により異なる。出血性合併症に対する手術や根本的治療は，特定の症例において必要になることがある（硬膜外血腫に対するドレナージ術など）。

ビタミンK拮抗薬

ワルファリンが最も一般的な経口抗凝固薬である。ワルファリンは，ビタミンK 2,3-エポキシドレダクターゼ，ビタミンKキノンレダクターゼを阻害し，活性

型第II, VII, IX, X因子を枯渇させることにより抗凝固作用をもたらす[1,2]。さらに，これら凝固前駆物質の阻害に加え，ビタミンK拮抗薬は抗凝固因子であるプロテインC，プロテインSを阻害するため，ビタミンK拮抗薬治療の初期には一過性に過凝固状態となる[2]。

病歴と身体所見

ビタミンK拮抗薬による抗凝固療法では，治療域内の患者であっても副作用は起こる。ビタミンK拮抗薬治療中の患者では，大出血のリスクはさまざまな因子によって高くなる。例えば，年齢，併存疾患，安定しないプロトロンビン時間国際標準化比(PT-INR)，アルコールや薬物の使用，遺伝的要因などである[3,4]。ビタミンK拮抗薬は数多くの食物や薬物と相互作用があるため，この拮抗薬による抗凝固療法を受けている患者のPT-INRは不安定なことが多い[2,5]。

　出血がビタミンK拮抗薬使用における最も一般的な合併症であるが，救急医は出血以外の合併症についてもよく知っておくべきである。ワルファリンによる皮膚壊死，紫趾症候群はまれであり，医療者はこれらの副作用を誤認する可能性がある。ワルファリンによる皮膚壊死はプロテインC，プロテインS，アンチトロンビンIIIの欠乏した患者により起こりやすいといわれている[6~8]。皮膚血栓症は虚血を引き起こすと考えられているが，その機序についてはほとんど解明されていない[7,9]。ワルファリン開始後1週間以内に皮下脂肪の多い乳房，腹部，大腿，臀部などの部位で痛みや皮膚紅斑が生じることがある。これらの部位では壊死が5cmもの深さに達することがある[8,10]。さらに二次感染が好発する[11]。

　紫趾症候群は，一般的にワルファリン治療開始後3～8週に起こる塞栓現象である。これはビタミンK拮抗薬に起因する動脈硬化プラークへの出血とそれに続くコレステロール塞栓が原因で生じる[11]。

診断的評価

プロトロンビン時間(PT)とPT-INRは，ワルファリンの効果判定のために広く利用されている安価な検査である。PTは凝固カスケードのうち外因系を測定する。PTは個人や試薬によって変動するため，INRが標準化のために用いられている。それぞれの検査室でINRを算出する場合，検査室固有の国際感度指数international sensitivity index(ISI)により累乗されたPT比を用いて計算している[12,13]。PT-INRはワルファリンが適応となる状況によっても異なるが，一般的に2～3.5が目標値とされている。

　しかし，PTやPT-INRはワルファリン以外の要因でも上昇する。例えば，肝

不全，凝固因子に対する阻害因子，播種性血管内凝固(DIC)や他のさまざまな要因がPT，PT-INR延長の原因となる。これらの延長は必ずしも抗凝固状態を反映するわけではない。

混合試験は，ビタミンK拮抗薬により生じる凝固因子の欠乏とヘパリンのような凝固因子阻害を区別するのに役立つ。プールされた正常血漿と患者血漿を同量混ぜ合わせた後でPTやPT-INRを中和できない場合は，凝固因子阻害薬の存在が立証される[14]。

治療指針

ビタミンK拮抗薬に由来する凝固障害は，活性型凝固因子(第IIa，VIIa，IXa，Xa因子)の回復によって改善する。生命にかかわる大出血のように，早急に凝固障害を改善しなければならない患者に対しては，直ちに新鮮凍結血漿(FFP)やプロトロンビン複合体濃縮製剤(PCC)を投与する。American College of Chest Physicians(ACCP)ガイドラインの2012年版では，ビタミンK拮抗薬誘発性の出血を伴う凝固障害患者には，4因子含有PCC(4F-PCC)を直ちに投与するよう推奨している[14]。2012年版のガイドラインでは，FFPよりもPCCを優先して使用するよう推奨しているが，直接これらを比較した大規模無作為化比較試験はない。ガイドラインは，小規模な非盲検，非対照の研究をもとに作成されている[15,16]。理論的にはPCCの投与では容量負荷を軽減し，治療期間を短縮するという利点がある。さらに，PCCでは血液型の一致は不要であり，輸血時の副作用やウイルス感染のリスクを減らすことができる[17]。しかし，FFPのほうがビタミンK拮抗薬に起因する凝固障害の拮抗に用いられることが多い。これはFFPのほうが値段が安いことと，米国においては2013年4月まで4F-PCCは使用できなかったということに起因している。3因子含有PCC(3F-PCC)と4F-PCCはそれぞれ非活性型第II，VII，IX，X因子を含有している。しかし，3F-PCCは血栓形成軽減のため，第VII因子の含有量が少ない。また，血友病や第VIIIまたはIX因子インヒビターを有する患者では，ビタミンK拮抗薬に起因する凝固障害の拮抗に限り，遺伝子組換え第VIIa因子製剤(rFVIIa)の使用を支持する研究者もいる。しかし，最新のACCPガイドラインでは，この目的に対してrFVIIaを使用することを明確に推奨している。血友病や第VIIIまたはIX因子インヒビターを有しない患者へのrFVIIaの適応外使用は，血栓形成のリスクを高めることになる[18]。

凝固因子にはそれぞれ半減期があるため，ビタミンK拮抗薬による凝固障害の最初の治療はビタミンK_1の投与であり，非活性型ビタミンK依存性凝固因子の再活性化を促進することである。経口投与での血漿濃度のピークは3〜6時間である

が，静注では直ちに血漿濃度のピークを迎える[19]。肝臓のγ-グルタミルカルボキシラーゼを介する凝固因子の活性化が律速段階となるため，PT-INRの改善には時間がかかる。凝固が過度に延長している患者にビタミンK_1を静注した場合，PT-INRが目標値まで改善するのに6時間かかったのに対し，経口投与では12時間かかったという研究もある[20]。PT-INR基準値の維持は，ビタミンK_1の半減期，血漿ビタミンK_1濃度，それぞれのビタミンK拮抗薬の活性化時間に依存する。長時間作用型ビタミンK拮抗薬では，過度の凝固延長予防のために，ビタミンK_1の反復投与が必要になる。

　生命にかかわる出血をきたした成人患者で，PT-INR正常化の有益性がリスクを上回ると判断された場合には，ビタミンK_1 10 mgを静注すべきである。静注によりアナフィラキシー反応を起こす危険があるため，投与速度は1 mg/minを超えないように行う。PT-INR>10で出血症状がない患者には少量（1～2.5 mg）のビタミンK_1の経口投与を行う。治療域より延長しているPT-INR<10の患者では，出血症状がなければワルファリンの次回投与を行わず，その後PT-INRの再検査を行う[14]。ビタミンK_1の皮下投与は吸収動態が予期できないため，経口投与ができないなどの特別な場合を除き行うべきではない。

　ワルファリンによる皮膚壊死をきたした患者ではワルファリンを中止し，ヘパリンの全身投与による抗凝固療法を行うべきである。重症例では，外科的デブリドマンや四肢切断も報告されている[11]。

ヘパリン

未分画ヘパリンはグリコサミノグリカンの混合物であり，アンチトロンビンの構造を変化させ，その活性を増強させる。未分画ヘパリンはトロンビンと第IXa，Xa，XIa，XIIaといった凝固因子を阻害する[21]。低分子ヘパリンは，未分画ヘパリンに由来する分解物であり，アンチトロンビンの構造を変化させ，特に第Xa因子を特異的に阻害する[22]。低分子ヘパリンは，血中半減期が長く，投与量の調整が不要であることなど，いくつかの点において未分画ヘパリンよりも優れている。

　ヘパリンの合併症はおもに2つに分けられる。ひとつは，抗凝固作用というところからも予想されるとおり出血性合併症である。もうひとつは，非出血性合併症であり，ヘパリン起因性血小板減少症 heparin-induced thrombocytopenia（HIT）やHIT・血栓症症候群 thrombosis syndrome〔HIT(T)〕といわれるものである。重要なのは，術後の血小板消費による血小板減少症とヘパリン由来の合併症であるHIT(T)を区別することである。術後の血小板減少症は術後第1～2日目に起こり，

1～2日後には改善する．それに対し，HIT(T)はヘパリン使用後5～10日で明らかになることが多い．しかし，ヘパリン使用歴がある患者では，より早期に血小板減少が生じるので診断を難しくさせている[23]．

HIT(T)は，抗体によるヘパリン-血小板第4因子複合体の認識により生じる．これらの抗原-抗体複合体が血小板に結合した結果，血小板破壊と血小板活性化が起こる．HITは，血栓症の続発症ではなく血小板が破壊されるときに発症する．一方，HIT(T)は血小板が活性化され，血栓症が引き起こされるときに発症する．HITを治療しない場合，55％がHIT(T)へと進行する．HIT(T)は低分子ヘパリンでも発症することがある[23,24]．

診断的評価

活性化部分トロンボプラスチン時間(aPTT)は，未分画ヘパリンの抗凝固効果をモニタリングするのによい検査である．ノモグラムは，aPTTの結果をもとにヘパリンの投与量を変更するのに役立つ．心血管系手術後のように高用量ヘパリンを必要とする患者では，aPTTの代わりに活性化凝固時間activated clotting time(ACT)が用いられている[25]．ヘパリン抵抗性が明らかな患者では，高用量のヘパリン投与でもaPTTが治療域に到達しない．このような患者では，aPTTの代わりに抗Xa活性を測定するとよく，同等の治療効果や安全性で，より少量のヘパリン投与が可能となる[26]．

低分子ヘパリンにより治療している患者では，一般的に採血によるモニタリングは不要である[27]．静脈血栓塞栓症の予防的投与量は一定であるが，この疾患の治療用量は体重によって変わる．妊婦や肥満した患者，慢性腎臓病の患者では，抗Xa活性の測定を行うべきである．抗Xa活性の治療域は抗凝固療法の導入目的により異なる[25]．

ヘパリン投与後に血小板数10万/μL以下，または40％以上の低下がみられた場合にHIT(T)を疑う[28]．HIT(T)の高リスク群は，予防もしくは治療のためにヘパリンが投与されている術後患者である．これらの患者のHIT(T)の罹患率は1～5％である．心臓手術を受けた患者も高リスク群であり，罹患率は1～3％である[23]．HIT(T)に罹患するリスクが1％超の患者においては，ヘパリン治療開始後4日以降から，2～3日ごとに血小板数を検査すべきである．治療開始後14日経過してもHIT(T)を発症しない場合には，それ以上の血小板数のモニタリングは不要である[23]．HIT(T)の診断のためのHIT抗体検査は，前述の血小板数の減少が認められた場合に行う．

治療指針

aPTTが延長し，少量の出血をきたしている患者では，抗凝固療法の中止のみで十分である．投与量にもよるが，未分画ヘパリンの活性は1～2.5時間と短いからである[29,30]．それに対し，相当量の出血をきたしている場合には拮抗薬の投与が必要となる．プロタミン硫酸塩はヘパリンと結合し，抗凝固能を相殺する．未分画ヘパリン100単位はプロタミン1 mg静注で中和されるが，その投与量はプロタミン投与時に残存するヘパリン量を計算し反映させたほうがよい（ヘパリンの半減期は60～90分と仮定する）[29]．プロタミンの副作用は多い．プロタミンの過剰投与により，逆に抗凝固状態となる．適正投与量でも低血圧，徐脈が起こるが，ゆっくり投与することによりリスクを軽減できる．アナフィラキシーも生じる可能性があり，過去のプロタミン投与歴，魚アレルギー，精管切除の既往がある患者は高リスク群である．アナフィラキシーのリスクがある患者では，致死量の出血の場合に限りプロタミンを投与すべきである[25]．

低分子ヘパリンによる抗凝固療法でも，致死量の出血の場合にプロタミンが投与されることがある．低分子ヘパリンの拮抗薬はないが，プロタミンにより部分的な拮抗は可能である．低分子ヘパリン投与後8時間以内であれば，抗Xa因子100単位（エノキサパリン1 mgが抗Xa因子100単位に相当）に対し，プロタミン1 mgを投与する．出血が持続する場合には，2回目は抗Xa因子100単位に対しプロタミン0.5 mgを投与する．低分子ヘパリン投与後8時間以上経過している場合には，プロタミン投与量を減量する[25]．

HIT(T)が疑われていたり明らかにHIT(T)である場合，最も有効な治療はヘパリンもしくは低分子ヘパリンによる治療を中止することである．ワルファリンによってPT-INRが治療域に達するまで，直接トロンビン阻害薬（アルガトロバン，bivalirudin）や第Xa因子阻害薬（ダナパロイド）のような代替的抗凝固薬を投与すべきである．ダビガトラン，リバーロキサバン，アピキサバンといった新規経口抗凝固薬については，これらの適応での研究は現在のところない．

直接トロンビン阻害薬

ビタミンK拮抗薬やヘパリン投与によって生じる問題を避けるために，直接トロンビン阻害薬は非経口的に投与されてきたが，ごく最近になり経口直接トロンビン阻害薬へと発展してきた．これらの薬物は薬用ヒルから抽出されたヒルジンというペプチドに由来し，急性冠症候群や静脈血栓塞栓症の治療に用いられている[31]．最も一般的に用いられてきた非経口直接トロンビン阻害薬は，bivalirudinとアルガ

トロバンである．これらの薬物は HIT（T）のようにヘパリンが禁忌となる場合に用いられる．

　ダビガトラン（経口直接トロンビン阻害薬）は，非弁膜症性心房細動患者の静脈血栓塞栓症と脳梗塞予防的投与のみ，現在認められている．初期の研究では，非弁膜症性心房細動患者での静脈血栓塞栓症の予防投与において，出血性合併症が少なく死亡率も低いという良好な結果が得られていた[32]．残念なことに市販後の調査やその後の研究では，ダビガトランによる出血率は予想よりも高い結果となっている[33,34]．2012年には，米国食品医薬品局（FDA）が副作用の筆頭にダビガトランを引き合いに出し報告している[35]．しかし，腎機能に見合わない投与量，75歳超[33]，誤った適応での投与[34]が出血のリスクであることが，この勧告では示唆されている．さらに，ダビガトラン治療群では，他の抗凝固薬による治療群に比べて心筋梗塞と急性冠症候群の発症リスクが高いと考えられている[36]．

診断的評価
直接トロンビン阻害薬である bivalirudin とアルガトロバンでは，抗凝固の程度を推定するために連続 aPTT 測定が最もよく使用されている[25]．直接トロンビン阻害薬による抗凝固の程度と aPTT の関係が線形で表現できないため，残念ながら，aPTT による予測値はしばしば不正確である．ダビガトランの血中濃度が 200 ng/mL を超えると aPTT はプラトーに達し，PT や PT-INR も血清ダビガトラン濃度とは非線形の関係となる[37]．トロンビン時間とエカリン凝固時間は直接トロンビン阻害薬濃度とより相関があり，これらが血中濃度と抗凝固能を推測するのによい検査であると考えられている[25,37]．直接トロンビン阻害薬の使用が増加するに伴い，トロンビン時間，エカリン凝固時間を測定できる検査室は増えたが，それでも即日検査が可能な施設は限られている．

治療指針
直接トロンビン阻害薬の最も重大な問題は，実績のある拮抗薬がないことである．非経口投与の作用時間は比較的短いため，出血が疑われる際に，直接トロンビン阻害薬の点滴や投与を中止するのは最も危険な処置である．13倍量のアルガトロバンを投与された患者に新鮮凍結血漿（FFP）を投与した症例報告がある．aPTT 延長に対し FFP 投与により治療したが，aPTT は正常化しなかった．幸いなことに，その患者に出血性合併症は認められなかった[38]．ダビガトランの経口投与では半減期は 8〜12 時間であるが，直接トロンビン阻害薬の非経口投与では半減期は 0.5〜2 時間である[39]．そのため，ダビガトランによる抗凝固療法中の出血は，特に治

療が困難となる。製薬会社は，支持療法と赤血球液輸血，FFP 輸血を提案している。遺伝子組換え第 VIIa 因子製剤（rFVIIa）やプロトロンビン複合体濃縮製剤（PCC），血液透析も考慮されうるとしているが，これらの有効性を示したヒトの前向き無作為化試験は存在しない。マウスの実験では，頭蓋内出血モデルマウスに 4 因子含有 PCC（4F-PCC）を投与すると，投与量に依存して血腫拡大が抑えられた。PCC 100 単位/kg の投与量が最も効果があったが，出血時間が正常化したマウスはいなかった。同じ研究において rFVIIa と FFP は出血の拡大を抑えることができなかった[40]。健常ボランティアに対し 2.5 日間ダビガトランを投与した研究では，4F-PCC を 50 単位/kg 投与しても凝固異常が持続した[41]。

ダビガトランによって抗凝固状態にある出血患者では，血液透析が生命を救う可能性のある侵襲的治療として提案されている。ある研究では，2 時間または 4 時間の血液透析によるダビガトランの除去率はそれぞれ 62％と 68％であると報告している。しかし，この研究はダビガトラン単回投与の患者におけるデータである[42]。残念なことに，血液透析後に最大 87％で著明に再上昇したという症例報告がいくつかあるため，薬物動態的な特徴として透析の効果は限定的かもしれない。さらに透析により血清ダビガトラン濃度は下がるが，aPTT やトロンビン時間の結果が正常化するには不十分である[43,44]。また，医療者は過度な抗凝固状態にある患者に対し，太い径の透析用カテーテルを挿入することをいやがるかもしれない。大量輸血や透析のような侵襲的治療を積極的に行っても，ダビガトランによる出血死は起こりうる[43,45]。

抗凝固状態を迅速に拮抗しなければならない患者に対し，ダビガトランを中和するモノクローナル抗体を使用することが，最近では評価を受けている[46,47]。この抗体または他の拮抗薬が認可されるまでは，医療者は効果が不完全な治療を選択するしかない。限られたデータではあるが，PCC 25 単位/kg から最大 100 単位/kg の分割投与が，拮抗には最も効果的かもしれない。血栓症のリスクは残るが，出血患者においては治療の効果のほうが重要と考えられる。ダビガトランによる抗凝固状態を拮抗するために PCC 投与の有効性を示した研究では 4F-PCC が使用されているため，入手可能であれば，3F-PCC よりも 4F-PCC のほうが望ましい[40,41]。ダビガトランの血中濃度が直接的に抗凝固の程度と関連すると仮定すれば，ダビガトランの血中濃度が治療域よりも高い患者においては血液透析が有用であるとも考えられる。血液透析を開始することによって，手術などの出血をコントロールする根本的治療が遅れてはならない。

直接第 Xa 因子阻害薬

リバーロキサバンとアピキサバンは経口直接第 Xa 因子阻害薬である。これらは心房細動患者における静脈血栓塞栓症の予防薬として承認されている。さらに，リバーロキサバンは特定の術後患者の静脈血栓塞栓症の予防的投与にも適応がある。第 Xa 因子阻害薬はトロンビンよりも上流からトロンビンの活性化を妨げるため，直接トロンビン阻害薬よりも安全であると考えられている[48,49]。この間接的不活性化により出血した場合には，その下流の凝固因子投与が可能となる。リバーロキサバンが肝臓と腎臓の両方から排出されるのに対し，アピキサバンの大部分が便中排泄である[50,51]。

診断的評価

リバーロキサバンは第 Xa 因子を阻害し，用量依存性に PT-INR や部分トロンボプラスチン時間(PTT)を延長する[52~56]。HEPTEST® は抗 Xa, 抗 IIa 活性を測定する検査であるが，広く認知されていない。検査可能な施設が限定されており，FDA にも認可されていない。HEPTEST® はアピキサバンの抗凝固効果との関連がよいと報告されている[52,53]。

治療指針

直接トロンビン阻害薬と同様，第 Xa 因子阻害薬には拮抗薬が存在しない。健常ボランティアに対し 2.5 日間リバーロキサバンを投与した結果，4 因子含有プロトロンビン複合体濃縮製剤(4F-PCC)50 単位/kg 投与後に PT，内因性トロンビン産生能，トロンビン生成分析値が正常化した[41]。出血しているウサギに 4F-PCC を投与した実験結果では，出血時間，aPTT，抗 Xa 活性，凝固時間が改善しているにもかかわらず，出血が持続した[57]。アピキサバン投与中の患者を対象に，拮抗薬に関連する臨床的転帰を評価した研究は，今のところ存在しない。ダビガトランと異なり，リバーロキサバンとアピキサバンは蛋白結合性が高く，血液透析の適応ではない[58]。

　これら第 Xa 因子阻害薬の抗凝固効果は 24 時間以上続くため，輸液蘇生による体液管理が有効ではない場合には，抗凝固状態に拮抗する特異的な介入が必要となるであろう。PCC 投与により凝固のパラメータは改善するが，これらの治療効果を示す無作為化比較試験はまだ存在しない。致死的状態で第 Xa 因子阻害薬により抗凝固状態にある患者では，25 単位/kg の 4F-PCC を投与することは理にかなっている。必要があれば，血栓症のリスクがあっても，100 単位/kg まで反復投与す

ることが考慮される。もし 4F-PCC が手に入らない場合には 3F-PCC が代用として用いられるかもしれないが，効果はよくわかっていない。

関連文献

文献	研究デザイン	結果
直接トロンビン阻害薬		
Connolly et al., N Engl J Med 2009[32)] RE-LY	心房細動患者 18,113 人を対象としたダビガトランとワルファリンの前向き無作為化比較試験	ダビガトラン 110 mg を 1 日 2 回投与した群は，ワルファリン群に比較して脳卒中発症率は同じであったが大出血の発症率は低かった。ダビガトラン 150 mg を 1 日 2 回投与した群は，ワルファリン群に比較して脳卒中発症率は低かったが出血のリスクは同じであった
Eikelboom et al., Circulation 2011[33)]	RE-LY trial のサブグループ分析	ダビガトラン治療を受けた 75 歳超の患者群は，頭蓋外出血のリスクがワルファリン群に比較して高かった
Zhou et al., Stroke 2011[40)]	ダビガトラン投与中のマウスに脳出血を生じさせた研究。PCC, FFP, rFVIIa を投与し，凝固能，脳出血体積を比較した	rFVIIa と FFP は血腫拡大を予防できなかった。PCC は用量依存性に血腫増大を予防した。PCC 投与により出血時間は用量依存性に改善したが，正常化はしなかった
Eerenberg et al., Circulation 2011[41)]	健常人 12 人に対し，ダビガトラン治療後に 50 単位/kg の PCC を投与した前向き無作為化比較試験	PCC 投与により凝固能は改善しなかった
直接第 Xa 因子阻害薬		
Eerenberg et al., Circulation 2011[41)]	健常人 12 人に対し，リバーロキサバン治療後に 50 単位/kg の PCC を投与した前向き無作為化比較試験	PCC 投与後，PT, 内因性トロンビン産生能が正常化した
Patel et al., N Engl J Med 2011[48)]	心房細動患者 14,264 人を対象としたリバーロキサバンとワルファリンの前向き無作為化比較試験	リバーロキサバン群の脳卒中，全身の血栓塞栓症，大出血発症率はワルファリン群と同じであった。頭蓋内出血，致死的出血はリバーロキサバン群で低かった
Granger et al., N Engl J Med 2011[49)]	心房細動患者 18,201 人を対象としたアピキサバンとワルファリンの前向き無作為化比較試験	アピキサバン群ではワルファリン群に比較して，脳卒中，全身の血栓塞栓症，出血，死亡率が低かった

FFP：新鮮凍結血漿，PCC：プロトロンビン複合体濃縮製剤，PT：プロトロンビン時間，rFVIIa：遺伝子組換え第 VIIa 因子製剤

文献

1. Fasco MJ, Hildebrandt EF, Suttie JW. Evidence that warfarin anticoagulant action involves two distinct reductase activities. *J Biol Chem*. 1982;257(19):11210–11212.
2. Ageno W, Gallus AS, Wittkowsky A, et al. Oral Anticoagulant Therapy: Antithrombotic Therapy and Prevention of Thrombosis, 9th ed: American College of Chest Physicians Evidence-Based Clinical Practice Guidelines. *Chest*. 2012;141(2 suppl):e44S–e88S.
3. Pisters R, Lane DA, Nieuwlaat R, et al. A novel user-friendly score (HAS-BLED) to assess 1-year risk of major bleeding in patients with atrial fibrillation: the Euro Heart Survey. *Chest*. 2010;138(5):1093–1100.
4. Lip GY, Frison L, Halperin JL, et al. Comparative validation of a novel risk score for predicting bleeding risk in anticoagulated patients with atrial fibrillation: the HAS-BLED (Hypertension, Abnormal Renal/Liver Function, Stroke, Bleeding History or Predisposition, Labile INR, Elderly, Drugs/Alcohol Concomitantly) score. *J Am Coll Cardiol*. 2011;57(2):173–180.
5. Wells PS, Holbrook AM, Crowther NR, et al. Interactions of warfarin with drugs and food. *Ann Intern Med*. 1994;121(9):676–683.
6. Lacy JP, Goodin RR. Letter: warfarin-induced necrosis of skin. *Ann Intern Med*. 1975;82(3):381–382.
7. Vigano S, Mannucci PM, Solinas S, et al. Decrease in protein C antigen and formation of an abnormal protein soon after starting oral anticoagulant therapy. *Br J Haemat*. 1984;57(2):213–220.
8. Comp PC. Coumarin-induced skin necrosis. Incidence, mechanisms, management and avoidance. *Drug Saf*. 1993;8(2):128–135.
9. McGehee WG, Klotz TA, Epstein DJ, et al. Coumarin necrosis associated with hereditary protein C deficiency. *Ann Intern Med*. 1984;101(1):59–60.
10. Nazarian RM, Van Cott EM, Zembowicz A, et al. Warfarin-induced skin necrosis. *J Am Acad Dermatol*. 2009;61(2):325–332.
11. Peterson CE, Kwaan HC. Current concepts of warfarin therapy. *Arch Intern Med*. 1986;146(3):581–584.
12. Hirsh J. Substandard monitoring of warfarin in North America. Time for change. *Arch Intern Med*. 1992;152(2):257–258.
13. Nichols WL, Bowie EJ. Standardization of the prothrombin time for monitoring orally administered anticoagulant therapy with use of the international normalized ratio system. *Mayo Clinic Proc*. 1993;68(9):897–898.
14. Guyatt GH, Akl EA, Crowther M, et al. Executive Summary: Antithrombotic Therapy and Prevention of Thrombosis, 9th ed: American College of Chest Physicians Evidence-Based Clinical Practice Guidelines. *Chest*. 2012;141(2 suppl):7S–47S.
15. Fredriksson K, Norrving B, Stromblad LG. Emergency reversal of anticoagulation after intracerebral hemorrhage. *Stroke*. 1992;23(7):972–977.
16. Cartmill M, Dolan G, Byrne JL, et al. Prothrombin complex concentrate for oral anticoagulant reversal in neurosurgical emergencies. *Br J Neurosurg*. 2000;14(5):458–461.
17. Ageno W, Garcia D, Aguilar MI, et al. Prevention and treatment of bleeding complications in patients receiving vitamin K antagonists, part 2: Treatment. *Am J Hematol*. 2009;84(9):584–588.
18. O'Connell KA, Wood JJ, Wise RP, et al. Thromboembolic adverse events after use of recombinant human coagulation factor VIIa. *JAMA*. 2006;295(3):293–298.
19. Park BK, Scott AK, Wilson AC, et al. Plasma disposition of vitamin K_1 in relation to anticoagulant poisoning. *Br J Clin Pharmacol*. 1984;18(5):655–662.
20. Lubetsky A, Yonath H, Olchovsky D, et al. Comparison of oral vs intravenous phytonadione (vitamin K_1) in patients with excessive anticoagulation: a prospective randomized controlled study. *Arch Intern Med*. 2003;163(20):2469–2473.
21. Rosenberg RD. Actions and interactions of antithrombin and heparin. *N Engl J Med*. 1975;

292(3):146–151.
22. Bounameaux H, Goldhaber SZ. Uses of low-molecular-weight heparin. *Blood Rev.* 1995;9(4): 213–219.
23. Linkins L-A, Dans AL, Moores LK, et al. Treatment and prevention of heparin-induced thrombocytopenia: Antithrombotic Therapy and Prevention of Thrombosis, 9th ed: American College of Chest Physicians Evidence-Based Clinical Practice Guidelines. *Chest.* 2012;141(2 suppl):e495S–e530S.
24. Aster RH. Heparin-induced thrombocytopenia and thrombosis. *N Engl J Med.* 1995;332(20): 1374–1376.
25. Garcia DA, Baglin TP, Weitz JI, et al. Parenteral Anticoagulants: Antithrombotic Therapy and Prevention of Thrombosis, 9th ed: American College of Chest Physicians Evidence-Based Clinical Practice Guidelines. *Chest.* 2012;141(2 suppl):e24S–e43S.
26. Levine MN, Hirsh J, Gent M, et al. A randomized trial comparing activated thromboplastin time with heparin assay in patients with acute venous thromboembolism requiring large daily doses of heparin. *Arch Intern Med.* 1994;154(1):49–56.
27. Alhenc-Gelas M, Jestin-Le Guernic C, Vitoux JF, et al. Adjusted versus fixed doses of the low-molecular-weight heparin fragmin in the treatment of deep vein thrombosis. Fragmin-Study Group. *Thromb Haemost.* 1994;71(6):698–702.
28. Chong BH, Isaacs A. Heparin-induced thrombocytopenia: what clinicians need to know. *Thromb Haemost.* 2009;101(2):279–283.
29. MacLean JA, Moscicki R, Bloch KJ. Adverse reactions to heparin. *Ann Allergy.* 1990;65(4): 254–259.
30. McAvoy TJ. Pharmacokinetic modeling of heparin and its clinical implications. *J Pharmacokinet Biopharm.* 1979;7(4):331–354.
31. Pineo GF, Hull RD. Hirudin and hirudin analogues as new anticoagulant agents. *Curr Opin Hematol.* 1995;2(5):380–385.
32. Connolly SJ, Ezekowitz MD, Yusuf S, et al. Dabigatran versus warfarin in patients with atrial fibrillation. *N Engl J Med.* 2009;361(12):1139–1151.
33. Eikelboom JW, Wallentin L, Connolly SJ, et al. Risk of bleeding with 2 doses of dabigatran compared with warfarin in older and younger patients with atrial fibrillation: an analysis of the randomized evaluation of long-term anticoagulant therapy (RE-LY) trial. *Circulation.* 2011;123(21):2363–2372.
34. Harper P, Young L, Merriman E. Bleeding risk with dabigatran in the frail elderly. *N Engl J Med.* 2012;366(9):864–866.
35. Pradaxa (dabigatran etexilate mesylate): Drug Safety Communication—Safety Review of Post-Market Reports of Serious Bleeding Events. *MedWatch The FDA Safety Information and Adverse Event Reporting Program* 2011; http://www.fda.gov/safety/medwatch/safetyinformation/safetyalertsforhumanmedicalproducts/ucm282820.htm. Accessed October 12, 2012.
36. Uchino K, Hernandez AV. Dabigatran association with higher risk of acute coronary events: meta-analysis of noninferiority randomized controlled trials. *Arch Intern Med.* 2012;172(5): 397–402.
37. van Ryn J, Stangier J, Haertter S, et al. Dabigatran etexilate—a novel, reversible, oral direct thrombin inhibitor: interpretation of coagulation assays and reversal of anticoagulant activity. *Thromb Haemost.* 2010;103(6):1116–1127.
38. Yee AJ, Kuter DJ. Successful recovery after an overdose of argatroban. *Ann Pharmacother.* 2006;40(2):336–339.
39. Stangier J, Rathgen K, Stahle H, et al. The pharmacokinetics, pharmacodynamics and tolerability of dabigatran etexilate, a new oral direct thrombin inhibitor, in healthy male subjects. *Br J Clin Pharmacol.* 2007;64(3):292–303.
40. Zhou W, Schwarting S, Illanes S, et al. Hemostatic therapy in experimental intracerebral hemorrhage associated with the direct thrombin inhibitor dabigatran. *Stroke.* 2011;42(12): 3594–3599.

41. Eerenberg ES, Kamphuisen PW, Sijpkens MK, et al. Reversal of rivaroxaban and dabigatran by prothrombin complex concentrate: a randomized, placebo-controlled, crossover study in healthy subjects. *Circulation*. 2011;124(14):1573–1579.
42. Stangier J, Rathgen K, Stahle H, et al. Influence of renal impairment on the pharmacokinetics and pharmacodynamics of oral dabigatran etexilate: an open-label, parallel-group, single-centre study. *Clin Pharmacokinet*. 2010;49(4):259–268.
43. Singh T, Maw TT, Henry BL, et al. Extracorporeal therapy for dabigatran removal in the treatment of acute bleeding: a single center experience. *Clin J Am Soc Nephrol*. 2013;8(9):1533–1539.
44. Chang DN, Dager WE, Chin AI. Removal of dabigatran by hemodialysis. *Am J Kidney Dis*. 2013;61(3):487–489.
45. Chen BC, Viny AD, Garlich FM, et al. Hemorrhagic complications associated with dabigatran use. *Clin Toxicol (Phila)*. 2012;50(9):854–857.
46. van Ryn J, Litzenburger T, Waterman A, et al. Dabigatran anticoagulant activity is neutralized by an antibody selective to dabigatran in in vitro and in vivo models. *J Am Coll Cardiol*. 2011;57(14): E1130–E1130.
47. Schiele F, van Ryn J, Canada K, et al. A specific antidote for dabigatran: functional and structural characterization. *Blood*. 2013;121(18):3554–3562.
48. Patel MR, Mahaffey KW, Garg J, et al. Rivaroxaban versus warfarin in nonvalvular atrial fibrillation. *N Engl J Med*. 2011;365(10):883–891.
49. Granger CB, Alexander JH, McMurray JJV, et al. Apixaban versus warfarin in patients with atrial fibrillation. *N Engl J Med*. 2011;365(11):981–992.
50. Raghavan N, Frost CE, Yu Z, et al. Apixaban metabolism and pharmacokinetics after oral administration to humans. *Drug Metab Dispos*. 2009;37(1):74–81.
51. Eriksson BI, Quinla DJ, Weitz JI. Comparative pharmacodynamics and pharmacokinetics of oral direct thrombin and factor Xa inhibitors in development. *Clin Pharmacokinet*. 2009;48(1):1–22.
52. Kubitza D, Becka M, Wensing G, et al. Safety, pharmacodynamics, and pharmacokinetics of BAY 59-7939—an oral, direct Factor Xa inhibitor—after multiple dosing in healthy male subjects. *Eur J Clin Pharmacol*. 2005;61(12):873–880.
53. Kubitza D, Becka M, Voith B, et al. Safety, pharmacodynamics, and pharmacokinetics of single doses of BAY 59-7939, an oral, direct factor Xa inhibitor. *Clin Pharmacol Ther*. 2005;78(4):412–421.
54. He K, Luettgen JM, Zhang D, et al. Preclinical pharmacokinetics and pharmacodynamics of apixaban, a potent and selective factor Xa inhibitor. *Eur J Drug Metab Pharmacoknet*. 2011;36(3):129–139.
55. Mantha S, Cabral K, Ansell J. New avenues for anticoagulation in atrial fibrillation. *Clin Pharmacol Ther*. 2013;93(1):68–77.
56. Wong PC, Crain EJ, Xin B, et al. Apixaban, an oral, direct and highly selective factor Xa inhibitor: in vitro, antithrombotic and antihemostatic studies. *J Thromb Haemost*. 2008;6(5):820–829.
57. Godier A, Miclot A, Le Bonniec B, et al. Evaluation of prothrombin complex concentrate and recombinant activated factor VII to reverse rivaroxaban in a rabbit model. *Anesthesiology*. 2012;116(1):94–102.
58. Weitz JI, Eikelboom JW, Samama MM. New Antithrombotic Drugs: Antithrombotic Therapy and Prevention of Thrombosis, 9th ed: American College of Chest Physicians Evidence-Based Clinical Practice Guidelines. *Chest*. 2012;141(2 suppl):e120S–e151S.

51

薬物の乱用
drugs of abuse

Rana Biary and Jane Marie Prosser

オピオイド

背景
オピオイドは天然物と合成化合物から成り，μオピオイド受容体に結合する。μ受容体は体全体に発現しており，特に，鎮痛に関連する脳の領域，中脳水道周囲灰白質，大縫線核，内側視床でみられる。他に，延髄の呼吸中枢や胃腸管でもみられる[1]。オピオイドは鎮痛薬として古代から用いられており，古くは紀元前1500年頃の「エーベルス・パピルス Ebers Papyrus」に「泣きやまない子どもを落ち着かせるための治療」として登場している。16世紀までは，オピオイドの依存症，耐性，離脱に関する詳細な手書きの文書も存在していた[2]。1914年の米国では，麻薬取締法(Harrison Narcotic Act)により，オピオイドの医療以外の利用を違法としている[1]。また，ヘロインは，街頭販売薬として乱用されてきた古くからあるオピオイドである。こうした事実にもかかわらず，オピオイドの処方はますます一般的になってきている。2009年のニューヨーク市では，不慮の死因の上位にある自動車の衝突事故，コカイン，ヘロインを上回ったのはオピオイドの処方であった[3,4]。

病歴と身体所見
オピオイドは，経口摂取，静注，鼻吸入，吸入，口腔・直腸粘膜からの吸収，または局所的に適用することができる。オピオイド過剰摂取の古典的な臨床報告や中毒症候群(トキシドローム)は，どのオピオイドを使用しても関係なく似ている。これには，縮瞳，呼吸数減少，意識障害などが含まれている。加えて，患者には腸蠕動音の減弱，軽度の血圧低下がみられる[5,6]。

重度の過剰摂取の患者は低酸素を呈し，聴診ではラ音の聴取があり，非心原性肺水腫との一致がみられる[5,7]。一方で，ほとんど共通の所見でないにもかかわらず，

フェンタニルの急速ボーラス静注に起因した胸壁の硬直が起こる[8,9]。

また，オピオイドによっては特有の合併症を引き起こすことが知られている。例えば，トラマドールは治療域の用量でも痙攣を引き起こすおそれがある。また，高体温，クローヌス，筋強直，振戦が特徴のセロトニン症候群を引き起こすこともある[10,11]。合成オピオイドのメタドンとブプレノルフィンは，torsades de pointes の要因となる QT 間隔の延長を引き起こすことが知られている[12]。静注で麻薬を使用している者は，心内膜炎，敗血症性塞栓，硬膜外膿瘍などの非滅菌静脈穿刺に関連する合併症のリスクがある。

鑑別診断

イミダゾール誘導体のクロニジンは，高血圧の治療，小児の行動障害，オピオイド禁断症状の治療に使用されている。縮瞳や呼吸数減少などのオピオイド過剰摂取と似た臨床症状を呈し，μ受容体にいくらかの効果がある[1]。一方，クロニジンを過剰摂取した場合，重篤な徐脈や低血圧など，オピオイドの過剰摂取ではあまりみられないバイタルサインの明確な異常がみられる。ベンゾジアゼピン系とバルビツレート系は，オピオイドのように意識障害や呼吸数減少がみられる[1]。γ-ヒドロキシ酪酸(GHB)も，呼吸数減少，意識障害を起こす可能性があるが，その効果は通常一過性である。GHB を過剰摂取している患者の瞳孔は縮瞳しており，わずかに対光反射がある[1]。覚醒剤のフェンシクリジン(PCP)は，大量摂取すると鎮静薬のような効果を示す。患者は，散瞳，回旋性眼振を伴った意識障害がみられるのが典型的である。

これらの薬物に加えて，外傷，代謝性疾患(低血糖，低ナトリウム血症)，感染症，低酸素症，低体温症などのように，意識障害を引き起こす他の一般的な病因についても常に考慮しておく。

診断的評価

身体所見は，オピオイド中毒の診断に不可欠である。前述のように，オピオイド中毒患者の身体所見では，意識障害や呼吸数減少に伴いピンポイント瞳孔(ピンポイント状の縮瞳)がみられる。ナロキソンに対する反応は診断に役立つことが示唆されているが，診断がはっきりしない患者に使用した場合の合併症により，推奨されていない。

尿の中毒物質スクリーニングは有用性が限られており，ルーチンには推奨されていない。このスクリーニングは，一般的にはモルヒネのための検査である。そのため，ヘロインやモルヒネなどのように天然に存在するオピオイドにより検査結果が

陽性になる。しかし，メタドンやフェンタニルなどの合成オピオイドでは，モルヒネやその代謝産物に代謝されず，尿オピオイドは陽性にはならない。オキシコドンやhydrocodoneのような半合成オピオイドでは，さまざまな結果となる。さらに，陽性の結果は急性中毒の後も長い間持続する。例えば，ヘロインの使用は，経口摂取した後の4日間も尿スクリーニングは陽性となり，患者の現在の症状を誤って判断するおそれがある[13]。

追加すべき検査は，心電図，肝機能検査，血清アセトアミノフェン濃度である。心電図では，QTc延長に特に注意する。処方されるオピオイドにはアセトアミノフェンが含まれており，乱用が増えているので，ルーチンに検査することが推奨されている。ラ音，低酸素症，頻呼吸を呈する患者では，肺水腫をみつけるために胸部X線検査を行う。

治療指針

オピオイド過剰摂取による最も一般的な死因は，呼吸停止である。オピオイド中毒が疑われる患者で治療の最初のステップとなるのは，気道確保である。オピオイド拮抗薬のナロキソンの投与は，オピオイド中毒症候群の患者では考慮すべきである。ナロキソンについては，呼吸数12回/min未満，あるいは重篤な低換気の患者で効果が最もあるのではないかと示唆している研究報告がある[36]。副作用を避けるために，ナロキソンは0.04～0.05 mgの少ない初期用量で投与する。意識が改善し，呼吸数約8～10回/minとなるまで漸増していく[1]。ボーラス投与に引き続き持続注入し，同じ目標が得られるまで投与する。推奨される開始用量は，効果的なボーラス用量の2/3である[14]。

オピオイド依存症ではない患者には，高用量のナロキソンを投与しても副作用がほとんど生じない[15]。だが，オピオイド依存症患者に無分別な投与を行えば，嘔吐や下痢などで中止せざるをえない。これは，状況によっては患者に害を及ぼす可能性がある。異なる病因によって意識の低下が生じているオピオイド依存者にナロキソンが投与された場合，意識が改善することなく嘔吐が起こり，誤嚥のリスクが上昇する。著明な低酸素血症や高二酸化炭素血症の状況下で，ナロキソンの投与によるオピオイドの拮抗作用は，大量のカテコールアミン放出（呼吸不足への適切な応答にみえる），引き続いて肺水腫を引き起こす。投与前にバッグバルブマスクで換気を行い，低酸素血症および高二酸化炭素血症を最小限にし，この反応の可能性を低減させる[16,17]。

ナロキソンの作用持続時間は20～90分であり，ヘロインを含むほとんどのオピオイドの半減期よりも短い[1]。したがって，ナロキソンを必要とする患者は，呼吸

障害が再発しないことを確実にするために，少なくとも4〜6時間観察すべきである。メタドンや持続放出オキシコドンなどの長時間作用型オピオイドの過剰摂取患者は，24時間の観察が必要である。意識障害のある患者では，活性炭での胃の除染は誤嚥のリスクがあるので避ける。

臨床医はまた，他の薬物を意図せず一緒に摂取している可能性も考慮しておく必要がある。他の薬物として，古くはストリキニーネとキニーネが含まれるが，最近では，levamisole，カフェイン，アセトアミノフェン，フェノバルビタール，methaqualone，スコポラミン，クレンブテロールなども使用されている[18]。

ベンゾジアゼピン系

背景

ベンゾジアゼピン系は，バルビツレート系よりも副作用が少ない鎮静薬として，1960年代に導入された。フロリダ州では，2003〜2009年の間に，アルプラゾラムが原因の死亡報告が233.8%増加している[19]。入院患者1,024人を対象に連続評価した英国の研究では，ジアゼパムは最も多く乱用されている全薬物のなかで第4位（男性では第3位）を占めている[20]。ベンゾジアゼピン系は鎮静催眠薬に該当し，（γ-アミノ酪酸A（GABA$_A$）受容体に作用する。

病歴と身体所見

ベンゾジアゼピン系過剰摂取による典型的な症状は，バイタルサインは正常だが意識障害がみられる。患者は，呂律がまわらず，歩行障害や昏睡もみられる。もし，アルコールや他の鎮静薬を一緒に摂取していなければ，経口摂取では呼吸抑制はみられない[21]。静注後の呼吸抑制が起こるかどうかは議論の分かれるところであり，起こるかもしれないという報告がわずかに存在するのみである[1]。

ベンゾジアゼピン系静注の場合に，特に院内において考慮すべき重要なことは希釈薬の使用である。例えば，ロラゼパムはプロピレングリコールに含まれているのが一般的であり，急速に投与すると低血圧を起こすことがある。持続静注によるプロピレングリコールの長時間曝露により，高乳酸血症と代謝性アシドーシスが生じることがある[22]。

鑑別診断

ベンゾジアゼピン系過剰摂取の鑑別診断は，オピオイド過剰摂取の鑑別診断と同様であり，意識障害を引き起こすさまざまな医学的状態や中毒が含まれる（アルコー

ルやオピオイド摂取，低血糖，低酸素症，感染症など)。

診断的評価

診断が明らかであれば追加する検査はほとんどない。すべての薬物過剰摂取の患者に，アセトアミノフェンとサリチル酸の血中濃度測定と心電図を施行することは，一緒に摂取したかを評価するためのスクリーニング検査として有用である[23]。しかし，診断が不明瞭であれば，多くの症例がそうであるように，意識変容患者の評価は，総合的な血液検査，頭部CT検査，脳脊髄液の検査など，標準的な方法で進めるべきである。オピオイド中毒と同様に，尿の中毒物質スクリーニングは，偽陽性と偽陰性の結果が出るため，有用性は限られている。

治療指針

初期治療は，気道(A)，呼吸(B)，循環(C)のABC評価が根幹となる。また，静脈ライン確保，心電図モニタリング，注意深い経過観察も望ましい。前述のように，ベンゾジアゼピン系の経口過剰摂取では呼吸抑制は起きないが，鎮静して気道確保ができなければ気管挿管が必要となる。活性炭での胃の除染は，意識障害の患者では誤嚥のリスクがあるため避ける。

フルマゼニルはベンゾジアゼピン系拮抗薬であり，ベンゾジアゼピン系過剰摂取を治療するために使用されている。しかし，その使用は致死性の合併症を引き起こし，中断しなければならないリスクから，ルーチンには推奨されていない[24]。ベンゾジアゼピン系に関連した呼吸抑制の治療では，気管挿管と人工呼吸はフルマゼニルよりも安全と考えられている[25]。ベンゾジアゼピン系によるリスクが最小限である場合，小児患者や手順どおりに鎮静した患者などでは，フルマゼニルを中断する可能性は許容できるほど低く，その使用は妥当である。

ベンゾジアゼピン系単独の過剰摂取患者は，よい転帰が期待でき，支持療法と注意深い経過観察で改善する。しかし，ベンゾジアゼピン系の中断は生命を脅かすことになる可能性もある(次章を参照)。

交感神経作動薬

背景

交感神経作動薬は，興奮性神経伝達物質の放出を増加させる化合物であり，ひとつの大きなカテゴリーをなしている。これらには，アンフェタミン系のような覚醒剤，MDMAのようなフェニルエチルアミン系，コカイン，通常「バスソルト」と呼ば

れる合成カチノン誘導体などが含まれる。これらの化合物は，各化合物に特有の効果を生み出す。しかし，すべてに共通なのは，交感神経系の活性化を増強し，多幸感をもたらすアドレナリン，ノルアドレナリン，ドパミンなどの放出を増加させることである。例えば，フェニルエチルアミン系などはセロトニンの放出を調節している。

交感神経作動薬の中毒患者には，高体温，不整脈，心筋梗塞，脳卒中，低ナトリウム血症，および死亡のリスクがある。エクスタシーやバスソルトなどの刺激薬は，たいていはそれとして売られている成分が含まれておらず，別の交感神経作動薬，カフェイン，あるいはプラセボでさえ含まれているかもしれない。そのうえ，「リーガル・ハイ（危険ドラッグ）」として市場に出回っている合成薬は違法な物質を含んでいる可能性もある[26〜29]。

病歴と身体所見

交感神経作動薬の中毒患者には，交感神経系亢進の結果，さまざまな問題が生じる。交感神経作動薬による中毒症候群の症状には，散瞳，高血圧，頻脈，発汗，高体温，精神運動性興奮が含まれる。

交感神経作動薬の使用に関連のある合併症は範囲が広く，綿密な病歴聴取と身体所見の重要性が強調される。症候には，脳卒中，痙攣（直接的な交感神経毒性，あるいは二次性低ナトリウム血症のどちらか），頭蓋内出血，心筋梗塞などがあり，交感神経系亢進に伴う他の合併症が示唆されることもある。

鑑別診断

交感神経作動薬に関する毒性の鑑別診断には，中毒症候群を引き起こす可能性のあるどの交感神経作動薬も含まれる。例えば，コカイン，フェンシクリジン（PCP）/ケタミン，アンフェタミン系，新しい合成乱用薬物〔「バスソルト」，合成カンナビス/カンナビノイド化合物（"K2"や「スパイス」）〕などがある。鎮静薬/催眠薬を中断している患者では，意識変容，発汗，自律神経不安定があり，臨床的には交感神経作動薬による中毒症候群に似ている。意識障害を起こすどの薬物でも過剰摂取が疑われるので，問題のある薬物が明確に同定されていないのであれば，より総合的な評価が必要である。

診断的評価

ベンゾジアゼピン系過剰摂取とは異なり，交感神経作動薬中毒後の患者は，臨床検査での評価を含むさらなる診断的評価が必要となる。臨床検査は，薬物誘発性の抗

利尿ホルモン分泌異常症候群(SIADH)と自由水の消費増加による二次低ナトリウム血症を評価するための生化学検査を含める必要がある。また，患者は交感神経作動薬摂取により二次性横紋筋融解症を発症する。したがって，クレアチンキナーゼだけでなく，腎機能をチェックする必要がある。どの過剰摂取の場合も同様に，アセトアミノフェンとアスピリンの濃度は一緒に摂取している懸念を考慮すると，検査しておく必要がある。他の摂取と同様に，尿の中毒物質スクリーニングの有用性は限られている。交感神経作動薬は冠攣縮性狭心症と関連するので，ST変化がないことを確認するために心電図をとる必要がある。交感神経作動薬を使用している状況で意識変容がある場合は，脳卒中，痙攣，頭蓋内出血を除外するために頭部CT検査が必要である。

治療指針

交感神経作動薬中毒の治療における優先順位は，患者の状態により決められる。精神運動興奮がコントロールされていない患者では，適切に鎮静され，自傷他害行為のリスクがないことが確実となるように，ベンゾジアゼピン系の適切な投与が必要となる。どのベンゾジアゼピン系も使用可能であるが，ミダゾラムやジアゼパムのように作用発現の早いものが望ましい。ロラゼパムは治療効果が最大となるのに約20分かかる。

　高体温は交感神経作動薬の中毒患者で最も多い死亡原因である。高所で高い気温は交感神経作動薬による高体温を悪化させることが知られている。1990～1995年までの監察医による後ろ向き再調査では，気温が31.1℃を超えたとき，コカイン過剰摂取による1日平均死亡者数が33%上昇していた(1日2.4人以上死亡)[30]。したがって，初期治療では深部体温を測定しておく必要がある。もし高体温があれば，迅速で積極的な治療が非常に重要となる。多くの病院で使用可能な医療機器よりも強力で大型の扇風機が必要であるが，昔から「霧吹きと扇風機」による手法が推奨されている。重度の高体温では，氷浴が効果的な治療とされている。だが，冷却しすぎによる二次性低体温を避けるため，深部体温がいったん38℃より下がったら，氷浴から引き上げる[31]。

　精神運動興奮と高体温の患者は，筋肉融解のリスクがあるので，経験的に水分負荷を行い治療する。尿量は最低1 mL/kg/hrに維持しておく。

　胸の痛みを訴える患者では，速やかに心電図をとる。コカインの使用は，血小板凝集と冠動脈のアテローム性動脈硬化の増加，さらに冠動脈攣縮を引き起こす。コカイン誘発性の胸痛を呈する患者の治療は，2つの重要な例外を除いて，急性冠症候群の管理と同様である。コカイン誘発性の胸痛はベンゾジアゼピン系で治療し，

これによってアドレナリンとノルアドレナリンの中枢神経系での放出を減少させる。β遮断薬は，冠動脈攣縮を悪化させるだけでなく，α作用が拮抗されずに血圧をさらに上昇させるので，避けるべきである[32]。特にコカインの慢性使用では血小板凝集のリスクが上昇するので，アスピリンを投与すべきである。ニトログリセリンは平滑筋弛緩に作用し，冠攣縮性狭心症を改善する可能性がある。治療に反応しない胸痛患者には，$α_1$遮断薬のフェントラミンを投与する[33]。コカインや他の交感神経作動薬の乱用患者は，冠動脈疾患に罹患しやすいので，ST上昇を伴う患者では心臓カテーテル検査が適応となる[34]。

痙攣は，興奮性の神経伝達物質の刺激により生じ，交感神経作動薬を過剰摂取している状況で起こる可能性がある。痙攣はまた，薬物に起因する低ナトリウム血症でも生じる[35]。MDMAなどの薬物の乱用では，SIADHと自由水の消費増加の組み合わせで，低ナトリウム血症を引き起こす。高張食塩液は，MDMA摂取の疑い，持続する痙攣，意識変容の症状，などがあればどの患者に対しても考慮する。

結論

オピオイド，ベンゾジアゼピン系，交感神経作動薬を過剰摂取している患者は，救急外来に受診に来ることが多い。そのため，救急医がこれらの過剰摂取による中毒症候群に一度精通してしまえば，ベッドサイドでの的を絞った身体所見により，正確な鑑別診断と適切な治療計画を立てることが可能になる。

関連文献

文献	研究デザイン	結果
オピオイド		
Duberstein et al., *Am J Med*. 1971[5]	1968年7月1日～1970年11月30日までの間に2病院に入院したヘロイン過剰摂取の全患者を対象に行った後ろ向き研究	全患者(149人)に意識障害と呼吸数低下がみられた。70%の患者には肺水腫がみられた。死亡例は13人で，全例肺水腫によるものであった
Goldfrank et al., *Ann Emerg Med*. 1986[14]	ナロキソンの薬物動態を決定するための二相性研究。持続投与ノモグラムを作成	リバース後の患者に対し持続投与するときは，ボーラス投与の2/3の量で持続投与を開始する
Hoffman et al., *Ann Emerg Med*. 1991[36]	意識変容の患者で，ナロキソンに対する反応が臨床所見で予測できるかを決定するために，ナロキソンが投与された患者730人に対する救急隊員の記録をレビュー	呼吸数<12回/minであれば，ナロキソンに対する反応が予測できた

文献	研究デザイン	結果
ベンゾジアゼピン系		
Greenblatt et al., *Clin Pharmacol Ther*. 1977[21]	1962～1975年にMassachusetts General Hospital(MGH)に入院した向精神薬の急性過剰摂取の患者773人を対象とした後ろ向き研究	ベンゾジアゼピン系単剤を経口摂取した患者では明らかな中毒性を示した患者はいなかった。ベンゾジアゼピン系を他の医薬品や薬物とともに摂取した場合は，合併症(補助換気を必要とするような中枢神経系の抑制)の頻度と重症度は上昇した
Arroliga et al., *Crit Care Med*. 2004[22]	高用量のロラゼパム投与と血清プロピレングリコール濃度の関連を調べるために，高用量のロラゼパムを急速静注(>10 mg/hr)された患者9人を対象とした前向き観察研究	9人中6人において，48時間以内にプロピレングリコール中毒による浸透圧ギャップとアニオンギャップ(AG)の上昇という明らかな生化学検査異常がみられた。また，高用量のロラゼパムの投与速度とプロピレングリコール濃度の間には明らかな相関がみられた($r=0.557$, $p=0.021$)
Spivey. *Clin Ther*. 1992[24]	フルマゼニル投与後すぐに痙攣がみられた患者43人を対象としたレビュー	患者の47%は薬物性痙攣の抑制のために投与されていたベンゾジアゼピン系のリバースによるもの。12%は非薬物性痙攣の抑制のために投与されていたベンゾジアゼピン系のリバースによるもの。16%は痙攣障害のために投与されていたベンゾジアゼピン系のリバースによるもの。7%は慢性的なベンゾジアゼピン系のリバースによるもの。5%が意識下鎮静のために投与されていたベンゾジアゼピン系のリバースによるもの。14%は明らかな因果関係が認められなかった
交感神経作動薬		
Baggott et al., *JAMA*. 2000[28]	インターネットを通じて入手したエクスタシー錠剤の中身を調査	107錠を入手し分析した。29%にMDMAではない薬物が含まれていた。最も多かったのは，デキストロメトルファンであるが，カフェイン，エフェドリン，プソイドエフェドリンなども含まれていた。8%は薬物の成分を含んでいなかった

(つづく)

文献	研究デザイン	結果
Marzuk et al., *JAMA*. 1998[30)]	不慮の事故により致死的な量のコカインを摂取した事例の 2008 年の後ろ向きレビュー（1990 〜 1995 年，監察医による症例報告）	気温が＞31.1℃のときは最高気温が＜31.1℃のときに比べ，コカインの急性中毒による 1 日の平均死亡者数が 2.34 人〔標準偏差（SD）：1.68〕で，33％上昇した（$p<0.001$）
Boehrer et al., *Am J Med*. 1993[32)]	コカインが冠動脈攣縮に与える影響を調べた前向き研究。心臓カテーテル検査を受けた患者 15 人を対象に，(1)ベースライン，(2)コカインの経鼻投与 15 分後，(3)生理食塩液あるいはラベタロール投与 5 分後の，心拍数，平均動脈圧，冠動脈領域の測定を行った	コカインの経鼻投与は，冠動脈攣縮により心筋の酸素需要を増加させ，酸素供給を減少させた。ラベタロールは平均動脈圧を減少させたが（$p=0.05$），冠動脈攣縮を改善させることはできなかった〔$p=$ NS（非有意）〕
McCord et al., *Circulation*. 2008[34)]	1960 〜 2007 年に報告された文献のレビューにもとづいた，コカイン関連の胸痛と心筋梗塞の治療に関する American Heart Association(AHA)による勧告	コカイン関連の胸痛では，持続する高血圧に対し，ニトログリセリンまたはニトロプルシド（フェントラミンも代用可能）の静注に続いて，アスピリンとベンゾジアゼピン系により治療すべきである。ST 上昇型心筋梗塞を示す高リスク群では，カテーテル検査を施行する。β 遮断薬は避ける

文献

1. Lewis S, Nelson NAL, Howland MA, et al. *Goldfrank's Toxicologic Emergencies*. 9th ed. New York, NY: The McGraw-Hill Companies, Inc.; 2011.
2. Brownstein MJ. A brief history of opiates, opioid peptides, and opioid receptors. *Proc Natl Acad Sci U S A*. 1993;90(12):5391–5393.
3. Tanne JH. Deaths from prescription opioids soar in New York. *BMJ*. 2013;346:f921.
4. Manchikanti L, et al. Opioid epidemic in the United States. *Pain Physician*. 2012;15(3 suppl):ES9–ES38.
5. Duberstein JL, Kaufman DM. A clinical study of an epidemic of heroin intoxication and heroin-induced pulmonary edema. *Am J Med*. 1971;51(6):704–714.
6. Afshari R, Maxwell SR, Bateman DN. Hemodynamic effects of methadone and dihydrocodeine in overdose. *Clin Toxicol (Phila)*. 2007;45(7):763–772.
7. Sporer KA, Dorn E. Heroin-related noncardiogenic pulmonary edema: a case series. *Chest*. 2001;120(5):1628–1632.
8. Coruh B, Tonelli MR, Park DR. Fentanyl-induced chest wall rigidity. *Chest*. 2013;143(4):1145–1146.
9. Fahnenstich H, et al. Fentanyl-induced chest wall rigidity and laryngospasm in preterm and term infants. *Crit Care Med*. 2000;28(3):836–839.
10. Abadie D, et al. "Serious" adverse drug reactions with tramadol: a 2010–2011 pharmacovigilance survey in France. *Therapie*. 2013;68(2):77–84.
11. Shadnia S, et al. Recurrent seizures in tramadol intoxication: implications for therapy based on 100 patients. *Basic Clin Pharmacol Toxicol*. 2012;111(2):133–136.
12. Krantz MJ, et al. QTc interval screening in methadone treatment. *Ann Intern Med*. 2009;150

(6):387-395.
13. Moeller KE, Lee KC, Kissack JC. Urine drug screening: practical guide for clinicians. *Mayo Clin Proc*. 2008;83(1):66-76.
14. Goldfrank L, et al. A dosing nomogram for continuous infusion intravenous naloxone. *Ann Emerg Med*. 1986;15(5):566-570.
15. Bracken MB, et al. A randomized, controlled trial of methylprednisolone or naloxone in the treatment of acute spinal-cord injury. Results of the Second National Acute Spinal Cord Injury Study. *N Engl J Med*. 1990;322(20):1405-1411.
16. Mills CA, et al. Narcotic reversal in hypercapnic dogs: comparison of naloxone and nalbuphine. *Can J Anaesth*. 1990;37(2):238-244.
17. Mills CA, et al. Cardiovascular effects of fentanyl reversal by naloxone at varying arterial carbon dioxide tensions in dogs. *Anesth Analg*. 1988;67(8):730-736.
18. Hamilton RJ, et al. A descriptive study of an epidemic of poisoning caused by heroin adulterated with scopolamine. *J Toxicol Clin Toxicol*. 2000;38(6):597-608.
19. Centers for Disease, Control and Prevention. Drug overdose deaths—Florida, 2003-2009. *MMWR Morb Mortal Wkly Rep*. 2011;60(26):869-872.
20. Armstrong TM, et al. Comparative drug dose and drug combinations in patients that present to hospital due to self-poisoning. *Basic Clin Pharmacol Toxicol*. 2012;111(5):356-360.
21. Greenblatt DJ, et al. Acute overdosage with benzodiazepine derivatives. *Clin Pharmacol Ther*. 1977;21(4):497-514.
22. Arroliga AC, et al. Relationship of continuous infusion lorazepam to serum propylene glycol concentration in critically ill adults. *Crit Care Med*. 2004;32(8):1709-1714.
23. Lucanie R, Chiang WK, Reilly R. Utility of acetaminophen screening in unsuspected suicidal ingestions. *Vet Hum Toxicol*. 2002;44(3):171-173.
24. Spivey WH. Flumazenil and seizures: analysis of 43 cases. *Clin Ther*. 1992;14(2):292-305.
25. Clemmesen C, Nilsson E. Therapeutic trends in the treatment of barbiturate poisoning. The Scandinavian method. *Clin Pharmacol Ther*. 1961;2:220-229.
26. Ramsey J, et al. Buying "legal" recreational drugs does not mean that you are not breaking the law. *QJM*. 2010;103(10):777-783.
27. Davies S, et al. Purchasing "legal highs" on the Internet—is there consistency in what you get? *QJM*. 2010;103(7):489-493.
28. Baggott M, et al. Chemical analysis of ecstasy pills. *JAMA*. 2000;284(17):2190.
29. Wood DM, et al. Case series of individuals with analytically confirmed acute mephedrone toxicity. *Clin Toxicol (Phila)*. 2010;48(9):924-927.
30. Marzuk PM, et al. Ambient temperature and mortality from unintentional cocaine overdose. *JAMA*. 1998;279(22):1795-1800.
31. Costrini A. Emergency treatment of exertional heatstroke and comparison of whole body cooling techniques. *Med Sci Sports Exerc*. 1990;22(1):15-18.
32. Boehrer JD, et al. Influence of labetalol on cocaine-induced coronary vasoconstriction in humans. *Am J Med*. 1993;94(6):608-610.
33. Hollander JE, Carter WA, Hoffman RS. Use of phentolamine for cocaine-induced myocardial ischemia. *N Engl J Med*. 1992;327(5):361.
34. McCord J, et al. Management of cocaine-associated chest pain and myocardial infarction: a scientific statement from the American Heart Association Acute Cardiac Care Committee of the Council on Clinical Cardiology. *Circulation*. 2008;117(14):1897-1907.
35. Ajaelo, I, Koenig K, Snoey E. Severe hyponatremia and inappropriate antidiuretic hormone secretion following ecstasy use. *Acad Emerg Med*. 1998;5(8):839-840.
36. Hoffman JR, et al. The empiric use of naloxone in patients with altered mental status: a reappraisal. *Ann Emerg Med*. 1991;20(3):246-252.

> # 52

アルコール離脱
alcohol withdrawal

Nicole Bouchard

背景

慢性アルコール依存症およびアルコール離脱症候群 alcohol withdrawal syndrome (AWS)は世界中で数百万人が罹患している重大な疾患である。アルコール離脱症候群は入院患者で頻度が高く，患者の病状や死亡率に大きな影響を及ぼしている。また，入院期間が長く，医療費の全額は償還されない傾向にあり，病院経営にも大きな負担となっている。中等度から重度のアルコール離脱症候群の入院症例数が増える一方で，エビデンスにもとづいたこの症候群の管理に関する文献数は少ない。管理方法が施設によって大きく異なる ICU 領域に関しては特に顕著である。

病態生理

中枢神経系がアルコール飲用に長期間曝露されると，大脳皮質抑制中枢に対するアルコールの神経抑制性の作用に代償性変化が生じる。これらの代償性変化により，アルコールが持続的に存在していても大脳の恒常性が維持される。アルコール耐性は，このような代償性変化の1例である。アルコールはγ-アミノ酪酸 A γ-aminobutyric acid A(GABA$_A$)の塩素イオンチャネルを開くことにより，GABA$_A$ の作用を増強させる。慢性のアルコール使用により，神経抑制性の GABA$_A$ 受容体が持続的に刺激されると受容体の減少作用が起こり，アルコールへの感受性が低下する[1〜5]。また，神経興奮性の N-メチル-D-アスパラギン酸 N-methyl-D-aspartate(NMDA) 受容体に結合し活性化する刺激性の神経伝達物質であるグルタミン酸の働きもアルコールは抑制する。慢性のアルコール使用によってNMDA 受容体系の発現が増加し，グルタミン酸に対する感受性が増強する[6〜9]。アルコール使用は脳のドパミン増加にも関与しており，急速な快楽作用や習慣性に寄与していると考えられている[9〜11]。

アルコール曝露が突然中止されると，恒常性が失われ，これらの神経伝達系のバランスが阻害される．すでに感受性が低下し，受容体減少作用が起こっているGABA系に対してアルコールの神経抑制性の作用が欠如すると，神経刺激性のNMDA系やドパミン作動系の増強と相まって，中枢神経系の興奮やアルコール離脱症候群に関連した過剰な興奮状態の主因となる[12〜14]．

慢性的なアルコールの使用は，α_2受容体の感受性を低下させるとも考えられている．アルコール使用によって増加したドパミンは，ドパミン-β-ヒドロキシラーゼによりノルアドレナリンに変換されるため，ノルアドレナリンが増加する．α_2受容体活性が慢性的に低下しノルアドレナリンが増加すると，アドレナリン受容体の発現が増加しアドレナリン感受性が増強する．これらの現象によって，アルコール離脱時に交感神経系の活動性が増強すると考えられている[15〜17]．

病歴と身体所見

アルコール離脱症候群発症のリスクが高い，もしくは発症している成人患者の治療を成功させるための初期対応は，早期に認識し，患者の入院適応を適切に判断し，症状に合わせた治療 symptom-triggered therapy（STT）を早期に開始し[18〜25]，ベンゾジアゼピン系を予防的に投与することである[26]．アルコール離脱症候群を早期に認識するためには，注意深く病歴を聴取することと，離脱症状の病期を知っておく必要がある．

アルコール離脱の臨床症状は幅広く，他の病態と併存することも多い．精神症状として，軽い不安，不眠，欲求の増加，易怒性，感情不安定などから，著しい不穏，明確な被害妄想，意識変容，明らかなせん妄症状まで幅広く存在する．身体症状として，頭痛，発汗過多，悪心・嘔吐，頻脈，血圧上昇，振戦，舌の攣縮，体温上昇，痙攣発作などが認められる．

最後の飲酒時からの典型的な離脱症状を時間経過別に以下に示す．

- 6〜12時間：急な震え（"shake"），不眠，頭痛
- 12〜24時間：アルコール性幻覚として知られる幻視もしくは幻聴
- 6〜48時間（もしくは血中アルコール濃度の急速な低下を伴えば，より早い時期）：痙攣発作（"rum fit"）（典型的には数回，通常は持続時間が短く自然に消失する）
- 72〜96時間：意識変容に特徴的とされる振戦せん妄 delirium tremens（DT），せん妄，血行動態の亢進，過換気，体温上昇．振戦せん妄は最大2週間（多くは1週間）持続することがある．

アルコール離脱症候群は時間経過とともに発症しやすくなるが，経過は一定ではない。アルコール離脱症状は典型的には4～7日間で終息する。しかし，重度の離脱症状は2週間持続することもある[27]。これまでの報告によれば，全アルコール離脱症候群患者のうち約5%が振戦せん妄を発症し[28]，離脱に伴う痙攣を生じた患者は30%が振戦せん妄を発症している[29]。近年，治療技術とICU管理の進歩により，振戦せん妄を発症したアルコール離脱症候群患者の死亡率は37%から5%に低下している[30～33]。

鑑別診断

アルコール離脱症候群患者の治療にあたる際には，臨床像全体を見渡すことが重要である。この症候群は他疾患と併存しやすく，また他疾患の影響を受けて発症しやすいだけではなく，症候も他疾患と混在し見分けにくい（表52-1）。アルコール依存症患者が単なる頻脈を呈しただけで，誤ってアルコール離脱症候群と判断されることもある。同様に，アルコール離脱症候群と他の疾患（脳症，精神病，アルコール以外の原因によるせん妄，中枢神経系損傷，感染症）との区別がつきにくいために，誤った診断や不適切な鎮静，治療の遅れにつながることもある[34]。

診断的評価

数年に及ぶアルコール多飲により耐性を有している患者が，最近になってアルコール摂取を減量もしくは中止している場合，アルコール離脱症候群の進行や重症化，

表52-1 アルコール離脱症候群（AWS）との鑑別が困難な疾患と増悪因子

鑑別が困難な疾患と増悪因子	例
併存する急性疾患	外傷，感染症，肝硬変，膵炎，胃炎，肝炎
併存する精神疾患	精神病，希死念慮，うつ病，躁病
他の物質に対する依存や離脱症状	他のベンゾジアゼピン系，オピオイド，コカイン
医原性の要因	入院に伴う症状の変化，AWSに対する医療従事者の認識不足，予知や予防の失敗
AWSの既往歴	重度のAWSや治療不十分であったAWSの既往歴は，同等かより重篤なAWSを発症する可能性が高い
併存する慢性疾患	併存疾患への薬物や治療に対するアドヒアランス不良
併存する代謝性疾患	アルコール性ケトアシドーシス，脱水，電解質異常，ビタミン欠乏症

表 52-2 Clinical Institute Withdrawal Assessment-Alcohol(CIWA-Ar)

患者名：＿＿＿＿＿＿　　カルテ番号：＿＿＿＿　　日付(年/月/日)＿/＿/＿
時間(24 時間表記)＿＿＿＿＿
脈拍数または心拍数：＿＿＿＿　　血圧：＿＿＿＿　　体温：＿＿＿＿

悪心・嘔吐：「胃の具合が悪いですか？」「嘔吐しましたか？」と質問する
所見：
0 ── 悪心・嘔吐なし
1 ── 軽い悪心のみ，嘔吐なし
2
3
4 ── むかつきを伴う間欠的悪心
5
6
7 ── 持続的悪心，頻回のむかつきや嘔吐

振戦：上肢を伸展し手指を開排させる
所見：
0 ── 振戦なし
1 ── 軽度の振戦。視診で確認できないが，患者の指先に評価者の指先を触れるとわかる
2
3
4 ── 中等度の振戦。上肢伸展で確認できる
5
6
7 ── 重度の振戦。上肢伸展しなくても確認できる

発作性の発汗：
所見：
0 ── 明らかな発汗なし
1 ── わずかに認められる発汗，手掌湿潤
2
3
4 ── 前頭部に滴状に認められる発汗
5
6
7 ── 大量の発汗

触覚障害：「瘙痒感や針でつつかれるような感じがあり，灼熱感，しびれ感，皮膚に虫が這っているような感じがしますか？」と質問する
所見：
0 ── なし
1 ── 非常にわずかな瘙痒感，針で刺される感覚，灼熱感，しびれ感
2 ── 軽度の瘙痒感，針で刺される感覚，灼熱感，しびれ感
3 ── 中等度の瘙痒感，針で刺される感覚，灼熱感，しびれ感
4 ── やや激しい幻触
5 ── 激しい幻触
6 ── 非常に激しい幻触
7 ── 持続的な幻触

聴覚障害：「周囲の音が気になりますか？　耳障りな音がしますか？　恐ろしい音がしますか？　心をかき乱すような音がしますか？　聞こえるはずのない音が聞こえますか？」と質問する
所見：
0 ── 聴覚障害なし
1 ── 耳障りか驚くような音が，ごくわずかに聞こえる
2 ── 耳障りか驚くような音が，わずかに聞こえる
3 ── 耳障りか驚くような音が，ある程度聞こえる
4 ── やや激しい幻聴
5 ── 激しい幻聴
6 ── 非常に激しい幻聴
7 ── 持続的な幻聴

視覚障害：「光が眩しすぎる感じがしますか？　色が変にみえますか？　眼が痛む感じがしますか？　目障りなものがみえますか？　みえないはずのものがみえますか？」と質問する
所見：
0 ── 視覚障害なし
1 ── ごくわずかに過敏
2 ── わずかに過敏
3 ── ある程度過敏
4 ── やや激しい幻視
5 ── 激しい幻視
6 ── 非常に激しい幻視
7 ── 持続的な幻視

表 52-2　Clinical Institute Withdrawal Assessment-Alcohol(CIWA-Ar)（つづき）

不安：「不安感がありますか？」と質問する
所見：
0 ── 不安なし，平静
1 ── 軽度の不安
2
3
4 ── 中等度の不安。用心深い。不安があると推測される
5
6
7 ── 重度のせん妄や急性精神病反応にみられるような急性パニック状態と同程度の不安状態

興奮：
所見：
0 ── 通常の行動
1 ── 一部異常な行動
2
3
4 ── 落ち着きがなく，ソワソワしている
5
6
7 ── 問診中，ほとんどウロウロしている。もしくは常に激しく動いている

頭痛，頭重感：「頭に違和感はありますか？　頭を紐でしめつけられている感じがありますか？」と質問する。めまいやふらつきは評価せず，症状の程度を評価する
所見：
0 ── 症状なし
1 ── ごくわずかな症状
2 ── わずかな症状
3 ── ある程度の症状
4 ── やや激しい症状
5 ── 激しい症状
6 ── 非常に激しい症状
7 ── 極端に激しい症状

見当識と意識障害：「今日の日付は？　ここはどこですか？　私は誰ですか？」と質問する
所見：
0 ── 見当識に問題がなく質問に連続して答えられる
1 ── 質問に連続して正解はできないが，日付は正解できる
2 ── 日付の間違いが 2 日以内
3 ── 日付の間違いが 3 日以上
4 ── 場所もしくは人に関する失見当識がある

振戦せん妄発症のリスクを有している。重篤なアルコール離脱症候群や振戦せん妄を発症させる危険因子として，アルコール乱用期間，消費したアルコール量，アルコール離脱症候群や振戦せん妄の発作回数，血中アルコール濃度が陽性にもかかわらず離脱症状を発症した既往（血中アルコール濃度が 300 ～ 400 mg/dL を超えているときでも軽い中毒症状が出現），感染症の合併などが挙げられる[27,35~38]。低カリウム血症や血小板減少症，器質的脳疾患を合併していると，より重篤な離脱症状を呈するリスクが高まる[36]。重篤なアルコール離脱症候群に進展しやすい特定の集団も存在すると思われる。遺伝的および人種的影響も想定されており，白色人種は黒色人種と比較して重篤なアルコール離脱症候群を発症しやすい[33,39]。アルコール離脱症候群の高リスク患者が入院した際には，注意深いリスクアセスメントを行い，しっかりとしたクリニカルパスにより管理すべきである。アルコール離脱に対する早期介入・治療の重要性を過小評価すると，疾患の認識不足や不十分な治療につながり，離脱症状の重症化やアルコール離脱症候群の増悪を引き起こしやすい。

アルコール離脱症候群の評価と STT に対して，最も実証され汎用されている評価スケールは Clinical Institute Withdrawal Assessment ─ Alcohol-revised(CIWA-

Ar）と，新しく改編された CIWA-Ad である（**表 52-2**）[22, 24, 26, 27, 34, 40〜44]。リスクのある患者を CIWA で正しく評価するためには，アルコール離脱症候群ではない患者の症状を誤って評価しないように注意を払う必要がある[34]。施設によっては簡易的な病院独自の評価スケールを使用している場合もあり，院内では使いやすいかもしれないが，妥当性は不確かである。

CIWA の利点は，良好な治療効果が期待される病初期でのアルコール離脱症候群を検出できることである。スコアの点数が高い患者，振戦せん妄患者，ベンゾジアゼピン系に治療抵抗性を示すアルコール離脱症候群患者に対しては，CIWA-Ar/Ad での評価が難しくなる。このような症例では，STT の目標が軽い鎮静を維持することとなるため，Richmond 興奮−鎮静スケール Richmond Agitation Sedation Scale（RASS）のような興奮や鎮静の度合いを評価するスケールが，より有用と思われる（**表 52-3**）。

アルコール離脱症候群を，軽度，中等度，重度と分類するために，CIWA-Ar スコアと臨床像にもとづいて初期評価すべきである。治療を開始する際には，CIWA-Ar/Ad や RASS（特に ICU 患者に対しては RASS）を用いて再評価すべきである。スコアリングの結果と臨床像を照らし合わせて治療薬の量を決定し，さらにアルコール離脱症候群の重症度と治療薬の量を目安としてスコアリング評価を繰り返すべきである。このプロセスに関するガイドラインは存在しないため，プロトコルの

表 52-3　Richmond 興奮−鎮静スケール（RASS）

スコア	状態	解説
+4	好戦的	明らかに好戦的，暴力的，スタッフに対する差し迫った危険がある
+3	非常に興奮している	チューブ類またはカテーテル類を引っ張ったり抜去したりする。攻撃的な状態
+2	興奮している	頻繁な非意図的運動がみられる。人工呼吸器と同調できない
+1	落ち着きがない	不安であるが，動きは攻撃的でも激しくもない
0	意識清明で穏やか	
−1	傾眠状態	完全に清明ではないが，呼びかけに応じて覚醒は維持される（10 秒以上の開眼/アイコンタクト）
−2	軽い鎮静状態	呼びかけに対して短時間覚醒しアイコンタクトで応答（10 秒未満）
−3	中等度の鎮静状態	呼びかけに動いたり開眼で応答（アイコンタクトなし）
−4	深い鎮静状態	呼びかけに反応なし。しかし，身体刺激に対して動いたり開眼する
−5	昏睡	呼びかけにも身体刺激にも無反応

例を図 52-1 〜 3(章末)に示す。

治療指針

中等度から重度のアルコール離脱症候群に対して，最も一般的な治療はベンゾジアゼピン系の投与である．アドレナリン作動性の症状，不安，興奮，せん妄をコントロールしつつ副作用が最小限となるように，個々の患者に対して調整された薬物療法が理想的である．個々の患者特性(出現している症状，基礎疾患，アルコール離脱症候群の既往歴の有無)だけではなく，薬物の薬力学的および薬物動態学的特性も考慮して，薬物の選択と用量調整を行うべきである．CIWA-Ar/Ad と RASS スコアを用いた主体的評価を継続して行うことが重要である．

　ベンゾジアゼピン系の用量固定投与や持続静注と比較して，ベンゾジアゼピン系と補助薬物を併用した質の高い STT は，ベンゾジアゼピン系の総投与量，気管挿管および ICU 入室の頻度，入院期間や ICU 滞在日数を減少させることができる[18,20〜25,42,45〜47]．ある研究では，眼瞼遅滞，CIWA の低スコア(8 点未満)，鎮静された状態の患者を対象に，質の高い STT と初回負荷投与量を調整する治療法とを比較している[26]．初回負荷投与群では，長時間作用型のベンゾジアゼピン系とその活性代謝物の効果により過鎮静となる傾向にある一方で，自動的に効果が漸減していく(autotapering)利点がある．救急では，アルコール離脱症候群患者の治療開始時は，初回負荷投与後に STT を行うことが多い[48]．一般的には，臨床指針や個々の患者パラメータを参考に，治療者がアプローチを選択すべきである．

ベンゾジアゼピン系

ベンゾジアゼピン系で代表的な薬物は，ジアゼパム，クロルジアゼポキシド，ロラゼパム，クロナゼパム，oxazepam の 5 つである．アルコール離脱症候群の患者に投与する薬物を選択する際には，考慮すべき重要な点がある(表 52-4)．

　クロルジアゼポキシドとジアゼパムは活性代謝物が生じるため，効果の持続時間が長い．このため，急に症状が再燃する可能性が低く，効果の減弱も緩徐である[49,50]．ジアゼパムの非経口投与は効果発現までの時間が短く，重篤な症例に対して 5 〜 10 分ごとに 5 〜 20 mg を投与することで，迅速な用量調整が可能である．患者に薬物耐性がみられる際には，急速投与量をより多くする．クロルジアゼポキシドの経口投与は中等度の離脱症状に対して効果が高く，1 時間に 50 〜 100 mg で迅速な用量調整が行いやすい．さらに，積極的な経口投与による患者管理が可能である．最近の国家規模での薬物不足の実体験から，これまで非経口での薬物投与が

表 52-4　AWS の治療に使用するベンゾジアゼピン系薬物

薬物	経口	静注	効果発現時間	半減期	活性代謝物
クロルジアゼポキシド	50 mg[訳注1]	剤形なし	30〜60分(経口)	5〜100時間	あり
ジアゼパム	10 mg	5 mg	約5分以内(静注)	30〜100時間	あり
ロラゼパム	2 mg	1 mg[訳注2]	15〜20分(静注)	10〜20時間	なし
クロナゼパム	1 mg	剤形なし	30〜60分(経口)	20〜50時間	なし
oxazepam	30 mg	剤形なし	60分(経口)	3〜25時間	なし

訳注1：日本では1日60 mgまで。
訳注2：日本では注射薬なし。

必要と考えられていた患者群に対しても，この投与法の効果が証明されている[51〜53]。

　ロラゼパムは，効果のピークまでに時間を要する(15〜20分)ため，用量調整を早まると医原性の過鎮静を生じやすい。ロラゼパムの用量調整は15〜30分ごとに1〜4 mgの範囲で行うべきである。高用量を投与しているときには，用量調整の時間間隔を延ばすとよい。ロラゼパムは活性代謝物が存在せず，クリアランスと半減期予測が肝腎機能に影響されないため，慢性閉塞性肺疾患(COPD)，肝機能障害〔プロトロンビン時間国際標準化比(PT-INR)>1.6〕，腎機能障害(クレアチニンクリアランス<30 mL/min，血清クレアチニン値>2 mg/dL)，65歳を超える症例に対しては，ジアゼパム，クロルジアゼポキシドよりも使用しやすい[54]。ロラゼパムを長期間静注すると，静注製剤の希釈薬であるプロピレングリコールの影響により，代謝性アシドーシスや腎不全を生じるリスクが増加する。ロラゼパムは，他の数多くの静注製剤との混合は不可能である。

　2種類以上のベンゾジアゼピン系(例えば，クロルジアゼポキシドの経口投与とベンゾジアゼピン系の静注投与)の併用は，あまり推奨されていない。例外として，症状が軽度から重度に進行している症例の初期のコントロール目的での併用や，クロルジアゼポキシドを追加する際に，薬物の効果を自然に漸減させる(autotapering)目的でベースとして併用する場合が挙げられる。薬物の作用機序や相乗作用にもとづいて，異なる種類の薬物を計画的に併用することはよい効果をもたらす可能性がある。コントロール困難な症例に対して，ベンゾジアゼピン系と他の鎮静薬を無計画に併用すると予期せぬ相互作用や過鎮静につながりやすい。

　下記に定義されるような治療抵抗性のアルコール離脱症例では，ICUレベルでのモニタリングや，より積極的な薬物療法が必要となる。そのような症例では，フェ

ノバルビタールやプロポフォールなどによる補助療法が必要なことが多い(後述)。

治療抵抗性のアルコール離脱 resistant alcohol withdrawal(RAW)の定義は下記のとおりである。

1. 最初の3時間でジアゼパム 200 mg 静注(もしくはロラゼパム 30 mg)でも効果が得られない。
2. 最初の8時間でジアゼパム 400 mg 静注(もしくはロラゼパム 60 mg)でも効果が得られない。
3. 興奮のコントロールに，40 mg 以上のジアゼパムが繰り返し必要。
4. 積極的治療を行っても，CIWA スコア>25 点が持続する。

バルビツレート系

バルビツレート系は GABA_A 作動薬であり，重度の振戦せん妄や治療抵抗性のアルコール離脱に対し，単剤で使用されることもあるが，補助薬物としての役割が大きい[20,51,52,55~59]。バルビツレート系の中で，アルコール離脱症候群に対して最も研究がなされているのはフェノバルビタールであり，高用量のベンゾジアゼピン系を用いても症状が改善しない場合にモニタリング下で使用されることが多い。標準的な開始量は 30 mg で 30 分ごとに用量調整を行う。バルビツレート系の効果発現には時間がかかるので，約 30 分経過してから投与量を増やすほうがよい。半減期が長いため，効果が自然に漸減していく利点がある。ある研究では，治療初期にフェノバルビタール 19 mg/kg の単回投与を行うことで，プラセボ群よりも ICU 入室を減らすことができたとしている[58]。しかし，この結果はバルビツレート系を初期投与した効果なのか，非積極的な治療プロトコルであった対照群に対して初期高用量投与を行ったことによる一般的な効果なのか，はっきりしない。ベンゾジアゼピン系が全国的に不足した状況では，アルコール離脱症候群の治療にバルビツレート系を使用することは，合理的な選択肢と考えられている[51,52]。

プロポフォール

プロポフォールも GABA_A 作動薬であり，NMDA 拮抗薬である。重度のアルコール離脱症候群の症状をコントロールする効果が非常に高く，高用量のベンゾジアゼピン系やバルビツレート系に治療抵抗性を示す症例に使用されることが多い。プロポフォールは作用が強く，有効域と中毒域の間が狭いため気管挿管して使用することが望ましい。プロポフォールは半減期が短いため，初期治療や単剤使用では投与が難しい。プロポフォールを静注している気管挿管患者には，プロポフォールを減

量しつつ半減期の長いベンゾジアゼピン系を開始して薬物効果が自動的に漸減(autotapering)していくように，ベンゾジアゼピン系やクロルジアゼポキシドを経鼻胃管から投与開始すべきである(「薬物の漸減」の項を参照)[60,61]。プロポフォールは急速に効果が減弱しやすいため，使用は厳重なモニタリング環境に限定される[62]。

抗精神病薬

アルコール離脱症候群に関するこれまでの研究によれば，ベンゾジアゼピン系は，症状のコントロール，痙攣や振戦せん妄を防止する点において，単剤投与よりも抗精神病薬と併用するほうが効果が高いことが認められている[41,63,64]。抗精神病薬であるハロペリドールは単剤で持続投与するよりも，クロニジンやベンゾジアゼピン系と併用して急速投与するほうが奏効率は高いとされている[24,41,42]。この治療法の効果が，慎重なSTTと急速投与によるものなのか，薬物の組み合わせによるものなのか，その両方なのかは不明である。基本的な原則として，抗精神病薬は精神疾患や明らかな幻覚症状を合併したアルコール離脱症候群患者に対して有効な薬物かもしれないが，単剤投与は避けるべきである。

抗痙攣薬

いくつかの研究によれば，ベンゾジアゼピン系をアルコール離脱症候群の治療で使用すると，アルコールとベンゾジアゼピン系両方への依存性を高める可能性があり，一方，抗痙攣薬のような非ベンゾジアゼピン系を基本とした治療計画であれば依存性が少なく，アルコール毒性減弱後に再燃する可能性も低いと示唆されている[65〜69]。これらの研究は短期的視点のみの評価であるため，依存に対する効果が毒性減弱後にも長期間持続するのかは不明である。

抗痙攣薬であるトピラマートは，抗グルタミン酸作用とGABA増強作用をもつ薬物であり，齧歯類においてアルコール離脱症候群を減弱させるという研究報告がある[70]。ヒトに対する研究でも，アルコール離脱症候群を防止する効果はプラセボ群より優れており，アルコール依存に対する治療効果の可能性も示唆されている[9,10,70]。バルプロ酸[71〜73]，ガバペンチン[67,74]，カルバマゼピン[66,71,75]も，入院と外来の解毒処置室では，おもに軽度から中等度のアルコール離脱症候群症例に対して治療効果が認められている。これらの研究では，単剤投与では不十分であり，併用療法のほうが効果が高い可能性を示唆している[33,71,76]。

2010年のCochraneレビューでは，カルバマゼピン(アルコール離脱症候群の治療ではベンゾジアゼピン系よりも部分的に優れている)を除いて，アルコール離脱

症候群に対する抗痙攣薬の効果はエビデンスが不十分であると結論づけている[77]。ベンゾジアゼピン系と比較して，カルバマゼピンは症状のコントロール作用が強く，医学的重症度の低い患者や外来患者に対し依存性が少ないという利点が認められる一方で，痙攣や振戦せん妄を防止する効果に乏しい[75]。

GABA$_A$作動薬であるγ-ヒドロキシ酪酸 γ-hydroxybutyric acid（GHB）も，ベンゾジアゼピン系と同等の効果が予想されるが，明らかに優れているわけではない[78]。γ-ヒドロキシ酪酸は欧州では汎用されているが，米国では依存性を考慮して使用が控えられている[79]。アルコール離脱症候群関連の痙攣に対して，フェニトインの効果は明らかではない[80〜82]。

特筆すべきは，2013年の学会で報告されたクロニジン貼付薬と併用したバルプロ酸やガバペンチンの治療効果に関する未発表の症例報告である。発表者は，中等度から重度のアルコール離脱症候群に対して，ベンゾジアゼピン系を使用しなくても良好な治療成績であったとしている[53,83]。この研究は論文未発表であるため，結果に対する評価は困難であるが，ベンゾジアゼピン系に代わる新たな治療法が開拓され，論点になりつつあるといえる。

クロニジンとデクスメデトミジン

クロニジンとデクスメデトミジンは中枢性のα$_2$作動薬である。α$_2$作動薬は，ノルアドレナリンの放出を抑制し，交感神経系の亢進症状を緩和させる。これらの薬物に関して，齧歯類でアルコール離脱症候群の治療研究がなされており[84〜87]，ヒトでも同様の研究が少数認められている。外科系ICUや外傷患者のアルコール離脱症候群の症例に対して，クロニジンをハロペリドールやベンゾジアゼピン系と併用すると有効であったと報告している外科分野での文献がある[24,41,42,88,89]。軽度のアルコール離脱症候群に対して，クロニジンの経皮的投与によりクロルジアゼポキシドと同等の効果を認めたという無作為化比較試験が存在する[90]。また，中等度から重度のアルコール離脱症候群の治療として，高用量のクロニジン貼付薬をバルプロ酸もしくはガバペンチンと併用した症例研究も報告されている[83]。アルコール離脱症候群でのデクスメデトミジンに関する研究の多く（症例報告や比較対照を行っていない症例研究）は，補助的薬物としての役割に関するものである[91〜101]。クロニジン，デクスメデトミジンともに鎮静作用をもたらすが，血圧低下や徐脈も生じやすい。デクスメデトミジンの長期間静注により，急性の離脱症状をきたした報告もある[102]。アルコール離脱症候群の治療におけるクロニジンとデクスメデトミジンの位置づけは補助的薬物と考えられるが，適応の選択や効果，患者への安全性を結論づけるには，さらなる研究が必要である[103]。現時点では，どちらの薬物もアルコー

ル離脱症候群に対する単剤投与は推奨されていない。

バクロフェン
バクロフェンはGABA$_B$受容体選択的作動薬である．齧歯類に対して，アルコール離脱症候群を抑制する効果が認められている[104,105]．また，少数のヒトに対する研究でもベンゾジアゼピン系と同等の効果をもつ可能性があるが，明らかに優れているわけではない[106〜108]．特筆すべきは，ヒトでの試験の対照群ではベンゾジアゼピン系の投与量が少なかったことから，研究対象例の離脱症状は重篤ではなかった可能性がある．最近のCochraneレビューでは，アルコール離脱症候群に対するバクロフェンの有効性や効果を結論づけるにはデータの集積が不十分であるとしている[109]．バクロフェンには，アルコール依存状態の肝硬変患者の断酒を補助する効果が報告されている．この使用法は，特に欧州において広まっており，さらなる研究が試みられつつある[106, 107, 110〜113]．

アルコール
アルコール離脱症候群に対するエタノール投与(静注もしくは経口)は，失敗率が高く，合併症の可能性も高いため推奨されていない[114〜117]．アルコールは，経口もしくは静注のどちらの形態でも水分含有量が多く，電解質異常と行動異常にも関連し，低血糖を引き起こしやすい．これらの要素に加え，適切な血中濃度を調整しにくいので，治療薬の選択肢になりにくい[115]．外傷ICUでアルコール静注と計画的なジアゼパム投与とを比較した無作為化試験によれば，アルコール静注はジアゼパムに劣っており，治療失敗率が高かった[117]．また，待期的な外科入院症例を対象に，アルコールに予防効果があるかについて多施設で研究が実施されている[115]．この研究についての考察は本章では割愛するが，評価はいまだに定まっていない．

β遮断薬
基礎疾患(アドレナリン亢進性のアルコール離脱症候群など)が治療されるまでは，アルコール離脱症候群に附随する血圧上昇や頻脈に対してβ作動薬を使用すべきではない．適切な水分バランスと鎮静が得られれば，バイタルサインの異常は落ち着くはずである．高血圧が併存している場合には，血圧コントロールのためにβ遮断薬や他の降圧薬を使用してもよい．β遮断薬は異常なバイタルサインを隠してしまうため，振戦せん妄もわかりにくくしてしまう[118]．

薬物の漸減

ベンゾジアゼピン系やフェノバルビタール，プロポフォールを使用して，離脱症状の初期コントロールが可能になり，24〜28時間安定した状態が維持できれば，薬物の漸減計画を立てるべきである。ベンゾジアゼピン系の1日投与量を力価換算し毎日20%ずつ減量する方法が推奨されている。可能であれば，クロルジアゼポキシドを漸減する（重症例では，経口クロルジアゼポキシドの開始量を2〜8時間ごとに100 mg以上と見積もる）。例えば，24時間で総量700 mgのクロルジアゼポキシドと8 mgのロラゼパム（約900 mgのクロルジアゼポキシドと同力価）が投与されている場合，翌日の用量は720 mg/日（6〜8時間ごとに分割）となる。活性代謝物を有する長時間作用型の薬物を使用している場合，STTを施行していると「自然な漸減（autotaper）」パターンが一定ではないことがある。漸減中にCIWA-Arスコアが10点を超えたときは，出現した症状に応じて薬物を追加し，増加した1日投与量に対して1日10%ずつ緩徐に減らしていく。プロポフォール静注は，感染や高トリグリセリド血症のリスクがあるため，可能な限り早期に（2〜3日後に）漸減を開始する。中等度から重度のアルコール離脱症候群において，非ベンゾジアゼピン系の漸減方法は確立されていない。

全身補助療法

アルコール離脱症候群患者に対し，特に深い鎮静や寝たきりの状態では，次に述べるような補助療法を配慮する。

A. チアミン100 mg経口/静注，葉酸1 mg経口/静注，複合ビタミン経口/静注を7日間連日投与
B. 慎重な電解質補正
C. ジオクチルソジウムスルホサクシネート100 mg経口/経鼻胃管/十二指腸チューブ/胃瘻1日3回，センナ1日2錠を経口/経鼻胃管/十二指腸チューブ/胃瘻
D. Lacri-Lube® 両眼1日2回，もしくは人工涙液を両眼1回2滴1日4回
E. 精神状態が不安定，重度の興奮状態，誤嚥のリスクがある場合には絶食
F. ICU/ステップダウンユニット（SDU）で，可能な限り早期離床を行う計画を立てる
G. ICUの他患者にルーチンに行われる1日1回の鎮静中断を行わない
H. 拘束もしくは継続観察を院内規則に従って行う
I. 治療困難な事例では，内科系ICUや精神科へのコンサルテーション

J. アフターケアや断酒，リハビリテーション目的の通院を考慮した社会福祉相談

結論

軽度から重度のアルコール離脱症候群を管理する最良の方法として，ベンゾジアゼピン系を使用した STT が現在，広く受け入れられている。この方法は，重篤なアルコール離脱症候群やベンゾジアゼピン系治療に抵抗性のアルコール離脱症候群，振戦せん妄患者に対して最も利点が大きく，入院期間を短縮し，合併症率を下げ，低用量の急速投与法や持続投与法と比較して薬物の必要量を減少させる(特にベンゾジアゼピン系)[35]。プロポフォールとデクスメデトミジンは単剤投与や第1選択薬としては推奨されないが，ベンゾジアゼピン系に抵抗性の症例や気管挿管が切迫していると判断される症例では，応急的な薬物として位置づけられている。重度のアルコール離脱症候群患者では医療資源の使用率と合併症率が依然として高いため，医療者はしかるべき症例を内科系 ICU に移送する閾値を低くして診療に携わるべきである(図 52-2, 図 52-3)。

(「関連文献」は p.880)

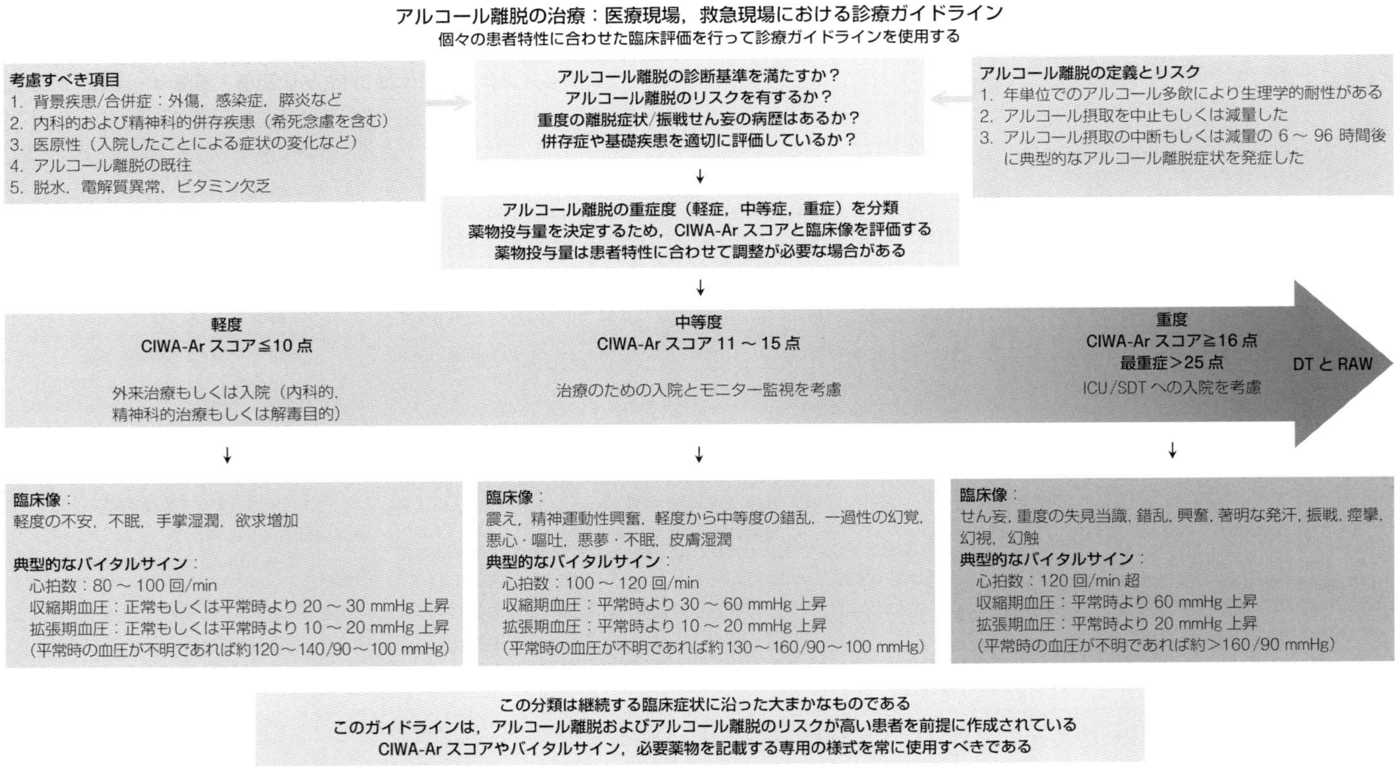

アルコール離脱の治療：医療現場，救急現場における診療ガイドライン
個々の患者特性に合わせた臨床評価を行って診療ガイドラインを使用する

考慮すべき項目
1. 背景疾患，合併症：外傷，感染症，肝炎など
2. 内科的および精神科的併存疾患（希死念慮を含む）
3. 医原性（入院したことによる症状の変化など）
4. アルコール離脱の既往
5. 脱水，電解質異常，ビタミン欠乏

アルコール離脱の診断基準を満たすか？
アルコール離脱のリスクを有するか？
重症の離脱症状／振戦せん妄を適切に評価しているか？
併存症や基礎疾患を適切に評価しているか？

アルコール離脱の重症度（軽症，中等症，重症）を分類し，CIWA-Ar スコアと臨床像を評価する．
薬物投与量は患者特性に合わせて調整が必要な場合がある

アルコール離脱の定義とリスク
1. 年単位でのアルコール多飲により生理学的耐性がある
2. アルコール摂取を中止もしくは減量した
3. アルコール摂取の中断もしくは減量の6〜96時間後に典型的なアルコール離脱症状を発症した

↑
重度
CIWA-Ar スコア≧16点
最重症：>25点
ICU/SDT への入院を考慮
DT と RAW

臨床像：
せん妄，重度の失見当識，錯乱，興奮，著明な発汗，振戦，痙攣，幻視，幻聴
典型的なバイタルサイン：
心拍数：120 回/min 超
収縮期血圧：平常時より 60 mmHg 上昇
拡張期血圧：平常時より 20 mmHg 上昇
（平常時の血圧が不明であれば約160/90 mmHg）

中等度
CIWA-Ar スコア 11〜15点
治療のための入院とモニター監視を考慮

臨床像：
震え，精神運動性興奮，悪心・嘔吐，悪夢・不眠，皮膚湿潤，軽度から中等度の錯乱，一過性の幻覚
典型的なバイタルサイン：
心拍数：100〜120 回/min
収縮期血圧：平常時より 30〜60 mmHg 上昇
拡張期血圧：平常時より 10〜20 mmHg 上昇
（平常時の血圧が不明であれば約130〜160/90〜100 mmHg）

軽度
CIWA-Ar スコア≦10点
外来治療もしくは入院（内科的，精神科的治療もしくは解毒目的）

臨床像：
軽度せん妄，不眠，手指振戦，欲求増加
典型的なバイタルサイン：
心拍数：80〜100 回/min
収縮期血圧：正常もしくは平常時より 20〜30 mmHg 上昇
拡張期血圧：正常もしくは平常時より 10〜20 mmHg 上昇
（平常時の血圧が不明であれば約120〜140/90〜100 mmHg）

このガイドラインは継続する各臨床症状に沿った大まかなものである
このガイドラインは，アルコール離脱およびアルコール離脱のリスクが高い患者を前提に作成されている
CIWA-Ar スコアやバイタルサイン，必要薬物を記載する専用の様式を常に使用すべきである

図 52-1 アルコール離脱症候群（AWS）の初期評価ガイドライン
DT：振戦せん妄，RAW：治療抵抗性アルコール離脱，SDT：ステップダウンユニット
Dr. Amy Dzierba, Pharm.D (Columbia University Medical Center) と共同開発した AWS ガイドライン。

アルコール離脱の治療：医療現場、救急現場における診療ガイドライン
個々の患者特性に合わせた臨床評価を行って診療ガイドラインを使用する

↑ DT と RAW

重度
CIWA-Ar スコア≧16 点
最重症＞25 点
ICU/SDT への入院を考慮

中等度
CIWA-Ar スコア 11 ～ 15 点
治療のための入院とモニター監視を考慮

軽度
CIWA-Ar スコア≦10 点
外来治療もしくは入院（内科的、精神科的治療もしくは解毒目的）

必要な鎮静度の維持のために最少量を投与し、初期コントロールを得るのに必要であれば漸増する
CIWA スコアが 8 ～ 10 点程度の症状の進行状況になるよう、もしくは軽い鎮静が得られるように薬物量を調整
CIWA-Ar が 8 点未満で、重度の AWD/DT もしくは RAW の既往があり、かつ救急での精密検査／経過観察後あるいは入院対応が可能であれば、予防的にクロルジアゼポキシド 100 mg 経口 ×1 が適応

CIWA-Ar スコア＜8 点
クロルジアゼポキシド 100 mg 経口 ×1
投与 1 時間後に CIWA-Ar スコアを再評価し、CIWA＞8 ならば再投与を 1 時間ごとに繰り返す
最初の 4 時間で 300 mg 以上の投与、もしくは（治療抵抗性としても）4 時間後に CIWA-Ar ≧11 点での静注を考慮

CIWA-Ar スコア 16 点もしくは適用量のベンゾジアゼピン系を使用しているときは、ICU/SDT への入院を考慮
10 分後に再評価を行い、CIWA-Ar＞10 点ならば再投与、10 mg 投与ごとに効果が乏しければ、次から 10 分ごとに 20 mg 投与に増量
もしくは
ロラゼパム 2 mg 静注 ×1
20 分後に再評価を行い、CIWA-Ar＞10 点ならば再投与、2 mg 投与ごとに効果が乏しければ、次から 20 分ごとに 4 mg 投与に増量
ジアゼパムより最初の 3 時間で 200 mg 以上または 8 時間で 400 mg 以上、もしくはロラゼパムが最初の 3 時間で 30 mg 以上または 8 時間で 60 mg 以上必要、もしくは CIWA-Ar スコア＞25 点であれば、単独の（アルコール離脱だけではない）せん妄か DT や RAW を想起しつつ他の鑑別疾患を考慮

薬物の静注を考慮

ジアゼパム 5 mg 静注 1 回（推奨）
10 分後に再評価を行い、CIWA-Ar＞8 点ならば再投与、5 mg 投与ごとに効果が乏しければ、次から 10 分ごとに 10 mg 投与に増量
もしくは
ロラゼパム 1 mg 静注 1 回
20 分後に再評価を行い、CIWA-Ar＞8 点ならば再投与、1 mg 投与ごとに効果が乏しければ、次から 20 分ごとに 2 mg 投与に増量

病棟での目標：CIWA-Ar≦10 点、軽い鎮静
ICU での目標：CIWA-Ar≦10 点、RASS ～ −3

状態が安定した後は、臨床像、バイタルサイン、CIWA-Ar スコアを最低 2 時間ごとに再評価
CIWA-Ar が 13 点まで再増悪したら、最後に効果が得られた投与量を再投与（累積投与量とは無関係）
CIWA-Ar が 12 点まで再増悪したら、最後に効果が得られた投与量の半量を再投与（累積投与量とは無関係）
CIWA-Ar 10 ～ 15 点を 12 時間以上維持できていれば、中等症管理に移行する（中等度管理と同様に漸減）

最初の 1 時間でジアゼパム 40 mg、もしくはロラゼパム 6 mg 以上必要であれば、重症のアルコール離脱の可能性を考慮
最初の 4 時間でジアゼパム 100 mg 以上、もしくはロラゼパム 10 mg 以上必要であるか、4 時間後にも CIWA-Ar≧16 点であれば、重症と診断しつつ他の原因疾患も考慮

目標：CIWA-Ar スコア 8 ～ 10 点
状態が安定した後は、臨床像、バイタルサインと CIWA-Ar スコアを最低、4 時間ごとに再評価
CIWA-Ar＜8 ～ 11 点まで再増悪したら、最後に効果が得られた投与量を再投与（累積投与量とは無関係）
CIWA-Ar が 8 ～ 10 点を維持できていて、CIWA-Ar スコアが 8 ～ 12 点で安定していれば、必要に合わせて再投与量の半量を再投与（累積投与量とは無関係）
24 ～ 48 時間にわたって CIWA-Ar スコアが 8 ～ 12 点で安定していれば、投与量を 1 日ごとに 10 ～ 20％ずつ漸減

CIWA-Ar スコア＜8 点
治療の必要性もし、安定していれば 4 時間以上の投与。臨床像に変化がなければ漸減に再評価
CIWA-Ar＜8 点、および他の条件が許せば退院可能

CIWA-Ar スコア 8 ～ 10 点
クロルジアゼポキシド 50 mg 経口 ×1
その後、1 時間ごとに CIWA スコア＞8 ～ 10 点の場合は、再評価を 1 時間ごとに繰り返し、点での場合は 4 時間ごとに再評価、必要に応じて再投与

目標：CIWA-Ar スコア 8 ～ 10 点
CIWA-Ar が 8 ～ 10 点で安定して 4 時間以上経過し、かつ重症の AWS/DT/RAW の既往がなければ、精神科または解毒目的の入院
最初の 4 時間でジアゼパム 300 mg 以上の投与（治療開始してから）4 時間後の治療用のスケールで重症度評価を考慮する
精神疾患を併存しているときは、最後の AWD と急性の精神症状を区別するために CIWA-Ar スコアを臨床像と合わせて評価
24 時間にわたって CIWA-Ar スコア＜8 点、かつ他の条件が許せば、治療の終了もしくは退院も可能

図 52-2　軽度・中等度・重度の AWS に対する推奨ガイドライン
DT：振戦せん妄，RAW：治療抵抗性アルコール離脱，SDT：ステップダウンユニット
Dr. Amy Dzierba, Pharm.D（Columbia University Medical Center）と共同開発した AWS ガイドライン。

図 52-3 アルコール離脱の治療：医療現場，救急現場における診療ガイドライン

個々の患者特性に合わせた臨床評価を行って診療ガイドラインを使用する

医療現場：単なる（アルコール離脱せん妄ではない）せん妄症状

CIWA-Ar≤25点の持続飲酒，単なる（アルコール離脱せん妄ではない）せん妄症状

ICU：DTやRAW

CIWA-Ar≥25点の持続飲酒，薬物を投与してもコントロールしきれない症状

必要な鎮静度の継続のために最少量を投与し，初期コントロールを得るのに必要であれば漸増する

ジアゼパムが最初の3時間で200 mg以上または最初の8時間で400 mg以上，もしくはロラゼパムが最初の3時間で30 mgまたは最初の8時間で60 mg以上必要であれば，他の鑑別疾患を考慮しつつ，ICUに入室させる

CIWAスコア≤10～15点の症状になるまたは重度の慢性閉塞性肺疾患（COPD），肝機能障害（PT-INR>1.6），腎機能障害（Cr_{Cl}<30 mL/min，S_{Cr}>2 mg/dL），年齢>65歳

ジアゼパム（を推奨），もしくはロラゼパム（COPD），肝機能障害（PT-INR>1.6），腎機能障害（Cr_{Cl}<30 mL/min，S_{Cr}>2 mg/dL），年齢>65歳

ロラゼパムは，薬効のピークに達するまで時間がかかる（20～30分）ため，医原性の過鎮静を引き起こす可能性が高い

ICUでの目標：CIWA-Ar≤10点，RASS −1～−3

ジアゼパム 20 mg 静注×1（推奨）
10分後に再評価を行い，CIWA-Ar≥13点もしくはRASS≥1ならば 20 mg 再投与
20分後に再評価を行い，CIWA-Ar≥13点もしくはRASS≥1ならば 40 mg 再投与
CIWA-Ar≥12点もしくはRASS≤0ならば最終投与量の半量を再投与（集積投与量とは無関係）

もしくは
ロラゼパム 4 mg 静注×1
10分後に再評価を行い，CIWA-Ar≥13点もしくはRASS≥1ならば 4 mg 再投与
20分後に再評価を行い，CIWA-Ar≥13点もしくはRASS≥1ならば 6 mg 投与に増量
CIWA-Ar≥12点もしくはRASS≤0ならば最終投与量の半量を再投与（集積投与量とは無関係）

↓

効果が乏しければ，次から10分ごとに 40 mg 投与し漸増。
ジアゼパムが最初の3時間で 200 mg または最初の8時間で 400 mg 以上
4 mg で効果が乏しければ，次から20分ごとに 6 mg 投与し漸増。もしくはロラゼパムが最初の3時間で 30 mg または最初の8時間で 60 mg 以上必要であれば，他の鑑別疾患を考慮しつつ下記のRAWの治療アルゴリズムに移行

高用量のジアゼパム（持続静注を考慮する必要あり）。気管挿管を考慮する患者には推奨しにくく，上記の禁忌を有する患者に使用する）を用いて症状に合わせた治療を継続

急速投与量は，ジアゼパム 2,000 mg／日もしくはロラゼパム 200 mg／日が必要な場合がある

補助療法を考慮

1) フェノバルビタール（ベンゾジアゼピン系の間欠投与と併用）：

フェノバルビタール 60 mg（急速静注）30分ごと。気管挿管せずにフェノバルビタールの投与を行うことがベンゾジアゼピン系併用にすでれば必要となる可能性あり
気管挿管を回避することができる場合のみ，ベンゾジアゼピン系併用時にすでれば必要となる可能性あり

2) プロポフォール：8時間で5回以上のフェノバルビタールを投与しても重篤な症状が続く場合（通常は気管挿管が必要），プロポフォールは急速投与し，5～10 µg/kg/min で開始し RASS −3～−4 程度の鎮静が得られるよう調整。最大 80 µg/kg/min

*3) ロラゼパム静注：2 mg/hrで開始。必要時 30分ごとに 1～2 mg 急速投与し，必要に合わせて 1～2 mg/hr ずつ増量

状態が安定するまでは，臨床像，CIWA-Ar スコア，バイタルサインを最低1時間ごとに再評価。CIWA-Ar≥13点もしくはRASS≥1まで再増量した際は，最後に効果が得られた投与量を再投与。CIWA-Ar≤12点もしくはRASS≤0となれば，最後に効果が得られた投与量の半量を再投与。CIWA-Ar≤8点もしくはRASS≤−3となれば，薬物を中止する（気管挿管していない場合）

状態が安定するまでの患者に必要。薬物の漸減はすべての患者に必要。治療開始後48時間程度もしくは状態が安定傾向になれば，漸減を開始する（1日1回の鎮静中断を行う際には細心の注意を払う）

治療抵抗性アルコール離脱（RAW）と振戦せん妄（DT）に対するAWSガイドライン

＊他の併存疾患のために鎮静が必要なときは，目標の RASS に達するように鎮静を調整し，臨床的に安定していれば徐々に戻していく。漸減は1日20％ずつ行う

Cr_{Cl}：クレアチニンクリアランス，DT：振戦せん妄，RASS：Richmond興奮鎮静スケール，RAW：治療抵抗性アルコール離脱，S_{Cr}：血清クレアチニン濃度，SDT：ステップダウンユニット

Dr. Amy Dzierba, Pharm.D（Columbia University Medical Center）と共同開発したAWSガイドライン。

関連文献

文献	研究デザイン	結果
Gold et al., *Crit Care Med.* 2007[20]	ICU の重篤なアルコール離脱症候群(AWS)患者を対象に、薬物漸増療法に関するガイドラインの導入前(54人)と導入後(41人)での後ろ向きコホート研究。ガイドライン導入以前の標準的治療であった低用量の急速投与＋頻回の持続静注と、ベンゾジアゼピン系(第1選択はジアゼパム)の漸増投与＋フェノバルビタールの補助的投与を比較した	ガイドライン導入後の患者は、気管挿管率が低く(47% vs. 22%, $p = 0.008$)、ICU 滞在期間が短縮し、院内肺炎の発症率が低い傾向にあった
Saitz et al., *JAMA.* 1994[22]	AWS 患者101人を対象に、クロルジアゼポキシド投与を用量固定投与群と症状に合わせた治療(STT)群に無作為に割りつけた前向き二重盲検無作為化比較試験	個々の患者別に調整して投与する STT では治療期間が短く($p < 0.001$)、薬物の総投与量が少なかった($p < 0.001$)
Spies et al., *Intensive Care Med.* 2003[24]	AWS を発症した外科系 ICU 患者44人を対象に、(a)フルニトラゼパム、クロニジン、ハロペリドールの持続静注治療群と(b)同薬の用量を調整して急速投与する群に無作為に割りつけた前向き二重盲検無作為化比較試験。重症度と AWS の罹病期間を評価した	用量を調整して急速投与する治療群では、重症度の低下、AWS の罹病期間の短縮(中央値2日 vs. 6日, $p \leq 0.01$)、薬物の総投与量の減少、気管挿管率の低下(65% vs. 90%, $p = 0.050$)、人工呼吸器装着日数の短縮(中央値6日 vs. 12日, $p = 0.01$)、肺炎発生率の低下(26% vs. 43%, $p \leq 0.01$)、ICU 滞在日数短縮(中央値6日 vs. 14日, $p \leq 0.01$)がみられた
Awissi et al., *Intensive Care Med.* 2013[35]	重症患者における AWS と振戦せん妄のスクリーニング法、予防法、治療法、転帰に関するシステマティックレビュー	ICU において有用なスクリーニング法は認められなかった。症状に合わせて早期に積極的に薬物を調整する方法が、転帰を改善した唯一の手段であった。AWS の治療は ICU での合併症が増加し、医療資源の必要度が増加していた
Sarff and Gold, *Crit Care Med.* 2010[119]	重症患者の AWS に対する病態生理、診断、薬物療法に関するレビュー	重度の AWS やベンゾジアゼピン系抵抗性の AWS に対しては、高用量のベンゾジアゼピン系やバルビツレート系、プロポフォール投与が推奨されている

文献

1. Cagetti E, Liang J, Spigelman I, et al. Withdrawal from chronic intermittent ethanol treatment changes subunit composition, reduces synaptic function, and decreases behavioral responses

to positive allosteric modulators of GABA$_A$ receptors. *Mol Pharmacol*. 2003;63:53.
2. Kumar S, Porcu P, Werner DF. The role of GABA receptors in the acute and chronic effects of ethanol: a decade of progress. *Psychopharmacology (Berl)*. 2009;205:529.
3. Mihic SJ, Ye Q, Wick MJ, et al. Sites of alcohol and volatile anaesthetic action on GABA(A) and glycine receptors. *Nature*. 1997;389:385.
4. Morrow AL, Suzdak PD, Karanian JW, et al. Chronic ethanol administration alters gamma-aminobutyric acid, pentobarbital and ethanol-mediated 36Cl$^-$ uptake in cerebral cortical synaptoneurosomes. *J Pharmacol Exp Ther*. 1988;246:158.
5. Whittemore ER, Yang W, Drewe JA, et al. Pharmacology of the human gamma-aminobutyric acid A receptor alpha 4 subunit expression in *Xenopus laevis* oocytes. *Mol Pharmacol*. 1996; 50:1364–1365.
6. Hoffman PL, Grant KA, Snell LD, et al. NMDA receptors: role in ethanol withdrawal seizures. *Ann N Y Acad Sci*. 1992;654:52.
7. Tsai G, Gastfriend DR, Coyle JT. The glutamatergic basis of human alcoholism. *Am J Psychiatry*. 1995;152(3):332–340. PMID: 7864257.
8. Tsai G, Coyle JT. The role of glutamatergic neurotransmission in the pathophysiology of alcoholism. *Annu Rev Med*. 1998;49:173–184. PMID: 9509257.
9. Johnson BA, Ait-Daoud N, Bowden CL, et al. Oral topiramate for treatment of alcohol dependence: a randomised controlled trial. *Lancet*. 2003;361(9370):1677–1685. PMID: 12767733.
10. Johnson BA, Swift RM, Ait-Daoud N, et al. Development of novel pharmacotherapies for the treatment of alcohol dependence: focus on antiepileptics. *Alcohol Clin Exp Res*. 2004;28(2): 295–301. PMID:15112937.
11. Swift RM. Topiramate for the treatment of alcohol dependence: initiating abstinence. *Lancet*. 2003;361(9370):1666–1667. PMID: 12767727.
12. Finn DA, Crabbe JC. Exploring alcohol withdrawal syndrome. *Alcohol Health Res World*. 1997;21(2):149–156. PMID: 15704352.
13. Lingford-Hughes A, Nutt D. Neurobiology of addiction and implications for treatment. *Br J Psychiatry*. 2003;182(2):97–100. PMID: 12562734.
14. Nutt D. Alcohol and the brain: pharmacological insights for psychiatrists. *Br J Psychiatry*. 1999;175(2): 114–119. PMID: 10627792.
15. Borg S, Kvande H, Sedvall G. Central norepinephrine metabolism during alcohol intoxication in addicts and healthy volunteers. *Science*. 1981;213(4512):1135–1137. PMID: 7268421.
16. Linnoila M, Mefford I, Nutt D, et al. NIH conference: alcohol withdrawal and noradrenergic function. *Ann Intern Med*. 1987;107(6):875–889. PMID: 2825572.
17. Sellers EM, Degani NC, Zilm DH, et al. Propranolol-decreased noradrenaline excretion and alcohol withdrawal. *Lancet*. 1976;1(7950):94–95. PMID: 54619.
18. Cassidy EM, O'Sullivan I, Bradshaw P, et al. Symptom-triggered benzodiazepine therapy for alcohol withdrawal syndrome in the emergency department: a comparison with the standard fixed dose benzodiazepine regimen. *Emerg Med J*. 2012;29:802.
19. Daeppen JB, Gache P, Landry U, et al. Symptom-triggered vs fixed-schedule doses of benzodiazepine for alcohol withdrawal: a randomized treatment trial. *Arch Intern Med*. 2002;162: 1117. PMID: 12020181.
20. Gold JA, et al. A strategy of escalating doses of benzodiazepines and phenobarbital administration reduces the need for mechanical ventilation in delirium tremens. *Crit Care Med*. 2007; 35(3):724–730.
21. Jaeger TM, et al. Symptom-triggered therapy for alcohol withdrawal in medical inpatients. *Mayo Clin Proc*. 2001;76(7):695–701.
22. Saitz R, Mayo-Smith M, Roberts MS, et al. Individualized treatment for ethanol withdrawal. *JAMA*. 1994;272:519–523.
23. See S, Nosal S, Barr WB, et al. Implementation of a symptom triggered benzodiazepine protocol for alcohol withdrawal in family medicine inpatients. *Hosp Pharm*. 2009;44(10):881–887.

24. Spies CD, Otter HE, Hüske B, et al. Alcohol withdrawal severity is decreased by symptom-orientated adjusted bolus therapy in the ICU. *Intensive Care Med.* 2003;29:2230. PMID: 14557857.
25. Stanley KM, Amabile CM, Simpson KN, et al. Impact of an alcohol withdrawal syndrome practice guideline on surgical patient outcomes. *Pharmacotherapy.* 2003;23:843–854. PMID: 12885097.
26. Maldonado JR, Nguyen LH, Schader EM, et al. Benzodiazepine loading versus symptom-triggered treatment of alcohol withdrawal: a prospective, randomized clinical trial. *Gen Hosp Psychiatry.* 2012;34:611–617. PMID: 22898443.
27. Maldonado JR. An approach to the patient with substance use and abuse. *Med Clin North Am.* 2010;94:1169–1205. PMID: 20951277.
28. Victor M, Adams RD. The effect of alcohol on the central nervous system. In: *Metabolic and Toxic Disease of the Nervous System.* Baltimore, MD: Lippincott Williams & Wilkins. 1953:526–573.
29. Victor M, Brausch C. The role of abstinence in the genesis of alcoholic epilepsy. *Epilepsia.* 1967;8:1–20.
30. Boston LN. Alcohol withdrawal. *Lancet.* 1908;1:18.
31. DeBellis R, Smith BS, Choi S, et al. Management of delirium tremens. *J Intensive Care Med.* 2005;20:164. PMID: 15888905.
32. Pristach CA, Smith CM, Whitney RB. Alcohol withdrawal syndromes—prediction from detailed medical and drinking histories. *Drug Alcohol Depend.* 1983;11:177. PMID: 6861616.
33. Saitz R, O'Malley SS. Pharmacotherapies for alcohol abuse. Withdrawal and treatment. *Med Clin North Am.* 1997;81:881. PMID: 9222259.
34. Hecksel KA, Bostwick JM, Jaeger TM, et al. Inappropriate use of symptom-triggered therapy for alcohol withdrawal in the general hospital. *Mayo Clin Proc.* 2008;83:274–279. PMID: 18315992.
35. Awissi DK, Lebrun G, Coursin DB, et al. Alcohol withdrawal and delirium tremens in the critically ill: a systematic review and commentary. *Intensive Care Med.* 2013;39:16–30. PMID: 23184039.
36. Eyer F, Schuster T, Felgenhauer N, et al. Risk assessment of moderate to severe alcohol withdrawal—predictors for seizures and delirium tremens in the course of withdrawal. *Alcohol Alcohol.* 2011;46:427–433. PMID: 21593124.
37. Monte R, Rabuñal R, Casariego E, et al. Risk factors for delirium tremens in patients with alcohol withdrawal syndrome in a hospital setting. *Eur J Intern Med.* 2009;20(7):690–694. PMID: 19818288.
38. Thiercelin N, Rabiah Lechevallier Z, Rusch E, et al. Risk factors for delirium tremens: a literature review. *Rev Med Interne.* 2012;33:18–22. PMID: 21920639.
39. Chan GM, Hoffman RS, Gold JA, et al. Racial variations in the incidence of severe alcohol withdrawal. *J Med Toxicol.* 2009;5(1):8–14. PMID: 19191209.
40. Nuss MA, Elnicki DM, Dunsworth TS, et al. Utilizing CIWA-Ar to assess use of benzodiazepines in patients vulnerable to alcohol withdrawal syndrome. *W V Med J.* 2004;100:21–25. PMID: 15119493.
41. Spies CD, Dubisz N, Neumann T, et al. Therapy of alcohol withdrawal syndrome in intensive care unit patients following trauma: results of a prospective, randomized trial. *Crit Care Med.* 1996;24:414–422. PMID: 8625628.
42. Spies CD, Rommelspacher H. Alcohol withdrawal in the surgical patient: prevention and treatment. *Anesth Analg.* 1999;88(4):946–954. PMID: 10195555.
43. Sullivan JT, Sykora K, Schneiderman J, et al. Assessment of alcohol withdrawal: the revised clinical institute withdrawal assessment for alcohol scale (CIWA-Ar). *Br J Addict.* 1989;84:1353.
44. Sullivan JT, et al. Benzodiazepine requirements during alcohol withdrawal syndrome: clinical impressions using a standardized withdrawal scale. *J Clin Pharmacol.* 1991;11:291–295.

45. Mayo-Smith MF; for the American Society of Addiction Medicine Working Group on Pharmacological Management of Ethanol Withdrawal. Pharmacological management of ethanol withdrawal: a meta-analysis and evidence based practice guideline. *JAMA*. 1997;278:144–151.
46. Mayo-Smith MF, Beecher LH, Fischer TL, et al. Management of alcohol withdrawal delirium. An evidence-based practice guideline. *Arch Intern Med*. 2004;164:1405.
47. Repper-DeLisi J, Stern TA, Mitchell M, et al. Successful implementation of an alcohol-withdrawal pathway in a general hospital. *Psychosomatics*. 2008;49(4):292–299. PMID: 18621934.
48. Stehman CR, Mycyk MB. A rational approach to treatment of alcohol withdrawal in the ED. *Am J Emerg Med*. 2013;31:734–742. PMID: 23399338.
49. Amato L, Minozzi S, Vecchi S, et al. Benzodiazepines for alcohol withdrawal. *Cochrane Database Syst Rev*. 2010;3:CD005063. doi: 10.1002/14651858.CD005063.pub3.
50. Amato L, Minozzi S, Davoli M. Efficacy and safety of pharmacologic interventions for the treatment of the alcohol withdrawal syndrome. *Cochrane Database Syst Rev*. 2011;CD008537.
51. Hoffman RS. Management of moderate to severe alcohol withdrawal syndromes. UptoDate. http://www. uptodate.com. Accessed September 11, 2013.
52. Miller DG, Weinstein E, Hunter BR. Alcohol, meet benzodiazepine shortage; How to effectively treat alcohol withdrawal during nationwide shortages of benzodiazepines. *Emerg Physic Monthly*. 2012; June.
53. Otto AM. Benzodiazepines discouraged for alcohol withdrawal. *Clinical Psychiatry News*. March 15, 2013. http://www.clinicalpsychiatrynews.com/index.php?id=2407&cHash=071010&tx_ttnews[tt_news]=141547. Accessed April, 2014.
54. Kumar CN, Andrade C, Murthy P. A randomized, double-blind comparison of lorazepam and chlordiazepoxide in patients with uncomplicated alcohol withdrawal. *J Stud Alcohol Drugs*. 2009;70(3):467–474. PMID: 19371497.
55. Hayner CE, Wuestefeld NL, Bolton PJ. Phenobarbital treatment in a patient with resistant alcohol withdrawal syndrome. *Pharmacotherapy*. 2009;29(7):875–878. PMID: 19558262.
56. Hjermø I, Anderson JE, Fink-Jensen A, et al. Phenobarbital vs Diazepam for delirium tremens: a retrospective review. *Dan Med Bull*. 2010;57:A4149.
57. Kramp P, Rafaelsen OJ. Delirium tremends A double blind comparison of diazepam and barbital treatment. *Acta Psychiatr Scand*. 1978;58:174–190.
58. Rosenson J, Clements C, Simon B, et al. Phenobarbital for acute alcohol withdrawal; A prospective randomized double-blind placebo controlled study. *J Emerg Med*. 2013;44:592–598.
59. Young GP, Rores C, Murphy C, et al. Intravenous phenobarbital for alcohol withdrawal and convulsions. *Ann Emerg Med*. 1987;16(8):847–850. PMID: 3619162.
60. Coomes TR, Smith SW. Successful use of propofol in refractory delirium tremens. *Ann Emerg Med*. 1997;30:825. PMID: 9398758.
61. McCowan C, Marik P. Refractory delirium tremens treated with propofol: a case series. *Crit Care Med*. 2000;28:1781. PMID: 10890619.
62. Currier DS, Bevacgua BK. Acute tachyphylaxis to propofol sedation during ethanol withdrawal. *J Clin Anesth*. 1997;9:420–423. PMID: 9257211.
63. Blum K, Eubanks JD, Wallace JE, et al. Enhancement of alcohol withdrawal convulsions in mice by haloperidol. *Clin Toxicol*. 1976;9:427. PMID: 986285.
64. Kaim SC, Klett CJ, Rothfeld B. Treatment of the acute alcohol withdrawal state: a comparison of four drugs. *Am J Psychiatry*. 1969;125(12):1640–1646. PMID: 4890289.
65. Longo LP, Campbell T, Hubatch S. Divalproex sodium (Depakote) for alcohol withdrawal and relapse prevention. *J Addict Dis*. 2002;21(2):55–64. PMID: 11916372.
66. Malcolm R, Myrick H, Roberts J, et al. The effects of carbamazepine and lorazepam on single versus multiple previous alcohol withdrawals in an outpatient randomized trial. *J Gen Intern Med*. 2002;17(5):349–355. PMID: 12047731.
67. Myrick H, Malcolm R, Randall PK, et al. A double-blind trial of gabapentin versus lorazepam in the treatment of alcohol withdrawal. *Alcohol Clin Exp Res*. 2009;33:1582–1588. PMID:

19485969.
68. Zack M, Poulos CX, Woodford TM. Diazepam dose-dependently increases or decreases implicit priming of alcohol associations in problem drinkers. *Alcohol Alcohol.* 2006;41(6):604–610. PMID: 17020910.
69. Poulos CX, Zack M. Low-dose diazepam primes motivation for alcohol and alcohol-related semantic networks in problem drinkers. *Behav Pharmacol.* 2004;15(7):503–512. PMID: 15472572.
70. Cagetti E, Baicy KJ, Olsen RW. Topiramate attenuates withdrawal signs after chronic intermittent ethanol in rats. *Neuroreport.* 2004;15:207–2010. PMID: 15106859.
71. Eyer F, Schreckenberg M, Hecht D, et al. Carbamazepine and valproate as adjuncts in the treatment of alcohol withdrawal syndrome: a retrospective cohort study. *Alcohol Alcohol.* 2011;46:177–184. PMID: 21339186.
72. Lum E, Gorman SK, Slavik RS. Valproic acid management of acute alcohol withdrawal. *Ann Pharmacother.* 2006;40:441–448. PMID: 16507623.
73. Reoux JP, Saxon J, Malte CA. Divalproex sodium in alcohol withdrawal: a randomized double-blind placebo controlled clinical trial. *Alcohol Clin Exp Res.* 2011;25:1324–1329. PMID: 11584152.
74. Bonnet U, Hamzavi-Abedi R, Specka M, et al. An open trial of gabapentin in acute alcohol withdrawal using an oral loading protocol. *Alcohol Alcohol.* 2010;45:143–145. PMID: 20019070.
75. Barrons R, Robertss N. The role of carbamazepine and oxcarbamazepine in alcohol withdrawal syndrome. *J Clin Pharm Ther.* 2010;35:153–167. PMID: 20456734.
76. Hillborn M, Tokola R, Kuusela V, et al. Prevention of alcohol withdrawal seizures in carbamazepine and valproic acid. *Alcohol.* 1989;6:223–226. PMID: 2500138.
77. Minozzi S, Amato L, Vecchi S, et al. Anticonvulsants for alcohol withdrawal. *Cochrane Database Syst Rev.* 2010;CD005064.
78. Addolorato G, Balducci G, Capristo E, et al. Gamma-hydroxybutyric acid (GHB) in the treatment of alcohol withdrawal syndrome: a randomized comparative study versus benzodiazepine. *Alcohol Clin Exp Res.* 1999;23:1596–1604. PMID: 10549990.
79. Addolorato G, Leggio L, Ferrulli A, et al. The therapeutic potential of gamma-hydroxybutyric acid for alcohol dependence: balancing the risks and benefits. A focus on clinical data. *Expert Opin Investig Drugs.* 2009;18:675–686. PMID: 19379123.
80. Alldredge BK, Lowenstein DH, Simon RP. Placebo-controlled trial of intravenous diphenylhydantoin for short-term treatment of alcohol withdrawal seizures. *Am J Med.* 1989;87:645. PMID: 2686433.
81. Chance JF. Emergency department treatment of alcohol withdrawal seizures with phenytoin. *Ann Emerg Med.* 1991;20:520. PMID: 2024792.
82. Rathlev NK, D'Onofrio G, Fish SS, et al. The lack of efficacy of phenytoin in the prevention of recurrent alcohol-related seizures. *Ann Emerg Med.* 1994;23:513. PMID: 8135426.
83. Maldonado JP. *Alcohol Withdrawal Syndrome—Treatment Options Beyond Benzodiazepines.* San Juan, Puerto Rico: ACMT Alcohol Abuse Academy; 2013.
84. Jaatinen P, Riihioja P, Haapalinna A, et al. Prevention of ethanol-induced sympathetic overactivity and degeneration by dexmedetomidine. *Alcohol.* 1995;12(5):439–446. PMID: 8519439.
85. Riihioja P, Jaatinen P, Haapalinna A, et al. Effects of dexmedetomidine on rat locus coeruleus and ethanol withdrawal symptoms during intermittent ethanol exposure. *Alcohol Clin Exp Res.* 1999;23(3):432–438. PMID: 10195815.
86. Riihioja P, Jaatinen P, Oksanen H, et al. Dexmedetomidine alleviates ethanol withdrawal symptoms in the rat. *Alcohol.* 1997;14(6):537–544. PMID: 9401667.
87. Riihioja P, Jaatinen P, Oksanen H, et al. Dexmedetomidine, diazepam, and propranolol in the treatment of ethanol withdrawal symptoms in the rat. *Alcohol Clin Exp Res.* 1997;21(5):804–808. PMID: 9267529.
88. Braz LG, Camacho Navarro LH, Braz JR, et al. Clonidine as adjuvant therapy for alcohol withdrawal syndrome in intensive care unit: case report. *Rev Bras Anestesiol.* 2003;53(6):802–807.

PMID: 19471699.
89. Dobrydnjov I, Axelsson K, Berggren L, et al. Intrathecal and oral clonidine as prophylaxis for postoperative alcohol withdrawal syndrome: a randomized double-blinded study. *Anesth Analg.* 2004;98(3): 738–744. PMID: 14980929.
90. Baumgartner GR, Rowen RC. Transdermal clonidine vs. chlordiazepoxide in alcohol withdrawal: a randomized controlled clinical trial. *South Med J.* 2001;84(3):312–321. PMID: 2000517.
91. Baddigam K, Russo P, Russo J, et al. Dexmedetomidine in the treatment of withdrawal syndromes in cardiothoracic surgery patients. *J Intensive Care Med.* 2005;20(2):118–123. PMID: 15855224.
92. Cooper L, Castillo D, Martinez-Ruid R, et al. Am Society of Anesthesiology. Adjuvant use of dexmedetomidine may reduce the incidence of endotracheal intubation caused by benzodiazepines in the treatment of delirium tremens [abstract] *Anesthesiology.* 2005;103:A317.
93. Darrouj J, Puri N, Prince E, et al. Dexmedetomidine infusion as adjunctive therapy to benzodiazepines for acute alcohol withdrawal. *Ann Pharmacother.* 2008;42(11):1703–1705. PMID: 18780809.
94. DeMuro JP, Botros DG, Wirkowski E, et al. Use of dexmedetomidine for the treatment of alcohol withdrawal syndrome in critically ill patients: a retrospective case series. *J Anesth.* 2012; 26:601–605. PMID: 22584816.
95. Finkel JC, Elrefai A. The use of dexmedetomidine to facilitate opioid and benzodiazepine detoxification in an infant. *Anesth Analg.* 2004;98(6):1658–1659. PMID: 15155322.
96. Kandiah P, Jacob S, Pandya D, et al. Novel use of dexmedetomidine in 7 adults with resistant alcohol withdrawal in the ICU. Poster presented at: The 38th Critical Care Congress of the Society of Critical Care Medicine; January 31–February 4, 2009; Nashville, TN.
97. Maccioli GA. Dexmedetomidine to facilitate drug withdrawal. *Anesthesiology.* 2003;98(2):575–577. PMID: 12552220.
98. Multz AS. Prolonged dexmedetomidine infusion as an adjunct in treating sedation-induced withdrawal. *Anesth Analg.* 2003;96:1054–1055. PMID: 12651659.
99. Prieto MN, Barr J, Tanaka RN, et al.; Am Society of Anesthesiology. Dexmedetomidine: a novel approach to the management of alcohol withdrawal in the ICU. *Anesthesiology.* 2007;107: A1313.
100. Rayner SG, Weinert CR, Peng H, et al. Dexmedetomidine as adjunct treatment for severe alcohol withdrawal in the ICU. *Ann Intensive care.* 2012;23:12. PMID: 22620986.
101. Rovasalo A, Tohmo H, Aantaa R, et al. Dexmedetomidine as an adjuvant in the treatment of alcohol withdrawal delirium: a case report. *Gen Hosp Psychiatry.* 2006;28:362–363. PMID: 16814639.
102. Kukoyi A, Coker S, Lewis L, et al. Two cases of acute dexmedetomidine withdrawal syndrome following prolonged infusion in the intensive care unit: report of cases and review of the literature. *Hum Exp Toxicol.* 2013;32:107–110. PMID: 23111887.
103. Muzyk AJ, Fowler JA, Norwood DK, et al. Role of $\alpha2$-agonists in the treatment of acute alcohol withdrawal. *Ann Pharmacother.* 2011;45(5):649–657. PMID: 21521867.
104. Colombo G, Serra S, Brunetti G, et al. Suppression by baclofen of alcohol deprivation effect in Sardinian alcohol-preferring (sP) rats. *Drug Alcohol Depend.* 2003;70:105.
105. Humeniuk RE, White JM, Onh J. The effect if GABAB ligands on alcohol withdrawal in mice. *Pharmacol Biochem Behav.* 1994;49:561–566.
106. Addolorato G, Leggio L, Ferrulli A, et al. Effectiveness and safety of baclofen for maintenance of alcohol abstinence in alcohol-dependent patients with liver cirrhosis: randomised, double-blind controlled study. *Lancet.* 2007;370:1915–1922.
107. Addolorato G, Leggio L, Abenavoli L, et al. Baclofen in the treatment of alcohol withdrawal syndrome: a comparative study vs. diazepam. *Am J Med.* 2006;119:276.e13. PMID: 16490478.
108. Lyon JE, Khan RA, Gessert CE, et al. Treating alcohol withdrawal with oral baclofen: a randomized, double-blind, placebo controlled trial. *J Hosp Med.* 2011;6:469–474. PMID: 21990176.

109. Liu J, Wang LN. Baclofen for alcohol withdrawal. *Cochrane Database Syst Rev*. 2013;2: CD008502. PMID: 23450582.
110. Addolorato G, Caputo F, Capristo E, et al. Rapid suppression of alcohol withdrawal syndrome by baclofen. *Am J Med*. 2002;112:226. PMID: 11893350.
111. Addolorato G, Leggio L, Agabio R, et al. Baclofen: a new drug for the treatment of alcohol dependence. *Int J Clin Pract*. 2006;60:1003–1008. PMID: 16893442.
112. Gorsane MA, Kebir O, Hache G, et al. Is baclofen a revolutionary medication in alcohol addiction management? Review and recent updates. *Subst Abuse*. 2012;33:336–349. PMID: 22989277.
113. Leggio L, Garbutt JC, Addolorato G. Effectiveness and safety of baclofen in the treatment of alcohol dependent patients. *CNS Neurol Disord Drug Targets*. 2010;9:33–44. PMID: 20201813.
114. Eggers V, Tio J, Neumann T, et al. Blood alcohol concentration for monitoring ethanol treatment to prevent alcohol withdrawal in the intensive care unit. *Intensive Care Med*. 2002;28: 1475–1482. PMID: 12373474.
115. Dissanaike S, Halldorsson A, Frezza EE, et al. An ethanol protocol to prevent alcohol withdrawal syndrome. *J Am Coll Surg*. 2006;203:186–191. PMID: 16864031.
116. Hodges B, Mazur JE. Intravenous ethanol for the treatment of alcohol withdrawal syndrome in critically ill patients. *Pharmacotherapy*. 2004;24:1578. PMID: 15537562.
117. Weinberg JA, Magnotti LJ, Fischer PE, et al. Comparison of intravenous ethanol versus diazepam for alcohol withdrawal prophylaxis in the trauma ICU: results of a randomized trial. *J Trauma*. 2008;64(1):99–104. PMID: 18188105.
118. Zechnich RJ. Beta-blockers can obscure diagnosis of delirium tremens. *Lancet*. 1982;1:1071–1072. PMID: 6122874.
119. Sarff M, Gold JA. Alcohol withdrawal syndromes in the intensive care unit. *Crit Care Med*. 2010; 38(9 Suppl):S494–S501.

Section 12
環境に起因する疾患の集中治療

53 低体温症
54 高地での救急医療
55 溺水

53

低体温症
hypothermia

Morgan Eutermoser and Jay Lemery

背景

2005年，米国疾病管理予防センター(CDC)は，Morbidity and Mortality Weekly Reportで米国における偶発性低体温症による年間の死亡者数は689人であることを明らかにした。ここでいう低体温症とは深部体温が非意図的・非故意的に35℃未満になることと定義されている[1,2]。寒冷環境への曝露による熱喪失は，放射，伝導(水中や濡れた衣服を着用しているときに大幅に増加する)，対流［訳注：風など］，蒸発の4つのよく知られたメカニズムにより生じる[3]。逆に寒冷環境への曝露下では視床下部による不随意的なシバリングによってだけではなく，それによる筋骨格筋の使用により熱産生が生じる[4]。前者は軽度低体温症に対する神経内分泌学的な応答であり，セロトニン，ドパミン，ノルアドレナリン，甲状腺刺激ホルモン，甲状腺刺激ホルモン放出ホルモンといった自律神経系に影響を与えるホルモンを介して行われる[3]。

一次性低体温症は寒冷ストレスが内因性の代償能力を上回り，体温の恒常性を維持できなくなったときに生じる。慢性疾患，高齢，アルコール依存，薬物依存，精神障害などの生理学的な脆弱性を抱えている場合，一次性低体温症のリスクは大きくなる[3,5]。

二次性低体温症は全身疾患(粘液水腫性昏睡，敗血症など)になった場合，自己調節能がその疾患のために十分に働かずに低体温に陥ったときに生じる。臨床医は，二次性低体温症が温暖環境でも生じること，生理学的な代償機能が高度に破綻した徴候であることに注意する必要がある。本章では臨床に関連した低体温症のパラメータについて述べ，臓器別に応じた診断・治療への適切なアプローチについて概説する。

定義

低体温症は重症疾患や低温環境に長時間曝露されていたことを示す徴候である。早期に低体温症を認知することが，最適な治療を行ううえで重要である。低体温症は，軽度(32 ～ 35℃)，中等度(28 ～ 32℃)，高度(20 ～ 28℃)，重篤(20℃未満)の 4 段階に分類される[6]。体温の測定ができないときには，Swiss staging system(表53-1)を用いて臨床症状による低体温症の分類が可能である[7]。

病態生理と臨床症状

循環器

寒冷ストレスと軽度低体温症(>33℃)に対する反応として，最初にノルアドレナリンを介して平均動脈圧と心拍数が増加する[6]。深部体温が 33℃を下回るとこれらの反応は逆になり，平均動脈圧と心拍数は減少する[6]。洞性徐脈は，交感神経緊張の低下と，心臓のペースメーカ細胞として自動能をもつ洞結節(洞房結節)での活動電位の立ち上がりが緩徐になることから，低体温症患者では予測可能な所見である[3]。この徐脈は迷走神経を介したものではないため，低体温症からの蘇生ではアトロピンが限られた効果しか発揮できない。低体温の状態では代謝が大幅に低下するため，高度の徐脈があっても通常体温の患者の場合とは異なり，身体のエネルギー需要にとってそれほど有害ではない。低体温症では心筋細胞が「易興奮性」になることが知られている。そのため，蘇生の際にペースメーカや抗不整脈薬を用いることにより重大な不整脈を誘発することが示されている。これらの治療は現在のエビデンスでは支持されておらず，American Heart Association(AHA)ガイドラインでも推奨されていない。

表 53-1　Swiss staging system

Stage	臨床所見	推定深部体温
I	意識清明，シバリングあり	32 ～ 35℃
II	傾眠，シバリングなし	28 ～ 32℃
III	意識なし，バイタルサインあり	24 ～ 28℃
IV	バイタルサインなし，死亡状態と間違えやすい	13 ～ 24℃
V	死亡(不可逆的低体温)	<13℃

Brown Douglas JA, Brugger H, Boyd J, et al. Accidental hypothermia. *N Engl J Med*. 2012;367:1930-1938. より引用。

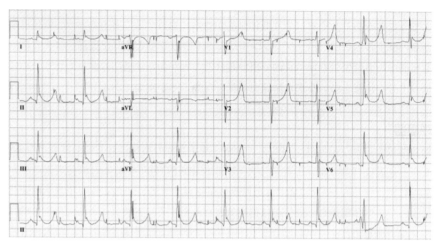

図 53-1　低体温症患者の心電図波形
Osborn 波が出現し，徐脈となっている。
Dr. Steve Lowenstein, University of Colorado Hospital. の許可を得て引用。

　33℃未満の低体温症で古くからみられる心電図所見は「J 波」もしくは「Osborn 波」（図 53-1）と呼ばれ，R-ST 接合部において鈍な陽性波を形成する[8]。J 波は 1953 年に報告され，この心電図変化は心室性不整脈に移行するリスクが高いことも Osborn らによって合わせて報告された[9]。J 波は，心筋虚血，敗血症，中枢神経系障害でもみられ，若年者の心電図の正常亜型でもみられる[3]。低体温症での J 波の形成は左室壁の脱分極の立ち上がりの遅れ，もしくは早期再分極のために生じると考えられている。
　心房細動は深部体温が 32℃未満になると頻繁に出現し，通常は復温に伴い洞調律に変化する[3]。深部体温が 28℃になると高度徐脈（30〜40 回/min）となる[10]。中等度から重度の低体温症になると，心筋伝導の速度低下や時間の延長が生じ，不応期の短縮が洞性徐脈を引き起こすことがある。この際に，心房性と心室性の不整脈へと悪化することがある[3]。深部体温 25℃未満では何もしなくても心静止もしくは心室細動へ移行することがあり，わずかな刺激（ベッドへの移動などで体が揺さぶられるなど）でさらに誘発されやすくなるため，このような患者の治療を行う際には注意が必要である[3]。
　前述したように重度低体温症では平均動脈圧は低下し，全身の交感神経緊張も大幅に低下する。このとき末梢の血管は拡張しており，低体温症に陥っているにもかかわらず，患者は「暖かい」と感じることがある。意識障害（「脳神経」の項を参照）を伴うときは，"paradoxical undressing" といって体を冷やすために衣服を脱いで

しまうことがあり，それにより低体温症がさらに進行することもある[11]。低体温症からの蘇生の際には，バソプレシンやフェニレフリンなどの昇圧薬静注による治療も復温中の血管緊張を保つ目的で用いられることがある。適切に蘇生を行うためには，十分な注意を払いながら循環血液量を保つことが重要である。

呼吸器

低体温になると，最初はシバリングに伴う酸素需要の増加に対して頻呼吸となる。しかし，基礎代謝が低下し始めると（深部体温が8℃低下すると二酸化炭素産生が50％に低下する），それに応じて分時換気量も減少する。このような生理学的変化によって，低体温からの蘇生中は過換気となりやすく，過換気による医原性の低二酸化炭素血症には注意が必要である。直接冷たい外気に曝露されると，気道のうっ血，気管支の収縮，気道分泌物の増加，気管支粘膜線毛による異物除去能の低下など，肺機能に影響が及ぶ。冷たい外気に接触すると，呼吸器管は最初に安静時換気量を減少させ，化学的刺激に対する感受性を低下させる。これらの反応は，動物では熱喪失を防ぐのに重要な働きをしていると考えられているが，ヒトではその効果が非常に少ない。冷気に曝露されると肺血管抵抗も上昇する。肺血管抵抗の上昇は低酸素があるとさらに助長され，肺高血圧や高地での肺水腫を引き起こす[12]。

脳神経

深部体温が1℃低下するごとに脳代謝は6～7％低下し，19～20℃になると脳波は平坦化する[3,13]。中等度の低体温症では対光反射と深部腱反射の消失がみられる[14]。しかし，偶発性低体温の患者97人を対象とした研究では，意識レベル，対光反射，深部腱反射の所見は重度低体温症においても体温との関連がみられなかったと報告されている[15]。このことから重要な教訓が得られる。低体温症では，患者が死亡している，あるいは非常に重篤な状態にあるようにみえることがある。しかし実際には，小児で14.2℃，成人で13.7℃と極度に深部体温が低下していても生存した症例がある。つまり，低体温症の患者では，復温後に死亡していることが確認できない限り死亡とはいえないのである[16,17]。

腎臓

低体温症における腎障害は，おもに寒冷利尿と血管外への水分の移動に伴う腎前性のものである（一次性低体温症）が，腎機能に影響を与えるような全身疾患が最初から存在している場合もある（二次性低体温症）[18]。低温ストレスに対する反応として，自律神経はまず血流を末梢から中枢にシフトする[19]。結果として中枢の血流が増え

ることにより，中枢神経系から放出される抗利尿ホルモンが減少，自由水が尿として排泄され，これが「寒冷利尿」と呼ばれるものである。このことを低体温症の蘇生の際には理解しておく必要がある。というのも，低体温症では循環血液量が著明に減少しているにもかかわらず，同時に血管をしっかり収縮させることにより通常の血圧を保っているからである。復温が開始されると，低体温症により脱水が進行している状態で末梢血管が拡張し，中枢に集まっていた血流が末梢に再分配され，心血管系が虚脱することになる。

血液

低体温症では，血液の粘稠度，ヘマトクリット，フィブリノーゲンが増加する[13]。血液の凝固にかかわるさまざまなカスケードが体温依存性に阻害されるため，正常な血液凝固能も障害される[20]。重度低体温症（しばしば凍傷が合併する）では，虚血に陥った組織から放出される組織トロンボプラスチン（プロトロンビンからトロンビンへの変換を触媒する）によって劇症播種性血管内凝固に陥る[13,21]。寒冷ストレスは骨髄の造血能も抑制することで血小板減少症を引き起こす。そして血小板の変形も生じさせることで，肝臓および脾臓において分解される血小板も増加する[3]。低体温症は外傷患者の治療に大きな影響を与えることが知られており，代謝性アシドーシス，凝固障害と並んで「外傷死の三徴」と考えられている[22]。

深部体温が1℃低下するごとにヘマトクリットは2%上昇する。そのため，重度低体温症患者での貧血には注意する必要があり，幅広く原因を検索し，治療しなければならない[21]。プロトロンビン時間(PT)や活性化部分トロンボプラスチン時間(aPTT)にも同様に注意が必要である。これらの値は低体温症患者の深部体温下ではなく，検査室の37℃という条件で測定した結果であるため，正確な凝固能を反映していないからである。

消化器

体温が低下すると消化管運動も低下し，28℃以下になるとしばしば麻痺性イレウスが生じる[13]。肝血流が減少することにより乳酸の除去能が障害されるだけではなく，肝障害が生じ薬物の代謝も障害される。膵炎も低体温症ではしばしばみられるが，臨床的には無症状であり，膵酵素の上昇のみから発見されることもある。このため，復温の際には血糖値の厳密なモニタリングが必要である[23]。

治療指針

体温の測定
適切に低体温症の治療を行うためには，正確かつ持続的な体温のモニタリングが必要である．食道プローブは重症低体温症患者では推奨されている[24]．しかし，患者が気管挿管されていたり，加温した空気での人工呼吸管理下にあったり，主気管支のすぐ近くに食道プローブが留置されているときには，体温が実際よりも高く測定されることがある．この問題を避けるために，プローブは食道の下部1/3に留置することが推奨されている[25]．直腸温はよく使われているが，食道プローブよりも正確性に欠ける．特に直腸温は実際の深部体温の変化よりも遅れて変化し，そのために復温の際に体温が上昇しすぎるリスクがある[26]．適切な留置位置は冷えた便の影響を避けるために直腸から15 cmとされている．鼓膜温は持続的な測定が難しく，深部体温のモニタリングには推奨されていない[27]．しかし，深部体温を素早く測定するのが容易である．もし鼓膜温を使用する場合には耳垢を除去して外部気温の影響を受けないようにしなければならない．膀胱温も重症低体温症の患者では推奨されていない．膀胱内に加温生理食塩液が注入されているときには正確な測定ができない．

気道管理と呼吸状態の評価
低体温症患者では正確に酸素飽和度を測定するのが難しい．皮膚の表面を温め，血流をよくして正確な経皮的酸素飽和度測定が可能になるようにしなければならない．そのため，酸素飽和度の測定は低体温症患者の呼吸状態の評価には適していない[28]．気道管理については他の重症患者と同様である．低体温症では心筋が易興奮性となるため，気管挿管などの処置は愛護的に行う必要がある．しかし，気管挿管された低体温症患者117人を対象とした多施設調査では，合併症の増加はみられなかった[3,29]．気管挿管には，加温・加湿した空気での換気が可能になるというメリットもある．また，低体温症患者は電解質異常をきたしやすい．スキサメトニウムは一過性の高カリウム血症の副作用があるため避けるべきである[30]．意識障害のある低体温症患者はどのような症例でも，外傷や感染，中毒や代謝性障害など，低体温症を誘発した原因の検索を行う必要がある．

薬物療法
薬物は温度依存性に活性が変化するため，低体温症の患者では効果が減弱することがある．低温になると蛋白結合率が上昇したり，肝代謝が低下するなど，体内の薬

物動態が変化する[31]。二次救命処置（ACLS）の際に投与される薬物は血液内に残存しやすくなり，復温の際に悪影響を及ぼす。しかし，大部分の低体温症例では薬物による治療は不要なことが多く，復温により低体温に伴う病態の大部分（心房細動など）は改善する。

　リスクの高い低体温症患者では，徹底した感染源の検索と広域スペクトル抗菌薬の投与が勧められる。低体温症患者59人を対象とした後ろ向き研究では，重症偶発性低体温患者の41％が重症感染症を合併しており，呼吸器感染症と軟部組織感染症の割合が高かった[32]。

二次救命処置（ACLS）

さまざまなガイドラインにおいて，低体温症の際には二次救命処置 Advanced Cardiac Life Support（ACLS）は部分的に変更されている。**表 53-2** に低体温症における搬送手順と ACLS について示す。しかし，どの症例においても，おのおのの状態に応じて評価することが大事である。

復温

復温は，消極的体表加温法，積極的体表加温法，積極的体内加温法（積極的深部加温法）の3段階に分類される[3]。どの復温方法を用いるかは，その場で利用可能な医療資源と患者の状態にもとづいて選択する[36]。雪崩などの寒冷環境に長時間曝露されていた患者を救出する際には afterdrop という現象に注意が必要である。afterdrop とは，復温中に末梢の冷えた血液が中枢を含めて全身に再灌流するために深部体温が低下する現象である（core shunting とも呼ばれる）。afterdrop があっても身体に影響はないとする研究もあるが[37]，2010年に行われた研究では，afterdrop が身体に重大な影響を与えることが報告されている。この研究では，食道プローブを留置した被験者に AVALUNG（雪崩の際に換気ができるように設計された市販の救助用具）を装着した状態で雪の中に埋め，60分後に救出して暖かい毛布にくるんだ。毛布にくるまれると雪の中に埋められたときの4倍の速度で体温が低下したと報告されている[38]。

消極的体表加温法

消極的体表加温法は，濡れていたり凍った衣服を脱衣して毛布でくるむ方法で，自然に体温が上昇するのを待つ非侵襲的な加温法である。この方法は軽度の低体温症のみに推奨されている。

表 53-2　偶発性低体温症における ACLS プロトコル

State of Alaska Cold Injuries Transport Guidelines[33]	JAMA Guidelines for Cardiopulmonary Resuscitation and Emergency Cardiac Care: Hypothermia[34]	The 2010 American Heart Association Guidelines for Cardiopulmonary Resuscitation and Emergency Cardiovascular Care Science: Cardiac Arrest in Accidental Hypothermia[35]
次の場合には，BLS/ACLS を開始してはならない。深部体温が 15℃未満のとき，胸部が凍結しているとき，水中に 1 時間以上浸かっていたとき，致命的な外傷があるとき	1. 無呼吸患者には補助換気を行う	1. バイタルサインがない場合は，躊躇せずに CPR を開始する
CPR を開始する前に 45 秒かけてバイタルサインと脈拍を確認する	2. 胸部圧迫を始める前に 30〜45 秒かけて心拍を確認する。以前は 1〜2 分かけて行うように推奨されていた	2. 波形が VF か VT の場合には除細動を行う。VT，VF が持続する場合に除細動を中止することは推奨されていない
気管挿管は安全な気道確保手段であり，加温・加湿した空気で換気を行うために必要である	3. VF を防ぐため，できるだけ刺激を与えないように気管挿管を行う	3. 気管挿管などで確実に気道を確保する。加温・加湿した空気で換気を行う
身体を水平に保つ	4. 身体を水平に保つ	4. 動物に対し昇圧薬投与を行った研究によれば，標準的な ACLS のアルゴリズムに沿って投薬を行うのは妥当である。ACLS での薬物投与の是非について公式な推奨はまだない
バイタルサインがある場合には胸部圧迫を行うべきではない	5. VF の際には除細動を 3 回まで行う。それでも VF が持続する場合は，30℃になるまで除細動は行わない	
バイタルサインがない場合には胸部圧迫を行う。60 分適切な CPR を行ってもバイタルサインがない場合には蘇生行為を中止できる	6. 加温した空気(42〜46℃)での換気と加温輸液(43℃)を搬送中から開始する	5. 復温が完了するまでは死亡宣告を行うべきではない
深部体温が 30℃を超えるまでは除細動や ACLS に用いる薬物の投与を行うべきではない		
体温がわからない場合，1 回だけ除細動を行ってもよい		
蘇生行為それ自体が救助者にとって危険であったり，それにより避難が遅れる場合には，BLS/ACLS を中止すべきである		
輸液は 42〜44℃に加温する		

ACLS：二次救命処置，BLS：一次救命処置，CPR：心肺蘇生，VF：心室細動，VT：心室頻拍

積極的体表加温法

加温加湿した空気の吸入や温熱パッド，電気毛布，送風式体温管理装置(Bair Hugger™ など)による経皮的な復温，ときには四肢を温水に浸けるなどの方法が積極的体表加温法ではよく行われる。加温加湿した空気の吸入により深部体温は 1 時間あたり 1〜2℃上昇する[21]。送風式体温管理装置では 1 時間あたり 0.9℃上昇する。化学反応を用いた温熱パックや温熱パッドは意識のない患者では熱傷を引き起こすことがあり，深部体温の上昇にはつながらないため推奨されていない。設備や患者の状況が許せば，四肢を体温よりも高いお湯に浸す方法は有用であることが証明さ

れている。1999年の研究では，低体温にした被験者をシバリングもしくは四肢を42℃もしくは45℃の湯に浸した状態で復温したところ，四肢を湯に浸した場合に最も早い復温が可能であったと報告されている[39]。

積極的体内加温法

積極的体内加温法は，かつて胸腔ドレーンを留置して温水で灌流する方法であったが，今は経皮的心肺補助装置 percutaneous cardiopulmonary support(PCPS)を用いる方法に進化している。積極的体表加温法から積極的体内加温法への切り替えは意識状態や血行動態の安定性だけではなく，厳密なモニタリングが可能かどうかも考慮して判断する。血液の直接加温は胸腹腔ドレーンによる温水灌流よりも優れていることが証明されている。血液を加温するには，PCPS，動脈-静脈回路での復温，静脈-静脈回路での復温，血液透析の4つの方法がある。スイスの研究では，PCPSを要する若くて健康な重症低体温症患者32人を対象に復温を行った結果，15人は長期生存が得られ，脳への障害もなかった[40]（表53-3）。どの加温方法を選択するにしても，加温用の液体は40～42℃に調整すべきである。いったん体温が32～35℃になったら加温速度を下げ，35℃になったら体温が上がりすぎるのを防ぐために加温を終了する必要がある。

蘇生の終了

低体温による心停止からの蘇生で予後不良を示す指標には，フィブリノーゲン＜50 mg/dL，カリウム＞10 mEq/L，アンモニア＞250 mol/Lなどがある[41]。1994年に行われた研究では，心停止をきたした低体温症患者22人について評価してお

表53-3　積極的体内加温法の利点と復温速度

方法	利点	復温速度
経皮的心肺補助装置（PCPS）	循環不全の症例でも適応となる	9.5℃/hr
	心肺停止状態でも循環を維持することが可能。ただし，専門的な技術が必要	
動脈-静脈回路での復温	特殊な回路や専門的技術が不要	3～4℃/hr
	Seldinger法による穿刺技術があれば可能	
静脈-静脈回路での復温	回路が複雑ではなく，復温の効率がよい	2～3℃/hr
血液透析	機器の移動が容易。代謝障害，腎不全，透析可能な薬物による中毒などにも適応となる	2～3℃/hr
	透析カテーテルが2ウェイ(ダブルルーメン)となっており，2本の静脈に穿刺する必要がない	

Danzl, DF. Hypothermia. *Semin Respir Crit Care Med*. 2002;23:57-68. より引用。

り，病院到着時のカリウム値≧9 mEq/L では，PCPS をはずすことができないまま全員が死亡している．これらのデータは，最初のカリウム値が＞10 mEq/L の場合は蘇生を終了するという一般的な推奨基準に合致している[42]．AHA では，身体が凍っていたり気道が閉塞している場合には，病院前での蘇生終了を推奨しており，2005 年のガイドラインでは「低体温による心肺停止患者が病院に搬送されてきた場合には，蘇生努力の中断を医師がいつ決断するかが大事である」と記載されている[43]．しかし，AHA の最新の 2010 年ガイドラインでは「低体温による心肺停止では，復温を行わずに死亡していると考えてはならない」という現在の考え方に記載が変更されている[35]．

結論

一次性低体温症は，寒冷環境への曝露歴がある場合にはどのような患者でも鑑別として考慮すべきである．二次性低体温症は慢性疾患をもつ患者では，どのような症例でも鑑別として考慮すべきである．一次性低体温症では患者の臨床的な状態によって治療方針が決められる．心筋の易興奮性を理解して，治療の際には余計な侵襲的処置や，利益よりも害をもたらしかねない薬物投与をできるだけ行わないように注意すべきである．

臨床医は core shunting の病態生理や afterdrop の潜在的なリスクを理解しておく．低体温症では，外傷，感染，中毒や代謝による異常が合併していることが多く，幅広く疾患を鑑別に挙げて原因検索を行い，適切な支持療法を行う必要がある．

また，自施設のもつ復温設備も把握しておく必要がある．低体温症の大部分は消極的加温法のみで十分なことが多いが，重度の偶発性低体温症の場合には，透析，ICU 管理，人工心肺などの侵襲的な処置が必要になることもある．心肺停止状態に陥った低体温症例では，復温の適応と蘇生を中止する基準を理解しておく．

関連文献

文献	研究デザイン	結果
Hayward et al., *Resuscitation*. 1984[24]	3種類の方法で冷却と復温を行った患者を対象に，心室，食道，直腸，皮膚，鼓膜それぞれの温度を評価した対照観察研究	復温中は，プローブの位置によって温度が異なっていた．食道温のみが心室の温度を反映していた

文献	研究デザイン	結果
Danzl et al., *Ann Emerg Med*. 1987[29]	13の救急施設における低体温症428例を対象とした診療録の後ろ向き研究。気管挿管をした117人の予後を評価した	経口気管挿管症例では合併症がなかった。そのうち97人は深部体温が32.2℃以下であった
Lewin et al., *Arch Intern Med*. 1981[32]	偶発性低体温症による入院患者59人を対象とした診療録の後ろ向き研究。感染症のリスクと抗菌薬の使用について評価した	41%の患者が重大な感染症を合併していた。低体温症患者では感染がマスクされてしまうことがよくある(38%は入院時に診断がされていなかった)。迅速に抗菌薬の経験的投与を行うことが大事であると結論づけている
Grissom et al., *Wilderness Environ Med*. 2010[38]	AVALUNGを装着した状態で雪の中に埋められた被験者6人を対象に、afterdropを観察したコホート研究	食道温を測定。屋外で被験者の全身を毛布にくるみ復温を開始した場合、雪に埋められた状態よりも4倍の速さで深部体温が低下した ($p<0.001$)
Walpoth et al., *N Engl J Med*. 1997[40]	偶発性低体温症により心肺停止となった46人が対象のコホート研究	46人のうち32人にPCPSを導入し、15人が生存した。15人すべてにおいて低体温症に関連した後遺症はなかった
Mair et al., *Resuscitation*. 1994[42]	PCPSにより復温を行った22人が対象の診療録の後ろ向き研究。予後不良を示す指標を評価した	カリウム値、pH、活性化凝固時間(ACT)について予後不良を示唆する値を評価した。カリウム値>9 mmol/L、pH≦6.5、ACT>400秒では予後不良であった
Schaller et al., *JAMA*. 1990[44]	偶発性低体温症の患者24人を対象とした診療録の後ろ向き研究。カリウム値と予後について検討した	カリウム値6.8~24.5 mmol/L群では生存した症例はいなかった。それに対し、カリウム値2.7~5.3 mmol/L群では全症例が生存している

PCPS:経皮的心肺補助装置

文献

1. Centers for Disease Control and Prevention (CDC). Hypothermia-related deaths—United States, 2003-2004. *MMWR Morb Mortal Wkly Rep*. 2005;54(07):173-175.
2. Brown Douglas JA, Brugger H, Boyd J, et al. Accidental hypothermia. *N Engl J Med*. 2012; 367:1930-1938.
3. Danzl DF. Hypothermia. *Semin Respir Crit Care Med*. 2002;23:57-68.
4. Pozos RS, Israel D, McCutcheon R, et al. Human studies concerning thermal-induced shivering, postoperative "shivering," and cold-induced vasodilation. *Ann Emerg Med*. 1987;16:1037-1041.
5. Jurkovich GJ. Environmental cold-induced injury. *Surg Clin North Am*. 2007;87(1):247-267.
6. Chernow B, Lake CR, Zaritsky A, et al. Sympathetic nervous system "switch off" with severe hypothermia. *Crit Care Med*. 1983;11:677-680.

7. Davis PR, Byers M. Accidental hypothermia. *J R Army Med Corps*. 2006;152:223–233.
8. Maruyama M, Kobayashi Y, Kodani E, et al. Osborn waves: history and significance. *Indian Pacing Electrophysiol J*. 2004;4(1):33–39.
9. Osborn JJ. Experimental hypothermia: respiratory and blood pH changes in relation to cardiac function. *Am J Physiol*. 1953;175:389–398.
10. Murphy K, Nowak RM, Tomlanovich MC. Use of bretylium tosylate as prophylaxis and treatment in hypothermic ventricular fibrillation in the canine model. *Ann Emerg Med*. 1986;15(10):1160–1166.
11. Wedin B, Vanggaard L, Hirvonen J. "Paradoxical undressing" in fatal hypothermia. *J Forensic Sci*. 1979;24(3):543–553.
12. Giesbrecht GG. The respiratory system in a cold environment. *Aviat Space Environ Med*. 1995; 66(9):890–902.
13. Mallet ML. Pathophysiology of accidental hypothermia. *QJM*. 2002;95:775–785.
14. Weinberg AD. Hypothermia. *Ann Emerg Med*. 1993;22(2 Pt 2):370–377.
15. Fischbeck KH, Simon RP. Neurologic manifestations of accidental hypothermia. *Ann Neurol*. 1981;10(4):384–387.
16. Dobson JA, Burgess JJ. Resuscitation of severe hypothermia by extracorporeal rewarming in a child. *J Trauma*. 1996;40:483–485.
17. Gilbert M, Busund R, Skagseth A, et al. Resuscitation from accidental hypothermia of 13.7 degrees C with circulatory arrest. *Lancet*. 2000;355(9201):375–376.
18. Kuriyama S, Tomonari H, Numatat M, et al. Clinical characteristics of renal damage in patients with accidental hypothermia. *Nihon Jinzo Gakkai Shi*. 1999;41(5):493–498.
19. Lloyd EL. Accidental hypothermia. *Resuscitation*. 1996;32:111–124.
20. Danzl DF, Pozos RS. Accidental hypothermia. *N Engl J Med*. 1994;331:1756–1760.
21. Cosgriff N, Moore EE, Sauaia A, et al. Predicting life-threatening coagulopathy in the massively transfused trauma patient: hypothermia and acidosis revisited. *J Trauma*. 1997;42:857–861.
22. Moffatt SE. Hypothermia in trauma. *Emerg Med J*. 2013;30(12):989–996.
23. Maclean D, Murison J, Griffiths PD. Acute pancreatitis and diabetic ketoacidosis in accidental hypothermia and hypothermic myxoedema. *Br Med J*. 1973;4(895):757–761.
24. Hayward JS, Eckerson JD, Kemna D. Thermal and cardiovascular changes during three methods of resuscitation from mild hypothermia. *Resuscitation*. 1984;11(1–2):21–33.
25. Danzl DF. Accidental hypothermia. In: Auerbach PS, ed. *Wilderness medicine*. 6th ed. Philadelphia, PA: Mosby; 2012:116–142.
26. Weingart S. Rectal probe temperature lag during rapid saline induction of hypothermia after resuscitation from cardiac arrest. *Resuscitation*. 2009;80:837–838.
27. Walpoth BH, Galdikas J, Leupi F, et al. Assessment of hypothermia with a new "tympanic" thermometer. *J Clin Monit*. 1994;10:91–96.
28. Clayton DG, Webb RK, Ralston AC, et al. A comparison of the performance of 20 pulse oximeters under conditions of poor perfusion [see comments]. *Anaesthesia*. 1991;46:3–10.
29. Danzl DF, Pozos RS, Auerbach PS, et al. Multicenter hypothermia survey. *Ann Emerg Med*. 1987;16(9):1042–1055.
30. Brugger H, et al. Resuscitation of avalanche victims: evidence-based guidelines of the international commission for mountain emergency medicine (ICAR MEDCOM). Intended for physicians and other advanced life support personnel. *Resuscitation*. 2013;84(5):539–546.
31. Wong KC. Physiology and pharmacology of hypothermia. *West J Med*. 1983;138:227–232.
32. Lewin S, Brettman LR, Holzman RS. Infections in hypothermic patients. *Arch Intern Med*. 1981;141(7):920–925.
33. Transport Guidelines for the Severely Hypothermic. State of Alaska Cold Injuries and Cold Water Near Drowning Guidelines (Rev 01/2005).

34. American Heart Association. Excerpt from Special Situations Section. Guidelines for cardiopulmonary resuscitation and emergency cardiac care. Emergency Cardiac Care Committee and Subcommittees, American Heart Association. Part IV. Special resuscitation situations. *JAMA*. 1992;268(16):2242–2250.
35. Vanden Hoek TL, Morrison LJ, Shuster M, et al. 2010 American Heart Association Guidelines for Cardiopulmonary Resuscitation and Emergency Cardiovascular Care Science. Part 12: Cardiac Arrest in Special Situations. *Circulation*. 2010;122:S829–S861.
36. Rogers I. Which rewarming therapy in hypothermia? A review of the randomized trials. *Emerg Med*. 1997;9:213–220.
37. Kornberger E, Schwarz B, Lindner KH, et al. Forced air surface rewarming in patients with severe accidental hypothermia. *Resuscitation*. 1999;41:105–111.
38. Grissom CK, Harmston CH, McAlpine JC, et al. Spontaneous endogenous core temperature rewarming after cooling due to snow burial. *Wilderness Environ Med*. 2010;21:229–235.
39. Vangaard L, Eyolfson D, Xu X, et al. Arteriovenous anastomoses (AVA) rewarming in 45°C water is effective in moderately hypothermic subjects. *FASEB J*. 1998;12:A90.
40. Walpoth BH, Walpoth-Aslan BN, Mattle HP, et al. Outcome of survivors of accidental deep hypothermia and circulatory arrest treated with extracorporeal blood warming. *N Engl J Med*. 1997;337(21):1500–1505.
41. Hauty MG, Esrig BC, Hill JG, et al. Prognostic factors in severe accidental hypothermia: experience from the Mt. Hood tragedy. *J Trauma*. 1987;27:1107–1112.
42. Mair P, Korberger E, Furtwaengler W, et al. Prognostic markers in patients with severe accidental hypothermia and cardiocirculatory arrest. *Resuscitation*. 1994;27(1):47–54.
43. 2005 American heart association guidelines for cardiopulmonary resuscitation and emergency cardiovascular care. *Circulation*. 2005;112:IV-136–IV-138.
44. Schaller MD, Fischer AP, Perret CH. Hyperkalemia: a prognostic factor during acute severe hypothermia. *JAMA*. 1990;264(14):1842–1845.

54

高地での救急医療
altitude emergencies

Christopher Davis, Zina Semenovskaya, and Jay Lemery

背景

高山病 mountain sickness とは，標高の高い場所に上がり，低圧低酸素環境に曝露されることによって生じるさまざまな臨床症状をいう。軽度の急性高山病は，頭痛に加え，悪心，全身倦怠感，めまい，食欲不振，不眠のうち少なくとも1つの症状を伴うものと定義されている。これらは多少の不便を感じる程度の軽い症状にすぎないかもしれないが，高山病による脳浮腫や肺水腫は，即座に治療を行って全身状態を安定化する必要がある緊急事態である。

　空気中の酸素濃度は少なくとも標高50 km までは20.95%に維持され続けるが，酸素分圧は高度の上昇に伴って対数関数的に低下する。標高が高いところへのぼっていくにつれ，肺では肺胞と肺動脈毛細血管床の圧格差が低下していく。肺胞膜におけるガス交換で酸素を取り込むために必要なこの圧格差が低下すると，組織の酸素濃度が低下し，高地滞在時間が長くなるほど低酸素症が悪化する。この圧格差の低下は，高度による生理学的変化が始まるとされている標高1,500 m から生じるのが一般的である。高度は，高度 high altitude（1,500〜3,500 m），超高高度 very high altitude（3,500〜5,500 m），極高高度 extreme altitude（5,500 m 超）とさらに細かく3つに分類されているが，生理学的変化や病態との相関に乏しい曖昧な分類である。高度は，気圧の低下に伴う低圧低酸素環境の有無と，その程度を規定しているが，それだけでなく，高緯度，冬の季節，局地的低気圧による暴風雨の存在などの要素によっても，その地点の気圧は影響を受ける。これらの作用が複合することで，高度にして数百メートルの上昇に相当する気圧の変動を生み出し，臨床症状に大きな変化を及ぼすことがある。

高地肺水腫

概要

高地肺水腫 high-altitude pulmonary edema は，高度上昇に伴う低圧低酸素環境によって引き起こされる非心原性肺水腫であり，致命的になりうる病態である。高度が上昇すると，まず低酸素に伴う肺血管収縮が起こる。この生理学的な適応反応は，肺炎などの肺傷害では換気血流比不均等の改善に有用と考えられているが，広範囲に肺血管床が攣縮すると，肺動脈圧が病的なレベルにまで上昇する[1]。通常，高度の上昇に伴い肺動脈圧は上昇するが，高地肺水腫に感受性が高い人の場合には，より大きい圧の上昇が生じることがある[2〜4]。ある仮説によれば，肺血管収縮が不均一であるために肺毛細血管床に過灌流となる部分が出現し[5,6]，最終的に血管外への漏出が起こり，肺毛細血管膜に対する「ストレス性の傷害」が生じるとしている[7]。

　高地肺水腫への感受性はさまざまな要因の影響を受けている。その例として，過去の高地肺水腫の既往，高度の上昇速度，睡眠をとった場所の高度，身体運動，大気温，呼吸器疾患の合併，遺伝的素因，先天性心肺異常などが挙げられる[2,8〜14]。これまで男性は女性より高地肺水腫に罹患しやすいといわれてきた。しかし，この仮説は先天的な男女の生理学的な違いというよりは，男性のほうが通常は速いスピードで山をのぼることが多いという行動の違いによる影響のほうが大きいかもしれない。実際は女性のほうが高地肺水腫のリスクが高いという最近の研究結果もある[15]。米国西部のロッキー山脈のような標高 2,500 m くらいの中等度の高地では，高地肺水腫の発症頻度は 0.01% であるが，3,600 m では 2% に上昇し，4,300 m を超える高地では 5% に達する[16]。高地肺水腫の罹患率は比較的低いが，高度の影響を受ける疾病による死亡原因としては最も多いとされている。

臨床症状と診断的評価

高地肺水腫のよくある患者像は，いかにも速いスピードで山をのぼっていけそうな健康な若年者である。症状が発現するのは，高度を上げて新たに寝床についた2日目の夜が典型的である。一定の高度で4日以上経過した後の高地肺水腫の発症はまれであり，この場合は他の疾患の鑑別を考慮すべきである。早期の症状は乾性咳嗽や疲れやすさなど，非常に軽い症状である。その後，症状が進行すると，安静時の呼吸困難や血性泡沫状痰を伴う咳嗽などの典型的な所見を呈するようになる。Lake Louise Criteria の高地肺水腫の診断基準では，2つの主要所見と2つの症状を同時に満たすものを診断基準としている[17]（**表 54-1**）。

　急性高山病は高地肺水腫の約半数に合併しているが，急性高山病の症状が目立た

表 54-1　高地肺水腫の診断基準(Lake Louise Criteria)

症状	身体所見
息切れ	頻脈
咳嗽	頻呼吸
全身倦怠感	チアノーゼ
身体疲労	呼気性喘鳴(少なくとも1つの肺領域)
胸部圧迫感	湿性ラ音(少なくとも1つの肺領域)

ないこともある[18]。発熱は頻度が高く，たとえ多量の痰を伴っていても高地肺水腫を除外することはできない。胸部単純X線写真では，心拡大がなく，斑状の肺浸潤影があれば診断は確定的である。右心負荷を示唆する心電図所見が出現することもある。動脈血ガス分析では，重度の低酸素と呼吸性アルカローシスを認める。動脈血酸素分圧(Pao_2)は30〜40 mmHg程度であることが多い[19]。高地肺水腫と鑑別を要する他の疾患を次に挙げる。

- 喘息
- 気管支炎
- うっ血性心不全
- 粘液栓
- 心筋梗塞
- 肺炎
- 肺塞栓症

治療指針

治療の中心は，高山病と同様で低い場所へ降りることと，酸素の投与である。登山の場合では，500〜1,000 mは下山，または症状が緩和されるまで高度を下げるべきである[20]。もし酸素が使用可能で症状が軽度であれば，高度を下げる代わりに90％を超える酸素飽和度を維持できるように酸素投与してもよい[21]。系統だった研究はされていないが，下山できない，あるいは酸素が使用できない場合には，携帯式高気圧チャンバーを使用して高度の低下を再現する治療を検討してもよいかもしれない[22]。この機器の使用経験のない医師があらかじめ留意すべきことは，この治療中は患者に接触できなくなることである。さらに一般的な注意として，体温が低下したり，身体を動かしたりすると肺動脈圧の上昇が引き起こされるため，患者には被覆・保温を施し，安静を保つ必要がある[23]。

天候や荷物の影響などで，酸素の備蓄が不足したり，下山が遅れたりすることもあるので，退避や酸素投与が可能になるまでのつなぎとして，肺血管拡張薬は準備しておくべきである。ただし，薬物によって肺動脈圧は低下するが，予後を改善させる効果があるという確かな根拠を示した研究はない。ある小規模コホート研究では，ニフェジピンにより肺動脈圧の低下と動脈血酸素化の改善がみられ，若干ではあるが臨床症状の改善にも寄与していたと報告されている[24]。さらに最近では，高地肺水腫の予防に対してホスホジエステラーゼ(PDE)阻害薬とβ刺激薬の有効性が示されており，臨床現場ではよく使用されている。しかし，高地肺水腫の急性期治療における有効性を検証した体系的研究はまだ行われていない[25, 26]。現在，高地肺水腫に最適な治療薬を模索するさらなる研究が望まれているが，現在のところは，酸素投与や高度を下げることができない場合，肺血管拡張薬の使用を考慮することが妥当とされている。

患者が適切な医療施設まで退避してきたら，90％を超える酸素飽和度が維持できるように酸素を投与する。使用可能であれば，気道内圧を陽圧に保つデバイス〔非侵襲的陽圧換気(NPPV)〕を酸素化改善のために導入してもよいが，高地脳浮腫(後述)による意識障害を合併している場合は禁忌となることがある[27, 28]。気管挿管が必要になることはまれであるが，酸素投与によって改善しない重度の低酸素血症や，意識変容で状態が不安定な患者は気管挿管の適応である。酸素化がしっかりされていれば，通常は数時間以内に臨床的改善がみられる。急性期に患者の血行動態が安定していれば，酸素療法に加えて薬物投与を追加してみてもよい。

高地脳浮腫

概要

高地脳浮腫 high-altitude cerebral edema は高山病(急性高山病)のなかでも，最も致命的な病態である。高地を訪れた人に意識障害が出現することがあるのは約100年前から報告されていたが[29]，高地脳浮腫に関する包括的な総説がはじめて発表されたのは1983年である[30]。高地脳浮腫の診断は臨床的症状にもとづいてなされることが多く，急性高山病の症状に加えて意識障害を合併していることが必須である[31]。高地脳浮腫は高地登山者の約1～2％で認められ，急性高山病の患者の3.4％に合併すると報告されている[32, 33]。高地肺水腫を発症している患者は高地脳浮腫を合併するリスクが非常に高く，その高度に滞在し続けた場合，合併率が13～20％になると報告されている。また，高地肺水腫で死亡した患者を剖検した研究によると，高地脳浮腫の合併率は最大で50％に達していたとされている[34]。

その正確な病態生理はまだ不明であるが，高地脳浮腫は細胞毒性と血管原性の両方のカスケードによって生じ，結果として細胞膜透過性の亢進，脳血管の収縮を引き起こし，異常に頭蓋内圧が上昇すると考えられている[35]。高地脳浮腫は標高4,700 m超の高地で生じるのがほとんどである。しかし，すでに高地肺水腫を発症している場合は，それより低い高度でも生じることがある[36]。高地脳浮腫の発症閾値になぜ個人差があるのかはまだ不明だが，急激な高度上昇，高地における激しい運動，過去の急性高山病や高地脳浮腫の既往が最も関連のある危険因子とされている[30,31]。

臨床症状と診断的評価

　意識変容や運動失調が高地脳浮腫に特徴的な初期症状である[30]。典型的には高地脳浮腫の発症に先立って，急性高山病の症状が24～48時間かけて進行性に悪化することが多い。通常は頭痛を伴うが，現れないこともある。初期症状には，傾眠，無関心，自閉，錯乱といった軽微な精神的・行動的な変化も含まれている[31,37]。運動失調は約40～60％の患者で報告され，眼底の乳頭浮腫は約半数で認められる[30]。食欲不振，悪心・嘔吐などの消化器症状を伴うこともある。幻覚，幻聴，痙攣はまれである。網膜出血は高地脳浮腫に関連した症状であるが，高地脳浮腫を発症していない場合にも高地登山者で認められることがある。意識レベルが急速に悪化して昏睡に陥ることがあり，意識障害の存在は重症であることを示唆する予後不良因子でもある。

　1991年に開催されたInternational Hypoxia Symposiumで，高地脳浮腫の臨床診断のためのガイドラインが作成された。Lake Louise Criteriaの高地脳浮腫診断基準では，「急性高山病の患者が意識障害か運動失調のどちらか一方を呈した」，もしくは「急性高山病のない患者が意識障害と運動失調の両方を呈した」ものを診断基準としている[17]。診断に際しては，広くさまざまな疾患を鑑別することが重要で，特に非典型例や通常の治療に反応しない場合は注意を要する。高地脳浮腫の鑑別診断は範囲が広く，次に挙げるとおりである。

- 低血糖
- 低ナトリウム血症
- 低体温症
- 中枢神経系の感染症
- 痙攣
- 片頭痛

- 精神疾患
- 脳血管障害
- 中枢神経系の腫瘍，脳出血
- 急性一酸化炭素(CO)中毒
- 薬物，アルコール，そのほかの中毒

　高地脳浮腫はまず臨床症状によって診断され，その後で画像検査や血液検査の結果をもとに，症状からだけでは鑑別の難しい他の疾患を除外していく．血液検査では，血算，電解質，血糖，アルコール血中濃度，COヘモグロビン濃度，その他の中毒スクリーニングなどの検索が望ましい[37]．高地脳浮腫を発症した患者は，軽度の白血球増加を認めることが多いため，感染症の除外をするための診察・検査が必要である[30]．中枢神経系の感染やくも膜下出血が疑われる場合には，腰椎穿刺を施行してもよい．高地脳浮腫患者の典型的な脳脊髄液所見としては，髄液細胞数が正常で初圧の上昇をきたすことがあるが，検査値は44～220 mmH$_2$Oとさまざまである[38,39]．頭部CT検査では，脳溝の狭小化と脳回の扁平化を伴う白質の低吸収域をきたし，脳浮腫の所見を呈する．MRIでは，T2強調画像で灰白質の変化を伴わない脳梁の高信号域を呈し，これは白質における血管原生浮腫に一致した所見である[40]．重要な点としては，画像所見の変化は臨床的回復より遅れるため，臨床症状が改善した後でも，MRIで高地脳浮腫の診断を確認できることである．

治療指針

　高地脳浮腫の治療には「1に低い場所へ降りる，2に低い場所へ降りる，3に低い場所へ降りる」という格言がある．すべての高山病は，まず低い場所へ降りることから治療が始まる．現在のガイドラインでは，少なくとも500mの降下，もしくは患者が最後に無症状であった高度まで降りることが推奨されている[41]．航空医療救助を待つためや，薬物療法を開始するために低い場所へ降りるのが遅れることで，致命的となることがある．天候不良や，地理，患者の状態が重篤で不安定など，物理的に低い場所へ降りることが不可能なときは，移動可能な高気圧チャンバーで生理学的な高度降下を行うことも有効である[42]．この装置は空気加圧式の円筒形バッグで，1,500mの降下を再現できる．

　医療施設まで退避した後は，リザーバー付き(非再呼吸式)酸素マスクで高濃度酸素を投与する．デキサメタゾンを初期投与量10 mgで状況に応じて，経静脈的もしくは筋肉内投与する．気管挿管は，気道確保を要する場合もしくは重度の高地肺水腫を合併している場合に必要となる．意識障害のある患者では，尿道カテーテル

表 54-2　高地脳浮腫の治療戦略

治療	用法	効果
高気圧治療	1 時間ごとに合計 4～6 時間	生理学的な高度降下により，低圧低酸素や浮腫を軽減させる
酸素	3 L/min または酸素飽和度（Spo$_2$）＞90％を目標に 4～6 時間投与	脳血流および頭蓋内圧を著明に低下させる
デキサメタゾン	初回 8～10 mg 筋注，その後 4 mg を筋注または経口で 6 時間ごとに投与	意識の改善，浮腫を減少させる可能性
アセタゾラミド	250～500 mg を 1 日 2 回	分時換気量や酸素化を改善し，脳脊髄液灌流と頭蓋内圧を低下させる

(Foley カテーテル）を留置して膀胱内を減圧する．頭蓋内圧を低下させるため，気管挿管した患者は過換気で管理し，高張食塩液や利尿薬投与を行うのが高地脳浮腫の一般的な治療である．しかし，これらの治療が生存率や神経学的予後を改善させるという根拠を示した対照研究はない．推奨される高地脳浮腫の治療は**表 54-2** のとおりである．

結論

高地肺水腫と高地脳浮腫は緊急疾患であり，臨床症状から素早く診断することが必要である．高地肺水腫の初期症状は安静時の呼吸困難であり，高地脳浮腫の重要な徴候のひとつは運動失調である．すべての高山病の治療では，まず高度を下げることと酸素投与が必須であるが，薬物療法と適切な支持療法が必要になることもある．

関連文献

文献	研究デザイン	結果
高山病		
Sutton et al., *Proceedings of the 7th International Hypoxia Symposium: Hypoxia and Mountain Medicine.* 1992[17]	急性高山病，高地脳浮腫，高地肺水腫の臨床診断に関するガイドライン	参考文献と要約．その後の文献では，高山病の診断にこれらのガイドラインの診断基準を用いている

(つづく)

文献	研究デザイン	結果
Luks et al., *Wilderness Environ Med.* 2010[41]	専門家による総説。American College of Chest Physicians のグレード分類を使用してエビデンスを段階的に評価	高山病の投薬治療と予防のアルゴリズムに関するエビデンスにもとづいた総説

(つづく)

高地肺水腫

Oelz et al., *Lancet.* 1989[24]	高地肺水腫に感受性の高い患者を対象とした小規模コホート研究。高地へ誘導して高地肺水腫を誘発し，ニフェジピンを投与した	ニフェジピン投与により，酸素化の改善（65%±11 vs. 73%±11.4）と肺動脈圧の低下（133.7±19.8 mmHg vs. 73.7±13.8 mmHg）を認めた

高地脳浮腫

Basnyat et al., *Wilderness Environ Med.* 2000[15]	高度 4,300 m における急性高山病と高地脳浮腫の発生を調査した観察疫学研究	無作為に抽出された登山者のうち 68%が急性高山病を発症し，31%が高地脳浮腫を合併していた。女性の高地脳浮腫の発症率は有意に高かった〔オッズ比（OR）：3.15，95%信頼区間（CI）：1.62〜6.12〕
Hackett et al., *JAMA.* 1998[40]	高地脳浮腫患者 9 人を対象とした症例対照研究。MRI で可逆性の白質浮腫性変化を評価	高地脳浮腫による内皮細胞傷害と血管原性による病態生理を明らかにした最初の連続症例報告。9 人中 7 人で脳梁に明瞭な T2 高信号域を認めたが，灰白質に異常なし

文献

1. Welling KK, et al. Effect of prolonged alveolar hypoxia on pulmonary arterial pressure and segmental vascular resistance. *J Appl Physiol*. 1993;75:1194-1200.
2. Bartsch P, et al. Prevention of high-altitude pulmonary edema by nifedipine. *N Engl J Med*. 1991;325(18):1284-1289.
3. Hultgren HN, et al. Physiologic studies of pulmonary edema at high altitude. *Circulation*. 1964;29:393-408.
4. Grunig E, et al. Stress Doppler echocardiography for identification of susceptibility to high altitude pulmonary edema + AFs-In Process Citation + AF0. *J Am Coll Cardiol*. 2000;35:980-987.
5. Dawson CA, Linehan JH, Bronowski TA. Pressure and flow in the pulmonary vascular bed. In: Weir KT, Reeves JT, eds. *Pulmonary Vascular Physiology and Pathophysiology*. New York, NY: Marcel Dekker; 1989:51-105.
6. Hultgren HN. High-altitude pulmonary edema: current concepts. *Annu Rev Med*. 1996;47:267-284.
7. West JB, et al. Stress failure in pulmonary capillaries. *J Appl Physiol*. 1991;70:1731-1742.
8. Sophocles AM. High-altitude pulmonary edema in Vail, Colorado, 1975-1982. *West J Med*. 1986;144:569-573.
9. Reeves JT, et al. Seasonal variation in barometric pressure and temperature in Summit County: effect on altitude illness. In: Sutton JR, Houston CS, Coates G, eds. *Hypoxia and Molecular*

Medicine. Burlington, VT: Queen City Press; 1993.
10. Nuri M, Khan M, Quraishi M. High altitude pulmonary edema. Response to exercise and cold on systemic and pulmonary vascular beds. *J Pak Med Assoc*. 1988;38:211–217.
11. Yu-Jing S, et al. Endothelial nitric oxide synthase gene polymorphisms associated with susceptibility to high altitude pulmonary edema in Chinese railway construction workers at Qinghai-Tibet over 4 500 meters above sea Level. *Chin Med Sci J*. 2010;25(4):215–222.
12. Hanaoka M, et al. Association of high-altitude pulmonary edema with the major histocompatibility complex. *Circulation*. 1998;97(12):1124–1128.
13. Durmowicz AG, et al. Inflammatory processes may predispose children to high-altitude pulmonary edema. *J Pediatr*. 1997;130(5):838–840.
14. Rios B, Driscoll DJ, McNamara DG. High-altitude pulmonary edema with absent right pulmonary artery. *Pediatrics*. 1985;75:314–317.
15. Basnyat B, et al. Disoriented and ataxic pilgrims: an epidemiological study of acute mountain sickness and high-altitude cerebral edema at a sacred lake at 4300 m in the Nepal Himalayas. *Wilderness Environ Med*. 2000;11(2):89–93.
16. Hall DP, Duncan K, Baillie JK. High altitude pulmonary oedema. *J R Army Med Corps*. 2011;157(1):68–72.
17. Sutton JR, Coates G, Houston CS. Hypoxia and mountain medicine: proceedings of the 7th International Hypoxia Symposium, held at Lake Louise, Canada, February 1991. *Advances in the Biosciences*. 1st ed. Oxford, NY: Pergamon Press; 1992:xi, 330.
18. Viswanathan R, et al. Further studies on pulmonary oedema of high altitude. *Respiration*. 1978;36:216–222.
19. Scherrer U, et al. Inhaled nitric oxide for high-altitude pulmonary edema. *N Engl J Med*. 1996;334:624–629.
20. Marticorena E, Hultgren HN. Evaluation of therapeutic methods in high altitude pulmonary edema. *Am J Cardiol*. 1979;43:307–312.
21. Zafren K, Reeves JT, Schoene R. Treatment of high-altitude pulmonary edema by bed rest and supplemental oxygen. *Wilderness Environ Med*. 1996;7(2):127–132.
22. Freeman K, Shalit M, Stroh G. Use of the Gamow Bag by EMT-basic park rangers for treatment of high-altitude pulmonary edema and high-altitude cerebral edema. *Wilderness Environ Med*. 2004;15(3):198–201.
23. Chauca D, Bligh J. An additive effect of cold exposure and hypoxia on pulmonary artery pressure in sheep. *Res Vet Sci*. 1976;21:123–124.
24. Oelz O, et al. Nifedipine for high altitude pulmonary edema. *Lancet*. 1989;2:1241–1244.
25. Maggiorini M, et al. Both tadalafil and dexamethasone may reduce the incidence of high-altitude pulmonary edema: a randomized trial. *Ann Intern Med*. 2006;145(7):497–506.
26. Swenson ER, Maggiorini M. Salmeterol for the prevention of high-altitude pulmonary edema. *N Engl J Med*. 2002;347(16):1282–1285; author reply 1282–1285.
27. Schoene RB, et al. High altitude pulmonary edema and exercise at 4400 meters on Mt. McKinley: effect of expiratory positive airway pressure. *Chest*. 1985;87:330–333.
28. Koch RO, et al. A successful therapy of high-altitude pulmonary edema with a CPAP helmet on Lenin Peak. *Clin J Sport Med*. 2009;19(1):72–73.
29. Mosso A. *Life of Man in the High Alps*. London, England: T Fisher Unwin; 1898.
30. Dickinson JG. High altitude cerebral edema: cerebral acute mountain sickness. *Semin Respir Med*. 1983;5:151–158.
31. Gallagher SA, Hackett PH. High-altitude illness. *Emerg Med Clin North Am*. 2004;22(2):329–355, viii.
32. Hackett PH, Rennie ID, Levine HD. The incidence, importance, and prophylaxis of acute mountain sickness. *Lancet*. 1976;2:1149–1154.
33. Hochstrasser J, Nanzer A, Oelz O. Das Hoehenoedem in den Schweizer Alpen. *Schweiz Med Wschr*. 1986;116:866–873.

34. Ri-Li G, et al. Obesity: associations with acute mountain sickness. *Ann Intern Med.* 2003;139: 253–257.
35. Sutton JR, Lassen N. Pathophysiology of acute mountain sickness and high altitude pulmonary oedema: an hypothesis. *Bull Eur Physiopathol Respir.* 1979;15:1045–1052.
36. Paralikar SJ, Paralikar JH. High-altitude medicine. *Ind J Occup Environ Med.* 2010;14(1):6–12.
37. Hackett PH, Roach RC. High altitude cerebral edema. *High Alt Med Biol.* 2004;5(2):136–146.
38. Milledge JS, West JB, Schoene RB. *High Altitude Medicine and Physiology.* 4th ed. Hodder Arnold, London; 2007.
39. Houston CS, Dickinson JG. Cerebral form of high altitude illness. *Lancet.* 1975;2:758–761.
40. Hackett PH, et al. High-altitude cerebral edema evaluated with magnetic resonance imaging: clinical correlation and pathophysiology. *JAMA.* 1998;280(22):1920–1925.
41. Luks AM, et al. Wilderness Medical Society consensus guidelines for the prevention and treatment of acute altitude illness. *Wilderness Environ Med.* 2010;21(2):146–155.
42. Zafren K. Gamow bag for high-altitude cerebral oedema. *Lancet.* 1998;352(9124):325–326.

55

溺水
drowning

Samuel Gerson and Jose Evangelista III

背景

溺水 drowning は，International Liaison Committee on Resuscitation(ILCOR)により，液体による浸漬 submersion あるいは浸水 immersion による一次性呼吸障害と定義されている[1]。専門用語の定義が改定され，致死的あるいは非致死的溺水に分けられた。今までの溺水(near drowning)や乾性あるいは湿性溺水といった曖昧な言語は使用しないよう推奨されている[2]。全世界での溺死者数の概算は推定で年間約 388,000 人であり，全外傷死亡者数の7％に相当し，特に若年男性の死因の第1位となっている[3]。米国では，1日あたり約10人が溺死し，不慮の事故の死因第5位となっている[4]。溺死者1人に対して，致命的とまでならない溺水者は4人であるが，救急で治療を受けた結果では，その50％以上が入院となっている。対して不慮の事故全体での入院率は6％である[5]。

病態生理

溺水における主要な病態生理学的変化は，水の誤嚥に続いて生じる低酸素である。傷病者は，浸漬/浸水に次いで，数分以内に次のような病態を引き起こすのが典型的である[6]。息こらえ→喉頭痙攣→誤飲→意識消失や無呼吸を伴う低酸素状態→心停止。溺水による臨床症状は，心血管系，呼吸器系，神経系などの多臓器不全の結果引き起こされる。組織の低酸素と酸血症が悪化すると，心リズムは洞性頻脈から洞性徐脈，無脈性電気活動(PEA)へと変化し，最終的には心停止に至る[7]。海水か淡水にかかわらず，水が肺に入ると結果的に同じ損傷を引き起こす。つまり，肺サーファクタントが洗い流され，機能障害が生じ，肺胞−毛細血管膜透過性の亢進，肺コンプライアンスの低下が生じて，死腔となった領域の換気血流比不均等が起こる

のである[8]。誤嚥した量によって，肺症状は軽度の呼吸器合併症から急性呼吸促迫症候群(ARDS)のような劇症型非心原性肺水腫までさまざまな臨床症状を呈する。

溺水者の神経症状は，蘇生前の低酸素の程度と期間が影響し，急性期では覚醒して意識清明な状態から昏睡までとさまざまである[9]。不可逆性の脳損傷は正常体温下では4〜10分間の低酸素状態があると進行し，それに次いで脳浮腫，頭蓋内圧の上昇が引き起こされる[10]。溺水時の低体温は，脳の酸素消費量を減少させ，ニューロンの細胞死を最大で1時間もしくはそれ以上遅らせることで，脳保護的に作用することがある[11]。生存者の最終的な神経学的後遺症は，軽度の障害(記憶，運動，協調)から植物状態や昏睡状態の持続までとさまざまである[9]。

病院前診療と救急での初期診療

溺水者に対する初期治療においては，浸漬後60分未満で明らかな死の徴候がなければ，心肺蘇生を開始すべきである[12]。溺水では心停止の原因として呼吸停止が先行するため，蘇生処置は人工呼吸器またはバッグバルブマスク(BVM)による換気から開始し，従来の気道(Airway)，呼吸(Breathing)，循環(Circulation)のABCプロトコルで行う［訳注：2015年のILCORガイドラインではC-A-Bの順となっている］[13]。できる限り高濃度の酸素投与が必要とされる最初の治療であり，意識がしっかりしている患者に対しては，できればリザーバー付き(非再呼吸式)酸素マスク15 L/minでの酸素投与を行う。酸素化が保てない場合は，持続性気道内陽圧(CPAP)または双圧式気道陽圧 bilevel positive airway pressure(BiPAP)が効果的であり，気管挿管による侵襲的な気道管理を避けるのに役立つ[14]。しかし，非侵襲的呼吸管理を行っても酸素化が悪化する場合や，呼吸筋疲労の進行や神経学的所見の悪化がある場合には，92％を超える酸素飽和度(SpO_2)を維持する目的で早期の気管挿管と呼気終末陽圧(PEEP)による人工呼吸管理が適応となる[8]。多くの溺水事故は外傷を合併している一方で頸椎損傷はまれであり，頸椎保護は頭頸部損傷が疑われる患者のみに行うべきである[15]。

心停止，PEAまたは心静止の溺水者は，標準的な二次救命処置(ACLS)のアルゴリズムにのっとって治療を行う。早期除細動は心室細動を伴うようなまれな症例では適応となる[16]。すべての低体温症患者の治療で行うように，効果的な蘇生処置を行い，不整脈を予防するために深部体温を32℃以上に復温する必要がある。蘇生期間に関しては議論の残るところではあるが，復温後20分経過しても心静止が続くときには蘇生努力を中止してもよいというのが多くの専門家が同意するところである[12]。

初期評価が終了して状態が安定してから，胸部X線，血液ガスによる評価を行う。

肺の超音波検査は，肺水腫の診断や程度を評価するのにベッドサイドで行える簡便で有効な方法である[17]。明らかな原因がないにもかかわらず，治療に対し無反応な状態が持続するようなときには，中毒や内分泌代謝性疾患の検索，頭頸部の画像評価が必要となる。重症度の評価(章末の「関連文献」参照)は，救急外来での治療や入院の判断を行うにあたって参考となる[13,18]。

- Grade 1：肺所見がなく動脈血の酸素化が正常→6時間経過観察
- Grade 2：ラ音が聴取されるが少量の酸素投与で安定→入院治療。改善後6時間経過したら退院。
- Grade 3～6：低血圧の有無にかかわらず急性肺水腫→ICU管理

治療指針

呼吸器系

人工呼吸管理が必要となるような患者では，次のようなARDSの治療ガイドライン(肺保護療法)が推奨されている。

- 1回換気量<6 mL/kgにする。
- 適切に肺胞リクルートメントを行えるようにPEEPを調節する。
- プラトー圧を低めに維持する。
- 低酸素や気道内圧上昇の予防のために気管吸引を最小限にする。
- 人工呼吸器装着24時間以内は呼吸器のウィーニングを行わない。

　肺炎に対する予防的抗菌薬投与は，汚染物質に曝露している場合には勧められるが，その他の大部分の溺水者に対してはルーチンに投与すべきではない[20,21]。水を誤嚥した(肺損傷がある)場合，肺への細菌感染のリスクが非常に高ければ，早期に血液培養を採取しておくと臨床的に有効である。早期に気管分泌物の培養検査をしても実用性は少なく，一般的には推奨されていない。グルココルチコイドの投与が溺水による肺損傷を軽減するということは証明されていないが，気管支拡張薬の吸入でも改善しない気管支痙攣には有効かもしれない[20,22]。外因性サーファクタントや液体パーフルオロカーボンの吸入は議論のあるところではあるが，現行治療に抵抗性の症例に対しては考慮してもよいのかもしれない[23,24]。最後に，体外式膜型人工肺(ECMO)は酸素化不良の重度のARDSに適応がある[25,26]。

循環器系

低血圧の患者では，容量負荷は心肺機能を悪化させるので，控えめな輸液が推奨されている[27]。ベッドサイドでの心臓超音波検査は，循環血液量の評価，心原性ショックの同定，強心薬や昇圧薬を使用する際の指標となる有用な機器である[28]。まれに急性腎不全を生じるが，腎前性（脱水，ショック）や腎性（無酸素性腎尿細管障害，横紋筋融解）が病因となり発症することもある[29]。

神経系

溺水者での低体温療法は，心停止患者の無作為化試験[30,31]，溺水者の症例報告[25,32]でも示されているように，神経保護の作用がある。低体温患者は復温を要するが，心拍再開後も昏睡状態が続いている患者では最初の24時間で深部体温を32～34℃に維持する必要がある。脳代謝を増加させないためにも，血糖や，動脈血中の酸素濃度と二酸化炭素濃度の厳格な調整が不可欠である[33]。脳波，MRI，脳機能バイオマーカーなどを含む神経機能のモニタリングは，予後判定には有用であるが，治療の意思決定を行えるほど役に立つものではない[34]。痙攣は無酸素脳症ではよくみられ，抗痙攣薬の投与を必要とするが，溺水者での予防的抗痙攣薬の投与はまだ効果が証明されておらず推奨されていない[35]。最後に，小児の症例報告では，積極的な頭蓋内圧のコントロールを行っても結果は芳しいものではなく，治療の優先事項としては考慮されていない[36]。

結論

米国では，溺水が不慮の事故による死因の第5位となっている[4]。溺水者の治療で重要なのは，人工呼吸管理が必要な場合に肺保護換気を行いながら呼吸状態を厳密に評価し，輸液を多量に行わず，重症例ではECMOを考慮することである。

関連文献

文献	研究デザイン	結果
Szpilman, *Chest.* 1997[13]	溺水で搬送された2,304人を対象とした後ろ向き研究	調査対象は1,831例。Grade(Gd)1：検査にて正常肺，死亡率0％。Gd2：ラ音散在，死亡率1％。Gd3：急性呼吸促迫症候群(ARDS)，死亡率5％。Gd4：ARDS+低血圧，死亡率19％。Gd5：呼吸停止，死亡率44％。Gd6：心停止，死亡率93％

文献	研究デザイン	結果
van Berkel et al., *Intensive Care Med.* 1996[20]	浸漬者125人を対象とした後ろ向き研究	抗菌薬やプレドニゾロンの予防的投与は肺炎予防に効果はなかった
Hein et al., *Crit Care.* 2004[32]	溺水した双子幼児の症例報告	72時間の低体温療法を施行した双子女児:神経学的合併症なし
		正常体温で治療した双子男児:失外套症候群
Guenther et al., *Resuscitation.* 2009[25]	体外式膜型人工肺(ECMO)と長期の低体温療法を施行した溺水者2人の症例報告	最低10分は浸漬しており,重度のARDS,低血圧を合併
		ECMO/低体温療法を6日間継続。双方とも神経学的な後遺症なく改善した

文献

1. Idris AH, Berg RA, Bierens J, et al. Recommended guidelines for uniform reporting of data from drowning: the "'Utstein Style". *Circulation*. 2003;108:2565–2574.
2. Van Beeck EF, Branche CM, Szpilman D, et al. A new definition of drowning: towards documentation and prevention of a global public health problem. *Bull World Health Organ*. 2005; 83:801–880.
3. *Media Center: Fact Sheet on Drowning*. Geneva, Switzerland: World Health Organization; 2012 (http://www.who.int/mediacentre/factsheets/fs347/en/index.html).
4. *National Center for Injury Prevention and Control. Web-based Injury Statistics Query and Reporting System (WISQARS)*. Atlanta, GA: Centers for Disease Control and Prevention; 2012 http://www.cdc.gov/injury/wisqars).
5. Laosee OC, Gilchrist J, Rudd R. Drowning 2005–2009. *MMWR*. 2012;61(19):344–347.
6. Tipton MJ, Golden FS. A proposed decision-making guide for the search, rescue and resuscitation of submersion (head under) victims based on expert opinion. *Resuscitation*. 2011;82: 819–824.
7. Orlowski JP, Abulleil MM, Phillips JM. The hemodynamic and cardiovascular effects of near-drowning in hypotonic, isotonic, or hypertonic solutions. *Ann Emerg Med*. 1989;18:1044–1049.
8. Gregorakos L, Markou N, Psalida V, et al. Near-drowning: clinical course of lung injury in adults. *Lung*. 2009;187:93–97.
9. Conn AW, Montes JE, Barker GA, et al. Cerebral salvage in near drowning following neurological classification by triage. *Can Anaesth Soc J*. 1980;27:201–210.
10. Smith ML, Auer RN, Siesjo BK. The density and distribution of ischemia brain injury in the rat following 2–10 min of forebrain ischemia. *Acta Neuropathol*. 1984;64(4):319–332.
11. Chochinov AH, Baydock BM, Bristow GK, et al. Recovery of a 62-year-old man from prolonged cold water submersion. *Ann Emerg Med*. 1998;31(1):127–131.
12. Vanden Hoek TL, Morrison LJ, Shuster M, et al. Part 12: cardiac arrest in special situations: drowning: 2010 American Heart Association Guidelines for Cardiopulmonary Resuscitation and Emergency Cardiovascular Care. *Circulation*. 2010;122(suppl 3):S847–S848.
13. Szpilman D. Near-drowning and drowning classification: a proposal to stratify mortality based on the analysis of 1831 cases. *Chest*. 1997;112:660–665.

14. Dottorini M, Eslami A, Baglioni S, et al. Nasal-continuous positive airway pressure in the treatment of near-drowning in fresh water. *Chest*. 1996;100(4):1122–1124.
15. Waton RS, Cummings P, Quan L, et al. Cervical spine injuries among submersion victims. *J Trauma*. 2001;51:658–662.
16. Grmec S, Strnad M, Podorsek D. Comparison of the characteristics and outcome among patients suffering out-of-hospital cardiac arrest and drowning victims in cardiac arrest. *Int J Emerg Med*. 2009;2:7–12.
17. Laursen CB, Davidsen JR, Madsen PH. Utility of lung ultrasound in near-drowning victims. *BMJ Case Rep*. 2012;21:2012.
18. Szpilman D, Bierens JJ, Handley AJ, et al. Drowning. *N Engl J Med*. 2012;366(22):2102–2110.
19. Oba Y, Salzman GA. Ventilation with lower tidal volume as compared with traditional tidal volumes for acute lung injury and the acute respiratory distress syndrome. The ACUTE Respiratory Distress Syndrome Network. *N Engl J Med*. 2000;342(18):1301–1308.
20. van Berkel M, Bierens JJ, Lie JJ, et al. Pulmonary oedema, pneumonia and mortality in submersion victims; a retrospective study in 125 patients. *Intensive Care Med*. 1996;22(2):101–107.
21. Wood C. Towards evidence base emergency medicine: best BETs from the Manchester Royal Infirmary: BET 1: prophylactic antibiotics in near-drowning. *Emerg Med J*. 2010;27:393–394.
22. Towards evidence base emergency medicine: best BETs from the Manchester Royal Infirmary: corticosteroids in the management of near-drowning. *Emer Med J*. 2001;18:465–466.
23. Cubattoli L, Franchi F, Coratti G. Surfactant therapy for acute respiratory failure after drowning: two children victims of cardiac arrest. *Resuscitation*. 2009;80:1088–1089.
24. Gauger PG, Pranikoff T, Schreiner RJ, et al. Initial experience with partial liquid ventilation in pediatric patients with acute respiratory distress syndrome. *Crit Care Med*. 1996;24:16–22.
25. Guenther U, Varelmann D, Putensen C, et al. Extended therapeutic hypothermia for several days during extracorporeal membrane oxygenation after drowning and cardiac arrest: two cases of survival with no neurological sequelae. *Resuscitation*. 2009;80:379–381.
26. Thalman M, Trampitsch E, Haberfellner N, et al. Resuscitation in near drowning with extracorporeal membrane oxygenation. *Ann Thorac Surg*. 2001;72:607–608.
27. Wiedemann HP, Wheeler AP, Bernad GR, et al. Comparison of two fluid management strategies in acute lung injury. *N Engl J Med*. 2006;354(24):2564–2575.
28. Perera P, Mailhot T, Riley D, et al. The Rush exam: rapid ultrasound in shock in the evaluation of the critically ill. *Emerg Med Clin North Am*. 2010;28(1):29–56.
29. Spicer ST, Quinn D, Nyi Nyi NN, et al. Acute renal impairment after immersion and near drowning. *J Am Soc Nephrol*. 1999;10:382–386.
30. Hypothermia After Cardiac Arrest Study Group. Mild therapeutic hypothermia to improve the neurological outcome after cardiac arrest. *N Engl J Med*. 2002;346(8):549–556.
31. Bernard SA, Gray TW, Buist MD, et al. Treatment of comatose survivors of out-of- hospital cardiac arrest with induced hypothermia. *N Engl J Med*. 2002;346(8):557–563.
32. Hein OV, Triltsch A, von Buch C. Mild hypothermia after near drowning in twin toddlers. *Crit Care*. 2004;8(5):R353–R357.
33. Warner D, Knape J. Recommendations and consensus brain resuscitation in the drowning victim. In Bierens JJLM, ed. *Handbook on Drowning: Prevention, Rescue, and Treatment*. Berlin: Springer-Verlag; 2006:436–439.
34. Topjian AA, Berg RA, Bierens JJLM, et al. Brain resuscitation in the drowning victim. *Neurocrit Care*. 2012;17:441–467.
35. Abend NS, Topjian A, Ichord R, et al. Electroencephalographic monitoring during hypothermia after pediatric cardiac arrest. *Neurology*. 2009;72(22):1931–1940.
36. Dean JM, McComb JG. Intracranial pressure monitoring in severe pediatric near- drowning. *Neurosurgery*. 1981;9(6):627–630.

Section 13
鎮静とせん妄

56 せん妄
57 興奮状態にある患者の鎮静
58 挿管の導入と人工呼吸患者の鎮静

56

せん妄
delirium

Jin H. Han, Eduard E. Vasilevskis, and E. Wesley Ely

背景

せん妄は急性脳機能障害の一形態であり,救急患者の8〜10％が発症する[1,2]。対照的に,ICUの患者は20〜70％がせん妄になるが,とりわけ,人工呼吸器を必要とする患者に起こる[3〜5]。従来から,せん妄は,重症疾患にとって正常かつ一過性のものであり,患者にとって大きな影響はほとんどない,と考えられていた。しかし,この10年に集積されたエビデンスは,せん妄が患者の転帰に大きく影響することを示唆している。重症患者にとって,せん妄は,死亡に関する独立した危険因子であるが,長期間続く認知機能障害,人工呼吸管理期間の長期化,入院期間の延長,医療費の増加に関しても,同様に独立した危険因子である[6〜9]。

せん妄は潜在する重症疾患の唯一の徴候となりうるため,せん妄が認められる場合は医学的緊急事態 medical emergency にあると考えるべきである。救急でのせん妄管理は臨床的転帰に影響を及ぼすので,救急医は,せん妄を見抜き,その原因をつきとめ,救命につながる治療に精通していなければならない。そこで本章では,せん妄の定義と危険因子,せん妄を発見するための確立された手段,そして,せん妄であると確認された患者に対する適切な診断的精査と管理について概説する。

定義

せん妄は,もともとある認知症や,その認知症が進行したせいで起こるものではなく,潜在する医学的疾患によって惹起された,注意力と認知における急性の可逆性障害である[10]。せん妄における認知機能の変化は急速で,数時間あるいは数日にわたって起こり,しばしば変動する。せん妄のおもな特徴は不注意であり,そのほかの特徴には,意識レベルの変化や思考力障害,そして睡眠と覚醒のサイクルの乱れ

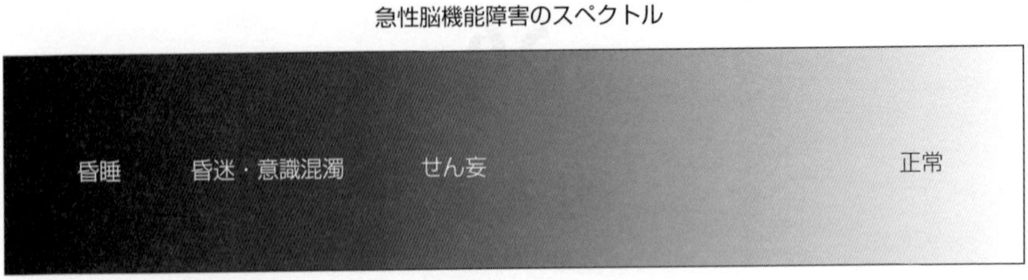

急性脳機能障害のスペクトル

昏睡　　昏迷・意識混濁　　せん妄　　　　　　　　　　正常

図 56-1　急性脳機能障害のスペクトル（連続体スペクトル）
Vanderbilt University, Nashville, TN. Copyright © 2012. の厚意により，許可を得て使用．

などがある．せん妄は，一連の急性脳機能障害の線上にあり，その最も重症な形態が昏睡であるということに注意を要する（図 56-1）．

　せん妄は，3つの精神運動型に分類される．すなわち，活動低下型，活動亢進型，混合型である[11]．活動低下型，あるいは「静かな」せん妄は，精神運動活動の低下が特徴的で，抑うつ，鎮静，傾眠，または無気力といった様相を呈する．その臨床像はとらえがたく，しばしば見逃されたり，うつや疲労と誤診される[12, 13]．活動亢進型せん妄は最も認識しやすい型で，精神運動活動の亢進が特徴的であり，その患者は，落ち着かず不安そうで，興奮していて闘争的でさえある．混合型せん妄では，患者は数分から数時間単位の周期で活動低下型と活動亢進型の間をゆれ動く．重症患者では，活動低下型と混合型がよく観察されるせん妄のタイプであり，完全な活動亢進型せん妄は，患者の2％未満にしか生じない[14, 15]．

　興奮性せん妄症候群 excited delirium syndrome（ExDS）は，活動亢進型せん妄の極端な発現型である．ExDS の患者は，極度の興奮や攻撃性，暴力的態度を示し，また，超人的な強さをもっており痛みを感じないようにもみえる[16]．ExDS の患者は，患者自身とその周囲の人間にとって差し迫った危険であり，この特殊な一連の難題については第57章で詳述する．

せん妄のリスク因子

　せん妄の発症は，患者の脆弱性因子と誘発因子との間の複雑な相互作用に伴って起こる[17]．せん妄のリスクを明らかにするためには，双方の因子を考慮しなくてはならない．せん妄に対して脆弱な患者（例えば，重度の認知症をもつ89歳）は，相対的に些細な障害（例えば，敗血症の徴候のない尿路感染症）でせん妄を発症する．逆に，せん妄に対して脆弱でない患者（例えば，健康な45歳）は，せん妄を発症するのに，より有害性の高い刺激（例えば，敗血症性ショックを伴う多病巣性の肺炎）を

表 56-1　せん妄の誘発因子

全身性	代謝性
● 感染症/敗血症 ● 外傷 ● 脱水 ● 高体温や低体温 ● 不十分な疼痛管理	● ビタミン B_1 欠乏（Wernicke 脳症） ● 低血糖/高血糖 ● 甲状腺機能障害 ● 肝性脳症 ● 腎不全 ● 高/低ナトリウム血症 ● 高/低カルシウム血症
医薬品と薬物	呼吸循環系
● 薬物の過量摂取 ● 重症アルコール依存症 ● アルコールやベンゾジアゼピン系からの離脱 ● 処方薬や処方内容の変更[a]	● 低酸素血症 ● 高二酸化炭素血症 ● 高血圧性脳症 ● ショック ● 急性心筋梗塞[a] ● 急性心不全[a]
中枢神経系	医原性
● 髄膜炎/脳炎 ● 脳血管障害 ● 脳内出血 ● くも膜下出血 ● 硬膜下/硬膜外血腫 ● 非痙攣性てんかん重積状態	● ベンゾジアゼピン系 ● 隔離 ● 日中の太陽光曝露時間の不足 ● 身体拘束

a 高齢の患者に起こりやすいが，疾患の重症度が高い場合にも起こりうる。

必要とする。それゆえ，脆弱性因子に乏しい患者がせん妄状態で救急を受診した場合，生命を脅かすような潜在的疾患を注意深く探すべきである。

　せん妄に関する患者の脆弱性因子の中で，認知症は，救急やICUを含むさまざまな臨床現場で最も一貫してみられる因子である[1,18,19]。年齢，飲酒，抑うつは，重症患者における補助的な脆弱性因子である[20]。一般的な内科患者で同定される数多くの誘発因子は，ICUの患者にも同様にあてはまるようである（表56-1）。一般的に，より重症度の高い疾患をもつ患者は，よりせん妄を起こしやすい[21,22]。薬物に曝露すること（特に，ベンゾジアゼピン系，オピオイド，抗コリン作用のある薬物）もまた，アルコールやベンゾジアゼピン系からの離脱により起こるのと同様に，せん妄の引き金となる。その他の誘発因子には，特に高齢者は，うっ血性心不全や急性心筋梗塞のような心血管系の疾患がある[23,24]。

　重症患者が救急に長期間入院している場合，救急医は，予防可能な医原性リスク因子（特に，せん妄を引き起こす薬物の使用）を監視する重要なモニターとなる。多くの研究が，ベンゾジアゼピン系の使用とICUにおけるせん妄の発症との間に強い用量反応相関があることを示している[25〜27]。オピオイドもまたせん妄を引き起こすが，この用量反応相関はそれほどはっきりしていない[5]。コントロール不十分

な痛みはせん妄の引き金となりうるため，オピオイドは，せん妄に対し保護的な効果をもつ場合がある．例えば，ICUの熱傷患者において，オピオイドでの疼痛管理がせん妄の発症を50%減らしたという報告もある[28,29]．また，隔離されたり日光に当たらなかったり，身体拘束によって動くことができないなどの負の環境条件によっても，せん妄は引き起こされる[18]．

せん妄の評価

せん妄は診断をし損なうことが多い[1,12]．救急では，せん妄患者の75%が認識されないままとなっており，そのうちの90%が入院中でも見逃されつづけている[1]．医療従事者がせん妄をつきとめることに失敗してしまうのは，通常，彼らが確立された診断基準に精通しておらず，代わりに，臨床的全体像や，失見当識，幻覚，妄想，興奮といった，せん妄患者には認められないことも多い特徴をよりどころにしているからである[30]．

　American College of Critical Care Medicineと Society of Critical Care Medicine (SCCM)，そして American Society of Health-System Pharmacists が合同で，「集中治療室における成人重症患者に対する痛み・不穏・せん妄管理のための臨床ガイドライン Clinical Practice Guidelines for the Management of Pain, Agitation, and Delirium in Adult Patients in the Intensive Care Unit」(2013 PAD ガイドライン) を発表した．このガイドラインは，重症患者では，ルーチンでせん妄をモニタリングすることを推奨しているが，その際に，これら3つの団体が妥当であると判断した2つの方法のうちの1つを使って行うことを勧めている．その2つの方法とは，ICUにおけるせん妄評価法 Confusion Assessment Method for the Intensive Care Unit(CAM-ICU)と，集中治療せん妄スクリーニングチェックリスト Intensive Care Delirium Screening Checklist(ICDSC)である[31]．

　CAM-ICUを用いると，1分以内にせん妄の評価が可能であり，アルゴリズム的に施行されればもっと短い時間で評価でき，早い段階で終了することも可能である(図56-2)[32]．CAM-ICUは4つの認知的特徴を評価する．(1)変容した精神状態や変動する経過，(2)注意不足，(3)意識レベルの変化，(4)無秩序な思考，の4つである．CAM-ICUでは，患者が話す必要はないので，人工呼吸管理をされている患者にもそうでない患者にも施行することができる[4,33]．ある患者がせん妄の基準を満たすためには，上記の(1)と(2)とともに，特徴(3)か(4)のいずれかが認められなければならない．

　CAM-ICUの施行方法とそのトレーニングマニュアルに関する詳細は，"www.icudelirium.org"で入手することができる．簡潔にいうと，特徴(1)の「変容した精

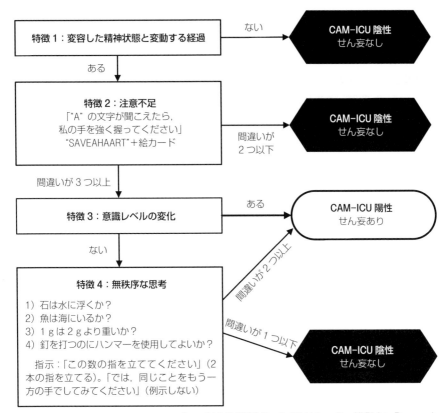

図 56-2　ICU におけるせん妄評価法（CAM-ICU）
www.icudelirium.org より引用。Dr. Wes Ely and Vanderbilt University, Nashville, TN. Copyright © 2002. の厚意により，許可を得て使用。

神状態や変動する経過」は通常，家族や友人，あるいは救急でのケアスタッフから得られる。また，救急科での経過中に医療スタッフによっても観察可能である。特徴(2)の「注意不足」は客観的評価を用いるが，聴覚と視覚の要素から構成されている。聴覚的要素では，患者は一続きの10個の文字（"SAVEAHAART"）を与えられ，文字 "A" が聞こえるたびに，評価者の手を強く握るよう求められる。視覚的要素では，患者は絵カード上に示された5つの絵を覚えておき，その後，一連の10個の絵の中からその5つを選ぶように求められる。なお，言語的な刺激に対して最小限にしか覚醒できないために，CAM-ICU の(2)の評価を遂行することができない患者は，注意力の障害に関し，「陰性」あるいは「評価不能」であると誤って分類されてしまうことがよくある[34]。しかし，これらの患者は，実際には注意障害のスペクトルのう

ちの最重症の状態にあり,「注意力に欠陥あり〔特徴(2)陽性〕」と評価すべきである。特徴(3)の「意識レベルの変化」に関しては,Richmond 興奮-鎮静スケール Richmond Agitation Sedation Scale(RASS)のような,妥当性が検証された覚醒スケールが使用される。特徴(4)の「無秩序な思考」については,評価者は患者に4つの簡単な"yes/no"問題への返答を求め,簡単な指示を実行するように要求する。

初期の研究では,CAM-ICU が,人工呼吸管理患者であるか否かを問わず,せん妄を探りあてるうえで優れた感度(95〜100%)と特異度(89〜100%)をもっていることが示された[4,33]。CAM-ICU は使用しやすく,看護師も医師も,高い信頼度で使うことができる[4,33]。しかし,続いて行われた検証研究では,診断の精度は一定しないことが示された。9つの研究のメタ分析では,重症患者における CAM-ICU の診断能力を評価し,プールされたデータで感度は80%,特異度は96%であると報告された[35]。CAM-ICU のせん妄の感度は,研究間で大きく異なる(45〜100%の範囲に及ぶ)が,特異度は一貫して高いままであり,CAM-ICU が陽性であればせん妄の診断となる[35]。なぜ CAM-ICU の感度がこのようにばらつくかについてははっきりしないままであり,さらなる研究が必要である。

ICDSC は,8項目からなるせん妄症状のチェックリストを用いる,もうひとつの評価ツールであり,ICU の看護師が8〜24時間にわたって使用するようにつくられている。チェックリストは,次の8項目で構成されている。(1)意識レベルの変化,(2)注意不足,(3)失見当識,(4)幻覚,妄想,精神障害,(5)精神運動的な興奮あるいは遅滞,(6)不適切な会話あるいは情緒,(7)睡眠/覚醒サイクルの障害,(8)症状の変動,である。ある1つのせん妄症状があった場合は,1点が割りあてられ,なかった場合は0点が割りあてられる。得点が4点以上であれば,せん妄陽性とみなされる。ICDSC の利点は,その観察がルーチンの看護の間になされるため,患者との特別なやりとりを必要としないという点である。しかし,ICDSC は,CAM-ICU よりも主観的であるため,その診断成績は観察者の臨床経験とトレーニングレベルに依存する。

ICDSC の妥当性を検証した最初の研究では,精神科医が『精神疾患の診断・統計マニュアル第4版』(DSM-IV)を基準に用いて行った評価と比較して,せん妄に関して99%の感度と64%の特異度をもつということが示された[36]。その後の研究では,ICDSC の感度と特異度にはばらつきがあることがわかってきた。ICU での ICDSC の診断能力を評価した4つの研究のメタ分析では,感度が74%,特異度が82%と報告された[35]。

救急の重症患者に有効なせん妄評価ツールは,簡易版せん妄評価法 Brief Confusion Assessment Method(bCAM)である。bCAM は,CAM-ICU の注意不足(特徴2)の評価項目を,患者に12月から7月までさかのぼって月を暗唱してもらうこ

表 56-2　生命を脅かすようなせん妄の原因(WHHHHIMPS)

Wernicke 病またはアルコール離脱(Wernicke disease or ethanol withdrawal)
低酸素血症または高二酸化炭素血症(Hypoxia or hypercarbia)
低血糖(Hypoglycemia)
高血圧性脳症(Hypertensive encephalopathy)
高体温症または低体温症(Hyperthermia or hypothermia)
脳内出血(Intracerebral hemorrhage)
髄膜炎/脳炎(Meningitis/encephalitis)
中毒(外因性または医原性)〔Poisoning(whether exogenous or iatrogenic)〕
てんかん重積状態(Status epilepticus)

Caplan GA, et al. Delirium. In: Stern TA, ed. *Massachusetts General Hospital comprehensive Clinical Psychiatry*. 1st ed. Philadelphia, PA: Mosby/Elsevier; 2008. より引用。

とに置き換えた，修正 CAM-ICU である。また，bCAM は無秩序な思考に関するカットオフ値を下げている。これらの変更で，CAM-ICU の感度は，特異度に有意な影響を与えることなく，72％から84％に改善した[37]。この研究は，救急科の高齢患者を対象に行われたものであり，より広範囲の重症患者での妥当性には限界があると思われる。bCAM ではまた，患者に話すことを要求するので，この評価法は人工呼吸管理中の患者には使用できない。人工呼吸管理をしていない重症患者での bCAM の診断の正確さを判断するには，さらなる研究が必要である。

診断的評価

患者がせん妄状態であるか，あるいは救急科での経過中にせん妄を発症した場合は，潜在する原因をみつけだすための積極的な努力が必要である。せん妄を早期に同定し治療することは，医療費を減らし，患者の転帰を改善する。せん妄の期間が1日増えるごとに，1年後の死亡リスクが10％ずつ上昇することが示されている[38]。せん妄はまた，人工呼吸管理の期間と ICU 在室期間を延長し，認知機能の低下を早める[7,9]。

　生命を脅かすせん妄の原因をまず最初に考えるべきであり，特にそれ以外は健常な患者の場合ではなおのことである(**表 56-2**)[39]。これらの多くは，初期評価の段階で除外されるものが多いが，髄膜炎のように，より詳細な評価が必要となるものもある。深刻な原因が除外されたら，**表 56-1** に挙げられているせん妄の原因を考えるべきである。

　せん妄の潜在的な原因を診断するためには，完璧な病歴聴取と身体診察が必要である。しかし，せん妄患者は急性認知機能障害に陥っているため，正確な病歴を得るのは難しい可能性がある[40]。(特に高齢の患者では)処方内容や投与量の変更を含

表 56-3　救急でのせん妄患者の身体診察

身体診察	徴候
頭部	軟部組織の腫脹，斑状出血，外傷性脳損傷を疑うその他の外傷の徴候
眼	
瞳孔	散瞳と縮瞳は，それぞれ抗コリン作動薬やオピオイドの毒性を示唆
眼底検査	乳頭浮腫は高頭蓋内圧を示唆．網膜硝子体下出血はくも膜下出血を示唆
外眼筋	眼振は，中毒あるいは後頭蓋窩中枢神経系の損傷を示唆．眼筋麻痺は，Wernicke脳症あるいは頭蓋内圧亢進の疑いが増す
頸部	髄膜症は，髄膜炎やくも膜下出血を示唆
呼吸	低酸素血症の徴候（チアノーゼ），呼吸促迫，そして肺炎や肺水腫の徴候を検索
心臓	発熱があれば，新規の心雑音は心内膜炎を示唆
腹部	腹部の圧痛は，急性虫垂炎，胆嚢炎または憩室炎などの外科的緊急事態を示唆
神経	左右差のある巣症状は，中枢神経系の損傷（例えば，脳血管発作，脳実質内出血，圧迫所見）を示唆．可能であれば患者の歩行状態を評価すべき（運動失調はWernicke脳症や薬物過量摂取を示唆）
尿生殖器	直腸周囲または肛門周囲の膿瘍，あるいは麻痺のある患者や寝たきり患者の褥瘡感染などの感染症の徴候を検索
皮膚	感染症，貼付薬の使用（例えば，フェンタニルやスコポラミン），点状出血，肝不全の後遺症の徴候を検索

めた正確な処方歴はもちろん，患者の病歴は，家族や知人から収集するのが最もよい方法である．処方歴は，患者の介護者や薬剤師から確認できる[41]．薬物の過量摂取が疑われた場合には，どの薬物をどれだけ摂取したかを特定するために，患者の薬瓶を手に入れるべくあらゆる努力がなされるべきである．薬物乱用歴の入手も徹底して行うべきであるが（これは，むしろ代理人からがよい），それはせん妄が，ベンゾジアゼピン系やアルコールへの曝露や，それらからの離脱により引き起こされる可能性があるからである．

せん妄患者の身体診察も同様に徹底して行われるべきであり，表56-3に要約してある．すべての患者で，感染徴候をみつけるために十分な皮膚科的・尿生殖器的診察がなされるようにすべきである．フェンタニルやスコポラミンのような貼付薬があれば剥がしておく．

せん妄患者のルーチンの臨床検査には，血算，電解質，血液尿素窒素（BUN）およびクレアチニン，血糖，肝機能検査，尿検査などがある．患者が血清検査で測定できるせん妄を誘発する薬物（例えば，抗痙攣薬，リチウム，テオフィリン，ジゴキシン）を内服している場合，血中濃度の測定を行うべきである．甲状腺機能不全を除外するために，甲状腺刺激ホルモンthyroid-stimulating hormone（TSH）と遊離チロキシン（FT_4）の測定を考慮すべきである．呼吸器系の訴えや症状のある患者

には，高二酸化炭素血症の確認のために動脈または静脈血ガス分析を行うべきである。敗血症はせん妄の誘因となることが多いため，血液や尿の検査，培養検査を考慮すべきである。腰椎穿刺はルーチンで行う検査ではないが，髄膜炎あるいは脳炎の存在が臨床的に強く疑われるようなせん妄患者，あるいは原因の特定できない発熱や白血球増加のあるせん妄患者では，施行すべきである[42,43]。尿中薬物スクリーニングを施行することが多いが，陽性結果を解釈する際には注意が必要である。というのも，陽性結果は臨床医を間違った方向に導く可能性があり，また潜在する疾患から注意がそれてしまうこともあるからである。尿中薬物スクリーニングは，偽陽性や偽陰性の結果をもたらす可能性があり，かつ定性的な検査であって薬物濃度を測定するものではない[44]。自宅でオピオイドやベンゾジアゼピン系を使用している患者では，尿中薬物スクリーニングの陽性反応が，薬物過量摂取の結果であるのか自宅での正しい使用の結果であるかを区別することは難しいであろう。

局在性のせん妄を引き起こすような原因が疑われる場合は，画像検査が必要である（例えば，頻呼吸や呼吸困難，低酸素血症，あるいは咳がある場合は，肺炎や肺水腫を評価するために胸部X線検査が必要である）。頭部CTはルーチンで行われる検査ではないが，意識レベルの変化，最近の転落や頭部外傷の病歴，局所性の神経脱落症状があるようなせん妄患者では行うべきである[45,46]。頭部CTはまた，せん妄の原因がほかにみつからない場合にも適切な検査であろう。脳MRIと脳波検査が救急で行われるのは一般的ではないが，脳血管障害や非痙攣性てんかん重積状態といった，せん妄によく似ている，あるいはせん妄を引き起こしうる疾患を除外するのに有用であろう。

せん妄の薬物療法

せん妄の薬物療法には3つの基本方針がある。疼痛管理，せん妄を引き起こす薬物の回避，そして，せん妄罹患期間を最小限にする薬物療法の3つである。

疼痛管理

不適切な疼痛管理はせん妄を引き起こしうるので，経静脈的オピオイド投与が必要な場合がある[27]。ほかの疼痛管理の方法，例えば局所麻酔や脊髄幹麻酔（脊髄くも膜下麻酔や硬膜外麻酔）もまた考慮される。重要なのは，せん妄患者は自分の要望を伝えることができないという点である。そのため，せん妄を引き起こす要因，あるいは悪化させるような要因（例えば，尿閉）をつきとめ，同時に患者の苦痛を治療するために全力を尽くすべきである。

せん妄を引き起こす薬物

アルコール離脱(振戦せん妄)患者やベンゾジアゼピン系離脱患者というよく知られた例外はあるものの，ベンゾジアゼピン系はせん妄を増悪させる可能性があるのでせん妄患者では避けるべきである[47~49]。同様のことが興奮している患者にもあてはまり，可能であれば，早期に言語的または非言語的な段階的縮小法を講じるべきである。すなわち，灯りを薄暗くするか消灯し，モニターや点滴ポンプのアラームから生じる聴覚的刺激を最小限にし，ベッドサイドに家族にいてもらうか自宅から慣れ親しんだものを持ってくることで，患者の周囲環境を穏やかなものにすることなどである。PADガイドラインもまた，人工呼吸管理中の鎮静目的で，ベンゾジアゼピン系を使わないことを勧めており，デクスメデトミジンやプロポフォールといった，せん妄との関連性がより低い代替薬物を推奨している。

抗精神病薬

非薬理学的方法が失敗に終わった場合，定型抗精神病薬(ハロペリドール)や非定型抗精神病薬(オランザピン，ziprasidone，リスペリドン，クエチアピン)の使用が検討されることがある。すべてのせん妄患者に抗精神病薬を使用するよう勧める臨床家もいるが，これらの薬物はせん妄患者に興奮や精神障害の症状(妄想，錯覚，幻覚など)が現れたときのために残しておくのが一般的である。これらの薬物は，QTc間隔が500ミリ秒を超えている患者ではtorsades de pointesを引き起こす可能性がある[31]ため，抗精神病薬を投与する前には12誘導心電図を施行すべきである。ハロペリドールを静注した場合は特に注意が必要である[50]。

ハロペリドールはせん妄治療で一般的に使用されており，経静脈，筋肉内，経口で投与することができる。しかし，PADガイドラインでは，重症患者に対するハロペリドールのルーチンの使用は，データ不足のため推奨されていない。せん妄の治療や予防に関して，ハロペリドールとプラセボを比較したICUの臨床研究はたった1つしかない〔Modifying the Incidence of Delirium(MIND)trial〕[51]。その研究では，103人の人工呼吸管理中のICU患者を，ハロペリドール群(5 mg)，ziprasidone群(40 mg)，プラセボ群に無作為に割りつけ，6時間ごとに最長14日間まで投与したところ，3群間には，せん妄や昏睡のない生存期間，人工呼吸管理期間，入院日数，死亡率に有意差がないことが示された[51]。しかしこの研究は，実行可能かどうかを評価するための予備的研究としてデザインされたため，有効性を明らかにするための十分な決定力はなかった。

PADガイドラインは，せん妄治療に非定型抗精神病薬を使用することを支持しているが，これもまたごく限られたエビデンスにもとづくものである。小規模な二

重盲検無作為化比較試験で，36人のICU患者において，クエチアピン(50 mgを12時間ごと，最大で200 mgを12時間ごとまで増量)群とプラセボ群を比較し，両群とも必要に応じてハロペリドールの追加投与を受けた[52]。クエチアピン群はせん妄の期間が有意に短く，また興奮も少なかった[52]。リハビリテーション施設への退院よりも，自宅に退院できる見込みが高くなる傾向もみられた[52]。非定型抗精神病薬は副作用として錐体外路症状が起こりにくいため，次第にせん妄治療で好まれるようになっている。新しい臨床試験の結果報告により，今後，PADガイドラインの定型抗精神病薬と非定型抗精神病薬に関する推奨は発展していくであろう。

その他の薬物

最後になるが，抗コリン作動性中枢神経系の活動亢進がせん妄に関与すると考えられているため，コリンエステラーゼ阻害薬であるリバスチグミンは，高齢者のせん妄への使用に関して評価されていた。しかし，重症患者でリバスチグミン群とプラセボ群を比較した最近の多施設研究では，リバスチグミン群でせん妄期間がより長く，死亡率もより高いことが示されたため，研究は早期に中止となった[53]。

せん妄の非薬物的治療

せん妄の非薬物的治療に関するデータは，主として老年医学の文献から得られるが，重症患者にも応用できる部分がいくつかある。これらの介入の多くは多彩な構成要素からなっており，(1)早期離床を進め，身体拘束を避けること，(2)穏やかで静かな環境を提供すること(特に夜間)，(3)入院環境の改善(夜間は灯りや音を制限する，医療行為は日中にすませておくなど)や非薬物的な睡眠補助(気分を和らげるような音楽，マッサージ，耳栓など)により，せん妄患者によくみられる睡眠-覚醒サイクルの逆転をもとに戻すこと，(4)大きな時計や日付のあるホワイトボードを使って，患者に自分のいる場所や時間を再認識させること，(5)言葉遊びのような認知的刺激を与える活動を行うこと，(6)親しい人やなじみのある物を患者のそばに置くこと，(7)日中は眼鏡や補聴器を提供し，感覚が遮断されることを減らすこと，を強調している[54]。重症患者において，このようなまとまったプロトコルのもつ有効性は，直観的にはあると思われるが，まだ十分には明確にされておらず，さらなる研究が必要である。しかし，ある無作為化比較試験は，騒々しい救急科やICUの環境で，簡単な対処で費用対効果の高い耳栓の効果を証明した。136人の重症患者で，夜に耳栓を使うことで，せん妄の発症を半分に減らしたのである(ハザード比：0.47，95％信頼区間：0.27～0.82)[55]。

人工呼吸管理中の患者に対する ABCDE バンドル

ABCDE バンドルは，人工呼吸管理中でのせん妄の治療と予防に対する最近提唱された取り組みである。この頭文字でできた略語は，Awaking（毎日の覚醒トライアル），Breathing（毎日の呼吸器離脱トライアル），Coordination（A＋B を毎日実践），Choice of Medication（鎮静・鎮痛薬の選択），Delirium monitoring（せん妄のモニタリング），Exercise/Early mobility（早期離床）を表す[56]。

このバンドルの最初の2つのステップは，覚醒と呼吸の調整で，これはベッドサイドの看護師や呼吸療法士によって実施される。毎日の覚醒トライアル spontaneous awaking trial（SAT）と自発呼吸トライアル spontaneous breath trial（SBT）が含まれる。これらのステップの詳細は第58章で述べる。このバンドルの ABC で鍵となるのは，鎮静を毎日中断することである。SAT をクリアするためには，患者はどのような失敗基準も満たすことなく，言語的刺激に対して開眼するか，4時間以上鎮静の中断に耐えなければならない。SAT に成功したら SBT に進む。バンドルのこの部分を使用するだけでも，昏睡日数と1年後の死亡率の両方が下がることが示されている[57]。

3番目のステップは，人工呼吸管理中の患者に用いる鎮静薬の選択である。前述したように，ベンゾジアゼピン系は，アルコール離脱やベンゾジアゼピン系離脱の患者以外では避けるべきである。好ましい代替薬はプロポフォールやデクスメデトミジンであり，どちらもせん妄のリスクが低くなる。また，デクスメデトミジンを使用することで，ベンゾジアゼピン系よりも人工呼吸器離脱日数が長く確保できる[58, 59]。

4番目のステップは，せん妄のモニタリングである。これは長期間救急科に入院している患者にとって特に重要である。CAM-ICU または ICDSC のような妥当性が検証済みのせん妄評価ツールを鎮静スケール〔Richmond 興奮-鎮静スケール（RASS）など〕と組み合わせて使用することで，せん妄の早期認知が容易になり，必要に応じた鎮静管理が可能となる。また，標準化された評価方法は，医療スタッフ間での意思疎通に系統だった枠組みを与える。「（意識の）変化」という言葉はある範囲の認知能力を示すが，「RASS が-3 かつ CAM-ICU 陽性」であれば，患者の意識状態が明確に簡潔な形でわかる。

5番目のステップは早期の運動である。人工呼吸管理をしている患者で，毎日鎮静を中断して運動する群と，中断だけで運動をしない群とを比較した無作為化比較試験がある。ICU 入室早期より，プロトコル化された運動をした患者は，せん妄期間が平均2日短く，人工呼吸器離脱日数が2日長く，ベッドから離れて動くまで

に要する時間に5日分の改善がみられた[60]。また介入群の患者は，退院時に機能的自立状態に回復しやすい傾向もあった(59% vs. 35%)。

　296人の人工呼吸管理中の患者を対象にしたABCDEバンドルに関する最近の臨床研究では，過去の対照群より，せん妄のない日数と人工呼吸器離脱日数が長いという結果であった[61]。これらの結果は心強いものではあるが，この研究では過去の対照群と比較しており，経年的に患者ケア全体の質が高まるというバイアスを受けることになった。しかし，無作為化比較試験からより強固なデータを得ることは倫理的ではなく，現実的でもないであろう。

結論

　せん妄は，救急の重症患者でよく観察される急性脳機能障害の一形態であり，認知機能低下を促進し，死亡率を高める。せん妄は，患者の脆弱性と誘発因子との間の複雑な相互作用の結果として起こり，CAM-ICUまたはICDSCのような，妥当性が確認された評価法を使って診断することができる。せん妄の診断がつけば，臨床上の第一の目標は，潜在する誘因を同定して治療することである。それ以外のせん妄の最善の管理法は曖昧なままである。患者を落ち着かせ，本来の睡眠サイクルを回復させるように環境を修正することは，あらゆる患者にとって役に立つであろう。薬物に関していえば，ベンゾジアゼピン系は人工呼吸管理をされている患者の鎮静を含め，可能であるなら避けるべきであり，プロポフォールやデクスメデトミジンなどの代替鎮静薬を使用するのがよい。クエチアピンなどの非定型抗精神病薬は重症疾患をもつあらゆるせん妄患者の転帰を改善するが，これらの知見が正しいと判断するには，より大規模な研究が必要である。ABCDEバンドルは人工呼吸管理中の患者の鎮静の中断と，適切な薬物選択，せん妄のモニタリング，そして早期離床から構成されており，せん妄の治療と予防にとって有用である。

利益相反

　Dr. Hanは，National Institutes of Healthより研究助成金の交付を受けている(K23AG032355)。Dr. Vasilevskisは，National Institutes of Healthより研究助成金の交付を受けている(K23AG040157)。Dr. Elyは，Eli Lilly社，Hospira社，およびPfizer社より助成金ならびに謝金の提供を受けたことがあり，National Institutes of Healthより研究助成金の交付を受けている(R01 AG035117-02, R01 AG027472-05)。Dr. ElyとDr. Vasilevskisはまた，Veterans Affairs Clinical Research

Center of Excellence と Tennessee Valley Geriatric Research, Education and Clinical Center(GRECC)からの助成も受けている。

関連文献

文献	研究デザイン	結果
重症患者におけるせん妄と転帰		
Ely et al., *JAMA*. 2004[7]	人工呼吸管理中の患者 275 人を対象とした前向きコホート研究。せん妄は，CAM-ICU を使って毎日確認された。一次転帰指標は，6 カ月死亡率と入院日数。二次転帰指標は人工呼吸管理期間	せん妄はより高い 6 カ月死亡率(ハザード比(HR)：3.2, 95%信頼区間(CI)：1.4～7.7〕とより長い入院日数(HR：2.0, 95% CI：1.4～3.0)とに，それぞれ独立して関連。せん妄はより長い人工呼吸管理期間と関連していた(24 日 vs. 19 日，$p=0.03$)
Pandharipande et al., *N Engl J Med*. 2013[9]	内科系と外科系 ICU 患者 821 人を対象とした前向きコホート研究。せん妄は，CAM-ICU を使って毎日確認された。一次転帰指標は，Repeatable Battery for the Assessment of Neuropsychological Status(RBANS)によって測定された 12 カ月後の全体的な認知機能	登録された患者のうち，6%はベースラインで認知機能障害あり。12 カ月の時点で 34%と 24%が，中等度の外傷性脳損傷患者や軽度の Alzheimer 病患者とそれぞれ同様の(全体的認知機能)スコアであった。交絡因子を調整後，より長いせん妄期間はそれぞれ，12 カ月の時点でより悪い(全体的認知機能)スコアと相関があった($p=0.04$)
CAM-ICU と ICDSC		
Ely et al., *Crit Care Med*. 2001[4]	ICU 患者 38 人を対象とした前向き観察研究。そのうちの 58%が ICU で人工呼吸管理をされていた。2 人の看護師と医師が CAM-ICU を施行し，精神科医の DSM-IV にもとづくせん妄の評価と照合	CAM-ICU は，看護師が施行した場合，感度 95～100%, 特異度 93%。医師が施行した場合は，CAM-ICU は感度 100%, 特異度 89%。看護師と医師の間における評価者間での信頼性は非常に良好だった
Ely et al., *JAMA*. 2001[33]	ICU で人工呼吸管理をされている患者 111 人を対象とした前向き観察研究。2 人の看護師が CAM-ICU を施行し，精神科医の行う DSM-IV にもとづくせん妄の評価と照合	人工呼吸管理中の患者では，CAM-ICU は感度 93～100%, 特異度 98～100%, 2 人の看護師の評価者間での信頼性は非常に良好だった。診断成績は，若年者と高齢者(65 歳以上)，病気の有無，認知症の有無によらず同等であった
Gusmao-Flores et al., *Crit Care*. 2012[35]	CAM-ICU の診断精度を評価した 9 つの研究と，ISCDSC の診断精度を評価した 4 つの研究を含むメタ分析	CAM-ICU のプール感度 80%, プール特異度 95.9%であった。ISCDSC のプール感度 74%, プール特異度 81.9%であった

文献	研究デザイン	結果
Bergeron et al., *Intensive Care Med.* 2001[36]	内科系と外科系ICU患者93人を対象とした前向き観察研究	ICDSCは感度99%, 特異度64%であった
せん妄の薬物療法		
Girard et al., *Crit Care Med.* 2010[51] The MIND Trial	103人の人工呼吸管理患者を対象とした盲検無作為化比較試験。患者はハロペリドール (5 mg) 群, ziprasidone (40 mg) 群, そしてプラセボ群に無作為に割りつけられ, 6時間ごと最大14日間投与	3群間で昏睡あるいはせん妄なく生存した日数に有意差なし。加えて, 人工呼吸器離脱日数, 入院日数, そして死亡率にも有意差なし
Devlin et al., *Crit Care Med.* 2010[52]	ICUの36人のせん妄患者を対象とした, 盲検無作為化比較試験。患者はクエチアピン (50 mg) 群 (12時間ごとに200 mgまで調整可能) とプラセボ群に無作為に割りつけられ, 両群とも必要であれば補助的にハロペリドールを投与	クエチアピン群は, せん妄期間が短縮し (36時間 vs. 120時間, $p=0.006$), 興奮度は低下 ($p=0.02$), リハビリ施設より自宅に退院する率が高い傾向 (89% vs. 56%, $p=0.06$) があった。死亡率やICU在室期間に有意差なし
人工呼吸管理中の患者におけるABCDEバンドル		
Balas et al., *Crit Care Med.* 2014[61]	鎮静の中断, せん妄のモニタリング, ルーチンのせん妄スクリーニング, そして早期離床を重要視するABCDEバンドルを実施することの効果を評価する前後研究。合計296人の患者が対象となった	施行前群と比較して施行後群は, ICU在室中のせん妄出現率が低下し (48.7% vs. 62.3%, $p=0.02$), 人工呼吸器離脱日数はより長い (中央値21日 vs. 24日, $p=0.04$)。ICU在室日数と入院日数に有意差なし

CAM-ICU:ICUにおけるせん妄評価法, ICDSC:集中治療せん妄スクリーニングチェックリスト, DSM-IV:精神疾患の診断・統計マニュアル第4版

文献

1. Han JH, Zimmerman EE, Cutler N, et al. Delirium in older emergency department patients: recognition, risk factors, and psychomotor subtypes. *Acad Emerg Med*. 2009;16:193–200.
2. Hustey FM, Meldon SW, Smith MD, et al. The effect of mental status screening on the care of elderly emergency department patients. *Ann Emerg Med*. 2003;41:678–684.
3. Dubois MJ, Bergeron N, Dumont M, et al. Delirium in an intensive care unit: a study of risk factors. *Intensive Care Med*. 2001;27:1297–1304.
4. Ely EW, Margolin R, Francis J, et al. Evaluation of delirium in critically ill patients: validation of the Confusion Assessment Method for the Intensive Care Unit (CAM-ICU). *Crit Care Med*. 2001;29:1370–1379.
5. Pandharipande P, Cotton BA, Shintani A, et al. Prevalence and risk factors for development of delirium in surgical and trauma intensive care unit patients. *J Trauma*. 2008;65:34–41.
6. Ely EW, Gautam S, Margolin R, et al. The impact of delirium in the intensive care unit on hospital length of stay. *Intensive Care Med*. 2001;27:1892–1900.
7. Ely EW, Shintani A, Truman B, et al. Delirium as a predictor of mortality in mechanically ventilated patients in the intensive care unit. *JAMA*. 2004;291:1753–1762.
8. Milbrandt EB, Deppen S, Harrison PL, et al. Costs associated with delirium in mechanically

ventilated patients. *Crit Care Med.* 2004;32:955–962.
9. Pandharipande PP, Girard TD, Jackson JC, et al. Long-term cognitive impairment after critical illness. *N Engl J Med.* 2013;369:1306–1316.
10. American Psychiatric Association. *American Psychiatric Association. Task Force on DSM-IV. Diagnostic and Statistical Manual of Mental Disorders: DSM-IV.* 4th ed. Washington, DC: American Psychiatric Association; 1994.
11. Meagher DJ, Trzepacz PT. Motoric subtypes of delirium. *Semin Clin Neuropsychiatry.* 2000; 5:75–85.
12. Inouye SK, Foreman MD, Mion LC, et al. Nurses' recognition of delirium and its symptoms: comparison of nurse and researcher ratings. *Arch Intern Med.* 2001;161:2467–2473.
13. Nicholas LM, Lindsey BA. Delirium presenting with symptoms of depression. *Psychosomatics.* 1995;36:471–479.
14. Pandharipande P, Cotton BA, Shintani A, et al. Motoric subtypes of delirium in mechanically ventilated surgical and trauma intensive care unit patients. *Intensive Care Med.* 2007;33: 1726–1731.
15. Peterson JF, Pun BT, Dittus RS, et al. Delirium and its motoric subtypes: a study of 614 critically ill patients. *J Am Geriatr Soc.* 2006;54:479–484.
16. Vilke GM, Payne-James J, Karch SB. Excited delirium syndrome (ExDS): redefining an old diagnosis. *J Forensic Leg Med.* 2012;19:7–11.
17. Inouye SK, Charpentier PA. Precipitating factors for delirium in hospitalized elderly persons. Predictive model and interrelationship with baseline vulnerability. *JAMA.* 1996;275:852–857.
18. Van Rompaey B, Elseviers MM, Schuurmans MJ, et al. Risk factors for delirium in intensive care patients: a prospective cohort study. *Crit Care.* 2009;13:R77.
19. Pisani MA, Murphy TE, Van Ness PH, et al. Characteristics associated with delirium in older patients in a medical intensive care unit. *Arch Intern Med.* 2007;167:1629–1634.
20. Brummel NE, Girard TD. Preventing delirium in the intensive care unit. *Crit Care Clin.* 2013; 29:51–65.
21. Inouye SK, Viscoli CM, Horwitz RI, et al. A predictive model for delirium in hospitalized elderly medical patients based on admission characteristics. *Ann Intern Med.* 1993;119:474–481.
22. Francis J, Martin D, Kapoor WN. A prospective study of delirium in hospitalized elderly. *JAMA.* 1990; 263:1097–1101.
23. Kolbeinsson H, Jonsson A. Delirium and dementia in acute medical admissions of elderly patients in Iceland. *Acta Psychiatr Scand.* 1993;87:123–127.
24. Bayer AJ, Chadha JS, Farag RR, et al. Changing presentation of myocardial infarction with increasing old age. *J Am Geriatr Soc.* 1986;34:263–266.
25. Pandharipande P, Shintani A, Peterson J, et al. Lorazepam is an independent risk factor for transitioning to delirium in intensive care unit patients. *Anesthesiology.* 2006;104:21–26.
26. Pisani MA, Murphy TE, Araujo KL, et al. Benzodiazepine and opioid use and the duration of intensive care unit delirium in an older population. *Crit Care Med.* 2009;37:177–183.
27. Agarwal V, O'Neill PJ, Cotton BA, et al. Prevalence and risk factors for development of delirium in burn intensive care unit patients. *J Burn Care Res.* 2010;31:706–715.
28. Vaurio LE, Sands LP, Wang Y, et al. Postoperative delirium: the importance of pain and pain management. *Anesth Analg.* 2006;102:1267–1273.
29. Morrison RS, Magaziner J, Gilbert M, et al. Relationship between pain and opioid analgesics on the development of delirium following hip fracture. *J Gerontol A Biol Sci Med Sci.* 2003;58: M76–M81.
30. Meagher DJ, Moran M, Raju B, et al. Phenomenology of delirium. Assessment of 100 adult cases using standardised measures. *Br J Psychiatry.* 2007;190:135–141.
31. Barr J, Fraser GL, Puntillo K, et al. Clinical practice guidelines for the management of pain, agitation, and delirium in adult patients in the intensive care unit. *Crit Care Med.* 2013;41:

278-280.
32. Ely EW, Truman B, Manzi DJ, et al. Consciousness monitoring in ventilated patients: bispectral EEG monitors arousal not delirium. *Intensive Care Med.* 2004;30:1537-1543.
33. Ely EW, Inouye SK, Bernard GR, et al. Delirium in mechanically ventilated patients: validity and reliability of the confusion assessment method for the intensive care unit (CAM-ICU). *JAMA.* 2001;286:2703-2710.
34. Woien H, Balsliemke S, Stubhaug A. The incidence of delirium in Norwegian intensive care units; deep sedation makes assessment difficult. *Acta Anaesthesiol Scand.* 2013;57:294-302.
35. Gusmao-Flores D, Figueira Salluh JI, Chalhub RA, et al. The confusion assessment method for the intensive care unit (CAM-ICU) and intensive care delirium screening checklist (ICD-SC) for the diagnosis of delirium: a systematic review and meta-analysis of clinical studies. *Crit Care.* 2012;16:R115.
36. Bergeron N, Dubois MJ, Dumont M, et al. Intensive Care Delirium Screening Checklist: evaluation of a new screening tool. *Intensive Care Med.* 2001;27:859-864.
37. Han JH, Wilson A, Graves AJ, et al. Validation of the Brief Confusion Assessment Method for Older Emergency Department Patients. *Ann Emerg Med.* 2011;60 (suppl) :S28.
38. Pisani MA, Kong SY, Kasl SV, et al. Days of delirium are associated with 1-year mortality in an older intensive care unit population. *Am J Respir Crit Care Med.* 2009;180:1092-1097.
39. Caplan GA, Cassem NH, Murray GB. Delirium. In: Stern TA, ed. *Massachusetts General Hospital Comprehensive Clinical Psychiatry.* 1st ed. Philadelphia, PA: Mosby/Elsevier; 2008:xvii, 1273.
40. Han JH, Bryce SN, Ely EW, et al. The effect of cognitive impairment on the accuracy of the presenting complaint and discharge instruction comprehension in older emergency department patients. *Ann Emerg Med.* 2011;57:662-671.
41. Mazer M, Deroos F, Hollander JE, et al. Medication history taking in emergency department triage is inaccurate and incomplete. *Acad Emerg Med.* 2011;18:102-104.
42. Warshaw G, Tanzer F. The effectiveness of lumbar puncture in the evaluation of delirium and fever in the hospitalized elderly. *Arch Fam Med.* 1993;2:293-297.
43. Metersky ML, Williams A, Rafanan AL. Retrospective analysis: are fever and altered mental status indications for lumbar puncture in a hospitalized patient who has not undergone neurosurgery? *Clin Infect Dis.* 1997;25:285-288.
44. Moeller KE, Lee KC, Kissack JC. Urine drug screening: practical guide for clinicians. *Mayo Clin Proc.* 2008;83:66-76.
45. Naughton BJ, Moran M, Ghaly Y, et al. Computed tomography scanning and delirium in elder patients. *Acad Emerg Med.* 1997;4:1107-1110.
46. Hardy JE, Brennan N. Computerized tomography of the brain for elderly patients presenting to the emergency department with acute confusion. *Emerg Med Australas.* 2008;20:420-424.
47. Breitbart W, Marotta R, Platt MM, et al. A double-blind trial of haloperidol, chlorpromazine, and lorazepam in the treatment of delirium in hospitalized AIDS patients. *Am J Psychiatry.* 1996;153:231-237.
48. Mayo-Smith MF, Beecher LH, Fischer TL. et al. Management of alcohol withdrawal delirium. An evidence-based practice guideline. *Arch Intern Med.* 2004;164:1405-1412.
49. American Psychiatric Association. Practice guideline for the treatment of patients with delirium. *Am J Psychiatry.* 1999;156:1-20.
50. Hassaballa HA, Balk RA. Torsade de pointes associated with the administration of intravenous haloperidol:a review of the literature and practical guidelines for use. *Expert Opin Drug Saf.* 2003;2:543-547.
51. Girard TD, Pandharipande PP, Carson SS, et al. Feasibility, efficacy, and safety of antipsychotics for intensive care unit delirium: the MIND randomized, placebo-controlled trial. *Crit Care Med.* 2010;38:428-437.
52. Devlin JW, Roberts RJ, Fong JJ, et al. Efficacy and safety of quetiapine in critically ill patients with delirium: a prospective, multicenter, randomized, double-blind, placebo-controlled pilot

study. *Crit Care Med.* 2010;38:419-427.
53. van Eijk MMJ, Roes KCB, Honing MLH, et al. Effect of rivastigmine as an adjunct to usual care with haloperidol on duration of delirium and mortality in critically ill patients: a multicentre, double-blind, placebo-controlled randomised trial. *Lancet.* 2010;376:1829-1837.
54. Chong MS, Chan MP, Kang J, et al. A new model of delirium care in the acute geriatric setting: geriatric monitoring unit. *BMC Geriatr.* 2011;11:41.
55. Van Rompaey B, Elseviers MM, Van Drom W, et al. The effect of earplugs during the night on the onset of delirium and sleep perception: a randomized controlled trial in intensive care patients. *Crit Care.* 2012;16:R73.
56. Vasilevskis EE, Pandharipande PP, Girard TD, et al. A screening, prevention, and restoration model for saving the injured brain in intensive care unit survivors. *Crit Care Med.* 2010;38: S683-S691.
57. Girard TD, Kress JP, Fuchs BD, et al. Efficacy and safety of a paired sedation and ventilator weaning protocol for mechanically ventilated patients in intensive care (Awakening and Breathing Controlled trial) : a randomised controlled trial. *Lancet.* 2008;371:126-134.
58. Pandharipande PP, Pun BT, Herr DL, et al. Effect of sedation with dexmedetomidine vs lorazepam on acute brain dysfunction in mechanically ventilated patients: the MENDS randomized controlled trial. *JAMA.* 2007;298:2644-2653.
59. Riker RR, Shehabi Y, Bokesch PM, et al. Dexmedetomidine vs midazolam for sedation of critically ill patients: a randomized trial. *JAMA.* 2009;301:489-499.
60. Schweickert WD, Pohlman MC, Pohlman AS, et al. Early physical and occupational therapy in mechanically ventilated, critically ill patients: a randomised controlled trial. *Lancet.* 2009; 373:1874-1882.
61. Balas MC, Vasilevskis EE, Olsen KM, et al. Effectiveness and safety of the awakening and breathing coordination, delirium monitoring/management, and early exercise/mobility bundle*. *Crit Care Med.* 2014;42:1024-1036.

57

興奮状態にある患者の鎮静
sedation of the agitated patient

Randall Wood and Jin H. Han

背景

救急医は,暴力的で好戦的な興奮状態になっている患者の対応を要求されることが多い。これらの患者は,患者自身あるいは対応する医療従事者へ,重大な安全上の脅威をもたらす。さらに,興奮によって診断のための精密検査や救命処置が妨げられる可能性がある。そのため,薬物による鎮静は,患者と医療従事者の安全や,効率のよい診断を行うために必要となることが多い。

診断のついていない急性興奮は,内科的,中毒,精神科的な原因におおよそ分類することができる(表57-1)。その重症度はさまざまであり,興奮状態だが協力的な患者から,危険なほどに暴力的な患者もいる。興奮性せん妄症候群 excited delirium syndrome(ExDS),これは興奮せん妄と呼ばれることもあるが,近年認識された最も重度の興奮状態を表す症候群である。ExDS は,ほとんどすべての精神科的あるいは内科的疾患,薬物,中毒,生化学的または心理的変容により誘発される[1]。ExDS 患者は,典型的には若い男性に多く,高体温,頻脈,痛みへの反応低下,怪力などが特徴的なアドレナリン過剰状態を呈する[1]。ExDS は死亡率の上昇と相関し,また迅速に注意を払わなければならない真の医学的緊急事態である。

表 57-1 診断のついていない急性興奮の原因

● 中毒(アルコール,興奮剤,多剤乱用)	● 敗血症
● アルコール離脱またはベンゾジアゼピン系からの離脱	● 甲状腺クリーゼ
	● 頭部外傷または頭蓋内病変
● 低酸素血症	● 低体温あるいは熱射病
● 電解質異常	● 悪性症候群
● 低血糖	● セロトニン症候群
● 中枢神経系感染症	● 精神疾患

表 57-2　興奮患者に対して救急で使用される薬物

薬物	剤形	投与量(mg)	1日最大投与量(mg)
ロラゼパム	静注	2	12
	筋注	2〜4	12
ミダゾラム	静注	2〜5	15
	筋注	5	15
ハロペリドール	静注	5〜10	20〜30
	筋注	5〜10	20〜30
ドロペリドール	静注	2.5〜5	15
	筋注	2.5〜10	15
オランザピン	筋注	5〜10	30
	経口	5〜10	30

高齢者に対しては，投与量を減らす．
Vilke GM, et al. *J Forensic Leg Med*. 2012;19:117-121 と Wilson MP, et al. *West J Emerg Med*. 2012;13:26-34. より引用．

治療指針

鎮静は救急での急性興奮に対するおもな対応ではあるが，医療の専門家である以上，患者が人格的，精神的，そして医学的の危機にさらされていることを意識し，敬意と尊厳をもって接するべきである．鎮静薬を投与する前に，言語および環境（灯りを暗くする，騒音を最小にするなど）による段階的縮小法を試してみるべきである．この手法は，重度の興奮（あるいは好戦的な）患者では失敗することもあるので，この場合には薬物による鎮静に先立ち身体拘束が必要かもしれない．身体拘束を行う場合，可能な限り短時間で行い，仰臥位での拘束は死亡率上昇と相関するため避けるべきである[2]．

　ベンゾジアゼピン系と抗精神病薬が興奮患者の鎮静に広く使用されている（**表57-2**）．静注薬は効果発現が速いが，好戦的で協力を得られない患者では静脈ルート確保が困難で危険な場合がある．そのため，静脈ルート確保までは筋注を行うことが多い．経口のベンゾジアゼピン系や抗精神病薬が急性興奮の患者で使用されることはまれであるが，協力が得られる患者では考慮してもよい[3]．

救急で重症興奮患者に対して用いられる鎮静薬

ベンゾジアゼピン系

ベンゾジアゼピン系は，興奮患者の治療に関しては長い歴史をもつ．中枢神経系での重要な抑制性神経伝達物質である，γ-アミノ酪酸 A（GABA$_A$）受容体に結合し，

鎮静，催眠，抗不安，抗痙攣，健忘，筋弛緩などの作用を発現する[4]。急性興奮患者に対しては，筋注投与時の効果発現が予測しやすいため，ベンゾジアゼピン系の中でもロラゼパムとミダゾラムが最もよく使用され，かつ最もよく研究されている。ジアゼパム，クロルジアゼポキシド，クロナゼパムは，半減期が長く筋注時の吸収が安定しないため，急性期に使用される頻度は少ない[5]。ミダゾラムはロラゼパムに比べて，特に筋注時に効果発現が速く作用時間が短いが，短い半減期のために頻回の再投与が必要となることがある[6,7]。

ミダゾラムとロラゼパムの筋注および静注時の投与量を表 57-2 に示す。推奨されているプロトコルは，ミダゾラム 2〜5 mg 静注を 5〜10 分ごとに投与する方法である[8,9]。しかし，このプロトコルでは最大で 13% に呼吸抑制が起こることが報告されているため，連続投与は慎重に行うべきである[9]。幸いなことにこの重大な副作用は一過性であることが多い[5,9,10]が，アルコールやオピオイド中毒患者でみられることが多く，これらの患者ではより注意して使用しなければならない。運動失調やめまい，特に循環血液量が減少している患者での血圧低下も，ベンゾジアゼピン系の副作用である。

重度の興奮状態で，患者自身あるいは周囲の人間への危険が切迫している場合に，ベンゾジアゼピン系は確保しておくべきである。アルコールやベンゾジアゼピン系の離脱状態，アンフェタミンやコカインなどの刺激薬使用患者にも使用しやすい[11]。せん妄状態を伴った興奮患者では，せん妄状態を悪化させることがあるため，利点と欠点を注意深く検討すべきである[12]。

定型抗精神病薬

定型（あるいは第 1 世代）抗精神病薬は興奮患者の治療に関しては長い歴史をもつ。ハロペリドールとドロペリドールは強力なブチロフェノン系抗精神病薬であり，ドパミン D_2 受容体を拮抗する。その副作用（詳細は後述）や，より新しい世代の非定型抗精神病薬の使いやすさにもかかわらず，ハロペリドールとドロペリドールは興奮患者の管理において，いまだに広く使用されている。これらは比較的に血行動態への影響が少なく[13]，経口投与，筋注，静注が可能である。

興奮患者に対してはハロペリドールの使用のほうが多いが，ドロペリドールにもいくつかの利点がある。ドロペリドールは筋注で使用した場合，作用発現がより速く，半減期が短い[14]。ドロペリドール 5 mg 筋注とハロペリドール 5 mg 筋注を比較した無作為化比較試験では，ドロペリドールは副作用を増やすことなく，速やかに興奮を制御することが可能であった[15]。ハロペリドール筋注と比べ，ドロペリドール筋注は持続時間が長く，反復投与が少ない傾向にある[16]。ハロペリドールとドロ

ペリドールの投与量は**表 57-2**に示すとおりである。適切な鎮静を得るために連続投与（例えば 5 〜 10 分ごとの）が必要なこともあるが，総投与量が 20 mg を超える場合，副作用増加と相関し，付加的な利点は限られてしまう[6, 17, 18]。

　ドロペリドールとハロペリドールに共通する最も危惧すべき副作用は，QT 間隔延長と torsades de pointes であり，特に静注で高用量を使用した場合に注意が必要である[19, 20]。torsades de pointes による心臓死の報告があったため，米国食品医薬品局（FDA）はドロペリドールに対して臨床での使用を制限するブラックボックス警告を 2001 年に発した。この警告に関する論争がなかったわけではない。ドロペリドールによる副作用は，興奮に対して通常使用する用量よりはるかに多く使用した場合に出現すると主張する者も多かった。いくつかの臨床研究では，興奮に対して通常用量であればドロペリドールの使用は安全であるという結果であった[21, 22]。いずれにせよ，QT 間隔延長をきたす他の薬物を内服していたり，QT 間隔延長を合併する他の疾患を有する患者では，ハロペリドールやドロペリドールを使用する場合に，特別な注意を払うべきである。静注で使用する場合は，可能であれば投与前に 12 誘導心電図を実施すべきである。QTc 間隔が 0.5 秒を超える患者では，静脈からの投与は避けるべきである。

　ハロペリドールとドロペリドールは大脳基底核でドパミン受容体を遮断するため，急性ジストニア反応，アカシジア，偽性 Parkinson 症候群などの錐体外路症候群も引き起こす。ハロペリドールとドロペリドールは抗コリン作用が比較的弱いが，錐体外路症候群の発症はこれらの薬物を使用した患者の 20 ％にも及ぶ[23]。急性発症の錐体外路症候群の治療には，ジフェンヒドラミン（25 〜 50 mg），benztropine（1 〜 2 mg），プロメタジン（25 〜 50 mg）などの抗コリン作用をもつ薬物が通常効果的であるが，重度のアカシジアではベンゾジアゼピン系が必要になることもある。

　ドロペリドールとハロペリドールは痙攣発作の閾値を下げるため，痙攣発作の既往がある患者では慎重に使用しなければならない。最後に，まれではあるが，悪性症候群はこれらの薬物の致命的な合併症である。

非定型抗精神病薬

オランザピン，リスペリドン，アリピプラゾール，ziprasidone は，精神疾患を有する患者の急性興奮状態の治療に関して広く評価されてきたが，救急で診断のついていない興奮患者に対する役割は，それほど明確ではない。ほとんどの非定型抗精神病薬には経口用と筋注用の剤形があるが，救急科で筋注用製剤を使用できる施設は少ないであろう。

　定型抗精神病薬と比較して，第 2 世代（あるいは非定型）抗精神病薬は副作用の点

で優れている．非定型抗精神病薬もドパミン D_2 受容体を拮抗するが，定型抗精神病薬と異なり，セロトニン $5-HT_2$，ヒスタミン，α，ムスカリンの各受容体に対してもさまざまな程度で拮抗作用を有する．過鎮静や錐体外路症候群，QT 間隔延長やバイタルサインの異常は起きにくい．しかし，オランザピン筋注とベンゾジアゼピン系を併用すると，低血圧と酸素飽和度低下を起こす懸念が大きくなり，特にアルコール中毒患者でこの傾向が強い[25〜27]．定型抗精神病薬と同様に，非定型抗精神病薬でも悪性症候群の報告がある[28]．

興奮患者に対する薬物の選択

興奮している救急患者の鎮静に用いる薬物の選択は，必要としている鎮静がいかに速く得られるかと，望ましい鎮静時間に依存する．定型抗精神病薬に関するいくつかの無作為化比較試験で，単剤での興奮のコントロールはベンゾジアゼピン系に匹敵することがわかっている．ミダゾラム 5 mg 筋注，ロラゼパム 2 mg 筋注，ハロペリドール 5 mg 筋注のいずれかで治療を受けた 111 人の重度に興奮した救急患者を対象とした研究では，適切な鎮静を得るまでの時間はミダゾラムが最も短かったが，ハロペリドールとロラゼパムに比べて覚醒が早いという結果であった[7]．次に，興奮した救急患者 153 人を対象として，ミダゾラム 5 mg 静注とドロペリドール 5 mg 静注を比較した研究では，これらの薬物は適切な鎮静を得るまでに 5 分ごとの再投与を要するという結果であった[8]．この研究では，5 分以内に適切な鎮静を得られる患者はミダゾラム群で多く（45% vs. 17%），ミダゾラムはドロペリドールより効果発現が速いということが示唆された．どちらの薬物も副作用があり，ミダゾラム群では呼吸抑制が多い傾向があり（4.1% vs. 0.0%），ドロペリドール群ではジストニア反応が多い傾向があった（0.0% vs. 3.8%）．3 番目の研究では，興奮した救急患者 202 人を対象に，ドロペリドール静注（体重 50 kg 未満は 2.5 mg，50 kg 以上は 5.0 mg）とロラゼパム静注（体重 50 kg 未満は 2.0 mg，50 kg 以上は 4.0 mg）を比較した．この研究では，30 分で反復投与を行った[28]．投与 5 分後の鎮静は両者で同等であったが，ドロペリドール群の大部分がその後も適切な鎮静レベルを得られていた．さらにロラゼパム群ではドロペリドール群に比べて再投与が必要な患者が多かった．両者とも重大な副作用は起きていない．

　興奮している救急患者に対する非定型抗精神病薬の役割は，ここまで確立されていない．現在に至るまで，ほとんどの研究は背景に精神疾患がある患者の興奮に対して行われてきたが，これらの患者群では，オランザピンやアリピプラゾール，リスペリドンといった非定型抗精神病薬は，ハロペリドールと同等の効果があり，錐

体外路症候群の発生率は低かった[29~31]。診断のついていない急性興奮の患者に対する非定型抗精神病薬の効果を検討した無作為化比較試験が1つだけある。この研究では興奮患者144人を，ミダゾラム5mg筋注群，ドロペリドール5mg筋注群，ziprasidone 20mg筋注群に無作為に割りつけた[17]。ziprasidone群で15分以内に適切な鎮静を得られたのはわずか39%だったのに対し，ミダゾラム群は69%，ドロペリドール群は60%であった。この結果を受けて，ziprasidone筋注は興奮患者の急速鎮静には推奨されなくなった。

いくつかの臨床研究では，精神疾患を有する興奮患者には，単剤治療よりもブチロフェノン系とベンゾジアゼピン系の併用が，錐体外路症候群が少なく良好な鎮静が得られることを明らかにしている[22,32,33]。興奮した救急患者に対する併用療法の位置づけは明らかになっていない。狂暴で興奮した患者91人を対象として，ドロペリドール10mg筋注群，ミダゾラム10mg筋注群，そしてドロペリドール5mg筋注とミダゾラム5mg筋注の併用群の3群を比較した無作為化比較試験がある[34]。この研究では，3群間で興奮の持続時間に差はみられなかった。しかし，ミダゾラム群は適切な鎮静を維持するために多くの追加投与が必要であり，有意ではないが，酸素飽和度の低下がみられやすい傾向があり，特にアルコール中毒患者において顕著であった。ミダゾラム静注単独と，ミダゾラム静注にドロペリドール5mg静注あるいはオランザピン5mg静注の併用を比較した別の無作為化比較試験もある[24]。ドロペリドールとミダゾラム，オランザピンとミダゾラムの併用は，ミダゾラム単独と比べて，適切な鎮静を得るまでの時間が明らかに短縮された。また，ミダゾラム単独群では，60分以内の追加投与を必要とする患者が多かった。副作用や救急科の滞在時間には差がみられなかった。しかし，いくつかの後ろ向き研究から，アルコール中毒患者に対してオランザピンをベンゾジアゼピン系と併用すると酸素飽和度が低下する懸念があることがわかった[35,36]。結果として，救急領域での興奮に対する抗精神病薬とベンゾジアゼピン系併用の安全性と有効性に関するさらなる研究が必要である。

推奨事項の要旨

前述した臨床研究から，次のような一般的な結論が得られる。

- ドロペリドールとミダゾラムは鎮静効果の発現が速いが，ミダゾラムは長時間の鎮静が必要な場合には再投与が必要になることがある
- 抗精神病薬とベンゾジアゼピン系の併用療法は，精神疾患を有する興奮患者の鎮

静に有効であることが示されているが，診断のついていない興奮患者に対する救急での使用に関しては，その効果は明らかとなっていない．ミダゾラムにドロペリドールあるいはオランザピンを追加すると単剤治療と同等の効果が得られるが，鎮静が遷延化することがある

- ミダゾラムは単剤あるいは抗精神病薬との併用いずれの場合も，アルコール中毒患者では呼吸抑制をきたすことがあるため，慎重に投与すべきである
- ドロペリドールによる torsades de pointes に関する臨床研究はないが，ドロペリドールを投与された患者の QTc 間隔はミダゾラムと比べて延長する[8]

興奮患者の鎮静に使用するその他の薬物

ケタミンは N-メチル-D-アスパラギン酸(NMDA)受容体を拮抗する解離性麻酔薬である．ケタミンは，一般的に救急で行う処置時の鎮静や挿管の導入で使用され，呼吸への影響は軽微である．いくつかの症例報告で，抗精神病薬やベンゾジアゼピン抵抗性の重度の興奮に対して利用価値があると示されている[37〜39]．

デクスメデトミジンは α_2 受容体作動薬で呼吸抑制が軽微であり，適切に興奮がコントロールされている状態でも容易に覚醒するという利点がある．振戦せん妄での使用に関するエビデンスは症例報告にとどまっている[40]．興奮患者に対する救急での治療には，ケタミンとデクスメデトミジンの位置づけと安全性に関するさらなる研究が必要とされている．

興奮の原因にもとづいた鎮静薬の選択

最近になって，American Association for Emergency Psychiatry では，救急での興奮(特異的な鎮静薬が必要な特殊な興奮を含む)の治療について合意声明を発表した[11]．しかし，多忙な救急では，興奮の原因特定は一筋縄ではいかないことが多く，特に病歴の短い患者では困難をきわめる．この勧告では，刺激薬による興奮では，ベンゾジアゼピン系を第1選択薬としている．そして，アルコールまたはベンゾジアゼピン系からの離脱による興奮に対しても，ベンゾジアゼピン系を使用すべきである．アルコール依存症患者では，呼吸抑制の危険があるためにベンゾジアゼピン系は避けるべきであり，ハロペリドールあるいは第2世代の抗精神病薬を使用すべきである．精神疾患による興奮ではベンゾジアゼピン系よりも抗精神病薬，定型抗精神病薬よりも非定型抗精神病薬が好ましい．ベンゾジアゼピン系は，抗精神病薬の初期投与で興奮が制御できない場合に使用することがある．刺激薬やアルコールあるいはベンゾジアゼピン系からの離脱が原因ではない，活動亢進型せん妄による

興奮では，薬物による迅速な鎮静が必要であればハロペリドールが推奨される。ベンゾジアゼピン系は活動亢進型せん妄のせん妄の要素を増悪させる可能性があるため，そのような症例では避けるべきである[41]。

結論

救急における重度の急性興奮の治療には，最大限の努力が必要であり，救急医，看護師，他のスタッフの協力が不可欠である。非薬理学的に患者を落ち着かせることができないとき，薬物による鎮静を行うことで患者と医療スタッフの安全を確保し，診断のための検査が可能となる。前述した推奨事項に精通することが，最も適切な鎮静薬を選択するための一助となるであろう。

関連文献

文献	研究デザイン	結果
診断のついていない急性興奮の鎮静		
Nobay et al., *Acad Emerg Med.* 2004[7]	暴力的かつ重度に興奮している救急患者111人を対象として，ミダゾラム5mg筋注，ロラゼパム2mg筋注，ハロペリドール5mg筋注を比較する盲検無作為化比較試験	適切な鎮静を得るまでの平均時間は，ハロペリドール群(28分)やロラゼパム群(32分)と比べて，ミダゾラム群(18分)で明らかに短かった($p<0.05$)。覚醒までの平均時間もロラゼパム群(217分)とハロペリドール群(127分)と比べてミダゾラム群(82分)で明らかに短かった($p<0.05$)
Knott et al., *Ann Emerg Med.* 2006[8]	興奮した救急患者153人を対象として，ミダゾラム5mg静注とドロペリドール5mg静注を比較した盲検無作為化比較試験。両群とも適切な鎮静を得るまで，5分ごと，合計6回まで再投与	5分以内に適切な鎮静を得られたのはミダゾラム群で多いが(45% vs. 17%, $p<0.001$)，10分時点での割合は同等であった(55% vs. 53%, $p=0.91$)。ミダゾラム群では気管挿管1人を含む3人の患者が気道確保を要した
Martel et al., *Acad Emerg Med.* 2005[17]	診断のついていない急性興奮の救急患者144人を対象として，ドロペリドール5mg筋注，ziprasidone 20mg筋注，ミダゾラム5mg筋注を比較した盲検無作為化比較試験	15分以内に適切な鎮静を得られたのは，ミダゾラム群(69%)とドロペリドール群(60%)に比べてziprasidone群(39%)で少なかった($p=0.01$)。しかし，レスキュー薬の必要頻度は，ドロペリドール群(10%)とziprasidone群(20%)に比べてミダゾラム群(50%)で多かった($p<0.05$)。呼吸抑制の出現率は，各群での有意差はなし

文献	研究デザイン	結果
Chan et al., *Ann Emerg Med*. 2013[24)]	急性興奮の救急患者336人を対象として，ドロペリドール5mg静注，オランザピン5mg静注，生理食塩液静注（プラセボ）について検討した多施設盲検無作為化比較試験。これらの薬物投与直後から，適切な鎮静を得るまでミダゾラム静注（2.5～5mg）のボーラス投与を施行	鎮静までの時間の中央値の差は，プラセボ群（ミダゾラム単剤）とオランザピン＋ミダゾラム併用群で4分（95% CI：1～6分），プラセボ群とドロペリドール＋ミダゾラム併用群で5分〔95％信頼区間（CI）1～6分〕であった。プラセボ群では60分の時点で，追加の鎮静が必要になる患者が多かった。各群で副作用の出現に有意差はなく，救急での滞在時間にも差はなかった
Richards et al., *J Emerg Med*. 1998[28)]	興奮した患者202人を対象として，ドロペリドール静注（体重50 kg未満は2.5 mg，50 kg以上は5.0 mg）とロラゼパム静注（体重50 kg未満は2.0 mg，50 kg以上は4.0 mg）を比較した非盲検無作為化比較試験	5分後の鎮静スコアは同等であった。しかし，10～60分後では，ロラゼパム群よりドロペリドール群で良好な鎮静が得られた。ロラゼパム群はドロペリドール群に比べ，より多くの患者で追加投与が必要であった
Isbister et al., *Ann Emerg Med*. 2010[34)]	暴力的で興奮した救急患者91人を対象として，ドロペリドール10 mg筋注，ミダゾラム10 mg筋注，ドロペリドール5 mg筋注＋ミダゾラム5 mg筋注併用の3群を比較した盲検無作為化比較試験	3群で興奮時間の中央値に差はなかったが，ドロペリドール群（33％）と併用療法群（41％）に比べ，ミダゾラム群（62％）では再投与が必要なことが多かった。最も多い副作用は酸素飽和度低下であり，ドロペリドール群（6％）と併用療法群（7％）に比べ，ミダゾラム群（28％）で多くみられたが，統計学的な有意差はなかった。この副作用はエタノール中毒患者で優位にみられた

文献

1. Vilke GM, DeBard ML, Chan TC, et al. Excited Delirium Syndrome (ExDS): defining based on a review of the literature. *J Emerg Med*. 2012;43:897–905.
2. Chan TC, Vilke GM, Neuman T, et al. Restraint position and positional asphyxia. *Ann Emerg Med*. 1997;30:578–586.
3. Gault TI, Gray SM, Vilke GM, et al. Are oral medications effective in the management of acute agitation? *J Emerg Med*. 2012;43:854–859.
4. Mihic SJ, Harris RA. Chapter 17. Hypnotics and sedatives. In: Goodman LS, Brunton LL, Chabner B, et al., eds. *Goodman and Gilman's the Pharmacological Basis of Therapeutics*. 12th ed. New York: McGraw-Hill; 2011.
5. Battaglia J: Pharmacological management of acute agitation. *Drugs*. 2005;65:1207–1222.
6. Rund DA, Ewing JD, Mitzel K, et al. The use of intramuscular benzodiazepines and antipsychotic agents in the treatment of acute agitation or violence in the emergency department. *J Emerg Med*. 2006;31:317–324.

7. Nobay F, Simon BC, Levitt MA, et al. A prospective, double-blind, randomized trial of midazolam versus haloperidol versus lorazepam in the chemical restraint of violent and severely agitated patients. *Acad Emerg Med.* 2004;11:744–749.
8. Knott JC, Taylor DM, Castle DJ. Randomized clinical trial comparing intravenous midazolam and droperidol for sedation of the acutely agitated patient in the emergency department. *Ann Emerg Med.* 2006;47:61–67.
9. Spain D, Crilly J, Whyte I, et al. Safety and effectiveness of high-dose midazolam for severe behavioural disturbance in an emergency department with suspected psychostimulant-affected patients. *Emerg Med Australas.* 2008;20:112–120.
10. Alexander J, Tharyan P, Adams C, et al. Rapid tranquillisation of violent or agitated patients in a psychiatric emergency setting. Pragmatic randomised trial of intramuscular lorazepam v. haloperidol plus promethazine. *Br J Psychiatry.* 2004;185:63–69.
11. Wilson MP, Pepper D, Currier GW, et al. The psychopharmacology of agitation: consensus statement of the American association for emergency psychiatry project Beta psychopharmacology workgroup. *West J Emerg Med.* 2012;13:26–34.
12. Breitbart W, Marotta R, Platt MM, et al. A double-blind trial of haloperidol, chlorpromazine, and lorazepam in the treatment of delirium in hospitalized AIDS patients. *Am J Psychiatry.* 1996;153:231–237.
13. Foster S, Kessel J, Berman ME, et al. Efficacy of lorazepam and haloperidol for rapid tranquilization in a psychiatric emergency room setting. *Int Clin Psychopharmacol.* 1997;12:175–179.
14. Cressman WA, Plostnieks J, Johnson PC. Absorption, metabolism and excretion of droperidol by human subjects following intramuscular and intravenous administration. *Anesthesiology.* 1973;38:363–369.
15. Thomas H Jr, Schwartz E, Petrilli R. Droperidol versus haloperidol for chemical restraint of agitated and combative patients. *Ann Emerg Med.* 1992;21:407–413.
16. Resnick M, Burton BT. Droperidol vs. haloperidol in the initial management of acutely agitated patients. *J Clin Psychiatry.* 1984;45:298–299.
17. Martel M, Sterzinger A, Miner J, et al. Management of acute undifferentiated agitation in the emergency department: a randomized double-blind trial of droperidol, ziprasidone, and midazolam. *Acad Emerg Med.* 2005;12:1167–1172.
18. Baldessarini RJ, Cohen BM, Teicher MH. Significance of neuroleptic dose and plasma level in the pharmacological treatment of psychoses. *Arch Gen Psychiatry.* 1988;45:79–91.
19. Lawrence KR, Nasraway SA. Conduction disturbances associated with administration of butyrophenone antipsychotics in the critically ill: a review of the literature. *Pharmacotherapy.* 1997;17:531–537.
20. Hassaballa HA, Balk RA. Torsade de pointes associated with the administration of intravenous haloperidol: a review of the literature and practical guidelines for use. *Expert Opin Drug Saf.* 2003;2:543–547.
21. Chase PB, Biros MH. A retrospective review of the use and safety of droperidol in a large, high-risk, inner-city emergency department patient population. *Acad Emerg Med.* 2002;9:1402–1410.
22. Shale JH, Shale CM, Mastin WD. A review of the safety and efficacy of droperidol for the rapid sedation of severely agitated and violent patients. *J Clin Psychiatry.* 2003;64:500–505.
23. Battaglia J, Moss S, Rush J, et al. Haloperidol, lorazepam, or both for psychotic agitation? A multicenter, prospective, double-blind, emergency department study. *Am J Emerg Med.* 1997;15:335–340.
24. Chan EW, Taylor DM, Knott JC, et al. Intravenous droperidol or olanzapine as an adjunct to midazolam for the acutely agitated patient: a multicenter, randomized, double-blind, placebo-controlled clinical trial. *Ann Emerg Med.* 2013;61:72–81.
25. Zacher JL, Roche-Desilets J. Hypotension secondary to the combination of intramuscular olanzapine and intramuscular lorazepam. *J Clin Psychiatry.* 2005;66:1614–1615.

26. Wilson MP, Chen N, Vilke GM, et al. Olanzapine in ED patients: differential effects on oxygenation in patients with alcohol intoxication. *Am J Emerg Med*. 2012;30:1196–1201.
27. Marder SR, Sorsaburu S, Dunayevich E, et al. Case reports of postmarketing adverse event experiences with olanzapine intramuscular treatment in patients with agitation. *J Clin Psychiatry*. 2010;71:433–441.
28. Richards JR, Derlet RW, Duncan DR. Chemical restraint for the agitated patient in the emergency department: lorazepam versus droperidol. *J Emerg Med*. 1998;16:567–573.
29. Breier A, Meehan K, Birkett M, et al. A double-blind, placebo-controlled dose–response comparison of intramuscular olanzapine and haloperidol in the treatment of acute agitation in schizophrenia. *Arch Gen Psychiatry*. 2002;59:441–448.
30. Hsu WY, Huang SS, Lee BS, et al. Comparison of intramuscular olanzapine, orally disintegrating olanzapine tablets, oral risperidone solution, and intramuscular haloperidol in the management of acute agitation in an acute care psychiatric ward in Taiwan. *J Clin Psychopharmacol*. 2010;30:230–234.
31. Tran-Johnson TK, Sack DA, Marcus RN, et al. Efficacy and safety of intramuscular aripiprazole in patients with acute agitation: a randomized, double-blind, placebo-controlled trial. *J Clin Psychiatry*. 2007;68:111–119.
32. Garza-Trevino ES, Hollister LE, Overall JE, et al. Efficacy of combinations of intramuscular antipsychotics and sedative-hypnotics for control of psychotic agitation. *Am J Psychiatry*. 1989;146:1598–1601.
33. Yildiz A, Sachs GS, Turgay A. Pharmacological management of agitation in emergency settings. *Emerg Med J*. 2003;20:339–346.
34. Isbister GK, Calver LA, Page CB, et al. Randomized controlled trial of intramuscular droperidol versus midazolam for violence and acute behavioral disturbance: the DORM study. *Ann Emerg Med*. 2010;56(4):3920491.e1.
35. Wilson MP, MacDonald K, Vilke GM, et al. A comparison of the safety of olanzapine and haloperidol in combination with benzodiazepines in emergency department patients with acute agitation. *J Emerg Med*. 2012;43:790–797.
36. Wilson MP, MacDonald K, Vilke GM, et al. Potential complications of combining intramuscular olanzapine with benzodiazepines in emergency department patients. *J Emerg Med*. 2012; 43:889–896.
37. Roberts JR, Geeting GK. Intramuscular ketamine for the rapid tranquilization of the uncontrollable, violent, and dangerous adult patient. *J Trauma*. 2001;51:1008–1010.
38. Hick JL, Ho JD. Ketamine chemical restraint to facilitate rescue of a combative "jumper". *Prehosp Emerg Care*. 2005;9:85–89.
39. Ho JD, Smith SW, Nystrom PC, et al. Successful management of excited delirium syndrome with prehospital ketamine: two case examples. *Prehosp Emerg Care*. 2013;17:274–279.
40. Muzyk AJ, Fowler JA, Norwood DK, et al. Role of alpha2-agonists in the treatment of acute alcohol withdrawal. *Ann Pharmacother*. 2011;45:649–657.
41. Clegg A, Young JB. Which medications to avoid in people at risk of delirium: a systematic review. *Age Ageing*. 2011;40:23–29.

58

挿管の導入と人工呼吸患者の鎮静
induction of intubation and sedation of
the mechanically ventilated patient

Jin H. Han and Pratik Pandharipande

背景

鎮静とは薬物学的に興奮と不安を低減させることであり，重症の救急患者を治療する医師にとっては不可欠な手段である．鎮静は挿管の導入でも使用し，すでに挿管されている患者の快適度を上げ，不安を減らすためにも用いる．救急での鎮静薬の選択は ICU や入院中の経過に影響を及ぼしたり，患者の転帰に影響したりする場合がある．本章では，挿管の導入と，人工呼吸中の患者の鎮静に使用される薬物について概説する．

導入薬

救急は重症患者の初期気道管理を頻繁に行うところである．挿管の導入には鎮静薬(この文脈では導入薬と呼ぶのがふさわしいが)を使用し，用量は呼吸を抑制する量が一般的である．etomidate，ケタミン，バルビツレート系(methohexital)，ベンゾジアゼピン系(ミダゾラム)，プロポフォールがこの用量で使用されている(**表 58-1**)．

etomidate

etomidate は，強力な催眠薬で，脳の γ-アミノ酪酸 A γ-aminobutyric acid A (GABAA)受容体を活性化するカルボキシル化イミダゾール誘導体である．鎮痛作用はない[1]．挿管の導入には，etomidate を 0.3 mg/kg で静注する[2]．etomidate は，作用発現が速くて予測がしやすく(5 〜 15 秒)，作用持続時間が短く(5 〜 14 分)，低用量では自発呼吸への影響が無視できる程度であり，心拍出量や血管抵抗に直接作用しないことから，救急での理想的な導入薬といえる[1,3,4]．etomidate は，外傷性脳損傷や眼内損傷が疑われる患者では，脳血流量と酸素消費量を減少させて頭蓋

表 58-1　救急における挿管の導入薬

導入薬	投与量	有効と思われる病態	副作用	注意/禁忌
etomidate	0.3 mg/kg	血行動態が不安定な患者	ミオクローヌス，副腎抑制	敗血症性ショックの患者では代替薬を考慮する
ケタミン	1～2 mg/kg	血行動態が不安定な患者	心拍数と血圧の上昇	著明な高血圧や頻脈の患者では注意して使用する
methohexital	1～1.5 mg/kg	頭蓋内圧が上昇している頭部外傷患者，活動性の痙攣	低血圧	循環血液量減少患者では注意して使用する。低血圧患者では避ける
ミダゾラム	0.3～0.35 mg/kg	活動性の痙攣	低血圧はまれだが循環血液量減少例では起こりうる	循環血液量減少患者では注意して使用する
プロポフォール	1～2.5 mg/kg		低血圧	循環血液量減少患者では注意して使用する。低血圧患者では避ける

血行動態の不安定化を促したり，増悪させたりすることを最小限にとどめられるよう，導入薬は最低量での使用を心がけること。

内圧と眼圧を低下させるので，特に有用である[3]。

　しかし，etomidate の使用により副腎皮質抑制が起こりうることは注意すべきであり，その安全性には疑問が生じている。etomidate はコルチゾールの産生に必要な 11β-ヒドロキシラーゼを阻害する。単回投与の etomidate は 72 時間にもわたって副腎皮質抑制を起こしうるが，このことが転帰に対して臨床的に意味のある影響を与えているかどうかは，大きな議論の的になっている[5]。

　5 つの研究を含めた最近のメタ分析によると，敗血症で etomidate を投与された重症患者ではより死亡率が高かった〔相対リスク(RR) = 1.20〕[6]。しかし，このメタ分析に含まれた 5 つの研究のうち，無作為化比較試験の一次解析はわずか 2 つのみであった[7,8]。最近では，敗血症患者 2,014 人を対象とした後ろ向きコホート研究で，etomidate の単回投与は，調整なしモデルおよび調整後モデルともに，ICU 死亡率，院内死亡率，昇圧薬の使用，人工呼吸期間，ICU 在室期間と関連がないことが報告されている[9]。しかし，後ろ向き研究の限界はよくいわれていることであり，etomidate とその他の導入薬を比較する大規模無作為化比較試験が必要とされている。

　etomidate と他の導入薬との比較を厳密に行った無作為化比較試験はほとんどないため，非敗血症患者における etomidate の安全性に関するデータはなおのことはっきりとしない。重症患者を対象とした複数の後ろ向きコホート研究では，単回

投与のetomidateと有害な転帰（死亡率，入院日数，人工呼吸日数）との関連性が示されている[10, 11]。ある無作為化比較試験は，敗血症および非敗血症の重症患者469人を対象として，etomidateとケタミンを比較した[8]。etomidate群は副腎不全が多く，敗血症群および非敗血症群で28日死亡率における有意差はみられなかった。しかし，etomidate群では，ケタミン群と比較して昇圧薬の使用が増える傾向にあった（59％ vs. 51％）[8]。

挿管のためにetomidateを投与する際，ヒドロコルチゾンまたはフルドロコルチゾンの補充使用を推奨している医師もいる[12]。敗血症性ショックにおける副腎皮質ステロイドの役割を比較した大規模無作為化比較試験の二次解析で，ヒドロコルチゾンまたはフルドロコルチゾンを7日間投与された患者では，プラセボ投与群の患者と比較して28日死亡率がより低いことがわかった（55％ vs. 76％）[13, 14]。しかし，etomidateを投与された患者でヒドロコルチゾンとプラセボを比較した2つの追加試験では，敗血症性ショックの患者でもそれ以外の患者でも死亡率の改善はみられなかった[15, 16]。

これらの限られたデータによれば，敗血症の患者では，etomidateは十分に検討したうえで用いるべきである。しかし，その血行動態の利点から，不安定な患者ではetomidateはプロポフォールやバルビツレート系よりもやはり好ましい。非敗血症患者においては副腎不全の報告はあるものの，etomidateの患者の転帰に対する影響は依然不明である。

より軽度なものではあるが，ミオクローヌスもまたetomidateの副作用であり，筋弛緩薬が使われない患者の10〜80％で起こると報告されている[3]。筋弛緩薬（神経筋遮断薬）なしの挿管では，etomidate投与の前にフェンタニルやジアゼパムを前投薬することで，ミオクローヌスの発生率は低下するかもしれない[3]。

ケタミン

ケタミンは，ほとんどの症例で血圧や心拍出量に影響を与えず，血行動態が不安定な患者に安全に使用できるため，etomidateの期待された代替薬であるといえる。ケタミンは，麻酔作用，催眠作用，抗不安作用のある解離性薬物である。他の導入薬とは違い，鎮痛作用ももつ。ケタミンは，N-メチル-D-アスパラギン酸受容体でグルタミン酸を非競合的に阻害して，中枢神経系の視床新皮質と辺縁系間の解離を起こす[2]。ケタミンは喘息増悪患者にも理論上の利点があり，血清中のカテコールアミン濃度を上昇させることで気管支拡張が起きる[2]。そして，ケタミンを投与される患者は一般的に自己の呼吸努力が保たれ気道反射も維持される。挿管に際しての投与量は1〜2 mg/kgを静注し，約30秒で作用が発現する[2]。

ケタミンはカテコールアミンの放出を刺激するが、同様に軽度の心筋抑制も起こす[17]。通常は、交感神経刺激が心筋抑制に勝り、血圧上昇、心拍数と心拍出量の増加を引き起こす[18]。理論上は、生理学的に長期間ストレス下にあった患者では内因性カテコールアミンが枯渇しており、心筋抑制が優位になることで低血圧が起きる。この理論上のリスクのため、カテコールアミンの枯渇が疑われる患者ではケタミンは注意して使用すべきである。ケタミンは心筋の酸素需要を増加させるため、冠動脈疾患患者でも同様に注意して使用すべきであり、心筋虚血の所見がある患者では避けるべきである[18]。ケタミンは心拍数増加や血圧上昇を起こすこともあるので、高血圧や頻脈の患者でも注意して使用すべきである。

　小規模の観察研究において頭蓋内圧の上昇が観察されたため、慣習的にケタミンは外傷性脳損傷患者においても注意して使用されてきた[19]。より新しい研究では、統計学的に有意な頭蓋内圧の上昇は示されなかったが、これらの研究も同様にサンプルサイズが少ないという限界がある[19]。より決定的なエビデンスが得られるまでは、この患者群におけるケタミンの使用は注意して行うべきである。

バルビツレート系

methohexital などのバルビツレート系は、GABA 受容体に効果を発現する中枢神経系抑制薬であり、抗不安作用と鎮静作用をもつ。バルビツレート系は脳血流量と脳代謝の需要を減少させるため、頭部外傷患者では脳保護作用の可能性がある。バルビツレート系は同様に抗痙攣作用もあり、痙攣中の患者や発作性疾患の既往がある患者には有効かもしれない。しかし、バルビツレート系は心筋抑制と末梢の血管拡張を引き起こすことがあるため、挿管を要する患者の血行動態が不安定であることの多い救急での挿管では、滅多に使われることはない[2]。バルビツレート系は、アミノレブリン酸合成酵素も誘導し、ポルフィリン症急性発作を誘発することがあり、ポルフィリン症の既往がある患者では避けるべきである[20]。methohexital の標準導入量は 1～1.5 mg/kg 静注である[2]。

ベンゾジアゼピン系

ベンゾジアゼピン系も同様に GABA 受容体に作用し、鎮静、催眠、健忘、抗不安、抗痙攣作用をもつが、鎮痛作用はない[2]。ミダゾラム(0.3～0.35 mg/kg)は、その即効性と作用持続時間の短さから、挿管で最もよく使われるベンゾジアゼピン系である。ベンゾジアゼピン系の心血管系への影響はごくわずかだが、循環血液量の減少している患者では低血圧を起こすことがある[2]。ベンゾジアゼピン系には抗痙攣作用があり、痙攣中の患者に有用である場合がある。

プロポフォール

プロポフォールは，GABA 受容体，グリシン受容体，ニコチン受容体，ムスカリン受容体などの中枢神経系の複数の受容体と結合する。プロポフォールは，鎮静，催眠，健忘，抗痙攣作用をもつが，鎮痛作用はない[21]。導入の投与量は 1〜2.5 mg/kg 静注である。プロポフォールは，導入薬として魅力的ないくつかの特徴を有している。まず，高度に脂溶性であり血液脳関門を容易に通過するため，鎮静の作用発現が速い（1〜2分）。また，末梢組織へと急速に再分布し，腎臓や肝臓での機能障害があっても作用時間が短い（2〜8分）。プロポフォールの最大の欠点はその陰性変力作用であり，これによって全身の血管抵抗の低下をまねき，血行動態の著しい悪化を引き起こす[22]。この理由から，循環血液量の減少している患者では注意して使用すべきであり，低血圧の患者では避けるべきである。プロポフォールは，卵，大豆油，卵レシチンを成分に含む 10％脂肪乳剤に溶解されているため，大豆アレルギーや卵アレルギーのある患者ではアレルギー反応を認めることがある[21]。

導入薬の選択

導入薬の選択では，患者の基礎疾患と合併症の状態を指標にすべきである。etomidate とケタミンは，血行動態にとって好ましい特性から，救急で使用するのに理想的である。医学会などが公式に取り入れた推奨事項ではないが，etomidate は敗血症の患者ではおそらく避けたほうがよいであろう。また，etomidate の安全性を明らかにするためには，さらに追加の試験が必要である。ケタミンは，頭部外傷患者も含めて，より安全な代替薬だと考えられている。プロポフォールやバルビツレート系，（影響はより軽度ではあるが）ベンゾジアゼピン系も，特に循環血液量の少ない患者では，致命的となりうる血圧低下を引き起こすことがある。

　導入薬が挿管の難易度に与える影響については，驚くほどにわずかなデータがあるだけである。469 人を対象とした研究では，敗血症患者および非敗血症患者の挿管の導入に，etomidate とケタミンのいずれかが投与されるように無作為に割りつけられたが，挿管時の状況（試行回数，施行者の数，代替手段の数，声門の可視化，喉頭展開の力，外部からの喉頭圧迫の使用，声帯の位置）において差はみられなかった[8]。急速挿管・迅速気道確保 rapid sequence intubation（RSI）を行った救急患者 2,380 人の登録観察研究（NEAR II）では，etomidate，ケタミン，ベンゾジアゼピン系を使用した群は，バルビツレート群と比較して初回試行時の気管挿管成功率が低かった[23]。この論文の著者らは，methohexital とプロポフォールの使用で RSI はうまくいくが，これらの薬物が血行動態を不安定にする性質に鑑み，その有益性を

十分に検討すべきであると結論づけている。

人工呼吸患者の鎮痛と鎮静

ひとたび患者が救急で挿管されたならば，第1の目標は，できる限り安全な方法で確実に患者が快適でいられるように努めることである。気管挿管は(他の集中治療の手技と同じように)強い不安と興奮を起こすことがあり，救命用の医療機器からの自己離脱につながることもある。疼痛と不安に対応しなかった場合には，心的外傷後ストレス障害などのように長期にわたって精神的に影響を及ぼす状態になるかもしれない[21]。

鎮痛と鎮静は，人工呼吸中の患者を快適にするために不可欠な要素である(図58-1)。しかし，過鎮静を避けるためには，特別なケアがなされなくてはならない[24]。過鎮静は，人工呼吸期間を延長させ，ICU在室期間を延ばし，せん妄とも関連する。この10年間で，せん妄は集中治療領域でますます注目を集めている。せん妄は死亡の予測因子であり，人工呼吸期間の延長，より長期のICU滞在，長期の認知障害をもたらすことが示されている[25, 26]。

2013年に，American College of Critical Care Medicine, Society of Critical Care Medicine(SCCM)，American Society of Health-System Pharmacistsは，「集中治療室における成人重症患者に対する痛み・不穏・せん妄管理のための臨床ガイドライン」(2013 PADガイドライン)を合同で発表した[21]。このガイドラインは，最新の集中治療文献を検証した20人の専門家からなる特別研究班により作成され，鎮静と鎮痛に関しコンセンサスが得られた推奨事項を提示している。以降の項ではこのガイドラインの要約を述べていく。

鎮痛

人工呼吸中の患者の不快感，興奮，せん妄を最小限にするためには十分な鎮痛が不可欠である(図58-1)[27]。疼痛の指標としては，バイタルサインの異常だけでは不十分であるため，すべての挿管患者に有効な疼痛評価法を使用すべきである。Behavioral Pain ScaleとCritical-Care Pain Observation Toolの2つは，この患者層で確証のある疼痛スケールの例である[28, 29]。これらのスケールは，患者の表情，上肢の動き，人工呼吸器へのコンプライアンスに対する医療者の観察にもとづいている。

人工呼吸中の患者の鎮痛に関する包括的な評価を述べるのは本章の狙いからはずれるが，2013 PADガイドラインが挿管に関連する疼痛治療の第1選択薬として，オピオイド静注を推奨していることは重要である[21]。長時間作用型オピオイド(モ

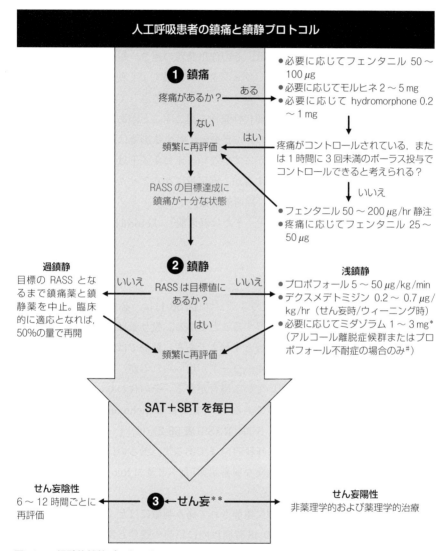

図 58-1　経験的鎮静プロトコル

＊1時間あたり3回以上のミダゾラムのボーラス投与をする場合，プロポフォール不耐性の場合，プロポフォールが96時間を超えて使用されている場合には，ミダゾラム1～3 mg/hrの静注を使用することがある。

＃プロポフォール不耐性はプロポフォール注入症候群の二次的症状の可能性がある。

＊＊重症患者のせん妄モニタリングは第56章で述べてある。

RASS：Richmond興奮–鎮静スケール，SAT：自然覚醒トライアル，SBT：自発呼吸トライアル
icudelirium.org の厚意により，許可を得て使用。

ルヒネや hydromorphone など）と短時間作用型オピオイド〔フェンタニルやレミフェンタニル［訳注：日本では全身麻酔中の使用のみに適応あり］など〕が使用可能となる[24]。これらのオピオイドの中では，その作用発現の速さ，短時間作用性，ヒスタミン放出が最小限であることから，フェンタニルが最もよく使用されている[24]。ペチジンは，せん妄誘発性があり，ノルメペリジンに代謝されて神経毒性を有し，振戦，ミオクローヌス，全身性強直間代性発作を起こすことがあるので，一般的には避けるべきである[30,31]。モルヒネのせん妄発症に対する影響は，各研究の結果が相反するものになっており，よくわかっていない。オピオイドは，疼痛管理のために使われている場合はせん妄を防止するが，高用量になるとせん妄を誘発することがある[32,33]。非オピオイド系鎮痛薬〔局所麻酔薬，アセトアミノフェン静注，シクロオキシゲナーゼ阻害薬（経口，静注，または経直腸），ketorolac 静注〕も疼痛管理の補助療法として使用できる[21]。

鎮静

十分な疼痛管理が得られた後の次のステップ（図 58-1）は，必要であれば不安と興奮が最小限になるまで鎮静薬を投与することである。投与量は，患者の興奮と鎮静深度の継続的かつ正確な評価を指標とすべきである。鎮静では慣習的に，嗜眠，傾眠，不穏，興奮，攻撃的といったキーワードが用いられるが，これらの用語は医療従事者によって異なる意味で用いている場合がある。その代わりに，定義を標準化した覚醒度スケールを用いるべきである。よく使われる Richmond 興奮-鎮静スケール Richmond Agitation Sedation Scale〔RASS（表 58-2）〕は，「−5（痛みや呼びかけに反応がない）」から「＋4（極度に好戦的）」まである[34]。あるいは，「1（覚醒しない）」から「4（穏やか）」，そして「7（危険な興奮状態）」へと及ぶ Riker Sedation-Agitation Scale が使用されることもある[35]。

挿管直後は，救急の患者が過剰に鎮静されて痛み刺激にほとんど反応しないこともまれではない。人工呼吸導入の 48 時間以内に鎮静の遷延と深鎮静（RASS−3～−5）があると，抜管の時期が遅れ，院内死亡率および 6 カ月死亡率の上昇につながる[36]。理想的には，患者の快適さを保ちながらも興奮や不安をコントロールするのに必要最小限の量を使用して，より軽度の鎮静（RASS−2～−1）を目標とすることである[21]。従来より，人工呼吸中の患者の鎮静にはベンゾジアゼピン系が選択されてきた[21]。しかし，最近のエビデンスでは，プロポフォールやデクスメデトミジンなど別の鎮静薬が使用可能な場合には，それらの薬物のほうが患者の転帰を改善する可能性が示唆されている。

せん妄（人工呼吸患者の 80％もが罹患し，有害な転帰と関連する）のモニタリン

表 58-2　Richmond 興奮-鎮静スケール

スコア	状態	解説
+4	好戦的	明らかに好戦的，暴力的，スタッフに対する差し迫った危険がある
+3	非常に興奮している	チューブ類またはカテーテル類を引っ張ったり抜去したりする。攻撃的な状態
+2	興奮している	頻繁な非意図的運動がみられる。人工呼吸器と同調できない
+1	落ち着きがない	不安であるが動きは攻撃的でも激しくもない
0	意識清明で穏やか	
−1	傾眠状態	完全に清明ではないが，呼びかけに応じて覚醒は維持される(10秒以上の開眼/アイコンタクト)
−2	軽い鎮静状態	呼びかけに対して短時間覚醒しアイコンタクトで応答(10秒未満)
−3	中等度の鎮静状態	呼びかけに動いたり開眼で応答(アイコンタクトなし)
−4	深い鎮静状態	呼びかけに反応なし。しかし，身体刺激に対して動いたり開眼する
−5	昏睡	呼びかけにも身体刺激にも無反応

グは，鎮痛と鎮静プロトコルに不可欠な要素のひとつである(図58-1)[37]。せん妄は，過鎮静の初期所見であったり，疼痛，低酸素血症，低血糖，低血圧，アルコール離脱症候群といった，患者の状態変化の最初の所見であったりする場合がある。もし患者がせん妄であるとわかった場合，その根底にある原因を明らかにするために全力をつくすべきである。せん妄は，ICU におけるせん妄評価法 Confusion Assessment Method for the Intensive Care Unit(CAM-ICU)や集中治療せん妄スクリーニングチェックリスト Intensive Care Delirium Screening Checklist(ICDSC)などを用いてモニタリングされる[37,38]。せん妄のある重症患者の診断と治療の詳細については第56章で述べてある。

鎮静薬

ベンゾジアゼピン系

ベンゾジアゼピン系は，鎮静目的に救急や ICU で何年にもわたって使用されてきた。ほとんどのベンゾジアゼピン系は肝臓で代謝され，肝障害のある患者では効果が遷延する。ロラゼパムを除き，ベンゾジアゼピン系は，代謝されて腎臓から排出される活性型の代謝物を産生する。これが腎機能障害患者における鎮静遷延の原因となる[24]。ベンゾジアゼピン系はすべて，患者が高齢であると排出が阻害される。

また，ベンゾジアゼピン系は，呼吸抑制や不安定な血行動態の増悪をまねき，特

に呼吸器疾患や心疾患のある患者で顕著である[21]。ベンゾジアゼピン系はICUで広く使われ続けているが，睡眠の質を妨げ，これがせん妄のリスクを上昇させて人工呼吸期間とICU在室期間を延長させることが知られている[24]。最近では，ICUでのベンゾジアゼピン系に対する依存を減らそうという動きがあるが，臨床現場ではまだ対応するに至っていない[24, 39]。

プロポフォール

人工呼吸患者の鎮静では，プロポフォールははじめに$5\,\mu g/kg$を5分かけて静注し，その後，$5\sim50\,\mu g/kg/min$で持続投与する[23]。プロポフォールは，血液脳関門を容易に通過して末梢組織へ急速に再分布するため，作用発現時間が速く，そして短時間作用性である。これらの理由からプロポフォールはICUで広く用いられ，特に神経学的診察のために頻回に覚醒を要する患者ではよく用いられている。さらにプロポフォールは自然覚醒トライアル（SAT）と自発呼吸トライアル（SBT）を行うのにも便利である。長時間のプロポフォール投与では，いったん末梢組織が飽和されると覚醒が遅延することがあるので注意する。

　プロポフォールは交感神経遮断薬であり，低血圧や呼吸抑制を起こす可能性がある。その血行動態への影響は，基礎疾患に呼吸不全のある患者，循環器系が不安定な患者，高度に循環血液量が減少している患者で顕著である。プロポフォール注入症候群 propofol infusion syndrome（PRIS）は，救急やICUの早期の段階で出現することは比較的少ないが，致命的となる可能性があり，プロポフォールによる鎮静の合併症である。PRISの臨床的特徴はさまざまであるが，低血圧および徐脈，代謝性アシドーシス，高トリグリセリド血症などがある[21]。急性腎傷害，高カリウム血症，横紋筋融解症，肝肥大や脂肪肝もみられる[40]。PRISは，長時間（>48時間）にわたり$75\,\mu g/kg/min$を超える高用量でプロポフォールを投与された患者で多く，急性の神経疾患および炎症性疾患の患者で頻度が高い[24, 41]。重症患者に高用量のプロポフォールが使用される場合，血清pH，乳酸，クレアチンキナーゼ，トリグリセリドの値と心電図（Brugada型の変化）をルーチンでモニタリングすることが推奨されている[24]。もしPRISが疑われたら，治療はプロポフォール投与の中断と支持療法を行うことである。

デクスメデトミジン

ベンゾジアゼピン系とプロポフォールはGABA受容体作動薬であるのに対して，デクスメデトミジンはα_2受容体作動薬である。デクスメデトミジンはまず青斑核と脊髄のシナプス前ニューロンに作用して効果を発揮する。デクスメデトミジンで鎮静

されている患者は対話ができる程度にまで容易に覚醒でき，呼吸抑制はほとんどない[21]。プロポフォールやベンゾジアゼピン系と違ってデクスメデトミジンには抗痙攣作用はないが，鎮痛作用を有しており，この機序はわかっていない。負荷投与量は 1 μg/kg を 10 分かけて投与し，維持量は 0.2 ～ 0.7 μg/kg/hr である[21]。研究では 2 g/kg/hr までは安全であると示されているが，徐脈のリスクが上昇するという対価がある[42]。デクスメデトミジンは肝臓で代謝されるため，肝機能障害の患者ではより低用量とする必要がある。腎機能障害の患者では投与量調整の必要はない[24]。

徐脈と低血圧がデクスメデトミジンの最も多い副作用である[42]。しかし，デクスメデトミジンによる徐脈には，一般的に治療介入の必要がない[24]。同様に低血圧も，多くはボーラス投与中に生じ，これは動脈および静脈の平滑筋に局在する $α_2$ 受容体への刺激によるものである[24]。

鎮静薬の選択

現在，2013 PAD ガイドラインは人工呼吸患者の鎮静について非ベンゾジアゼピン系（プロポフォールまたはデクスメデトミジン）を推奨している[21]。最新のメタ分析によると，プロポフォールはベンゾジアゼピン系に比べて ICU 在室期間と人工呼吸期間を短縮させるが，死亡率には影響がなかった。短時間作用型のベンゾジアゼピン系であるミダゾラムと比較すると，プロポフォールの ICU 在室期間短縮に対する有益性はみられなかった[43]。プロポフォールが，ベンゾジアゼピン系と比較してせん妄のリスクを低下させるかはわかっていない。

最近のいくつかの研究では，人工呼吸患者でデクスメデトミジンとその他のさまざまな鎮静薬とが比較されている[21]。MENDS trial と SEDCOM study は，デクスメデトミジン群とロラゼパム群，デクスメデトミジン群とミダゾラム群をそれぞれ比較し，両方の研究において，デクスメデトミジン群でせん妄の発症が少なかった[44,45]。デクスメデトミジンを投与した患者群は，ロラゼパムを投与した患者群と比較して目標の鎮静深度により近づきやすい傾向にあったが，この点についてデクスメデトミジンとミダゾラムの比較では有意差がみられなかった。より重要なのは，デクスメデトミジンの使用は人工呼吸器からの離脱補助になるかもしれないということである。SEDCOM study では，デクスメデトミジンを投与された患者群では，ミダゾラム群と比較して人工呼吸日数が中央値で 2 日少なかった[45]。また，デクスメデトミジンには，敗血症患者の死亡率にも有益性があるかもしれない。MENDS trial の二次分析では，デクスメデトミジン群はロラゼパム群との比較で，敗血症患者の死亡リスクを 70％まで低下させていた[46]。

さらに最近では，2つの多施設無作為化比較試験によって，デクスメデトミジンとプロポフォール(PRODEX trial)およびデクスメデトミジンとミダゾラム(MIDEX trial)が比較されている[47]。覚醒までの時間は，デクスメデトミジン群と対照群(ミダゾラムおよびプロポフォール)では同じであった[47]。デクスメデトミジン群はミダゾラム群と比較して人工呼吸期間を短縮したが，プロポフォール群との比較では有意差がみられなかった[47]。両方の研究では，デクスメデトミジンの患者群は，ミダゾラムまたはプロポフォールで鎮静した患者群よりも疼痛管理がしやすかった[47]。

人工呼吸患者の鎮静に対しデクスメデトミジンをルーチンに使用すべきかの決断や，さらにプロポフォールと比較したその効果を見極めるためには，追加の研究が必要である。鎮静薬の選択肢として，ベンゾジアゼピン系の使用を減らそうという動きがあるが，てんかん重積や，アルコールまたはベンゾジアゼピン系離脱症候群の患者においては今後もベンゾジアゼピン系が重要な役割を担っていくであろう[21]。

鎮静の中断

近年，人工呼吸期間の短縮と患者の死亡率低下を目標にして，人工呼吸患者の鎮静プロトコルのパラダイムシフトが起きている。Awakening and Breathing Controlled(ABC)trialでは，人工呼吸マネジメントと鎮静マネジメントを組み合わせた"Wake Up and Breathe"プロトコルの有効性と安全性が評価された(図58-2)。このプロトコルは，ほとんどのICUで標準的ケアとなっている，自発呼吸トライアル spontaneous breathing trial(SBT)と，ルーチンでの鎮静中断を含む自然覚醒トライアル spontaneous awakening trial(SAT)を組み合わせたものである。

人工呼吸患者336人を対象とした多施設無作為化比較試験で，"Wake Up and Breathe"プロトコル(SAT+SBT)と標準的ケア(SBTのみ)が比較された[48]。"Wake Up and Breathe"介入群に無作為に割りつけられた患者は補助なしで呼吸をした日数がより多く，ICUおよび入院期間がより短かった。1年後の経過観察では，介入群の患者でより死亡率が低く(44% vs. 58%)，介入を行った患者7人に対して，1人が助かった計算になる。介入群では自己抜管がより多かったが(10% vs. 4%)，再挿管を要する患者数に有意差はなかった。ただし，SATが患者に過度の精神的ストレスを与えているかもしれないという当然の懸念はある。しかし，ルーチンの鎮静中断は，この患者層に対して精神的に有害な転帰を生じていないだけでなく，心的外傷後ストレス障害の症状を減少させたことも研究で示されている[49]。

SATとSBTの開始時期の決定は，医療従事者の臨床判断と患者の重症度による。

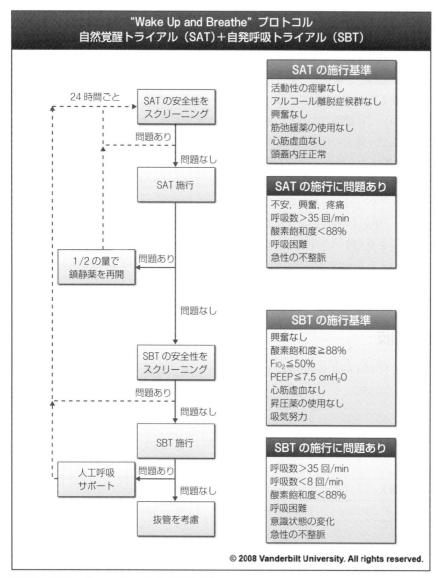

図 58-2 "Wake Up and Breathe" プロトコル
icudelirium.org の厚意により，許可を得て使用。

例えば，薬物中毒のために人工呼吸となった患者は，重症頭部外傷で挿管された患者よりも早期に SAT + SBT を始められるであろう。一般的な原則として，人工呼吸器のウィーニングは 12 〜 24 時間以内に開始すべきであり，状況によっては救急で開始されることもある。

結論

鎮静は，救急での重症患者ケアに不可欠な要素である．挿管の導入時には，これまでは etomidate が選択薬であったが，単回投与で副腎抑制を起こし，死亡率を上昇させるかもしれず，特にこれは敗血症患者で顕著である．そのため，etomidate の使用については議論のあるところである．ケタミンは，血行動態への影響が少ないという点で，導入の代替薬として優れた薬物である．プロポフォール，methohexital，（影響はより軽度ではあるが）ミダゾラムは，特に循環血液量が減少している患者では低血圧を起こしやすい．患者が挿管され人工呼吸器に乗ったら，転帰を最適化するためには十分な鎮痛と鎮静をすることが重要である．ほとんどの患者の鎮静には，（使えるならば）ベンゾジアゼピン系ではなくプロポフォールかデクスメデトミジンを使用すべきである．患者が 12 時間を超えて救急にいることが予測される場合，SAT と SBT が早期抜管の手助けとなり転帰を改善する可能性があるため，これらを検討すべきである．

利益相反

Dr. Han は National Institutes of Health から研究助成金の交付を受けている（K23AG032355）．

関連文献

文献	研究デザイン	結果
挿管の導入		
Chan et al., *Crit Care Med.* 2012[6]	敗血症の重症患者 896 人を対象とした 5 つの研究のメタ分析．etomidate を投与された患者群とその他の導入薬を使用した群とで死亡率と副腎不全について比較した	挿管の導入に etomidate を投与された敗血症患者のほうが死亡率が高く〔統合相対リスク(RR)：1.20，95%信頼区間(CI)：1.02 〜 1.42〕，より副腎不全が多かった（統合 RR：1.33，95% CI：1.22 〜 1.46）
Jabre et al., *Lancet.* 2009[8]	挿管の導入に etomidate またはケタミンを投与するよう無作為に割り付けられた敗血症および非敗血症患者 469 人を対象とした多施設無作為化比較試験	臓器不全を定量化する Sequential Organ Failure Assessment score に差はなかった．28 日死亡率，人工呼吸期間，ICU 在室期間にも差はなかった．挿管時の状況は両群間で同等であった

人工呼吸患者の鎮静

SEDCOM Study Group, *JAMA*. 2009[45]	内科系および外科系ICUの人工呼吸患者366人を対象として，デクスメデトミジン群とミダゾラム群を比較した多施設無作為化比較試験	デクスメデトミジンを投与された患者群では，せん妄が少なく(54% vs. 77%, $p<0.001$)，抜管までの時間も短かった(中央値3.7日 vs. 5.6日, $p=0.01$)。目標の鎮静深度までの時間，ICU在室期間，死亡率において，統計学的に有意差はなかった
Pandharipande et al., *Crit Care*. 2010[46]	内科系および外科系ICUの人工呼吸患者103人を対象として，デクスメデトミジン群とロラゼパム群を比較した多施設無作為化比較試験	デクスメデトミジンを投与された患者群では，ロラゼパムを投与された患者群よりもせん妄や昏睡状態の時間が短かった(中央値7日 vs. 3日, $p=0.01$)。デクスメデトミジン群は，目標鎮静深度の達成時間がより長かった。デクスメデトミジンは敗血症患者に限って28日死亡率を改善させた〔ハザード比(HR)：0.3, 95%CI：0.1～0.9〕
Jakob et al., *JAMA*. 2012[47] MIDEX	内科系，外科系，外傷ICUの人工呼吸患者300人を対象として，デクスメデトミジン群とミダゾラム群を比較した多施設無作為化比較試験	人工呼吸期間は，ミダゾラム群と比較してデクスメデトミジン群で短かった(中央値123時間 vs. 164時間, $p=0.03$)。デクスメデトミジンは患者の疼痛管理も改善した。目標鎮静深度の達成時間，ICU在室期間，入院期間，死亡率に差はみられなかった
Jakob et al., *JAMA*. 2012[47] PRODEX	内科系，外科系，外傷ICUの人工呼吸患者298人を対象として，デクスメデトミジン群とプロポフォール群を比較した多施設無作為化比較試験	デクスメデトミジン群とプロポフォール群で人工呼吸期間に差はみられなかった(中央値97時間 vs. 118時間, $p=0.24$)。デクスメデトミジン群で疼痛管理が改善した。目標鎮静深度の達成時間，ICU在室期間，入院期間，死亡率に差はなかった

人工呼吸患者の鎮静中断

Girard et al., *Lancet*. 2008[48] ABC	336人の患者を対象として，SAT(毎日鎮静を中断)＋SBT群とSBTのみの群とを比較した多施設無作為化比較試験	SAT＋SBT群で人工呼吸器離脱日数がより長く(平均差3.1日, $p=0.02$)，ICU在室期間(9.1日 vs. 12.9日, $p=0.03$)も，入院期間(14.9日 vs. 19.2日, $p=0.04$)も短かった。SAT＋SBT群の患者では，1年死亡率も低かった(44% vs. 58%, $p=0.01$)。再挿管率に差はなかった

SAT：自然覚醒トライアル，SBT：自発呼吸トライアル

文献

1. Forman SA. Clinical and molecular pharmacology of etomidate. *Anesthesiology*. 2011;114:695–707.
2. Mace SE. Challenges and advances in intubation: rapid sequence intubation. *Emerg Med Clin North Am*. 2008;26:1043–1068, x.
3. Bergen JM, Smith DC. A review of etomidate for rapid sequence intubation in the emergency department. *J Emerg Med*. 1997;15:221–230.
4. Zed PJ, Abu-Laban RB, Harrison DW. Intubating conditions and hemodynamic effects of etomidate for rapid sequence intubation in the emergency department: an observational cohort study. *Acad Emerg Med*. 2006;13:378–383.
5. Vinclair M, Broux C, Faure P, et al. Duration of adrenal inhibition following a single dose of etomidate in critically ill patients. *Intensive Care Med*. 2008;34:714–719.
6. Chan CM, Mitchell AL, Shorr AF. Etomidate is associated with mortality and adrenal insufficiency in sepsis: a meta-analysis*. *Crit Care Med*. 2012;40:2945–2953.
7. Tekwani KL, Watts HF, Sweis RT, et al. A comparison of the effects of etomidate and midazolam on hospital length of stay in patients with suspected sepsis: a prospective, randomized study. *Ann Emerg Med*. 2010;56:481–489.
8. Jabre P, Combes X, Lapostolle F, et al. Etomidate versus ketamine for rapid sequence intubation in acutely ill patients: a multicentre randomised controlled trial. *Lancet*. 2009;374:293–300.
9. McPhee LC, Badawi O, Fraser GL, et al. Single-dose etomidate is not associated with increased mortality in ICU patients with sepsis: analysis of a large electronic ICU database. *Crit Care Med*. 2013;41(3):774–783.
10. Warner KJ, Cuschieri J, Jurkovich GJ, et al. Single-dose etomidate for rapid sequence intubation may impact outcome after severe injury. *J Trauma*. 2009;67:45–50.
11. Hildreth AN, Mejia VA, Maxwell RA, et al. Adrenal suppression following a single dose of etomidate for rapid sequence induction: a prospective randomized study. *J Trauma*. 2008;65:573–579.
12. Bloomfield R, Noble D. Etomidate and intensive care physicians. *Intensive Care Med*. 2005;31:1453;author reply 1454.
13. Annane D, Sebille V, Charpentier C, et al. Effect of treatment with low doses of hydrocortisone and fludrocortisone on mortality in patients with septic shock. *JAMA*. 2002;288:862–871.
14. Annane D. Etomidate and intensive care physicians. *Intensive Care Med*. 2005;31:1454.
15. Payen JF, Dupuis C, Trouve-Buisson T, et al. Corticosteroid after etomidate in critically ill patients: a randomized controlled trial. *Crit Care Med*. 2012;40:29–35.
16. Cuthbertson BH, Sprung CL, Annane D, et al. The effects of etomidate on adrenal responsiveness and mortality in patients with septic shock. *Intensive Care Med*. 2009;35:1868–1876.
17. Gelissen HP, Epema AH, Henning RH, et al. Inotropic effects of propofol, thiopental, midazolam, etomidate, and ketamine on isolated human atrial muscle. *Anesthesiology*. 1996;84:397–403.
18. Tweed WA, Minuck M, Mymin D. Circulatory responses to ketamine anesthesia. *Anesthesiology*. 1972;37:613–619.
19. Filanovsky Y, Miller P, Kao J. Myth: ketamine should not be used as an induction agent for intubation in patients with head injury. *CJEM*. 2010;12:154–157.
20. James MF, Hift RJ. Porphyrias. *Br J Anaesth*. 2000;85:143–153.
21. Barr J, Fraser GL, Puntillo K, et al. Clinical practice guidelines for the management of pain, agitation, and delirium in adult patients in the intensive care unit. *Crit Care Med*. 2013;41:278–280.
22. Gauss A, Heinrich H, Wilder-Smith OH. Echocardiographic assessment of the haemodynamic effects of propofol: a comparison with etomidate and thiopentone. *Anaesthesia*. 1991;46:99–105.

23. Sivilotti ML, Filbin MR, Murray HE, et al. Does the sedative agent facilitate emergency rapid sequence intubation? *Acad Emerg Med*. 2003;10:612–620.
24. Hughes CG, McGrane S, Pandharipande PP. Sedation in the intensive care setting. *Clin Pharmacol*. 2012;4:53–63.
25. Girard TD, Jackson JC, Pandharipande PP, et al. Delirium as a predictor of long-term cognitive impairment in survivors of critical illness. *Crit Care Med*. 2010;38:1513–1520.
26. Ely EW, Shintani A, Truman B, et al. Delirium as a predictor of mortality in mechanically ventilated patients in the intensive care unit. *JAMA*. 2004;291:1753–1762.
27. Agarwal V, O'Neill PJ, Cotton BA, et al. Prevalence and risk factors for development of delirium in burn intensive care unit patients. *J Burn Care Res*. 2010;31:706–715.
28. Payen JF, Bru O, Bosson JL, et al. Assessing pain in critically ill sedated patients by using a behavioral pain scale. *Crit Care Med*. 2001;29:2258–2263.
29. Gelinas C, Fillion L, Puntillo KA, et al. Validation of the critical-care pain observation tool in adult patients. *Am J Crit Care*. 2006;15:420–427.
30. Marcantonio ER, Juarez G, Goldman L, et al. The relationship of postoperative delirium with psychoactive medications. *JAMA*. 1994;272:1518–1522.
31. Armstrong PJ, Bersten A. Normeperidine toxicity. *Anesth Analg*. 1986;65:536–538.
32. Dubois MJ, Bergeron N, Dumont M, et al. Delirium in an intensive care unit: a study of risk factors. *Intensive Care Med*. 2001;27:1297–1304.
33. Morrison RS, Magaziner J, Gilbert M, et al. Relationship between pain and opioid analgesics on the development of delirium following hip fracture. *J Gerontol A Biol Sci Med Sci*. 2003;58: M76–M81.
34. Sessler CN, Gosnell MS, Grap MJ, et al. The Richmond Agitation-Sedation Scale: validity and reliability in adult intensive care unit patients. *Am J Respir Crit Care Med*. 2002;166:1338–1344.
35. Riker RR, Picard JT, Fraser GL. Prospective evaluation of the Sedation-Agitation Scale for adult critically ill patients. *Crit Care Med*. 1999;27:1325–1329.
36. Shehabi Y, Bellomo R, Reade MC, et al. Early intensive care sedation predicts long-term mortality in ventilated critically ill patients. *Am J Respir Crit Care Med*. 2012;186:724–731.
37. Ely EW, Inouye SK, Bernard GR, et al. Delirium in mechanically ventilated patients: validity and reliability of the confusion assessment method for the intensive care unit (CAM-ICU). *JAMA*. 2001;286:2703–2710.
38. Bergeron N, Dubois MJ, Dumont M, et al. Intensive care delirium screening checklist: evaluation of a new screening tool. *Intensive Care Med*. 2001;27:859–864.
39. Skrobik Y. Counterpoint: should benzodiazepines be avoided in mechanically ventilated patients? No. *Chest*. 2012;142:284–287; discussion 287–289.
40. Kam PC, Cardone D. Propofol infusion syndrome. *Anaesthesia*. 2007;62:690–701.
41. Vasile B, Rasulo F, Candiani A, et al. The pathophysiology of propofol infusion syndrome: a simple name for a complex syndrome. *Intensive Care Med*. 2003;29:1417–1425.
42. Tan JA, Ho KM. Use of dexmedetomidine as a sedative and analgesic agent in critically ill adult patients: a meta-analysis. *Intensive Care Med*. 2010;36:926–939.
43. Ho KM, Ng JY. The use of propofol for medium and long-term sedation in critically ill adult patients: a meta-analysis. *Intensive Care Med*. 2008;34:1969–1979.
44. Pandharipande PP, Pun BT, Herr DL, et al. Effect of sedation with dexmedetomidine vs lorazepam on acute brain dysfunction in mechanically ventilated patients: the MENDS randomized controlled trial. *JAMA*. 2007;298:2644–2653.
45. Riker RR, Shehabi Y, Bokesch PM, et al. Dexmedetomidine vs midazolam for sedation of critically ill patients: a randomized trial. *JAMA*. 2009;301:489–499.
46. Pandharipande PP, Sanders RD, Girard TD, et al. Effect of dexmedetomidine versus lorazepam on outcome in patients with sepsis: an a priori-designed analysis of the MENDS randomized controlled trial. *Crit Care*. 2010;14:R38.

47. Jakob SM, Ruokonen E, Grounds RM, et al. Dexmedetomidine vs midazolam or propofol for sedation during prolonged mechanical ventilation: two randomized controlled trials. *JAMA*. 2012;307:1151–1160.
48. Girard TD, Kress JP, Fuchs BD, et al. Efficacy and safety of a paired sedation and ventilator weaning protocol for mechanically ventilated patients in intensive care (Awakening and Breathing Controlled trial): a randomised controlled trial. *Lancet*. 2008;371:126–134.
49. Kress JP, Gehlbach B, Lacy M, et al. The long-term psychological effects of daily sedative interruption on critically ill patients. *Am J Respir Crit Care Med*. 2003;168:1457–1461.

Section 14
老年医学と緩和ケア

59 高齢患者
60 救急での緩和医療

59

高齢患者
geriatric patient

Mary R. Mulcare, Alexis Halpern, and Michael E. Stern

背景

高齢者あるいは「老年」は 65 歳以上と定義されている。高齢者の増加は，成人人口に占める割合の上昇だけではなく，救急で集中治療を必要とする患者の増加も意味している。米国では，2000 ～ 2010 年の 65 歳以上の人口増加率(10 年で 15.1％)が人口全体の増加率(10 年で 9.7％)よりも高く，高齢者が全人口に占める割合も 13％超に増加した。それと同時に 85 歳以上の人口も 10 年で 29.6％増加した。2030 年には，高齢者人口は現在の 2 倍の 7,000 万人になると予想されている[1]。最近の米国における後ろ向きコホート研究では，ICU 総患者数のうち高齢者が占める割合は 45.7％とされている(85 歳超の患者は ICU 総患者数の 10.35％を占める)[2]。オーストラリアとニュージーランドでの ICU 患者 12 万人の分析では，80 歳超の患者が全体の 13％を占めることが実証され，この年代の ICU 入室率は毎年 5.6％ずつ上昇していることがわかっている[3]。

食事，運動，予防医学に関する教育の進歩はライフスタイルに変化をもたらし，高齢者の健康や身体機能は全般的に以前よりも改善されてきている。さらに薬物療法や健康関連技術の進化が，高齢者のより長く健康な生活を可能にしている。高齢者の臨床転帰が示すように，よりよい医療資源やより効率的な早期目標指向療法(EGDT)によって，重病を患う高齢患者を蘇生し治療するわれわれの能力は大きく向上している[4]。ゆえに，もはや年齢だけで治療方法の決定を行うのではなく，急性の病態の重症度，患者の生物学的あるいは生理学的な状態，そして患者自身の希望を組み合わせて判断がなされるべきである。

高齢者の診察

人は皆，30歳を超えると年1%程度の身体機能低下を自覚するようになるが，その開始年齢には個人差がある[5,6]。そして，年齢を定量化するには2つの方法がある。1つは生物学的年齢(生理学的年齢)であり，脆弱さ，生物学的な予備能不足や機能障害と関連することが多い[4]。もう1つは暦年齢(時間的年齢)である[7]。文献によって，加齢を死亡率の独立した危険因子とするかどうかは一致していないが[2,3,8]，加齢だけがICU治療の良好な転帰を妨げているわけではないと強調する研究者もいる[9〜12]。暦年齢に関係なく発生する重症疾患からの生存に重要なのは，体全体の生理学的予備能，心臓や腎臓などの臓器の構造と機能，肺コンプライアンスや肺活量，身体組織の変化に伴う分布量の変化などである。それぞれ，以降の項で詳しく述べていく。

救急医は高齢者の診療にあたり，次のよくある事項について認識しておく必要がある。

1. **ポリファーマシー(多剤併用処方)**は広くみられるが，高齢者への重大な危険を意味する。主要な臓器の機能的予備能が低下することにより，ある種の薬物，特に心血管系および腎機能に作用する薬物の作用を代償できないリスクが高くなる。ジアゼパムのような肝クリアランスの薬物でも著しく有害な影響が現れる。高齢者へ処方を行うときには，「少量から開始し，ゆっくり増量せよ」と呪文のように唱えよう[13]。

2. **非典型的な経過**は，高齢者では内科，外科，外傷の患者いずれにおいても，例外ではなく原則である。このテキストは外傷に焦点をあてていないが，臨床医はどんなに軽微な受傷機転(立位からの転倒など)であっても重症外傷の疑いを持ち続ける必要がある。高齢者は，頭蓋内出血，骨折，および抗凝固薬や抗血小板薬が普及して易出血性のリスクが高いことから，それに関連した合併症も起こしやすい。85歳を超える高齢者では，ICU入室の理由として心血管系疾患に次いで2番目に多いのが外傷である[2]。

これらの点に留意して，以下の項では特別な配慮を要する高齢者の急性期症状について述べていく。

敗血症

重篤な敗血症sepsisは，早期発見や早期目標指向療法が進歩した現在でも，高い

死亡率が続いている[14]。高齢者は生理学的予備能が低下しており，免疫能が老化し，複数の併存疾患をもつことが多い。これらのことから，高齢者の敗血症の発症率は高く，年齢は敗血症による死亡の独立した予測因子である。高齢者は若年者と比較して敗血症の相対リスクが13.1倍と高い[15]。65歳超の敗血症による死亡率は27.7％，85歳超に限ると40％近い[15]。肺炎が最も頻度の高い感染症であり，尿路感染症と菌血症がそれに続く[15]。したがって，感染症の疑いのある高齢者では，常に胸部X線検査，尿検査，尿と血液の培養を行うべきである。また，高齢者は体温上昇が弱かったりなかったりすることが多いので，上記の検査は発熱の記録がなくても行うべきである。

すべての感染症患者での抗菌薬の早期投与は必須であり，治療開始が1時間遅れるごとに死亡率が上昇する[16]。さらに易感染性である高齢者は，入院・外来のいずれでも抗菌薬を頻回に投与されており，薬物耐性菌に感染する可能性が高い[17]。以下は適切な抗菌薬療法の選択に際し，考慮すべき重要事項である。

1. 患者は養護施設やリハビリテーションセンターからの来院か？
2. 患者は以前どんな感染症を起こし，そのときの培養において感受性はどうであったか？
3. 臨床経過と検査から，最も疑われる感染源は何か（高齢者が非典型的な経過を示すことを忘れてはならない）？
4. 養護施設の所在地やその隣接地域などを含め，患者周辺の耐性菌の傾向はどうなっているか？

耐性菌に感染した既往が不明のときには，広域スペクトル抗菌薬により初期治療を開始し，臨床データや培養結果が得られてから狭域の抗菌薬に変更すべきである。
早期目標指向療法（EGDT）と積極的な輸液蘇生が敗血症治療の主流になりつつある[18]。あるEGDT研究の対象となった263人の平均年齢は65.7歳（標準偏差17.2）であったが，65歳以上の患者を対象としたサブグループ分析は行われていない。われわれが知る限り，EGDTの高齢者への適応を検討対象にした研究はいまだなされていない。よって，敗血症の診断基準にもとづく適応があれば，高齢者にも積極的な輸液蘇生（最低でも30 mL/kg）を行うべきである[19]。高齢者は心不全を合併していることが多いため，水分バランスの管理が難しい。臨床医は輸液中，特に呼吸状態に注意を払いながら頻回に患者評価を行う必要がある。

高齢者への昇圧薬投与に関する大規模研究は今のところない。昇圧薬によるサポートをする開始時期の判断に重要となる因子には，高齢者が心不全を起こしやすいこと，強心薬が必要となる可能性が高いことなどがある。ここで混同しやすいの

が，高齢者の心不全の1/3は心室の拡張障害に起因する拡張期不全が主体であるということである。これらの患者は十分な前負荷の維持を拡張末期の充満率に強く依存している。この拡張末期の充満は心房収縮によって起こるため，十分なレートコントロールが肺うっ血の回避には必須となる。ただし，頻脈はしばしば必要な代償機構として起こっているので，適切な輸液蘇生を実施する前に頻脈の患者にレートコントロールを開始すべきではない。レートコントロール薬の選択を行うとき，高齢者では心拍出量が減少しており，心臓がますます内因性カテコールアミンによる強心作用に依存していることも忘れてはならない。このため，高齢者にとってβ遮断薬の使用は肺水腫のリスクを高める可能性がある。ゆえに，多くの救急医はレートコントロールの初期治療にはカルシウム拮抗薬が使いやすいと感じている。

　高齢者の敗血症に対する副腎皮質ステロイドの使用についても，十分な研究はまだない。CORTICUS trial[20]を含め，敗血症治療におけるステロイドの使用を支持する研究の対象患者の年齢の中央値は60.8歳，79%は75歳未満であり，これらの結果を高齢者に適用するのは難しい[14]。

　腹痛は高齢者がよく訴える症状である。他の主訴と同じく，高齢者の腹部疾患は非典型的な経過を示すことが多く，診察しても局所症状を欠くため高度な画像診断による広範な検索を要する。腹痛により救急を受診する高齢者のうち約60%が入院し，そのうち20%近くで集中治療や手術が必要になる。救急から帰宅した腹痛患者の14%（または腹痛により入院治療を受けて退院した患者の9%）は初診後（または入院時）から2週間以内に救急を再受診し，そこで入院（または再入院）した患者の約5%が死亡する[21]。さらに，75歳以上の患者を75歳未満の患者と比べると，救急での診断が最終診断に一致していた割合は低い（76% vs. 87%）[21]。虫垂炎や胆嚢炎といった疾患が二峰性に分布し，高齢者での発症が多いことは重要である（虫垂炎14%，胆嚢炎12〜41%）[22〜24]。

心機能障害

心臓において加齢とともに生じる構造上の変化には，左室壁の肥厚，左房腔や左室腔の拡大，冠動脈壁の肥厚などがあり，これらはすべて左室拡張不全や心機能の予備能低下につながる。このような変化の結果，高齢者の多くは，安静時収縮期血圧が高く，内因性洞調律が減少し，交感神経の活動は亢進するがβアドレナリン刺激への応答は弱い。心電図ではほとんどの高齢者に，非特異的ST-T変化，QRS電位の低下，期外収縮の増加，PQ間隔やQT間隔の延長，脚ブロックといった所見を認める。

高齢患者を診療していれば，ICU入室患者にはより頻繁に心不全や不整脈，弁膜障害の増加といった心機能低下の合併が認められる。逆に高齢者では，糖尿病性合併症，アルコール依存症，慢性閉塞性肺疾患，肝不全などの有病率が少ない[2]。患者1,409人を対象とした後ろ向きコホート研究によれば，65歳超(67.7%)の患者がICUに入室した最も多い原因は心疾患であり，診断名としては急性冠症候群が76.7%で最多であった[4]。入院時に心疾患を有する場合，死亡リスクが有意に高いことが別の研究において示されている[8]。

心不全

　うっ血性心不全 congestive heart failure は，高齢者の入院の原因として最も頻度が高く重要な疾患である。2009年の調査では，人口1万人あたりのうっ血性心不全による入院患者数は，65～84歳では149人，85歳以上では433人であった[25]。加齢による大血管の弾性低下は後負荷を増大させ，それが左室肥大を引き起こし，冠動脈の酸素消費を増やし，虚血が起こりやすくなる。後負荷の増大は慢性的な腎血流障害によって進行し，やがて求心性血管の収縮や体液保持の増大をまねき，すでに低下している心機能をさらに悪化させる[26]。

　注目すべきは，過去の診療録調査やベッドサイドでの超音波検査により救急で検出したうっ血性心不全患者の駆出率(EF)は，しばしば正常であり，ときに上昇さえしている。30～50%の心不全患者では，拡張機能不全によるうっ血を起こし，左室の弛緩不良による内圧上昇や左室拡張末期圧(LVEDP)の低下をきたしていた[27,28]。以下に述べるように，拡張不全では，過剰な利尿リスクを意識しながら後負荷軽減を目標にした治療が必要になることが多い。

　うっ血性心不全は主として臨床診断であるため，下肢の浮腫や肺底部のクラックルなどの身体所見が重要な手がかりになる。心不全の程度によって，患者が訴える呼吸苦，倦怠感や起座呼吸の程度は異なる。高齢者が重篤な低酸素症の場合，傾眠，錯乱，老衰といった非典型的な症状を示す。

　高齢者において心不全が増悪する理由は無数にある。最も多い理由は服薬や食事制限が守られないことであり，ほかに，不整脈，心筋梗塞，腎不全，肺梗塞，コントロール不良の高血圧，薬物の副作用，感染症が続く[26]。基礎疾患が把握できれば，初期症状にとどまらず適切な管理が展開できる。脳性(B型)ナトリウム利尿ペプチド(BNP)はうっ血性心不全の一般的なマーカーである(感度90%，特異度76%)が，血漿BNP値は駆出率によらず加齢とともに上がり，特異度は低くなる[29]。その他の重要な検査値としては，ヘモグロビン(貧血は高齢者の独立した予後因子である)，

電解質（しばしば利尿薬の使用による低カリウム血症が起こる），基礎疾患の検索で心筋梗塞を除外するときに心電図とともに検査されるトロポニンなどがある．胸部X線検査や心電図は確定診断に有用である．

　肺水腫を合併するすべての患者は直ちに介入を要する．ABCの評価と安定化に続く初期治療として，酸素や硝酸薬投与などが行われる．しかし，高齢者のうっ血性心不全に対し初期治療を行うとき，救急医は加齢に伴う心血管の変化を考慮しながら治療を進めなければならない．例えば，重度の大動脈弁狭窄症を合併した患者に硝酸薬を使用すると，急激な血圧の低下を起こすことがある．薬物の併用による急激な血圧低下を防ぐためにも，バイアグラ®やその他のホスホジエステラーゼ（PDE）5阻害薬を内服していないか患者に確認することが重要である．アンジオテンシン変換酵素（ACE）阻害薬（エナラプリル）の注射薬は硝酸薬が使用できない場合の代替薬であるが，一般的には慢性期の管理に使用される[30]．利尿薬は単純な体液過剰では効果的であるが，利尿しすぎて循環障害の危険にさらすことがないよう配慮しなければならない．幸い非代償性心不全では，ほとんどの場合，突然の容量負荷よりも心不全に伴う交感神経の急激な興奮が肺の代償不全をきたすおもな原因である．前負荷に依存した拡張期心不全の患者もまた，左室が硬化して高い充満期圧が必要になるため，やはり管理が難しい．そのため慎重に管理しないと，硝酸薬や利尿薬を積極的に投与することにより左室へ流入する血流量の不足から非代償性心不全をきたしうる．非侵襲的陽圧換気（NPPV）は高齢者の気管挿管を減らす．これについては次項で述べる．

　急性冠症候群の全成人患者の5～7％が心原性ショックを合併し，その死亡率は50％を超える[31]．急性冠症候群を合併した高齢者の死亡率は若年者より高いが，経皮的冠動脈インターベンション（PCI）を受けた高齢者は，受けなかった高齢者よりも長期生存やQOL（良好な機能回復と定義）の点で優れているようである[32]．心原性ショックに陥った高齢者には強心薬が必要であり，ドブタミン（β_1刺激薬）とミルリノン（PDE阻害薬）が適応薬物である．これまで救急医はドブタミンを使い慣れているが，PDE阻害薬と比較するとドブタミンには心室期外収縮や頻脈のリスクがある[33]．

不整脈

1997～2009年に，85歳以上の成人で不整脈による入院が25％増加した[25]．加齢による伝導系の伸展と疲弊が期外収縮を引き起こし，脱分極の経路を変える．これらの患者はさまざまな程度の症状と血行動態の変容を示し，救急医は迅速で正確な

対応が求められる。初期蘇生の後，不整脈の根本的原因を特定するために，心臓および血管の加齢変化を把握する必要がある。

心房細動 atrial fibrillation は高齢者において最も多い持続的な不整脈である。有病率は5％であり，年齢が10歳上がるごとに新規発症率は2倍ずつ上昇する[34]。心房細動は全脳卒中死亡者の20％で生じている[35]。心室頻拍を伴う心房細動の急性期治療は患者の血行動態に規定される。血圧が低いときや血行動態が不安定なときは緊急カルディオバージョンが必要となるが，これは高齢者に対しても安全に行われている。若年者と比較して成功率や合併症の発症率も同等である[36]。新規発症の安定した心房細動に対するカルディオバージョンも同様に効果的である（第17章参照）。

症状があり血圧が正常に近い場合，レートコントロールには抗凝固薬を併用すべきである。前述のように心不全の発症率を考慮すれば，事前情報がなくても駆出率が少ないものと推測すべきである。救急医が頻用するジルチアゼムは高齢者に合った選択薬である。なぜなら投与量の微調整が可能であり，血行動態の破綻を予防するために緊密なモニタリングができるからである。高齢者での使用歴にもとづき，ジルチアゼムでは一般に推奨される 0.25 mg/kg 持続投与よりも，はじめに 10 mg 静注してから投与量を調整する方法が勧められている。アミオダロンは低血圧を起こしにくいため，心機能低下が認められる場合によい適応となるが[37]，投与量の調整は難しい。ジゴキシンはレートコントロールでのもうひとつの選択薬となるが，効果発現が非常に遅いため救急では使いにくい。駆出率が正常とわかっている患者では，β遮断薬やベラパミルの使用も考慮される。しかし，ベラパミルの薬物動態は肝代謝に依存するため[38]，高齢者では注意が必要である。

頻脈性心房細動の患者が無症候性であれば，処方薬のアドヒアランス不良や無数にある心房細動の病因・誘発因子について，救急医が原因を究明する時間はある。心房細動患者の心拍数は，脱水，発熱，感染といった基礎疾患に適切に反応した結果かもしれないので，心拍数抑制を急ぎすぎると失敗することがある。原疾患に対する治療として，輸液，抗菌薬，解熱薬を投与することにより，心拍数が減少することもある。

高齢者の伝導障害の有病率を考えれば，この年齢層では洞不全症候群や完全房室ブロックが生じやすいので，心機能が不安定なすべての患者で鑑別に挙げるべきである。不整脈やバイタルサイン異常があるとき，12誘導心電図は必須である。

その他の心疾患

大動脈弁狭窄症

大動脈弁狭窄症 aortic stenosis は80歳超で有病率が10%近くまであり，心臓死の原因として3番目に多い[39]。大動脈弁狭窄症は，急性冠症候群，急性の非代償性心不全，失神といった症状で発症することが多く，十分な前負荷を維持しながら後負荷を軽減する治療が必要になる。硝酸薬と利尿薬の投与は慎重に行うべきである。大動脈弁置換術（AVR）は重症大動脈弁狭窄症の根治的治療である。最近の報告では，80歳超で大動脈弁置換術を行った患者の生命予後は良好であり（>50%が6年生存），冠動脈バイパス術（CABG）を同時に行っても生存率の中央値は変わらなかった[39,40]。

急性冠症候群

高齢者の急性冠症候群 acute coronary syndrome はありふれた疾患だが，心筋梗塞を起こした高齢者の死亡率は高い。高齢者の急性冠症候群では非典型的な経過こそが一般的であり，高齢者の心筋梗塞は50%以上が胸痛を訴えない無痛性（"silent"）である[41]。発症経過や死亡率の男女差は高齢になるほど小さくなる。たとえ超高齢者であっても，血栓溶解療法，経皮的冠動脈インターベンション（PCI），冠動脈バイパス術（CABG）といった治療を考慮すべきであることを多くの研究が明らかにしている[31,40,42~44]。

呼吸困難

高齢者の呼吸不全は多面的な対応が必要であり，急性度，利用できる医療資源，処置の侵襲度を考慮する必要がある。人工呼吸器を装着する判断はときに困難であり，特に年齢が高いほど難しい[45]。人工呼吸関連死の独立した危険因子として，年齢を示した研究がある[46,47]一方で，呼吸機能が年齢に影響されないことについてのエビデンスには，より説得力がある。

呼吸機能の加齢による変化は全身の機能低下を引き起こす[48]。肺コンプライアンスの低下，肋椎関節や横隔膜を含む関連筋群の硬化は，人工呼吸器関連合併症のリスクを高くする。高齢者は末梢気道が閉塞しやすく，それにより肺胞面積，ガス交換，肺気量の減少が引き起こされる。末梢における二酸化炭素濃度の感度低下は低酸素ドライブや換気応答を低下させ，しばしば睡眠中に最も顕著となる。こうした生理学的な機能低下によって，高齢者は急性肺疾患から回復する過程において慢性

呼吸不全を起こしやすい．

　急性呼吸促迫症候群（ARDS）ネットワークのサブグループ分析では，70 歳超の気管挿管と人工呼吸器を要した患者は肺保護換気（低 1 回換気量による人工呼吸）に対し若年者と同等の応答があったものの，死亡率が上昇した[49]．高齢者は慢性閉塞性肺疾患（COPD）の有病率が高く，もともとの呼吸機能が低いことを考えれば，適切な人工呼吸戦略を決定するためにはより多くのデータが必要である[14]．

　非侵襲的陽圧換気（NPPV）は，高齢者の軽度から中等度の呼吸困難を治療するときに重要である[48,50]．若年者でも高齢者でも，NPPV は総合的に不快感，合併症が少なく，以下に示す疾患群の治療においては気管挿管による人工呼吸よりも短期的な転帰が良好であった．NPPV は呼吸筋の休息を促進し，肺胞リクルートメントと肺容量を増やすことによりガス交換を改善させる．気道を保護する能力は常に NPPV における懸念事項だが，特に合併症がある高齢者において問題になる．認知症だけで NPPV を避けるべきではないが，興奮状態にあるせん妄では使いにくいかもしれない[51]．

　NPPV は次の疾患の管理に有用である．

- **慢性閉塞性肺疾患（COPD）の急性増悪**：高齢者における NPPV の成功率は若年者と大きく変わらない[52]．NPPV に対する良好な反応は，次のように定義されている．アシドーシスの改善，呼吸数の減少，血中二酸化炭素濃度の減少のすべてが，補助換気の追加が必要になる前に，1 〜 2 時間以内（最長でも 4 時間まで）で達成されていること[51,52]．
- **急性心原性肺水腫**：NPPV〔特に持続性気道内陽圧（CPAP）〕は，ガス交換を改善し，血行動態を正常化し，気管挿管の頻度を減らすことがわかっている[53]．虚血性心疾患の急性期，すなわち心筋梗塞の患者では冠動脈灌流域の酸素需要を増大させ虚血を悪化させるので，NPPV の使用は慎重にすべきである[48,54]．
- **肺炎**（高齢者の感染症でのおもな死因）：NPPV の使用には議論がある．限られたデータによれば，COPD の患者では有用かもしれない[48]．
- **終末期医療**：緩和治療に役立つので，NPPV を考慮すべきである

　上記研究の知見にもとづけば，NPPV 装着から 2 時間以内に明らかな改善が得られなければ，特に呼吸不全の原因が可逆的な場合は，高齢者でも気管挿管と人工呼吸を考慮すべきである[51]．

せん妄と興奮

せん妄 delirium，すなわち認知症の既往とは関係のない急性の意識変容は，疾患の重症度と病院環境が不当に軽視された結果として発症することが多い[55]。せん妄による院内死亡率は敗血症や心筋梗塞と同等であり，それ自体が緊急事態である[56]。高齢者は特にせん妄を起こしやすく，症状としては，活動低下(沈黙，無気力，昏迷など)，活動亢進(興奮など)のいずれもみられる(詳細は後述)[57]。

せん妄を見ぬくことが救急医にとっての最初の難関であり，特にもともとの認知機能障害の程度が不明な場合は難しい。せん妄評価法 Confusion Assessment Method(CAM)[58]は集中治療領域において最も普及し[59]，救急でも検証されている唯一の診断ツールである(感度86％，特異度100％)[60]。CAMの評価項目は，(1)急性発症による症状の変動，(2)注意障害，(3)まとまりを欠く思考，(4)意識障害の4つである。「せん妄状態」と判断するには，(1)と(2)に加えて(3)または(4)を満たす必要がある[58]。CAM-ICUスケールが，救急ではさらに適切であるとする研究結果がある[57]。

加齢による生理学的変化は薬物動態と薬力学の両方に影響を与え，せん妄を生じやすくしている。薬物分布(薬物動態)の変化は，除脂肪筋肉量と比較して相対的に高い脂肪蓄積量に由来して起こる。このことにより脂溶性薬物の吸収は増え，半減期は延長する(プロポフォール，ジアゼパム，ミダゾラムなど)。高齢者は体重に占める筋肉量の比率が低いので，親水性薬物(ジゴキシン，テオフィリンなど)の吸収が減少し，それが有効半減期の短縮と最大血中濃度の上昇につながり，中毒のリスクが高くなる[38]。高齢者では，消化管での初回通過時の代謝，肝代謝および肝クリアランス，腎クリアランスも低下しがちである。急性腎不全は高齢者に多く[14]，複数のありふれた処方薬，例えばジゴキシン，エノキサパリン，ダビガトラン，メトホルミン，リチウム，アマンタジンなどの抗パーキンソン薬などが中毒の原因となる。そして，神経ホルモン受容体も加齢の影響を受け，特にアドレナリン受容体は体内での薬効(薬力学)を変えることがあるが，それに関して具体的な推奨を提供する十分なエビデンスはない[14]。投与量の決定には，それぞれの薬物についての薬物動態と薬力学と同様に，患者の生理学的機能も考慮しなければならない。

せん妄は臨床的に活動亢進型，活動低下型，混合型の3つに分類される。活動亢進型(または興奮状態の)せん妄は，救急医にとって基礎疾患の評価を難しくすることがある。いったん患者がせん妄状態と判断されれば，次のステップはせん妄を起こした要因の評価となる。感染症，脳卒中，心筋梗塞，低血糖，もともとの認知機能障害といった，従来から致命的とされる原因よりもはるかに治療しやすいにもか

かわらず，いくつかの原因がしばしば見逃される。そうした気づきにくい原因には，不十分な疼痛管理，尿閉，便秘，脱水，ポリファーマシー（多剤併用処方），身の回りの環境要因などがある[57]。

せん妄は非薬物療法（こちらが推奨される）と薬物療法のいずれによっても治療可能だが，文献で公表されている標準的治療法はまだない。非薬物療法には，知覚刺激を減らす，ベッドサイドに家族（または親しい者）が付き添う，対面観察，患者が静かで穏やかにすごせる場所（自分の場所がわかりやすい窓際が望ましい）を提供することなどがある。薬物療法は緊急時のみ，すなわち患者や医療従事者に危険があるときや，患者が興奮状態にあるために必要な医療ケアが妨害されるときに限るべきである。ベンゾジアゼピン系はせん妄を悪化させるため，特に単剤投与は避けるべきである（第56章にて詳述）。最低限の鎮静が必要な場合，ジアゼパムよりも肝臓で代謝されるロラゼパムのほうが望ましい。定型抗精神病薬であるハロペリドールは，従来からせん妄の治療では第1選択薬とされており，QT延長のみが重要な禁忌である。しかし，近年はオランザピン，クエチアピン，リスペリドンといった非定型抗精神病薬のせん妄への処方量が増えている。とはいえ，これらの薬物にはそれぞれ制約があり，副作用や安全情報を把握しておく必要がある。非定型抗精神病薬を対象としたさまざまな研究が行われたが，せん妄で興奮状態にある高齢者に対する効果と安全性について，いまだに明確なエビデンスはない。

結論

入院件数，特にICUへの入院件数の増加は，医療資源が対処できるペースを大幅に超えている。このさまざまな原因が絡んだ問題に，高齢者はどの年齢層よりも影響を与えている[3]。ICUトリアージは主観に左右される方法であることが知られており，特に医療資源が不足すると患者の年齢が診療に差を生じさせることが文献により示されている[61,62]。診療内容が年齢による影響を受けることは，80歳以上の患者の短期的な生存率は低いけれど，入院前の身体機能，合併症，手術歴，初期診断，疾病の重症度などに影響を受けるという多くの研究結果に裏づけられている。退院した高齢患者は，リハビリテーション施設や長期療養施設に転院することが多い[3]。

しかし，疾患の重症度が補正されれば，ICUレベルのケアを受けた高齢患者は死亡率の改善効果が最も大きい。ICUに入室した高齢患者が「元気すぎる」とみなされ重症度が低い病棟に移ると，重大な損失を被る。それは，生理的予備能が小さいため，単なる虚弱を病気にしてしまうからである。代償が難しい状態にあるとき

に，早期に認識される環境で治療を行えるということは，臨床的転帰に大きな効果がある[63]。救急医は根拠があると思ったらいつでも高齢患者の代弁者となり，ICUに入室させるべきである。今以上に信頼性が高い予後予測の方法がみつかるまでは，彼らの希望に反しない限り高齢患者は積極的に治療されるべきである。

重篤な高齢患者が救急からICUに送り続けられる一方で，救急医は入院につながる多くの状況を避けることができる。転倒や消化管出血は本来，回避可能な病態だが，多くの高齢者がICUに入室する原因となっており，特に新規抗凝固薬を内服している80歳超の患者に多い。高齢患者を診察する現場の救急医は，診療の範囲内において予防的手段を講じることができる。例えば，安全な居住環境や組織化されたプライマリ・ケアの実現を通じて，優れた退院計画の立案や退院時の処方調整を必ず行うことで，再受診や新規疾患の出現を最小限に抑制できる。

関連文献

文献	研究デザイン	結果
統計		
Fuchs et al., *Intensive Care Med.* 2012[2]	ICUに入室した65歳超の患者7,265人を対象に，入院の概要と死亡率を調査した後ろ向きコホート研究	ICUに入室した患者の45.7%が65歳超(85歳超10.35%)であり，年齢ごとに入院の理由が異なっていた。年齢(特に75歳超)はICU患者における28日または1年死亡率に関する独立した危険因子であった
Bagshaw et al., *Crit Care.* 2009[3]	オーストラリアおよびニュージーランドの集中治療学会の成人患者データベースからの後ろ向き研究。57のICUに入室した成人120,123人を対象に，80歳超の患者の入院率，入院理由，転帰を評価した	ICU入室の13%が超高齢者(80歳超)であり，1歳ごとに5.6%ずつ入院率が上昇していた。80歳超の患者の短期生存率が低く，全身状態と虚弱度，合併症，主病名，手術歴，重症度に影響されていた。ICU退室後はリハビリテーション施設や療養施設への転院が多かった
Roch et al., *Crit Care.* 2011[8]	内科系ICUに入室した80歳超の患者299人を対象に，診療録の後ろ向き検索と前向き追跡により短期と長期の生存率を調査したコホート研究	院内死亡率が55%(ICU内46%)，退院した患者の53%が2年以内に死亡した(同年代の全人口の18%)。急性疾患の重症度，既存の併存疾患，入院時の心疾患の診断が死亡に影響していた

文献	研究デザイン	結果
Sprung et al, *Crit Care Med*. 2012[63]	Eldicus trial パートⅡ：欧州で行われた，ICUでのトリアージ決定と入室が高齢者へ与える影響についての前向き観察コホート研究	8,472人から6,796人の患者がトリアージされ，うち82%がICU入室を許可された。拒否率（18～44歳11%，84歳以上36%）と死亡率（18～44歳11%，84歳以上48%）は年齢の上昇に伴い高くなった。重症度を年齢で補正すると，ICUに入室した高齢者は死亡率が大きく低下していた〔>65歳の場合は，オッズ比(OR)：0.65，95%信頼区間(CI)：0.55～0.78，$p<0.0001$。<65歳の場合は，OR：0.74，95%CI：0.57～0.97，$p=0.01$〕
敗血症		
Martin et al., *Crit Care Med*. 2006[15]	敗血症により入院した24歳超の成人患者10,422,301人を対象とした国立病院の退院データベースを用いた縦断的観察研究	高齢者の人口比は12%であるが，敗血症例の64.9%を占めていた〔若年者と比較した相対リスク(RR)：13.1，95%CI：12.6～13.6〕。年齢の上昇に伴い直線的に死亡率は高くなっていた
Lewis et al., *J Gerontol A Biol Sci Med Sci*. 2005[21]	非外傷性の腹痛により救急を受診した60歳超の患者360人を対象に，臨床経過，診断，死亡率を調査した前向き観察研究	対象者の平均年齢73.2±8（女性66%，白人51%）であった。58%が入院，18%が手術または侵襲的処置，7%が再入院，5%が2週間以内に死亡した。高齢患者は死亡率が高く(OR：4.4，95%CI：1.4～14)，診断一致率が低かった(76% vs. 87%，$p=0.01$)
心疾患		
Blancas et al., *Eur Geriatr Med*. 2012[4]	ICUに入室した65歳超の患者1,409人を対象とした後ろ向きコホート研究	65歳超の入院患者では心疾患が最も多く(67.7%)，診断名としては急性冠症候群が最多であった(76.7%)
呼吸器疾患		
Ely et al., *Ann Intern Med*. 2002[49]	急性呼吸促迫症候群(ARDS)ネットワークに登録された患者902人を対象とした後ろ向き研究	70歳以上は，入院中死亡率〔ハザード比(HR)：2.5(CI：2.0～3.2)〕，人工呼吸器装着の長期化，高い再挿管率の強い予測因子であった

（つづく）

文献	研究デザイン	結果
Balami et al., *Age Ageing*. 2006[52]	慢性閉塞性肺疾患(COPD)が急性増悪(アシドーシス,頻呼吸,高二酸化炭素血症により定義)した65歳超の患者36人を対象とした前向き観察研究	36人のうち,2人がマスクに耐えられず非侵襲的陽圧換気(NPPV)を断念,7人が4時間後も改善なし,9人が死亡した(死亡率25%)。NPPVを開始した34人のうち,27人は著明な改善があり(79%),合併症も認められなかった
せん妄		
Monette et al., *Gen Hosp Psychiatry*. 2001[60]	救急の老年科医とせん妄評価法(CAM)を習得した非専門医が問診した高齢患者110人を対象とした前向き観察研究	評者間信頼性は,κ係数0.91,感度0.86,特異度1.00,陽性適中率1.00,陰性適中率0.97であった。非専門医でも訓練を受けていれば,CAMは救急においてせん妄を識別できる方法と結論づけている

文献

1. Werner CA. *The Older Population: 2010*, US Census Bureau, 2011. http://www.census.gov/prod/cen2010/briefs/c2010br-09.pdf. Accessed June 14, 2013.
2. Fuchs L Chronaki CE, Park S, et al. ICU admission characteristics and mortality rates among elderly and very elderly patients. *Intensive Care Med.* 2012;38(10):1654–1661.
3. Bagshaw SM, Webb SA, Delaney A, et al. Very old patients admitted to intensive care in Australia and New Zealand: a multi-centre cohort analysis. *Crit Care.* 2009;13(2):R45.
4. Blancas R, Martinez Gonzalez Ó, Vigil D, et al. Influence of age and intensity of treatment on intra-ICU mortality of patients older than 65 years admitted to the intensive care unit. *Eur Geriatr Med.* 2012;3(5):290–294.
5. Hamel MB, Davis RB, Teno JM, et al. Older age, aggressiveness of care, and survival for seriously ill, hospitalized adults. *Ann Intern Med.* 1999;131:721–728.
6. Schwab CW, Kauder DR. Trauma in the Geriatric Patient. *Arch Surg.* 1992;127(6):701–706.
7. McDermid RC, Bagshaw SM. ICU and critical care outreach for the elderly. *Best Pract Res Clin Anaesthesiol.* 2011;25(3):439–449.
8. Roch A, Wiramus S, Pauly V, et al. Long-term outcome in medical patients aged 80 or over following admission to an intensive care unit. *Crit Care.* 2011;15(1):R36.
9. De Rooij SE, Govers A, Korevaar JC, et al. Short-term and long-term mortality in very elderly patients admitted to an intensive care unit. *Intensive Care Med.* 2006;32(7):1039–1044.
10. Kaarlola A, Tallgren M, Pettila V. Long-term survival, quality of life, and quality-adjusted life-years among critically ill elderly patients. *Crit Care Med.* 2006;34:2120–2126.
11. Nathanson BH, Higgins TL, Brennan MJ, et al. Do elderly patents fare well in the ICU? *Chest.* 2011;139:825–831.
12. Sacanella E, Pérez-Castejón JM, Nicolás JM, et al. Functional status and quality of life 12 months after discharge from a medical ICU in healthy elderly patients: a prospective observational study. *Crit Care.* 2011;15(2):R105.
13. Geriatric Emergency Medicine Task Force. S. o. A. E. M., *Emergency Care of the Elder Person.* Wilton, CT: Beverly Cracom Publications; 1996.
14. Rajapakse S, Rajapakse A. Age bias in clinical trials in sepsis: how relevant are guidelines to

older people? *J Crit Care.* 2009;24(4):609–613.
15. Martin GS, Mannino DM, Moss M. The effect of age on the development and outcome of adult sepsis. *Crit Care Med.* 2006;34(1):15–21.
16. Kumar A, Roberts D, Wood KE, et al. Duration of hypotension before initiation of effective antimicrobial therapy is the critical determinant of survival in human septic shock. *Crit Care Med.* 2006;34:1589–1596.
17. Yoshikawa TT. Antimicrobial resistance and aging: beginning of the end of the antibiotic era? *J Am Geriatr Soc.* 2002;50(Suppl 7):S226–S229.
18. Rivers E, Nguyen B, Havstad S, et al.; Early Goal-Directed Therapy Collaborative Group. Early goal-directed therapy in the treatment of severe sepsis and septic shock. *N Engl J Med.* 2001;345:2247–2256.
19. Dellinger RP, Levy MM, Rhodes A, et al.; Surviving sepsis campaign: international guidelines for management of severe sepsis and septic shock: 2012. *Crit Care Med.* 2013;41(2):580–637.
20. Sprung CL, Annane D, Keh D, et al.; CORTICUS Study Group. Hydrocortisone therapy for patients with septic shock. *N Engl J Med.* 2008;358:111–124.
21. Lewis LM, Banet GA, Blanda M, et al. Etiology and clinical course of abdominal pain in senior patients: a prospective, multicenter study. *J Gerontol A Biol Sci Med Sci.* 2005;60A(8):1071–1076.
22. Reiss R, Deutsch AA. Emergency abdominal procedures in patients above 70. *J Gerontol.* 1985;40:154.
23. Fenyo G. Acute abdominal disease in the elderly. *Am J Surg.* 1982;143:751.
24. Bugliosi TF, Meloy TD, Vukov LF. Acute abdominal pain in the elderly. *Ann Emerg Med.* 1990;19:1383.
25. AHRQ, C. f. D., Organization, and Markets, Healthcare Cost and Utilization Project, Nationwide Inpatient Sample 1997 and 2009, Most frequent principal diagnoses by age.
26. Gupta R, Kaufman S. Cardiovascular emergencies in the elderly. *Emerg Med Clin North Am.* 2006;24(2):339–370.
27. Ghali JK, Kadakia S, Cooper RS, et al. Bedside diagnosis of preserved versus impaired left ventricular systolic function in heart failure. *Am J Cardiol.* 1991;67:1002.
28. *Merck Manual of Geriatrics*. Whitehouse, NJ: Merck & Co; 2010–2011.
29. Maisel AS, Clopton P, Krishnaswamy P, et al. Impact of age, race and sex on the ability of B-type natriuretic peptide to aid in the emergency diagnosis of heart failure: results from the Breathing Not Properly (BNP) multinational study. *Am Heart J.* 2004;147(6):1078–1084.
30. Sacchetti A, Ramoska E, Moakes ME, et al. Effect of ED management on ICU use in acute pulmonary edema. *Am J Emerg Med.* 1999;17:571–574.
31. Jeger RV, Urban P, Harkness SM, et al. Early revascularization is beneficial across all ages and a wide spectrum of cardiogenic shock severity: a pooled analysis of trials. *Acute Card Care.* 2011;13(1):14–20.
32. Tomassini F, Gagnor A, Migliardi A, et al. Cardiogenic shock complicating acute myocardial infarction in the elderly: predictors of long-term survival. *Catheter Cardiovasc Interv.* 2011;78(4):505–511.
33. Caldicott LD, Hewley K, Heppell R, et al. Intravenous enoximone or dobutamine for severe heart failure after acute myocardial infarction: a randomized double-blinded trial. *Eur Heart J.* 1993;14(5):696–700.
34. Feinberg WM, Blackshear JL, Laupacis A, et al. Prevalence, age distribution, and gender of patients with atrial fibrillation. Analysis and implications. *Arch Intern Med.* 1995;155(5):469–473.
35. American Heart Association. *2005 Heart and Stroke Statistical Update*, Dallas, TX: American Heart Association; 2004.
36. Fumagalli S, Boncinelli L, Bondi E, et al. Does advanced age affect the immediate and long-term results of direct-current external cardioversion of atrial fibrillation. *J Am Geriatr Soc.*

2002;50(7):1192-1197.
37. Kilborn MJ, Rathore SS, Gersh BJ, et al. Amiodarone and mortality among elderly patients with acute myocardial infarction with atrial fibrillation. *Am Heart J*. 2002;144(6):1095-1101.
38. Midlov P, Eriksson T, Kragh A. *Drug-related Problems in the Elderly*. New York: Springer Publishing; 2009.
39. Likosky DS, Sorensen MJ, et al. Long-term survival of the very elderly undergoing aortic valve replacement. *Circulation*. 2009;120:S127-S133.
40. Likosky DS, Dacey LJ, et al. Long-term survival of the very elderly undergoing coronary artery bypass grafting. *Ann Thorac Surg*. 2008;85(4):1233-1237.
41. Canto JG, Rogers WJ, Goldberg RJ, et al. Association of age and sex with myocardial infarction symptom presentation and in-hospital mortality. *JAMA*. 2012;307:813-822.
42. Appleby CE, Ivanov J, MacKie K, et al. In-hospital outcomes of very elderly patients (85 years and older) undergoing percutaneous coronary intervention. *Catheter Cardiovasc Interv*. 2011; 77(5):634-641.
43. Bueno H, Betriu A, et al. Primary angioplasty vs. fibrinolysis in very old patients with acute myocardial infarction: TRIANA randomized trial and pooled analysis with previous studies. *Eur Heart J*. 2011;32(1):51-60.
44. Hsieh TH, Wang JD, Tsai LM. Improving in-hospital mortality in elderly patients after acute coronary syndrome-a nationwide analysis of 97,220 patients in Taiwan during 2004-2008. *Int J Cardiol*. 2012;155(1):149-154.
45. Carson S. The epidemiology of critical illness in the elderly. *Crit Care Clin*. 2003;19:605-617.
46. Ely EW, Evans GW, Haponik EF. Mechanical ventilation in a cohort of elderly patients admitted to an intensive care unit. *Ann Intern Med*. 1999;131:96-104.
47. Esteban A, Anzueto A, Frutos F, et al. Characteristics and outcomes in adult patients receiving mechanical ventilation: a 28-day international study. *JAMA*. 2002;287:345-355.
48. Muir J-F, Lamia B, Molano C, et al. Respiratory failure in the elderly patient. *Semin Respir Crit Care Med*. 2010;31(5):634-646.
49. Ely EW, Wheeler AP, Thompson BT, et al. Recovery rate and prognosis in older persons who develop acute lung injury and the acute respiratory distress syndrome. *Ann Intern Med*. 2002;136:25-36.
50. Lightowler JV, Wedzicha JA, Elliott MW, et al. Non-invasive positive pressure ventilation to treat respiratory failure resulting from exacerbations of chronic obstructive pulmonary disease: Cochrane systemic review and meta-analysis. *BMJ*. 2003;326(7382);185.
51. Rozzini R, Sabatini T, Trabucchi M. Non-invasive ventilation for respiratory failure in elderly patients. *Age Ageing*. 2006;35(5):546-547.
52. Balami JS, Packham SM, Gosney MA. Non-invasive ventilation for respiratory failure due to acute exacerbations of chronic obstructive pulmonary disease in older patients, *Age Ageing*. 2006;35(1):75-79.
53. Yan AT, Bradley TD, Liu PP. The role of contiguous positive airway pressure in the treatment of congestive heart failure. *Chest*. 2001;120:1675-1685.
54. Mehta S, Hill NS. Noninvasive ventilation. *Am J Respir Crit Care Med*. 2001;163(2):540-577.
55. Han JH, Wilson A, Ely EW. Delirium in the older emergency department patient: a quiet epidemic. *Emerg Med Clin North Am*. 2010;28:611-631.
56. Inouye SK. Delirium in older persons. *N Engl J Med*. 2006;354:1157-1165.
57. Rosen A, Connors S, Clark S, et al. Agitated delirium in older adults in the emergency department: clinical review and new, evidence-based protocol. [under review], 2013.
58. Inouye SK, van Dyck CH, Alessi CA, et al. Clarifying confusion: the confusion assessment method. A new method for detection of delirium. *Ann Intern Med*. 1990;113:941-948.
59. Wei LA, Fearing MA, Sternberg EJ, et al. The confusion assessment method: a systematic review of current usage. *J Am Geriatr Soc*. 2008;56:823-830.
60. Monette J, Galbaud du Fort G, Fung SH, et al. Evaluation of the Confusion Assessment

Method (CAM) as a screening tool for delirium in the emergency room. *Gen Hosp Psychiatry*. 2001;23:20–25.
61. Garrouste-Orgeas M, Montuclard L, Timsit JF, et al. Triaging patients to the ICU: a pilot study of factors influencing admission decisions and patient outcomes. *Intensive Care Med*. 2003;29:774–781.
62. Nuckton TJ, List ND. Age as a factor in critical care unit admissions. *Arch Intern Med*. 1995; 155:11087–11092.
63. Sprung CL, Artigas A, Kesecioglu J, et al. The eldicus prospective, observational study of triage decision making in european intensive care units. Part II: Intensive care benefit for the elderly. *Crit Care Med*. 2012;40(1):132–138.

60

救急での緩和医療
palliative care in the emergency department

Lawrence A. Ho and J. Randall Curtis

背景

救急医療の専門性は急性期患者の評価と状態の安定に焦点をあてており、スピードや手技を重視するのが一般的な特徴である。ゆえに、救急医の研修は生命の維持と症状の安定を目的とした治療が中心となっている。しかし、ときに治療が失敗した場合、救急医療の中心となる考え方は、QOLと侵襲的治療のバランスを考える緩和医療のそれとは相反したものとなってくる。ICUで緩和医療へとうまく移行できると、多くの重要な転帰の改善につながる。それらの転帰として、死の質と末期ケアが高められていること、ICUで死亡する患者の在室日数の短縮、患者家族の高い満足度、患者の死後に対する患者家族の精神的症状の軽減などが挙げられる[1~5]。

これらの効果は救急でも認められるようになってきており、肯定的な医師の取り組みと救急での緩和医療に関する論文数の増加がそれを証明している[6~11]。今や、ホスピスも緩和医療もAmerican College of Emergency Physicians公認の専門分野となっている。こうした進展にもかかわらず、救急において緩和医療への移行をうまく行うためには、まだ重要な課題が残っている。それは、法的な問題（訴訟を避けるため、救急医は緩和医療よりも積極的な治療介入を選ぶ傾向がある）、救急医の役割に対する偏狭な考え方（終末期の問題は病棟チームのものであるという認識が定着している）、救急で必要となる終末期緩和ケアに対する救急スタッフの認識不足などである[8, 12]。

救急での緩和医療と終末期の意思決定の重要性は、今や明白である。重症患者の大部分は救急を受診してから入院となる。救急における意思決定は、その後の医療の決定と治療の方向性を左右することが多い[13~15]。救急で死亡する患者は高齢者が多いので、高齢化社会では救急で行われる終末期の議論と決定がますます重要に

なりつつある[6]。救急での緩和医療についての包括的な記述は本書の範疇を超える。それゆえ,本章では緩和医療を成功させるための大事な柱,すなわち,コミュニケーションに焦点をあてる。救急における緩和医療の役割についての文献は増えてはいるが,救急で行われる終末期医療についての論点に特化し,方向性を示すものはない。それゆえ,この総説と推奨のほとんどは集中治療分野の文献からの援用である。

コミュニケーション

院内で死を迎える場合,生命維持治療の差し控えや中止が行われることが多い。ICUにおいてはこのような形での死亡は90％にのぼる[16]。限られたデータではあるが,この比率は救急ではかなり低いことが示されている。それでも,生命維持治療を制限するかどうかの決定は,救急において日常的に行われている。

生命維持治療を差し控えるか中止するかの決定は,常に良好なコミュニケーションを必要とする。すなわち,病気と予後についての情報の共有,サポートの提供,治療決定プロセスに患者と家族を参加させることなどである[17]。家族は,優れたコミュニケーションが優秀な医療従事者が備える最重要スキルのひとつと評価しており,良好なコミュニケーションは患者と家族の転帰を改善させることが示されている[18〜21]。しかし,良好なコミュニケーションを妨げる大きな壁も存在する。調査を進めてみると,患者−医師間のコミュニケーションが十分であったと考えている家族はほとんどいなかった[22]。

終末期の一般的なコミュニケーションについて

一般に集中治療または急性期治療の現場では,多くの異なった規範をもつ医療従事者が終末期医療に関与している。これは,滞在時間が日単位ではなく時間単位と短い救急でも同様である。患者や家族と直に接するチームの全員が,終末期の意思決定プロセスにかかわることが重要である[23]。適切な患者ケアを行う医療チーム内での良好な(そして理想的には合意を得た)コミュニケーションは,患者や家族への混乱したメッセージを避け,医師同士の協力を促進し,医療従事者の内部対立と「燃え尽き」を最小限に抑える[24〜28]。

医療従事者同士の同意は非常に重要であるが,どの終末期医療の議論にも共通する基本は,患者に何が起きているかについて医師と患者・家族が同じ視点をもつことである。会話に大きな障害が生じるときは,医師と患者と家族が抱く治療目標にズレが生じる場合である。異なる視点を合わせるには時間を要することもあるが,成功すれば今後の終末期医療の決定が大きく促進される[23]。次に示すのは,医師と

患者家族間のコミュニケーションを強化する便利な語呂合わせ"VALUE"である[17, 29, 30]。

> **VALUE：ICU で患者家族と良好なコミュニケーションを築くための5つの方法**
>
> - V：**Value** family statements（家族の思いを尊重する）
> - A：**Acknowledge** family emotions（家族の感情を受け止める）
> - L：**Listen** to the family（家族の声に耳を傾ける）
> - U：**Understand** the patient as a person（1人の人として患者を受け入れる）
> - E：**Elicit** family questions（家族が抱えている不安を引き出す）
>
> Curtis et al. Practice guidance for evidenced-based ICU family conferences. *Chest*. 2008;134(4):835-843. より引用。

この語呂合わせを，ICU での医師と患者家族間のコミュニケーションを改善する手段のひとつとして用いることにより，患者の死後90日における家族の抑うつ，不安，心的外傷後ストレス障害が軽減したと報告されている[3]。

終末期医療について話し合うのに，適切な時期を判断するのは難しいことがある。深刻な病状の患者では，周囲が違うタイミングを探っていたとしても，一般的に可能な限り早く終末期医療について話し合ったほうがよい[23]。救急で早期に行われる対話は，生命維持の差し控えや中止など，終末期医療よりも病気の予後と治療法の選択に焦点をあてることが多いが，たとえそうであっても，いったん患者が入院すれば引き続き終末期医療について話し合う場を用意することは可能である。非常に予後が悪かったり，重症疾患の終末期や致死的疾患の場合には，生命維持の差し控えや中止や終末期について救急でも話し合うべきである。

家族と医療従事者とのコミュニケーションについて質的分析を行った最近の研究では，(1)正直かつ率直に話すこと，(2)進んで死について話そうとすること，(3)悪い知らせは傷つけないように注意深く話すこと，(4)患者からの質問を促すこと，(5)死について話す準備ができているか配慮すること，(6)患者の話をよく聴くこと，の6つの重要なテーマが確認されている[31]。もちろん，これらの中で最も重要なのは，患者と家族の話を傾聴することである。医師は患者や家族に対し高圧的な態度でコミュニケーションをとる傾向がある。ICU において家族面談をテープに録音した観察研究によると，医師は70％の時間を発言に費やしており，話を聴いていた時間はわずか30％であった[30]。さらにこの研究では，家族が話す時間の割合が多いほど，面談に対する満足度は高いことがわかっている。

異文化コミュニケーションとスピリチュアリティ

文化と言葉の壁は，良好なコミュニケーションを阻むことがある。家族と関係の深い人物(例えば，宗教的指導者，コミュニティーのリーダー)には，これらの壁を乗り越えるのにプロの通訳者と同等の効果がある[32]。不幸なことに，プロの通訳をもってしてもコミュニケーションの失敗はよくあり，患者と家族の理解，精神面での支え，意思決定に影響を及ぼしうる[33,34]。医師はいくつかの簡単な工夫によって，こうした失敗の影響を和らげることができる。例えば，家族面談に先立って通訳を医療チームのミーティングに参加させること，通訳に時間を与えるために可能な限りゆっくり話すこと，準備があれば写真や絵を使うようにすること，そして発言が重ならないようにすることである[35]。

スピリチュアルケアは多くの患者と家族にとって非常に重要である。しかし，緩和医療において，多くの医師から改善が必要と指摘されている領域でもある[36]。スピリチュアルケアのニーズに気づき，スピリチュアルケアの提供者が現れると，ケアに対する家族の満足度が高くなる。救急におけるスピリチュアルケアの提供は時間的制約から困難が多い[37,38]。しかし，多くの病院ではスピリチュアルケア提供者がオンコールで対応している。

家族との面談

急性期の致死的な病態の場合，患者は自分自身の終末期医療の話し合いに参加できないことが多いので，家族面談はコミュニケーションの重要な手段となる。時間に制限がある救急で，家族面談は，たとえ短縮されることが多いとしても非常に有用である。家族面談は，緩和医療のコンサルタントが患者ケアに参加するいい機会にもなる。「事前打ち合わせ」やそれに続く半構造化面接のフォーマットを用いた事前準備によって，効率的で有意義な面談にできる。とはいえ，準備した内容を患者とその家族のニーズに合わせて修正することも同様に重要である。

家族面談を始める前に，医師はチームの全員に参加を呼びかけるべきである。チームメンバーは，面談の目的を確認しあったり，メンバー同士や家族との間で面談中に起こりがちな懸案事項を明らかにしておくために，「事前打合せ」には参加しておくべきである[23]。

家族面談は，多くが似た構成となっている[39]。例えば，(1)出席者の自己紹介および目標と懸案事項について簡単な確認，(2)今起きていることで理解していることを家族に述べてもらう，(3)情報交換〔医師側からは病気と治療，家族側からは患者の希望と価値観について〕，(4)生命予後とQOLについての話し合い，(5)ケアの目標と必要な決断に関する話し合い，などが含まれることが多い。

いくつかの研究によれば，コミュニケーションと家族の体験をともに改善させるような面談の特徴があることが示されている．そうした特徴とは，プライバシーに配慮した場所，メンバー全員による一貫したコミュニケーション，患者が常に快適に過ごすことができ，かつ治療経過がどうなろうと諦めていないと家族が確信できること，医師が共感的な言葉で話すこと，などである[40〜42)]．

　家族面談で決断を行う段階にきたら，医師が何らかの助言を提示することは重要である．治療の選択肢は詳細に説明するが，特定の選択肢を推奨しようとしない医師もいる[43)]．生命維持の差し控えや中止に関する決断を示す場合，医師の助言は特に重要であることが多い．「治療を諦める」，「生命維持装置の電源を止める」といった決断を家族が避けようとする場面は珍しくない．

意思の決定

家族はしばしば，愛する者のために代理人として重大な決定を下さねばならない．この場合，医師は代理人として意思決定するときの原則を理解し，家族にも伝えることが重要である．代理人は，患者の治療に対する自分自身の希望ではなく，もし患者が話すことができたら何をしてほしいか，また，自分が患者の立場であったら何を選択するかを熟慮することが要求される．この点を明らかにすることは，生命維持療法を続けるか否かの決断に代理人が直面したときに，特に役立つ．

　終末期医療の意思決定を進める過程において，医師には一定の潜在的な役割が求められる．集中治療分野の学術団体によっては，医師と家族が意思決定の過程を共有するよう求める共同声明を発表している[44)]．その中では，医師と家族が意見を共有し，ともに決断に至るとされている（図60-1）．どの程度まで意思決定に関与したいかは家族や患者ごとに異なることがあるため，医師は家族一人ひとりが希望する役割を見極める時間を確保することが重要である[45)]．また医師は，家族の希望には幅があることを理解しておくことも重要である．家族によっては，決定を医師にゆだねたり，全責任を引き受けようとする家族までさまざまである．患者の予後が悪化するほど，医師側が意思決定の負担を引き受けようとする意向は強くなるであろう．

　蘇生は家族面談と終末期の意思決定における普遍的な話題である．心停止に引き続いて行われる蘇生は，二次救命処置（ACLS）アルゴリズムに準拠すべきである．たとえ家族が，ACLSアルゴリズムは個別の要素（胸部圧迫，挿管，薬物投与，カルディオバージョン）ごとのほうが考慮しやすくても，こうした個別の議論は不必要に複雑になりがちで，非現実的な要求を導くことがある（例えば，胸部圧迫とカ

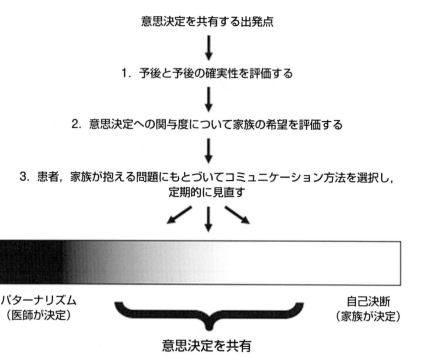

図60-1　救急での生命維持の差し控えや中止に関する決断へのアプローチ
Curtis et al. Practice guidance for evidenced-based ICU family conferences. *Chest*. 2008;134(4):835-843. より引用。

ルディオバージョンは行うが挿管はしない)。一般的に，蘇生については一括して議論すべきである。

家族の反応

終末期の過程では，家族と患者の両方が見捨てられたと感じることがよく起こる。家族と患者は「見捨てられた」といういい方は普通しないが，この感情をさまざまな方法で表現する。それは，患者が助かる可能性が絶望的に低いのにあらゆる治療を要求するかもしれないし，「お任せする」または「諦めた」といってくるかもしれない[46]。これらのサインに気づくことにより，医師はこうした懸念に対応しやすくなる。あまり苦しくならないことや，終末期医療への希望が尊重されていることを医師が約束することで，患者は見捨てられていないという感覚を強くする。医師は，見捨てられたとの感覚を強めかねない言葉づかいに敏感でなければならない。

例えば，「治療をやめること」と「生命維持をやめること」を同義のように用いてはならない。生命維持治療の差し控えあるいは中止の決定に応じると，救急の中でより手薄な場所に移されるのではないかと不安に感じる患者や家族がいるかもしれない。このとき，患者が適時適切な医療を受け続けていることを医師がしっかりと伝えなければならない。

終末期について家族との話し合いが終わったら，家族全員の反応や情動を確認することは必須である[39]。それにはさまざまな手段がある。まず第1に，医師は患者と家族の発言を要約しておくとよい。この積極的傾聴によって患者と家族は，自分たちの発言が聴いてもらえたと確信できる。これは特に，医師と家族の見解にズレがあるときに有効である。第2に，予後と終末期についての対話中には強烈な感情がわき上がることがあるので，医師は家族の感情を読みとり，どのような理由で，そしてなぜ，患者と家族がそのように感じているかを確認すべきである。例えば，「それについて教えてください」といった心情を探る問いや，「とても動揺させてしまったようですね」といった内省的な発言によって，家族を対話に引き込んだり支えたりできるようになる。最後に，いったん決断に達したら，家族に状況の難しさを伝えたり，なされた決断が患者の価値観に沿うことに同意したり，家族全員のコメントに謝意を表すことで，医師は家族を支援することができる。

結論

救急で緩和ケアを成功させることはいまだに難しいが，終末期について有効な話し合いに導くことは救急医の重要な技能のひとつであるとの認識が強くなってきている。効果的なコミュニケーションはよい緩和ケアに必須の要素だが，多忙な救急ではこの目標までに多くの障壁がある。本章で論じた根拠にもとづく戦略が，医師，患者そして家族が共通認識を得ることに役立つであろう。

関連文献

文献	研究デザイン	結果
意思の決定		
Carlet et al., *Intensive Care Med.* 2004[44]	共同声明	医師と患者が，終末期での意思決定の過程を共有するよう求めている

(つづく)

文献	研究デザイン	結果
コミュニケーション		
Wenrich et al., *Arch Intern Med.* 2001[31]	137人の患者，家族，医療従事者による20組のフォーカスグループが，終末期ケアにおける医師の技能領域について分析した	終末期の患者とのコミュニケーションにおける6つの重要な領域を同定している。それは，率直かつ正直に話すこと，進んで死について話すこと，悪い知らせを伝えるときの配慮，傾聴，質問，患者が死について話す準備ができているか配慮すること，である
Selph et al., *J Gen Intern Med.* 2008[41]	終末期の決定に関する51の家族面談を対象とした多施設前向き研究	共感的な発言と家族の満足度には有意な相関があった（$p=0.04$）
家族との面談		
Lautrette et al., *N Engl J Med.* 2007[3]	ICUに入室した臨死期にある患者の家族126組を対象に，終末期に関する事前面談と小冊子配布を行った群と従来どおりの終末期面談を行った群とを比較した多施設無作為化比較試験	VALUEを用いた終末期の事前面談の群では会議時間が長く（30分 vs. 20分，$p<0.001$），患者の死後90日における家族の不安，抑うつ，心的外傷後ストレス障害の症状がより軽度であった（$p\leq 0.02$）
Curtis et al., *Am J Respir Crit Care Med.* 2005[29]	51の家族面談の録音テープを使った質的研究	29％の家族面談で，傾聴と返答などの機会を逃していた
McDonagh et al., *Crit Care Med.* 2004[30]	4施設のICUにおいて録音された51の家族面談を分析した横断的研究	家族の発言時間が29％，医師の発言時間が71％であった。家族の発言時間が長いほど，コミュニケーションに対する家族の満足度は有意に高かった
Stapleton et al., *Crit Care Med.* 2006[42]	51の家族面談の録音テープを使った質的研究	医師による以下の3つの言葉が家族の満足度を高めた。患者を見捨てないと保証する（$p=0.015$），患者が快適に過ごせることを保証する（$p=0.029$），終末期ケアに関する家族の決断を支援する（$p=0.005$）
スピリチュアルケア		
Wall et al., *Crit Care Med.* 2007[37]	臨死期にある患者の家族356人を対象としたスピリチュアルケアに関する横断的研究	スピリチュアルケアへの満足と，ICUでの経験全体への満足との間に強い相関があった（$p<0.001$）

文献

1. Campbell ML, Guzman JA. Impact of a proactive approach to improve end-of-life care in a medical ICU. *Chest*. 2003;123:266–271.
2. Curtis JR, Treece PD, Nielsen EL, et al. Integrating palliative and critical care: evaluation of a quality-improvement intervention. *Am J Respir Crit Care Med*. 2008;178:269–275.
3. Lautrette A, Darmon M, Megarbane B, et al. A communication strategy and brochure for relatives of patients dying in the ICU. *N Engl J Med*. 2007;356:469–478.
4. Norton SA, Hogan LA, Holloway RG, et al. Proactive palliative care in the medical intensive care unit: effects on length of stay for selected high-risk patients. *Crit Care Med*. 2007;35:1530–1535.
5. O'Mahony S, McHenry J, Blank AE, et al. Preliminary report of the integration of a palliative care team into an intensive care unit. *Palliat Med*. 2010;24:154–165.
6. Couilliot MF, Leboul D, Douguet F. Palliative care in emergency departments: an impossible challenge? *Eur J Emerg Med*. 2012;19:405–407.
7. Glajchen M, Lawson R, Homel P, et al. A rapid two-stage screening protocol for palliative care in the emergency department: a quality improvement initiative. *J Pain Symptom Manage*. 2011;42:657–662.
8. Grudzen CR, Richardson LD, Hopper SS, et al. Does palliative care have a future in the emergency department? Discussions with attending emergency physicians. *J Pain Symptom Manage*. 2012;43:1–9.
9. Grudzen CR, Stone SC, Morrison RS. The palliative care model for emergency department patients with advanced illness. *J Palliat Med*. 2011;14:945–950.
10. Lamba S, Nagurka R, Walther S, et al. Emergency-department-initiated palliative care consults: a descriptive analysis. *J Palliat Med*. 2012;15:633–636.
11. Rosenberg M, Lamba S, Misra S. Palliative medicine and geriatric emergency care: challenges, opportunities, and basic principles. *Clin Geriatr Med*. 2013;29:1–29.
12. Grudzen CR, Richardson LD, Major-Monfried H, et al. Hospital administrators' views on barriers and opportunities to delivering palliative care in the emergency department. *Ann Emerg Med*. 2013;61:654–660.
13. Meier DE, Beresford L. Fast response is key to partnering with the emergency department. *J Palliat Med*. 2007;10:641–645.
14. Kenen J. Palliative care in the emergency department: new specialty weaving into acute care fabric. *Ann Emerg Med*. 2010;56:A17–A19.
15. Smith AK, Schonberg MA, Fisher J, et al. Emergency department experiences of acutely symptomatic patients with terminal illness and their family caregivers. *J Pain Symptom Manage*. 2010;39:972–981.
16. Prendergast TJ, Luce JM. Increasing incidence of withholding and withdrawal of life support from the critically ill. *Am J Respir Crit Care Med*. 1997;155:15–20.
17. Curtis JR, Patrick DL, Shannon SE, et al. The family conference as a focus to improve communication about end-of-life care in the intensive care unit: opportunities for improvement. *Crit Care Med* 2001;29:N26–N33.
18. Hickey M. What are the needs of families of critically ill patients? A review of the literature since 1976. *Heart Lung*. 1990;19:401–415.
19. Nelson JE. Identifying and overcoming the barriers to high-quality palliative care in the intensive care unit. *Crit Care Med*. 2006;34:S324–S331.
20. Azoulay E, Pochard F, Kentish-Barnes N, et al. Risk of post-traumatic stress symptoms in family members of intensive care unit patients. *Am J Respir Crit Care Med*. 2005;171:987–994.
21. Prendergast TJ, Claessens MT, Luce JM. A national survey of end-of-life care for critically ill patients. *Am J Respir Crit Care Med*. 1998;158:1163–1167.
22. Azoulay E, Chevret S, Leleu G, et al. Half the families of intensive care unit patients experience inadequate communication with physicians. *Crit Care Med*. 2000;28:3044–3049.

23. Curtis JR, Rubenfeld GD. Improving palliative care for patients in the intensive care unit. *J Palliat Med*. 2005;8:840–854.
24. Abbott KH, Sago JG, Breen CM, et al. Families looking back: one year after discussion of withdrawal or withholding of life-sustaining support. *Crit Care Med*. 2001;29:197–201.
25. Tilden VP, Tolle SW, Garland MJ, et al. Decisions about life-sustaining treatment. Impact of physicians' behaviors on the family. *Arch Intern Med*. 1995;155:633–638.
26. Poncet MC, Toullic P, Papazian L, et al. Burnout syndrome in critical care nursing staff. *Am J Respir Crit Care Med*. 2007;175:698–704.
27. Curtis JR, Puntillo K. Is there an epidemic of burnout and post-traumatic stress in critical care clinicians? *Am J Respir Crit Care Med*. 2007;175:634–636.
28. Embriaco N, Azoulay E, Barrau K, et al. High level of burnout in intensivists: prevalence and associated factors. *Am J Respir Crit Care Med*. 2007;175:686–692.
29. Curtis JR, Engelberg RA, Wenrich MD, et al. Missed opportunities during family conferences about end-of-life care in the intensive care unit. *Am J Respir Crit Care Med*. 2005;171:844–849.
30. McDonagh JR, Elliott TB, Engelberg RA, et al. Family satisfaction with family conferences about end-of-life care in the intensive care unit: increased proportion of family speech is associated with increased satisfaction. *Crit Care Med*. 2004;32:1484–1488.
31. Wenrich MD, Curtis JR, Shannon SE, et al. Communicating with dying patients within the spectrum of medical care from terminal diagnosis to death. *Arch Intern Med*. 2001;161:868–874.
32. Kagawa-Singer M, Blackhall LJ. Negotiating cross-cultural issues at the end of life: "You got to go where he lives". *JAMA*. 2001;286:2993–3001.
33. Pham K, Thornton JD, Engelberg RA, et al. Alterations during medical interpretation of ICU family conferences that interfere with or enhance communication. *Chest*. 2008;134:109–116.
34. Thornton JD, Pham K, Engelberg RA, et al. Families with limited English proficiency receive less information and support in interpreted intensive care unit family conferences. *Crit Care Med*. 2009;37:89–95.
35. Norris WM, Wenrich MD, Nielsen EL, et al. Communication about end-of-life care between language-discordant patients and clinicians: insights from medical interpreters. *J Palliat Med*. 2005;8:1016–1024.
36. Ho LA, Engelberg RA, Curtis JR, et al. Comparing clinician ratings of the quality of palliative care in the intensive care unit. *Crit Care Med*. 2011;39:975–983.
37. Wall RJ, Engelberg RA, Gries CJ, et al. Spiritual care of families in the intensive care unit. *Crit Care Med*. 2007;35:1084–1090.
38. Gries CJ, Curtis JR, Wall RJ, et al. Family member satisfaction with end-of-life decision making in the ICU. *Chest*. 2008;133:704–712.
39. Curtis JR, Engelberg RA, Wenrich MD, et al. Studying communication about end-of-life care during the ICU family conference: development of a framework. *J Crit Care*. 2002;17:147–160.
40. Pochard F, Azoulay E, Chevret S, et al. Symptoms of anxiety and depression in family members of intensive care unit patients: ethical hypothesis regarding decision-making capacity. *Crit Care Med*. 2001;29:1893–1897.
41. Selph RB, Shiang J, Engelberg R, et al. Empathy and life support decisions in intensive care units. *J Gen Intern Med*. 2008;23:1311–1317.
42. Stapleton RD, Engelberg RA, Wenrich MD, et al. Clinician statements and family satisfaction with family conferences in the intensive care unit. *Crit Care Med*. 2006;34:1679–1685.
43. Quill TE, Brody H. Physician recommendations and patient autonomy: finding a balance between physician power and patient choice. *Ann Intern Med*. 1996;125:763–769.
44. Carlet J, Thijs LG, Antonelli M, et al. Challenges in end-of-life care in the ICU. Statement of the 5th International Consensus Conference in Critical Care: Brussels, Belgium, April 2003. *Intensive Care Med*. 2004;30:770–784.
45. Heyland DK, Tranmer J, O'Callaghan CJ, et al. The seriously ill hospitalized patient: pre-

ferred role in end-of-life decision making? *J Crit Care*. 2003;18:3–10.
46. West HF, Engelberg RA, Wenrich MD, et al. Expressions of nonabandonment during the intensive care unit family conference. *J Palliat Med*. 2005;8:797–807.

Section 15
救急-ICU：情報の共有

- 61　救急での重症患者の評価
- 62　疾患重症度スコアリングシステムと予後判定
- 63　接触感染隔離と気道感染隔離の適応

61

救急での重症患者の評価
ED evaluation of the critically ill patient

Geoffrey K. Lighthall and John E. Arbo

背景

重症患者のリスク評価とその処置は，臨床的な経過から受ける印象や推測される診断によって方向づけられる．診断は病歴と医師の経験や直感にもとづいて行われることが多いが，臨床経過は組織灌流の状態と生理学的障害に対する患者の代償能力により決定される．例えば，トロポニン陽性，ST 変化，平均血圧 65 mmHg の患者は単純な心筋梗塞かもしれないが，同様の所見でも他の患者は心原性ショックかもしれない．同じように，低血圧の患者では心不全などに対する血管緊張を低下させる治療の結果かもしれないが，同じ血圧でも他の患者では血液分布異常性ショックの徴候ということもありうる．これらの症候を鑑別することは，適切な処置と治療を可能とし，急性期医療の臨床現場では必須とされる．本章では，効率的に推定診断をつけ，適時の治療と患者に安全な処置を実施するために，臓器機能障害の病態生理学的原因に焦点をあて，これらの原理をいかに理解するかを示す．これらの原理を理解しはっきりと示すことができれば，他の医療従事者とのコミュニケーションをさらに強化することにもなる．

ショックと臓器機能障害の病態生理学

重症疾患で生じる臓器機能障害は，次の生理学的な関係の一方もしくは両方の異常に起因している．

1. 自己調節曲線で表される平均動脈圧と臓器血流量の関係[1]
2. 組織への酸素供給量〔酸素運搬量（D_{O_2}）〕と酸素消費量〔酸素需要量（V_{O_2}）〕の関係[2~4]

恒常性の鍵となる平均動脈圧/血流量と酸素消費量/供給量（V_{O_2}/D_{O_2}）の関係を評価することは，苦痛，臓器機能障害，循環動態が不安定なすべての患者で必須である。そうしないと，誤診や病状の悪化に気づくことが遅れる結果となる[5~7]。

酸素消費量（V_{O_2}）は，身体活動性，体温，体重によって決定する。一方，酸素供給量（D_{O_2}）は，心拍出量，動脈血酸素含量（Ca_{O_2}）によって決まる。心拍出量は1回心拍出量と心拍数により決まり，Ca_{O_2} はヘモグロビン濃度と飽和度によって決定する。これらの関係をグラフ化し，**図 61-1** に示す。両者のグラフにおいて，左側の下降部は患者に臓器不全のリスクがあることを示している。特に，**図 61-1A** では，D_{O_2} が危険閾値を下回っており，これは生理的予備能を失っており，嫌気性代謝への移行を示している。**図 61-1B** では，平均動脈圧が自動調節の閾値を下回ることは，代謝を行う臓器に安定した血流を維持することができないことを示している。これらの曲線の関係を理解することは，種々のショックの影響を理解するうえで必須である。

例えば，血液分布異常性ショックのように平均動脈圧が低い状態では，自己調節の閾値を上回る血管抵抗を維持できなければ致命的となる。心原性ショックは閾値を下回る低血圧だが，単純な心筋梗塞とは異なり，組織酸素需要にみあうだけの心

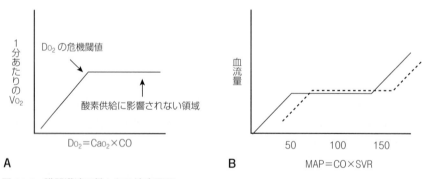

図 61-1　臓器灌流で鍵となる決定因子

A：酸素消費量（V_{O_2}）と酸素供給量（D_{O_2}）の関係を示している。消費より多くの酸素が供給されている状況では通常，患者の状態が曲線の右側にあることを示している。運搬が消費に比べて減少すると，患者の状態が曲線の左側方向へと移動する。中心静脈血酸素飽和度（Scv_{O_2}）の低下は曲線の左方向への移動を伴う。代謝性の消費に供給が追いつかない重症例では，患者の状態が D_{O_2} の危機閾値の下に滑り落ち，V_{O_2} は D_{O_2} に制限されることになる。臓器機能障害と乳酸アシドーシスは，酸素供給に異常がある徴候とみなされる。B：自己調節曲線は広い範囲の臓器血流量や圧の定常性を示している。慢性高血圧症患者では，正常血圧の患者に比べて点線で示したように曲線が右に偏位することがある。両者の関係が示すように，水平部分は安全域とされ，十分な臓器血流量があり，恒常性機構が正常であることを示している。曲線の左側の下降部分に移動することは非代償性を意味し，患者に臓器不全のリスクがあることを示している。Ca_{O_2}：動脈血酸素含量（おもにヘモグロビン），CO：心拍出量，MAP：平均動脈圧，SVR：体血管抵抗

表 61-1 ショックごとの血行動態の典型的な変化

ショックの種類	MAP	心拍出量	体血管抵抗	前負荷	V_{O_2}/D_{O_2}	MAP/OBF
心原性	正常範囲〜↓	↓↓↓*	↑↑↑	正常範囲〜↑↑	↓↓↓	正常範囲〜↓
循環血液量減少性	正常範囲〜↓	↓	↑↑↑	↓↓↓*	↓↓↓	正常範囲〜↓
血液分布異常性	↓↓	正常範囲〜↑↑	↓↓↓*	↓	正常範囲〜↓	↓↓↓

平均動脈圧,心拍出量,体血管抵抗,前負荷の矢印は,もとの状態からの変化の程度を示す.加えて,酸素消費量と酸素供給量(V_{O_2}/D_{O_2}),平均動脈圧と臓器血流量(MAP/OBF)の関係の変化を示す.
＊それぞれのショックにおける一次的な異常を示す.矢印は増加(↑),減少(↓)を示す.

拍出量を欠いている.出血性ショックでは,ヘモグロビン濃度の低下とそれに関連する心室容量の減少の両方が生じ,それゆえ心拍出量が減少する.重度の出血では,これらD_{O_2}での「二重の打撃(two hits)」により,酸素代謝に重度の障害を引き起こす.表61-1に,ショックの血行動態をタイプ別に示しておく.また,本章をとおして述べていくが,平均動脈圧かD_{O_2}のどちらの異常であるかを検出した後は,図61-2に示すさまざまな検査値によりさらに鑑別していくことができる.

血圧の妥当性の評価

これまでの研究により,正常血圧では脳が平均動脈圧を 50 〜 150 mmHg の間で自己調節していることがわかっている.これは図61-1Bの曲線の水平部分に一致する.高血圧の患者では,自己調節曲線の右方偏位が働き,平均動脈圧 65 〜 70 mmHg 未満では正常な臓器血流が維持できない.外傷レジストリの後ろ向き研究では,加齢に伴う相対的低血圧の存在が支持されており[8],そのような集団ではかつて正常と考えられていた平均動脈圧では生命予後が不良であったことが示されている[9].敗血症性ショック患者に関する集積されたデータによれば,もともと正常血圧の患者に,晶質液輸液 30 mL/kg 投与後も通常の収縮期血圧から 40 mmHg 超の低下,平均動脈圧から 30 mmHg 超の低下を示していれば,低血圧と考えるよう提唱されている[10].したがって,平均動脈圧の妥当性の評価は,患者の日常の血圧範囲とそこからの急激な変化の度合いによって決まる.そのため,外来通院時や術前診察でのバイタルサインは評価の一助となる.診療所での記録がない患者では,評価がさらに難しくなる.しかし,腎疾患の存在,左室肥大などの患者の病歴は,その手がかりを与えてくれる.入院時や救急で測定した血圧の記録は,その患者の実際の血

圧を反映していない可能性が高い。

酸素摂取率の妥当性の評価

重症患者の多くは，本人の日常の血圧に近い状態で救急に搬送されてくる。そのような患者でも，やはり酸素摂取率〔$O_2ER(V_{O_2}/D_{O_2})$〕の評価は必要であることを銘記しておかなければならない。O_2ER の比率にかかわる重要な問題は，患者の O_2ER が異常に高いか（V_{O_2} に対して D_{O_2} が低下している。図61-1Aの水平部分の左方偏位），すでに嫌気性代謝が始まっているか（V_{O_2} に対して D_{O_2} が不十分である。図61-1Aの左側の下降部分）である。代謝性アシドーシス，アニオンギャップの上昇，乳酸値の上昇は酸素不足とそれに続く嫌気性代謝と関連しており，単回の血液ガス分析によって直ちに明らかにすることができる。D_{O_2} の減少とそれに続く O_2ER の異常な上昇は，中心静脈血酸素飽和度（Scv_{O_2}）が70％未満であることから明らかにすることができる。典型的には，酸素摂取の効率的利用の動揺は不十分な D_{O_2} の結果である。

診断の確定

低血圧の評価

平均動脈圧の低下は心拍出量の減少もしくは体血管抵抗の低下による。そして，平均動脈圧低下の原因は体血管抵抗が低下しているか上昇しているかを調べることによって推測できる。冷たい四肢，脈圧低下を伴う弱い脈，毛細血管充満の遅延は心拍出量の減少，体血管抵抗の上昇を示す。温かい四肢，急激な毛細血管充満，躍動する脈圧（bounding pulse）は，正常もしくは増加した心拍出量，体血管抵抗の低下を示す。

　平均動脈圧の低下と，血管緊張の低下（体血管抵抗の低下）を示す身体所見は血液分布異常性ショックを示唆する。これらの患者では，神経損傷によるものと，アナフィラキシーや敗血症のような他の血管緊張低下の原因との鑑別に注意する必要がある（図61-2）。

酸素供給量減少の評価

平均動脈圧が低下し，身体所見において体血管抵抗の上昇と心拍出量の減少（血管緊張の上昇，冷たい四肢）を示す場合は，直ちに徐脈，1回心拍出量の減少などの心拍出量の決定因子について検討しなければならない。1回心拍出量が減少した患

者では，患者の全身的な体液量を評価するのが原因を鑑別する要点である．1回心拍出量の減少は，出血や重篤な脱水による純粋な循環血液量減少によるものと，閉塞による前負荷減少がもたらす心室充満の低下，心機能低下，後負荷の増加，弁閉

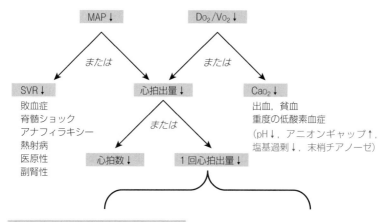

図 61-2　平均動脈圧と酸素供給量の要素をまとめた実用的なスキーム（非代償性が疑われる場合）

それぞれの鍵となる異常な生理学的パラメータ（黒字に灰色の背景），それに対応するおもな診断名（黒字），それぞれの鍵となる検査所見および生理学的所見の鑑別点（暗灰色）を示す．
Cao_2：動脈血酸素含量，CVP：中心静脈圧，Do_2：酸素運搬量，JVP：頸静脈圧，MAP：平均動脈圧，PaOP：肺動脈閉塞（楔入）圧，PAP：肺動脈圧，PVR：肺血管抵抗，SVR：体血管抵抗，Vo_2：酸素摂取量

鎖不全などによる循環血液量が正常もしくは増加した状態で1回心拍出量が減少する場合がある。循環血液量減少の場合，中心静脈は虚脱しており，末梢静脈をみつけるのが難しくなる。循環血液量の減少を認めたら，特に出血の場合には，直ちに容量喪失の原因を探しださなければならない。それ以外の原因による1回心拍出量の減少では，中心静脈は正常もしくは拡大している。中心静脈の拡大を認めたら，胸部の診察と心臓超音波検査を行う。経胸壁心エコー検査をこれらの状況に焦点を絞って行うことが，ICU，救急において次第に一般的になってきている[11, 12]。図61-2は，臨床的な増悪を認める患者や臓器機能障害を発症している患者の評価における系統的アプローチである。図61-2に示した生理学的パラメータは，可能性のある異常をすべて考慮しており，不安定な患者の評価において有用である。

出血の評価

検査の30分以上前に出血が起こっている患者では，間質から血管内への水分移動により血液希釈が生じ，ヘマトクリットが低下する。この状況での乳酸値の上昇やO_2ERの不均等は，明らかに出血によるものである。出血において，脈圧低下を伴う弱い脈，毛細血管充満の遅延，冷たい四肢の身体所見は，異常に高い血管抵抗により平均動脈圧が保たれていることを示している。より急激な出血では，水分移動の前に等容性の血液喪失が起こり，血管緊張の増加とDo_2の不足は生じるが，ヘマトクリットの低下を認めないことがある。心拍出量の減少を認める場合には，隠れた出血（動脈瘤の破裂を含む後腹膜への出血など）を疑う。臨床的評価において，1回心拍出量の減少を示唆する身体所見（頸静脈の平坦化など）により，出血の存在を明らかにすることができる。

経験的治療の実施

どのようなショック状態の治療であっても，的を絞った介入と経験的な蘇生の両者が含まれる。ここで提示される生理学的な評価の有用性は，確定診断がつく前に各異常ごとに適切な治療計画を示唆できることである。それにより，望ましくない治療の遅れを回避することができる。血液分布異常性ショックを呈する低血圧患者に対しては，常に昇圧薬と輸液が必要である。これは，アレルギーや敗血症の可能性を検査中であっても安全に施行することができる。心拍出量減少，代償性の血管収縮を認める患者では，生理学的な分析により心不全や脈管系の閉塞について精査している間に強心薬を使用し，昇圧薬の追加使用を避けることができる。

蘇生の目標

ショックからの蘇生の望ましい目標については，多くの議論が存在している[13~17]。Do_2 や心拍出量の具体的な数値を目標とした治療よりも，「最低限」の目標は十分な平均動脈圧と Vo_2 に制限されない心拍出量の確保である。本章で述べた概念は，蘇生の目標に達するためのバランスのとれた生理学的なアプローチを示唆している。平均動脈圧の決定因子からは，過度に高い血管抵抗により平均動脈圧が保たれているときは心拍出量が犠牲となっており，Do_2 が破綻した状態になることをみてとることができる。同様に，1回心拍出量と Do_2 を適正化することは，腎臓やその他の実質臓器の機能を維持するための十分な平均動脈圧を保証することにはならない。十分な体血管抵抗を確保するために昇圧薬は必要であり，輸液の過剰投与を避ける一助となる[18]。これらの最低限の目標に達するために，Society of Critical Care Medicine[19,20]は，平均動脈圧 65 mmHg 超，$Scvo_2$ または乳酸の正常化を推奨している。高血圧であることがわかっている患者では，平均動脈圧の目標を個別に考慮する。

蘇生の過程において，O_2ER，平均動脈圧の妥当性を継続的に再評価することが重要である。もし，これらの生理学的な関係を頻回に再検討すれば，誤診（出血，心筋梗塞）や治療の誤り（輸液の代わりに昇圧薬を投与）を早期に明らかにすることができる。例えば，低血圧の患者に対して平均動脈圧を上げるために昇圧薬を使用したのち，乳酸の上昇，pH の低下を認めたら，これらは最初の血管緊張が不十分であるという理解が間違っていたことを示している。平均動脈圧の是正は体血管抵抗ではなく心拍出量の増強によりもたらされるであろう。

結論

ショックと臓器機能障害の進行は，ほとんどの病状において確実に把握することはできない。ショックへと進行する患者は以下の2つの生理学的関係の少なくとも1つの異常を呈している。1つは酸素供給量と酸素消費量の関係（Do_2/Vo_2），もうひとつは臓器血流量と平均動脈圧の関係である。これらの関係から派生する状態と臓器機能に対するこれらの関係の重要性を理解しておけば，本章で概説されている診断と治療のためのアプローチを有効に実行することができる。このアプローチを遵守することにより，適時に適切なケアを行うことが可能となる。これは包括的かつ効率的なことであり，診断検査の優先度をつけることを可能にし，治療を遅らせず，蘇生の目標を決定しやすくする。また，生理学にもとづいた共通用語の使用により，

他の医療従事者とのコミュニケーションをさらに深めることになる。

文献

1. Granger HJ, Guyton AC. Autoregulation of the total systemic circulation following destruction of the central nervous system in the dog. *Circ Res.* 1969;25(4):379–388.
2. Schumacker PT, Cain SM. The concept of a critical oxygen delivery. *Intensive Care Med.* 1987;13(4):223–229.
3. Shibutani K, Komatsu T, Kubal K, et al. Critical level of oxygen delivery in anesthetized man. *Crit Care Med.* 1983;11(8):640–643.
4. Bredle DL, Samsel RW, Schumacker PT, et al. Critical O_2 delivery to skeletal muscle at high and low Po_2 in endotoxemic dogs. *J Appl Physiol.* 1989;66(6):2553–2558.
5. Bristow PJ, Hillman KM, Chey T, et al. Rates of in-hospital arrests, deaths and intensive care admissions: the effect of a medical emergency team. *Med J Aust.* 2000;173(5):236–240.
6. Buist MD, Jarmolowski E, Burton PR, et al. Recognising clinical instability in hospital patients before cardiac arrest or unplanned admission to intensive care. A pilot study in a tertiary-care hospital. *Med J Aust.* 1999;171(1):22–25.
7. Schein RM, Hazday N, Pena M, et al. Clinical antecedents to in-hospital cardiopulmonary arrest. *Chest.* 1990;98(6):1388–1392.
8. Edwards M, Ley E, Mirocha J, et al. Defining hypotension in moderate to severely injured trauma patients: raising the bar for the elderly. *Am Surg.* 2010;76(10):1035–1038.
9. Eastridge BJ, Salinas J, McManus JG, et al. Hypotension begins at 110 mmHg: redefining "hypotension" with data. *J Trauma.* 2007;63(2):291–297; discussion 297–299.
10. Marik PE, Lipman J. The definition of septic shock: implications for treatment. *Crit Care Resusc.* 2007;9(1):101–103.
11. Axler O. Evaluation and management of shock. *Semin Respir Crit Care Med.* 2006;27(3):230–240.
12. Vieillard-Baron A, Charron C, Chergui K, et al. Bedside echocardiographic evaluation of hemodynamics in sepsis: is a qualitative evaluation sufficient? *Intensive Care Med.* 2006;32(10):1547–1552.
13. Elliott DC. An evaluation of the end points of resuscitation. *J Am Coll Surg.* 1998;187(5):536–547.
14. Ivatury RR, Simon RJ, Islam S, et al. A prospective randomized study of end points of resuscitation after major trauma: global oxygen transport indices versus organ-specific gastric mucosal pH. *J Am Coll Surg.* 1996;183(2):145–154.
15. Gattinoni L, Brazzi L, Pelosi P, et al. A trial of goal-oriented hemodynamic therapy in critically ill patients. Svo_2 Collaborative Group. *N Engl J Med.* 1995;333(16):1025–1032.
16. Shoemaker WC, Appel PL, Kram HB, et al. Prospective trial of supranormal values of survivors as therapeutic goals in high-risk surgical patients. *Chest.* 1988;94(6):1176–1186.
17. Hayes MA, Timmins AC, Yau EH, et al. Elevation of systemic oxygen delivery in the treatment of critically ill patients. *N Engl J Med.* 1994;330(24):1717–1722.
18. Liu YL, Prowle J, Licari E, et al. Changes in blood pressure before the development of nosocomial acute kidney injury. *Nephrol Dial Transplant.* 2009;24(2):504–511.
19. Rivers E, Nguyen B, Havstad S, et al. Early goal-directed therapy in the treatment of severe sepsis and septic shock. *N Engl J Med.* 2001;345(19):1368–1377.
20. Dellinger RP, Levy MM, Carlet JM, et al. Surviving sepsis campaign: international guidelines for management of severe sepsis and septic shock. 2008. *Crit Care Med.* 2008;36(1):296–327.

62

疾患重症度スコアリングシステムと予後判定
severity of illness scores and prognostication

David M. Maslove

　患者の臨床的な状態を迅速かつ正確に評価する能力は，有効なトリアージを行うためには必須である．このことは，特に重症患者にあてはまる．疾患重症度 severity of illness（SOI）スコアリングシステムは，差し迫った増悪の可能性を評価するのに役立ち，コンサルテーションや入院のために行う適切なサービスを明らかにする．そして，臨床医がどの患者に対し頻回の再評価を要するかの判断を可能とし，時間の管理，資源の配分にとっても有用となる．

　臨床的評価における役割に加えて，疾患特異的な診断，治療のアルゴリズムにも頻繁に SOI スコアリングシステムが利用されている．同様に，重症ケアに関する調査では患者を層別化するために，またその他の試験との結果を比較するために，常に SOI スコアリングシステムが関与している．そして，スコアによる予後推定はそれが仮のものや不確実なものであっても，重症疾患の不確実性に直面した家族や患者が経験する不安の対処には有用である．

　多忙な救急で有用であるためには，SOI スコアリングシステムは使いやすいものでなくてはならず，そのパラメータには信頼性があり，客観的で，簡便で，項目が少なく，初期評価のときに実施できるものでなければならない．しかし，これは難問である．バイタルサインのように臨床的に入手が容易なパラメータは，特にそれらが変動する動的な状況において観察者間で相違を生じる傾向がある．一方，より客観的な値は集積し分析するために，より多くの時間と資源を費やしてしまう．

　最も単純なスコアリングは，二値変数を用い，決まったカットオフ値により「あり」「なし」を記録する．それぞれの項目に点数を割り振り，その合計点が各リスク分類に対応する．従来より，最も有用な SOI スコアリングシステムは，少数で容易に覚えられるパラメータを用い，ケアの現場で容易に計算できるものになっている．院内でのスマートフォンやその他の携帯機器の普及により，スコアリングが単純であることの重要度が下がり，スコアリングシステムはこれらの技術に応じて

進歩し続けている。
　SOIスコアリングシステムに含まれる臨床的パラメータは，専門家の見解からロジスティック回帰分析までさまざまな方法により決定されている。スコアリングは，ある患者コホートを類型化したデータや，すぐに別の患者コホートでそのデータの正当性が確認されていることが理想的である。追試は，地理的，医療の形式など，さまざまな状況のもとでのスコアリングの妥当性を評価するために行われることが多い。スコアリングシステムの性能を維持するためには，症例や診察パターンにあわせて更新する必要がある[1]。
　スコアによる判定は，患者にとって利益となる転帰を得られるかどうかを判断するのに役立つ。判定は，感度，特異度，もしくはそれらの値と関連したカットオフ値の範囲内の受信者動作特性(ROC)曲線によって表されることが多い。低リスクや高リスク疾患，異なる診断，異なる地域であっても同等に評価できるようであれば，よく調整されたスコアリングシステムといわれている[2]。
　SOIスコアリングシステムには，特定の臨床的状況や診断での使用を意図しているものがある一方で，より一般的なものもある。どのような症例であっても，予後指標，SOIスコアリングシステムの解釈には注意が必要である。これらは患者群の平均をもとに導き出されており，確率を予測するにすぎない。SOIスコアリングシステムは，1つの数にまとめることができるというよりも，人口統計学的，生理学的，心理社会学的など多くのパラメータを含むのが典型的であり，多くの場合，臨床的な意思決定を伝えるのに役立つ。

器官特異的な疾患重症度スコアリングシステム

肺炎

市中肺炎における Pneumonia Severity Index(PSI)は最もよく知られた，疾患特異的SOIスコアリングシステムである。それを検証した団体の名称(Pneumonia Patient Outcome Research Team)から PORT スコアとしても知られ，1997年の発表後，いくつかの研究により検証されている[3]。PSIは年齢や「あり」「なし」により記録された19の臨床的パラメータにより採点され，入院治療の標準化と外来治療が可能な低リスク患者を明らかにするために作成された。さらに，このスコアリングシステムは5段階の30日予測死亡率に分類されている(表62-1)。
　PSIでは年齢と合併症に大きな重みづけがされているため，慢性疾患をもつ高齢者では過大評価されやすく，健常な若年者では過小評価されやすい[4]。ある検証研究では，最大リスク(V)の患者のうち20%のみがICUに入室し，入院判定と比べ

表 62-1　Pneumonia Severity Index(PSI)におけるリスク分類

点数	分類	30日死亡率	評価の結果
なし[a]	I	0.1%	外来
≦70	II	0.6%	外来
71〜90	III	0.9%	外来(入院を考慮)
91〜130	IV	9.3%	入院
>130	V	27.0%	入院(ICUを考慮)

[a] 分類Iは50歳以下の患者において，他に併存症や身体所見がない場合に割り振られる。
Fine MJ, Auble TE, Yealy DM, et al. A prediction rule to identify low-risk patients with community-acquired pneumonia. *N Engl J Med*. 1997;336:243-250. より引用。

表 62-2　CURB-65 スコア

パラメータ(存在すれば1点)	合計点	リスク分類	30日死亡率	評価の結果
● 意識障害(C)[a]	0	1	1.5%	外来
● BUN>7 mmol/L(U)	1			
● 呼吸数≧30(R)	2	2	9.2%	入院を考慮
● 収縮期血圧<90 mmHg もしくは 拡張期血圧≦60 mmHg(B)	3	3	22%	入院
	4			ICUを考慮
● 65歳以上	5			

[a] Mental Test Score 8点以下もしくは新たに現れた失見当識(人，場所，時間がわからなくなる)。
Lim WS, Van der Eerden MM, Laing R, et al. Defining community acquired pneumonia severity on presentation to hospital: an international derivation and validation study. *Thorax*. 2003;58:377-382. より引用。

ICU入室の指標としては利用価値が劣ることが示されている[5]。HIV患者は当初のPSI試験では除外されており，この指標は2009年のインフルエンザA(H1N1)パンデミックの際にはSOIを著しく過小評価している[6]。患者16,519人を対象としたメタ分析では，PSIは感度は良好(プール感度90%)なものの，特異度に欠ける(プール特異度53%)ことがわかっている[7]。

20の項目からなるためPSIは扱いにくい。British Thoracic Societyにより開発されたより簡潔なスコアリングシステムはCURB-65スコアとして知られ，意識障害，BUN値，呼吸数，血圧，年齢の5つの臨床的パラメータのみが用いられている[8]。それぞれのパラメータごとに決められたカットオフ値の「あり」「なし」によって1点が与えられる(表62-2)。PSIと同様に合計スコアは，30日予測死亡率のリスク分類に用いられる。PSIと比較して，CURB-65スコアは感度が低いが(プール感

度62%），特異度は高い（プール特異度79%）[7]。CURB-65スコアの亜型として，年齢を省略したCURBスコア，BUNの検査値を必要としないCRB-65スコアがある。BUNを除外すると，感度が低くなり（プール感度33%），特異度は高くなる（プール特異度92%）[7]。重要なのは，もとのCURBの患者コホートから，悪性腫瘍，HIV，結核患者のような易感染性患者，介護施設入所者は除外されていることである。

　PSIと同様にCURB-65スコアはICU入室の予測能が低い。重度の市中肺炎患者のICU入室が遅れることは死亡リスクを高めるため，その問題に対処するために特異的に設計されたのがSMART-COPスコアである。このスコアリングシステムは8つの臨床的特徴を用い，集中的な呼吸管理（侵襲的あるいは非侵襲的な人工呼吸管理）や昇圧薬の持続投与を要するリスクを評価し，それゆえ適切なレベルのケアに患者を割り振ることができる（**表62-3**）[9]。SMART-COPスコアが3点以上の場合，PSI Class IV，Class V，CURB-65スコアのリスク分類3と比較し，より高感度にICUレベルのケアが必要であることが検出されている（それぞれ，92.3% vs.

表62-3　SMART-COPスコア

パラメータ	点数
収縮期血圧＜90 mmHg	2
胸部X線上の多葉性の所見	1
アルブミン＜3.5 g/dL	1
呼吸数 ● ≧25回/min（≦50歳） ● ≧30回/min（＞50歳）	1
頻脈（心拍数≧125回/min）	1
意識障害（新たに出現）	1
低酸素 ● ≦50歳 　Pa_{O_2}＜70 mmHgもしくは酸素飽和度≦93%もしくは$Pa_{O_2}：F_{I_{O_2}}$＜333 ● ＞50歳 　Pa_{O_2}＜60 mmHgもしくは酸素飽和度≦90%もしくは$Pa_{O_2}：F_{I_{O_2}}$＜250	2
動脈血 pH＜7.35	2

合計点は，侵襲的な呼吸管理，あるいは昇圧薬を要するリスクの予測に用いる。
0〜2点：低リスク，3〜4点：中リスク(1/8)，5〜6点：高リスク(1/3)，7点以上：超高リスク(2/3)
$F_{I_{O_2}}$：吸入酸素濃度，Pa_{O_2}：動脈血酸素分圧，SMART-COP：**S**BP/**M**ultilobar/**A**lbumin/**R**espiratory/**T**achycardia/**C**onfusion/**O**xygen/**p**H

Charles PGP, Wolfe R, Whitby M, et al. SMART-COP: a tool for predicting the need for intensive respiratory or vasopressor support in community-acquired pneumonia. *Clin Infect Dis*. 2008;47:375-384. より引用。

73.6% vs. 38.5%）。市中肺炎管理のための Infectious Diseases Society of America/American Thoracic Society（IDSA/ATS）ガイドラインにおいても，ICU 入室基準が提唱されている。これには，侵襲的人工呼吸の必要性，昇圧薬を要する敗血症性ショック，あるいは前述の市中肺炎に用いられているスコアリングに類似した IDSA/ATS ガイドラインの小基準のうち 3 項目に該当する場合が基準として含まれている[10]。

神経系

くも膜下出血，脳梗塞，外傷性脳損傷のような神経学的に重篤な状態において，予後予測と，場合によっては治療決定の説明に，臨床的特徴と画像所見にもとづいた SOI スコアリングシステムを用いることができる。

昏睡

1970 年代中頃，最初に報告された Glasgow Coma Scale（GCS）は，昏睡の説明を標準化する目的で開発された。その後は，外傷性脳損傷の意識レベルの評価に特化して修正されている[11]。スコアを計算するために，患者の開眼，言語的反応，運動反応に関する点数を加えていく。スコアは 3～15 点であり，低い点数はより重度の傷害を示す（**表 62-4**）。

表 62-4　Glasgow Coma Scale（GCS）

開眼	点数
● 自発的に開眼	4
● 呼びかけに反応	3
● 痛み刺激に反応	2
● 反応なし	1
最善の言語的反応	
● 見当識が保たれている	5
● 会話に混乱あり	4
● 不適切な言葉	3
● 理解不可能な発声	2
● 反応なし	1
最善の運動反応	
● 指示に従う	6
● 痛み刺激の場所がわかる	5
● 痛み刺激から逃げる	4
● 異常な屈曲（除皮質姿勢）	3
● 伸展（除脳姿勢）	2
● 反応なし	1

Sternbach GL. The Glasgow coma scale. *J Emerg Med*. 2000;19:67-71. より引用。

GCSは単純な合計により評価されるが，どの項目に異常があるのかわかりにくくなってしまうことがある[11]。そして，鎮静，鎮痛，筋弛緩薬(神経筋遮断薬)，せん妄，眼外傷，挿管などの交絡因子は，いずれもスコアの1つ以上の計算を不能にしてしまう[12]。例えば，挿管された患者の言語的反応のスコアは「T」で表現され，情報が与えられてもスコアの計算は不可能となってしまう[13]。そのため，重度の挿管患者には，Full Outline of UnResponsiveness(FOUR)スコアのような別のスコアリングシステムのほうが適切と思われる[14]。

　病院前の現場において，GCSは死亡と入院の両方の予想因子となる。現場でGCS 13点以下の場合は，直ちに専門の外傷センターへ搬送する適応である[15]。救急入室時のGCSは，死亡率[16]と6カ月後の機能[17]の独立した予測因子である。あるGCSについての研究では，運動要素のみが独立して死亡率と関連していた[16]。

　GCSのシステムでは，外傷性脳損傷は軽度(GCS 13〜15点)，中等度(GCS 9〜12点)，重度(GCS<9点)に分類される[12]。GCS 8点以下は挿管の適応である。現行のEastern Association for the Surgery of Traumaのガイドラインでは，GCS 8点以下の患者には気管挿管を推奨している。しかし注意すべきは，意識障害やGCS 8点超の患者でもしばしば挿管を要することである[18]。気道閉塞，持続的な低酸素，低換気は意識状態にかかわらず直ちに挿管の決断をしなければならない。

　GCSは，ICUにおける意識状態のスコアリングシステムとして最も広く利用されている[11,19]。ベッドサイドにおいて容易に計算することができ，繰り返し測定することにより，損傷の進行と回復を追跡することができる。評価者間の一致度は，施行者の職種，経験値にもよるが，最も一致するのはスコアが高いときである[11]。GCSは，より最近のSOIスコアリングシステムでも不可欠となっている。後述するAPACHE，SAPSなどのスコアリングシステムなどにも含まれている。

くも膜下出血

　くも膜下出血には多くのSOIスコアリングシステムが存在するが，それらのほとんどは専門家主導によるものであり，小さなコホートで評価されたにすぎない[20]。最もよく用いられているのはHunt and Hess分類とWorld Federation of Neurological Surgeons(WFNS)分類であり，臨床的パラメータにもとづいている。Fisher分類はCT画像にもとづいている(表62-5)。

　Hunt and Hess分類は一貫して用いるのが難しく，いくつかの項目は曖昧であり，臨床所見が複数の項目にまたがる可能性がある。この分類法を用いた評価者間での一致度は中等度である($\kappa=0.48$)[21]。分類は5つのGradeに分けられ，未破裂の動脈瘤を6つ目の分類(Grade 0)とすることもある。Hunt and Hess分類は各Gradeごとの結果の予測能には乏しく，それゆえ低スコア(Grade 0〜III)と高スコア

表62-5 くも膜下出血で一般的に用いられるスコアリングシステム[25]

	Hunt and Hess 分類	Fisher 分類（CT 画像）
Grade I	無症状，あるいは軽度の頭痛およびわずかな項部硬直がある	出血は認められない
Grade II	中等度から重度の頭痛と項部硬直があるが，脳神経麻痺以外の神経学的失調はみられない	びまん性の出血で，厚さのある血塊が認められるほど，画像上での濃度も十分ではない[*1]
Grade III	傾眠，錯乱，または軽度の巣症状を示す	大脳半球間裂に1mm超の血塊の形成が認められる。もしくは水平面に縦5mm×横3mm超の血塊が認められる。重度の攣縮が予想される[*2]
Grade IV	昏迷，中等度から重度の不全片麻痺があり，早期除脳硬直および自律神経障害を伴うこともある	びまん性のくも膜下出血のみ，もしくはくも膜下出血はないが，脳内もしくは脳室内に出血が認められる
Grade V	深昏睡状態であり除脳硬直がみられ，瀕死の様相を示す	

Ferro JM, Canhão P, Peralta R. Update on subarachnoid haemorrhage. *J Neurol*. 2008;255:465-479. より引用。
*1 訳注：一般的には，「びまん性の出血，あるいは血腫の厚さがいずれの部位でも1mmに満たない」。
*2 訳注：一般的には，「血腫の局在，あるいは厚さが1mmを超えるもの。脳動脈攣縮のリスクが高い」。

(Grade IVとV)，もしくは「清明」(Grade IとII)，「混濁」(Grade III, IV)，「昏睡」(Grade V)といったように各Gradeは統合されることがある[20,22]。WFNS分類は，簡易版GCSに2項目の局所運動障害の有無の評価を追加した構成となっている。予後予測の程度は不明であり，予後との関連の有無も報告が分かれている[20,22]。Fisher分類は，CTを用いて血管攣縮のリスクを予測することをはじめて確立した。また，1年以上の予後との関連も提示している。Fisher分類のGrade IIIとIVでは予後不良もしくは死亡のリスクが増加する（相対リスク3.2～14.8)[23]。しかし，Fisher分類は健康と関連した長期のQOLを正確には予測しない[24]。GCSは，くも膜下出血の予後と関連することが示されている[20]。

脳梗塞

National Institutes of Health Stroke Scale(NIHSS)は11項目の神経所見の評価からなり，脳梗塞のトリアージと予後予測に用いられている。評価項目は，意識水準，注視，視野，運動機能（顔面，上肢と下肢），運動失調，感覚，構音（発語），言語，消去現象と注意障害（無視）で構成されている。NIHSSは，生存率，入院期間，退院先，1年後の機能と関連することが示されている[26]。また，血栓溶解療法の適切な適応を明らかにするためにも用いられる。極端な高値や低値は治療の適応ではない。重度の失語症のように指標の構成要素の1項目が著明に悪い患者では，スコアが低くても血栓溶解療法を考慮しなければならない[27]。

消化器系

1970年代に考案された急性膵炎の合併症を予測するRansonスコアは，疾患特異的な重症度スコアリングシステムの早期の例である[32]。現在では，重度の膵炎が多臓器不全へと派生することから，より一般化されたスコアリングシステムであるAPACHEやsequential organ failure assessment（SOFA）スコアにとって代わられている[33]。

急性消化管出血のリスクを明らかにすることは，入院と緊急内視鏡が必要かどうかを評価するために有用である。Rockallスコアは，年齢，合併症，ショックの有無で構成されており，再出血と死亡のリスクを層別化している[34]。Glasgow-Blatchford Bleeding Score（GBS）は，症状（下血，失神），心拍数，血圧，ヘモグロビン，BUN，心疾患もしくは肝疾患の項目を組み入れたスコアリングシステムである[35]。GBSは，死亡，再出血，輸血・内視鏡・手術の必要性などの複合エンドポイントを予測する。いくつかの前向き試験において，GBSはRockallスコアより有用であることが示されており，ROC曲線下面積は約0.9であった[35~37]。

急性肝不全の患者におけるSOIスコアリングシステムは，死亡リスクを予測するために用いられており，適応があれば移植の照会を開始する。King's College Criteria（**表62-6**）は英国で開発され，急性肝不全の原因をアセトアミノフェン中毒とその他の原因に分けており，該当する原因が多いと予後が悪いことを示している[38]。King's College Criteriaでの死亡予測率は，一般的に特異度が約90％である。しかし，感度は約60％にすぎない[39,40]。これは，このスコアリングシステムの有用性がある程度限られるということであり，基準に合致しない患者でもやはり移植を考慮しなければならない[41]。Model for End-Stage Liver Disease（MELD）スコ

表62-6 King's College Criteria（急性肝不全での肝移植にて）

アセトアミノフェン誘発性	その他の原因
●脈血 pH＜7.3	●PTT＞100秒（PT-INR＞6.5）
もしくは	もしくは次の項目のうち3つに該当する
●Grade IIIもしくはIVの脳症および	●＜10歳，もしくは＞40歳
●PTT＞100秒（PT-INR＞6.5）および	●A型肝炎ではない，B型肝炎ではない，ハロタン肝炎，特異な薬物反応によるもの
●血清クレアチニン値＞3.4 mg/dL（301 μmol/L）	●脳症発症前に7日を超える黄疸
	●PTT＞50秒（PT-INR＞3.5）
	●血清ビリルビン値＞18 mg/dL（308 μmol/L）

PT-INR：プロトロンビン時間国際標準化比，PTT：部分トロンボプラスチン時間
Gotthardt D, Riediger C, Weiss KH, et al. Fulminant hepatic failure: etiology and indications for liver transplantation. *Nephrol Dial Transplant*. 2007;22:viii5-viii8. より引用。

アは，血清ビリルビン，クレアチニン，プロトロンビン時間国際標準化比(PT-INR)の数値を組み合わせた数式であり，慢性肝疾患の3カ月死亡リスクを評価するために用いられている．MELD は，King's College Criteria と比べて急性肝不全患者の死亡を予測する確率が高いことが，最近の前向き研究により示されている[42]．特に，MELD スコアは陰性適中率で King's College Criteria を上回っており，MELD スコア 30 点以下の患者は 22 人中 20 人が移植なしで生存した．

外傷の疾患重症度スコアリングシステム

外傷重症度のスコアリングシステムは当初，現場トリアージのために開発された[28]．その後は，ケアの質の向上や，健康管理の研究において重要となっている．損傷の重症度によって患者を層別化することは多種多様な患者群の比較を可能とするのみではなく，異なる状況での外傷予後の分析も可能となる．あるスコアリングシステムは損傷の解剖学的部位や臓器機能障害の全身的な徴候にもとづいており，別のシステムでは特定の損傷形態に対応するように設計されている．

　解剖学的な報告システムでは，目にみえる身体部位の損傷に点数を割りあてている．そのようなスコアリングシステムの最初の1つである Injury Severity Score (ISS)は Abbreviated Injury Scale(AIS)にもとづき，6つの個別の身体部位に点数を割りあてていく．ISS は最も重度の損傷部位3カ所のそれぞれの最高 AIS 値を二乗し，合計して算出される(表62-7)．点数は1～75点であり，どこか1カ所のAIS が6点であれば自動的に最高点とする．

　損傷の程度はどの身体の部位においても，診断的画像検査や手術が行われるまで

表 62-7　Injury Severity Scale (ISS)

Abbreviated Injury Scale (AIS)	ISS で対象となる身体部位
1. 軽度	1. 頭頸部
2. 中等度	2. 顔面
3. 重度	3. 胸部
4. 重篤	4. 腹部
5. 瀕死	5. 四肢
6. 死亡	6. 体表

$ISS = A^2 + B^2 + C^2$
A，B，C には AIS の上位3つの身体部位の点数をあてはめる．
Kim Y-J. Injury severity scoring systems: a review of application to practice. *Nurs Crit Care*. 2012;17:138-150. より引用．

完全にはわからないことも多い。それゆえ，ISS は現場トリアージには有用ではなく，臨床や入院におけるデータを後ろ向きに分析して外傷の予後を比較する際に用いられる。ISS 16 点以上であれば死亡率が 10％といわれており，外傷センターでの治療を要する患者のカットオフ値として用いられている[28]。ISS は同じ身体の部位に複数の損傷がある症例や重大な損傷が 3 つの部位にわたり認められる場合には，重症度を過小評価してしまう可能性がある[29]。ISS を修正した New Injury Severity Score（NISS）では，3 つの最高 AIS 値の二乗を身体部位によらず合計することにより，ISS の欠点を補うことを試みている[30]。

　ISS や NISS が純粋に解剖学的に特徴づけられる一方，生理学的な変数で外傷による全身的な後遺症を測定するスコアリングシステムもある。Revised Trauma Score（RTS）は最もよく用いられている生理学的スコアリングシステムであり，GCS，収縮期血圧，呼吸数で構成されている（表 62-8）[29]。3 つの項目の検査値を合計した素点は現場でも容易に計算可能であり，病院前トリアージに利用できる。点数は 0 〜 12 点であり，11 点未満は死亡率 12％以上と予測され，外傷センターへ直ちに搬送する必要性を示唆している[28]。重みづけした RTS も計算可能であり，独立した重症頭部外傷の合併症を反映させて GCS の重要性を増やしたものである[29]。RTS は不安定でバイタルサインの変動がある患者では使用しにくく，十分に蘇生された患者では損傷の重症度を過小評価してしまう可能性がある。

　解剖学と生理学の要素を組み合わせた外傷のスコアリングシステムは，個別のアプローチによる限界を克服する。Trauma and Injury Severity Score（TRISS）は，ISS と RTS の両者を組み合わせた統計学的な手法により，鋭的外傷と鈍的外傷の死亡リスクを予測する[28]。MGAP スコア（機序 mechanism，GCS，年齢 age，動脈圧 arterial pressure）などのより新しいスコアリングシステムは，臨床的および機序的な特徴を組み入れ，死亡率を予測する[31]。

表 62-8　Revised Trauma Score（RTS）

GCS	収縮期血圧（mmHg）	呼吸数（回/min）	点数
13 〜 15	>89	10 〜 29	4
9 〜 12	76 〜 89	>29	3
6 〜 8	50 〜 75	6 〜 9	2
4 〜 5	1 〜 49	1 〜 5	1
3	0	0	0

RTS＝0.7326×収縮期血圧点数＋0.2908×呼吸数点数＋0.9368×GCS 点数
Kim Y-J. Injury severity scoring systems: a review of application to practice. *Nurs Crit Care*. 2012;17:138–150. より引用。

一般的な疾患重症度スコアリングシステム

1980年代前半から，不特定の集団で重症患者の死亡率を推定するためにSOIスコアリングシステムが多数作成された。一般的なSOIスコアリングシステムは臨床試験に患者を登録するのに用いられ，それはICUでの疾患の進行を評価したり，標準化死亡率を算出するためであった。また，ICU，病院，地域間での予後の比較にも用いられた[43]。SOIスコアリングシステムは，それが適応される患者コホートの平均的な予後を予測するスコアを意図している。1人の患者の場合は生存率の推定が可能である[1]。臨床医はこのようなスコアリングシステムを個々の患者に用いるにあたり，SOIスコアリングシステムのみではなく，心理社会的な要素，患者の意向を考慮して臨床的な決断をするように注意しなければならない。

Acute Physiology and Chronic Health Evaluation（APACHE），Simplified Acute Physiology Score（SAPS），Mortality Probability Model（MPM）などの一般的なSOIスコアリングシステムは，ここ数十年の間に修正と開発が何度も繰り返されている。当初，臨床的パラメータは専門家の見解にもとづき選択されていたが，最近ではときに100,000人を超える患者データが登録されたロジスティック回帰分析により決定されている[44]。

APACHEシステムは最も普及しており，米国ではAPACHE IVが最も広く利用され，世界的にはAPACHE IIが最も一般的に利用されている[43,44]。APACHE IIは，12項目の生理学的パラメータとともに，年齢，手術の状況（緊急，待期的），重度の慢性臓器機能障害や免疫抑制の項目からなる。重みづけしたパラメータのスコアを組み合わせ，死亡率を算出する[45]。APACHE IIIは3つのサブスコアに分類され（年齢の評価，急性の生理学的な評価，慢性疾患の評価），78の診断分類，リスク調整されたICU滞在期間の各死亡率を予測するように作成されている[2,43]。最新のAPACHE IVは142の臨床的パラメータを用い，うち115は入院診断に用いられ，米国の全ICU入室者の約7％に対し用いられている[2,44]。APACHE IIIとIVは商標登録されたアルゴリズムにより最終スコアが算出され，商業サービスとしても利用可能である。すべてのAPACHEスコアリングシステムは，ICU入室24時間以内で最も異常を示した値にもとづいている。

新しい一般的なSOIスコアリングシステムには，SAPS III，MPM IIのように，ICU入室24時間以内の値ではなく，ICU入室時の値を用いるものもある。そのため，ICUへの移送前に救急の管理下で適応が可能である。SAPS IIIは，年齢，合併症，ICU入室前の臨床的状況，ICU入室の理由，生理学的測定値など20項目のパラメータからなる[46]。SAPS IIIは1つの大規模研究により，SAPS IIと比べて死亡リス

クを過大評価してしまうことが示されている[47]。MPM_0 III（下付の"0"はICU入室時にスコアを計算することを示す）は，慢性的・急性的状況に関連する特徴と地理的・臨床的特徴の13項目とともに他に3つの生理学的パラメータを含む。これは，MPM_0 IIの最新版であり，135のICU患者124,855人を対象とした新たな後ろ向き分析にもとづくものである[48]。APACHE，SAPS，MPMはすべてROC曲線下面積0.8～0.9であり，良好な死亡率予測を示している[2,44]。重症度の較正は極端な場合に悪くなる傾向にある。異なる診断の較正は，APACHE IVのように診断をはっきりと組み込んだスコアで良好となり[49]，一方で地理的な較正はその地域に合うように調整することで改善される[43]。

前述したような一般的なSOIスコアリングシステムに加えて，重症疾患における臓器機能障害の程度を測定する多くのスコアが作成されている。Logistic Organ Dysfunction Score（LODS），Multiple Organ Dysfunction Score（MODS），SOFAスコアなどのスコアリングシステムは予測的というよりは記述的（客観的）であることを意図している。各スコアでは類似の臨床的パラメータを用い，神経系，心血管系，呼吸器系，腎臓，血液（凝固・線溶系），肝臓の障害の度合いを分類している。そして，これらのスコアリングシステムは，臓器機能障害の程度と疾患の進行度を表す。例えば，ICU入室48時間以内でSOFAスコアが高くなることは，低くなった場合に比べて死亡リスクが2倍に上昇することを示している（50% vs. 27%）[43]。

今後の展開

特異的な疾患において用いられるものも含め，最近のSOIスコアリングシステムは，機能の状態と死亡率が予測できるように補完され，SOIと臓器機能障害の性質・特徴を標準化するよう意図されている。いくつかのスコアリングシステム（APACHE，SAPS，MPMなど）は各患者の治療決定への適応には限界がある一方で，重症患者群を比較する枠組みの提示に役立つ。重要なのは，すべてのSOIスコアリングシステムは共通用語を与えてくれ，たとえ違う施設間であっても，臨床医は迅速かつ効率的に相談相手や同僚にSOIの伝達が可能になることである。

最新のSOIスコアリングシステムは，患者にとって重要となる転帰の予測だけではなく，患者が治療を受ける医療制度にも焦点があてられている。Providing Resources for Effective and Ethical Decisions In Critical Care Triage 研究グループによるPREEDICCT projectは，パンデミックや大量の傷病者が生じた場合のトリアージ，もしくは資源が制限された状況においての決断を支えてくれるツールである[50]。これらの新しいスコアリングシステムは，意思決定における資源配分の重

要性，どのような状況でも等しく適応できる標準化された診療を確立させる必要性を反映している。

SOIスコアリングシステムは，現代の統計学的手法にもとづくものが次第に増えてきており，専門家の見解によるものは徐々に減ってきている。これは，電子診療記録の普及に伴い，SOIスコアリングシステムの派生と活用のために，リアルタイムでデータ採取を可能にするアルゴリズムの適用に備えた新たな好機の訪れなのかもしれない。このような時代の変化は，スコアリングシステムの精度と較正の両者を改善する大きな可能性をもっており，個々の病院レベルであっても理論的には変更が可能である。大規模なデータ設備があれば，既存のスコアリングシステムでは把握できないまれな状況に対しても予後予測が可能となる[51]。より良好な予後予測は，より広範囲の患者ばかりではなく，患者をケアする医療システムにとっても利点となる。

関連文献

文献	研究デザイン	結果
Loke et al., *Thorax*. 2010[7]	市中肺炎に対するスコアの機能を評価した23の前向き研究（患者22,753人）のメタ分析	Pneumonia Severity Index（PSI）は死亡率の予測ではCURB-65スコアより感度が高く，特異度は低い（プール感度90% vs. 62%，プール特異度53% vs. 79%）
Husson et al., *J Rehabil Med*. 2010[17]	外傷性脳損傷の機能予後に関する早期決定因子を対象とした28の後ろ向き研究のメタ分析	救急搬入時のGlasgow Coma Scale（GCS）は，6カ月の予後不良の強力な予測因子である（おもにGlasgow Outcome Scaleにより評価）
Kwakkel et al., *J Neurol Sci*. 2010[26]	脳梗塞患者188人を対象としたNational Institutes of Health Stroke Scale（NIHSS）の予測値についての前向き研究	第2，5，9病日でのNIHSSは6カ月の神経予後を高い確率で予測した（Barthel Indexにより評価）
Craig et al. *Aliment Pharmacol Ther*. 2010[40]	アセトアミノフェン中毒による急性肝不全の予後基準を評価した14の研究（患者1,960人）のシステマティックレビュー	King's College Criteriaは特異度が高く（94.6%），感度は低い（58.2%）ことが示された

文献

1. Keegan MT, Gajic O, Afessa B. Severity of illness scoring systems in the intensive care unit. *Crit Care Med*. 2011;39:163–169.

2. Strand K, Flaatten H. Severity scoring in the ICU: a review. *Acta Anaesthesiol Scand*. 2008;52: 467–478.
3. Fine MJ, Auble TE, Yealy DM, et al. A prediction rule to identify low-risk patients with community-acquired pneumonia. *N Engl J Med*. 1997;336:243–250.
4. Pereira J, Paiva J, Rello J. Assessing severity of patients with community-acquired pneumonia. *Semin Respir Crit Care Med*. 2012;33:272–283.
5. Valencia M, Badia JR, Cavalcanti M, et al. Pneumonia severity index class V patients with community-acquired pneumonia: characteristics, outcomes, and value of severity scores. *Chest*. 2007;132:515–522.
6. Brandão-Neto RA, Goulart AC, Santana ANC, et al. The role of pneumonia scores in the emergency room in patients infected by 2009 H1N1 infection. *Eur J Emerg Med*. 2012;19:200–202.
7. Loke YK, Kwok CS, Niruban A, et al. Value of severity scales in predicting mortality from community-acquired pneumonia: systematic review and meta-analysis. *Thorax*. 2010;65:884–890.
8. Lim WS, Van der Eerden MM, Laing R, et al. Defining community acquired pneumonia severity on presentation to hospital: an international derivation and validation study. *Thorax*. 2003;58:377–382.
9. Charles PGP, Wolfe R, Whitby M, et al. SMART-COP: a tool for predicting the need for intensive respiratory or vasopressor support in community-acquired pneumonia. *Clin Infect Dis*. 2008;47: 375–384.
10. Mandell LA, Wunderink RG, Anzueto A, et al. Infectious Diseases Society of America/American Thoracic Society consensus guidelines on the management of community-acquired pneumonia in adults. *Clin Infect Dis*. 2007;44(suppl 2):S27–S72.
11. Zuercher M, Ummenhofer W, Baltussen A, et al. The use of Glasgow Coma Scale in injury assessment: a critical review. *Brain Inj*. 2009;23:371–384.
12. Teasdale GM, Murray L. Revisiting the Glasgow Coma Scale and Coma Score. *Intensive Care Med*. 2000;26:153–154.
13. Sternbach GL. The Glasgow coma scale. *J Emerg Med*. 2000;19:67–71.
14. Sadaka F, Patel D, Lakshmanan R. The FOUR score predicts outcome in patients after traumatic brain injury. *Neurocrit Care*. 2012;16:95–101.
15. Sasser SM, Hunt RC, Faul M, et al. Guidelines for field triage of injured patients: recommendations of the National Expert Panel on Field Triage, 2011. *MMWR Recomm Rep*. 2012;61:1–20.
16. Gabbe BJ. The status of the Glasgow Coma Scale. *Emerg Med*. 2003;15:353–360.
17. Husson EC, Ribbers GM, Willemse-van Son AHP, et al. Prognosis of six-month functioning after moderate to severe traumatic brain injury: a systematic review of prospective cohort studies. *J Rehabil Med*. 2010;42:425–436.
18. Mayglothling J, Duane TM, Gibbs M, et al. Emergency tracheal intubation immediately following traumatic injury: an Eastern Association for the Surgery of Trauma practice management guideline. *J Trauma Acute Care Surg*. 2012;73:S333–S340.
19. Fischer M, Rüegg S, Czaplinski A, et al. Inter-rater reliability of the Full Outline of UnResponsiveness score and the Glasgow Coma Scale in critically ill patients: a prospective observational study. *Crit Care*. 2010;14:R64.
20. Rosen DS, Macdonald RL. Subarachnoid hemorrhage grading scales: a systematic review. *Neurocrit Care*. 2005;2:110–118.
21. Degen LAR, Dorhout Mees SM, Algra A, et al. Interobserver variability of grading scales for aneurysmal subarachnoid hemorrhage. *Stroke*. 2011;42:1546–1549.
22. Cavanagh SJ, Gordon VL. Grading scales used in the management of aneurysmal subarachnoid hemorrhage: a critical review. *J Neurosci Nurs*. 2002;34:288–295.
23. Ogilvy CS, Carter BS. A proposed comprehensive grading system to predict outcome for surgical management of intracranial aneurysms. *Neurosurgery*. 1998;42:959–968; discussion 968–

970.
24. Kapapa T, Tjahjadi M, König R, et al. Which clinical variable influences health-related quality of life the most after spontaneous subarachnoid hemorrhage? Hunt and Hess Scale, Fisher Score, World Federation of Neurosurgens Score, Brussels Coma Score, and Glasgow Coma Score Compared. *World Neurosurg.* 2013;80:853–858.
25. Ferro JM, Canhão P, Peralta R. Update on subarachnoid haemorrhage. *J Neurol.* 2008;255: 465–479.
26. Kwakkel G, Veerbeek JM, Van Wegen EEH, et al. Predictive value of the NIHSS for ADL outcome after ischemic hemispheric stroke: does timing of early assessment matter? *J Neurol Sci.* 2010;294:57–61.
27. Wechsler LR. Intravenous thrombolytic therapy for acute ischemic stroke. *N Engl J Med.* 2011;364: 2138–2146.
28. Senkowski CK, McKenney MG. Trauma scoring systems: a review. *J Am Coll Surg.* 1999;189: 491–503.
29. Chawda MN, Hildebrand F, Pape HC, et al. Predicting outcome after multiple trauma: which scoring system? *Injury.* 2004;35:347–358.
30. Kim Y-J. Injury severity scoring systems: a review of application to practice. *Nurs Crit Care.* 2012;17: 138–150.
31. Sartorius D, Le Manach Y, David J-S, et al. Mechanism, Glasgow coma scale, age, and arterial pressure (MGAP): a new simple prehospital triage score to predict mortality in trauma patients. *Crit Care Med.* 2010;38:831–837.
32. Imrie CW. Prognostic indicators in acute pancreatitis. *Can J Gastroenterol.* 2003;17:325–328.
33. Rau BM. Predicting severity of acute pancreatitis. *Curr Gastroenterol Rep.* 2007;9:107–115.
34. Rockall TA, Logan RF, Devlin HB, et al. Risk assessment after acute upper gastrointestinal haemorrhage. *Gut.* 1996;38:316–321.
35. Blatchford O, Murray WR, Blatchford M. A risk score to predict need for treatment for upper-gastrointestinal haemorrhage. *Lancet.* 2000;356:1318–1321.
36. Laursen SB, Hansen JM, Schaffalitzky de Muckadell OB. The Glasgow Blatchford score is the most accurate assessment of patients with upper gastrointestinal hemorrhage. *Clin Gastroenterol Hepatol.* 2012;10:1130–1135.e1.
37. Schiefer M, Aquarius M, Leffers P, et al. Predictive validity of the Glasgow Blatchford Bleeding Score in an unselected emergency department population in continental Europe. *Eur J Gastroenterol Hepatol.* 2012;24:382–387.
38. Gotthardt D, Riediger C, Weiss KH, et al. Fulminant hepatic failure: etiology and indications for liver transplantation. *Nephrol Dial Transplant.* 2007;22:viii5–viii8.
39. Blei AT. Selection for acute liver failure: have we got it right? *Liver Transpl.* 2005:S30–S34.
40. Craig DGN, Ford AC, Hayes PC, et al. Systematic review: prognostic tests of paracetamol-induced acute liver failure. *Aliment Pharmacol Ther.* 2010;31:1064–1076.
41. Yu AS, Ahmed A, Keeffe EB. Liver transplantation: evolving patient selection criteria. *Can J Gastroenterol.* 2001;15:729–738.
42. Yantorno SE, Kremers WK, Ruf AE, et al. MELD is superior to King's college and Clichy's criteria to assess prognosis in fulminant hepatic failure. *Liver Transpl.* 2007;13:822–828.
43. Vincent J-L, Moreno R. Clinical review: scoring systems in the critically ill. *Crit Care.* 2010;14: 207.
44. Breslow MJ. Severity scoring in the critically ill: part 1—interpretation and accuracy of outcome prediction scoring systems. *Chest.* 2012;141:245.
45. Knaus WA, Draper EA, Wagner DP, et al. APACHE II: a severity of disease classification system. *Crit Care Med.* 1985;13:818–829.
46. Moreno RP, Metnitz PGH, Almeida E, et al. SAPS 3—from evaluation of the patient to evaluation of the intensive care unit. Part 2: development of a prognostic model for hospital mortality at ICU admission. *Intensive Care Med.* 2005;31:1345–1355.

47. Poole D, Rossi C, Latronico N, et al. Comparison between SAPS II and SAPS 3 in predicting hospital mortality in a cohort of 103 Italian ICUs. Is new always better? *Intensive Care Med*. 2012;38:1280–1288.
48. Higgins TL, Teres D, Copes WS, et al. Assessing contemporary intensive care unit outcome: an updated Mortality Probability Admission Model (MPM_0-III). *Crit Care Med*. 2007;35:827–835.
49. Breslow MJ, Badawi O. Severity scoring in the critically ill: part 2: maximizing value from outcome prediction scoring systems. *Chest*. 2012;141:518–527.
50. Christian MD, Fowler R, Muller MP, et al.; PREEDICCT Study Group. Critical care resource allocation: trying to PREEDICCT outcomes without a crystal ball. *Crit Care*. 2013;17:107.
51. Frankovich J, Longhurst CA, Sutherland SM. Evidence-based medicine in the EMR era. *N Engl J Med*. 2011;365:1758–1759.

63

接触感染隔離と気道感染隔離の適応
indications for contact and respiratory isolation

Chanu Rhee and Michael Klompas

背景

救急や集中治療の医療従事者は，感染性病原体に感染した疑いのある患者や，感染が確定した患者に遭遇することが多い。特定の高リスク病原体の保菌者や感染した患者を隔離することは，院内感染の発生率を低下させる手段として費用対効果があり，感染制御プログラムの核心となる[1,2]。隔離と予防のガイドラインは，米国疾病管理予防センター（CDC）により1970年にはじめて公表され，最近では2007年に更新されている[3]。重症患者の治療にあたる救急医にとって，感染制御における専門用語の基本的な理解とその実践は必須の技能となっている。

入院患者のケアでは，標準予防策に加えて，微生物の主要な伝染様式を反映し，接触，飛沫，空気感染の3つに分類した隔離法が推奨されている。本章では，各種の隔離予防策で重要となる要素をまとめてある。また，病原体が不明の場合に備えて，一般的な臨床的症候群の経験的隔離予防策についても概説する。

標準予防策

標準予防策は，患者と医療従事者の間での感染リスクを減らすために，すべての入院患者のケアにおいて推奨されている。

標準予防策には次のものが含まれる。

- 患者に接触する前後の手指衛生
- 血液や体液に曝露する場合は，手袋，ガウン，目の防護具を用いる。
- 鋭利なものや針は耐穿刺用の容器にきちんと片づけておく。
- 汚染された患者の物品やリネンは注意深く扱い，皮膚や粘膜への曝露を避ける。

汚染されたリネンは不浸透性のバッグに保管する。
- 注射は安全に取り扱う。
- 咳をするときの鼻と口の被覆，ティッシュの迅速な処分，気道分泌物に触れた後の手指衛生など，呼吸器衛生と咳エチケットを習慣にする。これらは，呼吸器疾患の徴候（咳嗽，充血，鼻汁）があるすべての患者とその家族，友人にも適応となる。

手指衛生は微生物の伝染を減らすために最も重要な処置である[4]。アルコールを含む消毒薬で手を洗うことは，石鹸と水で洗うよりも有効である。しかし，*Clostridium difficile* の芽胞にはアルコール性の消毒薬が無効なので注意が必要である[5,6]。

接触感染予防策

接触感染予防策は，患者の皮膚，創部，粘膜，周辺環境でコロニーを形成した感染源からの伝染を予防する。この予防策は，多剤耐性菌を保菌する患者〔メチシリン耐性黄色ブドウ球菌（MRSA），バンコマイシン耐性腸球菌（VRE），ある種のグラム陰性菌〕，下痢症，排膿している膿瘍や創部，ある種の呼吸器病原体，水疱性皮疹に適応される（表63-1）。接触感染予防策では，医療従事者が患者の部屋に入るたびに，患者に触れるか否かに関係なく毎回行う。なぜなら，患者同様，患者がいる環境にも病原体が存在する可能性があるからである。

接触感染予防策には次のものが含まれる。

- 患者やその環境と接触する場合は，必ず手袋とガウンを着用する。患者の部屋を出る前に手袋とガウンをはずす。
- 患者の部屋の入室前と退室後に手を洗う。手袋の着用前と脱衣後にも，やはり手を洗わなければならない。
- 可能な限り患者を個室管理とする。不可能な場合は，同じ微生物により接触感染予防策が行われている他の患者と同室にする。
- 聴診器のように高価ではない器具は1人の患者専用とする。

MRSAやVREのような薬物耐性菌に対する接触感染予防策の適応については意見が分かれている。医療従事者が標準予防策の場合と比較し，接触感染予防策の患者の部屋で過ごす時間が短くなると，ケアの質を損なう可能性がある[7]。最近の多数のICUを含む集団無作為化試験では，MRSA，VREに対する強化サーベイラン

ス群(鼻腔と便/肛門周囲の培養)と標準ケア群との比較が行われた[8]。介入群において接触感染予防策を行うことが増えた(MRSAやVREのコロニー形成がみられ

表63-1 接触感染予防策が必要となる感染症と病原体

感染症/病原体	予防策の期間と解説
多剤耐性菌(感染もしくは保菌): MRSA,バンコマイシン中等度耐性およびバンコマイシン耐性黄色ブドウ球菌,VRE,多剤耐性グラム陰性菌(ESBL産生菌,カルバペネマーゼ産生菌など)	予防策が必要となる細菌の種類と予防策を中止する基準は,地域や施設により異なる
Clostridium difficile	適切な隔離期間は決まっていないが,下痢が完全に治癒するまでは最低限続ける。石鹸と水による手洗いのほうがアルコールよりも望ましい(アルコールに殺芽胞性の作用がないため)
呼吸器と腸管ウイルス感染症: アデノウイルス,エンテロウイルス,コクサッキーウイルス,ロタウイルス,ヒトメタニューモウイルス,パラインフルエンザ,灰白髄炎,RSウイルス,SARS,MERS-Cov	一般的には症状の消失まで。ウイルスの排泄は免疫不全状態の患者では長期化する傾向がある。アデノウイルスは飛沫感染予防策も必要
失禁やオムツ着用患者での腸管感染症: 腸毒素産生性大腸菌(O157:H7),ノロウイルス,ランブル鞭毛虫,*Salmonella*属,赤痢菌,腸炎ビブリオ,腸炎エルシニア,A型肝炎ウイルス	症状の消失まで。施設内のアウトブレイクを制御するために,失禁がなく,オムツを着用していない患者でも接触感染予防策を行う
皮膚のウイルス感染症: 水痘帯状疱疹ウイルス,重症播種性皮膚粘膜単純ヘルペス	病変部が完全に痂皮化し新規病変がなくなるまで。感受性がある医療従事者は,免疫のある介護者がいるのであれば部屋に入るべきではない。播種性帯状疱疹もしくは免疫不全状態の患者では空気感染予防策も行う(播種のリスクが高いため)
排液の多い膿瘍,感染性褥瘡 (十分な被覆やドレナージができない場合)	ドレナージが終了もしくは被覆されるまで
嚢胞性線維症患者での*Burkholderia cepacia*の感染もしくは定着	適切な期間は不明。他の嚢胞性線維症患者への曝露を避ける
SSSS,もしくはブドウ球菌,A群レンサ球菌による創感染	SSSSでは罹病期間中に接触感染予防策を講じる。ブドウ球菌,A群レンサ球菌による創部感染では適切な抗菌薬投与後24時間
ドレイン病変を伴う肺外結核	臨床的に改善しドレイン排出が停止,もしくはドレイン排出物の培養が3回連続して陰性になるまで
皮膚ジフテリア	24時間以上あけて採取した培養が2回連続して陰性になるまで。咽頭ジフテリアは飛沫感染予防策が必要
頭部シラミ	適切な治療後24時間

ESBL:基質特異性拡張型βラクタマーゼ,MERS-CoV:中東呼吸器症候群コロナウイルス,MRSA:メチシリン耐性黄色ブドウ球菌,SARS:重症急性呼吸器症候群,SSSS:ブドウ球菌性熱傷様皮膚症候群,VRE:バンコマイシン耐性腸球菌

る患者が増えたため)が，それらの病原体による ICU での感染，コロニー形成については有意な差を認めなかった。しかし，その研究は，スクリーニングの結果が出るまでに時間がかかったこと，手指衛生や接触感染予防策の遵守が適切ではなかったことにより交絡があったとされている。一方で，接触感染予防策，一般的なサーベイランス，培養変化，手指衛生の強化を含む多面的な MRSA「予防バンドル」の実行は，全国の退役軍人病院での院内感染の有意な減少に関連している[9]。

　新たなデータでは，隔離や選択的除菌(スクリーニング，隔離，MRSA 保菌者の除菌)よりも，ムピロシンの鼻腔内塗布とクロルヘキシジンによる清拭をすべての重症患者に行い除菌するほうが，MRSA とすべての血流感染症を減少させることが示唆されている[10]。しかし，現在，医療従事者は各施設の方針に従うよう勧告されている。

飛沫感染予防策

飛沫感染予防策は，呼吸器分泌物を介して広がる病原体の伝染を予防する。病原体はおもにウイルスであるが，他に注意すべき細菌(髄膜炎菌，インフルエンザ菌 b 型，侵襲性 A 群レンサ球菌，ジフテリア菌)も含まれる(**表 63-2**)。飛沫は呼吸器分泌物の粒子のうち，平均粒子径 5 μm 超のものをさす。飛沫はごく限られた時間しか浮遊せず，そのため一般的には短距離でしか感染しない(典型的には約 90 cm 以内)。空気感染の病原体とは異なり，伝染を予防するために特別な空気の管理や換気は必要ない。また，呼吸器ウイルスのような微生物では，飛沫と直に患者と接触により伝染することに注意すべきである。このような場合には，飛沫と接触に対する両方の予防策が必要になる。

　飛沫感染予防策には次のものが含まれる。

- 患者に接近するときはマスクを着用する(約 90 cm 以内)。N95 マスクのようなレスピレータは必要ない。
- 可能であれば患者を個室管理とする。同じ病原体をもつ患者の集団隔離が必要であれば，少なくともベッドを約 90 cm 以上離して配置し，ベッドの間をカーテンで仕切る。
- 移送時は患者にマスクを着用してもらう。

　インフルエンザに対し，N95 マスクと通常のマスクによる比較試験が行われたが，感染率に差は認められなかった[11,12]。

表 63-2 飛沫感染予防策が必要となる感染症と病原体

感染症/病原体	予防策の期間と解説
インフルエンザ	症状発現から5日間。免疫不全状態の患者は期間を決めることができないため例外とする（長期にわたりウイルスを排出するため）。医療従事者は入室時にはマスクを着用し，エアロゾルが発生する手技を行う場合はN95マスクを着用する（挿管，気管支鏡，喀痰誘導，気道吸引，胸部圧迫など）
髄膜炎菌： 髄膜炎，肺炎，菌血症	適切な抗菌薬開始後24時間
インフルエンザ菌b型	適切な抗菌薬開始後24時間
Mycoplasma pneumoniae： 肺炎	疾患が終息するまで
百日咳菌（百日咳）	適切な抗菌薬開始後5日
ジフテリア（咽頭）	24時間以上あけた培養が2回連続で陰性となるまで
肺ペスト（ペスト菌）	適切な抗菌薬開始後48時間
ムンプス（伝染性耳下腺炎）	腫脹の発症後9日間（市中感染の場合には5日間が適切）
風疹	皮疹発症後7日間。感受性がある医療従事者は，免疫のある介護者がいるのであれば部屋に入るべきではない
アデノウイルス肺炎	疾患が終息するまで。免疫不全状態の患者は期間を決めることができないため例外とする。アデノウイルスは接触感染予防策も必要
パルボウイルスB19（伝染性紅斑）	慢性疾患を伴う免疫不全状態の患者では入院期間のすべて。一過性無形成クリーゼまたは赤血球クリーゼの患者では7日間
A群レンサ球菌疾患： 重篤な侵襲性疾患，肺炎，大きな創部感染	適切な抗菌薬開始後24時間。皮膚病変があれば，接触感染予防策も行う
ライノウイルス	疾患が終息するまで
ウイルス性出血熱（ラッサウイルス，エボラウイルス，マールブルグウイルス，クリミア-コンゴ出血熱ウイルス）	疾患が終息するまで。接触感染予防策も必要

空気感染予防策

空気感染予防策は，病原体を運ぶ飛沫が空気中に長期間浮遊し続けて引き起こす伝染を予防する。空気感染を引き起こす飛沫核は，呼吸器分泌物の粒子のうち平均粒子径1〜5μmのものである。接触感染予防策や飛沫感染予防策と比較し，空気感染予防策が必要とされる病原体は少ない〔結核，麻疹，水痘帯状疱疹ウイルス，天然痘，重症急性呼吸器症候群（SARS）が疑われるか確定した場合〕。加えて，新種のコロナウイルス〔中東呼吸器症候群コロナウイルス Middle East respiratory syndrome coronavirus(MERS-CoV)と呼ばれる〕が最近になって出現し，SARSと似ていて，重症下気道感染症を引き起こす。現段階では，MERS-CoVの正確な感染経路はわかっていないが，医療施設が関連した集団感染も含め，ヒト-ヒト感染が確認されている。アウトブレイクしている地域（アラビア半島の国々を含む）からの帰国後14日以内に発熱や急性下気道疾患が生じている患者（もしくは患者との濃厚接触者）では，医師はMERS-CoVを疑う。現在のところ，感染制御策はSARSと同じであり，空気感染予防策と標準予防策を含む[13]。

空気感染予防策には次のものが含まれる。

- 患者を空気感染隔離室で管理しなければならない。空気感染隔離室とは，1時間に6～12回の換気をする陰圧室であり，個室である。空気は直接屋外に排出するか，HEPAフィルターを通して再循環しなければならない。
- 入室する際は公認のレスピレータを着用する〔N95マスク，電動空気浄化レスピレータ(PAPR)など〕。医療従事者は年1回，N95マスク着用のテストを受けなければならない。N95マスクで十分なフィット感が得られない場合は，その代わりにPAPRを着用しなければならない。
- 麻疹，水痘，天然痘など，ワクチンで予防可能な空気感染疾患の患者には，可能であれば免疫のある医療従事者が診療にあたる。
- 患者の移動は最小限にする。移動せざるをえない場合には，患者にマスクを着用してもらう（普通のサージカルマスクで十分）。

表63-3　空気感染予防策が必要となる感染症と病原体

感染症/病原体	予防策の期間と解説
結核: ドレイン病変を伴う肺結核あるいは肺外結核	有効な治療により患者が改善し，塗抹標本の抗酸菌染色が3回陰性になるまで（異なる日に採取したもの）。ドレイン病変を伴う肺結核には接触感染予防策も必要（表63-1参照）
水痘帯状疱疹ウイルス: 播種性もしくは免疫不全状態の患者の皮膚	病変部位が完全に痂皮化し，新たな病変の出現がなくなるまで
麻疹	皮疹が発症してから4日，もしくは免疫不全状態の患者では疾患が完全に終息するまで。感受性がある医療従事者は，免疫のある介護者がいるのであれば部屋に入るべきではない
天然痘	すべてが痂皮化するまで（通常3～4週間）は接触感染予防策も必要。天然痘は根絶したが，バイオテロリズムによる脅威は依然存在する
SARS，MERS-CoV	疾患が終息するまで，加えて解熱後10日間。接触感染予防策も要する。2004年以降SARSの報告はない。MERS-CoVにおける現在の推奨は，不十分な臨床データにもとづいており，安全とされる隔離期間は不明

MERS-CoV：中東呼吸器症候群コロナウイルス，SARS：重症急性呼吸器症候群

表 63-4 一般的な臨床的症候群の経験的隔離予防策

症候群	隔離が必要となる病原体	経験的予防策
呼吸器感染症 発熱，咳，肺上葉の浸潤影（もしくは HIV 患者のすべての肺野陰影）	結核菌，呼吸器ウイルス，A 群レンサ球菌，MRSA 流行国への最近の渡航歴があれば，SARS，MERS-CoV，トリインフルエンザ	空気感染＋接触感染予防策 エアロゾルが発生する手技を行う場合，もしくは呼吸器分泌物への接触が予想される場合は，目，顔の防護具も用いる（挿管など）
下痢 失禁やオムツ着用患者で感染性病原体が原因と考えられる急性下痢症	腸管病原体（大腸菌 O157：H7，赤痢菌，A 型肝炎ウイルス，ノロウイルス，ロタウイルス，Clostridium difficile	接触感染予防策
皮疹 1. 点状出血もしくは出血斑 2. 小水疱 3. 咳，鼻風邪，発熱を伴う斑点状丘疹	1. 髄膜炎菌，流行地への渡航歴があればウイルス性出血熱（エボラウイルス，ラッサウイルス，マールブルグウイルス） 2. 水痘帯状疱疹ウイルス，単純ヘルペスウイルス 3. 麻疹ウイルス	1. 飛沫感染予防策（抗菌薬治療開始後の 24 時間），ウイルス性出血熱の場合は可能であれば飛沫＋接触感染予防策 2. 空気感染＋接触感染予防策（免疫のある単純ヘルペスもしくは限局した帯状疱疹の患者では接触感染予防策で十分） 3. 空気感染予防策
成人の髄膜炎	髄膜炎菌，インフルエンザ菌 b 型，結核菌	飛沫感染予防策（抗菌薬開始後の 24 時間） 肺の浸潤影があれば空気感染予防策
皮膚あるいは創部感染 被覆できない膿瘍，排液のある創	黄色ブドウ球菌（メチシリン感受性もしくは耐性），A 群レンサ球菌	接触感染予防策。侵襲性 A 群レンサ球菌感染症が疑われる場合には，抗菌薬治療開始後の 24 時間は飛沫感染予防策を追加する

MERS-CoV：中東呼吸器症候群コロナウイルス，MRSA：メチシリン耐性黄色ブドウ球菌，SARS：重症急性呼吸器症候群

　結核は空気感染予防策が必要とされる最も重要な病原体である。そして，発熱，咳嗽，肺上葉の浸潤影が認められるすべての患者で疑わなければならない。発熱，肺の浸潤影を呈する場合，特に胸部 X 線所見において非典型的な所見を示すことが非常に多いので，HIV/AIDS の患者では空気感染予防策の閾値をきわめて低く設定すべきである。ガイドラインでは，塗抹標本の 3 回連続陰性をもって空気感染隔離の中止を推奨しているが，それでも（かなり低い確率だが）依然として感染が起こる場合があることは留意しておく（**表 63-3，4**）[14]。

関連文献

文献	研究デザイン	結果
メチシリン耐性黄色ブドウ球菌(MRSA)とバンコマイシン耐性腸球菌(VRE)		
Huskins et al., *N Engl J Med.* 2011[8]	MRSAとVREに対する一般的サーベイランスについて，拡張的バリアプレコーション(防護的予防策)と現行の方法を比較した集団無作為化試験	6カ月の介入期間において，MRSA，VREの定着，感染の発生率に差はなかった。しかし，スクリーニングの結果が出るまでに時間がかかったこと(約5日)，手指衛生と接触感染予防策の遵守が適切ではなかった(手指衛生69%，ガウン着用77%，手袋着用82%)ことにより交絡があったとされている
Jain et al., *N Engl J Med.* 2011[9]	MRSA予防バンドル〔鼻腔培養もしくはポリメラーゼ連鎖反応(PCR)による一般的なサーベイランス，接触感染予防策，手指衛生の強化，培養変化〕の国内導入前後に，急性期ケアの退役軍人病院で施設内MRSA感染症の発症率を比較	MRSAバンドルの導入後，施設内MRSA感染症は，ICUで62%，ICU以外で45%低下した($p<0.001$ for trend)
Huang et al., *N Engl J Med.* 2013[10]	ICU患者74,256人を対象に，一般的除菌群(スクリーニングなし，すべての患者にムピロシンの鼻腔内塗布とクロルヘキシジンによる清拭を行う)，スクリーニングと隔離の群，選択的除菌群(スクリーニング，隔離，MRSA保菌者の除菌)の3群を比較した多施設集団無作為化試験	12カ月後のベースラインと18カ月後の介入期において，すべてのICU患者で一般的除菌群が最も効果のある方法であった。MRSAの臨床的培養陽性がベースラインと比較して37%，選択的除菌群と比較して25%，スクリーニングと隔離の群と比較して8%減少した($p=0.01$，3群間での比較)。一般的除菌群により，すべての病原体による血流感染症のリスクが44%に減少し，選択的除菌群との比較で22%，スクリーニングと隔離の群との比較で1%減少した($p<0.001$，3群間での比較)
インフルエンザ		
Loeb et al., *JAMA.* 2009[11]	2008〜2009年のインフルエンザ流行期において，医療従事者446人を対象に，フィット・テストしたN95マスクとサージカルマスクを比較した無作為化試験	検査で確認されたインフルエンザの発症率でいえば，サージカルマスクはN95マスクと同等であった

文献	研究デザイン	結果
結核		
Tostmann et al., *Clin Infect Dis.* 2008[14]	1996〜2004年のオランダで，培養により確定した結核患者の分子連鎖研究を用いた後ろ向き研究	結核に対し塗抹標本陰性かつ培養陽性であった患者の13%が結核に感染していた。塗抹標本陰性の結核患者における相対感染率は0.24であった(vs. 塗抹標本陽性の結核患者)

文献

1. Haley RW, Culver DH, White JW, et al. The efficacy of infection surveillance and control programs in preventing nosocomial infections in US hospitals. *Am J Epidemiol*. 1985;121(2):182.
2. Kaye KS, Engemann JJ, Fulmer EM, et al. Favorable impact of an infection control network on nosocomial infection rates in community hospitals. *Infect Control Hosp Epidemiol*. 2006; 27(3):228.
3. Siegel JD, Rhinehart E, Jackson M, et al.; Healthcare Infection Control Practices Advisory Committee. 2007. *Guideline for Isolation Precautions: Preventing Transmission of Infectious Agents in Healthcare Settings*. http://www.cdc.gov/ncidod/dhqp/pdf/isolation2007.pdf
4. Pittet D, Allegranzi B, Sax H, et al.; WHO Global Patient Safety Challenge, World Alliance for Patient Safety. Evidence-based model for hand transmission during patient care and the role of improved practices. *Lancet Infect Dis*. 2006;6(10):641.
5. Jabbar U, Leischner J, Kasper D, et al. Effectiveness of alcohol-based hand rubs for removal of *Clostridium difficile* spores from hands. *Infect Control Hosp Epidemiol*. 2010;31(6):565.
6. Oughton MT, Loo VG, Dendukuri N, et al. Hand hygiene with soap and water is superior to alcohol rub and antiseptic wipes for removal of *Clostridium difficile*. *Infect Control Hosp Epidemiol*. 2009;30(10):939.
7. Morgan DJ, Pineles L, Shardell M, et al. The effect of contact precautions on healthcare worker activity in acute care hospitals. *Infect Control Hosp Epidemiol*. 2013;34(1):69–73.
8. Huskins CW, Huckabee CM, O'Grady NP, et al.; for the STAR*ICU Investigators. Intervention to reduce transmission of resistant bacteria in intensive care. *N Engl J Med*. 2011;364: 1407–1418.
9. Jain R, Kralovic SM, Evans ME, et al. Veterans Affairs initiative to prevent methicillin-resistant *Staphylococcus aureus* infections. *N Engl J Med*. 2011;364(15):1419.
10. Huang SS, Septimus E, Kleinman K, et al. Targeted versus universal decolonization to prevent ICU infection. *N Engl J Med*. 2013;368(24):2255–2265.
11. Loeb M, Dafoe N, Mahony J, et al. Surgical mask vs N95 respiratory for preventing influenza among health care workers: a randomized trial. *JAMA*. 2009;302(17):1865.
12. Johnson DF, Druce JD, Birch C, et al. A quantitative assessment of the efficacy of surgical and N95 masks to filter influenza virus in patients with acute influenza infection. *Clin Infect Dis*. 2009;49(2):275.
13. CDC. *Interim Infection Prevention and Control Recommendations for Hospitalized Patients with Middle East Respiratory Syndrome Coronavirus (MERS-CoV)*. June 2013. Retrieved from http://www.cdc.gov/coronavirus/mers/interim-recommendations-patients-2013.html
14. Tostmann A, Kik SV, Kalisvaart NA, et al. Tuberculosis transmission by patients with smear-negative pulmonary tuberculosis in a large cohort in the Netherlands. *Clin Infect Dis*. 2008; 47(9):1135.

エピローグ

Scott Weingart

　米国の救急医療は今,分岐点にある。われわれは,国会議員や病院理事長などに言われるがままに救急医としての目的を決めつけてしまってはいないだろうか。われわれ救急医の病院での役目は,1日24時間予約なしでも利用可能な初期診療の実行者として,徐々に進化することを余儀なくされている。これは賞賛に値することであり,患者には大きな恩恵となる。しかし,それはわれわれが専門としている救急医療の本来の目的とは大きくかけ離れたものである。

　救急医療の創設者の多くは,救急医を初期蘇生中の理想的な重症患者の担い手として思い描いていた。これらの患者のケアをしている合間にも,救急現場では命に別状のない患者もみられる。そして,重症患者が運び込まれた場合には,こうした軽度の患者は治療の順番を待つということを理解しており,その結果,われわれは命がかかっている患者に対し最大限の治療を行ってこられた。

　だが,ここ10年でこのシステムはおかしな方向に向きだしている。現在多くの救急現場で優先されるのは緊急性のない患者である。プライマリ・ケアで済む患者の待ち時間が,対応する救急医の能力を判断するひとつの基準となってしまっている。今年あたりから,救急科の退院患者らが外来受診後に交わす批評が,能力給制度における評価基準となっていたりするかもしれない。ただし,われわれが病院に受け入れ,瀕死の状態から回復させ,蘇生による著しい改善の後にICUへ送った患者の批評はこれには含まれていない[1]。救急で緊急性のある患者よりも緊急性のない患者を優先させなければならないというのは,形だけの医療政策が生んだ明らかな警告である。

　これらのプレッシャーにもかかわらず,われわれは日々,救急に運び込まれてくる患者の気道,呼吸,循環を短時間(10〜20分)で管理し続けている。だが,その後を引き継ぐ診療科によっては,このような高リスク患者への処置は誰か他の人が行うべきものと考えている節がある。ICUの医師たちはこのような患者をICUへ移動させるか,彼ら自身が救急科内で管理すべきである。残念ながら,ICUのベッド待ちは24〜48時間となることも珍しいことではなく,さらに極端な集中治療医不足があり,多くの病院では救急科内での重症患者の治療維持が困難になってきている。

しかし，「誰か」が救急で重症患者の治療を行わなければならないのである。この患者たちが，ICU のベッドが利用可能であれば受けられるはずであった治療と同質の治療を受けられずに衰弱するようなことがあってはならない。その「誰か」は，入院患者の集中治療医，emergency intensivist（救急集中治療専門医），または救急医かもしれず，これら 3 つの職種すべてで可能である。だが，もし救急医がこの役目を辞めて明け渡してしまえば，この救急医という専門職は，私が医学生のときに将来の進路選択をしていたときに望んでいた救急医とはかけ離れてしまうであろう。

本書は，救急科内での重症患者の治療に必要な知識と技術を提示している。初期蘇生や，集中治療の最初の 24 時間で行う継続的な管理方法にもとづき，それらを指し示している。本書には，豊富な経験も包含されている。それは，われわれ救急専門医の要であり強固な基盤でもある蘇生方法をさらに拡大させる。本書に記載されている知識を是非，自分のものにし，活用いただければ幸いである。

手に入れた知識は，究極の蘇生専門医として，救急医の役割を取り戻すべく使っていくとよい。そして，最も危険な状態の患者を治療するために，あるいは治癒困難な状態から脱し治癒に導くためにも活用してほしい。気管挿管後の患者が不満や苦悩を言葉にすることができないからといって，薬物の補充を必要としている患者の要望をかき消してはならない。すべての患者は迅速に最適な治療を受けるに値するが，救急医の目的は，最も状態の悪い患者に積極的な治療を最大限に施すことにある。次の新規の緊急患者がやってくるまで，今あるこの時間は目の前の患者のためにすべてを費やすのみである。

文献

1. Patient Satisfaction. From ACEP.org (http://www.acep.org/patientsatisfaction/). Accessed March 1, 2013.

索引
太字は詳述ページ，t は表，f は図を示す．

数詞・欧文索引

1回拍出量変動　32

β遮断薬, 急性冠症候群　269
γ-アミノ酪酸 A(GABA_A)　863

●A
A ライン　120, 120f
Abbreviated Injury Scale(AIS)　1019t
ABCDE バンドル, せん妄　932
acute chest syndrome(ACS)　471
acute coronary syndrome　978
acute heart failure syndrome　229
acute interstitial nephritis(AIN)　699
acute kidney injury(AKI)　695, 697, 698
Acute Kidney Injury Network(AKIN)基準　696
acute liver failure(ALF)　425
acute lymphoblastic leukemia(ALL)　453
acute myeloid leukemia(AML)　453
acute pancreatitis　443
Acute Physiology and Chronic Health Evaluation(APACHE)　1021
acute promyelocytic leukemia(APL)　458
acute pulmonary edema　263
acute respiratory distress syndrome(ARDS)　197
acute respiratory failure　137
acute tubular necrosis(ATN)　699
acute viral hepatitis　435
adrenal insufficiency　731
adrenocorticotropic hormone(ACTH)　731
AFFIRM trial　278
AKIN 基準　696
alcohol withdrawal syndrome(AWS)　863

alcoholic ketoacidosis(AKA)　644
all-trans retinoic acid(ATRA)　458
alveolar-interstitial syndrome(AIS)　124
aneurysmal subarachnoid hemorrhage(aSAH)　365
anti-impulse therapy　270
aortic dissection　269
aortic insufficiency(AI)　311
aortic stenosis　978
area under the curve(AUC)　29
arterial blood pressure　51
arteriovenous malformation(AVM)　353
atrial fibrillation　977
auto-PEEP　147, 148f
autoimmune hepatitis　436

●B
B 型肝炎ウイルス, 急性――　435
B モード　84
B ライン　104f, 121, 121f
Basedow 病→ Graves 病
bilevel positive airway pressure(BiPAP)　145
BISAP スコア, 急性膵炎　446t
BLUE プロトコル, 超音波検査　130f
BNP 前駆体 N 末端(NT-proBNP), 急性心不全症候群　232
brain(B-type)natriuretic peptide(BNP)　612
brain tumor　353
Brief Confusion Assessment Method(bCAM)　926
Budd-Chiari 症候群　437

●C
C 型肝炎ウイルス, 急性――　435

1039

C 反応性蛋白，敗血症　624
cardiogenic pulmonary edema　165
cardiogenic shock　235
catheter-related blood stream infection　577
cefotetan　545t
cefoxitin　545t
ceftaroline　546t
central diabetes insipidus(CDI)　660
central pontine myelinolysis(CPM)　657
central venous catheter(CVC)　64
central venous oxygen saturation(Scvo$_2$)　18, 67
central venous pressure(CVP)　15, 64
cephalization　167, 264
cerebral aneurysm　365
cerebral edema　429
chronic pancreatitis　447
cisatracurium　201
Clinical Institute Withdrawal Assessment-Alcohol-revised(CIWA-Ar)　866t
Clostridium difficile，臓器移植　587
Confusion Assessment Method(CAM)　980
Confusion Assessment Method for the Intensive Care Unit(CAM-ICU)　924
congestive heart failure　975
conivaptan　658
continuous positive airway pressure(CPAP)　145
continuous renal replacement therapy(CRRT)　703
continuous venovenous hemodialysis(CVVH)　432
contrast-associated nephropathy　704
corticotropin-releasing hormone(CRH)　731
C-reactive protein(CRP)　624
cryoprecipitate　494
CURB-65 スコア　1013t
cystatin C　701
cytopathic hypoxia　19

● D

D 型肝炎ウイルス，急性──　436

deep vein thrombosis(DVT)　364
delirium　921, 980
diabetic ketoacidosis(DKA)　644, 719
dicloxacillin　544t
Dieulafoy 病変，下部消化管出血　414
digoxin-specific fab fragment(DSFab)　771
disseminated intravascular coagulation(DIC)　483
Doppler，経食道──　37, 85
drowning　913

● E

E 点・心室中隔間距離，超音波検査　92
early goal-directed therapy(EGDT)　4, 39
enalaprilat　272t, 273t
endoscopic variceal ligation(EVL)　421
ertapenem　546t
etomidate　734, 951, 955
excited delirium syndrome(ExDS)　922, 939
expiratory positive airway pressure(EPAP)　145
Extended Focused Assessment with Sonography for Trauma(eFAST)　104
extended-spectrum β lactamase(ESBL)　529
extracorporeal carbon dioxide removal(ECCO$_2$R)　213
extracorporeal cardiopulmonary resuscitation(ECPR)　213
extracorporeal life support(ECLS)　186
extracorporeal membrane oxygenation(ECMO)　201, 213

● F

FAST　103
febrile nonhemolytic transfusion reaction(FNHTR)　497
fenoldopam　272t, 273t
Fick の公式　39
Fisher 分類　368t, 1017t
　　修正版──　368t
FloTrac　35, 36

Frank-Starling 曲線　15f
fresh frozen plasma(FFP)　494

● G

Glasgow Coma Scale(GCS)　1015t
Glasgow-Blatchford Bleeding Score(GBS)　1018
glioblastoma multiforme(GBM)　353
glomerular filtration rate(GFR)　696
Graves 病　741
Graves 病眼症　754
Guillain-Barré 症候群　401
　　鑑別診断　402, 402t
　　筋弛緩薬　406
　　呼吸不全悪化の指標　405t
　　神経筋疾患関連の呼吸不全　403
　　挿管　404
　　肺機能の評価とモニタリング　403
　　非侵襲的陽圧換気　405
　　免疫調整療法　406

● H

H_2 受容体拮抗薬，腐食剤　829
Hampton hump　250
HeartMate　298, 298f, 300
　　画像での評価　311
heat stroke　791
HELLP 症候群　438
　　血小板機能異常　481
hemodialysis(HD)　703
hemolytic uremic syndrome(HUS)　482
hemophilia　484
heparin-induced thrombocytopenia(HIT)　479, 840
hepatic encephalopathy　430
hepatitis B virus(HBV)　435
hepatitis C virus(HCV)　435
high-altitude cerebral edema　906
high-altitude pulmonary edema　904
high-dose insulin euglycemia(HIE)　772
high frequency oscillatory ventilation(HFOV)　203
HIT・血栓症候群〔HIT(T)〕　840
human immunodeficiency virus(HIV)　560

Hunt and Hess 分類　366t, 1016, 1017t
Hunter criteria　795t
hydrocephalus　362
hydrofluoric acid(HF)　829
hypercalcemia　669
hypercapnic respiratory failure　140
hyperkalemia　663
hypermagnesemia　672
hypernatremia　659
hyperosmolar hyponatremia　656
hypertensive encephalopathy　266
hypervolemic hypernatremia　660
hypocalcemia　668
hypokalemia　662
hypomagnesemia　671
hyponatremia　655
hypoosmolar hyponatremia　656
hypothermia　321, 889
hypovolemic hypernatremia　659
hypovolemic hyponatremia　656
hypoxemic respiratory failure　137

● I

idiopathic thrombocytopenic purpura(ITP)　478
immune reconstitution inflammatory syndrome(IRIS)　561
inamrinone　522
inferior vena cava(IVC)　32
inhalation injury(IHI)　610
Injury Severity Scale(ISS)　1019t
inspiratory positive airway pressure(IPAP)　145
intracranial aneurysm　353
intracranial hypertension　429
intravenous lipid emulsion(ILE)　773
intraventricular hemorrhage(IVH)　362
iso-osmolar hyponatremia　656
isovolemic hypernatremia　660
isovolemic hyponatremia　656

● J

jugular venous pulsation(JVP)　66

K

KDIGO 基準　697
Kidney Disease Improving Global Outcomes (KDIGO) 基準　697
King's College Criteria　433t, 1018, 1018t
Kussmaul 徴候　231

L

lacosamide　392
lactic acidosis　643
Lake Louise Criteria
　高地脳浮腫　907
　高地肺水腫　905t
left ventricular assist device (LVAD)　297
levosimendan　523
LiDCO　35, 36
Logistic Organ Dysfunction Score (LODS)　1022
lower gastrointestinal bleeding　413
lung consolidation　125
lung point　124f
lung rocket 像　104f

M

M モード　85
malignant hyperthermia (MH)　799
massive pulmonary embolism　175
mean arterial pressure (MAP)　52
methicillin-resistant *Staphylococcus aureus* (MRSA)　540
methicillin-susceptible *Staphylococcus aureus* (MSSA)　542
methohexital　954
MGAP スコア　1020
microangiopathic hemolytic anemia (MAHA)　482
Middle East respiratory syndrome coronavirus (MERS-CoV)　1031
Model for End-Stage Liver Disease (MELD)　1018
modified Rankin Scale (mRS)　342
Mortality Probability Model (MPM)　1021
mountain sickness　903
multidetector row computed tomographic pulmonary angiography (MDCTPA)　173
Multiple Organ Dysfunction Score (MODS)　1022
myasthenia gravis (MG)　400
myxedema coma　752

N

N-アセチルシステイン　434
N-メチル-D-アスパラギン酸　863
nafcillin　544t
National Institutes of Health Stroke Scale (NIHSS)　336t, 1017
necrotizing soft tissue infection (NSTI)　613
nephrogenic diabetes insipidus (NDI)　660
neuroleptic malignant syndrome (NMS)　796
neutrophil gelatinase associated lipocalin (NGAL)　701
Nexfin　35
N-methyl-D-aspartate (NMDA)　863
noncardiogenic pulmonary edema　165
nonconvulsive status epilepticus　384
noninvasive positive pressure ventilation (NPPV)　145, 154
nonvariceal upper gastrointestinal bleeding　417

O

oligodendroglioma　353
osmolar gap　815
Ottawa Aggressive Protocol　280, 281t
Ottawa SAH ルール　367
out-of-hospital cardiac arrest (OHCA)　317
overwedging　72, 73f
oxacillin　544t
oxygen consumption (V_{O_2})　11
oxygen delivery (D_{O_2})　11
oxygen extraction ratio $[O_2ER(V_{O_2}/D_{O_2})]$　11

P

packed red blood cell (PRBC)　493
PAD ガイドライン　924, 956

索引　1043

passive leg-raising test (PLR)　15, 34
peak inspiratory pressure (PIP)　145
perfusion index (PI)　31
pericardial constraint　176
perimesencephalic bleeding　365
permissive hypercapnia　157
PiCCO　35, 36
plethysmographic variability index (PVI)　31
pneumonia　125
Pneumonia Severity Index (PSI)　1012, 1013t
positive end-expiratory pressure (PEEP)　146, 198
postrenal acute kidney injury　699
prednisone　406
PREEDICCT project　1022
pressure-cycled ventilation　144
pressure-regulated volume control (PRVC)　150
pressure support ventilation (PSV)　144
procalcitonin　624
ProCESS trial　507
propofol infusion syndrome (PRIS)　960
pulmonary arterial hypertension (PAH)　158
pulmonary artery catheter (PAC)　68
pulmonary artery diastolic pressure (PAD)　71
pulmonary artery occlusion pressure (PAOP)　17, 71
pulmonary artery wedge pressure　17
pulmonary edema　165
pulmonary embolism (PE)　173
pulmonary vascular resistance (PVR)　71
pulse pressure variation (PPV)　30

● Q
QRS 幅の広い頻拍，アデノシン　282

● R
receiver operating characteristic (ROC) 曲線　29
recombinant tissue plasminogen activator (r-tPA)　181
renal tubular acidosis (RTA)　646
return of spontaneous circulation (ROSC)　317
Revised Trauma Score (RTS)　1020, 1020t
rhabdomyolysis　681
Richmond 興奮-鎮静スケール (RASS)　868t, 932, 958, 959
Richmond Agitation Sedation Scale (RASS)　958
RIFLE 基準　696
right ventricular failure (RVF)　245, 306
RUSH (Rapid Ultrasound in Shock)　81, 84
　ショックの分類　108t
　心収縮の評価　91
　心嚢液貯留と心タンポナーデの診断　93
　タンク (循環血液量)　99
　肺塞栓での心エコーと右室拡大の評価　97
　パイプ (血管抵抗)　106
　ポンプ (心機能)　86

● S
seashore　118f
sepsis　621, 972
septic shock　622
sequential organ failure assessment (SOFA) スコア　1022
serotonin syndrome　794
serotonin toxicity　794
severity of illness (SOI) スコアリングシステム　1011
shivering　325
sickle cell disease　467
Simplified Acute Physiology Score (SAPS)　1021
skin and soft tissue infections (SSTI)　613
SMART-COP スコア　1014, 1014t
SOI スコアリングシステム　1011
spontaneous awakening trial (SAT)　962
spontaneous breathing trial (SBT)　962
status epilepticus　384
stratosphere サイン　123f

streptokinase 181
stroke mimics 334
stroke volume variation(SVV) 32
ST 上昇型心筋梗塞，急性冠症候群 268
ST−segment elevation myocardial infarction (STEMI) 268
subarachnoid hemorrhage(SAH) 365
submassive pulmonary embolism 187
sustained low−efficiency daily dialysis (SLEDD) 704
Swiss staging system 890t
synchronized intermittent mandatory ventilation(SIMV) 143
syndrome of inappropriate antidiuretic hormone secretion(SIADH) 656
systemic inflammatory response syndrome (SIRS) 503

● T

terlipressin 521
thrombotic microangiopathy 482
thrombotic thrombocytopenic purpura (TTP) 482
thyroid storm 741
thyrotoxic periodic paralysis(TPP) 744
thyrotoxicosis 741
ticarcillin/clavulanate 553t
tissue plasminogen activator(t−PA) 341
torsades de pointes 941
total body surface area(TBSA) 609
transfusion−associated circulatory overload (TACO) 497
transfusion−associated graft versus host disease(TA−GvHD) 457, 497
transfusion−related acute lung injury (TRALI) 497

transfusion−transmitted infection 496
transthoracic echocardiography(TTE) 19, 38
transthoracic electrical bioimpedance(TEB) 38
Trauma and Injury Severity Score(TRISS) 1020
triple H 療法 373
tumor lysis syndrome(TLS) 459

● U

uremia 644
USCOM 37

● V

Valsalva 法 102
VALUE，コミュニケーション 991
vancomycin−resistant *Enterococcus*(VRE) 529
variceal upper gastrointestinal bleeding 420
vascular pedicle width 168
vasoocclusive crisis 468
venous thromboembolism(VTE) 364
ventilator−associated pneumonia(VAP) 611
volume−cycled ventilation 143
von Willebrand 病(vWD)，後天性── 310

● W

Wake Up and Breathe プロトコル 963f
Westermark sign 250
WFNS 分類 366t
wide−complex tachycardia(WCT) 282
Wilson 病，急性肝不全 437

和文索引

●あ行

悪性高熱症(MH) 799
 診断的評価 799
 治療 800
 病歴と身体所見 799
悪性症候群(NMS) 796
 鑑別 798t
 診断的評価 797
 セロトニン症候群との鑑別 797
 治療 797
 病歴と身体所見 796
亜広範型肺塞栓症 187
アジスロマイシン 548t
アズトレオナム 547t, 553t
アスピリン中毒 805
 アルカリ化 808
 気道の管理 808
 血液透析 808
 消化管の除染 807
 初期蘇生 807
 治療 807
 電解質の管理 808
 病態生理 805
 病歴と身体所見 806
アセトアミノフェン中毒, 急性肝不全 433
圧サイクル換気 144
アデノシン
 QRS幅の広い頻拍の管理 282
 安全性 284
 心室頻拍 283
アドレナリン 238, 518
アニオンギャップ(AG) 721
 横紋筋融解症 685
アミオダロン
 心室頻拍 286, 288, 289
アミカシン 549t
アモキシシリン 544t
アルカリ, 組織損傷 824
アルコール, アルコール離脱症候群 874
アルコール性ケトアシドーシス 644
アルコール離脱, 治療抵抗性── 879f
アルコール離脱症候群(AWS) 863

 β遮断薬 874
 アルコール 874
 鑑別困難な疾患と増悪因子 865t
 鑑別診断 865
 クロニジン 873
 抗痙攣薬 872
 抗精神病薬 872
 重症度別の推奨ガイドライン 878f
 初期評価ガイドライン 877f
 診断的評価 865
 全身補助療法 875
 治療 869
 デクスメデトミジン 873
 バクロフェン 874
 バルビツレート系 871
 病態生理 863
 病歴と身体所見 864
 プロポフォール 871
 ベンゾジアゼピン系 869, 870t
 薬物の漸減 875
アルコール離脱症候群ガイドライン
 振戦せん妄 879f
 治療抵抗性アルコール離脱 879f
アルテプラーゼ 181, 182
アンピシリン 544t

意識変容, ヒト免疫不全ウイルス 565
イソプロテレノール 523
一次性低体温症 889
一次性脳損傷 353
遺伝子組換え型組織プラスミノーゲン活性化
 因子(r-tPA) 181
遺伝子組換え第VIIa因子製剤(rFVIIa)
 484
異文化コミュニケーション, 緩和医療 992
イミペネム 546t, 553t
院外心停止 317
インスリン 664
 高浸透圧性高血糖状態 725
 高用量投与 772
 種類 726t
 心毒性 772
 糖尿病性ケトアシドーシス 725

ウイルス性肝炎
　　急性── 435
　　急性肝不全 435
右室不全 245
　　一酸化窒素 253
　　疫学・罹患率・死亡率 247t
　　鑑別疾患 249
　　強心薬 253, 254t
　　胸部X線検査 249
　　血液検査 250
　　血管作動薬 253, 254t
　　原因 246t
　　広範型肺塞栓症 256
　　抗不整脈薬 255
　　左心補助装置 306
　　酸素投与 253
　　支持療法 251
　　人工呼吸器 257
　　心臓超音波検査 250
　　心電図 249
　　体外式膜型人工肺 257
　　大動脈内バルーンパンピング 257
　　治療的アプローチ 256t
　　トロポニン 250
　　妊娠 257
　　脳性(B型)ナトリウム利尿ペプチド 250
　　敗血症 255
　　肺高血圧症 256
　　病態生理 245
　　病歴と身体所見 246
　　モニタリング 251
　　利尿薬 254
うっ血性心不全，高齢患者 975
ウロキナーゼ 181

エアトラッピング 155, 157

腋窩動脈 53
壊死性筋膜炎 533t
壊死性軟部組織感染症(NSTI) 613
エスモロール 272t
エリスロマイシン 548t
塩素ガス 783

横紋筋融解症 681
　　アニオンギャップ 685
　　カリウム 684
　　カルシウム 684
　　凝固異常 685
　　クレアチニン 685
　　クレアチンキナーゼ 683, 684
　　血液尿素窒素 685
　　腎代替療法 690
　　診断的評価 683
　　推奨される輸液投与 688
　　炭酸水素ナトリウム 687
　　治療 685
　　尿検査 683
　　病因 682
　　病歴と身体所見 682
　　マンニトール 687
　　ミオグロビン 684
　　輸液 686
　　リン 684
オクトレオチド，静脈瘤性上部消化管出血 421
オピオイドの過剰摂取 851
　　鑑別診断 852
　　診断的評価 852
　　治療 853
　　病歴と身体所見 851
オールトランスレチノイン酸 458

●か行
外傷
　　Abbreviated Injury Scale (AIS) 1019
　　Injury Severity Score (ISS) 1019
　　Revised Trauma Score (RTS) 1020, 1020t
　　疾患重症度スコアリングシステム 1019
加温法
　　消極的体表── 895
　　積極的体内── 897, 897t
　　積極的体表── 896
拡散障害 138
隔離予防策 1027
　　空気感染予防策 1031, 1032t

経験的―― 1033t
　　　接触感染予防策　1028, 1029t
　　　飛沫感染予防策　1030, 1031t
　　　標準予防策　1027
下大静脈，血行動態モニタリング　32
下大静脈フィルター，広範型肺塞栓症　185
活性化部分トロンボプラスチン時間(aPTT)
　841
カテーテル関連血流感染　534t
　　　カテーテルの管理　577
　　　抗菌薬療法　577
　　　固形腫瘍　577, 580t
化膿性関節炎　533t
下部消化管出血　413
　　　CT　417
　　　Dieulafoy 病変　414
　　　核医学シンチグラフィ　416
　　　虚血性大腸炎　414
　　　血管異形成　413
　　　血管造影　416
　　　肛門疾患　414
　　　憩室出血　413
　　　手術　417
　　　腫瘍とポリープ切除後の出血　414
　　　初期評価とリスク層別化　414
　　　内視鏡検査　415
　　　粘膜の炎症　414
鎌状赤血球症　467
　　　急性胸部症候群　471
　　　急性赤血球捕捉　472
　　　血管閉塞発作　468
　　　持続勃起　472
　　　診断的評価　468
　　　胆囊疾患　472
　　　鎮痛　469
　　　疼痛発作の鑑別診断　470
　　　疼痛発作の管理　468
　　　脳卒中　471
　　　輸液　469
カラー Doppler　85
カリウム
　　　高浸透圧性高血糖状態　722, 727
　　　糖尿病性ケトアシドーシス　722, 727
カルシウム，心毒性　770

カルシウム感受性増強薬　523
カルシトニン　670
換気血流比不均等　138
肝疾患，止血異常　485
感受性の解釈，抗菌薬　541
肝性脳症
　　　急性肝不全　430
　　　重症度　431
関節炎，化膿性関節炎　533t
完全房室ブロック　65
　　　中心静脈圧波形　65f
感染症
　　　血液悪性腫瘍　565, 568t
　　　固形腫瘍　577, 580t
　　　臓器移植　584, 586, 588t
　　　造血幹細胞移植　565, 568t
　　　ヒト免疫不全ウイルス　560, 562t
　　　輸血　496
感染予防策→隔離予防策
冠動脈カテーテル，心停止　319
灌流指標　31
緩和医療　989
　　　意思の決定　993
　　　異文化コミュニケーション　992
　　　家族の反応　994
　　　家族面談　992
　　　決断へのアプローチ　994f
　　　コミュニケーション　990
　　　スピリチュアリティ　992

気胸，超音波検査　122
基質特異性拡張型 β ラクタマーゼ(ESBL)
　529, 542
気道管理
　　　導入薬　951
　　　腐食剤　828
奇脈　59f, 60
吸気気道陽圧　145
急性 B 型肝炎ウイルス　435
急性 C 型肝炎ウイルス　435
急性 D 型肝炎ウイルス　436
急性ウイルス性肝炎　435
急性間質性腎炎　699
急性冠症候群　268

β遮断薬　269
　　ST上昇型心筋梗塞　268
　　高血糖　710
　　高齢患者　978
　　診断的評価　268
　　治療　268
　　病歴と身体所見　268
急性肝不全(ALF)　425
　　King's College Criteria　433t
　　Wilson病　437
　　アセトアミノフェン中毒　433
　　ウイルス性肝炎　435
　　疫学　427t
　　肝性脳症　430
　　感染性合併症　432
　　血液合併症　431
　　血管病　437
　　原因となる薬物と毒物　434
　　原因別治療　427t
　　検体検査　428t
　　呼吸器合併症　428
　　自己免疫性肝炎　436
　　初期評価　426f
　　腎合併症　432
　　神経学的合併症　429
　　心血管系合併症　431
　　診断的評価　426
　　代謝性合併症　433
　　定義　425
　　低体温療法　430
　　頭蓋内圧亢進症　429
　　妊娠関連疾患　438
　　脳浮腫　429
急性胸部症候群，鎌状赤血球症　471
急性呼吸促迫症候群(ARDS)　197
　　筋弛緩薬　201
　　血管拡張薬吸入療法　203
　　血行動態モニタリング　199
　　高頻度振動換気法　203
　　呼気終末陽圧　198
　　体外式膜型人工肺　201
　　超音波検査　128
　　治療　205t
　　肺保護換気　198

　　腹臥位療法　202
　　副腎皮質ステロイド　200
　　輸液管理　199
　　リクルートメント手技　204
急性呼吸不全　137，149f
　　原因　142t
　　人工呼吸器の適応　149f
　　人工呼吸戦略　148
急性骨髄性白血病(AML)　453
　　化学療法のおもな合併症　462t
　　腫瘍減量療法　461
急性腎盂腎炎　532t
急性腎傷害(AKI)　695
　　高カリウム血症　701
　　好中球ゼラチナーゼ関連リポカリン　701
　　酸血症　702
　　シスタチンC　701
　　循環血液量過多　702
　　腎後性──　699
　　腎性──　698
　　腎前性──　697
　　腎代替療法　703
　　診断的評価　700
　　治療　701
　　病因　697
　　病歴聴取と身体所見　700t
　　病歴と身体所見　699
　　分類　696
急性心不全症候群　229
　　4つの血行動態の区画　230f
　　BNP前駆体N末端(NT-proBNP)　232
　　胸部X線検査　233
　　頸静脈怒張　231
　　血液検査　232
　　原因　234t
　　心電図　232
　　洞性頻脈　232
　　ナトリウム利尿ペプチド　232
　　脳性(B型)ナトリウム利尿ペプチド　232
　　非侵襲的陽圧換気　233
　　病歴と身体所見　230
　　不整脈　234

分類　229
急性膵炎　443
　　　BISAP スコア　446t
　　　合併症　445
　　　鑑別診断　445
　　　原因　444t
　　　重症度分類　446t
　　　診断的評価　445
　　　治療　446
　　　病歴と身体所見　444
急性前骨髄球性白血病（APL）　458
　　　化学療法のおもな合併症　462t
急性前骨髄球性白血病（APL）分化症候群，
　　急性白血病　461
急性尿細管壊死（ATN）　699
急性肺水腫　263
　　　診断的評価　264
　　　治療指針　265
　　　病歴と身体所見　263
　　　モルヒネ　265
　　　ループ利尿薬　265
急性肺塞栓症，分類　174
急性白血病　453, 461
　　　感染　460
　　　危険因子　454
　　　急性前骨髄球性白血病　458
　　　急性前骨髄球性白血病分化症候群　461
　　　凝固障害　458
　　　血小板減少症　458
　　　好中球減少性大腸炎　460
　　　腫瘍崩壊症候群　459
　　　腫瘍崩壊症候群関連代謝障害　459
　　　初期症状・病歴・診察所見　455t
　　　診断的評価　454
　　　白血球増加症　456
　　　貧血　457
　　　盲腸炎　460
　　　輸血　457
急性リンパ性白血病（ACL）　453
　　　化学療法のおもな合併症　462t
　　　腫瘍減量療法　461
吸入損傷　610
凝固異常
　　　横紋筋融解症　685

　　　播種性血管内凝固　483
強心薬　517, 519t
　　　受容体への作用　518t
　　　心原性ショック　238, 239t
胸水　127
橋中心髄鞘崩壊症　657
曲線下面積　29
虚血性大腸炎，下部消化管出血　414
虚血性脳卒中　333
　　　治療　342t
菌血症，固形腫瘍　580t
筋弛緩薬
　　　Guillain-Barré 症候群　406
　　　急性呼吸促迫症候群　201
　　　重症筋無力症　406
　　　体外式膜型人工肺　219
筋膜炎，壊死性筋膜炎　533t

空気感染予防策　1031
　　　感染症と病原体　1032t
クエン酸中毒，輸血　498
くも膜下出血　365
　　　Fisher 分類　368t
　　　Hunt and Hess 分類　366t, 1016, 1017t
　　　Ottawa SAH ルール　367
　　　WFNS 分類　366t, 1016
　　　修正版 Fisher 分類　368t
　　　診断的評価　367
　　　治療　368
　　　脳動脈瘤破裂による――　365
　　　臨床重症度スコア　366t
クラブラン酸　545t
クラリスロマイシン　548t
クリオプレシピテート　494
クリプトコッカス性髄膜炎，ヒト免疫不全ウ
　　イルス　563t
クリンダマイシン　549t
グルカゴン，心毒性　771
グルココルチコイド，敗血症　509
クレアチニン，横紋筋融解症　685
クレアチンキナーゼ，横紋筋融解症　683,
　　684
クロニジン，アルコール離脱症候群　873
クロラミン　783

クロルジアゼポキシド　869

経胸壁心エコー　19, 38
経胸壁生体電気インピーダンス法　38
経頸静脈的肝内門脈シャント術，静脈瘤性上
　部消化管出血　421
頸静脈怒張，急性心不全症候群　231
頸静脈拍動　66
経食道 Doppler　37
痙攣発作　383
　　診察と治療　386f
　　診断　387t
　　診断的評価　386
　　治療　389
　　てんかん重積状態からの回復　388
　　てんかん病歴のある患者　387
　　病院前診断　384, 385t
ケタミン　953
　　興奮状態　943
血圧，重症患者の評価　1005
血液悪性腫瘍
　　感染症　565, 568t
血液製剤　493, 703
血液透析
　　アスピリン中毒　808
　　メタノール中毒　816
血液尿素窒素(BUN)，横紋筋融解症　685
結核性髄膜炎，ヒト免疫不全ウイルス　564t
血管収縮薬→昇圧薬
血行動態モニタリング　21t
血漿浸透圧　722
血小板機能異常
　　HELLP 症候群　481
　　血栓性血小板減少性紫斑病　482
　　特発性血小板減少性紫斑病　478
　　病歴と身体所見　477
　　ヘパリン起因性血小板減少症　479
　　溶血性尿毒症症候群　482
血小板減少症
　　急性白血病　458
　　ヘパリン起因性──　479, 840
血小板減少性紫斑病
　　血栓性──　482
　　突発性──　478

血小板製剤　495
血栓症症候群，HIT・血栓症症候群　840
血栓性血小板減少性紫斑病(TTP)，血小板
　　機能異常　482
血栓性微小血管症　482
血糖管理，これまでの研究報告　711
血友病　484
　　凝固因子補充量　485t
ケトアシドーシス，糖尿病性ケトアシドーシ
　ス　719
ケトン体，糖尿病性ケトアシドーシス　721
ゲンタマイシン　549t
原発性副腎不全　732

高アニオンギャップ代謝性アシドーシス
　　642
抗 MRSA（メチシリン耐性黄色ブドウ球菌）
　薬　552t
降圧薬
　　適応・初期投与量・副作用と禁忌　271t,
　　272t
　　薬理作用　272t, 273t
高アニオンギャップ代謝性アシドーシス，糖
　尿病性ケトアシドーシス　721
高カリウム血症　663
　　急性腎傷害　701
　　診断的評価　664
　　治療　664, 667t
　　病歴と身体所見　663
高カルシウム血症　669
　　診断的評価　669
　　治療　669, 671t
　　病歴と身体所見　669
交感神経作動薬の過剰摂取　855
　　鑑別診断　856
　　診断的評価　856
　　治療　857
　　病歴と身体所見　856
抗凝固薬，出血性合併症　837
抗菌薬　529
　　アレルギー　536
　　合併症　536
　　感受性の解釈　541
　　殺作用の機序　537

索引　1051

　　組織移行性　538
　　代謝　538
　　耐性菌の既往　536
　　耐性パターン　536
　　デエスカレーション　541
　　腐食剤　829
　　分類　544t
　　併用療法　538
　　メチシリン耐性黄色ブドウ球菌　540
　　緑膿菌　539
高血圧緊急症　263
高血圧性脳症　266
　　診断的評価　267
　　治療　267
　　病歴と身体所見　266
高血糖　709
　　急性冠症候群　710
　　神経損傷　710
　　敗血症　711
交互脈　59f, 60
高山病　903
抗ジゴキシン特異的 Fab 断片（DSFab），心毒性　771
甲状腺機能亢進症　741
甲状腺機能低下症　752, 756
甲状腺クリーゼ　741
　　診断基準　742t
甲状腺刺激ホルモン　743, 756
甲状腺中毒症　741
　　アミオダロン　752
　　鑑別診断　748
　　検査と画像所見　745
　　検査と評価　747f
　　高齢者　752
　　臓器特異的な障害　743
　　治療　749
　　妊婦　751
　　病態生理　743
　　病歴と身体所見　745
　　臨床症状　746t
甲状腺中毒性周期性四肢麻痺　744
高浸透圧性高血糖状態（HHS）
　　インスリン　725
　　合併症　727

　　カリウム　722, 727
　　診断基準　721f
　　診断的評価　720
　　浸透圧　722
　　炭酸水素ナトリウム　727
　　治療　724
　　治療指針　723f
　　ナトリウム　724
　　病態　720f
　　目標値　726
　　輸液　724
　　リン　724
高浸透圧性低ナトリウム血症　656
高体温症
　　興奮性せん妄　791
　　薬物性──　792t, 794
高地脳浮腫　906
　　Lake Louise Criteria　907
　　治療　908
　　治療戦略　908t
　　臨床症状と診断的評価　907
高地肺水腫　904
　　Lake Louise Criteria　905t
　　診断基準　905t
　　治療　905
　　臨床症状と診断的評価　904
好中球減少症，発熱性──　535t, 566
好中球減少性大腸炎，急性白血病　460
好中球ゼラチナーゼ関連リポカリン，急性腎傷害　701
後天性 von Willebrand 病（vWD），左心補助装置　310
後天性免疫不全症候群（AIDS），副腎不全　734
高ナトリウム血症　659
　　循環血液量減少性──　659
　　循環血液量増加性──　660
　　腎性尿崩症　660
　　診断的評価　659
　　中枢性尿崩症　660
　　治療　660, 662t
　　等容量性──　660
　　病歴と身体所見　659
高二酸化炭素血症，非代償性──　159

高二酸化炭素性呼吸不全　140
広範型肺塞栓症　175
　　MDCTPA　180
　　安定化　178
　　一酸化窒素の吸入　186
　　右室不全　256
　　下大静脈フィルター　185
　　カテーテル血栓溶解療法　184
　　経胸壁心エコー　180
　　外科的塞栓除去術　183
　　診断的アプローチ　179
　　心停止　320
　　体外心肺補助装置　186
　　治療　181, 185f
　　定義　174
　　低血圧　179
高頻度振動換気法，急性呼吸促迫症候群　203
興奮状態
　　救急で使用される薬物　940t
　　ケタミン　943
　　原因　939t
　　高齢患者　980
　　治療　940
　　鎮静　939
　　鎮静薬　940, 943
　　定型抗精神病薬　941
　　デクスメデトミジン　943
　　非定型抗精神病薬　942
　　ベンゾジアゼピン系　940
　　薬物の選択　943
興奮性せん妄
　　高体温症　791
　　診断的評価　792
　　治療　793
　　病歴と身体所見　791
　　モニタリング　793
興奮性せん妄症候群　922, 939
高マグネシウム血症　672
　　診断的評価　672
　　治療　672, 673t
　　病歴と身体所見　672
抗利尿ホルモン分泌異常症候群（SIADH）　656

抗緑膿菌薬　553t
高齢患者　971
　　うっ血性心不全　975
　　急性冠症候群　978
　　呼吸困難　978
　　心機能障害　974
　　診察　972
　　心不全　975
　　心房細動　977
　　せん妄と興奮　980
　　大動脈弁狭窄症　978
　　多剤併用処方　972
　　敗血症　972
　　非侵襲的陽圧換気　978
　　腹痛　974
　　不整脈　976
　　ポリファーマシー　972
誤嚥性肺炎　531t
呼気気道陽圧　145
呼気終末二酸化炭素　35
呼気終末陽圧（PEEP）　146
　　急性呼吸促迫症候群　198
呼吸器ウイルス，臓器移植　598
呼吸困難，高齢患者　978
呼吸性アシドーシス　648
呼吸性アルカローシス　649
固形腫瘍　577
　　カテーテル関連血流感染症　577
　　歯原性感染症　583t
　　消化管癌　579
　　創部感染症　583t
　　頭頸部癌　584
　　乳癌　579
　　ニューモシスチス肺炎（非HIV）　577
　　尿生殖器癌　584
　　肺癌　579
　　敗血症　579
　　日和見感染症　577
　　副腎皮質ステロイド　577
　　免疫不全　577
コミュニケーション
　　VALUE　991
　　異文化――　992
　　終末期　990

索引 1053

コリスチン 553t
コルチコトロピン 731
コルチゾール,敗血症 623
混合性酸塩基平衡障害 649
憩室炎 531t
憩室出血,下部消化管出血 413
昏睡,Glasgow Coma Scale(GCS) 1015,
　　1015t

● さ行

細菌性髄膜炎 534t
　　　ヒト免疫不全ウイルス 563t
　　　特発性細菌性腹膜炎 531t
最高気道内圧 145
最高吸気圧 145
サイトメガロウイルス感染症,臓器移植
　　598
細胞円柱 698t
細胞変性低酸素 19
左心補助装置 297, 298f
　　　右心不全 306
　　　合併症の診断と治療管理 302t
　　　感染症 301
　　　吸引障害 307
　　　血栓性合併症 310
　　　後天性 von Willebrand 病 310
　　　出血と凝固異常 310
　　　循環不全 301
　　　進化と原理 298
　　　心室性不整脈 309
　　　心停止 309
　　　心房細動 309
　　　大動脈弁閉鎖不全症 311
　　　低血圧 301
　　　不整脈 307
　　　ポンプパラメータ 299
　　　溶血 311
サリチル酸中毒 806
酸,組織損傷 824
酸塩基障害 637
　　　血液ガス分析 638
酸血症,急性腎傷害 702
三尖弁閉鎖不全症 65
　　　中心静脈圧波形 65f

酸素供給量(D_{O_2}) 11, 12f, 26f
　　　実用的なスキーム 1007f
　　　重症患者の評価 1004, 1004f, 1006
酸素消費量(V_{O_2}) 11, 12f, 26f
　　　重症患者の評価 1004, 1004f
酸素摂取率(O_2ER) 11, 26f, 1006
　　　重症患者の評価 1006

ジアゼパム 869
シアン化物中毒 809
　　　検査 811
　　　消化管の除染 812
　　　初期蘇生 812
　　　治療 812
　　　ニトロプルシド 810
　　　病態生理 809
　　　病歴と身体所見 810
　　　薬物療法 812
糸球体濾過量(GFR) 696
刺激性ガス 782
　　　治療 785
止血異常→凝固障害と血友病も参照
　　　肝疾患 485
　　　病歴と身体所見 477
自己心拍再開 317
自己免疫性肝炎,急性肝不全 436
シスタチン C,急性腎傷害 701
自然覚醒トライアル 962
持続性気道内陽圧 145
持続的血液透析 432
持続的腎代替療法 703
持続的低効率連日血液透析 704
持続勃起,鎌状赤血球症 472
市中感染型メチシリン耐性黄色ブドウ球菌
　　(CA-MRSA) 613
市中肺炎 530t
疾患重症度スコアリングシステム 1011
　　　外傷 1019
　　　肺炎 1012
自発呼吸トライアル 962
シバリング 325
　　　心停止 325
シプロフロキサシン 550t, 553t
脂肪乳剤,心毒性 773

シャント　140
重症患者の評価　1003
　　血圧の評価　1005
　　酸素供給量減少の評価　1006
　　酸素摂取率の評価　1006
　　出血の評価　1008
　　蘇生の目標　1009
　　低血圧の評価　1006
重症筋無力症　400, 401t
　　鑑別診断　402, 402t
　　筋弛緩薬　406
　　呼吸不全悪化の指標　405t
　　神経筋疾患関連の呼吸不全　403
　　挿管　404
　　肺機能の評価とモニタリング　403
　　非侵襲的陽圧換気　405
　　免疫調整療法　406
　　臨床症状と診断的評価　400
重症敗血症　535t
修正版 Fisher 分類　368t
集中治療室における成人重症患者に対する痛み・不穏・せん妄管理のための臨床ガイドライン（PAD ガイドライン）　924, 956
受信者動作特性　29
出血
　　重症患者の評価　1008
　　直接第 Xa 因子阻害薬　845
　　直接トロンビン阻害薬　842
　　ビタミン K 拮抗薬　837
　　ヘパリン　840
受動的下肢挙上　15, 34
腫瘍減量療法
　　急性骨髄性白血病　461
　　急性リンパ性白血病　461
腫瘍崩壊症候群，急性白血病　459
腫瘍崩壊症候群関連代謝障害
　　急性白血病　459
循環血液量過多，急性腎傷害　702
循環血液量減少性高ナトリウム血症　659
循環血液量減少性低ナトリウム血症　656
循環血液量増加性高ナトリウム血症　660
循環血液量増加性低ナトリウム血症　657
昇圧薬　517, 519t
　　受容体への作用　518t

心原性ショック　238, 239t
消極的体表加温法，低体温症　895
症候性脳血管攣縮，脳動脈瘤破裂によるくも膜下出血　372
上部消化管出血
　　静脈瘤性――　420
　　非静脈瘤性――　417
小脈　58, 59f
静脈血栓塞栓症，脳内出血　364
静脈瘤性上部消化管出血　420
　　オクトレオチド　421
　　経頸静脈的肝内門脈シャント術　421
　　抗菌薬の予防投与　421
　　内視鏡検査　421
　　輸血　420
上腕動脈，血行動態モニタリング　33
食道ステント，腐食剤　829
除染
　　腐食剤　828
　　フッ化水素酸　831
ショック
　　RUSH　108t
　　血行動態の変化（各タイプ別）　1005
　　治療戦略　523
　　肺動脈カテーテル　72t
　　病態生理学　1003
　　分類　81t
シラスタチン　546t
腎盂腎炎
　　急性――　532t
　　固形腫瘍　582t
真菌感染症，造血幹細胞移植　576
真菌血症，固形腫瘍　580t
心筋マーカー，敗血症　627
心原性ショック　235
　　強心薬　238, 239t
　　原因　236t
　　昇圧薬　238, 239t
　　身体所見　235
　　診断的評価　237
心原性肺水腫　165, 166
　　B ライン　168f
人工呼吸患者
　　鎮静　951, 956,

人工呼吸管理，敗血症 510
人工呼吸器 142
　　右室不全 257
　　急性呼吸不全 149f
　　侵襲的人工呼吸管理 155
　　喘息 154, 160t
　　肺高血圧症 158, 160t
　　慢性閉塞性肺疾患 154, 160t
人工呼吸器関連肺炎 530t, 611
腎後性急性腎傷害 699
心室性不整脈，左心補助装置 309
心室頻拍
　　アデノシン 283
　　アミオダロン 286, 288, 289
　　ソタロール 287
　　プロカインアミド 286, 287, 289
　　リドカイン 287
心収縮性 18
腎性急性腎傷害 698
腎性尿崩症，高ナトリウム血症 660
腎前性急性腎傷害 697
振戦せん妄，アルコール離脱症候群ガイドライン 879f
新鮮凍結血漿 494, 839
心臓超音波検査 86
腎代替療法，横紋筋融解症 690
心タンポナーデ 65, 97
　　心嚢穿刺 97
　　中心静脈圧波形 65f
　　超音波画像診断 96
心停止
　　冠動脈カテーテル 319
　　救急処置と診断的評価 317
　　経皮的血行動態補助装置 326
　　広範型肺塞栓症 320
　　左心補助装置 309
　　持続脳波検査 325
　　シバリング 325
　　体外式膜型人工肺 326
　　低体温療法 321
心電図，フッ化水素酸 831
浸透圧ギャップ，メタノール中毒 815
心毒性 765
　　一時的ペーシング 769

インスリン 772
カルシウム 770
鑑別診断 766
グルカゴン 771
血液検査 768
解毒薬 770
抗ジゴキシン特異的Fab断片 771
脂肪乳剤 773
診断的評価 767
体外式膜型人工肺 769
大動脈内バルーンパンピング 769
体内からの除去 769
炭酸水素ナトリウム 774
超音波検査 768
治療 769
心拍出量 14
　　モニタリング 25
深部静脈血栓症(DVT) 364
心不全，高齢患者 975
心房細動 65
　　高齢患者 977
　　左心補助装置 309
　　大規模多施設無作為化試験 278
　　中心静脈圧波形 65f
　　リズムコントロール 278
　　レートコントロール 278
心房粗動 65
　　中心静脈圧波形 65f

水頭症 362
　　脳動脈瘤破裂によるくも膜下出血 370
髄膜炎 534t
　　クリプトコッカス性──　563t
　　結核性──　564t
　　細菌性──　534t, 563t
　　梅毒性──　564t
スクラルファート，腐食剤 829
ステロイド，腐食剤 828
スパイクアンドドーム型，二峰性脈 60
スピリチュアリティ，緩和医療 992
スルバクタム 545t
スルファメトキサゾール/トリメトプリム 550t

積極的体内加温法
　　低体温症　897
　　　　利点と復温速度　897t
積極的体表加温法，低体温症　896
赤血球液　493
接触感染予防策　1028
　　　　感染症と病原体　1029t
セファゾリン　545t
セファレキシン　545t
セフェピム　546t, 553t
セフォタキシム　546t
セフタジジム　546t, 553t
セフトリアキソン　546t
セフポドキシム　546t
セフロキシム　545t
セロトニン症候群　795
　　　　Hunter criteria　795t
　　　　悪性症候群との鑑別　797
　　　　鑑別　798t
　　　　原因薬物　794t
　　　　病歴と身体所見　794
セロトニン中毒　794
全身性炎症反応症候群(SIRS)　503
喘息
　　　　人工呼吸器　154, 160t
全般性痙攣性てんかん重積状態，治療例　390f
せん妄　921
　　　　ABCDEバンドル　932
　　　　bCAM　926
　　　　CAM-ICU　924, 925f
　　　　Richmond興奮-鎮静スケール(RASS)　932
　　　　急性脳機能障害のスペクトル　922f
　　　　原因(WHHHHIMPS)　927t
　　　　原因薬物　930
　　　　抗精神病薬　930
　　　　興奮性──　791, 922, 939
　　　　高齢患者　980
　　　　身体診察　928t
　　　　診断的評価　927
　　　　定義　921
　　　　疼痛管理　929
　　　　非物的治療　931

　　　　評価　924
　　　　分類　922
　　　　薬物療法　929
　　　　誘発因子　923t
　　　　リスク因子　922
せん妄評価法　980
　　　　bCAM　926
　　　　CAM-ICU　924, 925f
前立腺炎，固形腫瘍　582t
双圧式気道陽圧　145
造影剤腎症　704
挿管　951
　　　　導入薬　952t
臓器移植
　　　　Clostridium difficile　587
　　　　移植後後期　600
　　　　ウイルス感染症　598
　　　　感染症　584, 586, 588t
　　　　感染症の再活性化　599
　　　　感染症のタイムライン　585f
　　　　感染症予防　585
　　　　呼吸器ウイルス　598
　　　　サイトメガロウイルス感染症　598
　　　　真菌感染症　586
　　　　侵襲性真菌症の診断　586
　　　　侵襲性真菌症の治療　587
　　　　免疫不全　584
早期目標指向療法(EGDT)　4, 39, 973
造血幹細胞移植
　　　　感染症　565, 568t
　　　　感染症のタイムライン　575t
　　　　抗菌薬療法　574
　　　　抗真菌薬療法　574
　　　　真菌感染症　576
　　　　生着後後期　577
　　　　生着後早期　576
　　　　補助療法　575
組織酸素化　12
　　　　決定要因　12t
組織プラスミノーゲン，脳梗塞　341
組織プラスミノーゲン活性化因子(t-PA)　320
　　　　脳梗塞での適応と禁忌　345

蘇生，重症患者の評価 1009
ソタロール，心室頻拍 287

● た行
体外式人工肺二酸化炭素除去 213
体外式膜型人工肺（ECMO） 213
 ガス交換 218
 合併症 221
 カニュレーション 217f
 感染 220
 技術 216
 急性呼吸促迫症候群 201
 禁忌 215
 筋弛緩薬 219
 外科的処置 221
 血行動態 220
 血流 219
 抗凝固療法 218
 呼吸不全 215
 循環不全 215
 人工呼吸管理 220
 心停止 326
 心毒性 769
 水分量と電解質の管理 220
 体温調節 221
 鎮静薬 219
 鎮痛薬 219
体外循環式心肺蘇生法 213
体外心肺補助装置，広範型肺塞栓症 186
代謝性アシドーシス 639, 642
 5つのアプローチ 639
 高アニオンギャップ―― 642, 721
 治療 642
 非アニオンギャップ開大性―― 646
代謝性アルカローシス 647
 クロール反応性 647
 クロール不応性 647
 反応性の条件 648
 不応性の条件 648
大腿動脈 53
大動脈解離
 ST上昇型心筋梗塞 270
 診断的評価 270
 治療 270

 病歴と身体所見 269
大動脈内バルーンパンピング（IABP），心毒性 769
大動脈弁狭窄症，高齢患者 978
大動脈弁閉鎖不全症，左心補助装置 311
多形膠芽腫 353
タゾバクタム 545t
ダビガトラン 842, 843
ダプトマイシン 552t
多列検出器CT肺血管造影，肺塞栓症 173
胆管炎 531t
炭酸水素ナトリウム 665
 横紋筋融解症 687
 高浸透圧性高血糖状態 727
 心毒性 774
 糖尿病性ケトアシドーシス 727
短縮率，超音波検査 92

チアマゾール 749, 750
チゲサイクリン 548t
窒息性ガス 781
 治療 782
遅発性脳虚血，脳動脈瘤破裂によるくも膜下出血 372
遅脈 58, 59f
中心静脈圧 15, 65f
 定性的解析 64
 定量的解析 66
 波形 65f
中心静脈カテーテル 64
 合併症 68
 禁忌 68
中心静脈血酸素飽和度 18, 67
虫垂炎 531t
中枢性尿崩症，高ナトリウム血症 660
中東呼吸器症候群コロナウイルス 1031
中毒症候群
 交感神経刺激作用 766
 抗ムスカリン性 766
 コリン作動性 766
超音波検査 92, 102
 ASEガイドライン 102t
 BLUEプロトコル 129
 E点・心室中隔間距離 92

ガイドライン　83
　　　心毒性　768
　　　心嚢液の評価　94t
　　　蘇生プロトコル　82t
　　　短縮率　92
　　　肺塞栓　98
直接第Xa因子阻害薬
　　　出血　845
　　　診断的評価　845
　　　治療　845
直接トロンビン阻害薬
　　　出血　842
　　　診断的評価　843
　　　治療　843
治療抵抗性アルコール離脱，アルコール離脱
　　症候群ガイドライン　879f
治療抵抗性てんかん重積状態　393
鎮静　958
　　　興奮状態　939
　　　人工呼吸患者　951, 956
　　　中断　962
　　　プロトコル　957f
鎮静薬　959
　　　興奮状態　940
　　　選択　961
　　　体外式膜型人工肺　219
鎮痛　956
　　　鎌状赤血球症　469
　　　人工呼吸患者　956
鎮痛薬，体外式膜型人工肺　219

低カリウム血症　662
　　　診断的評価　662
　　　治療　663, 667t
　　　病歴と身体所見　662
低カルシウム血症　668
　　　診断的評価　668
　　　治療　668, 670t
　　　病歴と身体所見　668
低血圧
　　　広範型肺塞栓症　179
　　　重症患者の評価　1006
低血糖，病態整理　711
低酸素性呼吸不全　137

低浸透圧性低ナトリウム血症　656
低体温症　889
　　　一次性——　889
　　　気道管理と呼吸状態の評価　894
　　　血液への影響　893
　　　呼吸器への影響　892
　　　循環器への影響　890
　　　消化器への影響　893
　　　消極的体表加温法　895
　　　腎臓への影響　892
　　　積極的体内加温法　897
　　　積極的体表加温法　896
　　　蘇生の終了　897
　　　治療　894
　　　二次救命処置　895, 896t
　　　二次性——　889
　　　脳神経への影響　892
　　　病態生理と臨床症状　890
　　　復温　895
　　　薬物療法　894
低体温療法　321
　　　急性肝不全　430
　　　心停止　321
　　　生理学的な影響　324
　　　溺水　916
　　　冷却方法　323
低ナトリウム血症　655
　　　高浸透圧性——　656
　　　循環血液量減少性——　656
　　　循環血液量増加性——　657
　　　診断的評価　656
　　　治療　657, 661t
　　　低浸透圧性——　656
　　　等浸透圧性——　656
　　　等容量性——　656
　　　病歴と身体所見　655
低マグネシウム血症　671
　　　診断的評価　671
　　　治療　672, 673t
　　　病歴と身体所見　671
デエスカレーション，抗菌薬　541
溺水　913
　　　救急での初期診療　914
　　　呼吸器系の治療　915

索引　1059

　　重症度の評価　915
　　循環器系の治療　916
　　神経系の治療　916
　　低体温療法　916
　　病院前診療　914
　　病態生理　913
デクスメデトミジン　960
　　アルコール離脱症候群　873
　　興奮状態　943
テトラサイクリン　548t
デルタダウン　30
てんかん重積状態　384
　　診察と治療　386f
　　診断　387t
　　診断的評価　386
　　全般性痙攣性——　390f
　　治療　389
　　治療抵抗性——　393
　　非痙攣性——　384
　　病院前診断　385t
　　薬物療法　391
テント下脳内出血　361
テント上脳内出血　361

頭蓋内圧亢進症，急性肝不全　429
頭蓋内動脈瘤　353
透過性亢進型肺水腫　165
同期式間欠的強制換気　143, 155
橈骨動脈　53
動静脈奇形　353
等浸透圧性低ナトリウム血症　656
洞性頻脈，急性心不全症候群　232
導入薬　951, 952t
　　選択　955
糖尿病性足潰瘍　532t
糖尿病性ケトアシドーシス(DKA)　644, 719
　　インスリン　725
　　合併症　727
　　カリウム　722, 727
　　鑑別疾患　724
　　ケトン体　721
　　高アニオンギャップ代謝性アシドーシス　721

　　診断基準　721f
　　診断的評価　720
　　炭酸水素ナトリウム　727
　　治療　723f, 724
　　ナトリウム　724
　　病態　720f
　　病歴と身体所見　719
　　目標値　726
　　輸液　724
　　リン　724
動脈圧　51
動脈圧波形　55f, 57, 58f
　　異常波形　58
　　解析　57
　　矩形波テスト　57f
動脈圧波形分析　35
　　デバイス　35
動脈圧モニタリング　51, 53t, 54
　　圧波形　55
　　合併症　54
　　観血的　53t
　　観血的動脈圧測定法　51
　　禁忌　54
　　測定ライン留置に伴う問題　54t
　　非観血的　53t
　　非観血的動脈圧測定法　51
　　モニタリングシステム　54
動脈波形分析　30, 31f
等容量性高ナトリウム血症　660
等容量性低ナトリウム血症　656
ドキシサイクリン　548t
トキシドローム　766
トキソプラズマ症，ヒト免疫不全ウイルス　564t
特発性血小板減少性紫斑病(ITP)，血小板機能異常　478
特発性細菌性腹膜炎　531t
特発性脳内出血　351
ドパミン　238, 520
ドブタミン　522
トブラマイシン　549t
トラネキサム酸　495
ドリペネム　546t, 553t
トルバプタン　658

ドロペリドール　941
トロポニン，右室不全　250

● な行
内因性 PEEP　147, 156
内視鏡的静脈瘤結紮術　421
ナトリウム利尿ペプチド，急性心不全症候群　232
ナロキソン　774, 853

ニカルジピン　271t, 272t
二次救命処置（ACLS），低体温症　895
二次性低体温症　889
二次性脳損傷　353
二次性副腎不全　733
ニトログリセリン　233, 265, 268, 271t, 272t
ニトロプルシド，シアン化物中毒　810
ニトロプルシドナトリウム　271t, 272t
二峰性脈　58, 59f
乳酸，敗血症　622
乳酸アシドーシス　643
乳酸クリアランス　19
ニューモシスチス肺炎，ヒト免疫不全ウイルス　562t
尿顕微鏡所見　698t
尿細管性アシドーシス（RTA）　646
尿沈渣　698t
尿毒症　644
尿崩症
　　腎性——　660
　　中枢性——　660
尿路感染症，複雑性——　532t

熱傷
　　深達度　610
　　診断的評価　609
　　治療　611
　　脳性（B型）ナトリウム利尿ペプチド　612
　　搬送基準　611t
熱傷受傷面積　609
熱中症　791
粘液水腫性昏睡　752
　　鑑別診断　757

検査と画像所見　756
検査と評価　757f
臓器特異的な障害　753
治療　757
橋本脳症　759
病態生理　753
病歴と身体所見　754
臨床症状　755t

脳虚血，遅発性——　372
脳血管攣縮，症候性——　372
脳梗塞　333
　　NIHSS（スケール表）　335, 1017
　　t-PA 活性因子静注の適応と禁忌　345t
　　合併症　343t
　　血管内治療　346
　　身体所見　335
　　診断アプローチ　338t
　　診断的評価　338
　　診療のフローチャート　341f
　　組織プラスミノーゲン　341
　　中大脳動脈梗塞　346
　　治療　340, 342t, 343t
　　病因　338
　　病歴　333, 335t
　　プロトコル・基準・検査　344t
　　領域別での一般的な症候　337t
　　類似疾患/症状　334t
脳梗塞類似疾患　334
脳室内出血　362
脳腫瘍　353
脳性（B型）ナトリウム利尿ペプチド（BNP）
　　右室不全　250
　　急性心不全症候群　232
　　熱傷　612
　　肺水腫　169
脳卒中
　　NIHSS（スケール表）　335
　　鎌状赤血球症　471
　　身体所見　335
　　病歴　335t
脳損傷
　　一次性——　353
　　二次性——　353

脳動脈瘤　365
脳動脈瘤破裂によるくも膜下出血（aSAH）
　365
　　Fisher 分類　368t
　　Hunt and Hess 分類　366t
　　Ottawa SAH ルール　367
　　凝固障害の是正　370
　　痙攣発作　371
　　血圧管理　369
　　抗線維素溶解療法　370
　　最終的な治療　371
　　修正版 Fisher 分類　368t
　　症候性脳血管攣縮　372
　　診断的評価　367
　　水頭症　370
　　遅発性脳虚血　372
　　遅発性脳虚血の予防　372
　　治療　368
　　頭蓋内圧亢進　371
　　疼痛と不安の管理　369
　　病歴と身体所見　366
　　臨床重症度スコア　366t
脳内出血　351
　　安定化　357
　　一次性脳損傷の最小限化　358
　　画像検査　355
　　凝固障害の是正　359
　　痙攣予防　363
　　外科的介入　361
　　血圧管理　358
　　血糖コントロール　363
　　診断的評価　354
　　体温管理　364
　　テント下──　361
　　テント上──　361
　　頭蓋内圧モニタリング　362
　　特発性──　351
　　二次性脳損傷の予防　362
　　脳室内出血容積　355
　　脳損傷の機序　353
　　──スコア　356t
　　病因と危険因子　352，352t
　　病歴と身体所見　354
　　リスクの階層化と予測　356

脳浮腫，急性肝不全　429
ノルアドレナリン　238，518

● は行

肺炎　125，562t
　　CURB-65 スコア　1013
　　PSI スコア　1012，1013t
　　SMART-COP スコア　1014，1014t
　　誤嚥性──　531t
　　固形腫瘍　580t，581t
　　疾患重症度スコアリングシステム
　　　1012
　　ヒト免疫不全ウイルス　562t，563t
バイオマーカー，敗血症　621
肺結核，ヒト免疫不全ウイルス　562t
肺血管抵抗　71
敗血症
　　C 反応性蛋白　624
　　右室不全　255
　　強心薬　509
　　グルココルチコイド　509
　　抗菌薬と感染源コントロール　506
　　高血糖　711
　　高齢患者　972
　　固形腫瘍　579
　　コルチゾール　623
　　重症──　535t
　　昇圧薬　508
　　心筋マーカー　627
　　人工呼吸管理　510
　　診断基準　503t
　　診断的評価　505
　　臓器不全と組織低灌流　503t
　　蘇生目標　507t
　　乳酸　622
　　バイオマーカー　621
　　ヒト免疫不全ウイルス　560
　　病歴と身体所見　504
　　頻度の高い感染症　505t
　　副腎不全　735
　　プロカルシトニン　624
　　プロトコルにもとづいた血行動態的蘇生
　　　506
　　輸液　38，508

輸血　510
敗血症性ショック　622
肺硬化症　125
肺高血圧症(PAH)　160t
　　WHO分類　248t
　　右室不全　256
　　人工呼吸器　158
肺水腫
　　心原性——　165, 166
　　透過性亢進型——　165
　　脳性(B型)ナトリウム利尿ペプチド
　　　169
　　非心原性——　165, 166
　　病因　165
肺塞栓, 超音波検査　98
肺塞栓症(PE)　173, 176
　　多列検出器CT肺血管造影　173
　　トリアージ　176f
　　病態生理　177f
肺動脈拡張期圧　71
肺動脈カテーテル　17, 68, 70f, 72f
　　合併症　72
　　禁忌　72
　　ショック状態の分類　72t
　　適応　69
　　データの解釈　69
　　留置　69
　　留置と波形の変化　70f
肺動脈楔入圧　17, 71
肺動脈閉塞圧　17, 71
肺毒性　781
　　塩素ガス　783
　　刺激性ガス　782
　　窒息性ガス　781
梅毒性髄膜炎, ヒト免疫不全ウイルス　564t
肺のスライディング　120
肺胞-間質症候群　124
肺保護換気, 急性呼吸促迫症候群　198
バクロフェン, アルコール離脱症候群　874
橋本脳症, 粘液水腫性昏睡　759
播種性血管内凝固(DIC), 凝固障害　483
バソプレシン　238, 521
白血球増加症　456
発熱性好中球減少症　535t, 566, 568t

　　診断と評価　567
　　リスク分類　567t
発熱性非溶血性輸血反応　497
パルスDoppler　85
パルスオキシメータ　30
　　波形解析　30
バルビツレート系　954
　　アルコール離脱症候群　871
ハロペリドール　930, 941
バンコマイシン　552t
バンコマイシン耐性腸球菌　529
非アニオンギャップ開大性代謝性アシドーシス　646
非痙攣性てんかん重積状態　384
微小血管症性溶血性貧血　482
非静脈瘤性上部消化管出血　417
　　凝固の補正　419
　　消化管運動促進薬　418
　　初期評価とリスク層別化　417
　　内視鏡検査　419
　　プロトンポンプ阻害薬　418
　　輸血　418
非心原性肺水腫　165, 166
　　急性呼吸促迫症候群　166
非侵襲的陽圧換気(NPPV)　145
　　Guillain-Barré症候群　405
　　急性心不全症候群　233
　　高齢患者　978
　　重症筋無力症　405
　　慢性閉塞性肺疾患　154
非代償性高二酸化炭素血症, 人工呼吸管理　159
ビタミンK拮抗薬による出血　837
　　診断的評価　838
　　治療　839
　　病歴と身体所見　838
ヒト免疫不全ウイルス(HIV)　560, 562t
　　意識変容　565
　　呼吸器感染症　561
　　治療　561
　　敗血症　560
　　副腎不全　734
ヒドララジン　272t, 273t

索引　1063

ヒドロキソコバラミン　812
皮膚・軟部組織感染症　613
　　　診断的評価　613
　　　治療　613
ピペラシリン/タゾバクタム　553t
飛沫感染予防策　1030
　　　感染症と病原体　1031t
標準予防策　1027
貧血，急性白血病　457

ファストフラッシュテスト　57f
フェニトイン　391
フェニレフリン　238, 521
フェノバルビタール　392
腹腔内膿瘍　531t
　　　固形腫瘍　582t
複雑性尿路感染症　532t
副腎皮質刺激ホルモン　731
副腎皮質刺激ホルモン放出ホルモン　731
副腎皮質ステロイド，急性呼吸促迫症候群　200
副腎不全　731
　　　原因　733t
　　　原発性──　732
　　　後天性免疫不全症候群　734
　　　診断的評価　736
　　　治療　737
　　　二次性──　733
　　　敗血症　735
　　　ヒト免疫不全ウイルス　734
　　　病因　732
腹痛，高齢患者　974
腹膜炎　531t
　　　固形腫瘍　582t
　　　特発性細菌性──　531t
腐食剤による組織損傷
　　　H₂受容体拮抗薬　829
　　　画像検査　825
　　　気道管理　828
　　　経鼻胃管　829
　　　抗菌薬　829
　　　食道ステント　829
　　　食道損傷の治療　828
　　　除染　828

　　　診断的評価　825
　　　スクラルファート　829
　　　ステロイド　828
　　　生化学検査　825
　　　治療　828
　　　内視鏡検査　826
　　　内視鏡の重症度評価　827
　　　病態生理　823
　　　病歴と身体所見　825
　　　プロトンポンプ阻害薬　829
不整脈
　　　急性心不全症候群　234
　　　高齢患者　976
フッ化水素酸　829
　　　眼球汚染　830
　　　吸入　830
　　　経口摂取　830
　　　重症中毒に対する治療　832
　　　除染　831
　　　診断的評価　831
　　　心電図　831
　　　治療　831
　　　内科的治療　831
　　　皮膚汚染　830
　　　病態生理　830
　　　病歴と身体所見　830
フルマゼニル　855
プレッシャーサポート換気　144
プロカインアミド，心室頻拍　286, 287, 289
プロカルシトニン
　　　濃度に応じた抗菌薬投与　626f
　　　敗血症　624
フロセミド　234
プロタミン　842
プロトロンビン複合体濃縮製剤（PCC）　839
プロトンポンプ阻害薬
　　　非静脈瘤性上部消化管出血　418
　　　腐食剤　829
プロピルチオウラシル　749, 750
プロプラノロール　749
プロポフォール　955, 960
　　　アルコール離脱症候群　871
プロポフォール注入症候群　960

平均動脈圧 52
  実用的なスキーム 1007f
ペニシリン 544t
ヘパリン起因性血小板減少症(HIT) 840
  血小板機能異常 479
  スコアリングシステム 480t
ヘパリン-血小板第4因子(H-PF4)検査 479
ヘパリンによる出血 840
  診断的評価 841
  治療 842
ヘリオックス 158
ベンゾジアゼピン系 940, 954, 959
  アルコール離脱症候群 869
ベンゾジアゼピン系の過剰摂取 854
  鑑別診断 854
  診断的評価 855
  治療 855
  病歴と身体所見 854

膀胱炎，固形腫瘍 582t
蜂巣炎 532t
  固形腫瘍 581t
乏突起膠腫 353
補助-調節(AC)換気 143, 155
ホスゲン 784
ホスホジエステラーゼ阻害薬 522
ポリスチレンスルホン酸ナトリウム 665
ポリファーマシー，高齢患者 972
ポリミキシンB 553t

● ま行
慢性膵炎 447
  合併症 448
  鑑別診断 448
  診断的評価 448
  治療 448
  病歴と身体所見 447
慢性閉塞性肺疾患(COPD)
  人工呼吸器 154
  人工呼吸器を用いた治療計画 160t
  非侵襲的陽圧換気 154
マンニトール，横紋筋融解症 687

ミオグロビン，横紋筋融解症 684
ミダゾラム 954
ミノサイクリン 548t
脈圧変動 30
脈波変動指標 31
ミルリノン 522

メタノール中毒 813
  血液透析 816
  検査 814
  浸透圧ギャップ 815
  治療 816
  病態生理 813
  病歴と身体所見 814
  葉酸 817
メチシリン感受性黄色ブドウ球菌(MSSA) 542
メチシリン耐性黄色ブドウ球菌(MRSA)，抗菌薬 540
メチレンブルー 775
メトホルミン中毒 817
  治療 818
  病態生理 817
  病歴と身体所見 818
メトロニダゾール 551t
メロペネム 546t, 553t
免疫再構築症候群 561
免疫不全，診断的評価 559

盲腸炎，急性白血病 460
モキシフロキサシン 550t
モルヒネ，急性肺水腫 265

● や行
薬物性高体温症
  原因 792t
  セロトニン症候群 794
薬物乱用 851
輸液
  鎌状赤血球症 469
  高浸透圧性高血糖状態 724
  糖尿病性ケトアシドーシス 724
輸液反応性 14, 27, 28f, 33t

自発呼吸患者　33
　　　評価法　30
輸血
　　　合併症　496
　　　急性白血病　457
　　　クエン酸中毒　498
　　　大量出血時　495
　　　適応例　496t
　　　敗血症　510
輸血感染症　496
輸血関連移植片対宿主病　497
輸血関連急性肺損傷　497
輸血関連循環負荷　497
輸血後移植片対宿主病　457
輸血反応，発熱性非溶血性輸血反応　497

溶血，左心補助装置　311
溶血性尿毒症症候群（HUS），血小板機能異
　　常　482
溶血性貧血，微小血管症性──　482
葉酸，メタノール中毒　817
容量サイクル換気　143

● ら行
ラベタロール　267，272t

リオチロニン　758
リズムコントロール，心房細動　278
リドカイン，心室頻拍　287
リネゾリド　552t
量制御換気（圧調節型）　149
緑膿菌，抗菌薬　539

ループ利尿薬，急性肺水腫　265

レートコントロール，心房細動　278
レニン-アンジオテンシン-アルドステロン系
　　（RAAS）　732
レベチラセタム　392
レボチロキシン　758
レボフロキサシン　550t，553t

ロラゼパム　391，870

救命救急のディシジョン・メイキング
実践のための EBM ハンドブック　　定価：本体 9,000 円＋税

2016 年 5 月 26 日発行　第 1 版第 1 刷 ©

編　者　ジョン E. アルボ

監訳者　今　明秀

発行者　株式会社 メディカル・サイエンス・インターナショナル
　　　　代表取締役　若松　博
　　　　東京都文京区本郷 1-28-36
　　　　郵便番号 113-0033　電話（03）5804-6050

印刷：双文社印刷／表紙装丁：GRID CO., LTD.

ISBN 978-4-89592-840-3　C3047

本書の複製権・翻訳権・上映権・譲渡権・公衆送信権（送信可能化権を含む）は（株）メディカル・サイエンス・インターナショナルが保有します。
本書を無断で複製する行為（複写，スキャン，デジタルデータ化など）は，「私的使用のための複製」など著作権法上の限られた例外を除き禁じられています。大学，病院，診療所，企業などにおいて，業務上使用する目的（診療，研究活動を含む）で上記の行為を行うことは，その使用範囲が内部的であっても，私的使用には該当せず，違法です。また私的使用に該当する場合であっても，代行業者等の第三者に依頼して上記の行為を行うことは違法となります。

JCOPY 〈（社）出版者著作権管理機構 委託出版物〉
本書の無断複写は著作権法上での例外を除き禁じられています。複写される場合は，そのつど事前に，（社）出版者著作権管理機構（電話 03-3513-6969，FAX 03-3513-6979，info@jcopy.or.jp）の許諾を得てください。